TRAITÉ

D'ANATOMIE HUMAINE

V

PREMIER FASCICULE

DIVISIONS

DU

TRAITÉ D'ANATOMIE HUMAINE

Tome I. — **Introduction. — Notions d'embryologie. — Ostéologie. — Arthrologie.** *Deuxième édition.* 1 fort volume grand in-8, avec 814 figures noires et en couleurs. . . . . **20** fr.

Tome II. — 1er fascicule : **Myologie.** *Deuxième édition.* 1 volume grand in-8, avec 331 figures. . . . . **12** fr.

2e fascicule : **Angéiologie** (Cœur et artères). Histologie. *Deuxième édition.* 1 volume grand in-8, avec 150 figures. **8** fr.

3e fascicule : **Angéiologie** (Capillaires. Veines). *Deuxième édition.* 1 volume grand in-8, avec 75 figures. . . . . **6** fr.

4e fascicule : **Les Lymphatiques.** 1 volume grand in-8, avec 117 figures. . . . . **8** fr.

Tome III. — 1er fascicule : **Système nerveux.** Méninges. Moelle. Encéphale. Embryologie. Histologie. *Deuxième édition.* 1 volume grand in-8, avec 265 figures. . . . . **10** fr.

2e fascicule : **Système nerveux.** Encéphale. *Deuxième édition.* 1 volume grand in-8, avec 131 figures. . . . **10** fr.

3e fascicule : **Système nerveux.** Les nerfs. Nerfs crâniens. Nerfs rachidiens. *Deuxième édition.* 1 volume grand in-8, avec 229 figures. . . . . **12** fr.

Tome IV. — 1er fascicule : **Tube digestif.** Développement. Bouche. Pharynx. Œsophage. Estomac. Intestins. *Deuxième édition.* 1 volume grand in-8, avec 201 figures. . . . **12** fr.

2e fascicule : **Appareil respiratoire.** Larynx. Trachée. Poumons. Plèvre. Thyroïde. Thymus. *Deuxième édition.* 1 volume grand in-8, avec 120 figures. . . . . **6** fr.

3e fascicule : **Annexes du Tube digestif.** Dents. Glandes salivaires. Foie. Voies biliaires. Pancréas. Rate. **Péritoine.** *Deuxième édition.* 1 volume grand in-8, avec 448 figures. . . . . **16** fr.

Tome V. — 1er fascicule : **Organes génito-urinaires.** Reins. Vessie. Urètre. Prostate. Verge. Périnée. Appareil génital de l'homme. Appareil génital de la femme. *Deuxième édition.* 1 volume grand in-8, avec 431 figures **20** fr.

2e fascicule : **Les Organes des sens.** Tégument externe et ses dérivés. Œil. Oreille. Nez. **Glandes surrénales.** 1 volume grand in-8, avec 544 figures. . . . **20** fr.

56590. — Imprimerie Lahure, rue de Fleurus, 9, à Paris.

TRAITÉ
D'ANATOMIE HUMAINE

PUBLIÉ PAR

P. POIRIER
Professeur d'anatomie
à la Faculté de Médecine de Paris,
Chirurgien des Hôpitaux

ET

A. CHARPY
Professeur d'anatomie
à la Faculté de Médecine
de Toulouse

AVEC LA COLLABORATION DE

O. AMOËDO — A. BRANCA — A. CANNIEU — B. CUNÉO — G. DELAMARE
PAUL DELBET — A. DRUAULT — P. FREDET — GLANTENAY — A. GOSSET
M. GUIBÉ — P. JACQUES — TH. JONNESCO — E. LAGUESSE — L. MANOUVRIER
M. MOTAIS — A. NICOLAS — P. NOBÉCOURT — O. PASTEAU — M. PICOU
A. PRENANT — H. RIEFFEL — CH. SIMON — A. SOULIÉ

TOME CINQUIÈME

PREMIER FASCICULE

LES ORGANES GÉNITO-URINAIRES

Reins : A. GOSSET — **Uretère** : GLANTENAY — **Structure** : P. NOBÉCOURT
Vessie, Urètre, Prostate, Verge, Périnée : PAUL DELBET
Appareil génital de l'homme : O. PASTEAU — **Appareil génital de la femme** : H. RIEFFEL

DEUXIÈME ÉDITION, ENTIÈREMENT REFONDUE

AVEC 431 FIGURES EN NOIR ET EN COULEURS

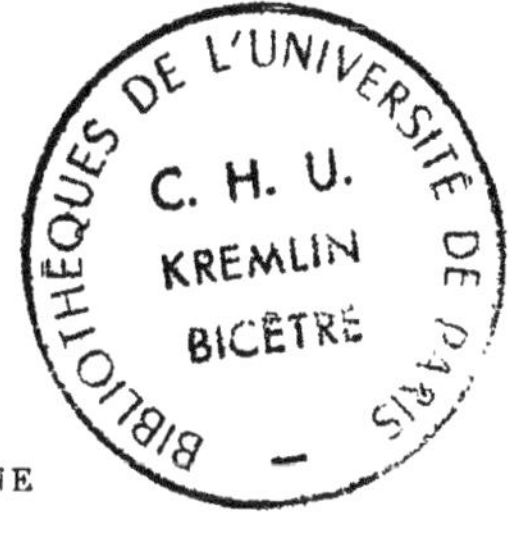

PARIS
MASSON ET Cie, ÉDITEURS
LIBRAIRES DE L'ACADÉMIE DE MÉDECINE
120, BOULEVARD SAINT-GERMAIN

1907

TRAITÉ
D'ANATOMIE HUMAINE
TOME V

APPAREIL URINAIRE

L'appareil urinaire comprend l'ensemble des reins et de leurs conduits excréteurs, de la vessie et de l'urètre. — Comme l'urètre sert à la fois à l'émission de l'urine et à l'émission du sperme, on peut ne décrire comme appareil urinaire proprement dit que le rein, l'uretère et la vessie.

Il existe deux reins, l'un droit, l'autre gauche; chacun possède un canal excréteur distinct ou uretère, alors qu'il n'existe qu'un seul réservoir commun, la vessie, au niveau duquel se fait le mélange des deux urines, celle du rein droit avec celle du rein gauche. Grâce à la dualité de l'appareil excréteur, dualité qui se poursuit jusqu'à la vessie, il est possible par le cathétérisme de l'uretère ou le cloisonnement de la vessie de recueillir séparément l'urine de chaque rein et d'en faire des analyses comparatives.

REINS
par A. GOSSET

Nombre. — Il existe deux reins, l'un à droite, l'autre à gauche. Mais on peut constater des anomalies de nombre dont la connaissance est d'une importance capitale pour le chirurgien.

Les bulletins de la Société anatomique renferment un certain nombre de cas où l'*un des deux reins* manquait. Le rein droit est un peu plus souvent absent que le gauche. Ce rein unique présente généralement deux uretères, comme s'il était formé par la fusion de deux organes en un seul. Il peut occuper l'une des fosses lombaires, ou, médian, s'incurver sur la colonne vertébrale qu'il embrasse comme une sorte de fer à cheval dont la concavité regarde à peu près toujours en haut.

L'absence des deux reins est une malformation tératologique incompatible avec l'existence. Spaletta (Th. de Paris, 1895) en rapporte trois exemples.

On a signalé un certain nombre de cas de triplicité ou même de quadruplicité des reins. Sappey émet des doutes sur la valeur de ces observations. Il y aurait division d'un des reins plutôt que dualité. Le cas de Josso cependant (*Gaz. méd. de Nantes*, 1884) semble présenter quelque véracité.

Forme. — Chaque rein se présente sous la forme d'un organe allongé de haut en bas et aplati d'avant en arrière, avec une échancrure au niveau de son bord interne, en sorte qu'il est classique de le comparer à un haricot. C'est en effet la forme la plus commune. Cependant il n'est pas rare d'observer, par suite de grandes différences dans le rapport des diamètres, de nombreuses variations de forme. Henle les a distinguées avec soin : on peut considérer des reins *allongés*, c'est-à-dire à diamètre vertical prédominant, ce qui est la règle ; des reins *globuleux*, dans lesquels le diamètre vertical ne dépasse

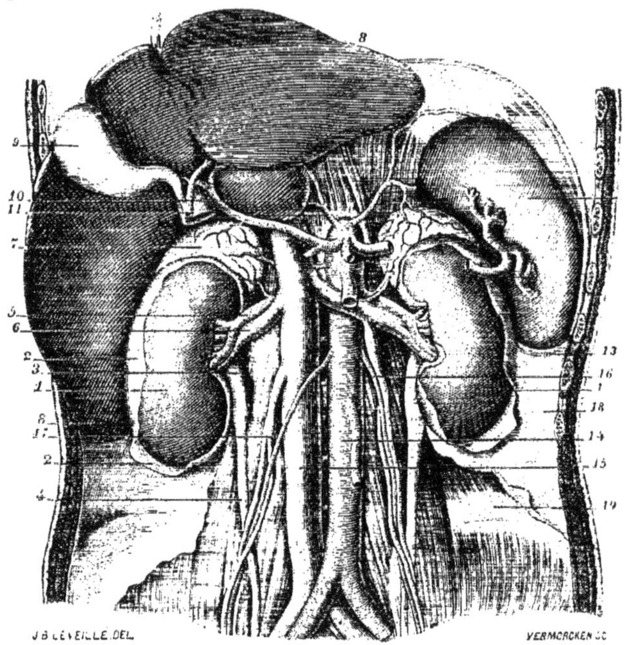

Fig. 1. — Les reins; situation, direction, forme, rapports (Sappey).

1, 1. Les deux reins. — 2, 2. Capsule fibreuse qui les rattache à la paroi postérieure de l'abdomen. — 3. Bassinet. — 4. Uretère. — 5. Artère rénale. — 6. Veine rénale. — 7. Capsule surrénale. — 8, 8. Le foie qui a été soulevé pour montrer les rapports de sa face inférieure avec le rein droit. — 9. Vésicule biliaire. — 10. Partie terminale du tronc de la veine porte, au-devant duquel on voit l'artère hépatique à gauche, les conduits hépatique et Cystique à droite. — 11. L'origine du conduit cholédoque résultant de la fusion des deux canaux qui précèdent. — 12. La rate dont la face interne a été renversée en dehors pour la montrer dans ses rapports avec le rein gauche. — 13. Repli demi-circulaire sur lequel repose son extrémité inférieure. — 14. — Aorte abdominale — 15. Veine cave inférieure. — 16. Artères et veines spermatiques gauches. — 17. Veine spermatique droite allant s'ouvrir dans la veine cave ascendante. — 18. Lame cellulo-fibreuse sous-péritonéale ou *fascia propria* se dédoublant au niveau du bord convexe des reins pour former l'enveloppe qui les fixe dans leur situation. — 19. Extrémité inférieure du muscle carré lombaire.

que de très peu le diamètre transversal ; et des reins *elliptiques*, avec un hile qui n'est plus situé sur le bord interne, mais se trouve reporté vers la face postérieure.

Quelle que soit la forme du rein, il est toujours possible de lui considérer deux faces, antérieure et postérieure ; deux bords, interne et externe ; et deux extrémités, distinguées en supérieure et inférieure.

Volume. — Le volume des reins présente de grandes variations individuelles. Sappey, qui les a mesurés des deux côtés, après les avoir isolés de leur capsule cellulo-adipeuse, est arrivé à cette conclusion que le volume est sensiblement le même chez l'homme et chez la femme ; sur 20 sujets adultes, 10 du sexe masculin et 10 du sexe féminin, il a trouvé que la longueur moyenne est de 12 centimètres, la largeur moyenne de 5, 6 à 7 centimètres et l'épaisseur moyenne de 3 centimètres environ, et qu'il n'y a pas de différence sensible entre le rein gauche et le rein droit.

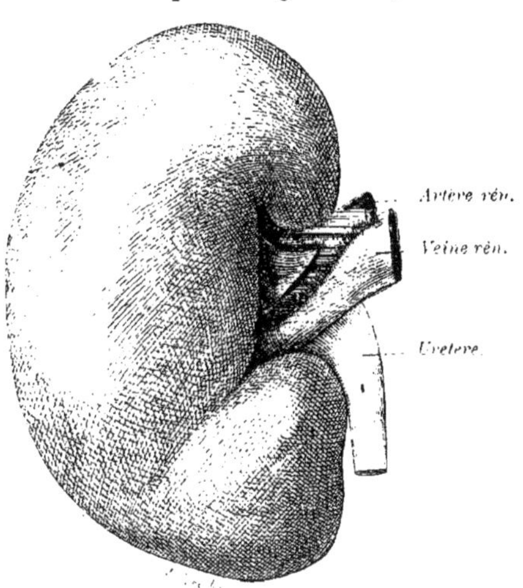

Fig. 2. — Face antérieure du rein droit.

D'après Huschke, le rein gauche est plus long, plus étroit et plus épais que le rein droit. — Pour Henle, la hauteur des reins est en moyenne de 12 centimètres, la largeur de 6 centimètres et l'épaisseur de 4 centimètres et demi.

En règle générale, on peut dire que le rein mesure 12 centimètres de long, 4 à 5 de large et 3 d'épaisseur, mais rien n'est plus variable. La dimension qui est la moins fixe est la longueur : on la voit varier de 10 centimètres, chiffre minimum, à 14 ou même 15 centimètres, chiffre maximum. Il y a du reste une sorte de balancement entre les différents diamètres du rein ; ceci est surtout vrai pour le diamètre sagittal qui est presque toujours en rapport inverse du diamètre transverse.

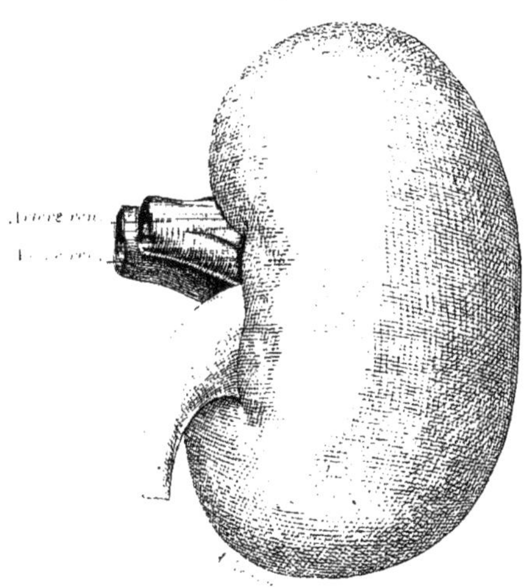

Fig. 3. — Face postérieure du rein droit (d'après Bourgery).

Poids. — Henle fait varier le poids du rein de 3 à 6 onces, c'est-à-dire de 84 grammes à 168. — Meckel l'évalue à 4 onces, c'est-à-dire à 112 grammes. — Sappey, d'après l'examen de quarante reins, donne comme poids moyen 170 grammes. — Pourteyron, dont les recherches ont porté sur 86 sujets (65 hommes et 21 femmes), a trouvé, comme chiffre moyen, 141 grammes chez l'homme et 124 grammes seulement chez la femme. En effet, malgré l'opinion de Sappey, on s'accorde généralement à considérer le rein de la femme comme un peu moins lourd que celui de l'homme.

Comparé au poids du corps entier, le poids des deux reins serait chez le

GOSSET

fœtus à terme comme 1 est à 80, et chez l'adulte comme 1 est à 200 ou 225.

Propriétés du tissu rénal. — Sa *couleur* est rouge sombre.

Sa *résistance* est plus grande que celle du foie et de la rate, et il est possible, après la taille rénale, de placer des fils de suture sans déchirer la glande. C'est à sa capsule propre que le rein est redevable, dans une certaine mesure, de cette résistance, d'ailleurs très relative.

On connaît bien aujourd'hui l'*insensibilité* du rein normal à l'exploration manuelle : tout rein sensible est, par cela même, un rein pathologique. La clinique apprend également que le rein est peu sensible au contact, puisque les calculs ne donnent lieu parfois à aucun phénomène douloureux et que c'est seulement par la répétition des contacts, dans les mouvements de la marche par exemple, que cette sensibilité est éveillée : elle est du reste toujours assez obtuse.

La *sensibilité à la distension* varie suivant qu'il s'agit de distension lente ou de distension brusque. La distension *lente* n'est pas pénible ; témoin certaines hydronéphroses très volumineuses et qui ne causent cependant aucune douleur, tandis que des phénomènes douloureux plus ou moins intenses résultent de la mise en tension *brusque*. La colique néphrétique serait due en partie, d'après quelques auteurs, à la distension rénale, causée elle-même par l'obstruction brusque et complète de l'uretère.

Mais ce qui caractérise avant tout le tissu rénal, c'est l'*intensité de son pouvoir de réparation* : Maas le premier a montré qu'il suffit de quelques jours pour permettre la réunion complète d'une plaie de néphrotomie.

Les recherches de Barth, de Mattéi, de Paoli, de Tuffier et Toupet, d'Albarran ont mis en évidence l'*hypertrophie compensatrice* des reins après résection partielle. S'agit-il dans ces cas d'une simple augmentation de volume, ou d'une véritable hypertrophie, avec formation d'éléments nouveaux? Seuls Tilmans, Tuffier et Toupet pensent à une néoformation de glomérules; tous les autres expérimentateurs sont d'avis qu'il n'y a pas formation de nouveaux glomérules, mais simple prolifération des tubes urinifères sectionnés. Albarran a pu constater qu'il y a, après résection partielle du rein, augmentation de volume des glomérules, sans augmentation de leur nombre, augmentation de volume des tubes urinifères et sans doute aussi allongement concomitant, avec prolifération des éléments épithéliaux de ces tubes urinifères. Ce qui peut tromper dans l'appréciation des résultats expérimentaux, c'est qu'au voisinage de la ligne de section, le travail de réparation condense et rapproche les glomérules et les fait ainsi paraître plus nombreux dans une surface de section donnée, alors que leur nombre réel n'a pas augmenté.

Direction et orientation. — Le rein n'est pas absolument vertical. Il est oblique en bas et en dehors; son extrémité inférieure est plus éloignée de la ligne médiane que l'extrémité supérieure. L'extrémité supérieure du rein est à 2 centimètres 1/2 du plan médian sagittal ; l'extrémité inférieure en est distante de 3 centimètres 1/2 ou 4 centimètres (Morris, Récamier). Pour apprécier l'orientation des reins dans le plan horizontal, il est nécessaire d'examiner des coupes pratiquées sur des sujets congelés (voy. fig. 15, 16, 17). Le rein est orienté de telle sorte que sa face antérieure regarde en même temps en dehors et sa face postérieure en dedans; l'obliquité est telle que le plan de la face antérieure forme avec le plan antéro-postérieur un angle de 45 degrés.

Rapports. — Avant d'exposer les rapports immédiats du rein, nous étudierons d'abord la fosse lombaire dans laquelle il est situé et les moyens de fixité qui l'y retiennent.

I. ***Fosse lombaire.*** — La fosse lombaire, dont la partie supérieure loge le rein, est limitée sur trois de ses côtés par des éléments squelettiques : *en haut*, les dernières côtes ; — *en dedans*, la colonne vertébrale ; — *en bas*, la crête iliaque.

Il existe dans les rapports des reins avec la *colonne vertébrale* de grandes variations individuelles, qui tiennent surtout aux différences de forme de l'organe. Mais l'on peut, avec Récamier, dire que dans la grande majorité des cas, le rein a des rapports fixes et correspond aux parties latérales *de la XIIe dorsale et des deux premières lombaires*. Il les déborde en haut et en bas, de manière à atteindre par son extrémité la plus élevée le bord inférieur de la 11e côte et par son extrémité inférieure, l'apophyse costiforme de la 3e vertèbre lombaire. Il n'y a point parité absolue dans la situation de l'un et l'autre rein : le niveau du rein droit est inférieur à celui du rein gauche. Est-ce par suite du voisinage du foie? Est-ce que le rein droit est moins bien fixé que le rein gauche? Il est possible que ces deux causes interviennent. Mais le fait anatomique, c'est que le rein droit est, dans les deux tiers des cas, sur un niveau inférieur à celui du rein gauche. Au lieu d'affleurer par son pôle inférieur le bord supérieur de la troisième apophyse costiforme des lombes, comme cela a lieu du côté gauche, le rein droit descend jusqu'au niveau du bord inférieur de cette troisième apophyse costiforme. Et la différence de niveau est ainsi représentée par toute la hauteur de l'apophyse transverse de la troisième vertèbre lombaire.

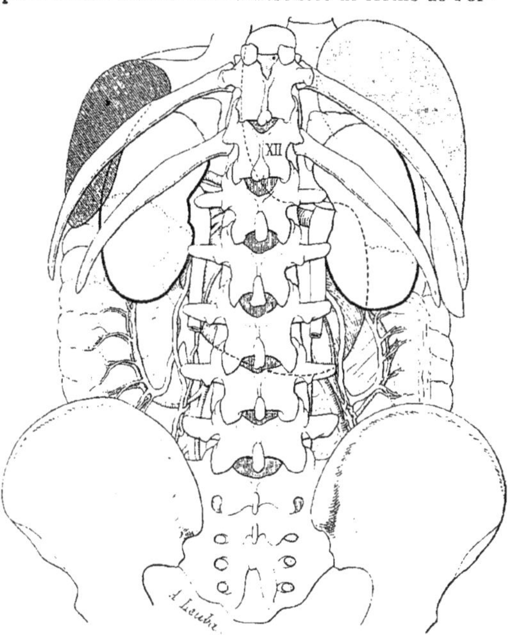

Fig. 4. — Face postérieure des reins (Récamier).

Helm, qui a recherché avec beaucoup de soin, sur 104 cadavres, la situation exacte du rein par rapport aux vertèbres, aux côtes et à l'os iliaque, a confirmé l'opinion classique, mais il place le rein droit sur un niveau encore plus inférieur. Il a eu la patience de représenter sur des tables, par un trait noir, la position et la longueur de chacun des reins des 104 sujets qu'il a étudiés à ce point de vue, et il est facile, par la simple inspection de ses graphiques, d'envisager les résultats. On peut y voir que le rein droit descend plus bas qu'on ne le représente généralement. Il descendrait même si bas que, 1 fois sur 9 chez l'homme et 1 fois sur 3 chez la femme, il atteindrait la crête de l'os iliaque. (Zur Topographie der menschlichen Nieren. *Anat. Anzeiger*, 1895, p. 97.)

On peut, en résumé, dire que normalement cinq vertèbres peuvent entrer en rapport avec le rein : les deux dernières dorsales et les trois premières lombaires, mais que ce sont seulement les trois vertèbres moyennes (*XIIe dorsale, Ire et IIe lombaires*) qui constituent, à proprement parler, les *vertèbres rénales*.

Des parties latérales des vertèbres lombaires partent des prolongements latéraux ou apophyses costiformes. Ils s'avancent très loin sur les côtés de la colonne vertébrale et leur sommet est à 4 centimètres de la ligne médiane, c'est-à-dire assez loin pour entrer en contact avec la face postérieure des reins, blesser et déchirer la substance rénale.

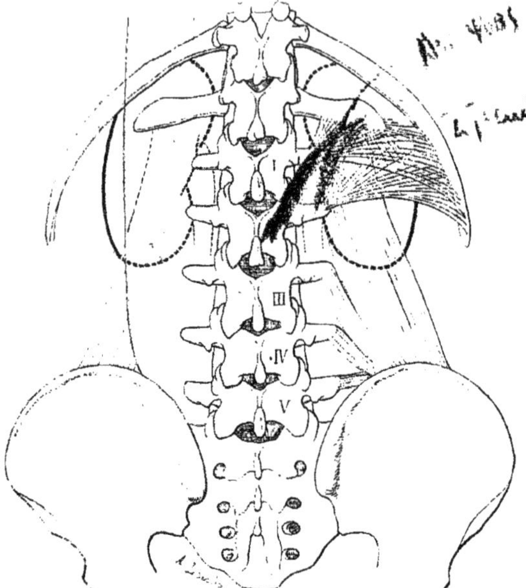

Fig. 5. — Rapports du rein avec la colonne vertébrale, les côtes, les muscles et le ligament lombo-costal (Récamier).

Deux épines osseuses se montrent en arrière du rein, sur une coupe de sujet congelé, assez minces et assez longues pour déchirer le parenchyme rénal : la douzième côte et l'apophyse transverse de la première lombaire. La douzième côte, sur laquelle le rein est directement appliqué, est un obstacle bien faible; tout au plus pourrait-elle, après fracture, agir en embrochant le rein, tandis que l'apophyse transverse de la première lombaire, très résistante, est bien placée pour contusionner et déchirer la glande. Et c'est en effet presque toujours au niveau du hile, qui correspond à la première apophyse transverse, que se produisent les déchirures. (Tuffier.)

Dans sa *partie inférieure*, la fosse lombaire est limitée par la *crête iliaque*. A l'état frais, en place de la dépression angulaire qui sépare l'os iliaque de la colonne lombaire, on trouve le puissant ligament ilio-lombaire, qui continue jusqu'aux corps vertébraux la courbe de la crête de l'os iliaque.

Les rapports osseux les plus importants sont ceux qu'affecte le rein avec les *deux dernières côtes*. Ils sont importants, parce que le bord inférieur de la dernière côte marque la limite entre la portion thoracique du rein et la portion abdominale. Ils tirent surtout leur intérêt des variations de *longueur* et de *direction* de la 12e côte.

Il existe deux types bien tranchés de 12e côte. Dans l'un, la côte est *longue* et descend *obliquement* sur les côtés de la colonne vertébrale, parallèlement à la onzième côte. C'est le cas le plus fréquent, que l'on rencontre quatre fois sur cinq. Dans le second type, la côte, *courte*, présente une direction *horizontale*. C'est alors une sorte de lame large, aplatie, logée dans l'angle de la onzième côte et de la colonne vertébrale. Et la différence de longueur de ces deux types extrêmes est telle qu'il est des côtes qui mesurent 14 centimètres, alors que d'autres n'ont que 4 centimètres, et parfois même 1 centimètre et demi seulement. Les côtes qui mesurent entre 7 et 14 centimètres sont dites *longues*; dans la catégorie des côtes *courtes* rentrent celles qui ont moins de 7 centimètres. La différence de longueur entraîne forcément la différence de direction. Côte *courte* et *horizontale*, côte *longue* et *oblique* sont des termes inséparables; ces deux types sont représentés dans les figures 4 et 5.

Quelle que soit la longueur de la dernière côte, la onzième varie très peu et garde toujours à peu près la même inclinaison et la même longueur (recherches de Holl, de Pansch, de Récamier.)

Les limites osseuses de la fosse lombaire sont sensibles et tangibles, toujours faciles à apprécier. Le doigt sent aisément à travers les parties molles la saillie médiane des apophyses épineuses et la courbe en *S* italique du bord supérieur de l'os iliaque, surtout si l'on a soin de la parcourir d'avant en arrière. Seule la palpation de la douzième côte demande parfois une plus grande attention. Lorsque la côte est oblique, on la suit facilement dans tout son trajet, parallèle à la onzième. Dans le cas de côte courte, son sommet vient s'appliquer au bord inférieur de la onzième côte, et un examen superficiel pourrait permettre la confusion. Mais en suivant attentivement d'un bout à l'autre le bord inférieur de la onzième côte ou, si l'on veut, de la côte la plus longue, en ayant bien soin de cheminer de l'extrémité antérieure de la côte vers la colonne vertébrale, on sentira, dans le cas de côte courte, une marche d'escalier, un ressaut dû à l'accolement du sommet de la douzième côte contre le bord inférieur de la onzième. Parfois on note l'absence de la douzième côte, mais le fait est assez rare pour que Récamier, sur 50 sujets, ne l'ait signalé qu'une seule fois. Ce qui est plus fréquent, c'est de rencontrer une côte tellement courte que ce n'est qu'en la saisissant entre deux doigts et en la mobilisant au niveau de son articulation costo-vertébrale qu'on arrive à la différencier des apophyses costiformes des vertèbres lombaires.

L'aire de la fosse lombaire, ainsi limitée par la dernière côte, la crête iliaque et la colonne vertébrale, est comblée par une large nappe musculaire, irrégulièrement quadrilatère : le *muscle carré des lombes*.

Parti de la crête iliaque, le muscle carré lombaire monte en abandonnant une série de faisceaux aux côtes lombaires et se termine sur la dernière côte dorsale. Cette dernière insertion se fait au niveau du bord inférieur de la côte et dans toute son étendue, quelle que soit la longueur de cette côte. La largeur du muscle est telle que son bord externe est distant de la ligne médiane de 10 centimètres au niveau de l'os iliaque, et seulement de 6 à 7 centimètres au niveau de la partie supérieure. Ce qni veut dire que les fibres musculaires sont *obliques en bas et en dehors*.

Plane dans sa partie externe, la fosse lombaire se relève en dedans par suite de la saillie des corps vertébraux. A l'état frais, le *psoas* exagère encore cette saillie et la fosse lombaire devient *concave*; sa partie interne n'est plus transverse, mais regarde en dehors et en avant, et les reins appliqués sur cette fosse ainsi orientée prennent une direction telle que leur face postérieure regarde en même temps en dedans. Dans leur ensemble, les deux reins forment avec leurs vaisseaux un fer à cheval dont la concavité tournée en arrière embrasse la colonne vertébrale.

Aux deux muscles, carré lombaire et psoas, sont annexées des *aponévroses*.

Il était autrefois classique de décrire au tendon postérieur du transverse une division en trois lames dont l'antérieure se terminait sur les corps vertébraux, la moyenne allant à l'apophyse transverse et la postérieure au sommet des apophyses épineuses. Ces trois lames formaient deux loges, l'une pour le carré lombaire et l'autre pour la masse commune. On ne décrit plus aujourd'hui qu'un seul tendon postérieur du transverse, inséré au sommet des apophyses costiformes. La lame antérieure constitue l'aponévrose du carré des lombes et la lame postérieure le tendon d'insertion vertébrale du grand dorsal. Mais il subsiste toujours deux gaines aponévrotiques contenant des muscles à direction sensiblement verticale : le carré des lombes dans la gaine antérieure, la masse sacro-lombaire dans la gaine postérieure.

L'aponévrose du carré lombaire et celle du transverse sont renforcées dans leur partie supérieure. De même celle du psoas. Ces renforcements constituent pour l'aponévrose du carré lombaire le *ligament cintré du diaphragme*, pour l'aponévrose du transverse le *ligament lombo-costal*, et enfin, pour le psoas, l'*arcade aponévrotique du psoas*. Veuillez consulter sur ces formations les figures et descriptions de la *Myologie*, t. II.)

Insérée au sommet des apophyses transverses, l'aponévrose du muscle transverse se trouve comprise entre la masse sacro-lombaire et le carré des lombes. Très mince à sa partie moyenne, elle s'épaissit considérablement en haut, où les fibres nées des deux premières apophyses transverses des lombes constituent un fort trousseau fibreux qui se dirige en dehors et en haut et se termine sur le bord inférieur et le sommet de la 12e côte, lorsque celle-ci est longue, ou de la 11e dans le cas de 12e côte courte. L'ensemble de ces fibres forme un ligament, bien décrit par Henle : c'est le *ligament lombo-costal* (fig. 5). — Lorsque la 12e côte est courte et que le ligament se termine à la 11e, ses fibres passent les unes devant, les autres derrière la 12e côte, en sorte que celle-ci est comprise dans l'épaisseur du ligament, condition défavorable pour la recherche de la côte sur le vivant. — Que la côte soit longue ou courte, le bord inférieur du ligament lombo-costal, et c'est là un point très important, descend toujours au même niveau, et la portion de la face postérieure du rein cachée par la 11e côte, la 12e et le ligament de Henle, a toujours la même étendue : environ les deux tiers supérieurs de la hauteur totale du rein. — Mais d'autre part, comme le carré des lombes et la masse sacro-lombaire recouvrent le tiers inférieur de l'organe, hors une faible étendue de son bord externe, le rein, lorsqu'il est sain, ne peut être perçu par la palpation.

Le *ligament cintré du diaphragme* est à l'aponévrose du carré ce que le ligament lomba-costal de Henle est à l'aponévrose du transverse : c'est dire qu'il résulte d'un épaississement de la portion supérieure de l'aponévrose du carré lombaire. En sorte que le carré des lombes est compris à sa partie supérieure entre deux renforcements de sa gaine aponévrotique : le ligament cintré du diaphragme en avant et le ligament lombo-costal en arrière. — Ce ligament cintré va des deux premières apophyses transverses des lombes au bord inférieur et au sommet de la 12e côte. Luschka, qui a fait une très belle étude des insertions costales du diaphragme, le considère non pas comme un épaississement de l'aponévrose antérieure du carré lombaire, mais comme un ligament intercostal, au même titre que les arcades aponévrotiques qui vont de la dixième à la onzième côte et de la onzième à la douzième. Enfin le troisième ligament, ou *arcade du psoas*, figure dans son ensemble une arcade à concavité dirigée en bas et en arrière. Il naît du corps de la deuxième lombaire pour se terminer sur la face antérieure de l'apophyse transverse de la première.

Ligament cintré du diaphragme et arcade du psoas donnent tous deux insertion à des fibres du diaphragme. Celles qui émanent de l'arcade du psoas forment un plan musculaire continu qui gagne les bords latéraux de l'échancrure du centre phrénique; tandis que le faisceau né du ligament cintré est beaucoup plus faible. Quelquefois c'est un plan musculaire bien formé, comblant tout l'espace compris entre le faisceau de la 12e côte et l'arcade du psoas; souvent c'est un plan très mince, formé de rares fibres musculaires. Parfois même, il y a un espace absolument dépourvu de fibres musculaires, l'*hiatus costo-lombaire* (Luschka, Tuffier et Lejars).

Sans compter ce point où les fibres musculaires sont plus faibles, plus minces et plus pâles, on trouve encore sur les limites de la fosse lombaire deux endroits où la paroi est particulièrement mal soutenue. C'est à ces deux points faibles que l'on a donné le nom de triangle de J.-L. Petit et de triangle de Grynfeldt (voy. *Myologie*, t. II, p. 462 et 464).

II. ***Fixation du rein dans la fosse lombaire***. — Couché dans cette fosse que nous venons de décrire, le rein est bien mal disposé pour résister aux déplacements. Il est *placé très haut*, dans la portion supérieure de la fosse, dont toute la moitié inférieure est vide et toute préparée pour le recevoir. Il est simplement *appliqué* sur la paroi de sa loge et sa direction est *verticale*. Enfin, il est *extra-péritonéal*, et par suite moins influencé que les autres viscères par la pression intestinale. Aussi ses déplacements sont-ils fréquents et d'autant plus intéressants qu'un abaissement du rein peut, s'il n'y a pas participation de l'uretère, amener une coudure du conduit excréteur et consécutivement de la rétention rénale. Les moyens de fixité du rein acquièrent ainsi une grande importance.

Il est classique d'étudier au rein trois sortes de moyens de fixité : *les vaisseaux, le péritoine et l'enveloppe cellulo-fibreuse*.

Vaisseaux. — Le rôle des vaisseaux n'est sans doute qu'accessoire, Leur direction horizontale ou légèrement oblique ne permet pas de les considérer comme un moyen de fixité bien puissant. C'est l'allongement des vaisseaux, constaté dans les cas de mobilité rénale, qui avait conduit quelques auteurs à leur accorder un rôle. Or, il semble établi que cet allongement n'est pas primitif, mais secondaire au déplacement du rein. C'est le rein, en s'abaissant, qui tire sur son pédicule et allonge ses vaisseaux. Nous avons rapporté un cas (*Bull. Soc. anat.*, 1897), où la traction exercée par le rein avait été assez forte pour allonger de plusieurs centimètres l'artère rénale et pour couder fortement, par l'intermédiaire de la veine rénale, moins extensible, la veine cave inférieure elle-même. L'expérimentation sur le cadavre plaide dans le même sens, et Legueu, après section sous-capsulaire des vaisseaux rénaux, c'est-à-dire après avoir coupé les vaisseaux en respectant leur gaine cellulo-fibreuse, a vu que le rein résiste encore aux tractions exercées sur lui pour l'abaisser.

Péritoine pariétal. — Le péritoine recouvre la plus grande partie de la face antérieure du rein, mais il lui est seulement appliqué et il n'existe entre les deux que des adhérences celluleuses assez lâches. Il est facile de faire glisser le péritoine sur la face antérieure du rein dans une étendue de plusieurs centimètres, sans déplacement concomitant de la glande. Dans le cas de mobilité pathologique, le rein se déplace seul et glisse sous la séreuse, sans s'attribuer, à l'exemple des organes libres dans l'abdomen, un revêtement péritonéal. On ne cite dans la littérature anatomique que trois cas dans lesquels le rein avait un revêtement péritonéal complet (cas de Rayer, de Simpson, de Giraldès). Mais, s'il est très rare de trouver un véritable *méso-néphron*, il l'est beaucoup moins de voir le péritoine empiéter, du bord externe du rein, plus ou moins loin sur la face postérieure.

Le péritoine rénal est renforcé par un certain nombre de ligaments qui descendent des organes voisins pour suspendre l'angle droit et l'angle gauche du côlon. Ce sont, pour le rein droit, les ligaments *hépato-rénal* et *duodéno-rénal*, et pour le rein gauche, le ligament *phrénico-colique* (voy. t. IV, p. 333, 337 et 1025).

Enveloppe cellulo-fibreuse du rein ou fascia périrénal. — *C'est le véritable moyen de fixité du rein.* Le terme d'enveloppe fibreuse employé par Sappey prête à erreur et, pour éviter toute confusion avec la capsule propre du rein, il est préférable de décrire l'enveloppe cellulo-fibreuse du rein sous le nom de *fascia périrénal*.

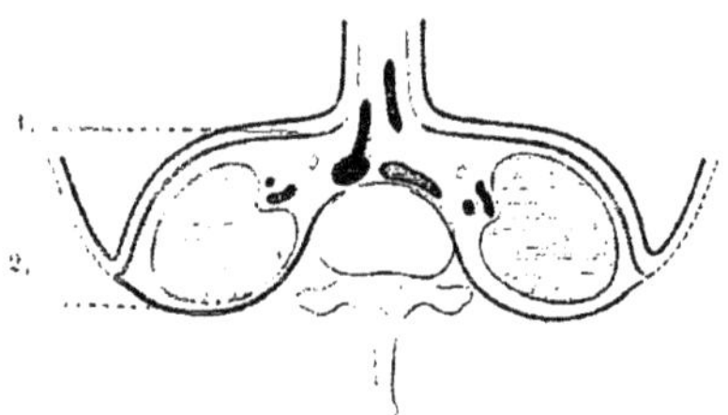

Fig. 6. — Schéma du trajet du feuillet prerénal. (Poirier.)
1. Fascia prérénal. — 2. Fascia rétro-rénal.

Pour prendre une notion exacte des fascias du rein, il faut pratiquer des coupes de sujets congelés, les unes transversales, les autres verticales; il est alors facile de suivre sur ces coupes le trajet du *fascia périrénal*.

Le fascia propria de Velpeau (lame sous-séreuse des anatomistes allemands, *Tela subserosa*), en touchant le bord externe du rein, se dédouble en deux lames : lame antérieure ou *feuillet prérénal*, lame postérieure ou *feuillet rétrorénal*, dont l'ensemble constitue le *fascia périrénal*.

Sur une coupe transversale, ces deux feuillets ont le trajet suivant :

Le feuillet postérieur, ou feuillet rétrorénal, s'insinue entre le rein et le muscle carré lombaire revêtu de son aponévrose, tapisse le psoas dont il renforce la gaine celluleuse et vient sur les parties latérales de la colonne vertébrale s'insérer sur les corps vertébraux et les disques, immédiatement en dedans des insertions du psoas, sans cependant franchir la ligne médiane et sans se réunir avec le feuillet rétrorénal du côté opposé.

Le feuillet antérieur ou prérénal, plus mince, continue à doubler le péritoine dont il suit exactement le trajet. C'est dire qu'il passe en avant du rein, en avant du hile et du pédicule rénal, puis en avant de la colonne vertébrale et des gros vaisseaux prévertébraux, pour venir, au delà du plan médian, se continuer avec le feuillet correspondant du côté opposé.

Ce schema de Gerota, admis par tous, ne saurait être admis sans conteste. Poirier, dans son cours de 1904, faisait observer qu'une telle conception ne peut représenter la réalité anatomique, car elle ne tient pas compte de la présence du mésentère primitif. Sans doute, le feuillet rétrorénal s'arrête à la face antérieure de la colonne vertébrale, mais le feuillet prérénal est arrêté sur la ligne médiane par les organes du mésentère primitif et se perd en haut sur les deux faces du pancréas, en bas dans le mésentère (fig. 6).

Vue sur une coupe transversale, la loge rénale est donc fermée à sa partie externe. En dedans, elle ne peut communiquer au devant de la colonne vertébrale, avec la loge du côté opposé comme on le dit journellement, et de fait, il n'est pas d'exemple qu'une suppuration périrénale ait jamais gagné l'espace cellulo-adipeux de l'autre rein.

Sur une coupe verticale antéro-postérieure, il est facile de constater que le trajet des deux feuillets diffère beaucoup de celui que les recherches de Sappey ont rendu classique. On a l'habitude de répéter qu'au niveau du pôle supérieur du rein, le fascia propria, s'insinuant entre la glande et la capsule surrénale, sépare ces deux organes et isole complètement le rein. Cette conception est d'autant plus séduisante qu'elle concorde avec le fait, si souvent constaté, de la mobilité rénale, sans participation de la capsule surrénale. Sur une coupe verticale de fœtus à terme congelé (voy. fig. 7) nous avons vu de la façon la plus positive que l'enveloppe fibreuse du rein, loin d'isoler le rein de la capsule surrénale, les contient l'un et l'autre.

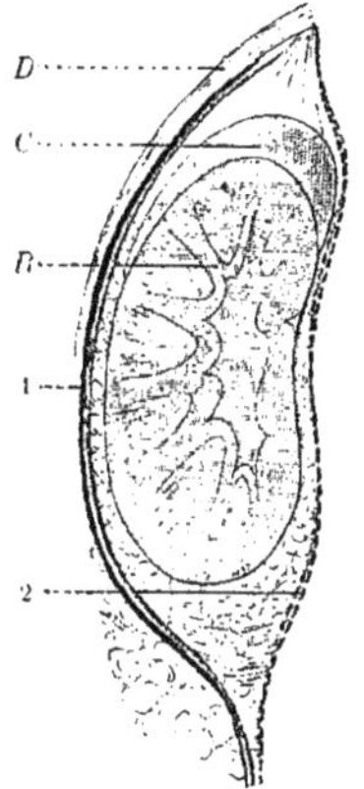

FIG. 7.
1. Lame retrorénale. — 2. Lame prérénale. — *D*. Diaphragme. — *C*. Capsule surrénale. — *R*. Coupe du rein.

Les deux feuillets prérénal et rétrorénal, au lieu de se réunir l'un à l'autre au niveau du pôle supérieur du rein, comme le décrivait Sappey, continuent à monter en avant et en arrière de la capsule surrénale; c'est seulement au niveau de l'extrémité supérieure de celle-ci qu'ils viennent, après s'être fusionnés, contracter de solides adhérences avec la face inférieure du diaphragme. Ce qui prête à confusion c'est qu'il y a, chez l'adulte, entre le rein et la glande surrénale, une couche cellulo-graisseuse. Chez le fœtus à terme, il n'y a pas d'erreur possible, rein et capsule sont bien contenus dans la même loge fibreuse.

Ce fait d'une loge commune au rein et à la capsule surrénale n'est pas sans un certain intérêt. Les adhérences avec le diaphragme constituent pour les fascias rénaux un bon moyen de suspension et permettent de mieux comprendre le rôle prépondérant qu'il faut aujourd'hui accorder à l'enveloppe fibreuse dans la fixité du rein.

En bas, les deux feuillets prérénal et rétrorénal ne se fusionnent pas : l'antérieur continue à doubler le péritoine, tandis que le postérieur se divise en lamelles celluleuses qui se perdent insensiblement dans le tissu cellulo-graisseux de la fosse iliaque.

La loge rénale, qui contient non seulement le rein, mais aussi le pédicule vasculaire, l'uretère et la capsule surrénale, est donc fermée en dehors le long du bord externe du rein, fermée aussi à la partie supérieure au niveau des adhérences avec le diaphragme, tandis qu'en dedans et en bas, elle est largement ouverte. En dedans, c'est une communication réelle, permettant aux deux loges de se réunir au-devant de la colonne vertébrale, En bas, c'est plutôt un canal tout préparé pour la descente du rein, un espace virtuel entre deux feuillets qui se touchent sans se fusionner et qui sont bien disposés pour s'écarter sous la poussée du rein.

Dans bien des cas — et c'est là une disposition importante — les deux lames ne restent pas seulement accolées. Elles échangent au niveau de l'extrémité inférieure du rein une série de feuillets celluleux qui les relient et les fusionnent et dont l'ensemble constitue une sorte de coussinet, de nid, qui reçoit et soutient le pôle inférieur du rein. Le rein est ainsi *tiré* vers le diaphragme par les adhérences supérieures du fascia périrénal et *soutenu*, au niveau de son pôle inférieur, par les lames unissantes jetées entre les deux feuillets de son enveloppe. L'on conçoit ceque l'absence ou le peu de développement de ces travées celluleuses peut enlever de fixité à la glande rénale.

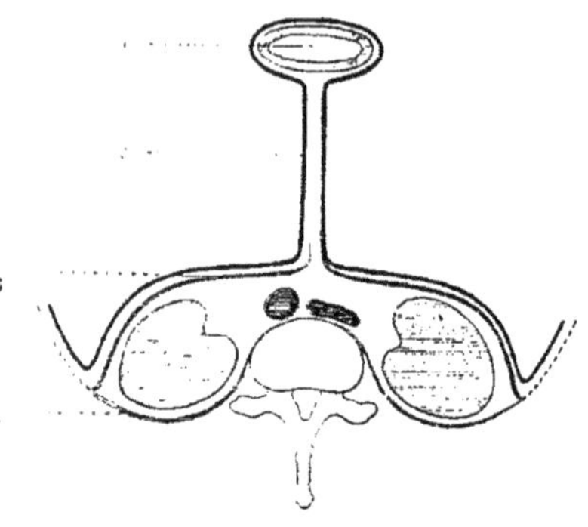

Fig. 8.
1. Côlon descendant. — 2. Mésentère primitif. — 3. Fascia prerénal. — 4. Fascia rétrorénal.

Lorsque le rein s'abaisse, il ne peut le faire que dans deux directions, imposées par le trajet anatomique des fascias : en dedans vers la colonne vertébrale, ou en bas vers la crête iliaque. Mais un second facteur intervient pour modifier le sens du déplacement, c'est le pédicule rénal. Attaché aux gros vaisseaux prévertébraux, le rein ne peut se mouvoir qu'en décrivant un segment de circonférence autour du point d'implantation de ses vaisseaux comme centre. Il descend d'abord verticalement, utilisant la facilité que lui laisse sa loge anatomique de ce déplacer vers la fosse iliaque, et il descend jusqu'au maximum d'élongation que peuvent fournir les vaisseaux. Dans un second temps, le rein, *amarré* par son pédicule, ne peut plus descendre et se trouve attiré vers la ligne médiane, en même temps que son orientation change et que le bord convexe devient inférieur, le hile regardant en haut et en dedans.

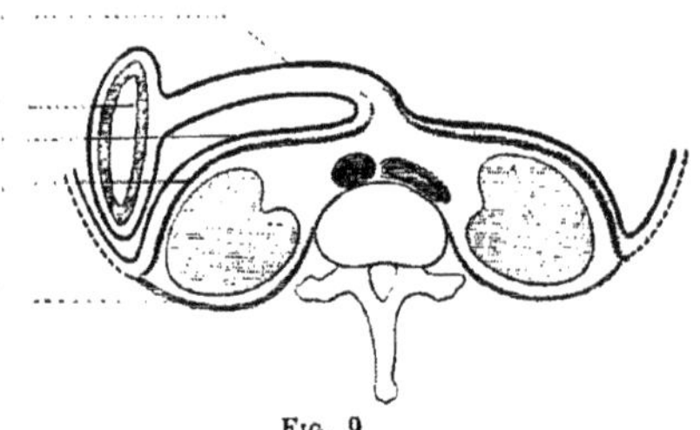

Fig. 9.
1. Mésentère primitif. — 2. Côlon descendant. — 3. Péritoine prérénal. — 4. Fascia prérénal. — 5. Fascia rétrorénal.

Les travaux modernes de Zuckerkandl et de Toldt ont précisé nos connaissances sur les feuillets d'enveloppe du rein.

Feuillet rétrorénal ou feuillet de Zuckerkandl. — Dans son ensenble, le feuillet rétrorénal figure une lame irrégulièrement quadrilatère, beaucoup plus large que le rein et s'étendant bien au delà de la périphérie de cet organe. La face antérieure répond au rein par l'intermédiaire de la graisse périrénale, la postérieure recouvre le carré des lombes et son aponévrose, plus en dedans le psoas et son aponévrose et plus haut la face inférieure du diaphragme.

Il est distinct de l'aponévrose du carré lombaire et, sur des coupes transversales, il est possible de séparer ce qui appartienl à l'un et à l'autre. Mais entre les deux sont jetées des travées celluleuses qui servent à immobiliser le feuillet rétrorénal dans le sens antéro-postérieur. Tandis qu'en dedans ces adhérences sont assez marquées, on ne les retrouve plus que difficilement au niveau du bord externe du carré lombaire; aussi parfois le feuillet de Zuckerkandl se présente-t-il sous l'aspect d'une lame bien développée, lisse et brillante au niveau de sa face postérieure, et rappelant beaucoup par son apparence séreuse l'aponévrose ombilico-prévésicale. C'est sur le bord externe du rein que se fait la fusion entre le péritoine et le fascia rétro-rénal. En regardant de près, on évite facilement la confusion entre le péritoine et le fascia : le péritoine est plus opaque et plus épais, plus mat, tandis que la lame rétrorénale se distingue par sa minceur plus grande et sa transparence plus complète. Elle se laisse facilement déchirer avec une pince à disséquer, tandis que le péritoine est plus résistant; enfin, immédiatement après son ouverture, elle permet à la graisse périrénale de faire hernie dans la plaie.

A sa face postérieure, est accolé le nerf abdomino-génital. Lorsqu'on sépare l'aponévrose du carré lombaire du fascia de Zuckerkandl, le nerf demeure avec le fascia. Il n'est pas dans l'épaisseur du fascia, mais seulement appliqué sur sa face postérieure où il fait une saillie assez marquée.

Feuillet prérénal et feuillet de Toldt. — Beaucoup moins résistante que le feuillet de Zuckerkandl, la lame prérénale est renforcée, dans une faible mesure, par une lame celluleuse qu'il est juste de désigner, d'après l'embryologiste qui le premier en a montré la signification, sous le nom de *feuillet de Toldt.*

Chez l'embryon, les reins se montrent recouverts sur leur face antérieure par le péritoine pariétal, en même temps que le côlon est rattaché à la colonne vertébrale par un long mésentère ou mésentère primitif. Puis une sorte de poussée de droite à gauche vient appliquer le côlon au-devant du rein gauche et le mésentère primitif au-devant du péritoine pariétal. A ce moment, le revêtement antérieur du rein comprend trois lames péritonéales superposées, mais glissant encore les unes sur les autres : les deux lames du mésentère du côlon et le péritoine pariétal. Successivement les deux lames du mésentère se soudent l'une à l'autre, puis se fusionnent avec le péritoine qui disparaît, en tant que membrane de revêtement, pour persister seulement sous forme d'une lame celluleuse. Finalement, l'on trouve, superposées au-devant du rein, une couche péritonéale unique et une lame celluleuse, cette dernière provenant du péritoine pariétal primitif. Ce qui correspond au péritoine pariétal *définitif* du rein n'est embryologiquement qu'un mésentère, et le péritoine pariétal *primitif* n'est plus représenté que par une lame celluleuse à laquelle il est juste de donner le nom de *feuillet de Toldt.*

La face antérieure du rein se trouve ainsi recouverte de trois couches qui sont d'avant en arrière : le mésentère primitif du côlon, devenu péritoine pariétal; — la membrane celluleuse, vestige du péritoine pariétal primitif ou feuillet de Toldt; — et enfin la lame prérénale ou dédoublement antérieur du fascia propria.

Le feuillet de Toldt est fonction du mésentère du côlon; il n'existera que dans les points où le côlon, en s'appliquant sur le rein, a déterminé la disparition du péritoine pariétal primitif. C'est dire qu'il occupera une grande étendue, environ les deux tiers, de la face antérieure du rein gauche et seulement une très petite portion de la face antérieure du rein droit, au niveau du pôle inférieur.

En résumé, le rein est compris dans une enveloppe fibreuse limitée à sa partie postérieure par une lame très résistante — feuillet de Zuckerkandl — et à sa partie antérieure, par trois feuillets superposés : le feuillet prérénal du fascia propria, la lame de Toldt qui n'existe pas dans toute l'étendue du rein, et le péritoine pariétal définitif. Étudier la fixité du rein revient à rechercher, d'une part, l'adhérence du fascia périrénal aux organes voisins; d'autre part, le degré de fixité du rein dans son enveloppe (Legueu).

Le fascia renalis adhère en arrière à l'aponévrose du carré des lombes, avec laquelle il échange de nombreuses fibres d'union; en haut il s'unit solidement au diaphragme, tandis qu'en dedans il s'insère sur la colonne vertébrale; il s'unit en dehors avec le péritoine; en avant, il adhère au péritoine.

Dans cette enveloppe, le rein est fixé par des éléments graisseux et des éléments cellulo-conjonctifs.

Élément cellulo-conjonctif. — L'élément cellulo-conjonctif est formé d'un réseau fibrillaire emprisonnant dans ses mailles les pelotons adipeux et jeté entre la face profonde du fascia rénal et la capsule propre du rein.

Éléments graisseux. — La capsule adipeuse du rein a été étudiée récemment par Tuffier (*Revue de Chirurgie*, 1890).

Pour en prendre une notion exacte, pour se rendre compte de sa répartition suivant les différents points du rein et de son épaisseur relative, il ne faut pas procéder par dissection, ce qui déplace la glande et détruit ses moyens de fixité, mais pratiquer une série de coupes transversales sur des sujets congelés et injectés.

L'élément graisseux est constant, quels que soient l'âge, le sexe, l'état normal ou pathologique du sujet.

D'après Sappey, l'élément graisseux fait défaut chez le fœtus et n'apparaît que vers l'âge de huit à dix ans. Tuffier a montré qu'il existe déjà chez le fœtus et le nouveau-né, mais réduit à quelques lobules adipeux jaunes, perdus autour de la capsule fibreuse. Les coupes de fœtus à terme que nous avons pratiquées nous ont permis de vérifier l'exactitude absolue de cette description. On trouve toujours chez le fœtus quelques pelotons adipeux, qui nous ont paru plus fréquents au niveau de la face postérieure du rein et surtout dans la rainure circulaire entre le rein et la capsule surrénale.

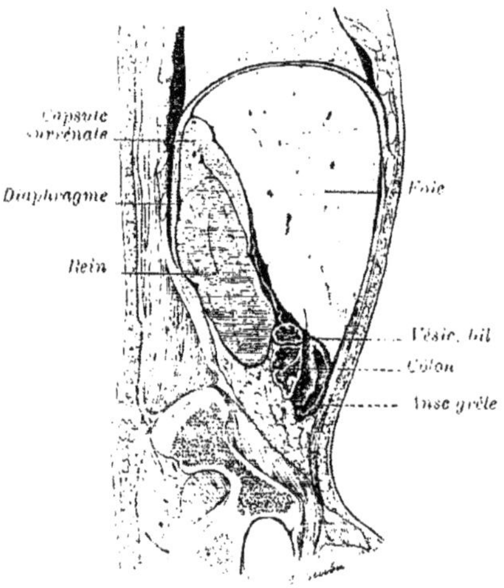

Fig. 10. — Coupe verticale antéro-postérieure (nouveau-né).

On dit encore que la graisse est moins épaisse chez la femme que chez l'homme. C'est l'inverse qui est vrai, et dans les néphrorraphies on peut constater qu'elle est en effet très abondante chez les femmes. On peut aussi s'assurer, au cours de ces opérations, que le rein mobile ne coïncide pas avec une disparition de la capsule adipeuse; au contraire, il y a parfois exagération de l'élément graisseux.

L'épaisseur de la couche graisseuse varie encore avec l'état du sujet, mais elle varie surtout suivant la région où on l'examine.

Sur la face antérieure du rein, elle fait presque complètement défaut, car la lame celluleuse sous-péritonéale, très dense à ce niveau, ne se laisse que difficilement infiltrer par des lobules graisseux. — A la face postérieure, au contraire, son épaisseur est considérable et atteint de 2 à 4 centimètres. — Au niveau du bord externe, elle forme une bande épaisse comblant l'espace situé entre rein et le côlon. — Sur le bord interne, elle constitue au niveau du hile un noyau épais. — Aux deux extrémités, elle se présente sous l'aspect de deux bourrelets très épais, dont le supérieur correspond à la capsule surrénale et au diaphragme et dont l'inférieur comble le large espace interposé à la paroi abdominale et au côlon. En somme, c'est en arrière et aux deux extrémités du rein que prédomine le couche graisseuse périrénale. Sur le cadavre, cette couche graisseuse forme une masse compacte, facile à dissocier. Sur le vivant, au contraire, c'est une graisse fluide qui fuit sous le doigt et qui rend pénible la dénudation du rein.

Enfin à l'élément fibreux et à l'élément adipeux s'ajoutent des veines formant le groupe des veines capsulaires, étudié récemment par Tuffier et Lejars (*Archives de Physiologie*, 1891. Voy. fig. 41).

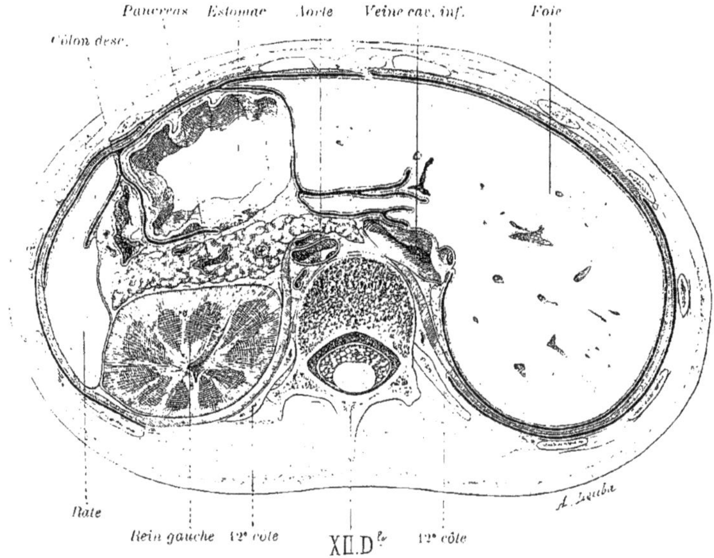

Fig. 11. — Coupe sur un sujet congelé passant par la XIIe vertèbre dorsale. (D'après Poirier.)

A coté de la masse graisseuse périrénale, les auteurs allemands décrivent une seconde masse graisseuse, située en arrière du rein, entre le fascia de Zuckerkandl et l'aponévrose du carré lombaire. Gerota, qui l'a bien étudiée, la montre s'étendant sur toute la face postérieure du fascia rétrorénal, depuis la 12e côte jusqu'à la crête iliaque, et la désigne sous le nom de *corps adipeux pararénal*. Au niveau de la crête iliaque, elle remplit tout l'espace compris entre le psoas, le carré lombaire et le muscle iliaque et se continue en bas avec la graisse sous-péritonéale de la fosse iliaque. — Nous n'avons pas trouvé à la graisse pararénale une étendue aussi grande; très souvent, dès qu'on a incisé l'aponévrose antérieure du carré, on tombe sur le feuillet de Zuckerkandl et ce n'est que dans la partie inférieure de la fosse lombaire, près de la crête iliaque, que se trouve constamment une masse graisseuse. Dans certains cas elle remonte plus ou moins haut vers la 12e côte et le feuillet rétrorénal est alors emprisonné entre deux formations graisseuses: la masse périrénale en avant et la masse pararénale en arrière.

En outre de ces moyens de fixité du rein, — péritoine, vaisseaux du hile et de la capsule graisseuse et surtout fascia périrénal, — Gerota considère les capsules surrénales comme un puissant moyen de fixité, au moins chez l'enfant. Les capsules surrénales, solidement fixées au foie, à la rate, à la veine cave inférieure, au pancréas, à l'aorte, adhèrent de la façon la plus intime, à cette époque de la vie, à la capsule propre du rein par de nombreux vaisseaux et de nombreuses travées cellulaires. Gerota a prouvé ces connexions intimes chez l'enfant, en détruisant tous les autres moyens de fixité du rein et en suspendant à son extrémité inférieure des poids de plus en plus lourds. Ce n'est qu'avec une traction de 700 à 1 000 grammes que l'on peut arriver à détacher le rein de la capsule. Chez l'adulte, du tissu cellulo-graisseux s'interpose entre les deux organes, et il ne reste plus que quelques petits vaisseaux pour assurer leurs connexions.

Mobilité du rein. — Le rein est mobile du fait de la respiration; il monte et il descend normalement avec le diaphragme. Il présente aussi au moment de la systole cardiaque des battements qui sont faciles à constater chez l'homme et chez les animaux. C'est l'élément fibreux qui sert surtout à fixer le rein; tandis que la capsule graisseuse à surtout pour fonction de permettre les mouvements normaux d'expansion et de translation de la glande (Tuffier). C'est grâce à cette mobilité que le rein peut éviter les effets du traumatisme; il fuit dans une certaine mesure sous la pression.

(Zuckerkandl, *Wien. med. Jahrbücher*, 1883, p. 58. — Gerota, *Arch. f. Anatomie*, 1895, p. 265. — Glantenay et Gosset, *Ann. des mal. des org. génito-urinaires*, 1898, p. 113-136.)

III. **Rapports.** — *Face antérieure.* — Les rapports de cette face diffèrent à droite et à gauche; et pour chaque rein, suivant qu'on examine les zones supérieure, moyenne, inférieure.

A droite. — De haut en bas, s'étagent au-devant du rein le foie, le duodénum, l'angle colique droit.

Le *foie* recouvre, par la facette moyenne de la face inférieure de son lobe droit, les deux tiers ou même les trois quarts supérieurs du rein, rarement sa totalité (Sappey). Le tissu hépatique étant moins résistant que le parenchyme rénal, le foie se laisse déprimer en une fossette quadrangulaire, dite *empreinte rénale*, intermédiaire à l'empreinte colique, située plus au-dessous et en avant, et à l'empreinte surrénale, plus élevée et postérieure. Entre les deux organes s'insinue le péritoine, qui présente en ce point un double feuillet, l'un rénal, l'autre hépatique, doublé chacun à sa face profonde d'une couche de tissu cellulaire, très mince sous le feuillet hépatique, plus abondante sous le feuillet rénal. Les rapports du rein et du foie varient suivant l'âge et suivant les individus. Chez le fœtus, le foie, par suite de son volume énorme, recouvre complètement la face antérieure du rein. Chez l'adulte, lorsqu'il y a hépatoptose, le foie peut recouvrir la totalité du rein. Mais souvent, avec la mobilité hépatique, coïncide la mobilité rénale; rein et foie sont abaissés en même temps.

Lorsque la *vésicule biliaire* présente une direction transversale, son fond se porte sous le lobe droit du foie et la vésicule elle-même vient se mettre en rapport avec la face antérieure du rein. Le *duodénum* recouvre directement, sans interposition de péritoine, par sa deuxième portion verticalement descendante, le tiers interne du rein droit, depuis la première vertèbre lombaire jusqu'à l'extrémité inférieure. D'où la désignation de *prérénale* donnée à cette portion du duodénum, bien qu'elle ne recouvre que la partie la plus interne de la face antérieure et qu'elle déborde le rein en dedans.

L'*angle colique droit* recouvre l'extrémité inférieure de la face antérieure du rein droit. Le plus souvent il n'y a pas de méso et le côlon est appliqué directement sur le tissu cellulaire qui revêt le rein à ce niveau. Le côlon transverse possède, au contraire, un méso qui lui permet de s'abaisser légèrement; en sorte que, immédiatement après avoir touché le rein, le côlon se dirige obliquement en bas et en dedans, vers la ligne médiane. Puis il redevient ascendant pour aboutir finalement au niveau de l'extrémité supérieure du rein gauche. On peut dire que la direction générale du côlon transverse est oblique en haut et à gauche; il touche aux deux reins mais, tandis qu'il croise le rein droit au niveau de son extrémité inférieure, il s'applique sur le pôle supérieur du rein gauche. Par suite de la direction obliquement descendante de la moitié droite du côlon transverse, l'angle du côlon ascendant n'est point un angle droit; c'est un angle aigu ouvert en bas et à gauche et dont le sommet, tourné en haut, est tiré et suspendu par le ligament hépato-colique. Pour Helm, dans la majorité des cas, le côlon ascendant ne recouvre pas le rein droit; il ne ferait que contourner son extrémité inférieure et c'est seulement sur le bord interne du rein, au-dessous du foie, qu'il deviendrait côlon transverse, après

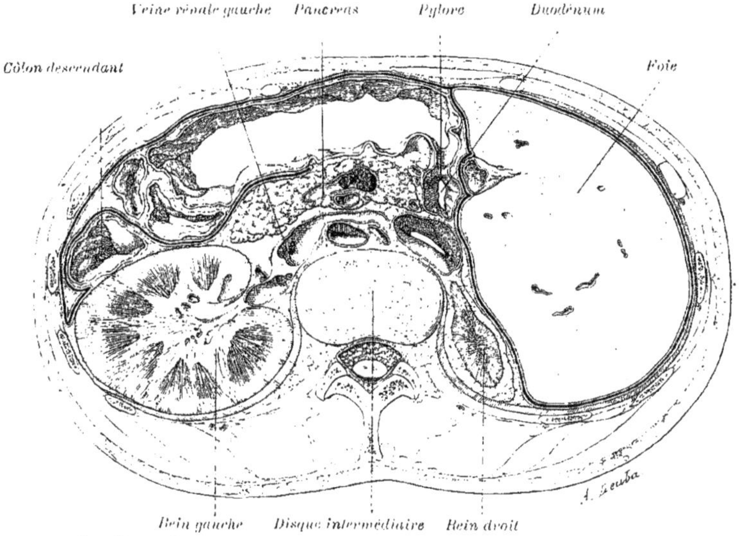

Fig. 12. — Coupe sur un sujet congelé passant par le disque intermédiaire à la XIIe dorsale et à la Ire lombaire. — D'après Poirier.

En arrière du duodénum est la veine cave; en avant du pancréas, l'estomac. Le rein droit apparait coupé pres de son pôle supérieur.

avoir ainsi présenté deux courbures, l'une sous le rein et la seconde sous le foie (*fluxura renalis, fluxura hepatica*).

Il existe, à la vérite, de grandes variations dans les rapports de l'angle colique droit et du rein. La disposition la plus fréquente fait voir, superposés au-devant du pôle inférieur du rein et baignant dans une même couche celluleuse, l'angle colique droit et la portion descendante du duodénum,

A gauche. — La face antérieure du rein gauche entre en rapport avec la rate, le pancréas, le côlon et le duodénum.

La rate est surtout en rapport avec le bord externe du rein. La facette splénique correspond au tiers supérieur du bord convexe du rein gauche, elle mesure en moyenne 7 centimètres (Picou).

Le *pancréas* répond, par sa partie effilée ou queue, au quart supérieur de la face antérieure du rein, mais le pôle supérieur le dépasse toujours sensiblement. Avec lui cheminent les vaisseaux spléniques, la veine et l'artère, l'une et l'autre déterminant la formation d'un repli péritonéal, épiploon pancréatico-splénique. Le rapport entre le rein et le pancréas est direct, sans interposition de péritoine.

L'*angle gauche du côlon* repose sur l'extrémité supérieure du rein gauche. Nous avons vu qu'à droite l'angle du côlon est, au contraire, très bas situé sur le rein. La moitié gauche du côlon transverse est très obliquement ascendante; arrivé sur l'extrémité supérieure du rein, le gros intestin se coude et descend verticalement sous le nom de *côlon descendant*. Aussi l'angle colique gauche se présente comme un angle aigu, ouvert en bas et à droite. Il est suspendu par le ligament phrénico-colique et sous-jacent à la rate; d'où son nom de *flexura lienalis*.

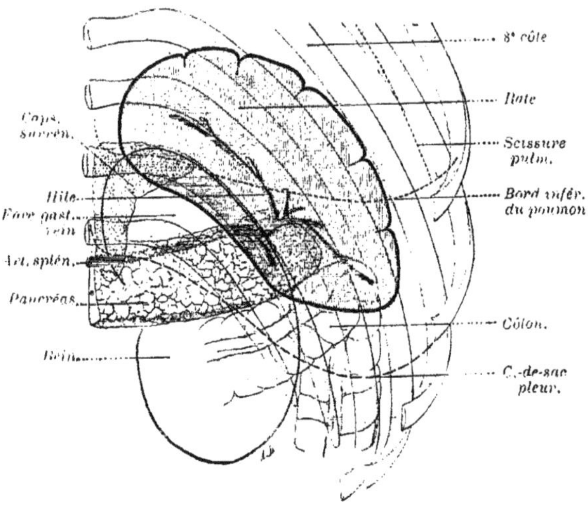

Fig. 13. — Projection de la rate sur la paroi costale (figure schématique, d'après Picou).

Le *côlon descendant* recouvre la partie la plus externe de la face antérieure du rein, et même, comme il déborde en dehors le bord externe du rein, il vient se loger dans l'angle du péritoine pariétal et du rein (voy. Coupes). Entre le côlon et le rein gauche est interposée la membrane de Toldt, reste du péritoine pariétal primitif.

L'angle colique est fixé aux dernières côtes (à la dixième principalement) par un ligament résistant auquel on peut reconnaitre trois portions dont l'ensemble forme un éventail ou un triangle à sommet supérieur et à base repondant à l'angle du colon. Le côté supérieur de l'éventail ligamenteux est à peu près horizontal et va se perdre sur la terminaison du colon transverse, en abordant celui-ci au niveau de la bandelette longitudinale antérieure. Le côté inférieur, ou mieux vertical, se jette de la même manière sur le commencement du côlon descendant. Entre les deux parties precédentes, descend un troisième trousseau fibreux qui forme de la bissectrice de l'angle. Cette troisième partie rejoint le côlon au niveau même de l'angle colique. (Adenot, *Rev. de Ch.*, Paris, 1896, p. 15.)

La *quatrième portion* ou *portion ascendante du duodénum* affecte des rapports avec le rein gauche. D'une façon constante chez l'enfant, quelquefois chez l'adulte, cette partie du duodénum touche le hile du rein gauche, Le plus souvent il existe chez l'adulte, entre le duodénum et le bord interne du rein gauche, un intervalle au niveau duquel on voit l'*arc vasculaire de Tretiz*. L'angle duodéno-jejunal vient toucher au bord interne du rein.

Ces différents organes, pancréas, angle gauche du côlon et angle duodéno-jejunal, séparent la face antérieure du rein gauche de l'estomac et de l'arrière-cavité des épiploons.

En résumé, le rein droit est en rapport avec le foie et le rein gauche avec la rate et le pancréas. L'un et l'autre ont des connexions avec le côlon transverse et le duodénum. La portion descendante du duodénum recouvre très peu de la face antérieure du rein droit; pour le rein gauche la portion ascendante ne fait que confiner au bord interne; parfois même, elle s'en écarte complètement. Quant au côlon transverse, il croise en écharpe les deux reins, et sa direction est telle que, couché sur la partie inférieure du rein droit, il répond au contraire à l'extrémité supérieure du rein gauche.

Face postérieure. — La face postérieure est presque plane, tandis que l'antérieure est convexe. Elle est dirigée de telle sorte qu'elle regarde fortement en dedans vers la colonne vertébrale.

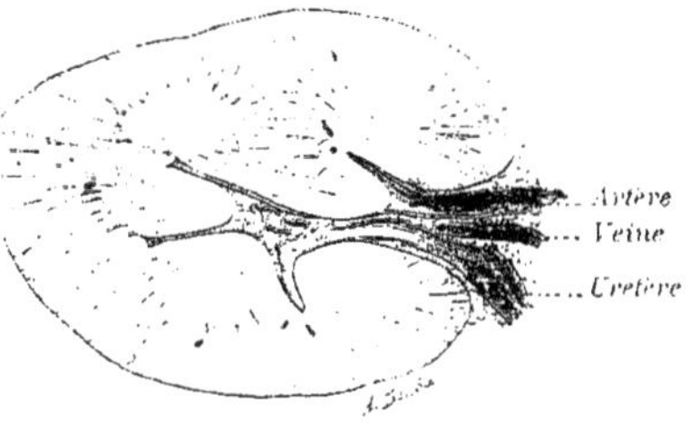

Fig. 14. — Sinus du rein.

Nous n'avons que peu de choses à dire de ses rapports, puisque nous avons décrit la fosse lombaire et les différents plans qu'il faut traverser pour aborder le rein par la voie lombaire. Ajoutons cependant qu'elle est en rapport avec le dernier nerf intercostal et les deux premiers nerfs lombaires. Mais il est un rapport intéressant et bien précisé par Récamier : ce sont les connexions du rein et du cul-de-sac inférieur de la plèvre.

Le cul-de-sac pleural descend, sur les parties latérales de la colonne, à 15 millimètres au-dessous du col de la 12e, « puis il se porte obliquement en bas et en dehors, presque horizontalement; étant donnée l'obliquité bien plus grande de la 12e côte, la séreuse, après un trajet de 3 à 4 centimètres, se trouve de nouveau masquée par elle (5 à 6 centimètres de la ligne médiane). Elle traverse alors obliquement la face antérieure de la côte, puis le dernier espace intercostal en obliquant toujours en en dehors et, bas et atteint la 11e côte à 10 ou 11 centimètres de la ligne médiane. A ce point, la ligne de réflexion, suivant les insertions du diaphragme aux côtes, prend une direction horizontale, puis obliquement ascendante ». (Récamier.)

Dans le cas de côte courte, la plèvre, suivant en cela les insertions diaphragmatiques, garde son trajet habituel et recouvre complètement la côte, sans s'arrêter en aucune façon sur elle. Lorsque la 12e côte est horizontale, la plèvre descend donc à 1 centimètre ou 1 cm. 1/2 au-dessous d'elle, puis se porte un peu obliquement en bas et en dehors, et vient rejoindre la 11e, à 10 ou 12 centimètres de la ligne médiane, exactement comme si elle avait rencontré la 12e côte à sa place normale.

Bord externe. — Le bord externe, oblique en bas et en dehors, régulièrement convexe, est éloigné de 9 centimètres de la ligne des apophyses épineuses (Récamier). Étant donné que la largeur de la masse sacro-lombaire est en moyenne de 7 à 8 centimètres, on voit que le rein déborde légèrement en dehors des muscles de la masse commune. — En haut, le bord externe du rein répond au diaphragme, à la 11e côte, et au dernier espace intercostal, à la 12e côte. Plus bas, au muscle transverse et au carré lombaire. — A droite, il est encore en rapport avec le foie; à gauche, avec la rate et le côlon descendant. Dans toute son étendue, il est longé par l'arcade veineuse et l'arcade artérielle exorénales (fig. 18 et 41).

Bord interne. — C'est par son bord interne que le rein reçoit ses vaisseaux artériels, et qu'il émet ses veines et son canal excréteur. Aussi sa partie moyenne est-elle échancrée, tandis que ses parties supérieure et inférieure sont convexes. L'échancrure ou *hile du rein*, un peu plus rapprochée de la partie supérieure, mesure 3 à 4 centimètres de haut. Elle est limitée en haut et en bas par deux bords convexes; en avant, par une longue bande également convexe, tandis que la lèvre postérieure est rectiligne. Le hile empiète plus sur

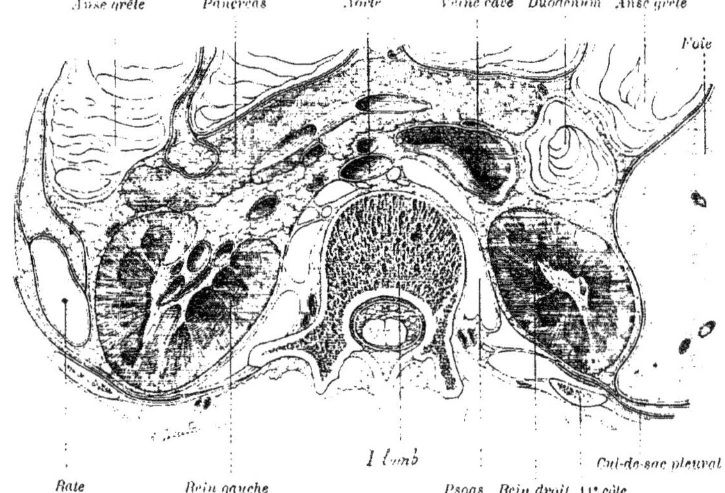

Fig. 15. — Coupe sur un sujet congelé passant au niveau de la Ire lombaire (Poirier).

la face antérieure du rein que sur la face postérieure et celle-ci est en effet un peu plus large, Mais il faut tenir compte, dans l'appréciation de la saillie plus accusée de la lèvre postérieure du hile, de l'orientation du rein : la face antérieure regardant fortement en dehors, il en résulte que la partie postérieure du bord interne est plus rapprochée du plan médian. — Pour se faire une idée du hile rénal, on peut avec Henle comparer le rein à une poche glanduleuse, une sorte de bourse dont le hile forme l'ouverture. Au niveau du hile s'étagent d'avant en arrière les ramifications de l'artère rénale, puis les divisions de la veine et enfin le bassinet. On décrivait autrefois l'artère entre la veine et le bassinet : des recherches récentes ont montré que dans le plus grand nombre des cas, c'est l'artère qui passe en avant de la veine, au moment où elle va disparaître dans le sinus du rein (fig. 14).

Le hile est recouvert par la portion verticale du duodénum. La partie convexe du bord interne, sous-jacente au hile, est longée par l'uretère. Quant à la partie sus-jacente, elle est côtoyée par l'artère capsulaire inférieure, branche de la rénale; tout à fait en haut, elle est recouverte par la capsule surrénale elle-même.

Extrémité supérieure. — L'extrémité supérieure est distante de la ligne médiane de 2 cm. 1/2; si l'on songe que, dans l'intervalle étroit (5 centimètres) qui sépare en haut les deux reins, doivent passer à la fois l'aorte et la veine cave inférieure, on comprend facilement que des adhérences pathologiques puissent, dans le cas de néoplasme rénal par exemple, s'établir entre la veine cave et le rein droit, et que la déchirure de la veine ait été observée au cours de néphrectomies. Normalement, l'extrémité supérieure du rein droit confine au bord externe de la veine cave, parfois même elle y touche. Elle est coiffée par la capsule surrénale, qui n'est pas exactement d'aplomb sur le rein, mais s'incline légèrement vers le bord interne. Pettit a montré, par ses recherches d'anatomie comparée, que la capsule surrénale ne doit pas être rattachée au rein, mais plutôt au système cave. Chez les animaux, où n'existe pas un espace suffisant entre le rein et la veine cave inférieure pour loger la capsule surrénale, on constate que celle-ci abandonne toujours le rein, pour rester étroitement rattachée à la veine cave. Chez l'homme, dans le cas de mobilité rénale, la capsule surrénale reste en place, grâce aux solides moyens de fixité qu'elle possède, et le rein descend seul. Dans le sillon de séparation des deux organe, on trouve un rameau artériel constant, émané de l'artère capsulaire inférieure (Schmerber).

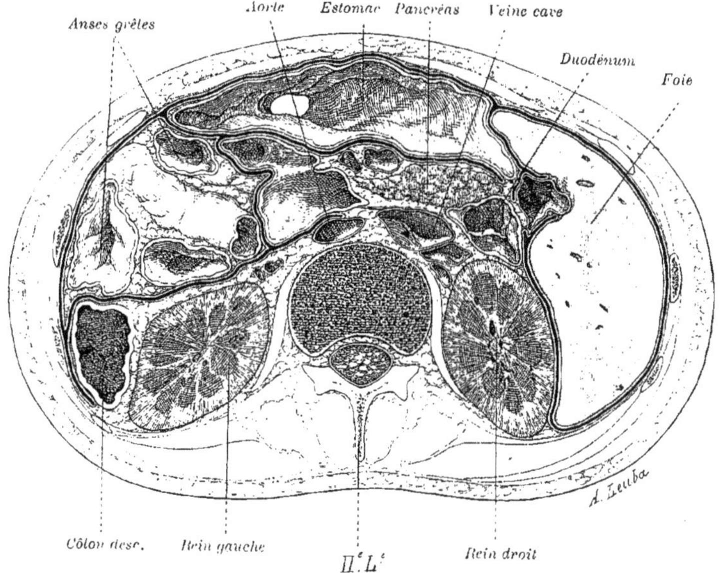

Fig. 16. — Coupe sur un sujet congelé passant au niveau de la IIe vertèbre lombaire (Poirier).

Du côté gauche les rapports de l'extrémité supérieure et de la capsule surrénale sont les mêmes qu'à droite. En dedans elle répond à l'aorte abdominale et en avant elle est recouverte par l'angle gauche du côlon.

Extrémité inférieure. — L'extrémité inférieure du rein, la moins volumineuse, est distante de la crête iliaque de 5 centimètres à gauche, de 2 à

3 centimètres seulement à droite. Des deux côtés, la distance du rein à la ligne médiane est à peu près la même (3 cm. 1/2), soit un intervalle de 7 centimètres entre le pôle inférieur des reins.

Lorsque le cæcum est en situation haute, *juxta- ou prérénale*, l'appendice vient affecter avec le rein des connexions plus ou moins étroites, et les suppurations dont il est parfois le point de départ pourraient dans ce cas faire croire à un abcès périnéphrétique.

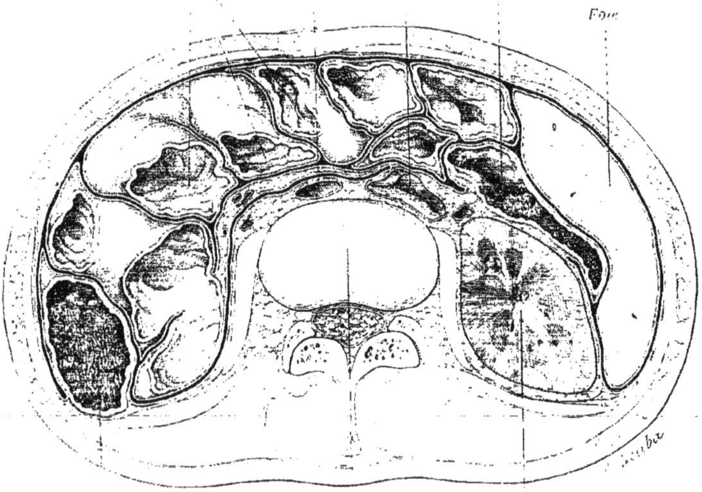

Fig. 17. — Coupe sur un sujet congelé passant par le disque intermédiaire à la II° L. et à la III° L. (Poirier).

Exploration du rein. — *Moyens d'exploration.* — L'inspection de la région lombaire ne donne aucun résultat sur l'état du rein, et c'est seulement dans les cas d'inflammation périnéphrétique que l'on constate parfois une légère voussure entre la dernière côte et la crête iliaque.

La percussion ne donne pas de meilleurs renseignements; il est impossible de se rendre compte par la percussion de la situation exacte et du volume du rein. Dans le cas de rein mobile, on obtient le même résultat par la percussion de la région lombaire, que le rein soit descendu ou qu'il soit au contraire réduit dans sa loge (Guyon).

C'est la palpation qui est le véritable moyen clinique pour l'exploration du rein. On peut la pratiquer le malade étant étendu sur le dos (méthode de Guyon) ou couché sur le côté opposé (méthode d'Israël). Dans le procédé de M. Guyon, on fait la recherche du rein au moyen du palper bimanuel. Une main est glissée entre le plan du lit et la paroi lombaire et l'un des doigt est placé dans l'espace dépressible situé immédiatement au-dessous du ligament de Henle. Il ne faut pas placer le doigt postérieur exactement dans l'angle de la 12° côte et de la colonne vertébrale, car le ligament lombo-costal, étendu comme un plan rigide entre ces deux reliefs osseux, empêche de déprimer les tissus. C'est immédiatement au-dessous de lui, dans l'espace dépressible constant que l'on trouve à ce niveau, qu'il faut aller à la recherche du rein. La main antérieure est appliquée à plat sur la paroi abdominale au niveau de l'hypocondre et les doigts cherchent à s'insinuer sous le rebord costal. En profitant des mouvements d'expiration du malade, en déprimant de plus en plus la paroi à chaque expiration, et en conservant pendant l'inspiration le terrain gagné, on arrive à pouvoir saisir le rein entre les deux mains qui explorent. Mais c'est seulement dans le cas de rein abaissé ou augmenté de volume que cette recherche pourra être positive. « On ne sent pas un rein normal et normalement placé. » (Guyon.)

M. Guyon a également indiqué une méthode précieuse pour déterminer si c'est bien véritablement au rein déplacé ou augmenté de volume que l'on a affaire ou bien à un autre organe de l'abdomen : c'est le *ballottement rénal*. Lorsque, les mains étant dans la situation que nous venons d'indiquer, on vient à imprimer au doigt lombaire des mouvements de brusque flexion, le rein est alors détaché de la paroi lombaire et se porte au contact de la main abdominale sur laquelle il heurte. Il faut ajouter toutefois que le ballottement peut être donné par d'autres tumeurs abdominales, *à contact lombaire*.

Voies d'abord. — Il existe *trois voies d'arrivée* sur le rein : — la *voie antérieure*, transpéritonéale, dans laquelle on ouvre l'abdomen et qui exige, pour la mise à nu du rein, l'incision d'un deuxième feuillet péritonéal. le feuillet pariétal prérénal; — la *voie latérale*, dans laquelle on arrive sur le rein sans ouvrir le péritoine, en procédant par décollement de la séreuse, avec ouverture sur le côté des différents plans de la paroi abdominale, sauf le péritoine; — enfin, la *voie lombaire*, qui est la voie la plus directe et dans laquelle on n'ouvre pas le péritoine. On traverse successivement les couches communes, puis le feuillet postérieur du transverse; on laisse en dedans la masse commune, on incise le feuillet moyen du transverse, on met à nu le bord externe, oblique en bas et en dehors, du carré lombaire, et en avant de lui il n'y a plus qu'à inciser son mince feuillet aponévrotique antérieur pour voir apparaître le feuillet rétrorénal. La plaie est obliquement croisée de haut en bas et de dedans en dehors par le grand nerf abdomino-génital accompagné constamment d'une veinule, l'un et l'autre appliqués en relief sur la face postérieure du feuillet rétrorénal. Après effondrement de ce feuillet, la graisse jaune périrénale fait saillie dans la plaie : en avant d'elle, est caché le rein. Mais on ne voit que le tiers inférieur du rein. Les deux tiers supérieurs sont masqués par le dernier espace intercostal, la 12e côte et plus bas le ligament de Henle. Que la côte soit longue ou courte, le ligament de Henle descend toujours au même niveau, c'est-à-dire masque toujours la même étendue du rein. Si l'on veut avoir du jour, il faut inciser ce ligament, de bas en haut, jusqu'à la côte, après avoir eu soin de décoller avec le doigt et de refouler en haut tout ce qui est en avant du ligament. Dans les cas où la plèvre descend bas, elle se trouvera, grâce à cette manœuvre, refoulée et mise hors d'atteinte.

Artères rénales. — Les artères rénales, au nombre de deux, droite et gauche, naissent des parties latérales de l'aorte abdominale entre l'origine de la mésentérique supérieure en haut et la naissance des spermatiques en bas. Dans près de la moitié des cas, elles se détachent de l'aorte sur une même ligne horizontale, au niveau du disque entre la Ire et la IIe vertèbre lombaire. Lorsqu'elles ne naissent pas au même point, c'est en général l'artère du côté gauche qui est la plus élevée, ce qui concorde bien avec la situation du rein gauche par rapport au rein opposé. La différence de niveau entre les deux troncs est alors de 1 centimètre et demi à 2 centimètres, c'est-à-dire la hauteur d'une vertèbre, et la rénale gauche se détache dans ce cas au niveau de la moitié supérieure de la Ire vertèbre lombaire.

D'après Schmerber, qui a fait une étude d'ensemble de l'artère rénale et dont les recherches ont porté sur 60 reins, le volume des rénales est sensiblement égal à droite et à gauche et atteint 6 à 7 millimètres de diamètre. Luschka donne un chiffre à peu près semblable, 8 millimètres. Chez la femme, le calibre est un peu inférieur et varie entre 5 et 6 millimètres. Ce qui est à retenir de ces chiffres, c'est le volume considérable des troncs artériels comparé à celui de la glande, et Sappey fait remarquer avec raison qu'il est moins en rapport avec le volume du rein qu'avec l'activité fonctionnelle de l'organe.

Si le calibre des artères rénales est sensiblement égal à droite et à gauche, il n'en est plus de même de la longueur. Il y a entre la longueur moyenne de la rénale droite et celle de la rénale gauche une différence de 2 centimètres. L'artère mesure à droite 5 à 6 centimètres et n'atteint du côté gauche que

3 à 4 centimètres. Dans l'appréciation de la longueur des artères rénales, il faut, en dehors des variations individuelles, tenir compte des divisions prématurées ou tardives, suivant que l'artère se divise très tôt, dès son origine, ou seulement après avoir pénétré dans le sinus du rein. Schmerber compte 30 pour 100 de divisions prématurées chez l'homme et seulement 10 pour 100 de divisions tardives.

Il est intéressant, au point de vue des interventions qui se pratiquent sur le rein par la voie lombaire, de déterminer non seulement la longueur normale du pédicule vasculaire du rein, l'organe étant considéré en place, mais surtout le maximum de longueur qu'il peut fournir après élongation. Il faut distinguer l'*allongement brusque*, que le chirurgien pratique au cours d'une opération, et l'*allongement lent* consécutif à la mobilité du rein. Il est toujours possible sur le cadavre, après décortication du rein, d'amener l'organe au dehors, grâce à l'allongement du pédicule. Nous avons examiné à ce point de vue douze sujets et nous avons toujours pu amener le rein au dehors, aussi bien du côté gauche qu'à droite. Au cours des interventions sur des *reins normalement placés*, l'organe se laisse extraire presque complètement de la plaie et il devient alors facile, en insinuant les doigts le long du hile, et en soulevant la glande, de pratiquer au niveau des lèvres mêmes de l'incision la compression digitale du pédicule. Dans le cas de rein mobile, l'élongation se fait d'une façon lente et graduelle et la longueur des vaisseaux peut devenir considérable. Dans un cas de Legueu (*Bull. Soc. anat.*, 1895) l'artère rénale droite mesurait 11 centimètres et la gauche 13 centimètres. Nous avons publié un cas semblable (Glantenay et Gosset, *Bull. Soc. anat.*, 1897). C'est surtout l'artère qui s'allonge, grâce sans doute à sa plus grande élasticité : la veine s'allonge aussi, mais dans des proportions moindres.

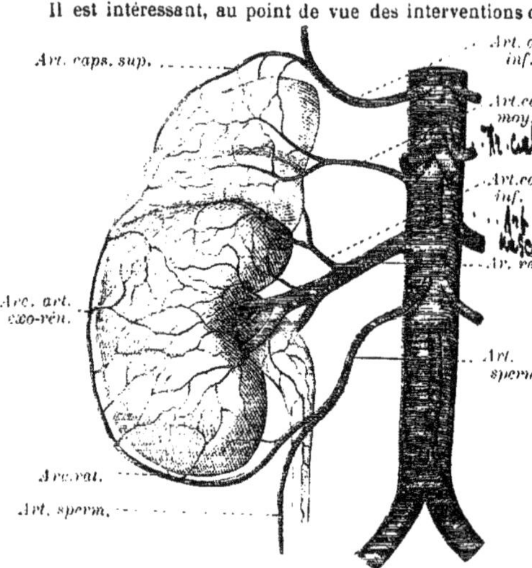

Fig. 18. — Branches collatérales de l'artère rénale et artères capsulo-adipeuses (d'après Schmerber).

Il est classique de dire que l'artère rénale suit dans son trajet jusqu'au hile du rein une direction horizontale et transversale. Ce n'est pas absolument exact. Au lieu de se détacher de l'aorte à angle droit, elle forme avec son tronc d'origine un angle aigu à sinus tourné en bas et en dehors, dont l'ouverture mesure de 60 à 70°. Cet angle est en général plus ouvert d'un côté que de l'autre, sans qu'il soit cependant possible de poser de règle fixe et de déterminer si c'est à gauche, où le rein est un peu plus élevé, que l'angle est le plus ouvert. L'artère a une triple obliquité ; elle est oblique en bas et en dehors, par suite de son inclinaison sur l'aorte ; elle est de plus oblique en arrière, par suite de la saillie que font en avant les corps vertébraux, et la position profonde des reins, couchés dans la fosse lombaire.

C'est en général au niveau du sinus du rein que l'artère se divise en ses branches terminales ; mais, chemin faisant, elle a déjà fourni un certain nombre de branches collatérales.

Branches collatérales. — *Artère capsulaire inférieure* (Voy. Angéiologie, t. II, p. 776).

Artères urétériques, connues depuis les recherches de Margarucci. Elles sont au nombre de deux et perpendiculaires, à leur origine, à l'axe du bassinet, sur lequel elles décrivent des sinuosités. Après une longueur de 1 centimètre à 1 centimètre et demi, elles descendent parallèlement à l'uretère et sont situées dans la couche externe du conduit excréteur.

Artères ganglionnaires, au nombre de 7 à 8; elles se rendent, sous forme de très fins rameaux, aux ganglions couchés sur la Ire vertèbre lombaire.

Artères capsulo-adipeuses. — Les artères capsulo-adipeuses, fournies par la rénale ont été étudiées par Schmerber sous le nom de *groupe rénal*. Surtout abondantes à la face postérieure du rein, elles forment derrière le bassinet un petit groupe, groupe *rétropyélique*. Elles naissent parfois dans le sinus lui-même, d'une des branches de la rénale et suivent alors pour aller à la partie moyenne de la capsule adipeuse, un trajet récurrent. Elles s'anastomosent avec les branches de la capsulaire inférieure et celles de l'arc artériel exo-rénal venu de la spermatique. (Voir fig. 18).

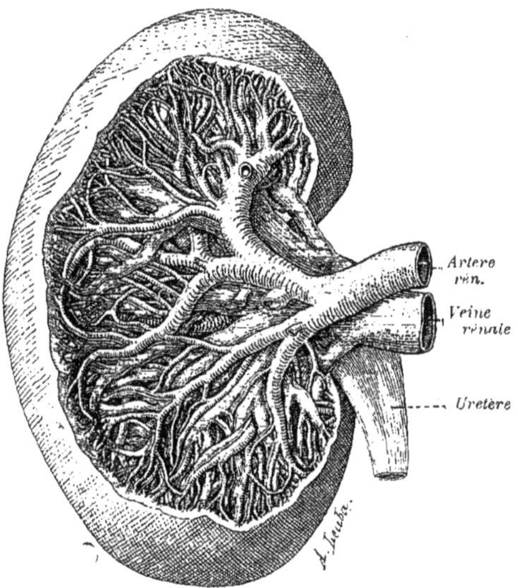

Fig. 19. — Distribution des artères et des veines dans la profondeur du rein (d'après Bourgery, modifiée).

Artères perforantes. — On désigne sous ce nom des artères qui viennent non pas du tronc de la rénale, mais de ses branches terminales. Elles naissent dans le sinus du rein, traversent de part en part une colonne de Bertin, sans lui fournir aucune branche, pour émerger à la surface de l'organe et se résoudre en un bouquet de fines arborisations qui s'anastomosent avec les terminaisons des artères capsulo-adipeuses. Ces artères se rencontrent surtout chez les animaux à rein lobé. Chez le fœtus à reins multilobés, on les rencontre fréquemment; mais chez l'homme adulte, elles sont très rares. Chez un fœtus à terme, Schmerber en a compté cinq, toutes sur la face antérieure. C'est en effet la face antérieure et le bord externe du rein qui livrent le plus souvent passage à ces artères perforantes. Détail distinctif : ces artères ne sont jamais accompagnées de veine.

Grâce à la capsulaire inférieure, au groupe rénal et aux artères perforantes, il s'établit une série d'anastomoses entre la rénale et les spermatiques, les capsulaires moyennes et supérieures, les premières lombaires, la diaphragmatique inférieure, la mésentérique, et il en résulte une circulation complémentaire qui peut avoir son intérêt dans le cas de lésion de l'artère rénale.

[GOSSET.]

Branches terminales. — Avant de pénétrer dans le rein, l'artère rénale se divise en deux ordres de branches : antérieure ou prœ-pyélique, postérieure ou rétro-pyélique.— Lorsque la division est précoce et se fait en dedans du bord interne du bassinet, celui-ci se trouve pris entre les divisions artérielles comme entre les branches d'une fourche. Lorsque la division se fait dans le sinus même, la branche rétro-pyélique monte d'abord à la face antérieure du bassinet, contourne son bord supérieur pour redescendre ensuite sur sa face postérieure, décrivant ainsi une courbe dont la concavité chevauche le conduit excréteur.

La branche rétro-pyéliqne est toujours unique. Il n'en est pas de même de la branche antérieure. Wiart a recherché sur 24 reins le mode de division de l'artère rénale; dans un tiers des cas, il a trouvé la branche antérieure unique. Suivant Schmerber, cette disposition se verrait dans 61,33 pour 100 des cas. Très souvent, il existe deux branches antérieures qui gagnent l'une l'extrémité supérieure, l'autre l'extrémité inférieure du sinus. Sappey décrit, outre l'artère rétro-pyélique, deux branches antérieures, la plus élevée se distribuant à la partie moyenne du viscère, l'autre à son extrémité inférieure, plus une branche supérieure en général unique, souvent double ou triple, se ramifiant dans l'extrémité correspondante.

Ces branches pénètrent dans le sinus pour gagner le parenchyme rénal. C'est entre les pyramides de Malpighie dans l'épaisseur des colonnes de Bertin que montent les rameaux glandulaires. Ils sont donc tous disposés à la périphérie des pyramides malpighiennes aussi donne-t-on à ces branches, le nom d'*artères péripyramidales*.

Leur mode de distribution peut affecter deux types.

D'ordinaire l'artériole pénètre une colonne de Bertin au niveau de son centre et se divise presque aussitôt en deux rameaux divergents, chacun d'eux allant gagner les côtés de deux pyramides ou lobes contigus. C'est le *type bilobaire*. (Fig. 20-A).

Quelquefois l'artériole s'accole immédiatement à un lobe et le suit jusqu'à la base de la pyramide sans rien donner au lobe voisin. C'est le *type lobaire*. (Fig. 20-B).

Au niveau de la base, ces artérioles s'infléchissent vers l'axe de la pyramide, se subdivisent; s'anastomosent et forment ainsi une sorte de lacis entre les mailles duquel montent les pyramides de Ferrein. C'est à ce réseau artériel que l'on a donné le nom de *route artérielle sus-pyramidale*, d'où se détachent les branches qui se distribuent à la substance corticale et à la substance médullaire.

Raymond Grégoire (*Bull. Soc. anat.*, 1900) a repris l'étude de la circulation artérielle du rein. D'après cet auteur, les artères rénales se divisent en quatre groupes : les artères des faces, les artères des pôles. — Les artères des pôles naissent : pour le pôle supérieur de la rétro-pyélique, pour le pôle inférieur de la prœpyélique. Les artères des faces viennent de la prœpyelique pour la face antérieure, de la rétropyelique pour la face postérieure. La distribution des artères des faces et des pôles est tout à fait différente.

Les artères des faces se collent dès leur naissance à la paroi du sinus et se disposent dans chacun des sillons qui séparent les papilles. Ce sont les *artères interpapillaires*. Elles s'engagent dans le parenchyme rénal au fond du sinus et se distribuent aussitôt en fines branchioles qui montent vers la surface sur le côté correspondant des pyramides du bord convexe. Dans toute la longueur de leur trajet, sur la paroi du sinus, elles donnent : en dedans quelques fins ramuscules aux calices et au bassinet; en dehors une infinité de petites branches qui montent dans les cloisons de Bertin entre deux pyramides et prennent le nom d'*artères interpyramidales*. Ces artères pénètrent dès leur naissance dans le parenchyme et fixent solidement aux parois du sinus les artères interpapillaires qui leur donnent naissance, en sorte qu'il est impossible de soulever celles-ci sans arracher les premières. Toutes ces artères interpyramidales montent le long des pyramides jusque dans la substance corticale sans jamais s'anastomoser. Gérard et Destot *Journ. d'anat. et de phys.*, 1902) avaient déjà constaté le fait par des radiographies d'artères injectées. Raymond Grégoire, en faisant digérer artificiellement des reins dont les artères étaient injectées de substances solidifiées, démontra d'une façon indubitable la terminalité des artères rénales. *La voûte artérielle sus-pyramidale n'existe pas.* Max Brodel, Keller, sont arrivés aux mêmes conclusions. Non seulement il y a indépendance entre les territoires de chaque artère interpapillaire, mais il y a aussi indépendance entre les territoires de chacune des faces, en sorte que le bord convexe étant dénué d'artère importante peut être incisé dans la néphrotomie sans crainte de grosse hémorragie.

Les artères des pôles ne pénètrent pas dans le sinus. Elles s'enfoncent dans le rein au niveau du bord interne du pôle et se distribuent en trois ou quatre branches qui montent le long de la pyramide du pôle. Le territoire vasculaire du pôle est indépendant de celui des faces.

Anomalies de l'artère rénale. — Les anomalies de l'artère rénale sont très fréquentes et peuvent se présenter avec ou sans anomalie du rein.

α. *Anomalies de l'artère rénale sans anomalie du rein.* — Ce sont les moins fréquentes. Le plus souvent elles consistent en une *augmentation de nombre* des artères rénales. Quatorze fois sur cent sujets on trouve une artère rénale double (Schmerber) et l'anomalie est le plus souvent bilatérale. Lorsqu'elle n'existe que d'un seul côté, c'est de préférence à gauche (Macalister). Il existe des cas où on a trouvé jusqu'à trois, quatre et même cinq artères rénales d'un seul côté. Dubreuil (1847, *Anomalies artérielles*) a fait remarquer avec raison que la multiplicité des artères n'est à la vérité qu'une division prématurée. Et si l'on admet avec les Allemands la bifurcation de l'artère rénale en branche dorsale et branche ventrale, on comprend que l'anomalie de nombre la plus fréquente sera la duplicité. — Lorsqu'il existe *une anomalie d'origine*, l'artère rénale peut prendre naissance sur l'aorte, mais alors en un point anormal généralement situé au-dessous de la 1re vertèbre lombaire ou bien au contraire elle vient d'une des branches de l'aorte (lombaires, diaphragmatique inférieure, capsulaire moyenne). Macalister signale des artères rénales accessoires provenant de l'hépatique, de l'iliaque externe. Portal rapporte le cas d'un tronc unique naissant de l'aorte et se bifurquant en rénales droite et gauche.— On décrivait autrefois comme anomalies de rapports les cas où l'artère rénale, au moment de pénétrer dans le sinus du rein, est située sur un plan antérieur à la veine. Nous savons maintenant ce qu'il faut penser de cette soi-disant anomalie et les recherches de Grieg Smith ont montré que le plus souvent, au niveau du hile, l'artère est en avant de la veine.

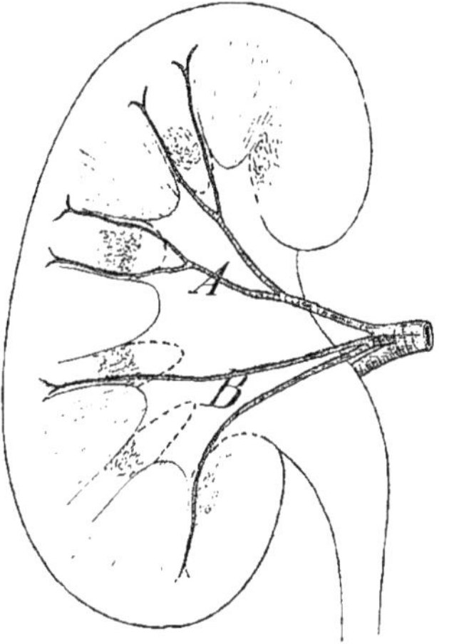

Fig. 20. — Schéma des artères du rein.

Les *anomalies de distribution* consistent en des branches *aberrantes* qui pénètrent dans le rein au niveau d'une face ou d'un bord, le plus souvent au niveau de l'extrémité supérieure. Mauclaire (*Soc. anat.*, 1895) a présenté un cas où il existait trois artères rénales, dont la supérieure se dédoublait en rameau pour l'extrémité supérieure du rein et rameau pour le sinus. Il existe assez souvent une branche anormale gagnant le pôle inférieur du rein en passant soit en avant, soit en arrière de l'origine de l'uretère. Celui-ci peut se couder sur le vaisseau et devenir ainsi l'occasion d'uronéphrose par anomalie vasculaire (*Soc. de chir.*, 1904). — Enfin, on rencontre fréquemment des anomalies des branches collatérales de l'artère rénale. Absence de la capsulaire inférieure (8 faits de Schmerber) ou au contraire artère capsulaire accessoire (5 cas du même auteur). La diaphragmatique inférieure peut naître de la rénale. L'hépatique peut provenir de la rénale droite, mais c'est là une disposition rare, car il n'en existe que trois cas (l'un de Kunst, les deux autres de Hyrtl). La rénale donne assez souvent naissance à la spermatique.

β. *Anomalies de l'artère rénale avec anomalie du rein.* — Ces anomalies sont très fréquentes : elles existent constamment dans le cas d'ectopie congénitale du rein. Le rein, fixé dans une situation anormale, ne prend plus ses vaisseaux de la partie supérieure de l'aorte abdominale, il les emprunte au tronc le plus voisin.

Non seulement les vaisseaux du rein ectopique n'ont plus leur origine habituelle, mais ils peuvent être augmentés de nombre. Potherat et Mordret, Poirier, Guira ont rapporté des cas avec 2, 4, 5 et 6 artères.

Dans le rein unique, on trouve souvent des artères multiples. Carrieu et de Rouville (*Bull. Soc. anat.*, 1887, p. 783) ont présenté un cas de rein unique avec deux uretères et deux artères rénales. Blanchard (*Bull, Soc. anat.*, 1869) en a présenté un avec quatre artères rénales, deux supérieures et deux inférieures. Ces artères proviennent de la bifurcation de l'aorte ou de son voisinage.

Dans le rein en fer à cheval, les anomalies numériques sont aussi très fréquentes. Parfois l'on observe une branche surnuméraire naissant très bas de la face antérieure de l'aorte et remontant vers le point d'union des deux reins.

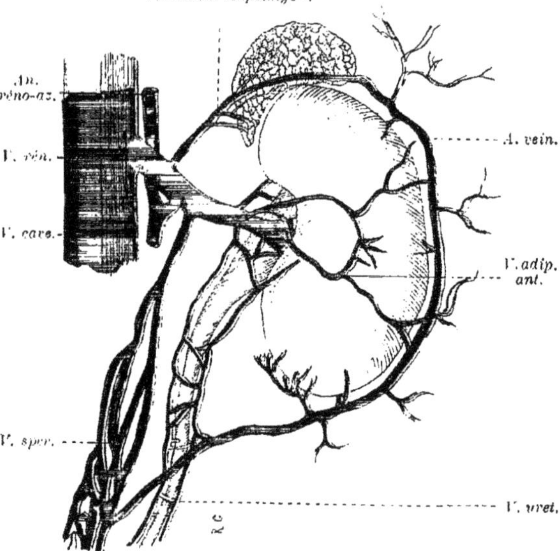

Fig. 21. — Veine rénale et veines périrénales (Tuffier et Lejars).

Veines rénales. — Les veines rénales ou émulgentes sont au nombre de deux, l'une droite et l'autre gauche, comme les artères du même nom. Elles ramènent à la veine cave inférieure le sang qui a été apporté au niveau du rein par les artères rénales.

En étudiant la structure du rein (p. 49) nous verrons qu'il existe une voûte veineuse du rein, comme il existe une voûte artérielle: elle est également située au niveau de la base des pyramides de Malpighi et donne naissance, par sa concavité tournée vers le hile, à un certain nombre de branches qui descendent en longeant la surface des pyramides : ce sont les *veines lobaires*. Au niveau du sinus du rein, ces veines augmentent de volume en même temps que leur nombre diminue et elles se fusionnent finalement en un tronc unique ou tronc de la veine rénale (fig. 41). La veine rénale proprement dite ne commence qu'en dehors du sinus du rein et les *branches veineuses du sinus* qui lui donnent naissance sont au nombre de trois, quatre ou même cinq.

Le calibre des veines rénales est un peu plus volumineux que celui des artères; elles mesurent en moyenne 10 millimètres de diamètre, la rénale gauche étant un peu plus volumineuse. Leur longueur n'est pas la même à droite et à gauche, comme nous l'avons déjà constaté pour l'artère rénale: seulement, à l'inverse de ce qui a lieu pour les artères, c'est la rénale du côté gauche qui est la plus longue, car elle est obligée de traverser la ligne médiane pour atteindre le côté droit de la colonne vertébrale.

La veine rénale se termine dans la partie latérale de la veine cave au niveau de la portion supérieure de la Ire lombaire; celle du côté gauche est un peu plus élevée que la droite. L'une et l'autre, dans leur trajet du sinus du rein à la veine cave, suivent une direction oblique en haut, en dedans et en avant.

Il est une anomalie de la veine rénale gauche intéressante au point de vue embryologique et dont Froriep et nous, avons rapporté plusieurs exemples. On voit parfois la veine rénale gauche s'aboucher très bas dans la veine cave, au niveau de la 4e lombaire, en passant derrière l'aorte, alors que le rein est en situation normale et qu'il n'existe aucune anomalie artérielle. Lorsque l'anomalie est typique, on voit partir de la veine rénale gauche un rameau ascendant qui n'est autre que la petite azygos (Froriep, *Anat. Anz.*, 1895. — Gosset, *Bull. Soc. anat.*, 1898).

Rapports des organes du pédicule entre eux. — Il est classique de dire que les trois éléments du pédicule rénal au niveau du sinus sont disposés les uns derrière les autres, la veine étant la plus antérieure, le bassinet occupant le plan postérieur et l'artère se trouvant entre les deux. Veine, artère et bassinet se trouvent ainsi étagés dans le sens antéro-postérieur.

La disposition classique, la veine antérieure à l'artère, n'existe que dans 17 pour 100 des cas. Dans la très grande majorité des cas, l'artère rénale gagne le bord supérieur de la veine et le croise au moment de se diviser ou même avant; finalement sa branche antérieure se place en avant du tronc veineux. On ne trouve aucun rameau artériel interposé entre le bassinet et les veines. L'ensemble des trois branches antérieure, supérieure et postérieure de l'artère rénale constitue une « gouttière grillagée » à concavité inférieure enveloppant les veines et le bassinet (Grieg Smith, Schmerber, Wiart).

Lymphatiques. — Les lymphatiques, profonds et superficiels, se rendent aux ganglions prévertébraux.

Nerfs. — Les nerfs du rein proviennent du système du grand sympathique; ils tirent leur origine du grand et du petit splanchniques.

Les rameaux du plexus solaire destinés au rein sont formés par les branches les plus externes que laisse partir la convexité du ganglion semi-lunaire; ils se jettent immédiatement sur l'origine de l'artère rénale.

Les rameaux du petit splanchnique vont directement former plexus autour de l'artère rénale, sans passer par le ganglion semi-lunaire. Des trois ordres de rameaux du petit splanchnique, — rameaux du ganglion semi-lunaire, du plexus solaire et du plexus rénal, — ce sont ces derniers qui sont de beaucoup les plus fréquents et l'on peut dire que le nerf petit splanchnique se perd presque entièrement dans le plexus rénal.

Les branches nerveuses qui vont au rein accompagnent l'artère et constituent non pas un réseau serré, mais plutôt une série de troncs parallèles à la direction de l'artère et réunis entre eux de place en place de façon à former un plexus à mailles très allongées. On rencontre sur le plexus rénal de petits amas ganglionnaires, dont l'un, plus constant, couché sur la face postérieure de l'artère, est connu sous le nom de *ganglion rénal postérieur de Hirschfeld*.

Arrivées au niveau du rein, les branches nerveuses pénètrent dans le parenchyme rénal, en suivant toujours le trajet des ramifications artérielles.

[GOSSET.]

STRUCTURE DU REIN

par P. NOBÉCOURT

Chef de clinique adjoint à la Faculté de médecine de Paris.

Bien que de nombreux travaux aient été publiés sur la structure du rein, certains points sont loin d'être élucidés complètement et donnent encore matière à discussion. Déjà les anatomistes du XVIIe, du XVIIIe et du commencement du XIXe siècle, Malpighi, Bellini, Ferrein, Bertin, J. Müller, Bowman, avaient appris à distinguer les différentes parties constituantes de cet organe, et les noms de ces chercheurs, attachés aux divers éléments qu'ils ont décrits, marquent le souvenir de leurs découvertes; mais les instruments et les techniques alors en usage limitaient forcément leur champ d'étude. Plus tard, les perfectionnements des méthodes d'anatomie microscopique permirent à Ludwig, à Henle, à Schweigger-Seidel, à Kölliker, à Heidenhain, pour ne citer que les principaux, de pénétrer plus avant dans la structure intime de l'organe. Cependant la fragilité des épithéliums rénaux, leur altération rapide après la mort ou sous l'influence de causes passagères et rapides, telles que la chloroformisation et l'asphyxie, font que, malgré les recherches qui se poursuivent chaque année, les éléments histologiques sont encore mal connus et que la description faite à l'heure actuelle ne sera peut-être plus exacte demain. Bien des noms appartiennent à cette période moderne de l'étude du rein; les donner ici constituerait une énumération sèche et incomplète; nous les citerons chacun à la place qui lui revient.

I. ENVELOPPE FIBREUSE OU TUNIQUE PROPRE DU REIN.

Une fois détachée, la capsule adipeuse qui entoure le rein et contribue à le fixer dans sa position l'organe apparaît revêtu d'une tunique fibreuse, qui l'enveloppe complètement. Cette tunique adhère plus ou moins intimement à la capsule adipeuse par des tractus conjonctifs et par des petits vaisseaux, qu'il faut rompre pour la mettre complètement à nu. Elle est mince, de 0 mm. 1 à 0 mm. 2 d'épaisseur, blanchâtre, et permet de voir par transparence le tissu propre du rein. Malgré son peu d'épaisseur, elle est résistante et ne se laisse pas déchirer facilement. A l'état normal on peut la détacher aisément de la substance rénale sur laquelle elle repose par sa face interne, et à laquelle elle adhère par des tractus conjonctifs très fins qui pénètrent dans son épaisseur. De cette façon on constate, si l'incision a porté sur le bord externe, de l'extrémité supérieure à l'extrémité inférieure de l'organe, que cette capsule recouvre la face antérieure d'une part, la face postérieure de l'autre, puis pénètre au niveau du hile dans le sinus du rein, qu'elle tapisse, pour se continuer au fond de celui-ci avec la tunique conjonctive des calices et du bassinet. Cette enveloppe fibreuse présente donc une grande analogie avec l'enveloppe qui entoure le foie et la rate. Pour Cruveilhier, pour Sappey, l'analogie serait plus complète encore; d'après eux en effet, elle pénètre dans l'épaisseur du rein et forme autour des vaisseaux des gaines qui les accompagnent dans leurs premières divisions, constituant ainsi la *capsule du rein*, comparable à la capsule de Glisson du foie. Mais si cette disposition est manifeste chez un grand nombre de mammifères, dont le rein présente des gaines se prolongeant jusque sur les divisions vasculaires de deuxième et de troisième ordre, chez l'homme elle est peu nette.

Au point de vue de sa structure, cette tunique propre du rein est formée de faisceaux de tissu conjonctif entremêlés de quelques fibres élastiques. Les faisceaux conjonctifs s'entre-croisent en diverses directions et sont disposés en assises dont le nombre varie avec l'épaisseur de l'enveloppe.

II. — TISSU PROPRE DU REIN.

A. Étude macroscopique.

Après avoir enlevé la capsule fibreuse on voit le *tissu propre du rein* ou *parenchyme rénal*; il est constitué macroscopiquement par deux substances, dont on constate facilement les rapports sur une coupe verticale et médiane allant du bord externe au hile : l'une est centrale, l'autre corticale.

1° La *substance centrale* est ferme, de coloration rouge plus ou moins foncée, et présente un aspect fibreux, d'où les noms qui lui ont été donnés de *substance médullaire*, de *substance fibreuse*, de *substance tubuleuse*. Elle comprend un nombre variable de segments triangulaires sur la coupe, en réalité coniques ou pyramidaux, dont le sommet est tourné vers le hile, et la base vers la surface du rein; ce sont les *pyramides de Malpighi*. Le sommet de la pyramide fait saillie dans le sinus du rein et constitue une *papille*.

a. Les *papilles du rein* ou *mamelons* constituent la *zone papillaire* (Ludwig) des pyramides de Malpighi; on en compte de 8 à 12, disposées en trois rangées verticales, antérieure, moyenne, postérieure, mais cela d'une façon irrégulière. Leur volume varie avec celui de la pyramide à laquelle elles correspondent. Elles font dans la cavité des calices une saillie de 6 à 8 millimètres et le calice s'insère sur elles au niveau d'une petite dépression circulaire, le *col de la papille*. Par leur base, elles se conti-

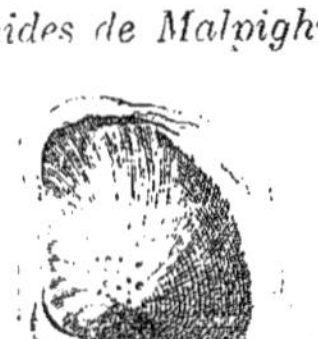

Fig. 23. — Papille du rein d'un enfant nouveau-né, pour montrer l'*area cribrosa*.

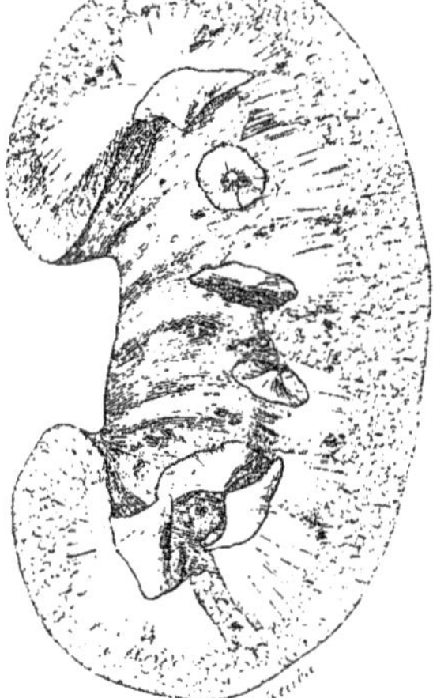

Fig. 22. — Coupe verticale et médiane du rein, passant par le hile et le bord externe.

nuent avec le *corps de la pyramide* ou *zone limitante* (Ludwig). Leur sommet est percé de petits orifices comparables à des piqûres d'épingle, les *pores urinaires*. Ceux-ci sont pressés les uns sur les autres; leur ensemble constitue l'*area cribrosa*; leur nombre, suivant le volume de la papille, varie de 12 à 30.

b. La *pyramide de Malpighi* proprement dite fait suite à la papille au niveau du col. Il y a autant de pyramides que de papilles, c'est-à-dire 8 à 12. Pour les bien étudier il faut pratiquer sur un rein trois coupes verticales dirigées du bord convexe vers le hile, l'une sur la partie moyenne, les deux autres sur les parties latérales de ce bord (Sappey). On constate alors que leur grand axe a une direction radiée par rapport au centre du hile; que leur base convexe n'est pas nettement séparée de la substance corticale; que leur surface externe correspond aux colonnes de Bertin, dépendances elles-mêmes de la substance corticale. Il y a des *pyramides simples* et des *pyramides composées*; celles-ci diffèrent des premières par leur division en deux ou trois pyramides secondaires et siègent de préférence dans les zones antérieure et postérieure du rein ainsi qu'aux extrémités; elles aboutissent à des papilles moins saillantes, mais plus volumineuses, et présentant un nombre plus considérable de pores urinaires. La coloration de la pyramide est plus foncée que celle de la papille, et n'est pas uniforme : on constate en effet, alternant entre eux, des *rayons clairs* ou *pâles* et des *rayons foncés* ou *colorés*; les premiers se continuent avec les pyramides de Ferrein de la substance corticale, les autres s'arrêtent à la base de la pyramide.

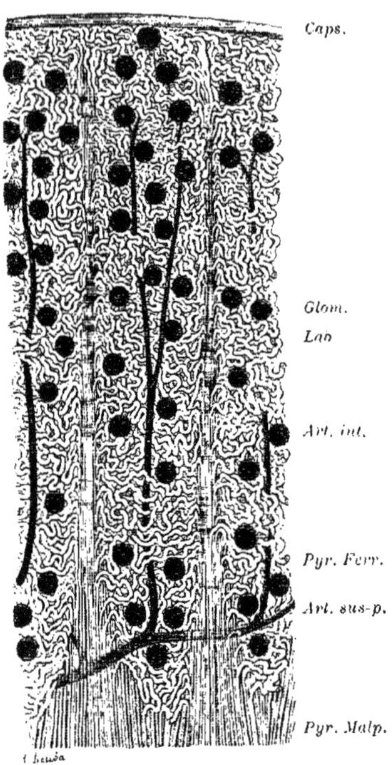

Fig. 24. — Coupe longitudinale de la substance corticale.

Pyr. Malp., pyramide de Malpighi. — *Pyr. Ferr.*, pyramide de Ferrein. — *Lab.*, labyrinthe. — *Caps.*, capsule fibreuse du rein. — *Art. sus-p.*, branche de la voûte artérielle sus-pyramidale. — *Art. int.*, artère interlobulaire. — *Glom.*, glomérule de Malpighi.

2° La *substance corticale* est moins ferme que la substance centrale et de coloration plus jaunâtre. Elle sépare la base des pyramides de Malpighi de la périphérie du rein et envoie entre ces pyramides des prolongements qui constituent les *colonnes de Bertin*. Elle est formée elle-même de deux parties distinctes : les *pyramides de Ferrein* et le *labyrinthe*.

a. Les *pyramides de Ferrein* ou *irradiations médullaires* (Ludwig) font suite aux rayons clairs de la pyramide de Malpighi et se dirigent vers la surface externe du rein en diminuant progressivement de volume; elles se terminent au voisinage de la capsule fibreuse, mais ne l'atteignent pas. Elles sont donc opposées par leurs bases à la base de la pyramide de Malpighi dont elles émanent. Le diamètre de cette base est de 4 à 6 millim. Le nombre de ces pyramides est considérable; sur une coupe perpendiculaire à leur axe, on en compte environ 50 par centimètre carré. Comme la base de la pyramide de Malpighi représente une surface de 7 centimètres carrés, il y a par suite environ 360 pyramides de Ferrein par pyramide de Malpighi.

b. Le *labyrinthe* est la partie de la substance corticale qui sépare les pyramides de Ferrein les unes des autres et de la périphérie du rein, et qui de plus constitue les colonnes de Bertin. Il porte encore le nom de *substance glanduleuse*, par suite de la présence dans son épaisseur de petits grains rougeâtres, les *corpuscules de Malpighi*, qu'on peut voir à l'œil nu, sur une coupe examinée à jour frisant.

La substance glanduleuse comblant l'espace qui sépare les pyramides de Ferrein les unes des autres apparaît sur les coupes verticales et transversales sous la forme de surfaces triangulaires disposées en sens inverse de celles-ci : leur base en effet répond à la périphérie du rein, leur sommet tronqué à l'angle qui sépare les pyramides de Ferrein au point où elles s'unissent à la pyramide de Malpighi. Au niveau de leur base, par suite de la disparition de la pyramide de Ferrein, qui les séparait, ces surfaces se fusionnent entre elles.

Les *colonnes de Bertin*, ainsi appelées du nom de l'anatomiste qui les décrivit en 1744, sont les portions de substance glanduleuse qui s'insinuent entre les pyramides de Malpighi. Aux deux extrémités du rein et sur la partie interne des deux faces, ces colonnes ont la forme d'un cône dont le sommet répond au sinus du rein. A la partie moyenne elles ont la forme d'un double cône ou d'un sablier, qui fait une saillie volumineuse dans la cavité du sinus. Ces saillies centrales sont plus considérables que les papilles; mais le volume des saillies diminue à mesure que l'on s'éloigne du centre du sinus, et à la périphérie elles sont généralement plus petites que les papilles; ces saillies sont de coloration jaunâtre.

De la description précédente il résulte que le rein de l'homme est constitué par l'accolement de parties homologues. Chacune de ces parties est limitée théoriquement par des lignes qui, passant par le milieu des colonnes de Bertin, aboutiraient à la surface de l'organe. Chaque segment ainsi isolé comprend une pyramide de Malpighi, entourée d'une zone de substance corticale, et sa papille. C'est à ce segment que l'on a donné le nom de *lobe*, de *rein élémentaire*, de *rénicule*. Chacun de ces lobes contient lui-même un certain nombre de *lobules*, constitués chacun par une pyramide de Ferrein et la substance glanduleuse qui l'entoure, et limités également par des lignes virtuelles perpendiculaires à la surface du rein, passant à égale distance des deux pyramides voisines. Dans un rein, il y a autant de lobes que de pyramides de Malpighi et de papilles, c'est-à-dire chez l'homme 8 à 12. Dans un lobe, il y a autant de lobules que de pyramides de Ferrein, c'est-à-dire 400 à 500, 560 d'après Sappey.

La division du rein en lobes et lobules n'est pas purement schématique. Les lignes virtuelles que nous avons tracées correspondent en effet à des formations vasculaires et nous aurons à décrire plus loin des *artères* et des *veines interlobaires*, des *artères* et des *veines interlobulaires*.

D'ailleurs la disposition en lobes existe nettement chez l'homme au cours de la vie embryonnaire; le rein présente alors des bosselures, circonscrites par des sillons circulaires, qui persistent après la naissance, en s'atténuant progressivement, jusqu'à l'âge de 5 à 6 ans. Elle se retrouve également à des degrés variables chez les divers mammifères; certains d'entre eux possèdent même des reins à lobes indépendants.

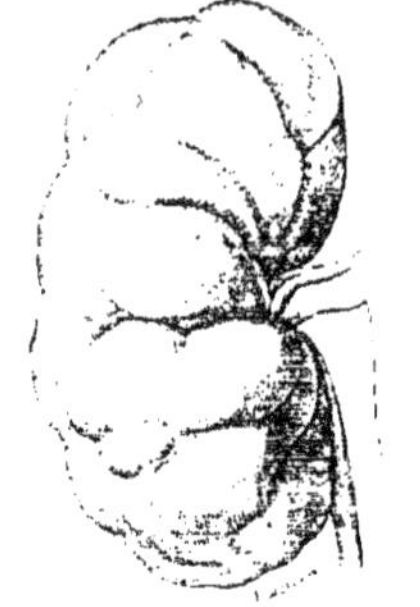

Fig. 25. — Rein d'un enfant nouveau-ne.

Sous le rapport de la disposition des lobes, on peut, avec Sappey, diviser les reins des mammifères en deux grands groupes, comprenant plusieurs variétés :

1° Reins *unilobés*, c'est-à-dire reins dont la substance tubuleuse n'est pas segmentée; le rein est constitué par une pyramide de Malpighi unique, entourée de substance corticale : tels sont les reins du mouton, du lapin;

2° Reins *multilobés* formés d'un nombre variable de pyramides de Malpighi entourées chacune d'une zone de substance corticale.

a. Chaque lobe peut rester indépendant, et le rein former une véritable glande en grappe : ours, loutre commune, cétacés, carnassiers-amphibies.

b. Les lobes peuvent adhérer par une partie de leur contour; la surface du rein est alors creusée de sillons circulaires : bœuf, éléphant, phoque.

c. Les lobes adhèrent par tout leur contour et la surface du rein est unie : homme, chien.

B. Étude histologique.

L'étude macroscopique du rein apprend qu'il est constitué par un certain nombre de lobes et de lobules identiques les uns aux autres. Chacune de ces parties est elle-même formée par un grand nombre de *tubes urinifères* ou *urinipares* dont l'analyse histologique permet seule de reconstituer le trajet, car ces tubes intimement unis entre eux ne peuvent être isolés même par la dissection la plus fine. Cependant pour comprendre leur disposition, il convient dès le début de décrire schématiquement leur trajet, comme si une telle dissection était possible.

1° *Trajet des tubes urinifères.* — Les tubes urinifères naissent dans la substance corticale. Leur origine a donné lieu à des discussions d'un intérêt purement historique aujourd'hui. Pour Huschke, pour J. Müller, elle était constituée soit par des culs-de-sac, soit par des canaux anastomosés en anse; ce dernier, bien qu'il connût la capsule entourant le glomérule de Malpighi, n'admettait aucune connexion entre elle et le canalicule urinifère. Bowman (1842) découvrit cette connexion, et, depuis lors, il est admis sans conteste que les tubes urinifères naissent de la capsule de Müller ou de Bowman.

Après une courte portion rétrécie ou *col* qui marque la limite du corpuscule et du tube urinifère, celui-ci s'élargit et se porte par un trajet très flexueux vers la pyramide de Ferrein voisine; il se plie et se replie sur lui-même, se pelotonne, se contourne en pas de vis, d'une façon extrêmement variable; aussi cette partie est-elle désignée sous le nom de *tube contourné*.

Arrivé à la limite de la pyramide de Ferrein, le tube urinifère s'effile, y pénètre et se dirige en droite ligne vers la papille, occupant successivement la pyramide de Ferrein et la pyramide de Malpighi; à une distance variable de la papille il se recourbe en anse, puis remonte vers la périphérie du rein, suivant un trajet parallèle mais inverse à celui qu'il vient de parcourir; cette partie du tube urinifère, décrite par Henle, porte le nom, depuis Kölliker, d'*anse de Henle*; on distingue à cette anse une *branche descendante* et une *branche ascendante*.

Revenu dans la substance corticale, le tube s'élargit de nouveau et redevient flexueux, constituant le *canal intercalaire* (Schweigger-Seidel) ou *canal de communication* (Roth). Puis suit une portion très courte, le *canal d'union*, qui se jette dans un *tube collecteur*.

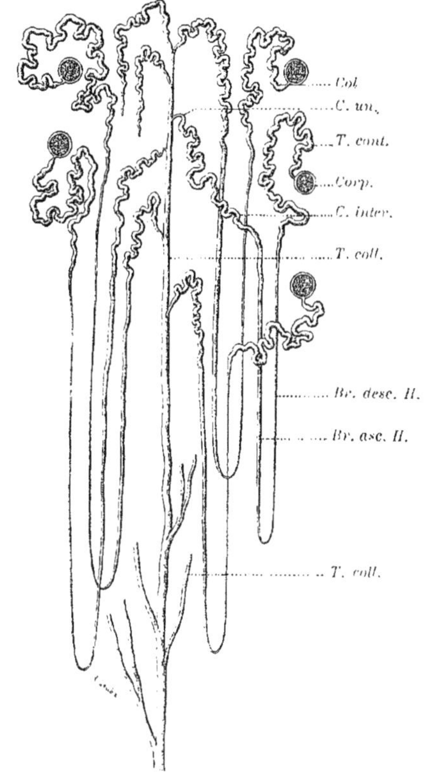

FIG. 26. — Trajet des tubes urinifères (schématique).

Corp., corpuscule de Malpighi. — *Col*, col du glomérule. — *T. cont.*, tube contourné. — *Br. desc. H.*, branche descendante de l'anse de Henle. — *Br. asc. H.*, branche ascendante de l'anse de Henle. — *C. inter.*, canal intercalaire ou canal de communication. — *C. un.*, canal d'union. — *T. coll.*, tube collecteur.

Les *tubes collecteurs* descendent directement vers le sommet de la papille, d'abord dans la pyramide de Ferrein, puis dans celle de Malpighi, prenant successivement les noms de *rayons médullaires* et de *tubes de Bellini*, du nom de l'anatomiste qui le premier reconnut leur nature tubuleuse. Leur direction varie un peu suivant leur place dans la pyramide : les plus centraux sont rectilignes, les plus périphériques se recourbent, suivant la comparaison de Sappey, à la manière des épis les plus excentriques d'une gerbe. A leur origine ils reçoivent plusieurs canaux d'union. Puis à mesure qu'ils descendent ils se réunissent les uns aux autres, pour former des canaux de plus en plus volumineux et de moins en moins nombreux. Finalement, à une très petite distance du sommet de la papille, à 1 millimètre environ, ils convergent les uns vers les autres de façon à ne plus former qu'un nombre très restreint de tubes aboutissant chacun à un pore urinaire : ce segment terminal s'appelle *canal papillaire*.

Si inversement on part du pore urinaire, on voit les tubes se diviser dichotomiquement, et les divisions sont de moins en moins nombreuses à mesure qu'on se rapproche de la substance corticale. Le nombre total des divisions successives pour chaque tube est de 8 à 10, de telle sorte qu'en arrivant à la substance corticale, chaque tube se compose de 250 à 300 branches environ.

Les tubes urinifères comprennent donc dans leur trajet deux portions bien distinctes, les tubes collecteurs (rayons médullaires et tubes de Bellini) et le *trajet glomérulo-radial* (J. Renaut, *Traité d'histologie pratique*, IIe fasc., 1899), formé par le corpuscule de Malpighi, le tube contourné, l'anse de Henle, le canal intercalaire et le canal d'union. Chaque trajet glomérulo-radial est indépendant; les rayons médullaires au contraire résultent de la réunion de plusieurs de ces trajets. L'ensemble des trajets branchés sur un seul et même rayon constitue le *lobulin rénal* (J. Renaut). Chaque lobule rénal est ainsi constitué par un certain nombre de lobulins.

2° *Nombre, longueur, calibre des tubes urinifères.* — Le nombre des tubes urinifères ne peut être déterminé que pour le trajet glomérulo-radial. D'après Sappey, comme nous le verrons plus loin, il y a en moyenne 56000 glomérules par lobe, par suite 560000 glomérules par rein, soit autant de tubes urinifères.

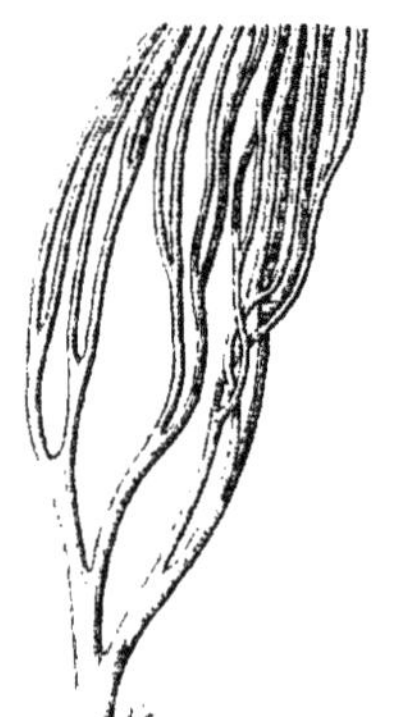

Fig. 27. — Tubes collecteurs dans la zone papillaire.

La longueur moyenne des tubes contournés est de 12 millimètres; celle de l'anse de Henle de 25 à 30 millimètres; la longueur des autres portions ne peut être calculée même approximativement. En ne tenant compte que des deux premières portions, et en prenant comme longueur moyenne 4 centimètres, on obtient comme longueur totale de tous les tubes d'un rein 22000 mètres (il y a en effet 560000 tubes par rein, comme nous venons de le voir, d'après Sappey).

Les tubes urinifères sont cylindriques sauf aux limites des différents segments; à cet endroit, leur calibre se modifiant, ils deviennent coniques sur une certaine longueur. Le diamètre moyen des tubes contournés est de 0 mm. 04 à 0 mm. 06. Le diamètre de la branche descendante de Henle dépasse à peine 0 mm. 01; celui de la branche ascendante est de 0 mm. 02, la transition se fait en des points variables, tantôt sur l'une, tantôt sur l'autre de ces branches, et par suite l'anse elle-même est tantôt large et tantôt étroite. Le diamètre du canal intermédiaire se rapproche de celui du tube contourné. Quant aux canaux collecteurs, ils ont environ 0 mm. 040 à 0 mm. 045 de diamètre dans la pyramide de Ferrein, 0 mm. 05 à 0 mm. 06 dans toute la hauteur de la pyramide de Malpighi jusqu'à la base de la papille, 0 mm. 10 dans la papille et atteignent 0 mm. 20 à 0 mm. 30, au niveau du pore urinaire. L'examen de ces chiffres montre que la pression doit nécessairement varier dans les différentes portions du trajet urinifère; notamment les tubes collecteurs, ayant tous un volume sensiblement égal, diminuent progressivement de capacité en se réunissant les uns aux autres, disposition favorable à l'écoulement de l'urine.

Après cette vue d'ensemble sur les tubes urinifères, il convient de reprendre en détail l'étude de chacune de leurs parties constituantes.

a) Corpuscules de Malpighi ou glomérules du rein. — Les corpuscules de Malpighi se présentent sous forme de granulations rougeâtres disséminées dans la substance corticale, sauf dans la zone toute superficielle de cette substance (*cortex corticis*, Hyrtl). Ils occupent la périphérie du lobule, dont la pyramide de Ferrein constitue le centre, et sont disséminés au milieu des tubes contournés. Sur les coupes perpendiculaires à la surface du rein, on les voit disposés en doubles colonnes dans l'espace qui sépare deux pyramides de Ferrein voisines, chaque colonne appartenant à un des lobules adjacents; sur les coupes perpendiculaires à l'axe des pyramides ils forment autour d'elles des rangées circulaires. Chacune des séries, circulaire ou longitudinale, comprend 8 à 12 glo-

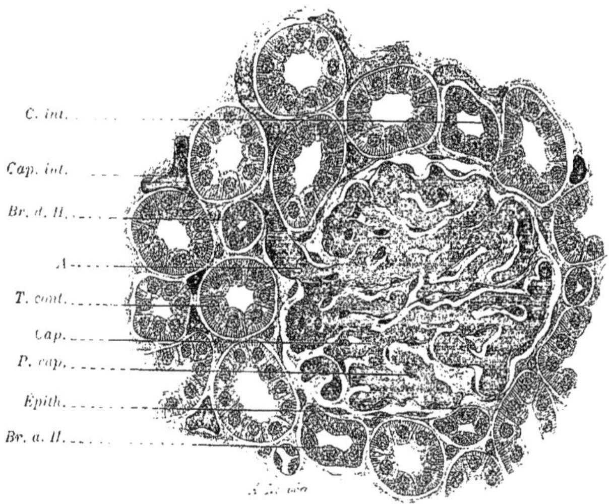

Fig. 28. — Corpuscule de Malpighi et son glomérule (d'après J. Renaut).

A, artère afférente du glomérule. — *Cap.*, capillaires glomérulaires. — *P. cap.*, paroi des capillaires avec ses noyaux endothéliaux. — *Épith.*, épithélium de la capsule. — *T. cont.*, coupe d'un tube contourné. — *Br. d. H.*, branche descendante de l'anse de Henle. — *Br. a. H.*, branche ascendante de l'anse de Henle. — *C. int.*, canal intermédiaire. — *Cap. int.*, capillaire intertubulaire.

mérules; par suite chaque lobule en possède environ une centaine. D'après les calculs de Sappey le nombre des glomérules s'élève à 56 000 par lobe et à 560 000 pour tout le rein. Schweigger-Seidel, pour le cochon, arrive à une évaluation sensiblement analogue; d'après lui, il y a environ six glomérules par millimètre cube, et 500 000 pour toute la substance corticale.

Les corpuscules de Malpighi sont pour la plupart sphériques; quelques-uns sont plus ou moins allongés, ovoïdes. Leur diamètre est de 0 mm. 20 à 0 mm. 30. Pour Bowman, Gerlach, Kölliker ils seraient d'autant plus volumineux qu'ils sont plus près de la limite des substances corticale et médullaire. Les dimensions varient d'ailleurs dans la série animale; parmi les mammifères, c'est chez le bœuf qu'ils atteignent les plus grandes dimensions (0 mm. 6 à 0 mm. 8).

Au point de vue de sa structure, le corpuscule présente à étudier 2 parties :

1° le *glomérule* proprement dit; 2° la *capsule de Bowman* ou *de Müller*.

1° Le *glomérule* proprement dit est constitué par un réseau de capillaires émané d'une artère, l'*artère afférente*, et aboutissant également à une artère, l'*artère efférente*; ces artères pénètrent et sortent l'une à côté de l'autre, à l'un des pôles du glomérule (*pôle vasculaire*) situé à l'opposé de l'origine du tube contourné (*pôle urinaire*).

L'*artère afférente* ou *artère glomérulaire* tire son origine d'une artère interlobulaire et n'a qu'un court trajet; elle constitue une sorte de pédicule par lequel le glomérule semble appendu à l'artère interlobulaire. Elle est relativement volumineuse; cependant son calibre atteint à peine la moitié de celui des tubes contournés. L'imprégnation au nitrate d'argent permet de constater l'existence d'un endothélium; cet endothélium est doublé d'une couche continue de fibres musculaires lisses, disposées en hélice.

Dans le corpuscule, l'artère afférente se divise en plusieurs branches, qui se divisent et se subdivisent à leur tour et se résolvent enfin en capillaires flexueux. Ceux-ci forment des anses ou des arcades plus ou moins sinueuses, groupées en floccules; il y a des glomérules uni-, bi-, multifloculeux. Finalement ces capillaires convergent et se réunissent pour former l'artère efférente. Il existe des anastomoses entre les capillaires d'un même floccule et entre ceux des floccules voisins.

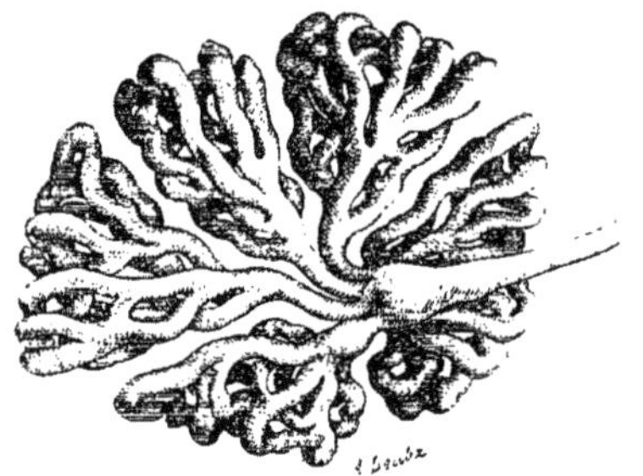

Fig. 29. — Glomerule (d'après Frey).

Les capillaires du glomérule sont des capillaires embryonnaires (Renaut et Hortolès[1]); après imprégnation au nitrate d'argent, ils ne présentent aucun dessin endothélial sur leur paroi; les noyaux restent disséminés dans une lame protoplasmique non différenciée en cellules distinctes. C'est là une disposition éminemment favorable à la filtration du liquide qui doit se séparer du plasma sanguin pour constituer l'urine.

L'*artère efférente* est moins volumineuse que l'artère afférente. Comme celle-ci, elle présente un endothélium; mais à l'encontre d'elle, au lieu d'une couche musculaire continue, elle ne possède qu'un simple anneau formé de quelques fibres-cellules enroulées, situé au point d'émergence de la capsule. En se resserrant cet anneau augmentera la pression dans le glomérule.

Autour des artérioles afférente et efférente il existe un petit noyau de tissu conjonctif, qui accompagne les premières ramifications capillaires.

2° La *capsule de Bowman* constitue l'enveloppe du glomérule. Elle a la forme d'une sphère creuse à parois minces (1 à 2 μ d'épaisseur) et transparentes. A un de ses pôles, elle est perforée par les vaisseaux glomérulaires; au pôle opposé, elle se continue avec le tube contourné. Sa face externe répond aux autres élé-

1. Hortolès, Étude du processus histologique des néphrites. *Thèse de Montpellier*, 1881. — Recherches histologiques sur le glomérule et les épithéliums du rein. *Arch. de physiol. normale et pathol.*, XIII, 1881, p. 861-865.

ments de la substance corticale. Sa face interne est appliquée sur le bouquet glomérulaire : elle en est séparée par un espace virtuel, et s'en écarte par l'interposition du liquide sécrété.

La capsule est formée d'une membrane basale hyaline se continuant avec la membrane propre du tube contourné. Cette membrane est revêtue, en dedans, de grandes cellules plates, à noyau aplati, à bords rectilignes ou sinueux, suivant que la capsule a été fixée tendue ou non, colorés en noir par le nitrate d'argent; ces cellules, quoique rappelant par leur aspect les cellules endothéliales, sont en réalité des cellules épithéliales analogues par leur origine aux cellules des tubes contournés. En dehors de la membrane basale est une rangée de cellules conjonctives, qui se multiplient dans certaines inflammations chronique du rein.

L'existence d'un épithélium tapissant la surface interne de la capsule de Bowman est indiscutable; mais il n'en est pas de même pour celui qui revêt le bouquet glomérulaire. Certains auteurs, tels que Henle, en nient l'existence et pensent que la capsule est perforée par les vaisseaux, le glomérule étant à nu dans sa cavité. D'autres (Isaac, Kölliker, Frey, Sappey, etc.) décrivent à la surface du bouquet glomérulaire une couche épithéliale analogue à celle qui revêt la capsule; même, pour certains d'entre eux, cet épithélium serait plus élevé que l'épithélium capsulaire. Mais aucune de ces descriptions ne répond à la réalité. Il n'existe pas à la surface du glomérule de couche épithéliale différenciée. Cependant Heidenhain (1874) a vu qu'extérieurement à la couche endothéliale nucléée, qui forme la paroi des vaisseaux, il existe une couche protoplasmique contenant des noyaux légèrement saillants sous la capsule et occupant principalement le rentrant des anses vasculaires. Renaut et Hortolès (1881) ont confirmé cette description, mais pour eux les cellules de cette couche externe représentent la couche rameuse périvasculaire et non l'épithélium capsulaire. La description de Heindenhain, de Renaut et de Hortolès, confirmée d'ailleurs par Hedinger[1] (1888), est celle admise actuellement. Il n'est pas prouvé qu'il existe entre les deux couches protoplasmiques, comme l'a avancé Rühle[2], une mince couche connective, formée de fibres très fines et très aplaties, mise en évidence par la digestion pancréatique du rein.

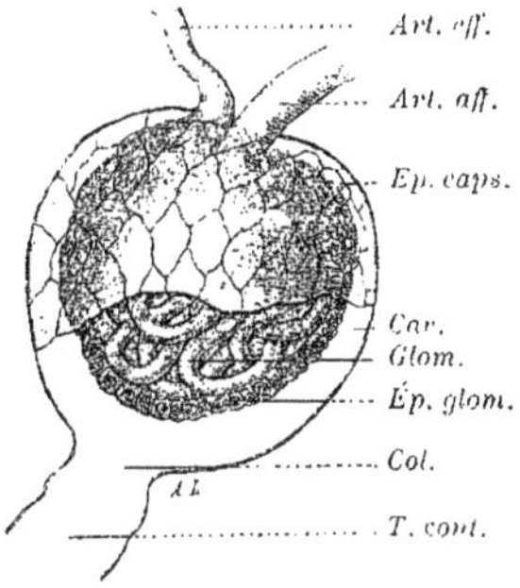

Fig. 30. — Glomérule du rein de lapin (schématique) (d'après Frey).

Art. aff., artère afférente. — *Art. eff.*, artère efférente. — *Ép. caps.*, épithélium tapissant la face interne de la capsule de Bowman. — *Cav.*, cavité virtuelle séparant la capsule du glomérule. — *Glom.*, capillaires du glomérule. — *Ép. glom.*, épithélium recouvrant la surface du glomérule. — *Col*, col du corpuscule. — *T. cont.*, tube contourné.

Pendant la vie intra-utérine, il existe d'ailleurs, comme Schweigger-Seidel (1865) l'a démontré, un épithélium à la surface du glomérule : l'épithélium strié des tubes contournés se prolonge en effet en s'abaissant jusque près du pied du

1. Hedinger. Ueber den Bau der Malpigischen Gefässmänel der Nieren. *Dissertatio*, Breslau, 1888.
2. Ruhle. Ueber die Membrana propria der Harnkanälchen in ihre Beziehung zu den interstitiellen Gewebe der Niere. *Arch. Anat.*, 1897.

bouquet glomérulaire; sur celui-ci on voit des cellules cubiques ou des cellules implantées par un pied rétréci. Plus tard, ces cellules disparaissent peu à peu; au bout d'un certain temps, il ne reste plus que les cellules placées dans les creux qui séparent les festons des anses capillaires, cellules qui se sont aplaties et étoilées. Finalement ces éléments se fondent en une mince lame protoplasmique granuleuse, mise en évidence par la teinture d'argent, et doublant la lame protoplasmique qui constitue la paroi du capillaire.

Ces deux lames protoplasmiques du glomérule constituent le dialyseur glomérulaire qui, à l'état normal, ne laisse passer que de l'eau chargée de sels

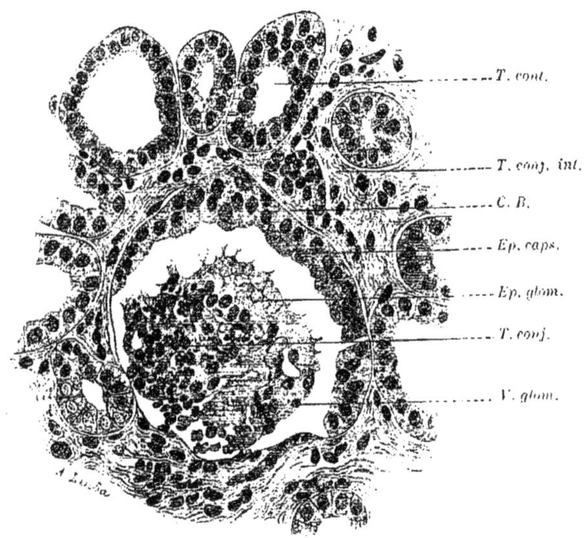

Fig. 31. — Corpuscule de Malpighi en voie de développement (embryon de mouton long de 43 millimètres), (d'après J. Renaut).

C. B., capsule de Bowman. — *Ép. caps.*, épithélium tapissant la face interne de la capsule. — *V. glom.*, vaisseaux glomérulaires remplis de sang. — *T. conj.*, tissu conjonctif du glomérule. — *Ép. glom.*, épithélium de la surface du glomérule très modifié. — *T. cont.*, tube contourné. — *T. conj. int.*, tissu conjonctif intertubulaire.

et de substances solubles non protéiques. On ne trouve pas en effet, comme dans le rein des Cyclostomes, de liquide albumineux dans la cavité du corpuscule (J. Renaut). D'après les anciennes expériences de Chrzonsczevsky[1], de von Wittich[2], de Nussbaum[3], le carminate d'ammoniaque serait éliminé par les glomérules, tandis que le sulfo-indigotate de soude le serait par l'épithélium des tubes contournés; mais cette distinction n'a pas été confirmée par les recherches de Schmidt[4] et de Ribbert.

b) *Tubes contournés* (tubuli contorti). — Les tubes contournés sont formés d'une membrane propre et d'un épithélium. Ces deux parties constituantes se

1. Chrzonsczevsky. Zur Anatomie der Nieren. *Arch. f. pathol. Anat.*, XXXI, 1864.
2. Von Wittich. Beitrag zur Physiologie der Niere. *Arch. f. mikr. Anat.*, XI, 1875.
3. Nussbaum. Ueber die Sekretion der Niere. *Arch. ges. Phys.*, XVI, 1878.
4. Schmidt, Zur Physiologie der Niere. *Arch. ges. Phys.*, 1891.

retrouvent d'ailleurs, la dernière plus ou moins modifiée, sur toute la longueur des tubes urinifères.

La *membrane propre* ou *tunique externe* est la continuation de la capsule de Bowman. Comme celle-ci, elle est mince, hyaline, amorphe. D'après Rühle cependant, elle serait formée de fibres entre-croisées que certains réactifs ou la digestion pancréatique peuvent mettre en évidence.

L'*épithélium* se continue au niveau du col du glomérule avec l'épithélium qui revêt la face interne de la capsule; cet épithélium augmente peu à peu de hauteur et finalement prend des caractères spéciaux. D'après les premières descriptions de Kölliker, Leydig, Henle, Ludwig et Zawarykin, Schweigger-

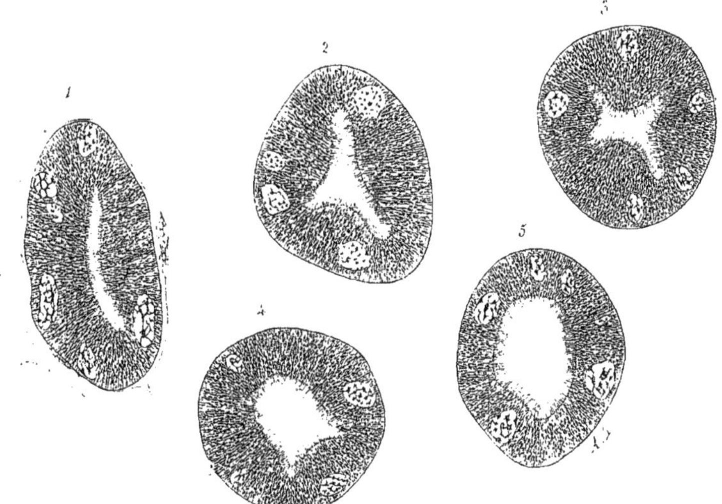

Fig. 32. — Coupe d'un tube contourné aux différents stades de la sécrétion urinaire (d'après Sauer).

1, 2. Période d'anurie : lumière du tube étroite. — 3. Commencement de la sécrétion ; élargissement de la lumière des tubes et diminution de hauteur des cellules. — 4. Période de pleine activité sécrétoire. — 5. Sécrétion maxima ; lumière du tube très élargie, aplatissement de l'épithélium.

Seidel, il est constitué par une seule rangée de cellules cylindriques, au nombre de 5 à 10 sur une coupe transversale, hautes de 10 à 20 μ, mal limitées, d'aspect trouble ou granuleux, et ne laissant au centre du tube qu'une lumière circulaire ou étoilée, généralement très étroite, mais qui varie avec le degré d'activité de l'épithélium. Leur ligne d'implantation sur la membrane propre est très sinueuse; après injection sous pression dans les vaisseaux d'une solution de nitrate d'argent, cette ligne se colore en noir. Ludwig et Zawarykin en déduisaient qu'il existe un endothélium lymphatique doublant l'épithélium; mais il n'en est rien, et Renaut et Hortolès ont montré la véritable signification de ce dessin. Les cellules sont en outre unies entre elles par un ciment qui se colore mal ou ne se colore pas à l'aide du nitrate d'argent (Landauer[1]);

1. Landauer. Ueber die Struktur der Nierenepithels. *Anat. Anzeigers* X, 1895.

leurs faces sont parcourues par des cannelures longitudinales et unies aux cellules voisines par des ponts intercellulaires (Kolossow[1]).

Avec des grossissements plus forts et des méthodes plus délicates de fixation et de coloration, on peut pénétrer plus avant dans l'étude de la structure intime des cellules des tubes contournés. Il importe en effet de bien connaître cette structure, car ces cellules représentent les vraies cellules rénales, celles qui possèdent la fonction physiologique la plus importante. Les recherches de Roth (1864), Heidenhain[2] (1874), Schachowa (1876) ont montré que cette cellule présentait des stries. Généralement on distingue une portion basale trouble, de couleur sombre, striée suivant le grand axe de la cellule, et une portion axiale claire, transparente, finement granuleuse (Krause), à la limite desquelles se trouve le noyau. En réalité, les stries parcourent toute la cellule (Heidenhain). La raison de cette striation a donné matière à de nombreuses discussions. Heidenhain l'attribue à des bâtonnets parallèles, cylindriques, très fins, d'où le nom de *cellules à bâtonnets*; pour lui, la dissociation les met bien en évidence et montre qu'ils forment une sorte de pinceau implanté sur la membrane basale. Landauer, par contre, n'admet pas l'existence de ces bâtonnets; pour lui l'aspect strié est dû au plissement des parois latérales de la cellule. Pour Altmann, Rothstein, Sauer[3], cette apparence est due à l'existence de granulations alignées en séries linéaires, réunies par des filaments longitudinaux et par quelques anastomoses transversales. Théohari[4] a confirmé en partie cette description et montré que ces cellules présentent un réticulum cytoplasmique à mailles allongées suivant le grand axe de la cellule: aux points nodaux du réseau sont des granulations (microsomes) assez volumineuses qui se colorent en rose pâle par la fuchsine acide; le contenu des mailles est clair, hyalin et quelquefois présente de rares granulations colorées par la safranine.

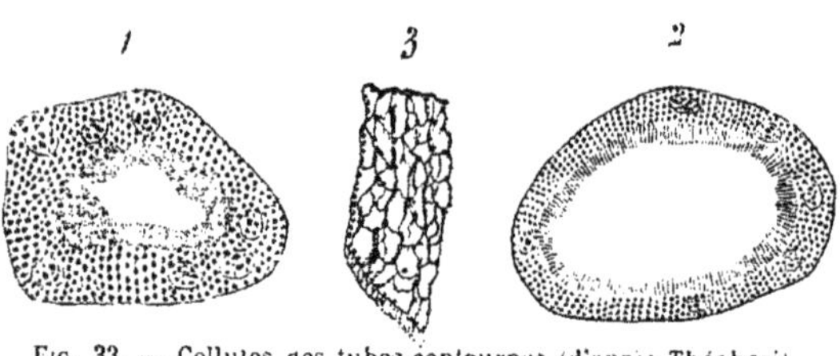

Fig. 33. — Cellules des tubes contournés (d'après Théohari).

Aspect variable suivant les fixateurs et les réactifs colorants.

1. Cobaye. Formol. Hématéine. Fuchsine acide. Grossissement de 600 diamètres. — Granulations disposées en séries linéaires, aspect homogène de la bordure.

2. Cobaye pilocarpinisé. — Même fixation, même coloration. — Lumière du tube grandie; cellules plus basses; striation très nette de la bordure.

3. Chien. — Cellule rénale isolée. — Flemming; alun de chrome; fuchsine acide; décoloration à l'acide picrique. — Réticulum et granulations du réseau très marquées.

A. Policard[5] a repris récemment l'étude de la striation basale des cellules du tube contourné, chez le rat blanc. Il admet l'existence de filaments basophiles,

1. Kolossow. Eine Untersuchungsmethode der Epithelgewebes. *Arch. f. mikr. Anat.*, LII, 1898.

2. Heidenhain. Mikroskopsche Beitrage zur Anat. und Phys. der Nieren. *Arch. f. mikr. Anat.*, X, 1874, p. 1-50.

3. H. Sauer. Neue Untersuchungen über das Nierenepithel und sein Verhalten bei der Harnabsonderung. *Arch. f. mikr. Anat.* XLVI, 1895, p. 109-146.

4. Théohari. Note sur la structure fine de l'épithélium des tubes contournés du rein. *Soc. de biol.*, 9 déc. 1899; — Structure fine des cellules glanduleuses à l'état pathologique. *Thèse de Paris*, 1900.

5. A. Policard. Sur la striation basale des cellules du canalicule contourné des mammifères *Société de biologie*, 2 décembre 1905, 568.

individualisés dans le cytoplasma et tous parallèles entre eux : les filaments très vulnérables ne sont bien fixés que par les vapeurs osmiques en chambre humide. Ils se présentent sous trois aspects : 1° filament contenu; 2° filament formé de 4 à 8 articles bacilliformes, type le plus fréquent; 3° filament granuliforme ; les articles bacilliformes et les granulations sont reliés par une substance réfringente non basophile.En général, dans les cellules d'un même tube contourné, les filaments sont de nombre et d'aspect semblables, mais il y a des variations de canalicule à canalicule. Les variations d'aspect du filament peuvent être attribuées soit à une différenciation plus ou moins poussée, soit à des stades variables de fonctionnalité, dans cette dernière hypothèse les filaments seraient une formation ergastoplasmique.

Les noyaux sont généralement peu visibles et prennent mal les matières

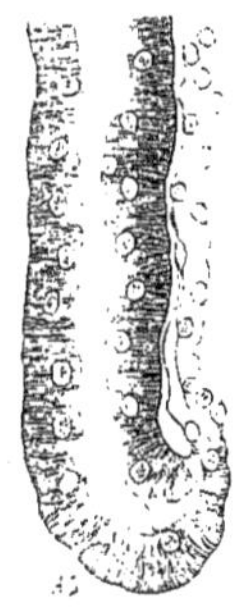

Fig. 34. Anse de Henle.

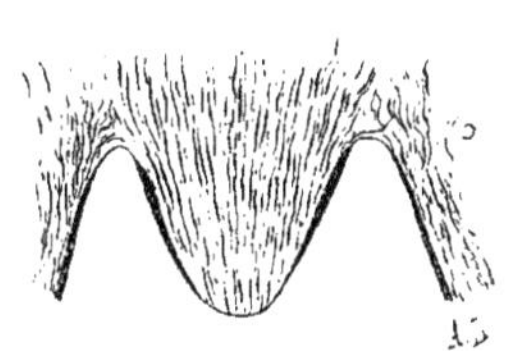

Fig. 35. — Schéma de l'épithélium de la papille et de calice (d'après Barth).

Cette figure montre les variations d'épaisseur de cet épithélium représenté par un trait noir.

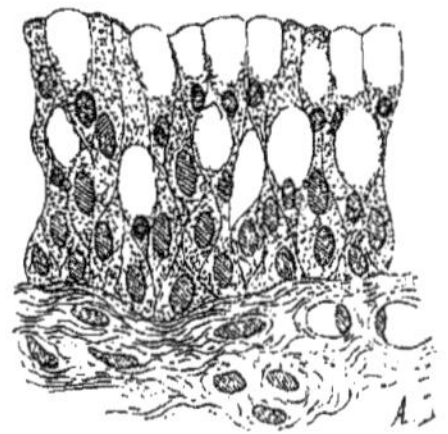

Fig. 36. — Epithélium du versant de la papille à sa partie moyenne (d'après Baraban *in* Barth).

Les espaces clairs représentent les cellules aliciformes.

colorantes. Ils occupent la partie moyenne de la cellule. Ils sont généralement de forme arrondie. Ils présentent un réticulum à mailles lâches aux points nodaux duquel existent de grosses granulations colorées par la safranine et quelques autres se colorant par la fuchsine acide (Théohari).

Enfin Nussbaum[1] (1878) a montré que chez les amphibiens et les poissons la cellule est revêtue, du côté de la lumière du tube, d'une bordure finement striée, que l'on retrouve également chez les mammifères, et que Tornier (1886) a appelée *bordure en brosse*. Cette bordure en brosse s'altère rapidement après la mort, et ne se trouve pas dans les reins de l'homme prélevés aux autopsies; elle existe cependant chez l'homme et présente chez lui les mêmes réactions que chez les animaux, comme l'ont vu Castaigne et Rolbery[2] sur des reins enlevés chirurgicalement. La striation devient beaucoup plus nette quand on excite la sécrétion (Disse), par exemple avec une injection de pilocarpine (Théohari). Elle paraît due à l'existence de cils très fins (Nussbaum), qui reposent sur une rangée de granulations bien colorables et se prolongent dans le protoplasma par de fines fibrilles (Nicolas). L'existence de relations de continuité entre les cils de la bordure en brosse et les filaments intra-cellulaires n'est d'ailleurs pas admise par tous (Benda).

1. Nussbaum. Fortgesetzte Untersuchungen über die Sekretion der Niere. *Pflüger's Archiv*, XVI. 1878.
1. J. Castaigne et F. Rethery. La bordure en brosse des tubuli contorti dans les reins humains. *Société de Biologie*, decembre 1902, p. 1533.

L'épithélium des tubes contournés joue un rôle important dans la sécrétion des principes constituants de l'urine, comme l'ont montré les expériences de Chronzczevski (1864), de Heindenhain (1874) : après injection de carmin d'indigo dans le sang on observe la coloration de l'épithélium, tandis que les glomérules restent incolores. D'ailleurs cet épithélium se modifie pendant la sécrétion ; au moment où celle-ci est à son minimum, les cellules sont hautes et ne laissent au centre du tube qu'une lumière étroite : pendant la période d'activité sécrétoire, elles sont basses et laissent une large lumière, il n'y a aucune modification dans l'aspect de la striation et de la bordure en brosse (Sauer).

c). *Anse de Henle.* — L'anse de Henle est formée d'une membrane propre ne présentant rien de particulier, et d'un épithélium qui revêt des caractères différents suivant que l'on considère la branche descendante et la branche ascendante. Au niveau de la première, il est constitué par des cellules aplaties, claires, à noyau saillant dans la cavité du tube, rappelant par leur aspect l'endothélium vasculaire. Dans la seconde, au contraire, ce sont des cellules prismatiques, à protoplasma granuleux, inclinées les unes sur les autres comme les tuiles d'un toit dans le sens du courant de l'urine. Pour les uns Frey), ces cellules présentent des bâtonnets comme celles des tubes contournés ; pour les autres (J. Renaut), elles en sont dépourvues.

d). *Pièce intermédiaire et canal d'union.* — On retrouve également la membrane propre et un épithélium, celui-ci formé de cellules inclinées comme celles de la branche ascendante de Henle, et présentant des bâtonnets.

e). *Tubes collecteurs.* — Dans les tubes collecteurs, il existe d'abord une membrane propre, comme dans les autres portions du tube urinifère, mais plus fine et plus mince (Frey). Elle s'atténue d'ailleurs progressivement et disparaît dans la zone papillaire où l'épithélium repose directement sur le tissu conjonctif de la papille.

L'épithélium revêt partout un même aspect ; il diffère beaucoup de l'épithélium des autres portions. Ce sont des cellules claires, transparentes, à contours nets, à noyau prenant vivement les matières colorantes. Elles sont disposées sur une seule rangée. Leur hauteur varie ; dans les canaux de la pyramide de Ferrein elle est en moyenne de 8 à 12 μ ; à la base de la pyramide de Malpighi elle est de 45 μ en moyenne ; plus bas elle atteint 20 à 30 μ (Frey), et même davantage. Ces cellules laissent cependant une large lumière dans le centre du canal. Au niveau du pore urinaire l'épithélium canaliculaire se continue avec celui qui revêt la surface de la papille. L'épithélium papillaire a été étudié par Kölliker, Nicolas (1888) et surtout Barth[1], dont nous suivrons la description. Au pourtour du pore urinaire il est formé d'une seule rangée de cellules prismatiques, présentant une cuticule réfringente à noyau ovale. Plus loin il s'épaissit par l'adjonction dans la profondeur de une, puis deux, puis trois assises de cellules polyédriques ; les cellules cylindriques sont les unes granuleuses, les autres caliciformes et renferment une goutte de mucus. Enfin à la base de la papille, l'épithélium s'amincit et se compose seulement de deux ou trois assises de petites cellules polyédriques. Le mécanisme de la stratification est le suivant : certaines cellules s'allongent et ne s'insèrent plus que par un pied effilé, tandis

1. Barth. Rech. sur la structure de l'uretère humain. *Thèse de Nancy*, 1893.

que les autres, restées cylindriques, sont pressées et se trouvent reportées sur la ligne inférieure (J. Renaut).

III. — VAISSEAUX ET NERFS SANGUINS

Artères. — L'*artère rénale* ou *émulgente*, branche de l'aorte abdominale, pénètre dans le sinus du rein, ainsi que cela a été décrit page 29. Généralement elle se divise en quatre branches, une supérieure destinée à l'extrémité correspondante du rein, deux antérieures (moyenne et inférieure), une postérieure, qui est d'abord supérieure au bassinet, puis croise obliquement sa face postérieure et est destinée aux deux tiers inférieurs de la partie postérieure du rein. Quelquefois il y a cinq ou six branches.

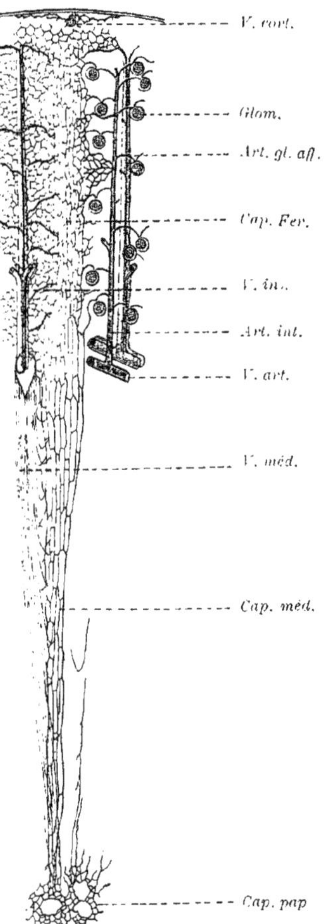

Fig. 37. — Vaisseaux du rein (d'après Frey).

V. art., voûte artérielle sus-pyramidale. — *Art. int.*, artère interlobulaire. — *Art. gl. aff.*, artère glomérulaire afférente. — *Glom.*, glomérule de Malpighi. — *Cap. Fer.*, réseau capillaire de la pyramide de Ferrein. — *Cap. méd.*, réseau capillaire de la substance médullaire. — *Cap. pap.* réseau capillaire de la papille. — *V. int.*, veine interlobulaire. — *V. méd.*, canaux veineux de la substance médullaire. — *V. cort.*, veine du *cortex corticis*.

Dans le sinus, les branches de l'artère rénale se divisent et se subdivisent en formant un large éventail. Finalement, les dernières ramifications se portent vers la partie moyenne des colonnes de Bertin dans lesquelles elles pénètrent. Presque aussitôt elles se divisent en deux rameaux qui se portent à droite et à gauche vers les pyramides de Malpighi voisines. Il peut arriver que la bifurcation ait lieu avant que l'artère ait pénétré dans la colonne de Bertin; celle-ci reçoit alors deux rameaux au lieu d'un.

Les rameaux artériels cheminent ensuite sur le côté des pyramides de Malpighi, d'où le nom d'*artères péripyramidales*. Comme chaque pyramide est le centre d'un lobe rénal, on les appelle encore *artères lobaires*. Chaque pyramide est ainsi entourée de 4 à 5 artères lobaires, d'origine différente.

Au niveau de la base de la pyramide de Malpighi, les artères lobaires s'infléchissent et se divisent en rameaux qui s'anastomosent entre eux et avec les rameaux émanant des artères lobaires de la même pyramide. Ces anastomoses constituent un réseau dont la direction est perpendiculaire à celui du grand axe de la pyramide, et qui forme au niveau de la base de celle-ci une *voûte artérielle sus-pyramidale*; entre les mailles de ce réseau passent les pyramides de Ferrein. De ce réseau partent les branches qui se distribuent à la substance corticale et à la substance médullaire, soit directement, soit indirectement.

De la convexité de la voûte, tournée vers la surface du rein, partent des branches qui se portent vers la périphérie de l'organe, dans l'intervalle compris entre deux pyramides de Ferrein voisines : ce sont les *artères radiées* ou *interlobulaires*. Elles sont entourées par un prisme de tissu conjonctif lâche. Sur leur pourtour elles émettent, à des intervalles assez réguliers, dans plusieurs directions et au moins dans trois (J. Renaut), des rameaux transversaux à court trajet, constituant les *branches afférentes* des glomérules ou *artères glomérulaires*.

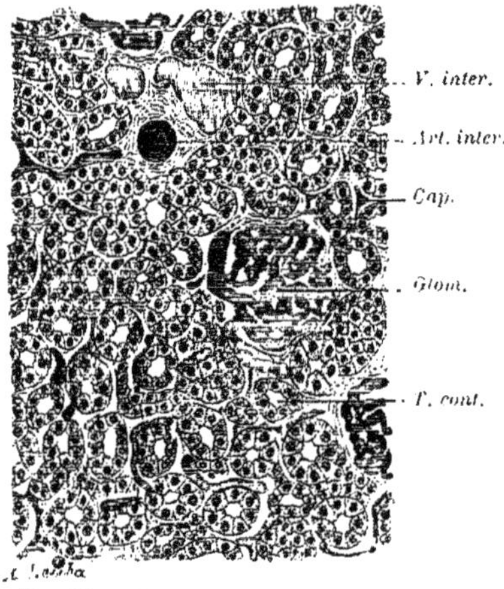

Fig. 38. — Vaisseaux de la substance corticale (d'après J. Renaut).

Glom. capillaires glomérulaires avec les artères afférente et efférente. — *Art. inter.* artère interlobulaire. — *V. inter.*, veine interlobulaire. — *Cap.* capillaires interlobulaires. — *T. cont.*, tube contourné.

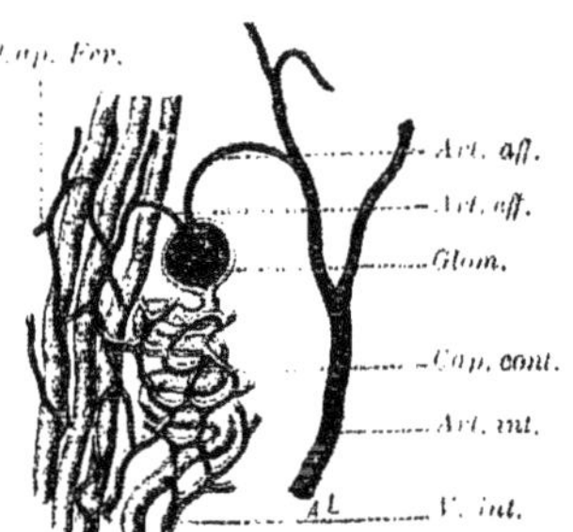

Fig. 39. — Réseau vasculaire de la substance corticale (demi-schématique). (d'après Frey).

Art. int., artère interlobulaire. — *Art. aff.*, artère afférente du glomérule. — *Glom.*, glomérule. — *Art. eff.*, artère efférente du glomérule. — *Cap. Fer.*, capillaires de la pyramide de Ferrein. — *Cap. cont.*, capillaires des tubes contournés. — *V. int.*, origine d'une veine interlobulaire.

Puis elles se terminent sous la capsule fibreuse soit en se divisant en deux branches glomérulaires, soit en fournissant des ramuscules qui pour la plupart se distribuent à cette capsule ou la traversent pour se perdre dans la capsule adipeuse (Ludwig). D'après *Gerlach*, certaines artères qui se distribuent au *cortex corticis* ne porteraient pas de glomérules; mais c'est là une disposition tout à fait exceptionnelle (Wirchow, Frey). Les artères interlobulaires présentent ceci de remarquable dans leur structure, au moins chez le lapin (J. Renaut), que leur couche musculaire possède des points amincis et des points épaissis constituant une série d'anneaux ou de sphincters, dont la contraction ou le relâchement peuvent modifier la circulation locale.

L'artère glomérulaire se porte, comme nous l'avons vu, par un court trajet, vers le corpuscule de Malpighi, qui est comme appendu par son intermédiaire à l'artère interlobulaire. Pénétrée dans le corpuscule, elle se résout en un bouquet de capillaires, qui se réunissent ensuite pour donner naissance à l'*artère efférente*. Nous ne reviendrons pas sur ces portions, les ayant suffisamment décrites à propos du glomérule de Malpighi.

La *branche efférente* du glomérule descend plus ou moins longtemps dans le labyrinthe par un trajet arqué; elle se divise bientôt en rameaux qui viennent former, avec les branches émanées des autres branches efférentes, le *réseau capillaire* de la substance corticale, labyrinthe et pyramides de Ferrein. — Cette branche efférente, après avoir présenté un petit anneau musculaire à sa sortie du glomérule, a ensuite tous les caractères d'un capillaire artériel.

Dans la pyramide de Malpighi existent des artères parallèles aux tubes de Bellini, que leur direction rectiligne a fait dénommer *artères droites* (*arteriæ rectæ*). Leur origine a donné lieu à de nombreuses discussions.

Henle, Hyrtl, Kollmann et d'autres les considèrent comme des prolongements des capillaires profonds de la substance corticale. Pour Bowman, Kölliker, Gerlach, elles proviennent des branches efférentes des glomérules les plus voisins de la substance médullaire. Cette opinion est fondée sur le fait qu'une injection poussée par l'artère rénale remplit les artères de la voûte sus-pyramidale et les artères interlobulaires, y compris leurs rameaux les plus déliés, sans remplir une seule des artères droites; il existe donc entre l'artère rénale et ces dernières un obstacle infranchissable par le liquide injecté, lequel n'est vraisemblablement que le glomérule de Malpighi. Pour Arnold, Virchow, Beale, Luschka, les artères radiées naissent de branches indépendantes placées en amont des artères glomérulaires ou de la concavité de la voûte artérielle sus-pyramidale. C'est l'opinion soutenue par J. Renaut, pour qui une injection poussée par l'artère rénale remplit les artères droites, au moins chez le chien et le lapin. Enfin pour Frey, les trois dispositions existent réellement, mais la première est la plus habituelle, la deuxième et surtout la troisième sont plus rares.

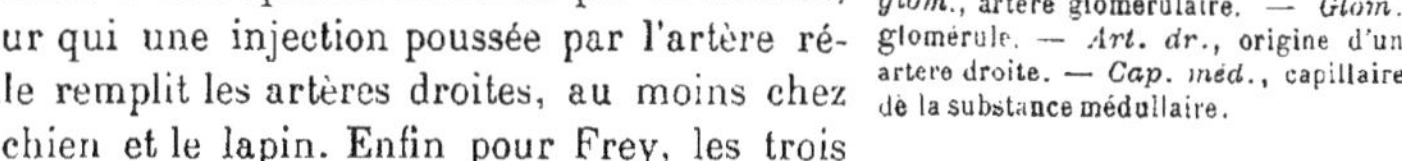

Fig. 40. — Origine d'une artère droite dans une artère interlobulaire (d'après Arnold, Wirchow, etc.).

Art. int., artère interlobulaire. — *Art. glom.*, artère glomérulaire. — *Glom.*, glomérule. — *Art. dr.*, origine d'une artère droite. — *Cap. méd.*, capillaires de la substance médullaire.

En présence d'une telle divergence d'opinions, il est difficile de conclure. Quelle que soit d'ailleurs leur origine, les artères droites descendent dans la pyramide de Malpighi et se divisent en un bouquet vasculaire comparable à une queue-de cheval (J. Renaut). Ces branches se résolvent en un réseau capillaire à mailles allongées et polygonales, qui s'étend jusqu'à la papille et vient former un anneau autour de chaque pôle urinaire.

Les artères droites ne présentent qu'une couche musculaire très mince et sans variations dans son épaisseur.

Les artères qui se distribuent à chaque lobe ou lobule rénal ne sont pas indépendantes de celles qui se distribuent aux parties voisines. Il existe des anastomoses entre ces divers systèmes ; on peut injecter la plus grande partie de la substance corticale ou même l'écorce entière en poussant l'injection dans une seule des branches du sinus. Les artères du rein ne sont donc pas des artères terminales. Il existe encore de véritables *artères rénales accessoires* provenant des artères lombaires et des artères capsulaires; ces artères cheminent dans la capsule adipeuse et communiquent par des anastomoses avec les réseaux de la substance corticale.

[NOBÉCOURT.]

Veines. — Les veines du rein présentent une disposition analogue dans ses grandes lignes à celle des artères.

Il existe une *voûte veineuse sus-pyramidale*; elle diffère de la voûte artérielle par le calibre plus considérable et par les anastomoses plus nombreuses des branches qui la composent.

A la convexité de cette voûte aboutissent les *veines interlobulaires* ou *veines descendantes* qui cheminent parallèlement aux artères recueillant sur leur trajet une multitude de veinules provenant des capillaires de la substance corti-

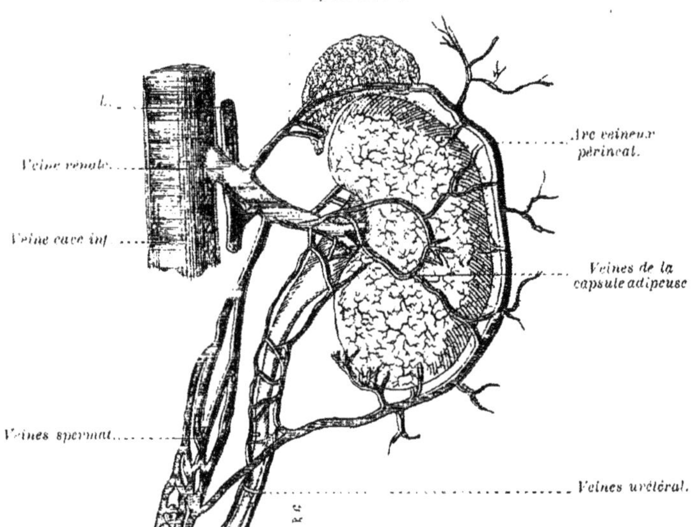

Fig. 41. — Anastomoses des veines du rein avec les réseaux veineux voisins. Étoiles de Verheyen (imité de Tuffier et Lejars).

cale. Elles naissent au voisinage de la capsule du rein par des racines très fines qui cheminent parallèlement à celle-ci et convergent pour les former. Un certain nombre de ces veinules sont apparentes, surtout quand le rein est congestionné, et forment par leur réunion les *étoiles de Verheyen*, du nom de l'anatomiste qui les a décrite en 1704; ces radicules viennent quelquefois de très loin. Il n'y a d'ailleurs pas autant d'étoiles de Verheyen que de veines interlobulaire; certaines étoiles recouvrent de leurs rayons plus de cinquante lobules.

Dans la concavité de la voûte se jettent les *veines droites* ou *ascendantes* (*venæ rectæ*), qui suivent le trajet des artères correspondantes, recueillant le sang de la pyramide de Malpighi, augmentant de volume et diminuant de nombre à mesure qu'elles s'éloignent des papilles.

De la voûte sus-pyramidale partent les *veines péripyramidales* ou *lobaires* parallèles aux artères de même nom, qui recueillent le sang des colonnes de Bertin et arrivent dans le sinus du rein.

Dans le sinus, les veines se réunissent les unes aux autres, formant des branches de plus en plus volumineuses, qui se réunissent pour former la *veine rénale*, affluent de la veine cave inférieure. Dans tout le rein, il n'y a qu'une veine par artère. Toutes les veines sont avalvulaires.

Il existe dans l'enveloppe graisseuse du rein des *veines capsulo-adipeuses* importantes à connaître à cause de leurs connexions d'une part avec les veines rénales proprement dites, d'autre part avec les veines de voisinage, ces dernières bien connues, surtout depuis les travaux de Tuffier et Lejars (1891)[1].

Dans la capsule adipeuse existe un réseau de veines anastomosées, à mailles larges, allongées principalement dans le sens transversal, et venant aboutir à une longue arcade parallèle au bord externe du rein.

A ce réseau aboutissent des veinules nées de la substance corticale et perforant la capsule fibreuse qui constituent de véritables veines rénales accessoires.

De ce réseau partent : 1° Des veinules traversant la capsule fibreuse du rein en sens inverse des précédentes, c'est-à-dire de dehors en dedans (vaisseaux centripètes), se jetant dans les étoiles de Verheyen, et par suite affluents de la veine rénale ; 2° Des rameaux, qui se jettent dans la veine rénale ou dans l'une de ses branches au niveau du hile, rameaux parfois très volumineux ; 3° Au niveau du point où le côlon est en rapport avec le rein, de nombreuses veines qui se jettent dans les veines coliques ; 4° A l'extrémité supérieure, l'arcade veineuse communique avec les veines surrénales et les veines diaphragmatiques inférieures ; 5° A l'extrémité inférieure, cette même arcade se continue avec le réseau veineux de l'uretère et par son intermédiaire avec les veines spermatiques ou utéro-ovariennes ; 6° A la face postérieure, elles communiquent avec les veines lombaires. Il y a à ce niveau avec le réseau sous-cutané des anastomoses larges et nombreuses qui contournent ou traversent le carré des lombes. Elles permettent de comprendre l'action déplétive sur le rein des saignées locales pratiquées à la région lombaire; 7° Enfin de nombreuses veinules se jettent dans les plexus veineux qui entourent le douzième nerf intercostal, le nerf grand abdomino-génital et le nerf petit-abdomino-génital. La congestion de ces plexus explique leur névralgie quand il y a obstacle à la déplétion veineuse du rein.

Il y a donc des voies supplémentaires nombreuses et importantes pour assurer la déplétion du rein,

Lymphatiques. — Les lymphatiques du rein ont été principalement étudiés par Mascagni (1787), Cruikshank, Ludwig et Zawarykin (1864), Renaut et Hortolès.

Mascagni les a divisés en *lymphatiques superficiels* ou *lymphatiques profonds*.

Les lymphatiques superficiels décrit par Cruikshank cheminent à la surface du rein et gagnent le hile où ils se réunissent aux lymphatiques profonds. Leur existence est discutée; d'après Sappey, si on les observe dans le rein du cheval, on n'en trouve pas de vestige dans celui de l'homme.

Les lymphatiques profonds se dirigent vers le sinus, s'accolent aux divisions de la veine rénale et gagnent les ganglions lombaires. Ils sont peu nombreux (4 à 5) et en général volumineux.

1. LEJARS. Les voies de sûreté de la veine rénale. *Bull. Soc. anatom.*, 1888, p. 504. — TUFFIER et LEJARS. Les veines de la capsule du rein. *Arch. de physiol.*, 1891.

Chez le chien, d'après J. Renaut, il existe dans la capsule fibreuse un certain nombre de grands capillaires lymphatiques. Il en part quelques capillaires qui pénètrent dans la substance corticale, suivent les vaisseaux interlobulaires, puis gagnent les pyramides de Malpighi, les papilles, où le réticulum est plus étendu, et enfin le hile.

Les lymphatiqnes du rein sont dépourvus de valvules.

L'origine des lymphatiques du rein a été étudiée par Ludwig et Zawarykin. A l'aide d'injections interstitielle de bleu de Prusse soluble, faites soit dans la capsule ou au-dessous d'elle, soit dans la substance médullaire, ces observateurs ont vu des espaces en forme d'étoile surtout apparents dans le labyrinthe, moins développés dans les pyramides de Ferrein, et surtout dans les pyramides de Malpighi. En outre, l'injection interstitielle d'une solution de nitrate d'argent leur a permis de constater, dans les espaces interlobulaires du labyrinthe, des figures découpées en jeu de patience, qu'ils considèrent comme un endothélium lymphatique. Pour eux, c'est dans ces espaces ou lacunes lymphatiques que se trouve l'origine des lymphatiques rénaux.

Mais les recherches de Renaut et Hortolès n'ont pas confirmé ces données. Ils ont montré que les figures prises par Ludwig et Zawarykin pour un endothélium lymphatique ne sont autre chose que la base d'implantation des cellules des tubes contournés. Pour eux les lymphatiques manquent dans la substance corticale : la vie et le fonctionnement par le sang règnent seuls.

Nerfs. — Les nerfs viennent du plexus solaire en suivant l'artère rénale. Ils sont peu nombreux, mais très volumineux, et ne forment pas de plexus (Sappey). Ils présentent de petits ganglions. Ils se divisent avec les branches de l'artère. On a pu les suivre jusque sur les artères interlobulaires, mais peu au delà.

Tissu conjonctif et musculaire. — La question du tissu conjonctif a donné lieu à de nombreuses discussions. Il a été étudié par Goodsir (1843), von Wittich, Isaac (1857), Arnold Beer (1859), Kölliker, Schweigger-Seidel, J. Renaut.

Dans la papille, c'est un tissu fibrillaire, dont les éléments se disposent pour la plupart circulairement autour des canaux urinifères. Vers la base de la papille, il n'est plus nettement fibrillaires, et revient progressivement à la forme jeune; c'est un tissu muqueux formé de cellules étoilées et d'une substance fondamentale homogène. Dans la pyramide de Ferrein, le tissu conjonctif est très réduit et formé d'un réseau de cellules fixes.

Enfin, autour des vaisseaux interlobulaires, il forme un prisme renfermant l'artère interlobulaire qu'il entoure, la veine formant un des plans côtés (J. Renaut).

Le tissu conjonctif se continue autour de l'artère afférente du glomérule, forme un petit cône à l'entrée de l'artère dans le glomérule et entoure le glomérule de une ou deux minces lamelles.

Dans le reste de la substance corticale il n'y a pas de tissus conjonctif; tubes et vaisseaux sanguins sont étroitement accolés.

Henle, Engelmann, ont décrit dans la papille des *fibres musculaires*. Elles forment autour des tubes des sortes d'anneaux (*muscle annulaire de la papille*. — Henle). De plus, il existe d'autres pinceaux de fibres qui partent de la papille, remontent vers sa base et vont s'insérer sur le tissu fibreux de la paroi interpapillaire du bassinet (Jardet)[1].

Après avoir étudié séparément les différentes parties constituantes du rein, il faut les considérer en place, dans leurs rapports respectifs.

Nous avons vu déjà quel aspect présente le rein vu sur une coupe longitudinale allant du bord externe au hile et passant par les extrémités. Il faut faire maintenant des coupes transversales, c'est-à-dire perpendiculaires à un axe allant du hile au bord externe, et qui passent par les deux faces. Ces coupes doivent être pratiquées à différentes hauteurs.

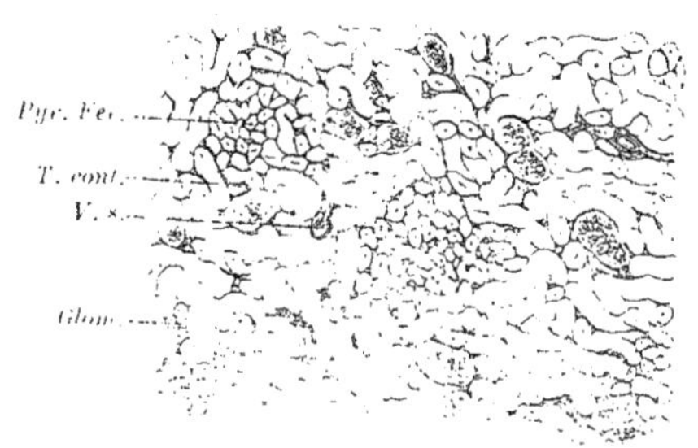

FIG. 42. — Coupe transversale de la substance corticale (d'après Henle).

Pyr. Fer., coupe d'une pyramide de Ferrein. — *T. cont.*, tubes contournés. — *Glom.*, glomérule. — *V. s.*, vaisseaux sanguins.

1° Au niveau de la papille, on trouve la coupe transversale des tubes de Bellini, en petit nombre, reconnaissables à leur épithélium clair, et autour une couronne de tubes de Henle, tout au moins dans la partie supérieure, les branches descendantes avec leur faible diamètre, leur épithélium clair et aplati, les branches ascendantes, avec leur épithélium trouble, granuleux. Autour de ces éléments on voit du tissu conjonctif fibrillaire, la terminaison des artères droites, l'origine des veines droites.

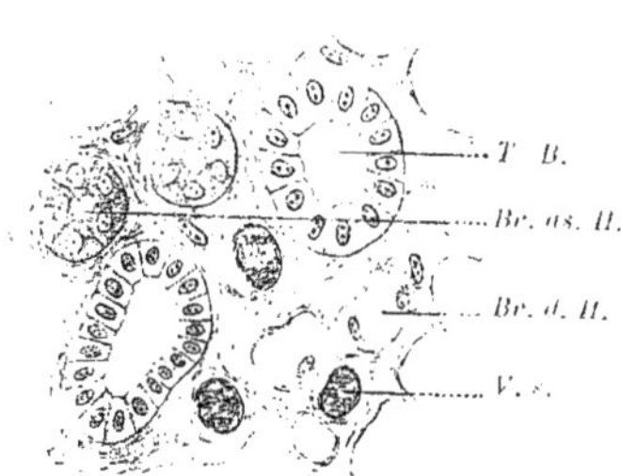

FIG. 43. — Coupe transversale d'une pyramide du rein d'un nouveau-né (d'après Frey).

T. B., tube de Bellini. — *Br. d. H.*, branche descendante de l'anse de Henle. — *Br. a. H.*, branche ascendante de l'anse de Henle. — *V. s.*, vaisseaux sanguins.

2° Au niveau de la substance médullaire on trouve la coupe de la pyramide de Malpighi, et autour le prolongement de substance corticale qui constitue les colonnes de Bertin. La disposition des tubes dans la pyramide est la même que dans la papille; les tubes de Henle sont de plus en plus nombreux à mesure qu'on se rapproche de la base de la pyramide.

3° Dans la substance corticale, on voit la coupe du lobule rénal : pyramide de Ferrein au centre avec les tubes collecteurs et les branches de Henle, le labyrinthe tout autour. Ce labyrinthe présente la coupe des vaisseaux interlobulaires, les corpuscules de Malpighi disposés en couronne, la coupe des tubes contournés avec leur épithélium à bâtonnets, la coupe des canaux d'union et des pièces intermédiaires;

1. JARDET. Présence dans les reins, à l'état normal et à l'état pathologique, de faisceaux de fibres musculaires lisses. *Arch. de Physiol.*, 1886.

ces coupes prennent des formes variant avec l'incidence suivant laquelle le tube est sectionné.

4° Dans le *cortex corticis*, il n'y a plus de pyramide de Ferrein, plus de glomérules, il y a seulement des tubes contournés et des pièces intermédiaires.

CONDUIT EXCRÉTEUR DU REIN : CALICES, BASSINET, URETÈRE

L'uretère ne prend pas directement naissance dans le rein. Il lui est relié par un système de tubes ramifiés, les *calices*.

Le rein n'est pas en effet un organe absolument indivis. A la façon des glandes en grappes, il est constitué par un certain nombre de segments, tassés les uns contre les autres, mais à peu près indépendants dans leur fonctionnement et dont chacun aboutit à une saillie, percée d'un pore excréteur, la *papille*.

Théoriquement, à chaque papille correspond un tube excréteur primitif et ces tubes, se fusionnant progressivement par voie de convergence, forment un canal unique, l'*uretère*. De cette fusion résulte nécessairement, à l'origine de ce conduit unique, une sorte de carrefour, portion élargie des voies d'excrétion du rein : c'est le *bassinet*, et les tubes qui lui donnent naissance sont appelés *calices*.

Ainsi les voies d'excrétion du rein se trouvent divisées en deux parties bien distinctes : l'une ramifiée, les *racines de l'uretère* (*calices*); l'autre réduite à un tube unique, l'*uretère*. Entre ces deux portions, un carrefour ou segment élargi, le *bassinet*.

A. CALICES.

Les calices n'aboutissent pas directement au bassinet; ils se réunissent d'abord en un groupe de tubes intermédiaires, plus volumineux, d'où la distinction des calices en grands et petits.

Les *petits calices* sont ceux qui présentent les caractères morphologiques les moins variables. Leur nombre, égal à celui des papilles, s'élève à 8 ou 9, quelquefois moins, par suite du fusionnement de deux papilles voisines qui viennent s'ouvrir dans un même calice. D'une longueur de 1 centimètre environ sur 6 à 12 millimètres de largeur, ils revêtent, disent les classiques, la forme de petits cylindres membraneux étendus des papilles aux grands calices. Les nombreux moules de cire de Poirier, ses radiographies après injection opaque, lui ont montré que les petits calices ont la orme de cônes tronqués, dont la grande base correspond à l'extrémité adhérente. Tandis que l'extrémité opposée se confond avec les petits calices voisins pour former les *grands calices*; au niveau de l'extrémité adhérente, la paroi se recourbe en dedans sur la papille. Il se fait ainsi un cul-de-sac circulaire, comme la conjonctive sur le globe de l'œil. Cette disposition se montre nettement sur les moulages sous forme d'un bourrelet circulaire au centre duquel s'enfonce la papille. Les calices sont donc fermés à ce niveau par les papilles qui, suivant la comparaison de Fallope pénètrent dans leur cavité à la manière de couvercles coniques. Par leur extrémité opposée, ils sont largement ouverts et se fusionnent par groupes de 3 ou 4 pour former les grands calices.

Avec ceux-ci commence la partie chirurgicale des voies d'excrétion de l'urine.

Ces grands calices, au nombre de trois, se distinguent en supérieur, moyen et inférieur. Le calice supérieur se porte obliquement en bas et en dedans; l'inférieur est obliquement ascendant. Chacun d'eux se détache de la corne correspondante du rein dans laquelle ils se forment par la convergence des petits calices qui y sont contenus. Quant au calice moyen, il n'offre pas une disposition aussi consistante que les précédents; le plus souvent, il doit être considéré comme une simple dépendance de l'un d'entre eux. Il tire son origine des deux papilles qui répondent à la partie moyenne du sinus et suit une direction horizontale et transversale pour se terminer par ordre de fréquence, soit dans le calice inférieur, soit dans le supérieur, quelquefois à l'angle de jonction des branches supérieure et inférieure.

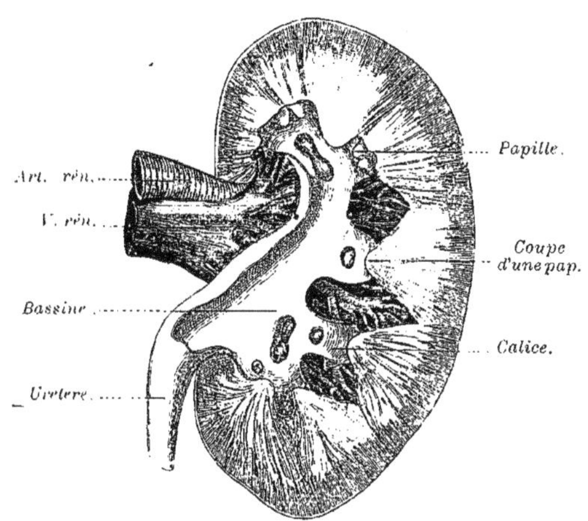

Fig. 41. — Coupe du rein (d'après Bourgery, modifié).

A notre avis, cette dernière disposition doit être de beaucoup la plus rare. Sur 16 radiographies d'uretères en place, nous avons constaté que 5 fois le calice moyen s'abouchait dans le calice supérieur; 6 fois dans le calice inférieur et 2 fois seulement chacun des grands calices se jetait indépendamment dans le bassinet. Enfin, dans les 4 derniers cas, il n'y avait nettement que deux grands calices, l'un supérieur, l'autre inférieur (Poirier).

Legueu s'est attaché à préciser la direction des calices par rapport au plan transversal passant par le bord convexe du rein. Il a vu qu'en général ils sont situés dans ce plan; mais il n'y a pas là de règle absolue.

Parfois il arrive que les grands calices se divisent en tubes intermédiaires avant d'aboutir aux petits calices et ces tubes peuvent s'échapper du plan transversal et rayonner vers des calices correspondant plus ou moins exactement aux faces antérieure et postérieure du rein. Le fait a bien son importance, puisque dans ces cas, ces branches divergentes échapperaient à une incision faite sur le bord convexe.

B. BASSINET.

De la diversité dans le mode de réunion des calices, résultent des variations non moins grandes dans la forme et les dimensions du bassinet. Elles peuvent être ramenées à deux types principaux :

a) *Bassinet ampullaire*. — Si les calices sont courts, le bassinet est bien développé, et présente la forme d'un entonnoir, dont la base s'enfonce dans le rein, et dont le grand axe se dirige en bas et en dedans (fig. 44). Sa hauteur, c'est-à-dire son grand diamètre vertical, mesuré à son entrée dans le rein, est de 14 à 22 millimètres (Legueu). Ses deux faces sont planes à l'état de vacuité de l'organe : quand il est moyennement distendu, elles bombent légèrement. Cette convexité est toujours beaucoup plus accusée sur la face postérieure de l'organe que sur l'antérieure, par suite de la pression que les vaisseaux du hile exercent sur cette dernière.

b) Bassinet ramifié. — Si les calices sont longs et tardent à se réunir, le bassinet est très exigu et l'uretère semble faire directement suite aux calices

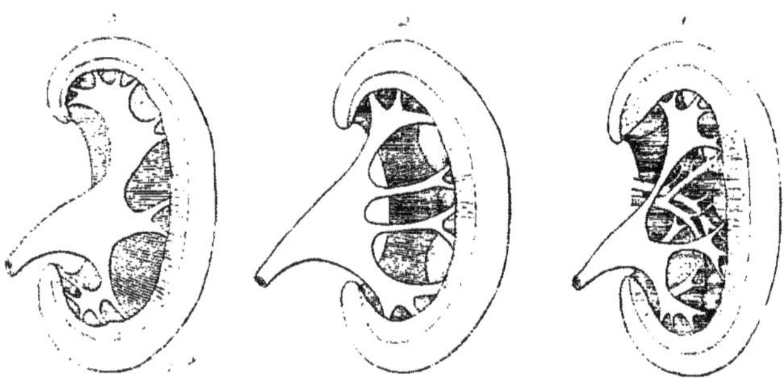

Fig. 45. — Différents types de bassinets (Legueu).

A. Forme de transition entre le bassinet ampullaire et le bassinet ramifié. — B. Bassinet ramifié à quatre branches longues. — C. Bassinet ramifié à branches inégales.

de premier ordre. Lorsque cette disposition s'exagère, le bassinet peut être véritablement *absent* et cette anomalie aide à la compréhension de certaines duplicités de l'uretère.

D'après Lloyd cette dernière disposition serait constante; il faut dire seulement qu'elle est la plus fréquente. — Entre ces deux types opposés on peut trouver tous les intermédiaires. Pour Legueu, ces variations dans la forme du bassinet reconnaissent une origine congénitale et sont intimement liées à des variations correspondantes dans le développement de l'uretère. Celui-ci émet des diverticules dirigés vers le rein et qui sont l'origine des calices; si les diverticules se détachent trop tôt de l'uretère, le bassinet disparaît. La fréquence de la dualité de l'uretère, au moins à sa partie supérieure, est un argument en faveur de cette conception. — Terrier et Baudoin pensent que la forme ramifiée, ou mieux le bassinet rudimentaire, correspondrait seule à l'état véritablement normal; la forme ampullaire ne serait qu'un premier degré de dilatation de l'organe. Presque toutes les fois que ces auteurs ont rencontré un bassinet volumineux, il existait au niveau du point normalement rétréci de l'extrémité supérieure de l'uretère, une coudure plus ou moins marquée de ce conduit. La formation du bassinet serait donc secondaire, et due à un obstacle urétéral ayant déterminé en amont un certain degré de stase urinaire.

Rapports. — Considéré dans ses connexions, le bassinet présente à étudier les rapports de ses deux faces, antérieure et postérieure, de ses deux bords, supérieur et inférieur, de sa base et de son sommet.

La *face antérieure* est en rapport immédiat avec les vaisseaux et nerfs du rein, et par leur intermédiaire avec les viscères de la région. — D'avant en arrière se superposent les ramifications de l'artère, puis celles de la veine rénale, car déjà à ce niveau les divisions veineuses d'abord antérieures, sont passées derrière les divisions artérielles pour s'insinuer entre elles et le bassinet. Ces divisions sont généralement au nombre de quatre : trois d'entre elles se placent à la face antérieure de l'organe, l'autre se porte vers son bord supérieur. A ces vaisseaux sont annexés des lymphatiques et des nerfs, le tout englobé dans un tissu cellulaire assez dense.

A droite, la deuxième portion du duodénum s'adosse au bassinet et est appliquée contre sa face antérieure par l'angle droit du côlon. — A gauche, la quatrième portion du duodénum s'avance jusqu'au contact du bassinet, mais contracte avec lui des rapports moins intimes.

La *face postérieure*, à l'inverse de la précédente, est libre de tout rapport vasculaire important. On trouve seulement appliquées à son contact de nombreuses veines entrelacées en une sorte de plexus qui se continue en bas le long de l'uretère, — *plexus veineux rétro-pyélique* de Bourgery et Jacob, — et une couche graisseuse constante, très abondante surtout chez la femme. Par cette face le bassinet s'adosse au bord externe du psoas, dont il est séparé par un mince feuillet celluleux, et par son intermédiaire il répond à l'apophyse costiforme de la première vertèbre lombaire.

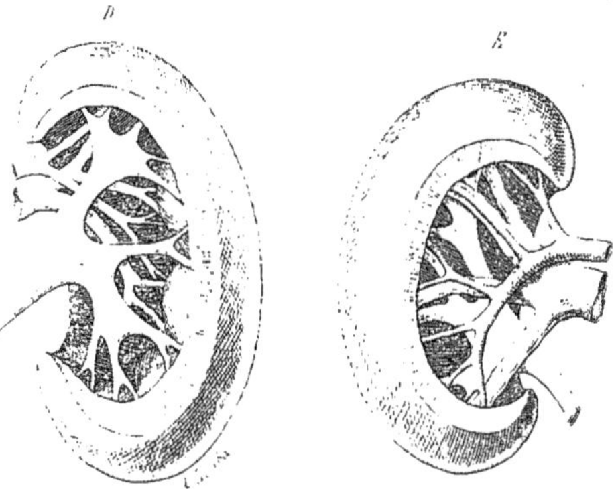

FIG. 46. — Rapports vasculaires du bassinet (d'après Legueu). D. Rein droit (face postérieure.). Bassinet ramifié. — E. Rein droit (face antérieure).

Le *bord supérieur*, convexe, est en partie caché par la branche la plus élevée de l'artère rénale qui le croise pour aborder ensuite la partie postérieure du bassinet. A gauche, il répond immédiatement à l'aorte abdominale, à droite à la veine cave qui décrit là un coude qui la rapproche beaucoup du bassinet. De plus, il est longé des deux côtés par l'artère capsulaire inférieure et à gauche, par la veine spermatique, qui vient se jeter dans la veine rénale à 1 centimètre en dedans de lui. Le *bord inférieur*, rectiligne ou légèrement concave, est contigu à la portion du bord interne du rein située au-dessous du hile et lui est uni par du tissu cellulo-graisseux. A l'inverse du précédent, il n'est croisé ou accompagné par aucun vaisseau important.

La *base* du bassinet, sauf dans les cas où les calices opèrent de bonne heure leur fusion, ne s'enfonce dans le rein qu'à une profondeur de 2 à 4 millimètres. Elle est découpée d'une manière variable suivant le mode de coalescence des calices. Les bords du sinus l'encadrent : les deux bords supérieur et inférieur rectilignes ou légèrement convexes, l'antérieur convexe également, le bord postérieur fortement échancré. La face postérieure du bassinet se trouve ainsi découverte dans une plus grande étendue que l'antérieure. Comme elle est, d'autre part, facilement accessible par suite de l'absence d'organe important à son contact, c'est sur elle que doivent porter, de préférence, l'exploration et l'incision du bassinet.

Celui-ci, par sa base, répond directement aux bords du hile, sauf en haut en arrière, où la branche postérieure de l'artère rénale le contourne.

Le *sommet* du bassinet se continue directement avec l'uretère,

C. URETÈRE

Par GLANTENAY

Définition. — L'uretère est cette partie des voies d'excrétion de l'urine qui s'étend du bassinet à la vessie.

Situation et division. — Appliqué d'abord contre la paroi postérieure de la fosse lombaire sur les côtés de la colonne lombaire, il descend ensuite dans la cavité pelvienne. Pour passer de l'une à l'autre, il traverse, dans une étendue très courte, la partie la plus reculée de la fosse iliaque; d'où sa division en trois portions : *lombaire*, *iliaque* et *pelvienne*.

Étendue et limites. — Son origine est peu précise, car il succède, le plus souvent, au bassinet par une modification graduelle de calibre. Il se termine au niveau du bas-fond vésical, à l'angle correspondant du trigone, par un orifice dit méat urétéral.

Forme. — A l'état de vacuité, sa forme est celle d'un cylindre membraneux, aplati par la pression des viscères abdominaux. A l'état de moyenne distension, il présente une série de dilatations séparées par des rétrécissements, dont le plus constant est situé au voisinage de l'extrémité supérieure du conduit. Il est tellement étroit que les moules solidifiables de l'uretère, réduits à son niveau à une tige filiforme, sont presque toujours brisés[1].

Ce rétrécissement est figuré par Henle, Morel et Duval, Morris. D'après Hallé et Charpy il serait situé exactement à l'origine de l'uretère, à sa jonction avec le bassinet, de telle sorte qu'on peut le désigner sous le nom de *collet du bassinet*. Terrier et Baudoin (*Revue de Chirurgie*, 1891), d'après l'examen de 150 moulages d'uretères normaux, empruntés à la collection de Poirier, le placent à 1 centimètre, 2 centimètres et même 2 centimètres et demi au-dessous du bassinet. Les injections d'eau que nous avons poussées dans l'uretère nous ont aussi montré que ce rétrécissement est toujours distant du bassinet. Aussi à la dénomination de collet du bassinet, nous substituerons celle de *collet de l'uretère*.

Au-dessus de ce détroit se trouve une dilatation dite *infundibulum*, qui n'est, à proprement parler, qu'un renflement parti du bassinet et développé avec le temps.

1. A l'époque où je m'occupais de cathétérisme de l'uretère, j'ai injecté au suif ou à la gélatine environ 200 de ces conduits, dans le but de décrire la forme normale du conduit dont il n'existe à ma connaissance aucune description ni figure. 50 furent éliminés parce qu'ils présentaient, par le fait d'altérations pathologiques, des formes et et des dimensions anormales. C'est après examen des 150 autres que j'ai fait dessiner les deux figures ci-contre qui montrent les deux types de la forme de l'uretère. Dans l'un, l'uretère présente à sa partie supérieure un rétrécissement, *collet du bassinet ou de l'uretère*, suivant les auteurs, et un deuxième rétrécissement à environ 15 mm. de son orifice vésical; entre ces deux points rétrécis s'étend une dilatation fusiforme plus ou moins prononcée. Dans l'autre, on constate, en plus de ces deux points rétrécis, un troisième rétrécissement répondant au détroit supérieur: deux dilatations fusiformes, l'une lombaire et l'autre pelvienne, séparent ces points rétrécis: — le deuxième type est aussi fréquent que le premier.

Je serais fort embarrassé pour donner un calibre moyen de l'uretère : d'après les mensurations des uretères que j'ai injectés sous très faible pression; je puis dire : le diamètre est d'environ 2 mm. au niveau du collet; de 5 à 6 dans la région lombaire: 3 à 4 au niveau du détroit supérieur; 4 à 5 dans le renflement pelvien; 1 à 5 au niveau de son entrée dans la paroi vésicale : ce dernier point constitue, à mon avis, le *point le plus rétréci de l'uretère*.

J'ajoute ici que la *résistance de l'uretère à la pression brusque est absolue et ne peut être forcée*. Il résiste moins bien aux pressions lentes, peut-être par suite de l'altération de ses parois, et chez la plupart des sujets âgés on le trouve manifestement déformé (Poirier).

Au-dessous du col est une véritable dilatation fusiforme, irrégulière, que l'on peut appeler *renflement lombaire*; tout à fait en bas, une seconde dilatation ou *renflement pelvien* (Poirier).

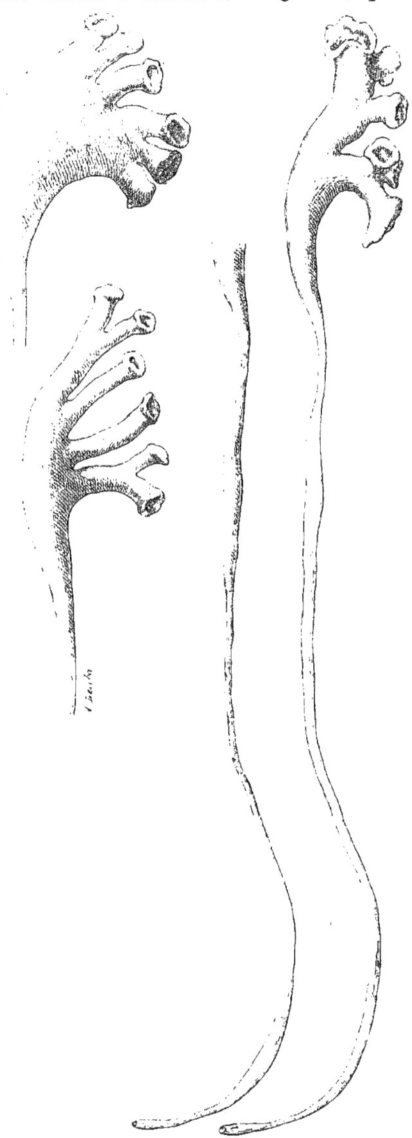

FIG. 47. — Moulage des calices, du bassinet et de l'uretère (Poirier).

Dimensions. — 1° *Longueur*. Elle varie de 25 à 30 centimètres (Sappey).

Elle diffère notablement suivant le mode de mensuration employé. Mesure-t-on l'organe en place au moyen d'un fil appliqué sur son trajet, on lui trouve une longueur de 22 à 25 centimètres. En introduisant une sonde dans le conduit, on redresse ainsi les flexuosités et l'on obtient 2 à 3 centimètres de plus. Enfin l'uretère détaché présente une longueur plus grande à cause de son extensibilité.

2° *Calibre*. Au niveau de son col, le calibre de l'uretère ne dépasse pas 2 à 3 millimètres. Au-dessus, 8 à 10 millimètres. Au-dessous, il varie d'un demi-centimètre à 1 centimètre, quelquefois plus.

3° *Direction*. Dans l'ensemble de leur trajet, les uretères ont une direction oblique de haut en bas, et de dehors en dedans, en sorte que, séparés par un intervalle de 7 à 8 centimètres au niveau de leur origine, ils ne sont distants que de 2 centimètres à leur terminaison : ils suivent donc une direction convergente.

Cette obliquité des uretères n'existe pas seulement dans le sens transversal. Ils sont accolés à la fosse lombaire dont ils suivent l'obliquité en bas et en avant. Les psoas les repoussent encore en avant, en sorte que dans le sens sagittal, les uretères lombaires sont fortement obliques en bas et en avant.

Mais cette direction est loin d'être rectiligne et mérite d'être examinée séparément pour chacune des portions du conduit. — La portion lombaire, presque verticale, d'après Sappey et Hallé, décrit d'après Tourneur une légère courbe à concavité externe, dont le point le plus saillant n'est distant de la ligne médiane que de 3 centimètres et demi à 4 centimètres.

Telle est, en effet, la direction de l'uretère dans la première partie de son trajet; nous ajouterons seulement qu'à son origine il décrit une courbe en forme de crosse, dont la convexité s'adosse à la colonne vertébrale. Cette courbure si spéciale, toujours très marquée sur le cadavre, n'est probablement pas aussi accusée sur le vivant.

Au point où ils croisent la symphyse sacro-iliaque, les uretères s'élèvent un peu au-dessus du plan de la paroi lombaire, doublant à ce niveau la saillie des gros vaisseaux iliaques, en sorte que, dans leur trajet abdominal, ils dessinent une courbure à convexité antérieure assez accusée. A ce niveau, l'uretère, même normal, décrit très souvent des flexuosités au nombre de 3 ou 4, très prononcées et très rapprochées les unes des autres.

La direction de l'uretère dans le pelvis a fait l'objet de nombreux travaux de la part de Freund et Joseph, de Luschka, de Holl, de Pantaloni, de Fredet.

Chez l'homme, cette direction, relativement simple, est indiquée par une longue courbe dont la concavité regarde en haut, en dedans et en avant, et dont le sommet répond au point où l'uretère abandonne la paroi pelvienne pour se porter vers la vessie. Dans la première moitié de cette courbe les uretères se dirigent en bas, en dehors et en avant, tandis qu'ils convergent dans la deuxième et se portent en bas, en avant et surtout en dedans.

Chez la femme, ils décrivent deux courbes successives, la première a son sommet au même point que la précédente, tandis que le sommet de la deuxième se trouve reporté au niveau du point de croisement de l'artère utérine, c'est-à-dire en regard de l'isthme utérin (Holl). En effet, les deux uretères éloignés, d'après Freund et Joseph, à leur entrée dans le petit bassin, de 5 à 7 centimètres décrivent un arc à convexité externe, arc tellement prononcé qu'après un trajet de 2 à 3 centimètres, leur distance réciproque est de 10 à 12 centimètres. Ils convergent alors de nouveau, mais d'une manière assez graduelle, si bien qu'au niveau de l'orifice interne de l'utérus leur distance réciproque est encore de 8 à 9 centimètres. A partir de ce moment, ils se rapprochent si vite qu'après un parcours de 4 centimètres environ, lorsqu'ils débouchent à la surface interne de la vessie, leur écartement n'est plus que de 2 à 3 centimètres.

Rapports. — 1° *Portion lombaire* : *En arrière*, l'uretère répond aux insertions vertébrales du psoas, dont il est séparé par une couche graisseuse peu épaisse, par le fascia iliaca et par le tendon du petit psoas, qui croise exactement l'uretère au niveau de l'extrémité inférieure du rein, pour se porter obliquement en bas et en dehors. — Profondément et séparées de l'uretère par toute l'épaisseur du psoas, sont les branches antérieures du plexus lombaire dont deux cependant entrent en connexion avec lui : c'est l'inguino-cutané externe, qui perfore le psoas près de son bord externe, à la hauteur de la 4e lombaire; et l'inguino-cutané interne, qui, après avoir longé le bord interne de l'uretère, passe en arrière de lui au niveau du promontoire. Ces nerfs sont situés au-dessous du fascia iliaca. — Enfin, par l'intermédiaire du plan musculo-aponévrotique, l'uretère répond aux apophyses costiformes lombaires et se trouve à un 1/2 centimètre ou 1 centimètre en dedans de leur sommet (fig. 4 et 5).

En dedans, l'uretère est contigu aux gros vaisseaux prévertébraux, la veine cave à droite, l'aorte à gauche, mais il est beaucoup plus rapproché de la première que de la seconde. Cette différence s'explique et par la situation latérale de la veine cave déjetée sur le flanc droit de la colonne vertébrale, tandis que l'aorte est plus rapprochée de la ligne médiane, et aussi par le volume plus considérable de la veine. Sur le cadavre, la veine est affaissée et paraît assez distante de l'uretère. Mais sur le vivant ces deux organes sont véritablement accolés, surtout au niveau de la partie moyenne, convexe en dedans, de l'uretère lombaire.

Entre les gros vaisseaux et l'uretère ou, mieux, juxtaposés à la face antérieure de ces organes, s'échelonnent les ganglions lymphatiques lombaires.

En dehors, l'uretère est d'abord contigu à l'extrémité inférieure du rein auquel il est uni par un tissu cellulaire diffluent, d'aspect séreux, assez souvent infiltré de lobules graisseux, et traversé par des veines communes aux deux organes. Il en résulte la formation d'une sorte de méso urétéro-rénal, plus ou moins résistant suivant les sujets, d'où des variations correspondantes dans le degré d'adhérence de l'uretère au rein.

Au-dessous du rein, l'uretère est côtoyé par la portion verticale des côlons. Le côlon ascendant se rapproche beaucoup plus de l'uretère droit que le côlon descendant de l'uretère gauche. Cette différence trouve son explication et dans le volume ordinairement plus considérable du côlon ascendant, et dans la différence de trajet du gros intestin, à droite et à gauche. A droite, le côlon, reposant sur le rein lui-même, est contigu à l'uretère dès son origine, tellement qu'à l'état de distension, il vient presque le recouvrir, et, s'il n'y a pas de méso-côlon à ce niveau, intestin et uretère arrivent au contact. A gauche, au contraire, logé entre la paroi latérale de l'abdomen et le rein, le gros intestin est séparé par toute la largeur de ce dernier de la portion initiale de l'uretère, disposition qui persiste, quoique un peu moins accusée, dans la portion sous-rénale de ce conduit.

En avant, l'uretère est recouvert par le péritoine qui forme à son niveau un certain relief, sans jamais lui constituer un méso. Il lui est uni par de fortes adhérences, dépendances du facia propria, dans l'épaisseur duquel le conduit est situé. Grâce à ces adhérences, l'uretère, qui est à peu près indépendant de la couche graisseuse postérieure, vient généralement avec le péritoine quand on procède à son décollement sans précautions spéciales. Néanmoins, il nous a paru que chez les sujets très gras, et chez la femme surtout, la couche adipeuse rétro-urétérale peut faire le tour de l'uretère et se prolonger au-devant de lui en une traînée qui rend sa séparation d'avec le péritoine beaucoup plus facile.

Entre le péritoine et l'uretère s'interposent le duodénum et des vaisseaux. — A droite, le duodénum recouvre la portion initiale du conduit. A gauche, la 4e portion de cet intestin, tantôt s'interpose entre l'aorte et l'uretère, arrivant à peine jusqu'à ce dernier; tantôt s'applique sur la partie inférieure de la face antérieure du rein, cachant toute la portion juxta-rénale de son conduit excréteur.

Les vaisseaux spermatiques ou utéro-ovariens croisent la face antérieure de l'uretère. L'artère, aussi bien à droite qu'à gauche, rencontre le conduit au niveau de la 3e lombaire. Pour les veines, le croisement n'a pas lieu au même niveau des deux côtés : à droite les veines rencontrent l'uretère à la même hauteur que l'artère correspondante dont elles épousent exactement le trajet et la direction ; à gauche, les veines spermatiques, venant se terminer le plus souvent dans la veine rénale, montent presque parallèlement à l'uretère dans la plus grande partie de son trajet lombaire et le croisent tout près de son origine.

A gauche, l'artère mésentérique inférieure chemine au-devant du bord interne de l'uretère depuis la 4e lombaire jusqu'au niveau du détroit supérieur où elle l'abandonne pour pénétrer dans le méso-rectum. La veine mésentérique inférieure, placée en dehors de l'artère, accompagne l'uretère sur une plus grande étendue, remontant jusqu'à l'extrémité inférieure du rein ou même plus haut pour s'incliner en dedans, en décrivant sa crosse terminale. — Un peu au-dessous de la 4e lombaire, l'artère mésentérique supérieure émet l'artère colique gauche, qui passe transversalement au-devant de l'uretère et accompagne la veine mésentérique inférieure dans son segment le plus élevé, formant ainsi l'arc vasculaire de Treitz. — A droite, une artère et une veine coliques croisent seules l'uretère au niveau de la partie moyenne de son trajet lombaire ; les vaisseaux mésentériques supérieurs l'atteignent plus bas dans sa portion illiaque.

2° *Portion iliaque* : *En arrière*, l'uretère repose sur les gros vaisseaux iliaques qui le séparent de la symphyse sacro-iliaque.

Il est là plus superficiel que dans la région lombaire, et comme il plonge immédiatement contre la paroi postérieure concave de l'excavation pelvienne, c'est dans cette région qu'il se rapproche le plus de la paroi abdominale antérieure et qu'il est le plus facile à percevoir par la palpation abdominale. Ce point, d'après Tourneux, est situé exactement sur la ligne horizontale qui unit les deux épines iliaques antérieures et supérieures, au tiers de la longueur de cette ligne, un peu au-dessus cependant. Hallé indique comme point de repère l'intersection de deux lignes : l'une horizontale et transversale, partant de l'épine iliaque antérieure et supérieure, l'autre verticale, montant de l'épine pubienne.

L'uretère descend, d'abord appliqué sur l'artère iliaque primitive, et arrive progressivement sur le tronc de l'iliaque externe qu'il croise à un centimètre à peine au-dessous de son origine pour se placer ensuite sur l'hypogastrique. — Entre ces deux artères, l'uretère chemine sur la veine iliaque externe située au-dessous et en dedans de l'artère correspondante.

Ces rapports avec les vaisseaux varient un peu avec les auteurs et suivant les sujets. D'une manière générale, parmi les anatomistes, les uns indiquent que l'uretère croise les vaisseaux iliaques externes, les autres à la fois les vaisseaux iliaques primitifs et externes (Cruveilhier). C'est cette dernière disposition que nous avons le plus souvent rencontrée. Parfois cependant, l'uretère passe exactement sur la bifurcation de l'iliaque primitive et aborde directement l'hypogastrique, sans contracter de connexions avec l'iliaque externe. — D'après Luschka, à gauche, l'uretère, plus rapproché de la ligne médiane, passe sur l'artère commune à 1 cm. 1/2 avant sa division, tandis qu'à droite, il passe sur l'artère iliaque externe, 1 cm. 1/2 après sa naissance.

Sous les vaisseaux se trouve le bord interne du psoas, et plus profondément le tronc lombo-sacré, le nerf obturateur avec la branche ascendante de l'artère iléo-lombaire et un gros ganglion lymphatique.

En dehors de l'uretère cheminent les vaisseaux spermatiques ou utéro-ovariens.

En dedans, il confine au promontoire à 2 cm. 1/2 duquel il est situé.

En avant, il est recouvert par le péritoine qui se comporte de façon diffé-

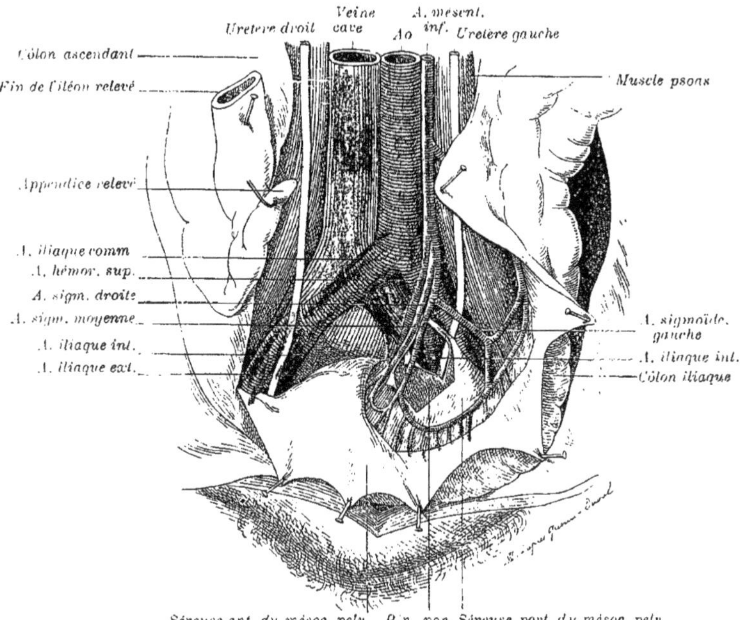

Fig. 48. — Rapports du mésocôlon pelvien avec la paroi, les artères iliaques, sigmoïdes, hémorroïdale supérieure et l'uretère, d'après Quénu et Duval (*Revue de Chirurgie*, 808, fig. 3, p. 987, légèrement modifiée). Découverte de l'artère hypogastrique par la voie transmésocolique.

rente à droite et à gauche. — A gauche, il constitue le méso du côlon iléo-pelvien qui se déprime lui-même en une fossette sigmoïde, sous la paroi postérieure de laquelle l'urètre est situé. L'uretère est recouvert là par l'origine des artères qui encadrent cette fossette, c'est-à-dire en dedans l'origine de l'hémorroïdale supérieure, en haut l'artère sigmoïde médiane, à gauche l'artère sigmoïde gauche. Mais tandis que les premières l'abandonnent immédiatement après leur origine pour se porter en dedans, la dernière descend le long de l'uretère et le croise au niveau de l'orifice de la fossette sigmoïde.

A droite, l'uretère est croisé par la portion terminale du mésentère avec l'épanouissement des vaisseaux mésentériques supérieurs et la fin de l'iléon compris entre ses deux feuillets. Par suite de la brièveté de son méso à ce niveau, l'iléon est là presque directement appliqué sur l'uretère.

Quant au cæcum, il reste en dehors de ce conduit à l'état de vacuité ; mais lorsqu'il est distendu, il vient le recouvrir complètement. L'appendice vermiculaire ne présente aucune connexion définie avec l'uretère. S'il s'incline en dedans, il contracte des rapports avec l'uretère droit, et même avec l'uretère gauche, s'il est très long et présente une direction transversale.

3° *Portion pelvienne* : Elle se divise en deux segments : l'un pariétal et fixe, l'autre viscéral, libre et relativement mobile au milieu des organes pelviens. Leurs rapports, surtout pour le deuxième segment, diffèrent notablement dans les deux sexes.

Chez l'homme : Dans son *premier segment, pariétal* : l'uretère repose directement en arrière et en dehors sur l'artère iliaque interne, longeant sa face interne à gauche, tandis qu'à droite il suit son bord antérieur, tantôt exactement parallèle à ce vaisseau, tantôt croisant légèrement sa direction. Plus profondément, au-dessous et en dedans de l'artère, se trouve la veine hypogastrique.

Arrivé près du bord supérieur de la grande échancrure sciatique, l'uretère répond au bord supérieur du pyramidal et au bord postérieur de l'obturateur interne. Il se trouve séparé seulement de ces muscles et par un feuillet aponévrotique, origine de l'aponévrose pelvienne, et par la naissance de deux branches de l'hypogastrique, l'obturatrice et l'ombilicale, qui croisent l'une et l'autre la direction de l'uretère, la première en se portant directement en avant, la seconde en se portant en haut et en avant.

En avant et en dedans, l'uretère, doublé du péritoine pariétal, est situé en regard de la paroi latérale du rectum, à laquelle il s'applique dans l'état de distension de cet organe. Mais il est là trop haut placé pour être atteint facilement par le toucher rectal. Il laisse au-dessous et au-devant de lui les replis de Douglas et se rapproche beaucoup plus du repli gauche à cause de la déviation du rectum de ce côté. Quand le rectum est distendu, l'uretère s'adosse à lui par l'intermédiaire d'un double feuillet péritonéal.

Dans son *deuxième segment, viscéral*, l'uretère se dévie assez brusquement pour se porter en avant et en dedans. Il pénètre, d'après Morris, dans le ligament postérieur de la vessie, au niveau du point où ce ligament prend insertion sur les parois de l'excavation, et il suit sa direction. C'est là une disposition qui n'est certainement pas constante, car nous n'avons pas rencontré en général de repli séreux au niveau de l'uretère.

Il est d'abord compris entre la paroi rectale supérieure et latérale en arrière et la face postérieure de la vessie en avant. Toutefois, quand la vessie est vide l'uretère ne lui répond pas immédiatement après avoir quitté la paroi osseuse. Entre cette dernière et la vessie il s'adosse à la partie postérieure de l'aponévrose ombilico-vésicale, feuillet fibreux presque toujours infiltré d'une graisse épaisse.

Puis il aborde le bas-fond vésical au niveau de la base du triangle formé par les vésicules séminales. A ce niveau, il est croisé en avant par le canal déférent et l'artère déférentielle qui descendent obliquement de la paroi latérale de l'excavation et marchent en bas, en arrière et en dedans, dans une direction perpendiculaire à la sienne. En arrière il répond à la base de la vésicule séminale correspondante et croise la partie postérieure de sa face antérieure et supérieure. Là, il est enlacé par les veines et artères vésicales postérieures dont quelques-unes passent entre l'uretère et la vessie, mais dont la plupart le croisent en arrière.

A partir de la base des vésicules séminales, l'uretère est adossé directement

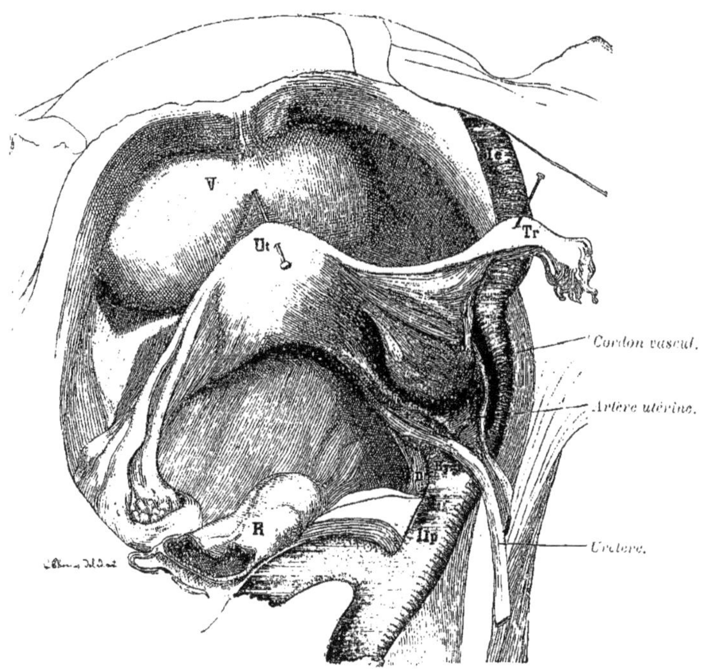

Fig. 49. — Utérus, ligament large définitif et fossette ovarienne, vus d'arrière et de haut.

V, vessie. — *Ut*, utérus. — *A*, colòn pelvien et rectum. — *Ilp*, iliaque primitive ou commune. — *Hy*, hypogastrique. — *Ie*, iliaque externe. — *D*, repli de Douglas.

La trompe droite *Tr* est attirée en haut et en avant. — L'ovaire, mobile sur son aileron comme autour d'une charnière, est retombé en arrière, dans une fossette ovarienne, qui est ici particulièrement développée. Le ligament large apparaît comme le méso de la trompe, de l'ovaire et des vaisseaux tubo-ovariens. Le pédicule vasculaire utéro-vaginal et l'uretère soulèvent une saillie en arrière du ligament large. Au-devant des ligaments larges, s'ouvrent les *fosses paravésicales* de Waldeyer. En arrière de la saillie du pédicule utéro-vaginal, s'étend la *fosse hypogastrique*. La fossette ovarienne occupe la partie postérieure de la fosse *obturatrice* de Waldeyer. (On désigne sous ce nom, l'espace compris entre le ligament rond — le canal déférent chez l'homme, le psoas et les vaisseaux iliaques en haut, l'uretère en arrière.

à la vessie sur une longueur de 2 centimètres, de sorte qu'en incisant la paroi postérieure de celle-ci on peut arriver directement sur lui. Toutefois l'uretère conserve son indépendance par rapport au plan vésical auquel il répond par l'intermédiaire d'un tissu cellulaire lâche. En arrière il répond directement à la vésicule, ou bien il est séparé de celle-ci, mais seulement près de sa base, par le péritoine qui tend à s'insinuer entre la vessie et l'uretère en avant, la vésicule et le rectum en arrière.

Chez la femme, le bassin est divisé par les ligaments larges unis à l'utérus, en deux cavités secondaires, l'une rétro-utérine, l'autre pré-utérine. L'uretère pénètre dans la première, puis arrive dans la seconde, en passant sous la cloison intermédiaire, d'où sa division en trois portions: la première située en

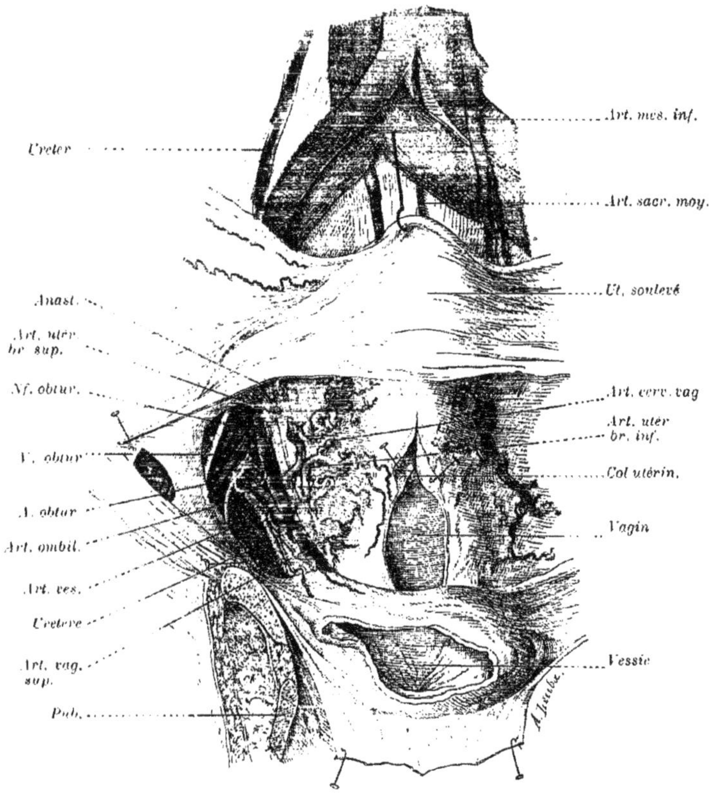

Fig. 50. — Artère utérine. Ses rapports avec l'uretère (Rieffel).

L'utérus ayant été fortement soulevé, cette figure ne renseigne nullement sur les connexions exactes de l'artère et de l'uretère avec le col. La veine obturatrice a été relevée; mais, en réalité, elle est *au-dessous* de l'artère.

arrière des ligaments larges, la seconde au-dessous d'eux et la troisième en avant de ces ligaments.

La première, appliquée à la paroi pelvienne, correspond au segment pariétal de l'uretère pelvien de l'homme; les deux dernières sont les équivalents de son segment viscéral et peuvent être dites, d'après leur rapport le plus important : portions utérine et vaginale.

Le *segment pariétal* de l'uretère est sur sa face interne recouvert, comme chez l'homme, par le péritoine, mais celui-ci forme chez la femme certains replis spéciaux qui modifient la configuration de la région. Ce sont en bas les *ligaments utéro-sacrés*, plus haut des replis non constants dits *ligaments utéro-lombaires*. Au-dessous des ligaments utéro-sacrés s'enfonce le cul-de-sac de Douglas; au-dessus des ligaments utéro-lombaires, la séreuse se déprime dans l'angle de séparation des deux artères iliaques externe et interne en une sorte de nid plus ou moins accusé sur lequel repose l'ovaire, la *fossette ovarienne*.

L'uretère descend, appliqué sur l'artère hypogastrique qui limite cette fossette en arrière, situé par conséquent très près de l'extrémité postérieure de l'ovaire auquel l'unissent assez souvent des adhérences. Au même point il contracte des connexions avec l'infundibulum de la trompe. Ce dernier rapport, quoique non indiqué par les auteurs, est cependant indiscutable, puisque, grâce à la laxité de son méso, la trompe retombe souvent en arrière de l'ovaire qui se trouve ainsi, suivant l'expression classique, recouvert du mésosalpynx comme d'un capuchon. Croisant obliquement le repli utéro-lombaire, il traverse en diagonale la fosse sous-ovarienne pour pénétrer finalement dans le ligament large; il côtoie l'extrémité utérine du ligament utéro-sacré et laisse notablement au-dessous de lui le cul-de-sac de Douglas.

Les rapports de ce segment pariétal de l'uretère sont surtout rendus complexes, du côté de la paroi, par la présence des vaisseaux de l'utérus et de l'ovaire. Tandis que les vaisseaux spermatiques ont abandonné l'uretère à son point de pénétration dans le bassin, il n'en est pas de même des vaisseaux utéro-ovariens. Ceux-ci sont presque accolés au côté externe de l'uretère dans les premiers centimètres de son trajet pelvien; mais ils s'en éloignent de plus en plus en descendant, l'uretère plongeant dans le bassin, tandis que les vaisseaux utéro-ovariens côtoient le détroit supérieur jusqu'au côté externe du ligament large dans lequel ils pénètrent par son bord supérieur.

Plus intimes sont les rapports avec l'utérine. Celle-ci, détachée de l'hypogastrique immédiatement au-dessous de l'obturatrice, suit la même direction que l'uretère, cheminant comme lui dans le tissu cellulaire sous-péritonéal. Elle entre en contact avec lui dès son origine et suit son bord antérieur, tandis que les veines utérines marchent en arrière du conduit.

Dans son segment utérin ou *ligamentaire*, l'uretère passe au-dessous du ligament large par la partie externe de sa base d'après Sappey, à peu de distance de l'épine de l'ischion, à peu près au niveau de l'orifice interne du col d'après Freund et Joseph. Avec Vallin, nous ne croyons pas que ce point de pénétration soit aussi rapproché du bord externe du ligament, l'uretère gagne le bord inférieur de celui-ci par le plus court chemin.

Il parcourt sa base un peu obliquement de dehors en dedans, compris entre la paroi pelvienne et l'utérus, occupant le milieu de l'intervalle qui les sépare. Or, si l'on se rappelle que le diamètre du bassin au niveau de l'isthme est de 12 centimètres, et si l'on admet 4 centimètres comme largeur moyenne de l'utérus, on est amené à conclure avec Ricard que l'uretère dans sa portion intra-ligamentaire est séparé et de la paroi pelvienne et de l'utérus par une distance de 2 centimètres. D'après Luschka, par suite de la déviation de l'utérus à droite, cet organe est plus rapproché de l'uretère de ce côté.

Jusque-là l'uretère est resté en contact, et cela sur une longueur de 2 à 3 centimètres, avec l'artère utérine. En pénétrant dans la base du ligament large, ces rapports changent et les deux organes se croisent.

A ce niveau l'artère change plus brusquement de direction que l'uretère qui continue un peu à descendre; elle se porte en dedans, en haut et en avant vers le col utérin en exagérant ses flexuosités. *Elle passe donc en avant de l'uretère en le croisant.*

Les veines émanées du bord utérin sont au contraire toujours postérieures à l'uretère, sauf quelques-unes qui dans le ligament large accompagnent l'ar-

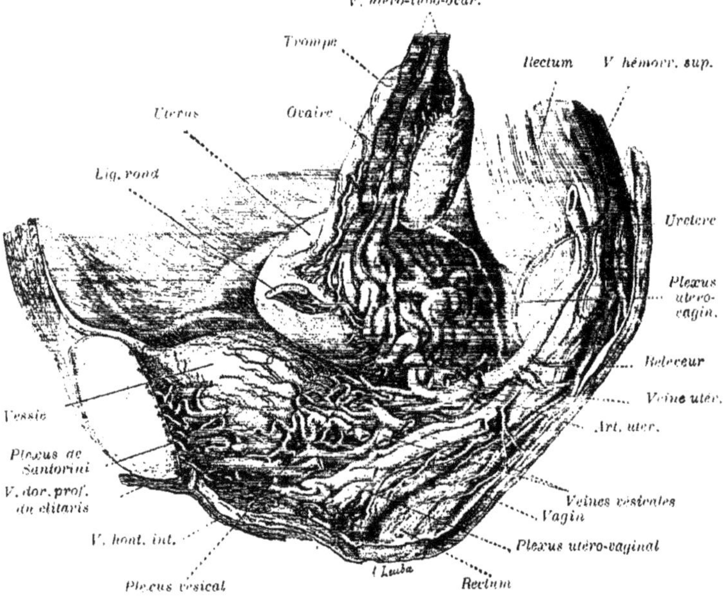

Fig. 51. — Veines des viscères pelviens de la femme, vues après ablation des plexus veineux superficiels. Le péritoine est presque entièrement enlevé (Spalteholtz).

tère; l'uretère a donc l'artère à son côté antérieur et la plupart des veines à son côté postérieur.

L'intimité de ces rapports est assurée par un tissu cellulaire dense qui, entourant les vaisseaux, constitue la gaine vasculaire du ligament large, et se prolonge jusque sur l'uretère qui se trouve ainsi inclus dans cette gaine.

Le *segment vaginal*, étendu entre le ligament large et la face postérieure de la vessie, répond d'abord au cul-de-sac latéral, puis au cul-de-sac antérieur du vagin.

D'abord assez éloigné du cul-de-sac latéral, l'uretère s'en rapproche progressivement. A ce niveau, il n'a plus de rapport avec l'artère utérine qui l'a abandonné pour monter vers la corne utérine, sauf dans les cas où l'anse décrite par cette artère est abaissée. Mais il est croisé par 5 ou 6 petites artères flexueuses qui vont s'épuiser sur le cul-de-sac vaginal antérieur et le bas-fond vésical, d'où leur nom de vésico-vaginales,

De plus on trouve à ce niveau les lymphatiques volumineux et tortueux qui émergent du col (Poirier), et une fois sur trois, dans la paroi même du vagin, des vestiges du conduit de Gartner (Riedel). Ce rapport explique comment on a pu, en présence d'un trajet canaliculé anormal situé dans cette région, hésiter relativement à son interprétation entre un canal de Wolff persistant et un uretère double.

L'uretère reste séparé du cul-de-sac latéral par un intervalle d'un centimètre et demi en moyenne; ses rapports avec le cul-de-sac antérieur sont beaucoup plus intimes et s'établissent sur une étendue de 15 à 20 millimètres. Il est compris dans l'épaisseur du tissu cellulaire lâche interposé à la vessie et au vagin et renferme la terminaison des artérioles signalées plus haut, au nombre de 5 à 6. D'après Hallé, il est en contact intime avec la paroi vaginale dont il n'est pas facile à séparer par la dissection.

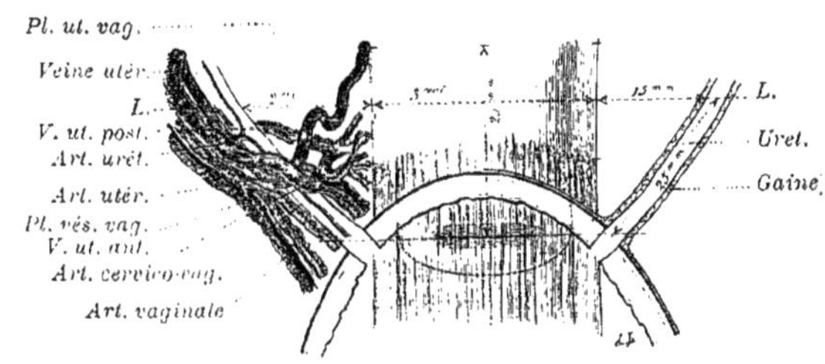

Fig. 52. — Schema des rapports de l'uretère avec le col utérin et les vaisseaux (Rieffel).

L. L. ligne passant un peu au-dessous de l'isthme utérin. Les striations longitudinales indiquent la paroi vaginale, le pointillé le contour du museau de tanche. La flèche verticale 25mm marque la longueur du col.

4° *Portion intra-vésicale.* — Cette portion terminale est souvent désignée sous le nom de segment intra-pariétal de l'uretère à cause de sa situation dans l'épaisseur de la paroi vésicale.

C'est à 2 ou 3 centimètres au-dessous de l'orifice externe de l'utérus que les uretères pénètrent dans cette paroi (Freund et Joseph), en un point situé à 5 centimètres en arrière de l'épine pubienne.

Ils y cheminent sur une longueur de 1 centimètre à 1 centimètre et demi avant d'arriver au trigone.

Dans ce trajet ils suivent une direction convergente en bas et en dedans, de sorte que, distants de 4 centimètres à leur entrée dans les parois vésicales, ils ne sont plus éloignés que de 2 centimètres quand ils débouchent à la surface de la muqueuse.

Ils traversent d'abord obliquement la tunique musculaire, puis cheminent immédiatement au-dessous de la muqueuse. Contrairement à Sappey, nous avons constaté, après Hallé, que les fibres musculaires de l'uretère ne se confondent point avec celles de la vessie, que « l'uretère en est séparé par une zone de tissu conjonctif qui assure son indépendance ».

Généralement l'orifice de l'uretère est situé au sommet d'une sorte de mamelon; mais parfois il ne fait aucun relief.

Tantôt il est arrondi, punctiforme; tantôt et plus souvent, il présente la

[GLANTENAY.]

forme d'un ovale obliquement taillé en bec de flûte. Il est alors limité en haut et en bas par un repli curviligne, en forme de valvule, constitué par l'adossement des deux muqueuses urétérale et vésicale. Des extrémités de ce croissant valvulaire partent deux prolongements en forme de freins qui limitent une gouttière oblique précédant l'orifice urétéral. On conçoit tout l'avantage que présente cette disposition pour le cathétérisme de l'uretère.

D'autre part, le bas-fond vésical offre certains points de repère qui facilitent la recherche des méats urétéraux. Ceux-ci, en effet, occupent les extrémités de

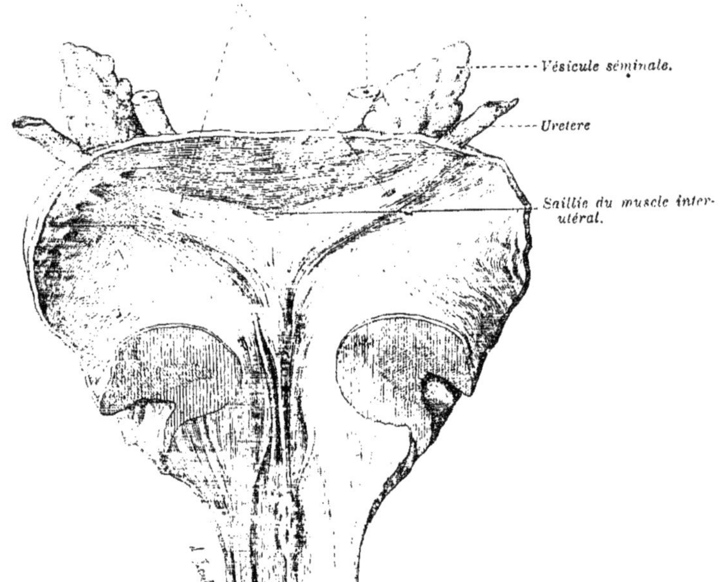

Fig. 53. — Trigone vésical chez l'homme (Poirier).

la base du trigone vésical, laquelle est marquée par un épaississement linéaire, légèrement convexe en avant, dit muscle inter-urétérique.

Quant aux chiffres donnés par les auteurs pour fixer la situation des orifices des uretères par rapport aux différentes parties du trigone, suivant la remarque de M. Le Dentu, ils s'éloignent tellement les uns des autres qu'ils perdent par là presque toute leur valeur. « Ainsi la base du trigone aurait 2,6 à 4 centimètres, suivant Simon, Quain, Hyrtl; le diamètre antéro-postérieur, 1 à 2 centimètres d'après Warnoots, 3 centimètres d'après Hart. Enfin les côtés auraient une longueur de 2 cm. 7 (Simon), de 2 cm. 8 (Warnoots), de 4 centimètres (Hart). »

Considérés dans leurs *rapports extra-vésicaux*, les orifices des uretères répondent chez l'homme aux vésicules séminales, tout près de la base de la prostate. Chez la femme, ils répondent au milieu de la paroi vaginale antérieure d'après Holl, ou a l'union de ses deux tiers postérieurs avec son tiers antérieur d'après Luschka. Pawlick a indiqué sur cette paroi la présence de plis formant un triangle qui correspond au trigone. Le sommet de ce triangle, situé au niveau de l'orifice interne de l'urètre, serait séparé du méat par un intervalle qui varie entre 2 cm. 1/2 et 3 cm. 1/2.

Anomalies de l'uretère. — 1° Dans le nombre. *a*) *L'absence* de l'uretère peut coïncider avec l'absence du rein. Teyssèdre (Th. Paris, 1892) en rapporte 74 observations. Dans 7 cas, il y avait absence du rein et existence d'un uretère plus ou moins atrophié.

b) *L'augmentation de nombre* est beaucoup plus fréquente. On ne compte plus les cas de dualité de l'uretère. Il est très fréquent qu'un de ces uretères anormaux s'abouche anormalement à son extrémité inférieure (Spaletta, Th. Paris, 1895). Dans ces cas c'est toujours l'uretère supérieur qui s'abouche anormalement.

2° Dans le trajet.

a) *Rétrécissement.* — Arnauld (Th. Paris, 1891) en rapporte 3 cas bien authentiques.

b) *Valvules.* — Wolfler les regarde comme très fréquentes (1 fois sur 5 environ), mais il y aurait lieu de distinguer les valvules primitives qui causent une gène à l'excrétion, des valvules secondaires déterminées par une coudure.

3° Dans l'abouchement inférieur.

a) *Dans la vessie.* — Les anomalies d'abouchement dans la vessie sont souvent la cause d'hydronéphrose, par longueur trop grande du trajet intra-pariétal (Walther, Wrany), par étroitesse de l'orifice (Förster). — Schartz (*Beit. z. klin. Chir.*, 1895) rapporte 14 cas d'*abouchement borgne* de l'uretère dans la vessie, une double tunique muqueuse séparait la cavité de l'uretère dilaté de celle de la vessie.

b) *Dans le rectum.* — L'abouchement dans le rectum coïncide souvent avec des malformations incompatibles avec la vie. Olshausen rapporte un cas où l'intestin, l'utérus, la vessie, l'uretère s'ouvraient dans un cloaque fermé du côté de la peau.

c) *Dans la prostate.* — Chez l'homme, l'uretère peut s'ouvrir. α. Dans la prostate en amont du veru montanum (Benningert, Thuchu, Zalusky, Weigert, B. Meslay et Victor Veau). Dans ce dernier cas il existait deux uretères prostatiques, l'un était ouvert, l'autre était fermé. — β. Dans les canaux éjaculateurs (Effinger, Hoffmann). — γ. Dans les vésicules séminales ou le canal déférent (Weigert, Boströnn, 2 cas). Palmers Rott a signalé un cas d'abouchement borgne. — δ. Dans l'utricule prostatique. Ces cas ont été décrits sous le nom de persistance du canal de Muller (Bostronn, Remy). — ε. Dans l'urètre en aval du veru montanum. Ces faits rares coïncident toujours avec des monstruosités incompatibles avec la vie (Depaul, Hergott).

d) Chez la femme. α. Dans l'urètre et le vestibule (Welsen, Elach, Kolisko, Wolfler). — β. Dans le vagin soit par un orifice libre (Emmet, Davenfart, Depaul, Albarran) soit par un abouchement borgne (Orthmann, Tolzi). — γ. Dans les canaux de Gartner (Taugl). — δ. Dans l'utérus (Forster, Wrany). — ε. Dans les trompes.

e) Enfin il reste des cas où l'uretère s'ouvre dans des organes plus éloignés. Lagoutte a rapporté un cas où l'uretère s'ouvrait dans la vésicule allantoïde.

Structure des calices, du bassinet et de l'uretère[1].

Les calices, le bassinet et l'uretère, malgré leurs différences morphologiques, ont même origine et même rôle; aussi leur structure est-elle sensiblement identique et leur étude doit-elle être confondue. Ils comprennent, de dedans en dehors : 1° une tunique interne ou muqueuse; 2° une tunique moyenne ou musculaire; 3° une tunique externe, celluleuse ou adventice.

1° *Tunique interne* ou *muqueuse.* — Cette tunique, quoique mince, est résistante. La surface interne, d'un blanc cendré, lisse et unie au niveau des calices et du bassinet, présente au niveau de l'uretère des plis longitudinaux, qui donnent à la coupe du canal un aspect festonné. Sa surface externe adhère intimement à la musculaire et ne peut en être détachée. Cette tunique se continue sur le sommet des papilles du rein, au niveau des pores urinaires,

1. Ce chapitre a été rédigé par M. Nobécourt.

avec l'épithélium des tubes de Bellini et la mince couche conjonctive qui le double à ce niveau, puis elle tapisse la papille, se réfléchit au niveau du col de cette dernière pour tapisser les calices, puis le bassinet et enfin l'uretère, et se continue avec la muqueuse vésicale, au point où le conduit s'ouvre dans la vessie.

Au point de vue de sa structure, la muqueuse est formée d'un épithélium et d'un chorion.

a) L'*épithélium* a été décrit par Henle, Kölliker (1855), Burckhardt (1859), Link (1864), Hamburger (1879), etc., qui ont émis à son sujet des opinions très différentes. C'est un épithélium stratifié et polymorphe : pour Kölliker, pour Burckhardt les cellules les plus profondes sont petites et arrondies, les moyennes cylindriques ou coniques, les plus superficielles aplaties et polygonales ; pour Hamburger, il y aurait en tout cinq à huit assises de cellules, cylindriques et fusiformes dans les couches profondes, cubiques dans la couche superficielle, de forme intermédiaire dans les couches moyennes. Ces divergences s'expliquent aisément d'après Barth, si on a soin d'examiner l'uretère à l'état de resserrement et à l'état de distension : dans le premier cas, toutes les cellules ont un grand axe perpendiculaire à la lumière du conduit, même les plus superficielles qui paraissent à peu près cubiques ; dans le second, les cellules profondes et moyennes sont par places orientées par rapport à de véritables centres, tandis qu'entre ces groupes elles sont irrégulièrement polyédriques, et que les cellules les plus superficielles sont étalées, pavimenteuses. Les cellules superficielles ont une cuticule homogène assez épaisse; colorées par l'éosine hématoxylique ou l'hématéine et l'éosine, elles se teignent en rouge lumineux et prennent un éclat gras particulier dû à une transformation moitié muqueuse moitié colloïde de leur protoplasma; cet aspect se rencontre déjà dans l'épithélium du canal de Wolf; par suite de cette transformation l'épithélium est rendu imperméable à l'eau et aux solutions salines (J. Renaut). Par contre, les couches profondes de l'épithélium sont colorées en rose pâle et formées de cellules claires. Les cellules superficielles sont soumises à une desquamation insensible.

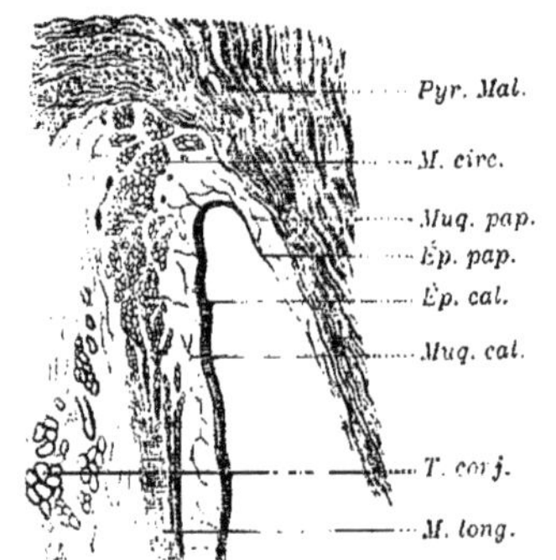

Fig. 54. — Coupe de la paroi d'un calice (d'après Henle).

Pyr. Mal., pyramide de Malpighi. — *Muq. pap.*, muqueuse de la papille. — *Ép. pap.*, épithélium de la papille. — *Muq. cal.*, muqueuse du calice. — *Ép. cal.*, épithélium du calice. — *M. long.*, fibres musculaires longitudinales du calice. — *M. circ.*, coupe des fibres circulaires de la base de la papille. — *T. conj.*, tissu conjonctif et graisseux.

Nous avons vu, à propos du rein, les caractères de l'épithélium papillaire et comment se modifiait l'épithélium des tubes de Bellini pour acquérir les caractères que nous venons de décrire; nous n'y reviendrons pas.

Burckhardt a signalé que certaines cellules de la couche moyenne possèdent un prolongement filiforme dirigé vers les parties profondes, parfois bifide, se terminant par un renflement pouvant contenir un petit grain clair; il les a appelées *cellules à queue*. Hamburger les a décrites également; pour lui ces prolongements pénétreraient dans le tissu conjonctif sous-jacent et se continueraient avec des fibres conjonctives; Obersteiner a fait la même constatation. Mais ces données auraient besoin d'être confirmées avant d'être admises définitivement.

Enfin, au niveau des éperons qui existent à l'embouchure des calices dans le bassinet, les cellules superficielles sont toutes caliciformes (Barth).

b) Le *chorion*, très mince au niveau de la papille et des calices, s'épaissit progressivement sur le bassinet et sur l'uretère. La surface interne présente dans la partie supérieure de l'uretère, sur une hauteur de 12 à 13 centimètres,

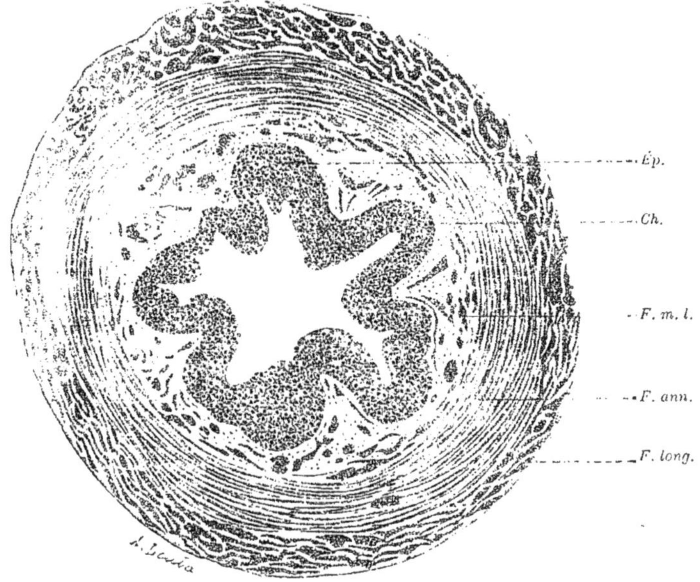

Fig. 55. — Coupe transversale de l'uretère du mouton (d'après J. Renaut).

Ép., épithélium. — *Ch.*, chorion de la muqueuse. — *F. m. l.*, fibres musculaires longitudinales internes. — *F. ann.*, fibres musculaires annulaires. — *F. long.*, fibres longitudinales externes.

des crêtes coniques ou longitudinales qui ne s'effacent pas par la distension du canal et sont considérées à tort par certains auteurs comme des papilles. Il est constitué par un tissu conjonctif dense et serré, formé de faisceaux entrecroisés. Au-dessous de l'épithélium, il forme une vitrée mince, analogue à celle du derme cutané, dont l'existence est discutée. Dans les crêtes, il existe des cellules volumineuses, à protoplasma granuleux ou réticulé, prenant mal les matières colorantes, de forme ovoïde, qui ne ressemblent ni aux cellules conjonctives ni aux cellules épithéliales, et sur la nature desquelles on n'est pas fixé.

L'existence de la membrane basale, admise par Henle et Link, est niée par Burckhardt et Hamburger. Pour le premier de ces auteurs, la couche profonde de l'épithélium est formée de trois ou quatre assises de cellules arrondies ou ovales, entourées d'un tissu conjonctif où circule un fin réseau capillaire; il n'y a pas de démarcation nette entre le tissu conjonctif et l'épithélium, représenté seulement par les couches moyenne et superficielle; les cellules conjonctives se transformeraient peu à peu en cellules épithéliales. — *Barth* n'a pas vu de membrane limitante; elle est simulée par des fibres conjonctives parallèles à la surface, surtout quand l'uretère est distendu.

L'existence de glandes dans la muqueuse du bassinet et de la partie supérieure de l'uretère a été signalée par Unruh et par Egli[1]. Elles ont été retrouvées également par Hamburger, Ellenberger (1887), Barth, etc. Ces glandes sont inconstantes et n'ont qu'une minime importance; elles se présentent sous forme de petits diverticules très courts ou de simples

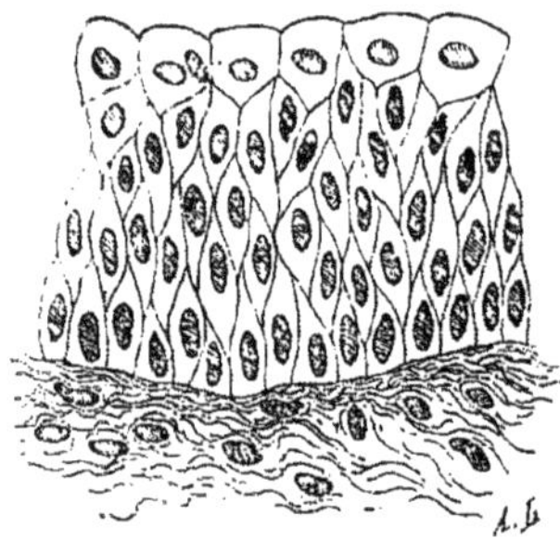

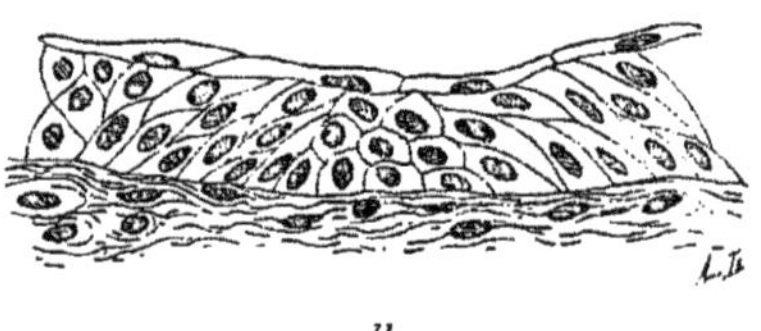

I II

Fig. 56. — Epithélium des calices, du bassinet et de l'uretère (d'après Barth[2]).
I. A l'état de resserrement du canal. — II. A l'état de distension.

bourgeons épithéliaux. Leur existence a d'ailleurs été niée par Brunn (1893), qui les considère comme de simples bourgeons épithéliaux, et par Bianci Mariotti, qui en fait de simples replis de la muqueuse.

2° *Tunique moyenne* ou *musculaire*. — Elle est la plus épaisse des trois

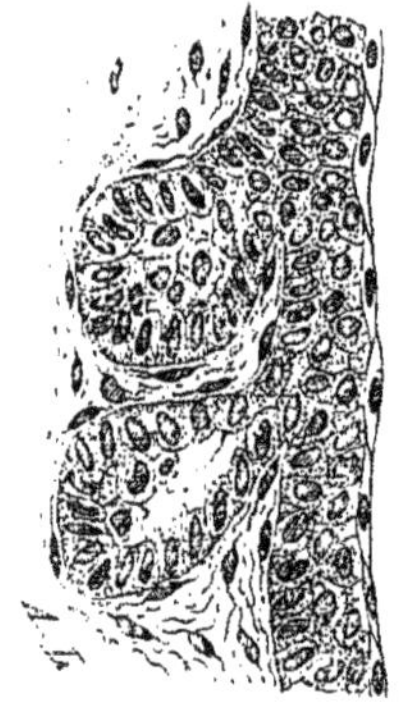

Fig. 57. — Glandes de l'uretère (d'après Barth).

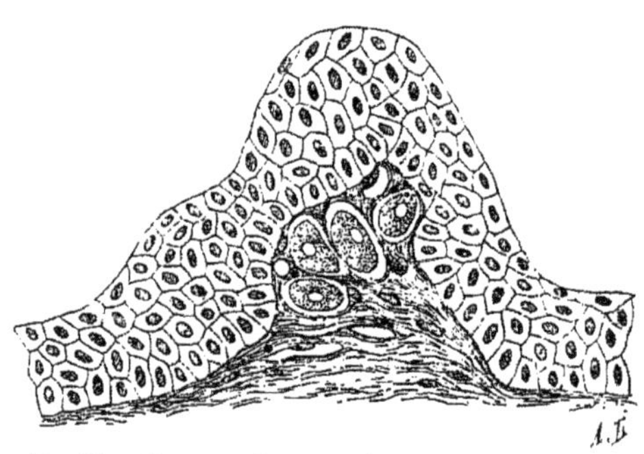

Fig. 58. —Grosses cellules spéciales occupant les papilles (d'après Barth).

tuniques, et constitue la moitié ou même les deux tiers de l'épaisseur de la paroi. Elle est formée de plusieurs plans de fibres décrits d'une façon différente par les anatomistes. Certains, comme Sappey, la considèrent comme

1. Egli. Ueber die Drusen der Nierenbeckens. *Archiv. für mikr. Anatomie*, 1873, p. 653.
2. Barth. *Loc. cit*

formée d'une seule couche dont la texture est essentiellement plexiforme. Généralement on la divise en deux plans, l'un externe, circulaire (muscle annulaire), formé de faisceaux de fibres musculaires lisses à direction transversale, mais unis par des faisceaux anastomotiques, l'autre interne, longitudinal (muscle longitudinal). En outre, à ces deux plans s'ajoute, dans la moitié ou le tiers inférieur, un troisième plan externe de fibres longitudinales. En haut, cette tunique musculaire se continue, comme nous l'avons vu à propos du rein, avec les fibres musculaires des papilles de cet organe; en bas, elle pénètre dans l'épaisseur des parois de la vessie en se comportant d'une façon spéciale qui sera étudiée à propos de cette dernière.

3° *Tunique externe, celluleuse* ou *adventice*. — Cette tunique, mince, molle, peu résistante, se continue d'une part avec la capsule fibreuse du rein; d'autre part elle se scinde, partie pour pénétrer avec l'uretère dans l'épaisseur de la paroi vésicale, partie pour se fusionner avec le tissu cellulaire périvésical.

Vaisseaux et nerfs. — 1° **Artères**. — Les artères proviennent de l'artère rénale pour les calices et le bassinet, des artères spermatiques ou utéro-ovariennes pour la portion abdominale de l'uretère, de diverses branches de l'iliaque interne, notamment des artères vésicales, pour la portion pelvienne (fig. 50). Ces vaisseaux, assez grêles, cheminent d'abord dans la tunique celluleuse, puis traversent la musculeuse et pénètrent dans le chorion. Chemin faisant, ils abandonnent des rameaux aux différentes tuniques. En outre, dans les crêtes du chorion muqueux s'élèvent des branches grêles qui se divisent plusieurs fois en Y (J. Renaut). Finalement les artères se résolvent en un réseau de capillaires à mailles étroites, disposé immédiatement au-dessous de la vitrée.

2° **Veines**. — Les veines nées de ce réseau suivent le trajet des artères en Y, puis viennent se jeter, suivant la portion des voies urinaires, soit dans la veine rénale ou dans une des veines de la capsule adipeuse, soit dans les veines spermatiques ou utéro-ovariennes, soit dans les veines aboutissant à la veine iliaque interne. Celles des calices et du bassinet forment en arrière de ces organes un plexus veineux habituellement bien développé. Cependant, à l'état normal, toutes ces veines n'ont qu'un faible calibre; elles se dilatent au cours des obstructions de la veine cave à sa partie inférieure, car elles constituent une voie anastomotique entre les extrémités de ce vaisseau.

3° **Lymphatiques**. — Ils sont mal connus. Sappey a constaté leur existence sur l'uretère du cheval, mais n'a pu les mettre en évidence chez les autres mammifères et chez l'homme.

4° **Nerfs**. — Les nerfs naissent du plexus rénal, du plexus spermatique et du plexus hypogastrique, et suivent le trajet des artères. Ils sont nombreux dans la tunique conjonctive, où ils présentent des ganglions cachés généralement dans du tissu adipeux (Engelmann, Dogiel). Puis ils se distribuent aux différentes tuniques : leur terminaison est inconnue.

VESSIE

Par Paul DELBET

Définition. Division générale. — La vessie est un réservoir musculaire et muqueux dans lequel l'urine, sécrétée d'une manière continue par les reins, s'accumule dans l'intervalle des mictions.

Intermédiaire aux uretères et à l'urètre, elle constitue la partie moyenne de l'appareil urinaire. Elle est constante chez tous les mammifères.

Chez le fœtus, à la fin de la vie intra-utérine, la vessie moyennement distendue est une cavité cylindroïde dont la base repose sur le plancher pelvien et dont le sommet dépasse notablement la symphyse pubienne. Après la naissance, croissant moins vite que les parties voisines, elle semble s'enfoncer peu à peu dans l'excavation. En même temps sa forme se modifie et c'est seulement au moment de la puberté que l'organe acquiert sa figure et sa situation définitives.

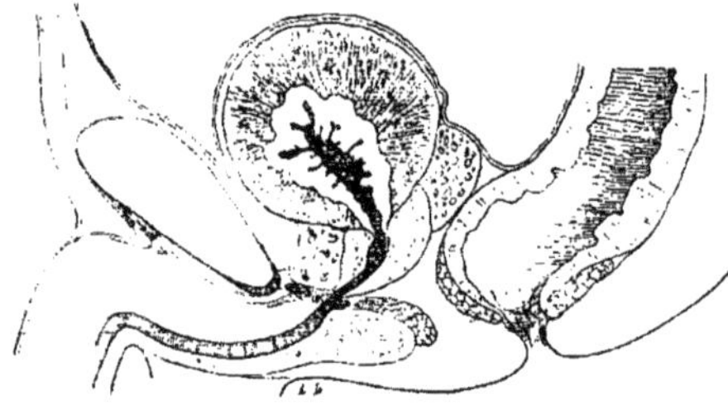

Fig. 60. — Vessie vide globulaire.

La vessie présente donc des caractères différents suivant l'âge du sujet.

Chez l'adulte, la contiguïté de l'appareil urinaire et de l'appareil génital, et la morphologie différente des organes pelviens d'un sexe à l'autre, entraînent dans la situation, la forme et les rapports de la vessie des modifications assez importantes pour nécessiter une étude spéciale dans chaque sexe.

Il est donc nécessaire, après avoir décrit la vessie de l'homme adulte considérée comme type, d'exposer rapidement les caractères spéciaux de la vessie de la femme et de la vessie de l'enfant.

VESSIE DE L'HOMME ADULTE

Situation. — La vessie de l'homme adulte est située dans l'excavation pelvienne, au-dessus du plancher périnéal, en avant et au-dessus des vésicules séminales et du rectum, au-dessous du péritoine, en arrière de la symphyse pubienne derrière laquelle elle se cache quand elle est vide, qu'elle déborde quand elle se remplit,

Comme le reste de l'appareil urinaire, la vessie est extra-péritonéale.

Forme. — La forme de la vessie diffère suivant qu'on la considère à l'état de vacuité ou de réplétion.

Vide, la vessie serait globulaire et ramassée sur elle-même, d'après Richet, Beaunis et Bouchard, Brœsicke, Cruveilhier, Henle; elle serait aplatie et triangulaire pour Mercier, Tillaux, Jamain, Quénu, Hoffmann, Guyon et Tuffier; elle serait enfin tantôt globulaire, tantôt aplatie pour Gegenbaur et Charpy.

Cette dernière opinion est seule exacte. La vessie vide est parfois globulaire (fig. 60) : presque sphérique, légèrement aplatie de haut en bas et d'avant en arrière, elle présente un diamètre de 4 centimètres environ et forme sur le plancher pelvien un relief appréciable et bien isolé. Mais cette forme est absolument exceptionnelle et sur 200 cadavres qui me sont passés entre les mains, je regarde comme une bonne fortune d'en avoir rencontré accidentellement un cas.

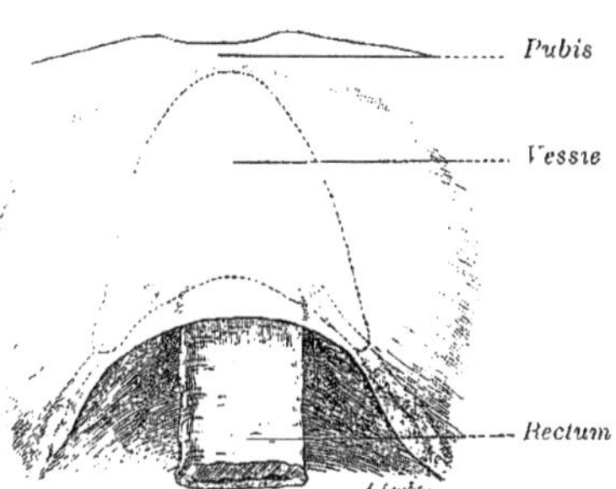

Fig. 61. — Vessie vide aplatie vue d'en haut.

Les vessies qui se montrent sous cette forme sont des vessies pathologiques présentant des lésions de cystite ancienne, avec hypertrophie de la paroi musculaire, et fixées par la rigidité cadavérique en état de contraction.

La vessie vide normale est aplatie et ne fait qu'un faible relief sur le plancher pelvien (fig. 61) ; on le constate aisément sur le cadavre, on le constate pendant la vie en examinant la région au cours d'une laparotomie. Guyon l'a noté également au cours de ses manœuvres intra-vésicales.

Vue d'en haut (fig. 61) la vessie a la forme d'une lame triangulaire. Le sommet tourné en haut et en avant se continue directement avec l'ouraque ; le bord postérieur tourné en arrière décrit une courbe à concavité postérieure qui vient opposer sa partie moyenne à la face antérieure du rectum à distance duquel elle est située ; les bords latéraux sont légèrement convexes en dehors. En se continuant avec le bord postérieur, les bords latéraux forment deux angles, les angles postérieurs de la vessie, en avant, en dedans et au-dessous desquels s'abouchent les uretères.

Vue de profil la vessie forme une sorte de cupule dont la concavité est tournée en haut et un peu en arrière (fig. 62). Sur une coupe médiane, verticale et sagittale, la cavité de l'organe est représentée par une simple ligne concave résultant de l'adossement de la muqueuse à elle-même. Sur cette ligne, à deux centimètres de son bord postérieur, vient tomber l'urètre. Urètre et vessie forment ainsi un véritable Y dont la branche commune est constituée par l'urètre et les deux branches divergentes par les surfaces de section de la cavité vésicale ; la branche postérieure courte chez l'adulte se développe avec l'âge en même temps que se constitue le bas-fond.

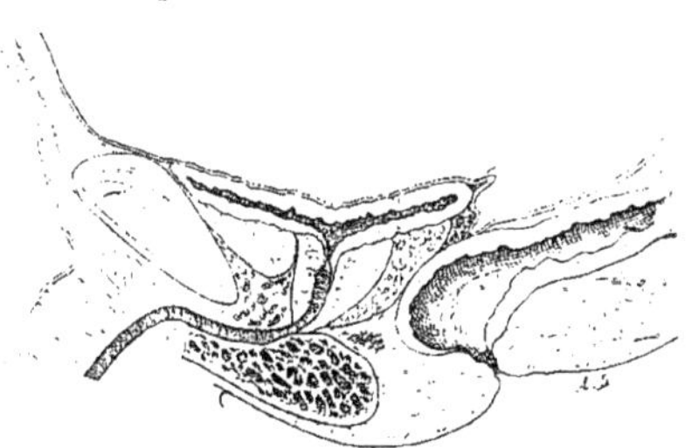
Fig. 62. — Vessie vide en coupe.

Pleine, la vessie se montre tout autre. Son aspect se modifie à mesure que l'urine s'accumule dans sa cavité.

Les premiers grammes d'urine se rassemblent dans les parties déclives et soulèvent légèrement la paroi postérieure qui perd son aspect cupuliforme (fig. 63), l'urine refoule ensuite les bords qui s'insinuent latéralement entre le péritoine et la paroi. Guyon et Henriet ont montré que des 3 diamètres de la vessie, le transverse est celui qui atteint le premier son maximum.

Peu à peu les bords et les angles s'émoussent, l'élasticité est mise en jeu, la paroi postérieure est soulevée, l'organe prend la forme d'un ovoïde légèrement aplati d'avant en arrière, et de haut en bas, à grosse extrémité tournée en bas et en arrière. En même temps qu'elle se remplit, la vessie change de direction : grâce à la laxité du péritoine postérieur, elle se laisse distendre plus en arrière qu'en avant et son sommet s'incline en avant.

La forme de la vessie pleine n'est pas absolument fixe et Barkow a décrit trois types principaux parmi lesquels on peut ranger les variétés morphologiques de l'organe, type cylindrique, conique et pyramidal.

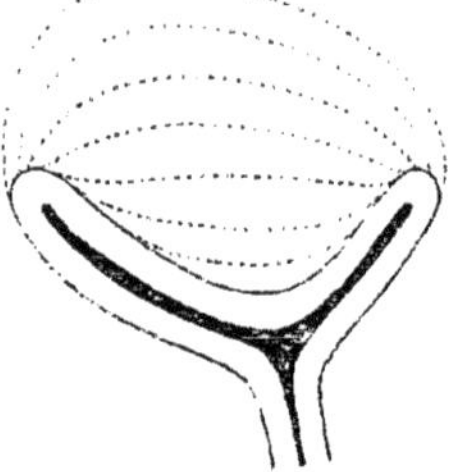

Fig. 63. — Schéma des modifications de forme de la vessie pendant la réplétion.

Le plus souvent, d'une manière presque constante, quand le sujet a dépassé la quarantaine, les parties postérieures et latérales de la vessie pleine se développent en arrière, au-dessus et en dehors des uretères, pendant que la partie moyenne de la base est contenue par la grande sangle musculaire de la vessie et la saillie du rectum. Il se forme ainsi deux poches latérales et l'organe vu de face prend la forme d'une feuille de trèfle dont le pétiole tourné en arrière aurait été retranché.

La forme de la vessie n'est pas absolument régulière. Sur une coupe de sujet congelé, on voit la vessie présenter des dépressions, des saillies irrégulières. C'est que les organes abdominaux partout en contact intime, et réagissant les uns sur les autres, se moulent exactement les uns sur les autres de manière à ne laisser entre eux aucun espace vide : l'intestin distendu par les matières, plus ferme, s'imprime sur la vessie. Sur le vivant, la paroi vésicale, réagissant sur son contenu par sa tonicité, présente aux organes voisins une surface plus résistante, moins dépressible, et, par suite, reste plus régulière.

La nécessité de la réaction de la paroi sur le contenu pour donner à la vessie une forme régulière est démontrée par ce qui se passe chez les prostatiques, ou chez les malades dont la vessie est paralysée. Guyon a remarqué depuis longtemps, dans ce cas, l'irrégularité de forme de l'organe : les parois postérieure et antérieure sont très rapprochées; l'urine s'accumule en arrière et latéralement; la vessie prend l'aspect d'une sorte de lame aplatie à contour irrégulier; l'ensemble forme ce que Guyon a appelé une vessie en portefeuille.

En dehors de ces déformations accidentelles, la vessie, même quand sa paroi possède sa tonicité normale, présente des dépressions, des méplats développés sous l'influence des organes voisins, et qui font partie de la forme normale de l'organe. C'est ainsi qu'on observe constamment sur la face antérieure de l'ovoïde vésical un méplat à grand axe horizontal répondant à la face postérieure des pubis. Il s'y ajoute parfois une légère dépression verticale due à la saillie des marges de la symphyse. C'est la *dépression pubienne*. En arrière et en bas, le rectum, même vide, vient s'imprimer sur la partie moyenne de la base donnant naissance à la *dépression rectale* (fig. 64).

Sur le vivant, des contractions partielles viennent souvent modifier la forme de l'organe, fait noté par Guyon au cours de la lithotritie.

Enfin, la vessie est assez souvent asymétrique. Guyon a montré que le sommet s'incline alors à droite et peut être pris pour une tumeur. Cette disposition, rare chez l'homme, est plus fréquente chez la femme (31 fois sur 35 cadavres examinés, Barkow). L'asymétrie est souvent acquise et pathologique, cependant elle peut être congénitale et atteindre une moitié de la vessie. Dans ce cas l'embouchure urétérale correspondante est déplacée (voy. les Anomalies).

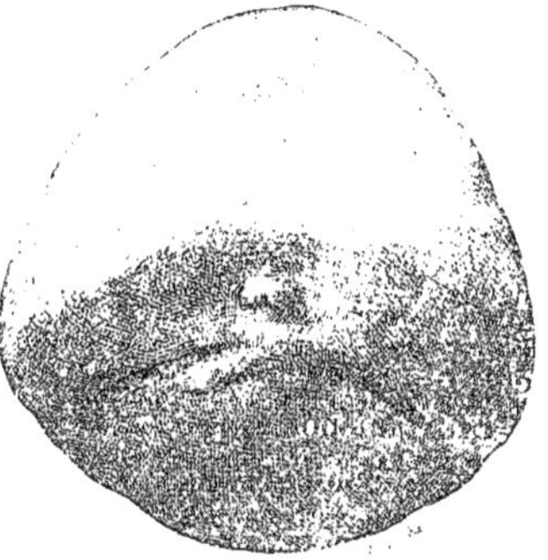

Fig. 64. — Moule au suif d'une vessie normale vu par la partie inférieure et antérieure. Au centre l'orifice urétral; en avant, dépression pubienne; en arrière, saillie du muscle urétéral. Plus loin la dépression rectale.

Capacité. — La capacité de la vessie est difficile à déterminer, car elle varie suivant un grand nombre de conditions. C'est là, cependant, un point important à préciser; car à la capacité se lient les dimensions et par suite les rapports de la vessie.

Pour les anatomistes, la capacité de la vessie est mesurée par la quantité de liquide que l'on peut, sur le cadavre, injecter sans effort dans sa cavité. Or, sur le cadavre, la vessie se présente tantôt comme petite et ferme, tantôt comme étendue et flasque suivant l'état de la paroi au moment où la mort l'a surprise et suivant la conservation plus ou moins parfaite du sujet. De plus, le terme sans effort est vague et la pesée, exercée sur le piston de la seringue à injection, arbitraire et variable. Ce sont ces facteurs inconstants qui expliquent les divergences des résultats consignés dans les livres classiques : Krause évalue la capacité de la vessie à 200 ou 400 grammes, Cruveilhier à 500, Sappey à 500 ou 600 grammes, Hoffmann à 735, Barkow à 1350. Avec Sappey et Cruveilhier, on peut dire qu'il faut en moyenne 400 à 500 grammes pour mettre en tension les parois d'une vessie de cadavre.

Les expérimentateurs ont cherché à déterminer la capacité par la quantité de liquide qui, injectée, produit la rupture. Bouley produisait la rupture avec 1300 grammes environ; Duchastelet avec 1000 ou 1600; Pierre Delbet avec 1400 ou 2200. Ces expériences intéressantes ne reproduisent pas ce qui se passe dans la réalité. Sur le vivant la vessie ne se rompt pas de dedans en dehors, sous la poussée intérieure du liquide; elle se rompt parce que la pression s'élevant, il se produit une contraction réflexe; si celle-ci est violente, ou, si le liquide ne peut s'échapper par les voies naturelles, la vessie se contractant prend point d'appui sur son contenu et se rompt. La rupture est un acte dynamique (Quinquaud, Bouley, Pousson); *la vessie se rompt plutôt qu'on ne la rompt* (Guyon). Aussi la rupture spontanée est-elle survenue sur le vivant à vessie irritable avec 200 grammes et même 100 grammes seulement.

Sur le vivant, chez un adulte sain, la vessie, à la fin de la miction, est absolument vide. Les parois s'accolent immédiatement, la cavité est réduite à une simple fente, la capacité est purement virtuelle.

Dans l'intervalle des mictions, l'urine s'accumule peu à peu et la quantité de liquide contenue dans la vessie varie d'un instant à l'autre. Il n'y a donc pas à proprement parler de capacité fixe de la vessie. Toutefois l'accumulation du liquide urinaire n'est pas indéfinie. Avec l'augmentation de la quantité d'urine, la pression intravésicale s'accroît jusqu'au moment où elle atteint un degré, variable suivant les sujets, mais constant pour un même sujet placé dans des conditions identiques; il se produit alors une contraction réflexe qui provoque le besoin. La quantité d'urine contenue à ce moment dans la vessie mesure précisément ce que Guyon, auquel nous devons la connaissance de ces faits (*Annales des mal. des org. génit-urinaires*, 1884), a appelé la capacité physiologique de la vessie. « Or celle-ci est variable parce qu'elle est subordonnée à la sensibilité » (Guyon, *Gazette hebdom.*, 1884). Des recherches nombreuses poursuivies sur le vivant m'ont appris que cette capacité varie suivant les sujets entre 100 et 500 grammes, mais qu'*elle est en moyenne de* 350 *grammes*.

Un grand nombre de conditions font varier cette capacité. Mosso et Pellacani (*Archives italiennes de biologie*, 1882) les ont récemment étudiées. Nous ne saurions les suivre dans leur travail sans empiéter sur le domaine du physiologiste. Je dirai seulement que l'observation clinique m'a montré, contrairement à ces auteurs, que, sous le chloroforme, la capacité vésicale augmente.

A l'état pathologique, la capacité est modifiée en sens inverse suivant les cas. Dans les cystites aiguës l'exagération de la sensibilité, dans quelques cystites chroniques l'hypertrophie de la paroi, ne permettent pas d'injecter dans la vessie plus de quelques grammes, sans produire des envies impérieuses d'uriner. Dans les cas d'atonie du muscle, la vessie se laisse distendre peu à peu : elle renfermait 3600 grammes dans un cas de Barkow; des rétentions de 4 à 5 litres ne sont pas rares chez les vieux prostatiques; Sappey rapporte une observation de Frank dans laquelle la vessie aurait contenu 80 litres de liquide et aurait rempli l'abdomen. Ces énormes distensions ne sont possibles que grâce à la lenteur avec laquelle le liquide s'accumule, lenteur qui laisse s'établir une sorte d'accoutumance progressive; ou bien sont la conséquence d'une altération de la paroi, constante chez les prostatiques, qui ne permet pas au muscle de réagir sur son contenu.

Dimensions. — *Vide* et triangulaire, la vessie mesure 5 cm. 6 dans le sens antéro-postérieur, et 7 centimètres dans le sens transversal.

A l'état de réplétion physiologique (350 grammes) son diamètre transversal atteint 9 centimètres, son diamètre antéro-postérieur 7 cm. 5 et son diamètre longitudinal. 10 centimètres. D'après Guyon et Henriet, le diamètre transversal maximum serait à égale distance du sommet et du col. — Charpy donne : DV = 10 à 14; DT = 8 à 10; DAP = 6 à 10.

Direction. — Le bassin étant dans l'attitude physiologique, l'axe antéro-postérieur de la vessie vide est légèrement oblique d'avant en arrière et de haut en bas, et forme avec l'horizontale un angle de 30 degrés environ, ouvert en avant. Dans la station debout, l'orifice urétral représente le point déclive de l'organe. C'est là une position extrêmement favorable à l'expulsion des dernières gouttes d'urine sous la pression des viscères abdominaux.

En se remplissant la vessie semble basculer. La face antérieure se développe aux dépens du sommet, et la base se développe au-dessus du rectum. La partie postérieure de l'axe se portant ainsi de plus en plus en arrière et en haut, l'obliquité de l'axe diminue. Une ligne allant de l'hypogastre au milieu de l'espace ano-coccygien représente alors à peu près la direction de l'organe, cette ligne est presque horizontale.

Moyens de fixité. — La vessie est maintenue dans sa situation : en bas — par la *prostate* et l'*urètre*, qui, en continuité de tissu avec la vessie, sont eux-mêmes solidement encastrés dans le périnée ; — par l'*aponévrose pelvienne supérieure* qui, parvenue sur les parties latérales de la partie inférieure de la vessie, se dédouble : le feuillet inférieur va s'unir aux aponévroses latérales de la prostate ; le feuillet supérieur remonte le long de la vessie en s'amincissant et contribue à former la gaine allantoïdienne ; — par les *aponévroses latérales de la prostate*, lames placées de champ du pubis à la face antérieure du sacrum ; — en haut, par l'*ouraque*, cordon fibro-musculaire qui se détache du sommet de la vessie vide et monte, accolé à la face postérieure de la paroi abdominale jusqu'au voisinage de l'ombilic. Chez l'adulte, quand la vessie est vide, l'ouraque soutient effectivement le sommet. Pendant la réplétion, l'ascension du sommet vésical force l'ouraque à se replier devant la partie la plus élevée de la vessie et supprime cette action ; aussi voit-on souvent le sommet de la vessie s'incliner latéralement. De même, avec l'âge, l'ouraque s'allonge, et cesse de soutenir la vessie. Sur les côtés, les *artères ombilicales oblitérées* qui descendent de l'ombilic et longent les côtés de la vessie pour aller aux hypogastriques, soutiennent latéralement l'organe.

La vessie est encore fixée en avant par deux petits replis désignés à tort sous le nom de *ligaments antérieurs de la vessie* ou *ligaments pubio-vésicaux*. Ils se détachent de la partie inférieure de la face antérieure de la vessie et, se portant en avant, s'insèrent à la face postérieure de la symphyse pubienne. Ces ligaments comprennent plusieurs éléments : des fibres musculaires faisant suite aux fibres longitudinales antérieures de la vessie et allant se fixer sur la face postérieure du pubis à l'union de ses deux tiers supérieurs avec le tiers inférieur ; plus en dehors, des fibres tendineuses qui partent de la face antérieure de la vessie, au niveau du point où cette face se continue avec la prostate : latéralement ce cordon se confond avec l'aponévrose supérieure du releveur.

La vessie est fixée encore par le *péritoine* qui recouvre la face postérieure, une partie des faces latérale et antérieure, et forme deux replis, les replis de Douglas, que nous étudierons complètement avec les rapports de l'organe.

A l'état de vacuité, le péritoine est à peu près sans influence sur la fixité de la vessie. Il n'en est pas de même à l'état de distension. Solidement fixée par sa base au plancher périnéal, la vessie se dilate, suivant la comparaison de Charpy, dans les conditions d'un ballon attaché au sol pendant son gonflement, et le péritoine intervient alors pour maintenir le réservoir urinaire sur la ligne médiane.

Si l'on jette un coup d'œil d'ensemble sur ces moyens de fixité, on voit que, nombreux, ils sont cependant peu efficaces. Sauf les ligaments antérieurs, l'organe ne possède pas de moyens de fixité propres. Parmi les différentes parties qui le soutiennent, seules les aponévroses latérales de la prostate et les fibres profondes du releveur offrent une véritable résistance. On ne saurait donc s'étonner de voir la vessie s'incliner parfois latéralement et pénétrer dans les hernies.

On trouve souvent dans les hernies au cours de la kélotomie des prolongements vésicaux plus ou moins étendus dont la blessure peut entraîner des accidents graves. Des cas récents de diverticules vésicaux dans les hernies ont été publiés :

Pour la hernie inguinale, par CHAVANNAZ. *Journal de méd. de Bordeaux*, 1903. — WALIASCHKO. *Chirurgia*, Moscou, 1903, XIV, 224. — GOLUBEFF. *Voyenno med. Jour.*, 1904, 2. — MAZE. *Revue méd. de Normandie*, 1903, 29. — VOITURIEZ. *Ann d. m. des Org. génit.-urin.*, 1902, 703. — BOTESCO. *Soc. chirurg.*, Bucarest, 1902, 5. — POUPAULT, *Th. de Paris*, 1901-02. — RACOVICEANU. *Presa. Medi. Romana*, 1902, VIII, 49. — ABADIE. *Soc. anat.*, 1905, 618.

Pour la hernie crurale, par SOREL. *Ann. génit.-urin.*, 1903, XXI, 990. — GIRARDI. *Policl.*, Roma, 1903, IX, 397. — SWIATECKI. *Przegl. chir.*, Varsovie, 1901, IV, 697. — MANEGA. *Riforma medica*, 1902, II, 146. — MORIN. *Th. de Paris*, 1897, en a réuni 19 cas. Il faut y joindre un cas de Abadie, *Soc. anat.*, 1905, 617.

Nous avons observé, Glantenay et moi, sur un cadavre, un diverticule dans *le trou obturateur*.

Sur les *hernies vésicales*, voir ALESSANDRI. *Ann. des mal. des org. gén.-urin.*, 1901, 25. L'auteur cite quelques cas de hernie bilatérale. — CHEESMANN. *Med. Record*, 22 juin 1901.

A l'état physiologique même, la vessie offre une certaine mobilité. Le col, considéré par les classiques comme un point absolument fixe, est loin d'occuper toujours la même situation. J'ai montré ailleurs qu'il s'abaisse pendant la réplétion de la vessie et remonte quand elle se vide ; qu'il subit en outre l'influence du rectum, se portant en avant et en haut quand celui-ci se remplit, en arrière et en bas quand il se vide. L'étendue de son excursion n'est pas moindre de 3 centimètres.

Cette ascension du col est un fait d'une importance considérable au point de vue chirurgical. Le rectum, placé non pas comme on le dit souvent en arrière de la vessie, mais au-dessous d'elle, est susceptible, lorsqu'il est distendu, d'influer sur la situation du col. Sa dilatation élève le réservoir urinaire et peut diminuer de 3 centimètres la distance qui sépare le col du plan passant par la partie la plus élevée de la symphyse. Cette disposition a été mise à profit pour la première fois par Petersen de Kiel : introduisant dans le rectum un ballon de caoutchouc vide, il le distend après sa mise en place. La vessie est ainsi soulevée et rendue plus accessible au chirurgien qui cherche à l'atteindre par la voie hypogastrique. C'est également cette particularité qui permet d'attaquer la prostate hypertrophiée par la voie sus-pubienne à travers la vessie ouverte, suivant la méthode de Freyer.

Divisions et Rapports. — La vessie, par suite de ses variations de volume, affecte avec les parois de l'enceinte pelvienne et avec les viscères qui l'environnent des rapports variables à chaque instant : aussi faut-il étudier ses rapports successivement à l'état de vacuité, puis de réplétion physiologique.

Vessie vide (fig. 65). — Réduite à une simple lame triangulaire, la vessie vide présente deux faces, l'une antéro-inférieure, l'autre postéro-supérieure, une base regardant en bas et en arrière ; trois bords, deux angles et un sommet dirigé en avant.

La *face inférieure* est appliquée contre la face postérieure de la symphyse pubienne ; elle recouvre le corps du pubis, la portion juxtapubienne de l'obturateur interne, la partie interne de l'orifice profond du canal sous-pubien, les vaisseaux et nerfs obturateurs. Des aponévroses et des lames de tissu cellulaire et lamelleux que nous étudierons plus loin la séparent de ces parties.

La *face supérieure* décrit une courbe légèrement concave en haut. Elle est recouverte dans toute son étendue par le péritoine qui passe directement de la face postérieure de la paroi antérieure de l'abdomen sur la face postérieure de la vessie. Le péritoine sépare cette face de la cavité abdominale et des anses de l'intestin grêle. Il forme ordinairement sur la partie postérieure de cette face une série de plis transversaux qui disparaissent avec la distension de l'organe.

La *base* comprend toute la partie de la vessie située en arrière de l'embouchure vésicale de l'urètre.

Plus ou moins développée, suivant l'âge des sujets, elle repose en avant sur la face supérieure de la prostate, en arrière et sur les côtés de celle-ci sur les

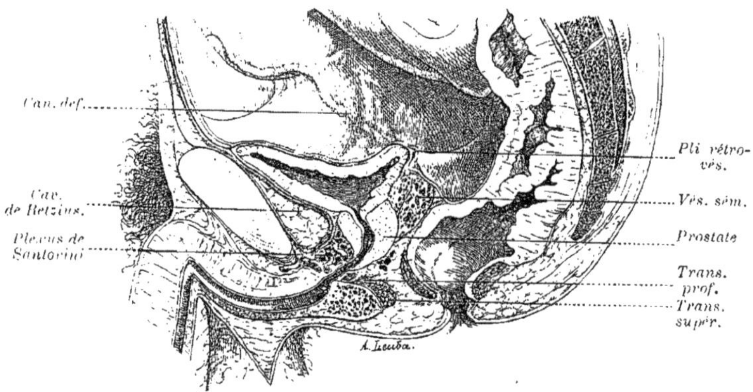

Fig. 65. — Vessie vide.

En bleu : l'aponévrose ombilico-prévésicale devant la vessie : prostato-péritonéale derrière les vésicules. En rouge : autour de la vessie, la gaine allantoïdienne ; en avant de l'aponévrose ombilico-prévésicale, le fascia transversalis. — Le cavum supra-pubien est devant le fascia transversalis au-dessus du pubis.

vésicules séminales et les uretères. Le péritoine, après avoir tapissé la face supérieure de la vessie, contourne son bord postérieur à distance, se relève légèrement pour tapisser la partie la plus élevée de l'appareil séminal, ou passe directement derrière lui ; se replie derrière le muscle qui unit les vésicules, puis s'engage entre ce muscle en avant, le rectum en arrière et les vésicules séminales latéralement pour former un cul-de-sac aplati d'avant en arrière (fig. 73 et 74) ; ce cul-de-sac, *cul-de-sac interséminal*, descend souvent jusqu'à la prostate, parfois seulement jusqu'à un centimètre de celle-ci. Le repli péritonéal soulevé par la base du muscle interséminal, et pour lequel je propose le nom de pli interséminal, est l'homologue du ligament large. Il limite deux culs-de-sac péritonéaux. L'antérieur, plutôt dépression transversale que cul-de-sac, peut être appelé par analogie cul-de-sac vésico-génital ; il est l'homologue du cul-de-sac vésico-utérin de la femme ; le second mérite le nom de cul-de-sac recto-génital, il est l'homologue du cul-de-sac recto-utérin.

Les *bords latéraux* descendent derrière le corps du pubis, croisent la partie interne des muscles obturateurs internes et l'orifice profond de la gouttière sous-pubienne. Les cordons résultant de l'oblitération des artères ombilicales descendent le long de ces bords, à une distance variable ; placés en général à

1 centimètre et demi en dehors des bords dans leur tiers antérieur, ils s'en écartent en arrière pour gagner les parois de l'excavation.

Le *bord postérieur*, légèrement concave en arrière, est surmonté par le repli péritonéal placé immédiatement devant celui que soulève le muscle intersémi-nal. Les dimensions de ce pli atteignent quelquefois un centimètre de haut dans la partie moyenne. Le pli résulte de l'adossement à lui-même du péritoine au moment où il passe de la face postérieure de la vessie sur la base des vésicules.

Des trois angles, l'angle supérieur ou sommet se continue directement avec l'ouraque : il se cache derrière la symphyse dont il atteint souvent le bord

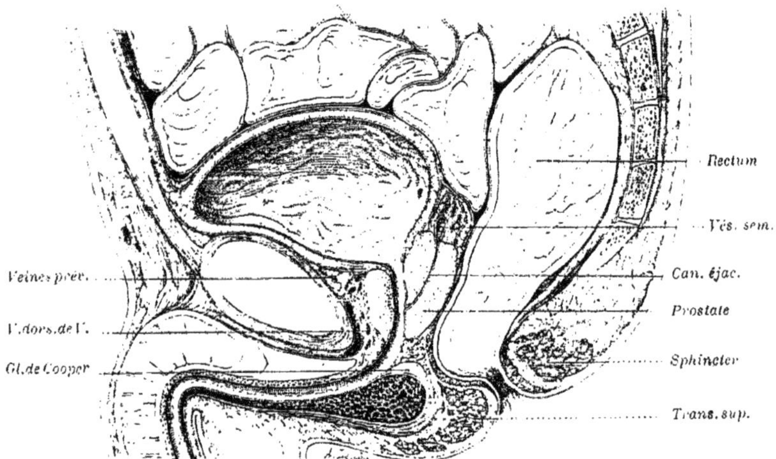

IG. 66. — Vessie en distension physiologique (d'après Braune).

supérieur sans le dépasser. Les angles postérieurs et latéraux se prolongent obliquement en arrière et en dehors, au-dessus des vésicules séminales, longeant les parties latérales du rectum. Ils semblent prolongés en arrière par deux replis péritonéaux qui se portent en arrière et un peu en dehors : ce sont les ligaments postérieurs de la vessie. Ils sont situés au-dessus, en dehors et en avant des replis de Douglas. Les replis de Douglas de l'homme, homologues des replis de Douglas chez la femme, sont en arrière du repli des vésicules.

Vessie à l'état de distension physiologique. — Ovoïde, la vessie présente une surface partout continue. Cependant on est convenu, pour la commodité de la description, de lui distinguer une face antérieure, deux faces latérales, une face postérieure, un sommet et une base.

Face antérieure. — La vessie, se remplissant, se dilate; sa partie supérieure s'élève, déborde le pubis, et vient se mettre en rapport avec la partie inférieure de la paroi abdominale antérieure, elle soulève en même temps le péritoine et s'en coiffe; ainsi se constitue devant la vessie un cul-de-sac péritonéal : le cul-de-sac prévésical. La paroi antérieure de la vessie comprend donc, au point de vue de ses rapports, trois parties : une partie inférieure, placée derrière la portion ostéo-ligamenteuse de la paroi, une partie moyenne située en face de la portion musculo-aponévrotique de cette même paroi; une partie sous-péritonéale derrière le cul-de-sac péritonéal. Chacune de ces parties mérite une étude spéciale; nous décrirons ensuite, bien que par certaines portions elles dépendent des faces latérales et de la face postérieure de la vessie, les aponévroses péri et prévésicales.

Partie ostéo-ligamenteuse. — Par cette partie de sa face antérieure la vessie est en rapport, en bas, avec ses ligaments antérieurs, faisceaux musculaires et aponévrotiques qui de la partie inférieure de la vessie se portent sur la partie inférieure de la face postérieure du pubis, de chaque côté de la ligne médiane, en circonscrivant entre eux un espace de 1 centimètre environ par lequel passent les veines vésicales antérieures pour venir se jeter dans le plexus veineux de Santorini : plus en avant et en dehors avec la partie terminale de l'arcus tendineus du fascia pelvis ou partie terminale de la ligne d'insertion de l'aponévrose pelvienne supérieure sur l'aponévrose obturatrice et le pubis.

Plus haut, cette face entre en rapport sur la ligne médiane avec la symphyse pubienne et la surface angulaire du pubis qui la séparent de la peau, du tissu cellulo-adipeux sous-cutané, de la partie la plus élevée du ligament suspenseur de la verge, et des ligaments antérieurs de la symphyse; latéralement, avec la partie interne des branches horizontales du pubis, la partie interne des muscles obturateurs internes doublés de leur aponévrose, l'artère, la veine et le nerf obturateur, la partie profonde du canal sous-pubien dans lequel la vessie peut faire hernie, enfin l'arcade anastomotique, parfois si développée, qui unit l'artère obturatrice et l'artère épigastrique, particulièrement quand cette anastomose est longue.

L'obturatrice envoie encore à la face postérieure de la symphyse une fine artériole rétro-symphysaire qui s'épuise généralement avant d'atteindre la ligne médiane.

La vessie n'est pas en contact direct avec tous ces organes; elle en est toujours séparée par un tissu cellulo-adipeux lâche qui remplit l'espace que nous décrirons tout à l'heure sous le nom de cavité de Retzius. Dans cette graisse, rampent des veines prévésicales qui vont gagner le plexus de Santorini et l'artère graisseuse qui vient de la honteuse interne.

Portion musculo-aponévrotique. — Dans cette portion, on rencontre successivement en allant d'avant en arrière : la peau, le tissu cellulo-adipeux sous-cutané, les aponévroses d'insertion des muscles larges de l'abdomen, modifiées et renforcées en bas et en dedans pour former l'orifice extérieur du trajet inguinal. D'après mes mensurations, les piliers internes de l'orifice cutané du trajet, entre-croisés devant la partie la plus élevée du pubis, sont situés, à un travers de doigt au-dessus de la symphyse, à 3 cm. 5 de la ligne médiane chez l'homme. Il en résulte que l'on peut inciser horizontalement la paroi à un travers de doigt au-dessus du pubis, dans cette étendue, sans craindre de léser les piliers.

Derrière l'aponévrose d'insertion des muscles larges, on rencontre de chaque côté le muscle pyramidal puis le muscle grand droit : tendineux et étroit inférieurement, ce muscle s'élargit en montant, et, à un travers de doigt au-dessus de la symphyse, atteint une largeur moyenne de 3 centimètres. Inséré sur le bord antérieur de la face supérieure du pubis, le grand droit laisse derrière lui un espace rempli de graisse, le cavum supra-pubien de Leusser.

Entre les deux droits, la ligne blanche forme une cloison dont la base occupe tout le diamètre antéro-postérieur de la symphyse. Le bord postérieur de cette cloison s'élargit transversalement en bas et forme une sorte d'expansion triangulaire, l'*adminiculum lineæ albæ* ou ligament sus-pubien postérieur.

Derrière les droits et la ligne blanche le rameau anastomotique sus-pubien unit les deux artères épigastriques. Enfin, en bas et latéralement, la vessie est en rapport avec la partie interne de l'arcade de Fallope et la portion gimbernatique de cette arcade.

Portion péritonéale. Cul-de-sac prévésical. — Nous avons vu, en étudiant les rapports de la vessie vide, que la face antérieure, triangulaire, se rétrécit en montant jusqu'au sommet et que du sommet se détache l'ouraque. Quand la vessie est vide, le péritoine descend derrière la paroi abdominale contre laquelle il applique l'ouraque, et passe directement de la paroi abdominale sur la face postérieure de la vessie.

Au moment où la vessie se remplit, sa paroi postéro-supérieure refoulée en haut, puis distendue, s'arrondit en dôme, de sorte que le sommet ou point le plus élevé de la vessie pleine est constitué par ce qui était sur la vessie vide la partie antérieure de la face postéro-supérieure.

L'insertion de l'ouraque ne répond plus alors au point le plus élevé, mais plus bas. La distension augmentant, la portion de la face antéro-inférieure située au-dessous de l'ouraque se distend à son tour, les points d'insertion de l'ouraque se rapprochent; ce dernier devenu trop long se coude et se couche devant la partie sous-jacente de la vessie.

Le péritoine qui tapisse la face postérieure de l'ouraque et de la vessie se comporte comme l'ouraque. Si on suit le péritoine, de la paroi abdominale antérieure vers la face postérieure de la vessie en réplétion physiologique, on constate qu'après avoir tapissé la face postérieure de la paroi abdominale antérieure, le péritoine se réfléchit de bas en haut, tapisse la partie supérieure de la face antérieure de la vessie, le sommet, puis se continue sur la face postérieure.

Ainsi se constitue un cul-de-sac péritonéal, le cul-de-sac prévésical : c'est sur la ligne médiane que ce cul-de-sac est le plus élevé au-dessus de la symphyse. Latéralement, le fond du cul-de-sac se porte obliquement en bas et en dehors pour se continuer avec les culs-de-sac latéraux. Vu par l'abdomen, le cul-de-sac prévésical n'est pas régulier; il est soulevé sur la ligne médiane par l'ouraque, latéralement par les deux artères ombilicales oblitérées et constitue parfois à ces organes, en particulier aux artères ombilicales, de courts mésos. Ces mésos, à peine marqués au-dessous de l'ombilic, s'élèvent d'abord lentement, puis d'une manière rapide en s'approchant de la vessie. Ils prennent ainsi un aspect falciforme, d'où le nom de *petites faux du péritoine* qui leur a été donné. Plus en dehors, le péritoine est encore soulevé, mais dans une plus faible mesure et seulement dans sa partie juxta-pubienne, par l'artère épigastrique et les éléments du cordon (fig. 72).

Ces différents organes : ouraque, artères ombilicales, artère épigastrique, divisent chacune des moitiés du cul-de-sac prévésical en trois territoires ou fossettes : les fossettes inguinales.

La *fossette inguinale interne*, fossette vésico-pubienne de Richet, est limitée en dedans par l'ouraque, en dehors par le cordon de l'artère ombilicale oblitérée; elle est ovoïde à grand axe vertical; profonde dans sa partie inférieure, plus superficielle quand on se rapproche de l'ombilic; son fond est formé par le pubis et la paroi abdominale; il répond approximativement à la région occupée superficiellement par l'orifice cutané du canal inguinal. Dans certaines variétés de hernie l'intestin refoule le péritoine de cette fossette à travers la paroi et vient sortir par l'orifice extérieur du trajet inguinal. Cette variété de hernie prend le nom de hernie inguinale oblique interne.

La *fossette inguinale moyenne* (interne de Richet) est limitée en dedans par le cordon de l'artère ombilicale, en dehors par l'artère épigastrique : elle est moins haute, plus large et plus superficielle que la précédente. Elle répond à la partie moyenne du trajet inguinal; elle est le point de départ des hernies inguinales directes.

La *fossette inguinale externe* s'étend en dehors de l'artère épigastrique. Sa limite interne constituée par l'artère épigastrique et le pli épigastrique (voy. tome IV, p. 1036), est seule bien marquée; en dehors, cette fossette se continue sans démarcation précise avec le péritoine pariétal. C'est dans cette fossette que s'ouvre chez le fœtus l'orifice profond du canal inguinal; elle répond chez l'adulte à l'origine du trajet inguinal et est le point de départ de la hernie inguinale oblique externe ou commune (fig. 59 et 72).

Cette description classique des replis du péritoine dans le cul-de-sac prévésical ne correspondrait pas à la majorité des cas suivant certains anatomistes. Max Flesch (1879), Ancel (Nancy, 1901) ont constaté, pour l'avoir étudiée sur de nombreux sujets, une disposition tout autre des replis péritonéaux.

Dans 22 pour 100 des cas, les cordons fibreux des artères ombilicales soulèvent deux replis séreux triangulaires dont le sommet est à l'ombilic, la base à la vessie; par leur bord interne, ces replis se continuent l'un avec l'autre. Ils forment donc avec la paroi abdominale deux poches accolées par leur fond et reposant en bas sur la vessie. L'ouraque occupe généralement la ligne médiane, c'est-à-dire le point de fusion des deux replis. Il ne soulève pas le péritoine la plupart du temps. Quelquefois, cependant, il constitue un repli médian, bien vu par Waldeyer.

Dans 33 pour 100 des cas, les poches formées entre la paroi abdominale et les replis des artères ombilicales sont peu profondes et n'atteignent pas la ligne médiane. — Plus rarement, ces cordons ne soulèvent nullement le péritoine, il n'y a plus de fossette. La disposition décrite par les classiques represente l'exception,

La *profondeur du cul-de-sac prévésical* varie suivant l'état de plénitude de l'organe. Elle est d'autant plus considérable que la vessie est plus distendue, le sommet de la vessie s'élevant avec la distension de l'organe; mais, contrairement à ce qu'avaient annoncé certains anatomistes chirurgiens; il n'y a aucune proportionnalité entre la hauteur du sommet de la vessie au-dessus de la symphyse et la profondeur du cul-de-sac.

Dans la grande majorité des cas, tant que la vessie ne contient pas plus de 100 à 150 grammes, et même parfois quand la vessie contient 200 grammes de liquide, le fond du cul-de-sac est placé derrière la partie la plus élevée de la symphyse. Le fond s'élève à mesure que le viscère se remplit, mais dans une faible étendue : quand la vessie contient 300 grammes de liquide, j'ai démontré que le cul-de-sac n'est guère qu'à 1 cm. 5 ou 2 cm. 5 de la symphyse. Il y a plus, certaines vessies se laissent facilement distendre dans le sens latéral ; leur sommet s'élève peu. Il en résulte que même avec des quantités relativement considérables d'urine, 400 à 500 grammes, le péritoine s'élève à peine. Chez des sujets normaux, on trouve parfois le péritoine au voisinage de la symphyse malgré la distension. Toutes choses égales d'ailleurs, l'ascension est plus considérable chez les individus gras que chez les individus maigres, chez les individus jeunes que chez les individus âgés. La faible ascension du cul-de-sac est due à ses connexions avec le plancher pelvien, connexions que nous étudierons avec les aponévroses.

Fig. 67. — Schéma montrant la disposition du péritoine par rapport aux vaisseaux ombilicaux.

Remarques sur le cul-de-sac. — Des descriptions assez dissemblables ont été données du cul-de-sac prevésical. L'existence même du cul-de-sac a été mise en doute. Blandin pensait qu'en se remplissant la vessie s'insinuait simplement entre le péritoine et la paroi en suivant le trajet de l'ouraque. Richet, Paulet, Bouley ont donné une description analogue.

Cruveilhier, Sappey, Tillaux n'ont pas eu de peine à démontrer qu'il existait bien réellement un cul-de-sac prévésical : cette opinion est seule exacte, et l'existence d'un cul-de-sac prévesical est aujourd'hui universellement admise : quelques divergences existent encore dans la manière d'expliquer comment se comporte la séreuse et le degré auquel le fond du cul-de-sac peut s'élever au-dessus du pubis.

J'ai discuté, dans ma thèse, les opinions et analysé les travaux de Luschka, Tillaux, Deneffe et Vetter, Pouliot, Garson, Bouley, Petersen, Strong, Fehleisen, Charpy. Je ne reviendrai pas sur les considérations théoriques, ni sur les résultats expérimentaux que j'ai exposés dans ce travail : quelques mots cependant sont indispensables pour faire comprendre les phénomènes qui accompagnent la réplétion vésicale et leurs conséquences opératoires.

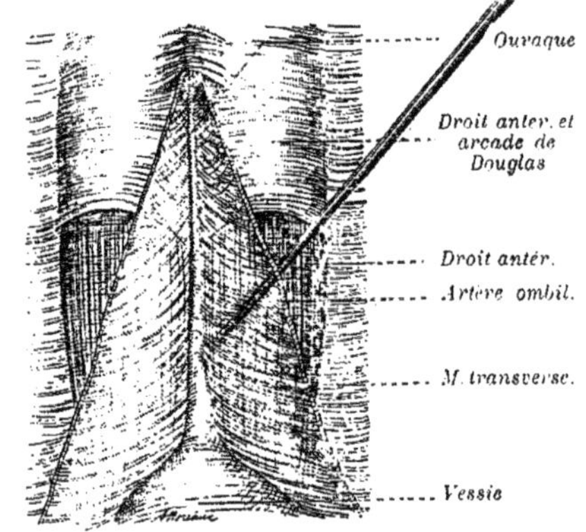

Fig. 67[1]. — Les artères ombilicales soulevant un méso péritonéal.

Il semblerait que le cul-de-sac une fois constitué, la vessie en s'élevant dût refouler purement et simplement le péritoine; le cul-de-sac s'éloignerait ainsi de la symphyse pendant que sa profondeur subirait un accroissement proportionnel.

En réalité, les choses ne se passent pas aussi simplement. La vessie, doublée en avant par un feuillet aponévrotique résistant, ne se laisse pas distendre également dans toutes ses parties. Quand la vessie se remplit, c'est la partie la plus élevée de la face postérieure qui vient constituer la partie supérieure de la paroi vésicale antérieure. Cette partie supérieure ou sous-péritonéale de la face antérieure se laisse distendre beaucoup plus que la partie inférieure extra-péritonéale d'où l'absence de proportionnalité entre l'élévation du sommet et l'élévation du cul-de-sac ; fait que j'ai constaté dans de nombreuses expériences sur le cadavre.

Il existe une deuxième disposition qui vient exagérer les résultats de la première.

Le péritoine qui recouvre la vessie est lisse et tendu en avant, même quand la vessie est vide. Il forme, au contraire, en arrière une série de plis transversaux : un d'entre eux plus prononcé prolonge le bord postérieur. En se dilatant la vessie dédouble ces plis dont elle attire en avant le feuillet antérieur. La partie antérieure du péritoine étant fixe, la partie postérieure lâche, c'est d'abord la partie postérieure seule de la vessie qui se dilate; plus tard la partie antérieure se dilate en même temps que la postérieure, mais proportionnellement moins que celle-ci. L'organe subit ainsi un véritable mouvement de bascule qui laisse le fond du cul-de-sac prévésical à peu près immobile.

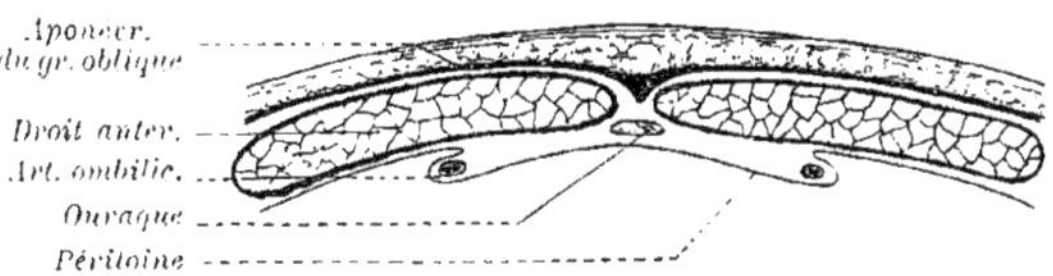

Fig. 67[3]. — Schéma montrant la disposition du péritoine par rapport aux vaisseaux ombilicaux.

Quand la partie sous-péritonéale postérieure et la partie sous-péritonéale antérieure ont été mises en tension, la résistance de la partie supérieure de la vessie égale, puis surpasse, celle de la partie extra-péritonéale; celle-ci subit alors à son tour la distension et s'allonge. A ce moment le fond du cul-de-sac s'élève, le péritoine qui revêt la face postérieure de la paroi abdominale antérieure se détache et vient se réfléchir sur la paroi vésicale : le cul-de-sac se comporte alors suivant les lois géométriques et remonte d'une quantité égale à celle dont il s'approfondit, ainsi que l'a montré Tillaux. Ces conditions extrêmes de distension ne se réalisent qu'expérimentalement ou pathologiquement.

Enfin, une dernière cause empêche l'ascension du cul-de-sac, c'est la tendance au vide qui se produit dans le tissu cellulaire prévésical, quand la vessie s'élève, sans que rien puisse venir combler l'espace que laisse libre le péritoine.

Comment se fait-il, si le cul-de-sac reste au niveau du pubis, qu'on puisse ponctionner la vessie sans crainte, qu'on puisse l'inciser largement dans la taille hypogastrique? En voici la raison : la ponction se pratique sur une vessie en rétention, distendue par conséquent. La tension du liquide est alors suffisante pour allonger fortement les liens cellulo-fibreux qui fixent le péritoine. Chez les prostatiques la distension habituelle et l'état pathologique antérieur favorisent cet allongement (fig. 67[4]).

Quant à la taille hypogastrique qui se pratique sur des vessies à peu près saines, elle est possible, mais grâce à une série de manœuvres qui modifient les rapports anatomiques du péritoine. C'est d'abord l'introduction dans le rectum d'un ballon que l'on met en place, vide; que l'on distend ensuite avec de l'air ou du liquide, et qui ainsi chasse vessie et aponévroses hors de l'excavation pelvienne; c'est l'incision de la paroi qui permet à l'air atmosphérique de pénétrer dans l'espace prévésical et fait disparaître la pression négative résultant de la tendance au vide; c'est enfin la déchirure du feuillet prévésical grâce à la manœuvre de refoulement que Guyon a décrite en 1882. Des recherches expérimentales m'ont montré qu'en distendant la vessie avec 350 grammes, le cul-de-sac remonte au-dessus du pubis à 1,5 ou 2 centimètres (fig. 67[4] A); en y ajoutant le ballonnement rectal, le cul-de-sac remonte à 2 ou 4 cm. 5 (fig. 67[4] B); en y ajoutant enfin le refoulement, le cul-de-sac remonte à 6 centimètres (fig. 67[4] C). C'est un espace largement suffisant pour extraire les plus gros calculs et manœuvrer à l'aise dans la vessie. Romary, dans sa thèse (Lyon, 1895-96), arrive à des résultats sensiblement pareils aux miens. D'après lui, à moins de distension forcée, le péritoine s'élève au-dessus du pubis d'une quantité égale ou inférieure au quart de la distance qui sépare du pubis le sommet de la vessie.

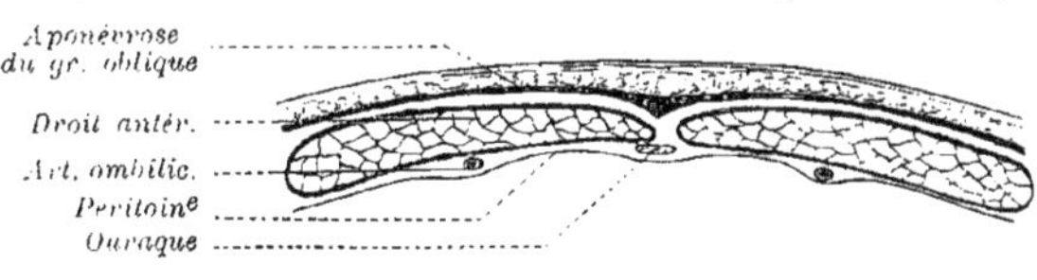

Fig. 67[5]. — Schéma montrant la disposition du péritoine par rapport aux vaisseaux ombilicaux.

Un certain nombre de chirurgiens ont décrit des adhérences entre le cul-de-sac péritonéal et la symphyse pubienne. Ces adhérences sont purement accidentelles et pathologiques. Ces faits ne doivent même pas être acceptés tous sans réserve; on croyait autrefois que le péritoine remontait beaucoup dans la distension vésicale. J'ai montré qu'il n'en était rien; nul doute qu'on n'ait pris parfois la disposition normale pour une disposition pathologique.

Rapports avec les aponévroses. — L'espace limité en avant par la paroi abdominale, en arrière par le péritoine, et dans lequel est logée la vessie, est subdivisé en une série de loges par des feuillets aponévrotiques dont la direction générale est verticale et transverse. Leurs plans de surface sont ainsi parallèles à la paroi abdominale antérieure.

De ces feuillets, l'un antérieur appartient à la paroi abdominale antérieure qu'il double, c'est le fascia transversalis, l'autre postérieur est une dépendance de la vessie et de ses annexes, et mérite le nom de feuillet ombilico-prévésical; en arrière de celui-ci enfin et autour de la vessie règne un espace celluleux, la gaine allantoïdienne, confondue dans certaines de ses parties avec le feuillet précédent.

Je rappelle en quelques mots la constitution de la paroi abdominale afin de permettre de suivre la disposition de ces feuillets.

La paroi abdominale antérieure est formée : sur la ligne médiane par deux muscles, les

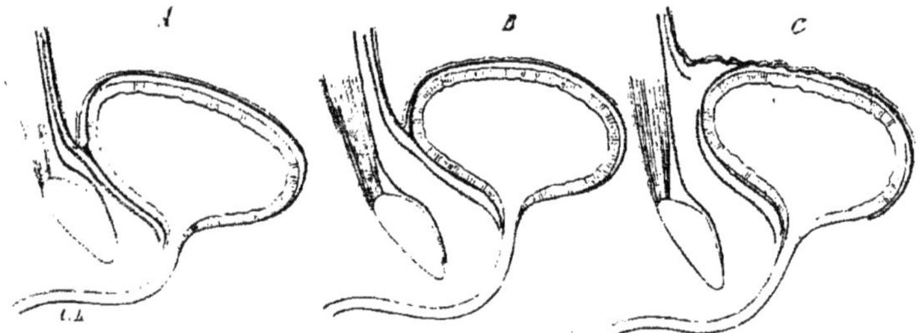

Fig. 67[1]. — Les diverses positions du cul-de-sac prévésical.

Vessie distendue à 350 grammes. En bleu, l'aponévrose ombilico-vésicale. En rouge, la gaine allantoïdienne autour de la vessie et de l'ouraque : le fascia transversalis en avant.

grands droits, doublés en avant des pyramidaux; latéralement par les trois muscles larges superposés, grand oblique, petit oblique et transverse. Au-dessus de l'ombilic et jusqu'à 8 centimètres au-dessous de lui environ, les muscles larges ou mieux leurs tendons aplatis forment de chaque côté deux feuillets; l'antérieur passe devant le muscle grand droit correspondant, le postérieur passe derrière le même muscle. Arrivés sur la ligne médiane, ces feuillets s'entre-croisent fibre à fibre pour se continuer avec les feuillets opposés de l'autre côté. De cet entre-croisement il résulte que chacun des droits est renfermé dans une gaine aponévrotique distincte. La cloison placée de champ qui sépare les deux droits constitue la ligne blanche. A 8 centimètres environ au-dessous de l'ombilic, à 11 ou 12 d'après Charpy, le feuillet aponévrotique qui passait jusqu'alors derrière le droit quitte cette position pour passer tout entier devant lui. Il y a donc un moment où les fibres postérieures du petit oblique et la totalité des fibres du transverse deviennent antérieures. Le bord inférieur de la partie de l'aponévrose du transverse qui passe derrière le droit forme un bord tranchant, légèrement concave inférieurement; c'est à ce rebord qu'on donne le nom d'arcade semi-lunaire de Douglas (fig. 59).

Tantôt le changement de plan des aponévroses est brusque, l'arcade est alors nette et bien marquée; tantôt les fibres passent peu à peu et successivement devant le grand droit; l'arcade est formée alors par une série d'arcs tendineux étagés les uns au-dessus des autres (Voy. Poirier, *Traité d'Anat.*, t. II, p. 477, et Paul Delbet, *Anatomie chirurgicale de la vessie*). Latéralement en dehors des droits, la face profonde de la paroi abdominale est en outre doublée dans sa partie inférieure par un feuillet aponévrotique assez résistant : c'est le feuillet épaissi de l'aponévrose d'enveloppe profonde du muscle transverse, fascia transversalis fibreux de Cloquet, Velpeau, Richet, feuillet qu'il serait bon d'appeler fascia transversa. Ce feuillet accompagne et partage les insertions du transverse. Il naît en dehors de l'aponévrose iliaque; s'insère en bas sur l'arcade de Fallope, puis sur le bord supérieur du pubis; enfin, en dedans, il passe en avant du droit antérieur, ou s'insère sur le bord externe de ce muscle. Le mode de constitution différent de la gaine des droits au-dessus et au-dessous de l'arcade de Douglas paraît dû, moins à la présence directe de la vésicule allantoïde qu'au mode de développement particulier de la paroi au-dessous de l'arcade de Douglas, aux dépens du bourgeon cloacal. Chez un fœtus de 5 mois environ, j'ai vu l'artère épigastrique nettement en rapport avec le pilier externe de l'arcade qu'elle semblait maintenir en dehors.

Au niveau de la vessie, la paroi est formée sur la ligne médiane par la ligne blanche; de chaque côté par les muscles grands droits, à nu entre l'arcade de Douglas et la symphyse; plus en dehors, par le fascia tranversalis doublant les muscles larges. C'est, à mon avis, une partie de cette couche qui est décrite sous le nom de ligament de Henle et de Hesselbach (t. II, p. 485).

Le *fascia transversalis celluleux*, feuillet postérieur de la gaine des droits, *fascia transversalis vrai*, vient doubler ces différents plans et en particulier les muscles droits dont il constitue, au-dessous des arcades de Douglas, la seule couverture. Il vient compléter la gaine des droits de l'arcade de Douglas au pubis. Ce feuillet est un épaississement du tissu cellulaire lâche qui double dans toutes les régions la face extérieure du péritoine. C'est un stratum conjonctif qui supporte les vaisseaux destinés à la paroi ; vague et peu net dans la partie supérieure de l'abdomen, il devient distinct un peu au-dessous de l'ombilic. Dans le sens transversal, il recouvre toute la face profonde de la paroi abdominale; il s'étend jusqu'aux fosses iliaques. En bas il descend, parfois seulement, jusqu'au pubis (Charpy-Pierre Delbet); le plus souvent, si j'en crois mes recherches, confirmées par les récents travaux d'Ombredanne, il se continue jusqu'au plancher pelvien. Il recouvre alors sur la ligne médiane le pubis qu'il sépare de la vessie, latéralement le ligament de Gimbernat; plus en dehors, l'orifice des vaisseaux fémoraux. Une partie de ce tissu cellulaire suit les vaisseaux dans la cuisse, l'autre descend directement derrière l'orifice en formant le septum crural. Par sa face antérieure, il adhère en haut assez intimement aux arcades de Douglas ; en bas il contracte avec la face postérieure du pubis des adhérences lâches; de même latéralement avec le bord externe de la gaine des droits et sur la ligne médiane avec le bord postérieur de la ligne blanche et l'adminiculum lineæ albæ. Malgré ces adhérences, lâches en bien des points, ce fascia complète efficacement en arrière la gaine des droits.

Mais le muscle droit n'occupe pas toute l'épaisseur de sa gaine ; il s'insère sur le bord antérieur de la face supérieure du pubis, tandis que le fascia transversalis vient gagner directement la face postérieure de l'os: ainsi est formé entre les droits en avant, le pubis en bas, le pilier externe de l'arcade de Douglas latéralement et le fascia transversalis en arrière, une cavité remplie de graisse, le cavum supra-pubien de Leusser (fig. 66 et 67), la fosse rétromusculaire de Charpy. L'adossement du fascia transversalis à la ligne blanche divise cet espace en deux cavités secondaires placées de part et d'autre de la ligne médiane; mais l'adhérence du fascia à la ligne blanche ne me semble pas telle que le fascia ne puisse être facilement séparé de la ligne blanche pendant la dissection ou dans certains états pathologiques (suppurations de la fosse rétromusculaire).

Fascia ombilico-prévésical (Charpy), *ombilico-vésical* (Pierre Delbet) et *gaine allantoïdienne* (Paul Delbet). — Le fascia ombilico-prévésical et la gaeni allantoïdienne forment deux appareils, l'un aponévrotique, l'autre celluleux, accolés à la face antérieure du péritoine, qu'ils viennent renforcer comme le fascia transversalis renforce en avant la face profonde de la paroi abdominale antérieure.

C'est en apparence une simple lamelle qui applique contre le péritoine, en haut, les vaisseaux ombilicaux et l'ouraque ; en bas la vessie et les artères ombilicales. En réalité, il existe plusieurs feuillets souvent difficiles à séparer et à isoler de manière à constituer des lames continues, mais qu'il est utile de distinguer au moins théoriquement, car ils ont une certaine importance pratique. Peu distinct, chez l'homme et les sujets maigres, cet appareil est nettement visible chez les sujets gras et chez la femme où il forme un amas adipeux devant le péritoine.

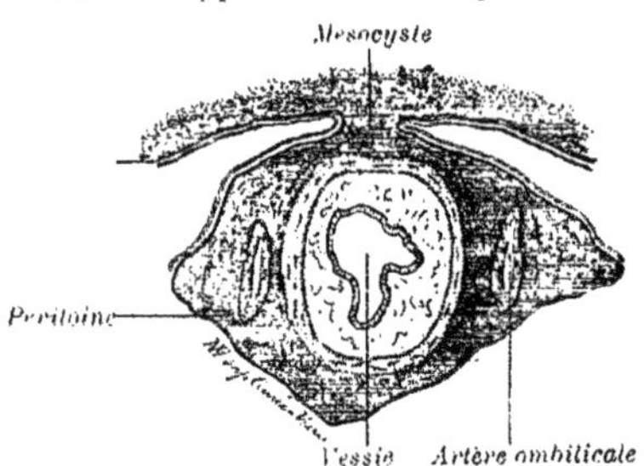

Fig. 68. — Coupe de l'appareil allantoïdien (d'après Cunéo et Veau).

Tissu mésodermique ou gaine allantoïdienne (rouge). — Péritoine prévésical, future aponévrose ombilico-vésicale (bleu).

Pour comprendre la disposition de ces feuillets et leur signification, il faut se reporter à l'embryologie.

Cunéo et Veau l'exposent de la manière suivante :

« Cette région dérive de la partie inférieure de la vésicule allantoïde. La portion intra-abdominale de l'allantoïde (Voy. Développement) et les artères ombilicales, d'abord appliquées contre la paroi abdominale et en quelque sorte incluses dans son épaisseur, ne tardent pas à s'en dégager et à faire saillie dans la cavité cœlomique. Elles se pédiculisent progressivement, si bien que sur une coupe d'embryon de 45 millimètres (fig. 68 et 69) on constate que la vésicule allantoïde et les artères ombilicales plongées dans une épaisse couche de tissu mésodermique sont enveloppées par le péritoine complètement, sauf en avant et au niveau de la base où il existe un mésocyste (Cunéo et Veau). Cette disposition persiste même quand l'allantoïde a commencé à se différencier pour donner en haut l'ouraque, en bas la vessie. Le péritoine forme alors deux culs-de-sac prévésicaux séparés par le mince mésocyste, interposés entre l'appareil allantoïdien et la paroi abdominale antérieure. Il existe également deux culs-de-sac latéraux séparant la vessie des parois de l'excavation pelvienne et un cul-de-sac rétrovésical interposé entre la vessie et la partie terminale des conduits génitaux. La vessie est alors presque tout entière intra-péritonéale. Cette disposition persiste chez la plupart des mammifères. Chez l'homme elle n'a qu'une existence transitoire.

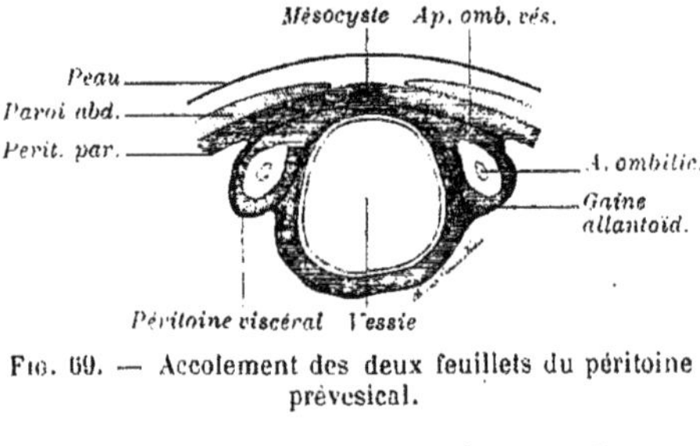

Mésocyste Ap. omb. vés.
Peau
Paroi abd.
Périt. par.
A. ombilic.
Gaine allantoïd.
Péritoine viscéral Vessie

Fig. 69. — Accolement des deux feuillets du péritoine prévésical.

Bientôt les deux feuillets des culs-de-sac pré et latéro-vésicaux s'unissent par accolement et laissent comme trace de leur existence un feuillet aponévrotique mince et résistant (Voy. *Péritoine*, par Fredet). Cette lame, dont Cunéo et Veau ont démontré le mode de formation, a été décrite pour la première fois par Charpy, puis par Pierre Delbet ; c'est l'aponévrose ombilico-prévésicale.

En arrière de la vessie, entre la vessie et les vésicules séminales, il existe de même chez le fœtus un cul-de-sac péritonéal qui descend jusqu'au plancher pelvien ; ce cul-de-sac disparaît comme l'antérieur par accolement dans la plus grande partie de son étendue et se transforme en une lamelle fibreuse étendue de la prostate au péritoine ; cette lamelle fait partie de l'aponévrose prostato-péritonéale de Denonvilliers (Voy. *Prostate*).

Le feuillet ombilico-prévésical, descendant de l'ombilic au plancher pelvien devant la vessie, forme la paroi antérieure d'une loge que complètent et ferment en arrière le péritoine en haut et en arrière, l'aponévrose prostato-péritonéale en bas. Les deux feuillets, antérieur ou ombilico-vésical et postérieur ou péritonéal, de cette loge s'unissent le long et en dehors des deux artères ombilicales, de sorte que chez l'adulte, comme chez le fœtus, il existe tout autour de la vessie, de l'ouraque et des artères ombilicales une gaine entièrement péritonéale à son origine, mais qui plus tard, restant péritonéale en arrière de la vessie, se modifie au-devant de la vessie, pour devenir fibreuse. »

Cette conception séduisante n'est pas universellement admise. C'est ainsi que dans une thèse récente (Marbourg 1901), Budde déclare n'avoir pu retrouver les culs-de-sac prévésicaux. D'après lui, l'allantoïde noyée dans la paroi antérieure s'en sépare peu à peu, tandis qu'entre elle et la paroi apparaissent d'épaisses couches feutrées de tissu cellulaire; ces couches se divisent et se tassent formant les antérieures, les fascia transversalis, les postérieures, le fascia ombilico-prévésical.

Quoiqu'il en soit de cette origine le fait certain est qu'il existe autour de la vessie, de l'ouraque et des artères ombilicales une gaine constituée en avant par le fascia ombilico-prévésical, en arrière par le péritoine, latéralement par la jonction de ces deux parties, gaine méritant le nom de fibro-séreuse.

La vessie et ses annexes, ouraque et artère ombilicale, ne sont pas à nu dans cette gaine. L'allantoïde a pris naissance par un bourgeon qui se détache de l'extrémité caudale de l'intestin. A ce bourgeon sont venus s'accoler les artères ombilicales, nées elles-mêmes de la partie interne de l'artère iliaque interne. Les trois bourgeons, vésicule et artères, sont situés d'abord sur le plancher pelvien au milieu d'une masse mésodermique. Ils s'élèvent peu à peu, entraînant avec eux le tissu mésodermique jusqu'à l'ombilic: ce tissu, développé latéralement, plus mince sur la ligne médiane, forme une couche continue autour de l'appareil allantoïdien, et constitue entre cet appareil et l'enveloppe fibro-séreuse une sorte de gaine protectrice, isolante et engainante plus lâche que la précédente, épaisse chez le fœtus (fig. 68 et 69), lamelleuse et difficilement dissécable sous forme d'une lame continue chez l'adulte. C'est ce que j'ai appelé la gaine allantoïdienne, terme auquel j'avais donné dans ma thèse un sens trop compréhensif.

Cette explication générale étant donnée, nous décrirons successivement l'aponévrose ombilico-prévésicale et la gaine allantoïdienne.

L'*aponévrose ombilico-prévésicale* est chez l'adulte une lame qui descend en demi-cône de l'ombilic au plancher pelvien, en passant devant l'ouraque et la vessie. Elle est triangulaire à sommet supérieur.

Il faut lui considérer deux faces, trois bords, un sommet, une base.

La face antérieure est triangulaire; elle est placée immédiatement en arrière de la paroi abdominale antérieure et du fascia transversalis, dont la sépare un tissu cellulaire lâche qui permet de l'isoler facilement. La face postérieure applique contre le péritoine l'ouraque, la vessie, les artères ombilicales enfermées dans la gaine allantoïdienne; elle adhère intimement à la vessie au voisinage et au-dessous de l'ouraque.

Le sommet s'arrête là où s'arrêtent l'ouraque et les artères ombilicales, c'est-à-dire à l'ombilic ou à son voisinage, et adhère à la face profonde de la paroi abdominale.

Les bords latéraux diffèrent suivant le point où on les considère: en haut, ils descendent le long des artères ombilicales, qu'ils débordent légèrement et viennent se perdre en s'amincissant sur la face antérieure du péritoine; plus bas, le long des faces latérales de la vessie; ils se terminent exactement le long des artères. En réalité, il y a continuité des faisceaux aponévrotiques et du tissu conjonctif sous-endothélial du péritoine; ce qui s'explique par l'origine de l'aponévrose. Arrivés dans l'excavation pelvienne, les bords comme les artères ombilicales se portent obliquement en bas, en arrière et en dehors; arrivés enfin en face de la paroi de l'excavation, ils quittent la vessie avec les artères ombilicales et viennent se fixer sur l'os iliaque, en avant de la grande échancrure sciatique, s'insérant, sur le bord antérieur de cette échancrure dans toute son étendue, devant les vaisseaux iliaques internes.

En bas, l'aponévrose passe devant la vessie en se moulant sur elle, et prend contact avec le plancher pelvien. La base est représentée par une ligne courbe à concavité postérieure. La partie moyenne, placée devant la vessie, répond aux ligaments antérieurs de la vessie; latéralement, elle vient reposer sur l'aponévrose pelvienne supérieure ; en dehors enfin, elle vient se perdre sur la gaine hypogastrique, qui représente, comme on le sait, la condensation du tissu cellulaire pelvien au-dessus et autour des branches viscérales de l'hypogastrique. Mais il n'y a pas identification de ces deux feuillets dont la morphologie est

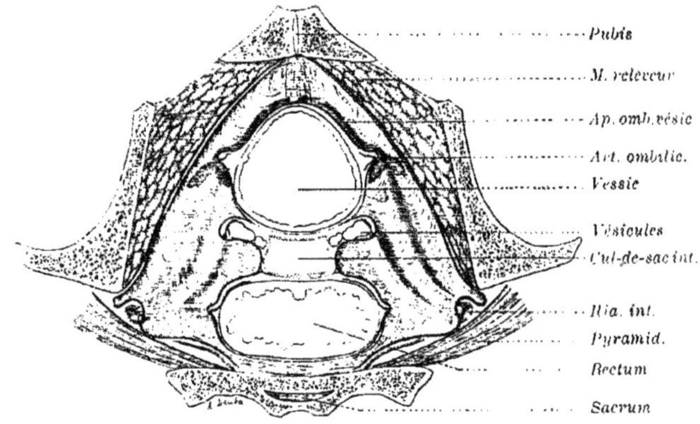

Fig. 70. — L'aponévrose ombilico-prévésicale (bleu) et la gaine allantoïdienne (rouge). Excavation pelvienne vue d'en haut. Péritoine enlevé.

différente, et dont l'union se fait, ainsi que nous le verrons, par l'intermédiaire de la gaine allantoïdienne.

L'aponévrose ombilico-prévésicale est mince, mais résistante et facilement isolable. Abordée par sa face antérieure, après incision de la paroi abdominale antérieure, elle offre un aspect lisse et comme séreux tout à fait spécial.

C'est l'aponévrose ombilico-prévésicale qui fixe au plancher pelvien le cul-de-sac prévésical; c'est elle qui empêche son ascension pendant la réplétion de la vessie; c'est elle qui, doublant la partie extra-péritonéale de la face antérieure de la vessie, diminue l'extensibilité de cette région et détermine sa bascule au moment de sa réplétion.

La *gaine allantoïdienne* est, chez le fœtus, une gaine conjonctive épaisse, moulée sur l'allantoïde et les artères ombilicales qu'elle enferme dans sa cavité. Conique, elle est légèrement aplatie d'avant en arrière, tendue d'une artère ombilicale à l'autre; elle s'insinue autour de l'allantoïde et des artères ombilicales, entre l'aponévrose ombilico-vésicale en avant et le péritoine en arrière. Plus tard, quand la partie supérieure de l'allantoïde se rétracte, formant l'ouraque, et s'écarte des artères ombilicales, qui elles-mêmes s'atrophient, les parois de la gaine se rapprochent et viennent au contact dans l'intervalle de l'ouraque et des artères ombilicales : de même, latéralement, les artères ombilicales se rapprochant de la ligne médiane, cessent d'occuper exactement le bord externe de la gaine, et dans son ensemble l'appareil allantoïdien s'atrophie. Toutefois, pour la commodité de la description, et d'une manière un peu théorique, je le reconnais, il faut admettre que chez l'adulte la gaine allantoïdienne est un cône conjonctif creux légèrement aplati d'avant en arrière, renfermant dans sa cavité : vessie, ouraque et artères ombilicales. On lui distingue un feuillet antérieur, un feuillet postérieur, deux bords, un sommet et une base.

Le feuillet antérieur descend entre l'ouraque, la vessie et les artères ombilicales en arrière, l'aponévrose ombilico-vésicale en avant. Il double la face postérieure de cette dernière dans toute son étendue et reproduit sa disposition. Arrivé au plancher pelvien, il se continue avec du tissu cellulaire feutré qui recouvre l'aponévrose pelvienne supérieure. Le feuillet postérieur descend entre le péritoine et l'aponévrose prostato-péritonéale en arrière, la vessie, l'ouraque et les artères ombilicales en avant.

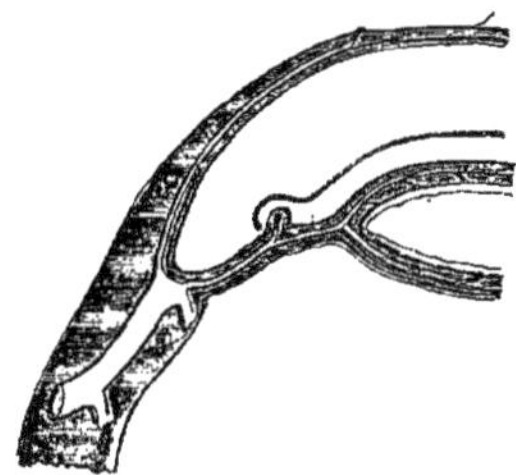

Fig. 71. — Origine du fascia transversalis et de la gaine allantoïdienne. Lames vasculaires. D'après Ombredanne (avec modification).

Latéralement, en haut, le feuillet antérieur, arrivé devant l'artère ombilicale, la contourne en la débordant légèrement et vient se continuer en dehors d'elle avec le feuillet postérieur. La continuité du feuillet antérieur et du feuillet postérieur s'établit ainsi nettement jusqu'au niveau du point où l'artère ombilicale atteint l'hypogastrique : à partir de ce point, les bords des deux feuillets ne s'unissent plus. Le feuillet antérieur de la gaine allantoïdienne vient se fixer le long du bord antérieur de la grande échancrure; le postérieur descend le long des vaisseaux iliaques internes et vient se fixer à l'aponévrose pelvienne, en arrière des vaisseaux iliaques internes, se continuant avec la gaine hypogastrique. Les deux feuillets en s'écartant laissent ainsi entre eux un canal par lequel passent les artères ombilicales et les vaisseaux qui, de l'iliaque interne, vont à la vessie.

La base vient s'insérer au pourtour du col vésical, sur l'aponévrose pelvienne supérieure, en se confondant en arrière avec la gaine hypogastrique dont elle peut être considérée à son origine comme un simple prolongement.

J'ai décrit jusqu'à présent la gaine allantoïdienne comme un tout bien distinct, mais il s'en faut que l'on puisse, chez l'adulte, isoler les divers feuillets. En haut, dans l'intervalle de l'ouraque et des artères ombilicales et au delà des artères ombilicales, les deux feuillets antérieur et postérieur sont confondus. Plus bas, entre la vessie et l'aponévrose ombilico-vésicale, le feuillet antérieur, entraîné dans l'atrophie que subit le péritoine primitif, se réduit sur la ligne médiane à quelques tractus ; il est un peu plus développé latéralement ; en tout cas, il ne peut être que difficilement séparé de l'aponévrose ombilico-prévésicale avec laquelle il se confond, et ne l'empêche pas d'adhérer à la vessie.

Le feuillet postérieur est une nappe lamelleuse mince sur la face postérieure de la vessie et sur la ligne médiane, plus développée latéralement.

On rencontre donc, en résumé, en avant de la vessie, un feuillet aponévrotique résistant, constitué par l'aponévrose ombilico-vésicale et le feuillet antérieur de la gaine allantoïdienne ; en arrière de la vessie, le feuillet postérieur de la gaine constitué par du tissu lamelleux, puis le péritoine.

Il est nécessaire de connaître et, par suite, de décrire ces lamelles celluleuses pré et rétrovésicale : au point de vue chirurgical, c'est la lame rétro-vésicale qui permet d'enlever la paroi vésicale dégénérée sans ouvrir la séreuse péritonéale ; c'est encore la gaine allantoïdienne qui s'infiltre de graisse dans les péricystites lipomateuses. Au point de vue anatomique pur, la gaine a une existence propre dont la raison d'être a été bien donnée par Ombredanne.

Cette gaine n'est pas spéciale à la vessie : Ombredanne a bien montré (*Th. de Paris*, 1900) que des gaines analogues existent autour des principaux viscères, elles supportent et matelassent les vaisseaux qui se rendent aux organes, d'où le nom de lames vasculaires qu'il leur a donné (fig. 71).

Espace prévésical. — Entre le fascia transversalis en avant et le feuillet ombilico-vésical en arrière, s'étend un espace rempli de graisse, l'espace prévésical ou de Retzius. Cet espace est limité en avant par la paroi abdominale et le fascia transversalis; en arrière, par l'aponévrose ombilico-vésicale sur la ligne médiane, par le péritoine, latéralement; en bas par l'aponévrose pelvienne supérieure, dans l'espace qui sépare l'insertion du fascia transversalis en avant de l'insertion de l'aponévrose ombilico-vésicale en arrière. En haut et latéralement, cet espace n'est pas clos, mais se continue avec l'espace sous-péritonéal ; en bas et latéralement, la partie inférieure de l'aponévrose ombilico-vésicale, placée de champ et s'insérant sur le bord antérieur de la grande échancrure sciatique, le clôt hermétiquement et le sépare de la gaine des vaisseaux hypogastriques et du tissu cellulaire prérectal.

Ainsi compris, cet espace a la forme d'un demi-cylindre à concavité postérieure, qui embrasse la partie antérieure de la vessie. Sa portion supérieure est rétropariétale, sa partie inférieure rétropubienne. Il est rempli d'un tissu cellulaire, lâche chez l'enfant, plus ou moins chargé de graisse chez l'adulte : ce tissu joue le rôle de séreuse prévésicale et facilite la locomotion de la paroi antérieure de la vessie sur la face postérieure de la paroi abdominale et de la symphyse. Dans quelques cas même, j'ai constaté la présence d'une bourse séreuse développée dans cet espace derrière la symphyse.

Accidentellement, on peut rencontrer dans la cavité de Retzius des ganglions lymphatiques.

Espace périvésical. — Cet espace est situé entre l'enveloppe fibro-séreuse et la paroi vésicale : il est occupé par la gaine allantoïdienne ; c'est un espace qui présente absolument la même forme que la vessie qu'il double, avec cette différence toutefois qu'il se prolonge jusqu'à l'ombilic, le long de l'ouraque et des artères ombilicales.

Comme la cavité de Retzius, l'espace périvésical est purement virtuel. Dans cet espace rampent les veines périvésicales et les vaisseaux de la vessie.

Historique des aponévroses. — Peu de régions ont été aussi étudiées que celle qui s'étend entre la face postérieure des droits et le péritoine. Lamelleux et lâches, les tissus properitoneaux se prêtent mal à la dissection; peut-être est-ce là ce qui explique la différence des resultats auxquels sont arrivés les anatomistes.

Cooper et Hesselbach constatèrent la présence en avant du péritoine, entre lui et les muscles de la paroi abdominale, d'un tissu conjonctif plus ou moins lamelleux, auquel ils donnèrent le nom de fascia transversalis. Admise par tous les auteurs, avec des interprétations un peu differentes, cette couche a été étudiée successivement par Cloquet et par

Scarpa. Velpeau la dédouble et décrit en avant un fascia transversa, et derrière lui, un fascia propria ou sous-péritonéal. Richet, Tillaux décrivent avec Velpeau deux plans aponévrotiques.

Retzius le premier décrit avec détails cette région et son travail devient le point de départ d'une longue controverse. Retzius décrit deux feuillets : l'antérieur ou fascia transversalis double la face postérieure des muscles droits et vient se fixer à la symphyse; le postérieur, fascia transversa, double le péritoine, passe avec lui derrière la vessie et va s'insérer au plancher pelvien. Ces deux feuillets adhèrent en dehors l'un et l'autre aux arcades de Douglas et circonscrivent une cavité, la cavité de Retzius, dans laquelle la vessie se meut comme le globe oculaire dans la capsule de Tenon. Hyrtl adopte cette description et déclare que toute recherche après celle de Retzius serait un *Ilias post Homerum* (*Sitzungsberichte der Kaiserlichen Academie*, Wien, II, 1858, p. 259). Luschka ne peut retrouver la disposition décrite par Retzius et estime que *quandoque bonus dormitat Homerus*. En 1879, paraît la thèse de Gérardin (*Th. de Paris*). Ce travail marque une étape considérable dans l'étude de la question. Gérardin décrit derrière les droits un premier feuillet fibreux (fascia transversalis de Hesselbach, transversalis fibreux de Richet. Derrière ce feuillet il en existe un second, le fascia transversalis celluleux de Richet, propria de Velpeau : ce feuillet descend devant le péritoine et la vessie; enfin, la vessie elle-même est entourée par un tissu lamelleux qui la sépare du péritoine et n'est autre qu'une expansion de l'aponévrose pelvienne.

Bouilly décrit à son tour (*Th. d'agrégat.*, 1880) une toile cellulo-fibreuse qui double la paroi abdominale antérieure, et, en arrière de celle-ci, un tissu cellulaire abondant, dépendant du tissu cellulaire sous-péritonéal. Celui-ci se dédouble en deux couches, passant l'une devant, l'autre derrière la vessie, et constitue une bourse séreuse dans laquelle la vessie exécute ses mouvements. Pauzat (*Gaz. médicale*, 1880) n'admet plus que deux feuillets : l'un derrière la paroi abdominale, l'autre en avant du péritoine et de la vessie. C'est dans ses grandes lignes la disposition admise par Leusser (*Archiv. für klinische Chirurgie*, 1885, 32-851). Charpy (*Revue de chirurgie*, 1888), comme Pauzat et Leusser, admet un premier feuillet rétro-pariétal, puis un deuxième feuillet prévésical; il précise les connexions de ce dernier : triangulaire, il remonte en haut jusqu'à l'ombilic, s'accole latéralement au péritoine un peu en dehors des artères ombilicales : en bas, il descend avec les artères ombilicales vers leurs vaisseaux d'origine et, arrêté par l'obturateur, se replie en avant pour se souder à l'aponévrose de l'obturateur interne. Pierre Delbet (*Suppurations pelviennes*, p. 20) décrit le feuillet postérieur de la gaine des droits : en arrière de celui-ci un deuxième feuillet, prévésical, dont il précise la morphologie et les insertions; il indique ses connexions avec le développement de l'organe et lui donne le nom de feuillet ombilico-prévésical. J'ai étudié longuement ce sujet dans une anatomie chirurgicale de la vessie 1894-1895. Drappier (*Th. de Paris*, 1892) insiste sur les connexions de ce feuillet avec l'aponévrose du releveur. Dauriac (*Th. de Paris*, 1896) admet autour de la vessie l'existence d'un tissu lamelleux qui la sépare en arrière du péritoine. Cunéo et Veau (*Journal de l'Anat. et de la Physiol.*, 1889, p. 235) ont repris l'étude de l'aponévrose ombilico-prévésicale sur des embryons et des fœtus traités suivant les procédés histologiques et débités en coupes sériées. J'ai exposé plus haut leur théorie combattue par Budde. Récemment, Ombredanne est revenu sur cette question et nous a fait connaître les lames vasculaires de l'abdomen auxquelles se rattache la gaine allantoïdienne : ainsi se trouve complétée l'histoire de la formation de ces aponévroses.

A la suite de distension de la paroi (grossesse) ou de dilatation de la prostate, parfois sans cause connue, on a observé des hernies de la vessie à travers ou au voisinage de la ligne blanche. — Ledran, 1730. — Richterin Souville. *Jour. de médec. chirurg. et pharmacie*, 1791. — Gerulanos, *Deut. Zeits. f. Chirurgie*, 1900. — Tédenat, *Société de chirurgie* 1901, 294. Dans ce dernier cas, la hernie paraissait se faire par la dépression centrale de l'adminiculum.

Faces latérales. — Les faces latérales n'existent que sur la vessie distendue. Elles ont la forme d'un ellipsoïde allongé, à petite extrémité tournée en avant et en haut.

Le tiers supérieur de chacune de ces faces est recouvert par le péritoine. En se portant de la vessie vers les parties latérales de l'excavation pelvienne, la séreuse forme un cul-de-sac, le cul-de-sac latéral à la vessie, dont le fond oblique en bas et en arrière se continue directement en avant avec le cul-de-sac prévésical et s'étend, en arrière, jusqu'au repli des vésicules, qui le limite. Les deux tiers inférieurs des faces latérales entrent en rapport avec la paroi pelvienne. De haut en bas, on rencontre successivement : le muscle obturateur interne et l'aponévrose qui le recouvre, croisés par les vaisseaux et les nerfs obturateurs que la vessie vient affleurer, puis la partie la plus élevée de l'aponévrose du releveur et le releveur lui-même, qui, se portant en bas et en dedans, forment avec les parties similaires du côté opposé une sorte de carène sur laquelle repose la vessie. La partie postérieure de la cavité de Retzius s'étend entre toutes ces parties et la portion extrapéritonéale de la vessie.

Deux organes importants croisent la face latérale de la vessie : l'artère ombilicale et le canal déférent (fig. 59 et 67).

L'artère ombilicale, née de l'hypogastrique, se porte en avant et en dedans

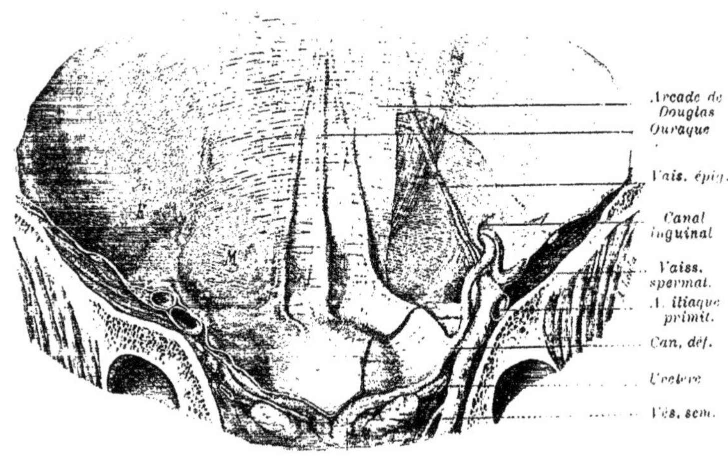

Fig. 72. — Rapports des faces latérales (d'après Spalteholz).
La vessie est figurée vide. Le péritoine est enlevé à droite pour laisser voir les organes

vers la face latérale de la vessie; puis, appliquée à la vessie, monte en avant et en haut dans la direction de l'ombilic. Elle est située sous l'aponévrose ombilico-vésicale, dans la gaine allantoïdienne, en face du cul-de-sac péritonéal. Le canal déférent, au contraire, est placé en haut contre la paroi de l'excavation, dans l'espace de Retzius : il descend obliquement en bas, en arrière et en dedans, croise l'artère ombilicale en passant au-dessus d'elle et vient s'engager entre la vessie et les vésicules séminales. Les rapports de la vessie et de la portion terminale du déférent sont toujours intimes. L'artère ombilicale et la partie originelle du déférent sont presque toujours à distance du viscère.

Face postérieure. — Cette face est postéro-supérieure; elle est convexe dans tous les sens et recouverte dans toute son étendue par le péritoine, qui la sépare des anses de l'intestin grêle et du côlon iléo-pelvien, dans les cas où il descend dans l'excavation (fig. 59 et 67).

Sommet. — Le sommet de la vessie n'est pas un simple point, c'est une véritable région, arrondie en coupole aux limites des faces antérieure, postérieure et latérales. Nous avons déjà dit, en étudiant le cul-de-sac prévésical, que la situation du sommet par rapport au pubis est extrêmement variable : la cause en est que le sommet se constitue aux dépens de la paroi postérieure, plus ou moins extensible dans sa partie supérieure. En raison de ce mode de développement de la vessie, l'ouraque inséré au sommet de la vessie vide semble se déplacer à mesure que celle-ci se remplit, et se porter en avant : en réalité, le sommet reste à peu près immobile ou s'élève légèrement. Quand la vessie est distendue à 350 grammes, l'ouraque se trouve placé à 2 ou 3 centimètres en avant et au-dessous de la partie la plus élevée de l'organe.

Le sommet répond à la paroi abdominale antérieure par l'intermédiaire du

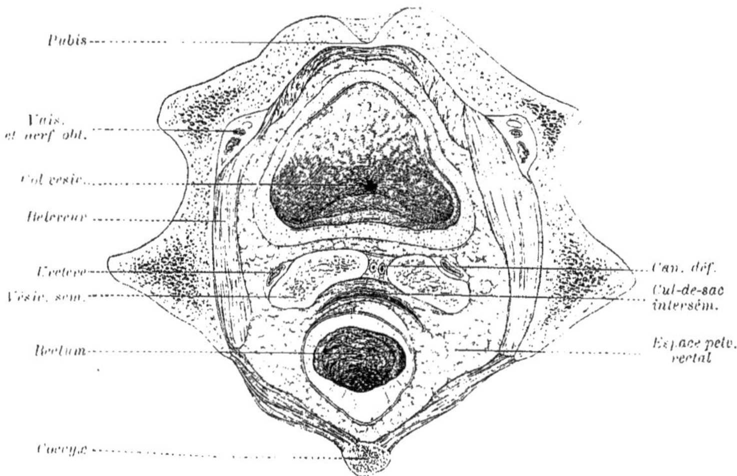

FIG. 73. — Coupe horizontale du bassin d'un sujet congelé.
(Pièce personnelle. Vessie — 150 grammes.)

cul-de-sac péritonéal. Il est ordinairement médian ; cependant il faut savoir qu'il peut être dévié latéralement, exceptionnellement à gauche, plus souvent à droite (Hyrtl, Henle, Guyon). Cette déviation, attribuée à la pression du rectum, est intéressante à connaître, une vessie ainsi déviée pouvant être prise pour une tumeur.

Base (fig. 73 et 74). — La base repose sur le plancher périnéal; elle est limitée en avant par l'orifice vésical de l'urètre, en arrière par le plan tangent à la partie postérieure des vésicules : elle comprend en avant le col, en arrière l'espace interséminal.

Le *col* forme le centre d'une petite région, importante surtout au point de vue chirurgical : on donne parfois le nom de col à la partie de la vessie qui surmonte le sphincter vésical et au sphincter vésical lui-même; mais il faut désigner exclusivement par ce terme l'orifice urétral de la vessie. Le col est entouré de toutes parts par le sphincter, et sur un plan plus reculé par la prostate, dont le tissu glandulaire le déborde surtout en arrière. La prostate sépare le col : en avant de la partie la plus élevée du sphincter strié et du plexus de Santorini; latéralement, des aponévroses latérales de la prostate et de la partie interne du releveur; en arrière, du rectum et de l'aponévrose prostato-péritonéale.

Le col était considéré autrefois comme la portion la plus fixe de la vessie; en réalité, il est relativement mobile; il s'abaisse légèrement quand la vessie se remplit et pendant l'inspiration; il peut surtout s'élever dans la distension du rectum, parfois jusqu'à 3 centimètres.

Dans sa position moyenne, il est placé, d'après Sappey, sur l'horizontale qui passe à l'union des deux tiers supérieurs avec le tiers inférieur de la symphyse, à 3 centimètres environ en arrière du pubis : c'est ainsi qu'on le trouve sur le cadavre ancien; mais, sur un sujet frais, je l'ai souvent trouvé sur l'horizontale passant par la partie moyenne de la symphyse, à 30 millimètres de celle-ci.

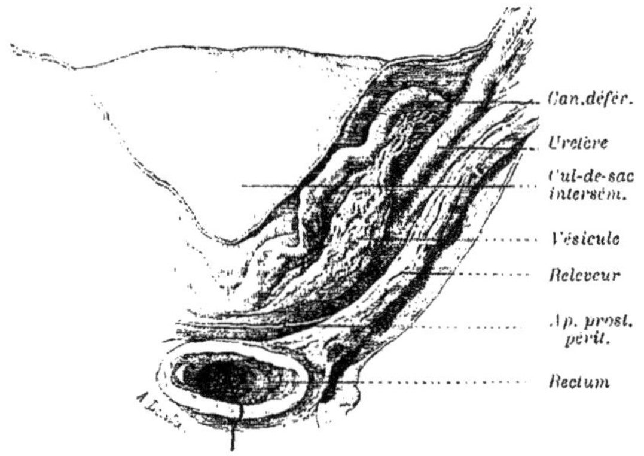

FIG. 74. — Base de la vessie (pièce personnelle).
(Vessie — 350 grammes.)

La *partie postérieure de la base*, ou *espace interséminal*, répond en arrière à la prostate, aux vésicules séminales unies par un appareil musculo-aponévrotique, l'aponévrose prostato-péritonéale de Denonvilliers.

Ovoïdes à grand axe oblique en arrière et en dehors à 45 degrés, les vésicules séminales sont en contact en avant par leur sommet, et s'écartent par leur extrémité postérieure. Leur bord interne est longé par la partie terminale des canaux déférents, tandis que l'uretère, d'abord en dehors du canal déférent et des vésicules, se glisse entre la face supérieure de ces dernières et la vessie.

En avant, les vésicules et leur appareil d'union sont séparés de la base de la vessie par le feuillet postérieur de la gaine allantoïdienne et par un feuillet aponévrotique mince et résistant placé derrière le précédent. Ce feuillet s'insère en avant et en bas sur la prostate, en haut sur le péritoine du cul-de-sac vésico-génital : il résulte de l'accolement des feuillets du péritoine primitif; c'est l'homologue, en arrière, du feuillet ombilico-vésical en avant. Sur un plan plus reculé, tous ces organes reposent sur le rectum, dont les sépare un feuillet d'accolement péritonéal, qui contribue à la formation de l'aponévrose prostato-péritonéale de Denonvilliers. Large de 8 centimètres environ, le rectum s'insinue non pas derrière, comme on le dit trop souvent, mais franchement sous la vessie, et oppose l'angle saillant en avant, formé par l'union de sa deuxième avec sa troisième portion, à l'angle que forment par leur union la base de la vessie et la paroi postérieure de la prostate.

Que deviennent les vésicules séminales pendant les mouvements d'expansion et de retrait de la vessie? Accompagnent-elles cet organe ou restent-elles accolées au rectum ? La première opinion a été défendue par Montfalcon, Richet, Gegenbaur, Hoffmann, Heitzmann, Charpy; la seconde par Sappey. Voici ce que les examens cadavériques m'ont appris. Je rappelle que la vessie vide ne se pelotonne pas, mais qu'elle a la forme d'une lame triangulaire, dont les angles latéraux se portent vers et en dehors des uretères en les recouvrant, et dont la situation à ce niveau est à peu près fixe. Les vésicules se logent sous la base de la vessie, entre celle-ci et la face antérieure du rectum : tantôt enfouies tout entières dans le tissu cellulaire qui unit la vessie et le rectum, tantôt plus longues et soulevant par leur extrémité postérieure le péritoine, en un pli transversal qui constitue un petit méso aux vésicules et au muscle interséminal. Le tissu cellulaire unit les vésicules à la fois au rectum et à la vessie. Quand la vessie se remplit, sa paroi postérieure se déplisse et la portion de paroi qui répond à l'espace interséminal est attirée en arrière. Les deux extrémités de la base de la vessie se rapprochent, les vésicules les suivent, et l'espace qui sépare celles-ci diminue.

Après avoir tapissé la face postérieure de la vessie en s'adossant à lui-même pour former le pli rétrovésical, le péritoine, soulevé par le muscle interséminal, forme un deuxième pli, le pli interséminal à peine marqué sur la ligne médiane, quand la vessie est en distension physiologique, plus élevé latéralement. De la face postérieure de ce pli se détachent en arrière, pour se porter sur les parties latérales du rectum, les replis de Douglas. Ces replis sont formés de deux feuillets. Le supérieur, horizontal, recouvre la base des vésicules séminales et la partie terminale de l'uretère qui passe sous sa partie externe; l'interne descend presque vertical en dedans de la vésicule et forme, en s'unissant en dedans sur la ligne médiane au feuillet opposé, un cul-de-sac qui descend entre le rectum en arrière, la vessie et l'appareil musculaire interséminal en avant, les deux vésicules latéralement; ce cul-de-sac descend jusqu'à la base de la prostate, parfois jusqu'à 1 cm. 1/2 seulement de la base de celle-ci : c'est une véritable séreuse de glissement pour les divers organes de la région. La distension de la vessie influe peu sur la situation de son point déclive.

Le pli interséminal rétrovésical est chez l'homme, ainsi que je l'ai montré, l'analogue du ligament large : Luschka aurait vu une fois l'utricule prostatique, anormalement développé, venir s'y loger. Comme le ligament large, le pli interséminal divise la cavité du petit bassin en deux parties, l'une antérieure génitale et vésicale, l'autre postérieure rectale. Les plis de Douglas, homologues des plis de Douglas chez la femme, se jettent sur la partie postérieure du pli interséminal.

En arrière et latéralement, la vessie repose sur le releveur qui la sépare des plans sous-jacents du périnée.

Cul-de-sac de Douglas. — Les chirurgiens se sont beaucoup préoccupés de déterminer la distance du fond du cul-de-sac à la peau du périnée, d'une part, à la base de la prostate, d'autre part.

Entre le fond du cul-de-sac et la peau, Velpeau admettait une distance de 5 à 8 centimètres; Legendre de 6 à 8; Sanson, Lisfranc, Malgaigne, Richet, de 16 centimètres. Avec Tillaux et Sappey j'ai trouvé le plus souvent une distance de 6 à 8 centimètres.

[*DELBET.*]

Entre le fond du cul-de-sac et la base de la prostate, Barkow donne une distance de 1 cent. 5 à 2 cent. 7. Sappey 1 cent. 1/2. Il n'est pas rare de voir le fond du cul-de-sac affleurer la base de la prostate surmontée de canaux déférents. Généralement il est à 1 ou 2 centimètres de la prostate.

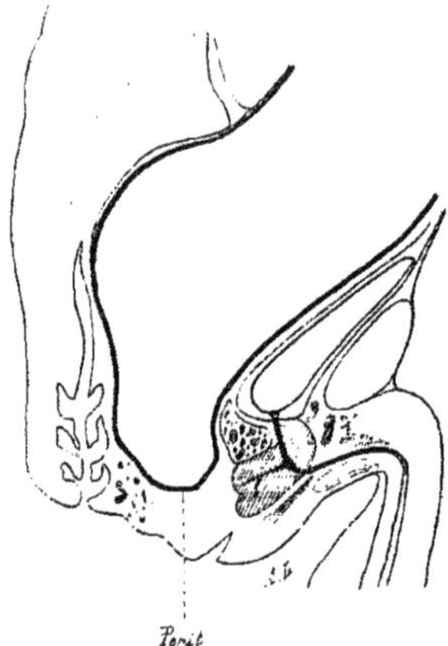

Fig. 74 *bis*. — Persistance anormale du cul-de-sac de Douglas fœtal.

Développement. — Ici comme en avant de la vessie. le péritoine, au début de sa formation, forme un cul-de-sac descendant jusqu'à la peau.

Avec l'âge, le fond du cul-de-sac s'oblitère par accolement des deux feuillets qui le composent. L'accolement débute par la partie déclive et gagne peu à peu la partie plus élevée. D'après Traeger. le fond du cul-de-sac qui repose au début sur le plancher périnéal est, à la naissance. à un demi-centimère du bec de la prostate. A 2 ans, il atteint la hauteur de l'orifice vesical de l'urètre. (*Arch. f. Anat. und Physiologie*, 1897.)

Anomalies. — Dans certains cas, le cul-de-sac recto-génital ne s'oblitère pas. Spalteholz a vu le cul-de-sac descendre jusqu'à 1 centimètre de l'anus. Le releveur distendu mais partout continu formait un cylindre creux descendant au-dessous de la vessie. Le rectum était droit; le col et la prostate abaissés.

Schuitoff. qui rapporte le cas (*Thèse de Leipsig*. 1903), n'a pu réunir que 9 cas analogues dus à Chardenois. Scarpa, Chopart et Desault, Cooper. Bromfield, Stiegler. Jacobson. Träger. Symington. Zuckerdand avait signalé la possibilité de cette disposition (fig. 74 *bis*).

VESSIE CHEZ LA FEMME

D'une manière générale la vessie chez la femme présente les mêmes dispositions et les mêmes rapports que la vessie chez l'homme. Quelques points particuliers méritent seuls d'attirer l'attention.

Situation générale. — Comme chez l'homme, la vessie occupe la partie antérieure de la cavité pelvienne, elle est située en avant du péritoine, au-dessus et en avant du rectum. Entre ce dernier organe et la vessie, viennent se placer l'utérus, les ligaments larges et les annexes. La prostate faisant ici défaut, la vessie repose directement sur la face supérieure du vagin.

Forme. — *Vide*, la vessie est triangulaire. Sur une coupe, la ligne de section de sa muqueuse forme avec la ligne de section de l'urètre la figure d'un Y (fig. 62). La branche rétro-cervicale repose sur la face supérieure du vagin et suit les modifications physiologiques et pathologiques de ce dernier.

Pleine, la vessie de la femme est plus aplatie d'avant en arrière, et présente sur la ligne médiane et en arrière une dépression plus grande que celle de l'homme. La paroi postérieure est en effet soulevée à la fois par le rectum, le vagin et l'utérus : ce soulèvement rend plus profonds et mieux marqués les recessus latéraux. Pendant la grossesse, la vessie peut être à ce point aplatie d'avant en arrière qu'elle prend la forme d'un ménisque convexo-concave, dont la concavité embrasse la partie antérieure de l'utérus (Berry-Hart). Enfin la vessie de la femme, surtout de la multipare, est fréquemment asymétrique en raison des déformations qu'elle a subies pendant la grossesse.

Capacité. — On a écrit que la vessie de la femme était plus grande que celle de l'homme. Genouville (*Annales génito-urinaires*, 1892), introduisant dans une vessie de l'eau sans pression, a constaté que la vessie de l'homme contenait 88 grammes, et la vessie de la femme 58 grammes de liquide. Mais, que sous une pression de 1/50 d'atmosphère environ, la vessie de l'homme contient 238 grammes et celle de la femme 332 grammes; ce qui démontre que la vessie de la femme est plus petite, mais plus extensible que celle de l'homme;

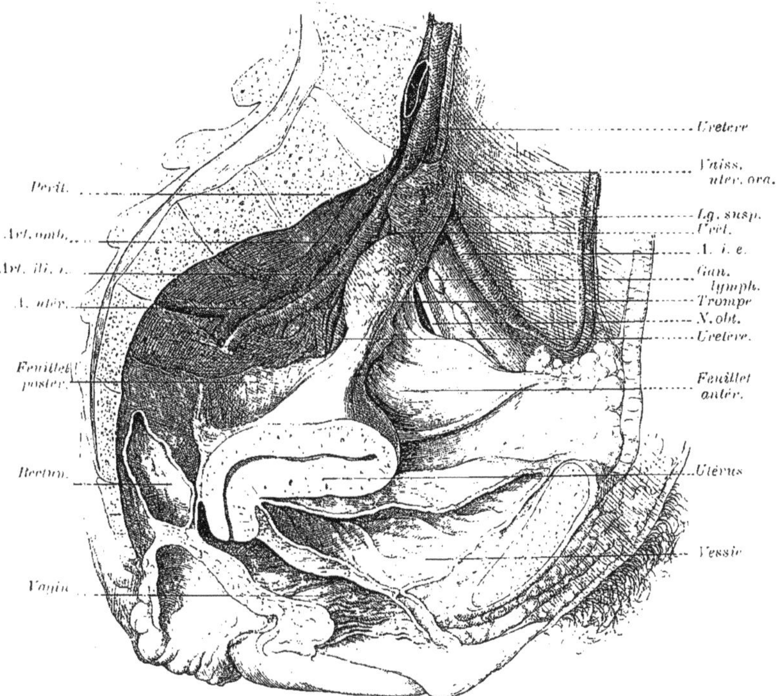

Fig. 75. — Coupe médiane et antéro-postérieure du bassin d'une femme adulte (d'après Rieffel).

L'utérus est abaissé et très rapproché du coccyx. L'anus est béant, le vagin est ouvert, la vessie très étalée. Une partie de la trompe est réséquée. Le péritoine est enlevé en avant et en arrière du ligament suspenseur de l'ovaire pour montrer les organes sous-jacents. L'ovaire est en place.

ces recherches cadavériques ne sont pas directement applicables au vivant. En effet, le besoin d'uriner naît quand, la pression devenant suffisante, la muqueuse subit une excitation assez marquée pour provoquer une contraction réflexe du muscle; or, si l'on se rappelle que la sensibilité est plus développée chez la femme, on comprendra que la sensation de besoin puisse naître avec une pression moins élevée, et par suite avec une quantité égale ou moindre que celle contenue dans une vessie d'homme. En réalité, les différences individuelles sont si marquées que les différences sexuelles sont sans importance, et que la capacité peut être considérée comme sensiblement égale dans les deux sexes.

Dimensions. — D'une manière générale la vessie de la femme est moins haute, mais plus large que celle de l'homme. Cette prédominance des dimensions transversales serait due, d'après Haller, Montfalcon, Cruveilhier, à l'action de l'utérus gravide. Cette explication est inacceptable, car la prédominance des dimensions transversales s'observe même chez les femmes impares. Barkow l'attribue à la contraction des fibres longitudinales de la vessie, provoquée sympathiquement par la contraction des fibres utérines, Quain à la pression de l'utérus et du vagin, hypothèse plus vraisemblable. Avec Henle, il faut attribuer cette disposition à la prédominance des diamètres transversaux du bassin de la femme; les uretères restant plus en dehors que chez l'homme, la vessie s'étend transversalement pour se porter à leur rencontre. L'examen de coupes de sujets congelés pendant la grossesse montre que cette adaptation est nécessaire : pendant la grossesse, en effet, la présence de la tête met obstacle à toute expansion de la vessie sur la ligne médiane (planche de Waldeyer, Bonn. 1886).

Moyens de fixité. — Les cordons résultant de l'oblitération de l'artère ombilicale, l'ouraque, les ligaments pubio-vésicaux ont la même disposition que chez l'homme.

La base repose sur le vagin et l'isthme utérin; deux lames aponévrotiques, homologues des aponévroses latérales de la prostate, sont tendues de champ, de la face postérieure du pubis aux parties latérales du col de l'utérus. Elles maintiennent le vagin et la vessie, et représentent pour cette dernière un important moyen de fixité.

Chez la femme, la sangle des releveurs est pour la vessie, comme pour l'utérus, le principal agent de fixation, aussi, lorsque, par le fait d'accouchements nombreux ou difficiles, les releveurs se trouvent amoindris, il est fréquent de voir la vessie se hernier vers le vagin. Cette chute de la vessie précède ou accompagne celle de l'utérus.

Rapports. — **Vessie pleine.** *Face antérieure.* — La face antérieure est, chez la femme, moins haute et plus large que chez l'homme; mais les variations proportionnelles de la ceinture pelvienne et de la partie inférieure des muscles droits font que la situation relative des différentes parties n'est pas modifiée. Le pubis est plus large et moins haut de 1/2 à 1 centimètre : les tendons des muscles droits sont également plus larges à leur origine. A un travers de doigt du pubis, leur diamètre transverse est de 3 centimètres et demi en moyenne. Les piliers inguinaux internes, à un travers de doigt au-dessus du pubis, se trouvent également plus éloignés que chez l'homme, à 4 centimètres de la ligne médiane.

Faces latérales. — Latéralement la vessie est, comme chez l'homme, en rapport avec les parois de l'excavation pelvienne et les organes qui la tapissent, mais le canal déférent fait défaut. Il est remplacé par le ligament rond qui croise les parties latérales de la vessie en passant au-dessus de l'artère ombilicale et reste sur un plan plus élevé que le canal déférent. Le ligament rond est séparé de la vessie par le cul-de-sac latéral du péritoine.

Sommet. — Le sommet est en général plus large, il est plus souvent dévié que chez l'homme.

Face postérieure. — La face postérieure est recouverte par le péritoine. Arrivé aux limites de la face postérieure, le peritoine se réfléchit pour tapisser la face antérieure de l'utérus et former le cul-de-sac vésico-utérin ou vésico-génital de la femme. A l'état de vacuité de la vessie, le péritoine fait un pli transversal étendu d'un bord à l'autre du petit bassin et occupant la partie moyenne de la face postérieure du réservoir urinaire. C'est à ce repli que Waldeyer a donné le nom de *pli vésical transverse* (Voy. fig. 242 et 247). Le péritoine sépare la vessie de l'utérus en arrière, des anses intestinales en avant. Au-dessous du cul-de-sac vésico-utérin, la vessie entre en rapport avec la face antérieure de la portion sus-vaginale du col, et avec l'isthme de l'utérus dans une étendue de 2 centimètres environ. Une lame aponévrotique mince, souvent difficile à isoler, et dans laquelle Henle a même trouvé des fibres musculaires, descend derrière la vessie ; elle forme un plan oblique de bas en haut et d'avant en arrière. C'est la partie terminale du feuillet postérieur de la gaine allantoïdienne. En arrière de celle-ci, existe un tissu cellulaire lâche dans lequel rampent les branches antérieures de l'utérine et les veines correspondantes.

Base. — Elle répond dans toute son étendue à la face supérieure du vagin, qui la sépare du cul-de-sac de Douglas et du rectum. Le vagin occupe chez la femme la place des vésicules séminales et du muscle interséminal chez l'homme. De l'orifice urétral au muscle interurétéral, dans toute la partie qui correspond au trigone, vessie et vagin adhèrent intimement. Le vagin présente à ce niveau un aspect spécial, qui a permis de le décrire comme une région particulière, le trigone de Pawlick.

En arrière du muscle interurétéral, sur la ligne médiane, la vessie n'est plus unie au vagin que par du tissu cellulaire lamelleux qui permet de mobiliser la vessie sur le vagin. Latéralement la vessie, comme le vagin, adhère aux aponévroses pubo-génitales. L'uretère s'engage sous la portion latérale de cette base. Les rapports de la vessie avec cet organe sont peu étendus, l'uretère s'engageant presque aussitôt dans la base des ligaments larges.

Pendant la grossesse, la vessie est refoulée en bas. Le sommet ne peut se développer au-dessus de la symphyse et la dilatation se fait latéralement.

Pendant l'accouchement, au contraire, la vessie s'élève avec le vagin au point d'être à moitié abdominale.

VESSIE CHEZ L'ENFANT.

Les caractères de la vessie chez l'enfant ont été bien étudiés par Mayet dans sa thèse (Paris, 1897). Je lui emprunte en grande partie la description suivante.

De la naissance à la puberté les organes de l'homme ne cessent de croître et de se modifier. Pendant cette évolution, les modifications ne suivent pas chez tous les sujets une marche parallèle, la situation et les rapports des organes se modifient sans cesse. La vessie de l'enfant ne représente donc pas un type déterminé, mais une série de types qui se succèdent. Toutefois, pour ne pas surcharger cet article nous décrirons surtout la vessie telle qu'on la rencontre chez l'enfant vers cinq ans. Connaissant la vessie infantile et la vessie adulte, il sera facile d'en déduire les types intermédiaires.

Situation. — La vessie prend naissance aux dépens du processus allantoïdien. Celui-ci, né de l'extrémité postérieure de l'intestin primitif, suit la paroi ventrale de l'embryon pour venir sortir au niveau de l'ombilic cutané et former la vésicule allantoïdienne. C'est la partie inférieure du segment embryonnaire de l'allantoïde qui donnera naissance à la vessie; celle-ci est donc franchement abdominale chez le fœtus. Elle gardera à la naissance cette situation abdominale, la petitesse du bassin et la distension du rectum ne lui permettant pas de trouver place dans l'excavation pelvienne. Le col, à cette époque, affleure le bord supérieur du pubis. Mais, avec les progrès de l'âge, la vessie descend peu à peu pour occuper sa situation définitive. Cette descente est en partie apparente et tient à la diminution du diamètre vertical de la vessie et à l'accroissement du diamètre vertical du bassin. Mais elle est aussi réelle; elle tient au tassement des organes, provoqué par l'attitude bipède et rendu possible par l'élargissement du bassin (Charpy). La vessie est souvent devenue pelvienne à 8 ans; elle l'est toujours de 14 à 16 ans.

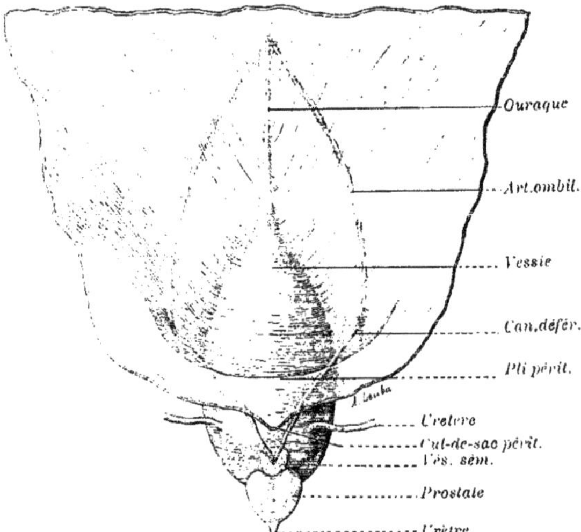

Fig. 76. — Vessie chez l'enfant. Pli péritonéal (d'après Mayet).

Pendant toute l'enfance et même quand elle a commencé sa descente, la vessie en se remplissant tend à s'énucléer presque aussitôt du pelvis. Elle se développe d'abord en bas et en arrière, mais avant même que la paroi postérieure du globe vésical vienne confiner au promontoire, la vessie occupe déjà largement la cavité abdominale tout en restant appliquée à la paroi abdominale antérieure. La chose est facile à comprendre si l'on se rappelle que la vessie est verticale et fusiforme chez l'enfant, alors qu'elle est presque horizontale chez l'adulte.

Le rectum, si fortement engagé *sous* la vessie chez l'adulte, est ici *derrière* elle; aussi sa réplétion chasse-t-elle la vessie en avant au lieu de la soulever, et même parfois la fait descendre vers le périnée (fig. 77).

Comme chez l'adulte, la situation de la vessie, d'ailleurs, n'est pas absolument fixe: si elle peut s'abaisser quelque peu, elle s'élève facilement dans une étendue considérable.

Direction. — Le grand axe de la vessie vide est vertical chez l'enfant; cet axe devient oblique à 30 degrés sur l'horizontale, quand la vessie se remplit, par suite de la formation en arrière du col d'un recessus, qui reporte en arrière l'extrémité inférieure de l'axe : dans l'un et l'autre cas, la direction de la vessie de l'enfant s'écarte plus que celle de l'adulte de l'horizontale.

Forme. — Développée aux dépens d'un pédicule étroit, la vessie est cylindrique jusqu'au 4ᵉ mois de la vie intra-utérine : elle se dilate ensuite progressivement au niveau de sa partie moyenne et devient fusiforme. Elle garde cette conformation jusqu'à la naissance. Mais dès la 6ᵉ semaine après la naissance dans la plupart des cas, quelquefois vers le 5ᵉ ou 6ᵉ mois seulement, la partie inférieure de la vessie s'élargit et l'organe devient piriforme à grosse extrémité inférieure. Au moment de la puberté, vers 14 ou 16 ans, la vessie devient ovoïde, mais elle peut acquérir cette forme plus tôt, vers 8 ans. Il est d'ailleurs possible jusqu'à un certain point de prévoir la forme de la vessie : car elle ne devient ovoïde qu'au moment de sa descente dans l'excavation pelvienne. Régulière tant qu'elle est intra-abdominale, elle se laisse déprimer par les organes voisins quand elle est dans l'excavation. Mayet a retrouvé chez l'enfant, plus accentuées encore, les dépressions rectale et pubienne que j'ai signalées chez l'adulte.

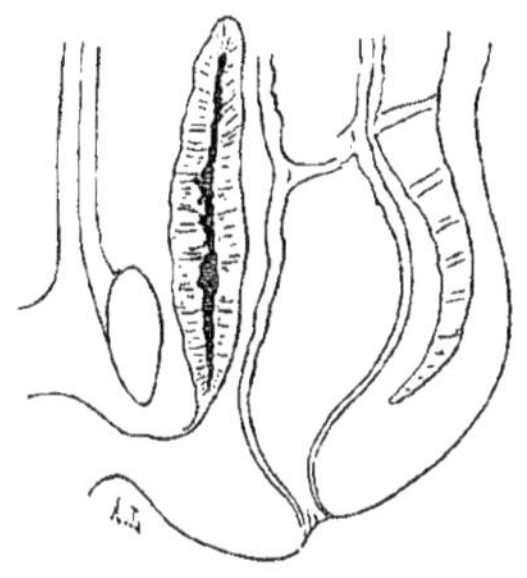

Fig. 77. — Vessie de l'enfant.

Vue sur une coupe, la vessie vide est chez le fœtus jusqu'à la naissance verticale, un peu oblique en bas et en arrière.

La cavité est représentée par une ligne qui se continue avec l'urètre (fig. 77); mais dès le 2ᵉ ou le 3ᵉ mois après la naissance, la vessie tendant à pénétrer dans le bassin par son bord postérieur, et le bassin augmentant dans le sens antéro-postérieur, un recessus se crée, d'abord peu développé, puis important à partir de deux ans. Dès ce moment, la coupe prend l'aspect d'un Y.

Chez les petites filles la vessie présente parfois à la naissance une prédominance des dimensions transversales sur les verticales. Cette prédominance devient la règle après 14 ans, c'est-à-dire au moment où se montrent les caractères sexuels.

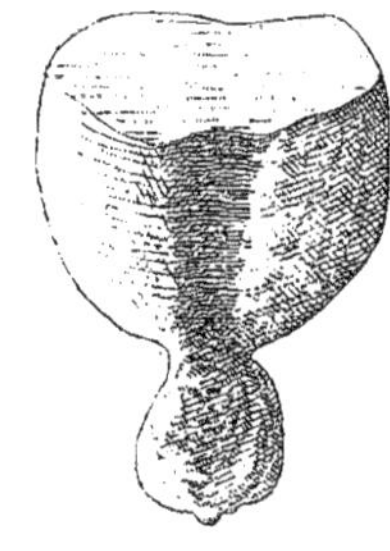

Fig. 78. — Cul-de-sac intersséminal chez l'enfant. Injection au suif (Mayet). La dépression rectale est très marquée.

Rapports. — *Face antérieure.* — Budde (Thèse de Marburg, 1901) établit qu'au moment de la formation le col affleure le bord supérieur du futur pubis, puis descend au 4ᵉ mois quand les organes pelviens viennent au contact du périnée, pour remonter quand l'excavation se forme, celle-ci se creusant plus que la vessie ne descend.

A la naissance la vessie occupe une situation élevée ; le col affleure le bord supérieur du pubis et la vessie n'affecte aucun rapport avec cet os. Ce n'est que peu à peu et surtout vers la puberté que la vessie prend un contact symphysien étendu.

Au contraire, les rapports avec la partie musculo-aponévrotique de la paroi sont très étendus, la vessie remontant presque jusqu'à l'ombilic.

Quant au péritoine, à la naissance, quand la vessie est vide, il passe directement de la paroi abdominale sur la face postérieure de la vessie sans former de cul-de-sac; quand la vessie est pleine, il se forme une amorce de cul-de-sac qui atteint un à deux millimètres de profondeur (Mayet).

Chez le nouveau-né, le péritoine descend parfois à 2 centimètres au-dessous de l'ombilic, mais l'espace étendu entre le fond du cul-de-sac et le pubis reste considérable.

Chez l'enfant de 5 à 6 ans, on pourrait croire que le cul-de-sac est plus éloigné du pubis, la vessie étant devenue avec l'âge plus volumineuse. Il n'en est rien, car à mesure que la vessie s'accroît, elle descend dans le bassin. Quand la vessie est vide, le péritoine affleure le pubis; quand la vessie est pleine à 100 grammes, le péritoine peut s'élever à 3 centimètres et demi au-dessus de la symphyse, mais reste souvent à 1 centimètre et demi ou 2 centimètres seulement.

Enfin vers 10 ans, quand la vessie est devenue pelvienne, le péritoine se comporte comme chez l'adulte, toutes proportions gardées.

Les *aponévroses* sont disposées comme chez l'adulte. Le pubis est moins saillant en arrière des droits, le cavum supra-pubien par suite moins accentué; la cavité prévésicale est moins profonde et moins chargée de graisse. Le plexus de Santorini est à peine développé jusqu'à 12 ans.

Faces latérales. — Les rapports sont les mêmes que chez l'adulte, avec cette différence que la vessie de l'enfant reste plus éloignée de la paroi pelvienne.

Face postérieure. — Tapissée par le péritoine, cette face est, ainsi que le montre Mayet, coupée par un pli très marqué, surtout chez la petite fille; moins marqué, chez le jeune garçon (fig. 76). Ce repli est transversal, il coupe la vessie à l'union du 1/3 antérieur avec les 2/3 postérieurs et se prolonge sur les parties latérales jusqu'au détroit supérieur où il se confond avec le péritoine iliaque. Sa hauteur est de 5 millimètres sur la ligne médiane, beaucoup plus considérable latéralement. Il s'efface en partie par la distension de l'organe.

Fréquent et marqué avant 3 ans, il s'efface à mesure que le réservoir descend, il est rare après 10 ans, cependant il pourrait persister chez l'adulte, Chez les garçons, ce pli existe également, mais seulement chez les jeunes sujets : il est moins constant et beaucoup moins marqué que chez les petites filles.

Base. — Elle repose en avant sur le plancher périnéal, moins épais que chez l'adulte; en arrière sur le rectum, dont la séparent chez l'homme les vésicules séminales et les canaux déférents.

Peu développées, ces vésicules n'ont guère à 3 ans que 6 millimètres de long; elles adhèrent au rectum et à la vessie, davantage cependant à cette dernière.

Le péritoine tapisse leur base, puis s'engage entre elles, et descend en cul-de-sac vers la prostate (fig. 78) : ce cul-de-sac descend plus bas que chez l'adulte.

L'embryologie, en nous montrant primitivement le péritoine descendant jusqu'au plancher pelvien et séparant complètement vessie et rectum, explique cette disposition. Nous avons vu plus haut qu'elle pouvait persister anormalement chez l'adulte.

A l'état normal, quand la vessie est vide, le fond du cul-de-sac descend assez pour tapisser un centimètre de la face postérieure de la prostate : mais la partie inférieure est libre et peu adhérente aux parties voisines. Quand la vessie est pleine, le cul de-sac remonte notablement, jusqu'à un centimètre au-dessus de la prostate : il y a là une disposition qui diffère beaucoup de ce qu'on observe chez l'adulte où nous avons vu que ce cul-de-sac descend moins bas et reste presque immobile. La réplétion du rectum élève, chez l'enfant comme chez l'adulte, le fond du cul-de-sac.

Dans le sexe féminin, cette région est disposée de même chez l'enfant et chez l'adulte.

CONFIGURATION INTÉRIEURE DE LA VESSIE

La cavité vésicale reproduit en sens inverse la forme extérieure de l'organe. Elle est ovoïde, légèrement aplatie d'avant en arrière : son grand axe est oblique en arrière et un peu en bas.

Régulier d'une manière générale à l'état normal, cet ovoïde présente en avant une saillie longue et transversale due à la dépression de la paroi vésicale par le pubis, c'est la *saillie pubienne*; en arrière, une saillie mousse antéro-postérieure, cylindroïde, due à la présence du rectum chez l'homme, de l'utérus chez la femme, c'est le *soulèvement postérieur*. De part et d'autre de celui-ci se forment deux poches, siège fréquent des calculs, la droite généralement plus prononcée que la gauche.

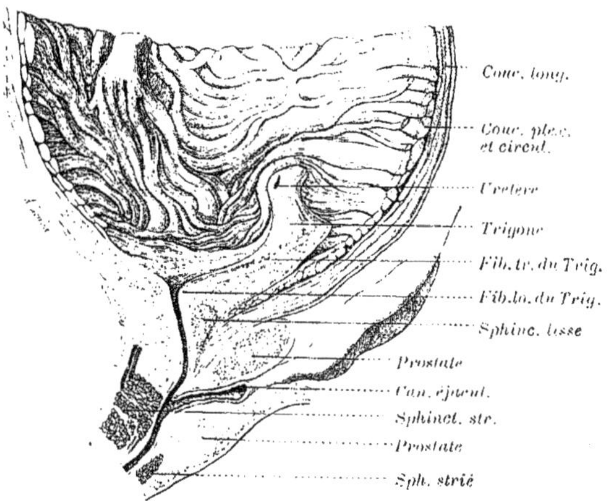

FIG. 79. — Vessie vue par la face interne. La muqueuse a été enlevée. (D'après Henle.)

Sur la face interne de la paroi vésicale, on aperçoit trois orifices ; l'orifice urétral et les deux orifices urétéraux, circonscrivant une région de forme triangulaire, le trigone ; une dépression située en arrière de celui-ci, le bas-fond. La surface, ordinairement lisse, peut présenter des poches et des diverticules.

L'*orifice urétral* occupe la partie antérieure de la base. A l'état normal et sur un sujet debout, il représente le point déclive de la vessie ; la paroi antérieure et la base de la vessie forment deux plans obliques qui convergent vers lui. C'est à cet orifice qu'il faut réserver le nom de *col de la vessie*. Ce terme, créé par Lieutaud, est anatomiquement inexact : il n'existe pas là, en effet, de point rétréci, de dépression infundibuliforme ; on sait depuis Mercier que l'orifice urétral s'ouvre de niveau avec les régions voisines de la vessie. Ce terme mérite cependant d'être conservé pour désigner l'orifice urétral, à cause de sa commodité.

A l'état normal l'orifice urétral est parfaitement circulaire, il est tangent à l'extrémité antérieure du trigone. Dans quelques cas, mais surtout chez les gens âgés, il est aplati d'avant en arrière, quelquefois un peu infundibuliforme ; enfin, quand le trigone a la forme d'un Y, il n'est pas rare de voir l'extrémité antérieure de ce dernier se terminer sur la lèvre postérieure de l'orifice urétral : l'orifice prend alors l'aspect d'un fer de lance. La petite saillie qui le déforme en arrière constitue la *luette vésicale de Lieutaud*.

Cette luette n'a qu'un intérêt morphologique. Jamais elle n'est assez développée pour constituer une valvule.

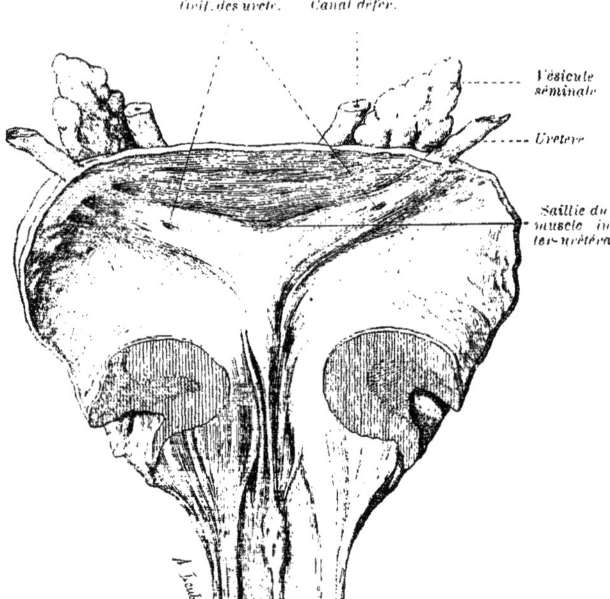

FIG. 80. — Trigone en Y (Poirier).

Il n'existe pas à l'état normal de valvule au niveau de l'orifice urétral ; la vessie est fermée par son sphincter seul.

Poppert cependant a publié l'observation (*Arch. für klinische Chirurgie*. Fasc. 1, p. 32) d'une malformation congénitale, consistant en un repli membraneux formant valvule. Cette disposition serait exceptionnelle ; car l'observation de Poppert est unique. Quant aux valvules découvertes et décrites par Mercier (*Recherches sur les maladies des organes génito-urinaires, en particulier chez les hommes âgés*, 1841), ce sont des formations pathologiques tenant exceptionnellement à une hypertrophie musculaire, le plus souvent à l'hypertrophie de la prostate (Guyon, *Leçons cliniques*). Cette opinion est confirmée par la découverte faite, à ce niveau, par Albarran d'un petit groupe glandulaire prostatique (voy. Prostate).

Les *orifices urétéraux* sont situés en arrière et en dehors de l'orifice urétral. Pairs, symétriquement placés par rapport à la ligne médiane, ils siègent exactement sur une ligne transversale placée à 2 cm. 5 en arrière de l'orifice urétral, et à 8 millimètres de la ligne médiane. Sappey admet qu'ils s'écartent pendant la distension de l'organe. Ils m'ont paru remarquablement fixes, au moins tant que la distension de la vessie ne dépasse pas un degré physiologique.

Les orifices urétéraux ont 3 millimètres environ de diamètre ; taillés obliquement, en bec de plume, aux dépens de leur paroi supérieure, ils sont recouverts par un petit capuchon muqueux limité par un bord demi-circulaire à concavité antérieure. Des deux extrémités de ce capuchon partent deux freins qui se dirigent obliquement en avant et en dedans vers le col. On a improprement appelé ces replis, valvules ; ils n'en jouent aucunement le rôle.

Le *trigone vésical* ou trigone de Lieutaud est l'espace compris entre une ligne joignant les orifices urétéraux en arrière, et latéralement deux lignes joignant chacun des orifices urétéraux au col.

C'est une région bien distincte, débordant de quelques millimètres les orifices qui lui servent de limites et qui y sont ainsi complètement contenus. Elle est limitée nettement en arrière par un bourrelet saillant. Ce bourrelet est dû à la présence, au-dessous de la muqueuse, du muscle interurétéral. C'est le bourrelet interurétéral. Un bourrelet moins saillant, dû aussi à la présence d'un faisceau musculaire sous-muqueux, va de l'uretère à l'urètre, et forme la limite latérale.

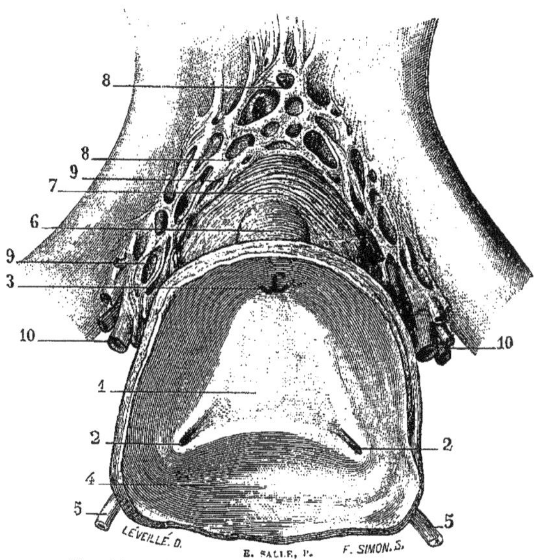

FIG. 81. — Trigone vésical (d'après Sappey).

1. Surface du trigone. — 2. 2. Ses angles postérieurs constitués par l'embouchure des uretères. — 3. Son angle antérieur représenté par l'orifice interne de l'urètre. — 4. Dépression transversale située en arrière du trigone. — 5, 5. Extrémité terminale des uretères. — 6. Partie supérieure du sphincter de la vessie. — 7. Muscle constricteur de la portion prostatique de l'urètre. — 8, 8. Coupe des veines du plexus de Santorini de la prostate. — 10, 10. Ces mêmes veines incisées au moment où elles arrivent sur les parties latérales du bas-fond de la vessie.

La figure qu'affecte la région est d'ailleurs un peu variable. C'est tantôt un triangle équilatéral à bords convexes en dehors, ou un triangle équilatéral à bords concaves ; tantôt enfin un Y dont la branche antérieure se termine sur l'orifice urétral et forme la luette de Lieutaud.

Le trigone est une dépendance de l'appareil urétéral. Dans le cas d'absence d'un uretère, le trigone manque du même côté ; et Passavant a publié un cas dans lequel le trigone tout entier s'était séparé de la paroi vésicale.

Le trigone répond au triangle vaginal de Pawlick chez la femme, à la prostate chez l'homme ; aussi est-il chez les hommes âgés déformé et soulevé par la saillie de la glande hypertrophiée. (Voy. sur le trigone. WALDEYER. *Ber. d. Akad. Wissen.* Berlin, 1897, n° 34, p. 732.)

Le *bas-fond* est la région qui s'étend en arrière du bourrelet interurétéral : il s'étend latéralement jusqu'à la portion intrapariétale de l'uretère : c'est une fosse à peine déprimée chez l'adulte, mais qui se creuse chez les gens âgés, quand le trigone est soulevé par la saillie de la prostate, et par suite de la faiblesse relative de la paroi musculaire à ce niveau. Chez le vieillard, cette région se laisse déprimer peu à peu : cette dépression peut être considérable, j'ai vu descendre le bas-fond en cul-de-sac derrière toute la prostate.

Le reste de la paroi vésicale est uni et lisse chez l'enfant et chez l'adulte. Avec l'âge, l'amincissement des parois musculaires sur certains points, leur épaississement scléreux ailleurs, donnent à la face interne un *aspect aréolaire* qui a été comparé à celui des ventricules du cœur. Enfin, dans la dernière phase, les saillies qui limitent les dépressions s'accentuent, s'ordonnent dans le sens longitudinal et constituent de véritables colonnes (*vessie à colonnes*).

La muqueuse s'engage alors entre les colonnes, se laisse déprimer et forme de véritables cellules (*vessie à cellules*). Quelques-unes de celles-ci s'accroissent parfois au point de donner naissance à des diverticules de plusieurs centimètres de diamètre (*vessie diverticulaire*). Exceptionnellement la vessie est multiloculaire et présente des diverticules congénitaux. Les diverticules congénitaux se distinguent des diverticules acquis par la présence des tuniques musculaires et muqueuse normale dans leur paroi.

Whiteside (*Medical Sentinel*. Portland Oregon. Novembre 1904) et plus récemment Uteau (*Annales des malad. des org. génito-urin.*, 1905, I, 241) ont consacré d'importants travaux a l'etude du trigone, De leurs observations et spécialement de celles de Uteau. il resulterait que la situation des orifices urétéraux est variable.

Les distances des orifices à la ligne médiane seraient :

Chez *l'homme*, maximum 45mm, minimum 4mm, moyenne 15mm,7.

Chez *la femme*, maximum 32mm, minimum 4mm, moyenne 13mm,4.

Chez *l'enfant*, maximum 13mm, minimum 3mm, moyenne 6mm,3.

Le triangle a une forme variable, scalène, isocèle ou équilatérale; la forme scalène domine chez l'homme, les formes isocèle et équilatérale chez l'enfant; le trigone de la femme a un aspect intermediaire. Jamais les deux orifices urétéraux n'ont été vus d'un même côté de la ligne mediane.

Le trigone peut être indistinct ou former un relief triangulaire ou bien enfin un relief nettement découpe sur le reste de la vessie : il est généralement lisse, mais quelquefois granuleux ou finement strie. Le muscle uretéral est generalement mais non toujours saillant.

Par rapport au trigone, les orifices urétéraux s'ouvrent par fréquence décroissante au 1/3 supérieur sur son sommet, à la partie moyenne; au 1/3 inférieur; deux fois seulement, ils ont été vus sur le versant extérieur ou terminal du bourrelet, L'orifice lui-même est circulaire, mais la muqueuse forme des plis variables d'où les apparences : arrondies, punctiformes, crateriformes, en mamelon, en croissant de lune, elliptique, en grains d'avoine, lanceolés, en bec de flute; ils sont dissimules parfois. Le calibre est suffisant pour que le catheterisme soit presque toujours facile.

Les chiffres que j'ai donnés dans le texte sont rectifiés sur des mensurations personnelles nouvelles, prises la vessie en place.

Anomalies de l'orifice urétéral. — Ces anomalies sont assez fréquentes et aujourd'hui importantes à connaître en raison de leurs conséquences au point de vue pathologique.

On a signalé : 1° *des uretères doubles des deux côtés s'ouvrant dans la vessie par quatre orifices*. Les deux orifices anormaux sont presque toujours au-dessous et en dedans des orifices normaux. — (Gould. *Amer. Jour. of Medical Sciences*, Philadelphie, 1903. CXXV-428, 2 cas : l'auteur ne connait que 8 cas analogues dus à Rayer. *Mal. des reins*. Paris. 1837. — Juetting. Vessie double. *Thèse de Berlin*, 1838. — De Fontreaulx. *Soc. anat*. Paris. 1865-645. — Coyne. *Soc. anat.*, 1868-55. — Bachhammer, 2 cas. *Archiv. f. Anat. und Physiol.*, 1879-139. — William Ewart. *Trans. of the pathol. Society*. Londres, 1880-188. — Janeway. *New York medical Record*, 1902. Il faut y joindre Debierre. *Soc. anat.*. 1888-512. Morestin. *Soc. anat.*, 1894-630 ;

2° *Uretère double bilatéral mais avec trois orifices vésicaux seulement*. — Harbinson. *British med. Journ.*, 1904, I, 488. 2 orifices à droite, 1 à gauche par fusion des 2 uretères de ce côté. — Obici Augusto, 2 ureteres à droite, 2 à gauche mais l'un s'ouvre dans l'uretre. *Bull. Sc. med.* Bologne, annee 67, page 405 ;

3° *Uretère double d'un côté. Le surnuméraire s'ouvre dans la partie médiane du trigone* (Auscher. *Bull. Soc. anat.*, Paris, 1895, p. 748); — *les orifices sont côte à côte*. (Quain.

2 uretères à gauche. Pl. 57 de *The Anat. of human Body*. Ahlfeld. *Atlas der Missb. der Menschen*. Leipsig, 1880. — Gorron. *Soc. anat.* 1900-160. — Broca. *Soc. anat.*, 1850-165. — Lemarchand. *Soc. anat.*, 1861-113. — Pilate. *Soc. anat.*, 1867-367. — Henriet, *Soc. anat.*, 1874-428 : l'anomalie est presque toujours gauche. — Ramsay. *Hopkins Hosp. Report* Vol. 7, 1896, p. 201-202); — duplicité complète de l'uretère gauche. l'orifice vésical supérieur correspondant à l'uretère inférieur et réciproquement. Griffon (*Bull. Soc. anat.*, Paris, 1904, p. 627).

Les deux uretères peuvent se réunir en traversant la vessie (Cusco, *Soc. anat.*, 1846-5). — Consulter encore à ce sujet : Adami J. G. and Day. J. : Two cases of complete double ureter. *Montreal med. J.*, 1893-94, v. 22, p. 756-753).

Heller signale un cas où il y avait bien deux uretères d'un côté, mais l'un des deux se terminait en cul-de-sac dans la paroi vésicale (*Deut. Arch. für klin. Med.*, Bd V, Heft 2). Weigert cite un cas analogue (*Virch. Anat.*, n° 70. p. 490). Parfois la partie terminale de l'uretère est borgne et se distend en formant une sorte de kyste (Barth Wilhem, *Inaug. Dissert.* Path. Inst. Giessens, 1897). Cette thèse contient un cas personnel et la revue des cas analogues antérieurs à 1897;

4° *Absence d'un uretère.* L'uretère gauche manquait complètement ainsi que son orifice dans le trigone dans le cas de Zadoc. — Deshayes. *Soc. anat.*, 1er février 1905. Bauer (*Soc. anat.*, 1901-339) aurait relevé 9 absences de l'uretère et du rein gauche, 3 de l'uretère et du rein droit;

5° Dernièrement Poncet (*Gaz. hebd.*, 6 avril 1899) a vu la muqueuse vésicale faire hernie dans un uretère dilaté;

6° L'uretère normal peut faire saillie dans la cavité vésicale, soit qu'il y ait simplement prolapsus, soit que la partie terminale se laisse distendre en pseudo-kyste : l'orifice urétéral restant perméable. — Portner. *Monatsbericht für Urologie*, 1904, IX, 296. — English. *Centralblatt für Kr. der Ha. u. Sex. org.*, 1898. CVII. — Fenwick. *Ureter. a. meatoscopy*. Lond., 1903, 4 cas. — Smith. *Trans. Path. Soc.* Londres, 1863. — Cohn. *Beit. z. K. Ch.* 1894. T. 41. — Wildbolz. *Monats bericht für Urologie*, 1904. — Burkardt. *Centralblatt für Allgem. Pathol.*, 1896. — Tolben. *Zeitsch. f. Heilk.*, 1901-22. — Lippman Wulf. *Cent. bl. f. d. K. der Ha, u. Se. Org.*, 1899.

Eichhoff (München, 1893) cite l'ouverture d'un uretère surnuméraire dans la région prostatique au-dessus du veru montanum. Il rapporte un cas personnel et 9 cas dans la littérature. Nous étudierons plus complètement cette anomalie avec l'urètre.

Structure. — La vessie est enveloppée partiellement par le péritoine et l'aponévrose ombilico-prévésicale, qui lui forment une tunique fibro-séreuse; au-dessous de celle-ci se trouve la gaine allantoïdienne. Essentiellement la paroi vésicale est formée par deux tuniques : la tunique musculaire et la tunique muqueuse. L'épaisseur de la paroi formée par l'ensemble de ces tuniques mesure en moyenne sur la vessie pleine, 4 millimètres au niveau du corps, 6 millimètres au niveau du trigone. Elle atteint 15 millimètres quand la vessie est à l'état de repos.

Péritoine et aponévrose ombilico-vésicale. Tunique fibro-séreuse. — La tunique séreuse ou péritonéale est, en apparence du moins, chez l'adulte, incomplète. Quand la vessie est vide, le péritoine ne recouvre que la face postérieure et se porte directement des bords de la vessie sur les parois de l'excavation latéralement, sur la paroi rectale en arrière, la paroi abdominale en avant.

Quand la vessie est pleine, le péritoine recouvre une partie de la face antérieure, le tiers supérieur de la face latérale, la partie rétroprostatique de la base, et la totalité de la face postérieure. En passant de la vessie sur les organes voisins, il forme autour de la vessie un cul-de-sac circulaire que nous avons suffisamment décrit dans le chapitre Rapports.

Il est classique de dire que le péritoine présente alors deux parties : une partie moyenne adhérente, une partie latérale libre et flottante qui n'est autre que le péritoine détachés des parois de l'excavation par la réplétion de l'organe. Je n'ai jamais observé cette partie flottante. Elle n'existe que si la vessie est surdistendue au delà des limites normales. Si on s'en tient à la distension physiologique, on constate qu'au moment où elle se remplit, la vessie change de forme sans changer de situation : elle prend la forme globuleuse; mais c'est à peine si la situation du point de réflexion du péritoine sur la vessie se modifie par rapport à l'excavation pelvienne ; la vessie se dilate mais par sa portion sous-péritonéale : elle utilise d'abord le pli de Douglas et le pli que forme le péritoine sur la face postérieure, puis distend le péritoine, mettant en jeu son élasticité : la partie sous-péritonéale est en effet plus extensible que la portion extra-péritonéale, qui, doublée par des aponévroses résistantes, se laisse à peine distendre.

Je rappelle que l'aponévrose ombilico-prévésicale double toute la partie extra-péritonéale des faces antérieure et latérale de la vessie; qu'en arrière, l'aponévrose prostato-péritonéale a une disposition analogue. Développées aux dépens de la séreuse, d'après Cunéo, ces aponévroses appartiendraient au péritoine. Elles complètent l'engainement de la vessie. Insérées en bas sur l'aponévrose pelvienne, ces lames viennent se fixer au fond du cul-de-sac péritonéal et jouent par rapport à celui-ci le rôle de bride par rapport à un bonnet.

Lorsqu'on a rompu les liens celluleux qui fixent le cul-de-sac, liens peu résistants latéralement, on constate que le péritoine adhère peu à la musculeuse, et peut être assez facilement isolé de l'organe, particulièrement sur les côtés et sur la face postérieure. Il n'adhère intimement à la vessie qu'au niveau de l'ouraque et à une petite distance en arrière de lui.

Le péritoine qui recouvre la vessie ne présente rien de particulier. Je dirai seulement qu'il appartient au péritoine pariétal et en présente les caractères.

Gaine allantoïdienne. — La gaine allantoïdienne forme à la vessie une enveloppe à peu près complète : née au pourtour du col, elle double en avant la face profonde de l'aponévrose ombilico-vésicale. En arrière, elle passe d'abord entre la vessie d'une part, les vésicules et l'aponévrose prostato-péritonéale d'autre part. Plus haut elle s'insinue entre le péritoine et la vessie. C'est elle que Charpy et Baraban ont décrit comme couche aréolaire. Nous avons vu qu'elle est lâche et lamelleuse, surtout en arrière; c'est grâce à la présence de ce tissu qu'on peut décoller aisément le péritoine. Développée sur les parties latérales, la gaine est mince sur la ligne médiane : elle disparaît même complètement au niveau de l'implantation de l'ouraque et autour de ce dernier dans une étendue de 3 centimètres (vessie vide). Le péritoine, à ce niveau, adhère intimement au muscle.

Tunique musculaire. — La vessie possède une paroi musculaire continue formée de fibres musculaires lisses.

Cette paroi a été décrite pour la première fois par Gallien, mais c'est Fallope qui reconnut sa nature musculaire. Spiegel isola la couche superficielle longitudinale et lui donna le nom de *detrusor urinæ*. Depuis, cette enveloppe a été longuement étudiée et les auteurs en ont donné des descriptions sensiblement différentes. Pettigrew, abusant de la dissection, lui reconnaît douze systèmes différents de plans musculaires. A l'heure actuelle, Henle, Hyrtl, Obersteiner, Cruveilhier, Griffiths, lui décrivent deux couches. Avec Ellis, Sappey, Krause, Barkow, Pilliet, Versari, il faut admettre trois couches superposées, une couche externe longitudinale, une couche moyenne circulaire, une couche profonde plexiforme.

Couche externe longitudinale. — La couche externe longitudinale n'est pas partout continue; elle est formée de faisceaux groupés de manière à constituer quatre plans : antérieur, postérieur et latéraux.

Les *fibres longitudinales antérieures* forment sur la face antérieure de la vessie un plan de 4 à 5 centimètres de large au niveau de son extrémité inférieure. Les fibres qui le composent naissent en avant : 1° de la partie antérieure du sphincter vésical, où elles se mêlent aux fibres circulaires. Quelques fibres peuvent même être suivies à travers le sphincter jusqu'à l'urètre et se continuent avec les fibres longitudinales de ce conduit ; ces fibres sont extrêmement importantes au point de vue physiologique; 2° de la face inférieure de deux lamelles tendineuses, placées de part et d'autre de la ligne médiane, dépendant de l'aponévrose pelvienne et improprement appelées ligaments pubovésicaux, lamelles qui s'insèrent d'autre part à la face postérieure du pubis. Les fibres médianes naissent d'une aponévrose qui unit ces ligaments; elles forment un plan qui se porte horizontalement en arrière au-dessus des veines de Santorini, tapissent la face antérieure de la prostate chez l'homme, la partie la plus élevée de l'urètre chez la femme et se recourbent pour devenir ascendantes. Dans l'intervalle des deux faisceaux, des fibres naissent encore : 3° directement de la face postérieure du pubis près de la ligne médiane; 4° des parties latérales du pubis, près de son bord inférieur et des parties voisines de l'aponévrose pelvienne supérieure. Ces deux derniers groupes passent au-dessous et en arrière des fibres latérales de la vessie.

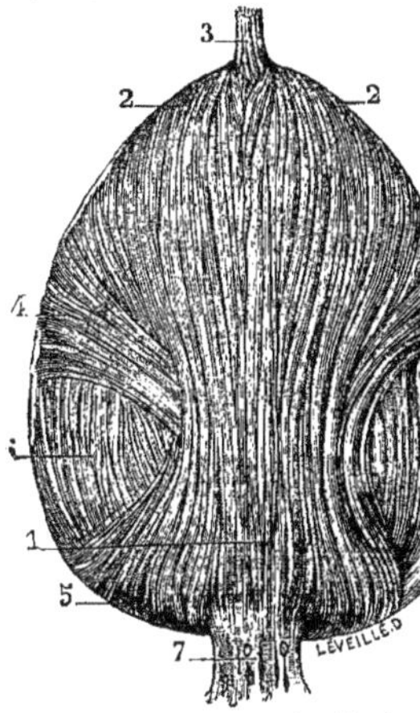

Fig. 82. — Fibres longitudinales antérieures de la vessie (Sappey).

1. Fibres longitudinales de la face antérieure de la vessie. — 2, 2. Ces mêmes fibres qui vont se continuer sur le sommet de la vessie avec celles de la face opposée. — 3. L'ouraque contourné par les fibres médianes antérieures qui l'embrassent en manière d'écharpe. — 4. Groupe de fibres qui se détachent du faisceau principal pour s'épanouir sur les parties latérales de la vessie. — 5. Fibres latérales du même faisceau. — 6. Fibres longitudinales antéro-latérales. — 7. Aponévrose par laquelle les fibres longitudinales médianes vont s'attacher à la partie inférieure de la symphyse pubienne.

La couche musculaire formée par l'ensemble de ces fibres ne tarde pas à s'épanouir en éventail. Les fibres médianes montent verticalement, jusqu'à l'ouraque. Là quelques-unes se continuent avec les fibres longitudinales de ce conduit; d'autres, en plus grand nombre, le contournent en lui formant une série d'écharpes. Les fibres latérales se perdent sur la face postérieure en se continuant avec les fibres du plan postérieur. Les plus externes se jettent sur la couche circulaire et se confondent en partie avec ses faisceaux.

Les *fibres longitudinales postérieures* forment un plan de 4 à 5 centimètres de large : chez l'homme elles naissent : 1° du sphincter de la vessie de la même manière que les antérieures ; 2° de la prostate par deux faisceaux qui se perdent dans le tissu glandulaire de cet organe ; 3° de l'enveloppe de la prostate : chez la femme, de la cloison vésico-vaginale et du col.

Ces fibres, nettement séparées des fibres voisines, montent verticalement, puis s'épanouissent : les moyennes montent vers l'ouraque sans le dépasser et recouvrent les fibres en écharpe venues du plan antérieur. Quelques-unes forment sur la paroi postérieure un véritable tourbillon (Versari); les fibres latérales se continuent avec les antérieures; d'autres se confondent avec les fibres circulaires.

Les *fibres longitudinales latérales* sont beaucoup moins développées que les précédentes et même niées par quelques auteurs. La faiblesse de ce plan explique la formation des recessus latéraux. Ce sont des fibres éparses qui naissent de l'aponévrose pelvienne et des aponévroses latérales de la prostate chez l'homme; de l'aponévrose pelvienne et des aponévroses qui flanquent le vagin chez la femme. Ces fibres forment des faisceaux obliques, quelques-uns en avant et en haut, la plupart en arrière et en haut : et vont s'unir soit aux fibres longitudinales postérieures, soit au plan circulaire. Dans leur trajet elles croisent l'insertion vésicale de l'uretère. Elles forment autour de ce dernier des tourbillons, des 8 de chiffres : quelques-unes se portent sur l'uretère et se continuent avec ses fibres longitudinales superficielles.

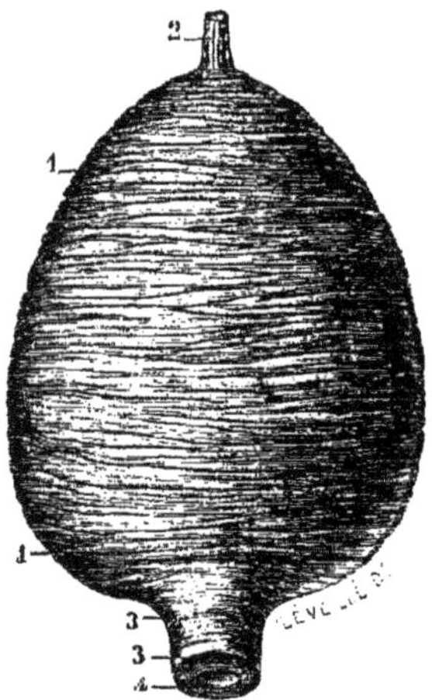

Fig. 83. — Couche moyenne ou circulaire de la tunique musculaire de la vessie (d'après Sappey).

1, 1. Fibres circulaires ou transversales de la vessie formant des faisceaux et fascicules qui s'engrènent les uns aux autres. — 2. Fibres musculaires de l'ouraque. — 3, 3. Sphincter de la vessie embrassant l'origine de la portion prostatique de l'urètre. — 4. Coupe de ce sphincter montrant son épaisseur.

Toutes ces fibres longitudinales disposées en faisceaux ne forment pas de plan continu et laissent apercevoir dans leur intervalle les fibres des plans sous-jacents.

Couche moyenne circulaire (fig. 83). — Ainsi que l'indique son nom, cette couche est formée de faisceaux musculaires horizontaux, disposés en larges rubans qui se superposent successivement et sans interruption de la base au sommet. Très nets en avant, les faisceaux qui composent cette couche se confondent un peu latéralement, mais surtout en arrière et en haut, avec les fibres longitudinales obliques. La séparation des deux premières couches à ce niveau est un peu artificielle. En arrière, ces fibres se confondent de même en partie avec la couche profonde. Ces faisceaux ne sont pas absolument horizontaux, mais parfois un peu obliques, de sorte qu'ils se coupent à angle aigu. Au voisinage des uretères ils forment un véritable feutrage. En bas, ils semblent se continuer avec le sphincter lisse. Ils forment une couche plus épaisse en bas qu'en haut.

Couche profonde plexiforme (fig. 84). — Cette couche n'est pas constituée par un plan continu mais par une série de fascicules placés à distance les uns des autres et anastomosés de place en place en réseau. La direction des fibres et des mailles est, d'une manière générale, verticale dans les deux tiers supérieurs de l'organe, transversale dans le tiers inférieur, particulièrement au niveau du bas-fond.

Les faisceaux antérieurs, nets malgré leur disposition rubanée, naissent de la partie supérieure de la vessie, aboutissent à la partie supérieure de l'urètre, et, passant entre la muqueuse et le sphincter, vont se continuer avec la couche longitudinale profonde de cet organe.

Les faisceaux latéraux descendent vers la partie latérale de la prostate et se continuent comme les précédents avec les fibres de l'urètre. Les postérieurs, peu distincts, beaucoup plus grêles, manquant même parfois, viennent se jeter sur la base de la prostate en passant au-dessous des fibres musculaires du trigone.

Continue en bas avec l'urètre, cette couche se prolonge en haut dans l'ouraque dont elle forme la partie principale. Comme la couche superficielle, elle s'unit à la couche moyenne par de nombreuses anastomoses.

Trigone. — Le trigone doit être considéré comme constitué par l'épanouissement des fibres musculaires des uretères.

Parvenues au niveau de la vessie, les fibres longitudinales des uretères traversent la paroi musculaire. Quelques fibres se portent en arrière et viennent se terminer dans la couche plexiforme, associant ainsi uretère et vessie ; les autres, beaucoup plus nombreuses, s'étalent en éventail.

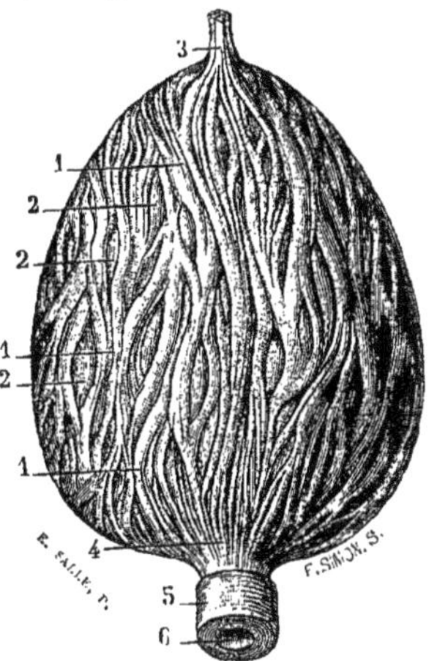

FIG. 84. — Couche profonde ou réticulée de cette tunique (Sappey).

1, 1, 1. Faisceaux rubanés s'étendant du sommet vers le col de la vessie en se divisant et s'unissant les uns aux autres. — 2, 2, 2. Mailles elliptiques à grand axe longitudinal résultant de l'union de ces faisceaux. — 3. Faisceaux musculaires de l'ouraque se séparant inférieurement et se continuant avec les précédentes. — 4. Fibres de la couche réticulée formant une gaine cylindrique qui se prolonge sur toute la longueur de la muqueuse uretrale.— 5. Sphincter de la vessie. — 6. Coupe de la portion prostatique du canal de l'urètre.

Les fibres postérieures se portent transversalement en dedans pour se continuer avec les fibres de l'uretère opposé : elles forment le muscle interurétéral. Les fibres qui constituent ce muscle sont fines et serrées, elles passent au-dessus des fibres propres de la vessie, dont les sépare même, d'après Griffiths, une couche lamelleuse. Les fibres antérieures se portent obliquement en avant, puis s'inclinent en dedans, décrivant des courbes concentriques à celles du sphincter de la vessie qu'elles prolongent en le surmontant. Quelques fibres superficielles à direction presque antéro-postérieure se glissent sous la muqueuse du col et vont se continuer avec la couche longitudinale interne de l'urètre.

Sphincter. — A proprement parler, le sphincter n'appartient pas à la vessie ; il est placé au-dessous du col, autour de la portion originelle de l'urètre : topographiquement il appartient à ce dernier.

Je dirai donc simplement, renvoyant pour la description macroscopique au chapitre consacré à l'urètre, que le sphincter est un anneau de couleur blanc grisâtre, haut de 10 à 12 mm., épais de 6. Chez l'homme, il est caché en arrière et latéralement par la glande prostatique qui l'embrasse ; en avant le sphincter se dégage de la glande et se trouve recouvert directement par la partie la plus élevée du sphincter strié.

Au point de vue microscopique, il se lie intimement à la musculeuse vésicale; au point de vue physiologique, il mérite d'être étudié ici.

Décrit par Galien et par Vésale, admis par Fallope et par Bell, le sphincter a été nié par Cruveilhier, Pilliet, Griffiths, ou considéré comme une simple dépendance de la tunique circulaire de la vessie par Krause, Hyrtl, Obersteiner, Gegenbauer, Debierre, Kohlrausch. Son existence n'est pas douteuse : elle a été démontrée par Sappey, Henle, Barucco et Versari (*Ann. des malad. des organes gén.-urinaires*, 1897, 1152) chez l'homme; par Desnos et Kirmisson chez certains vertébrés.

Le sphincter est formé de fibres musculaires lisses, fines, à direction nettement transversale, entourant la partie originelle de l'urètre. Il n'existe pour ainsi dire pas de tissu conjonctif, d'où la compacité du muscle. La finesse des fibres, leur union intime, leur pauvreté en tissu conjonctif les différencient nettement des fibres de la couche circulaire. L'indépendance du sphincter et de la couche circulaire de la vessie a d'ailleurs été démontrée physiologiquement. Courtade et J.-F. Guyon, en établissant que les deux organes reçoivent une innervation différente, sont venus confirmer le fait.

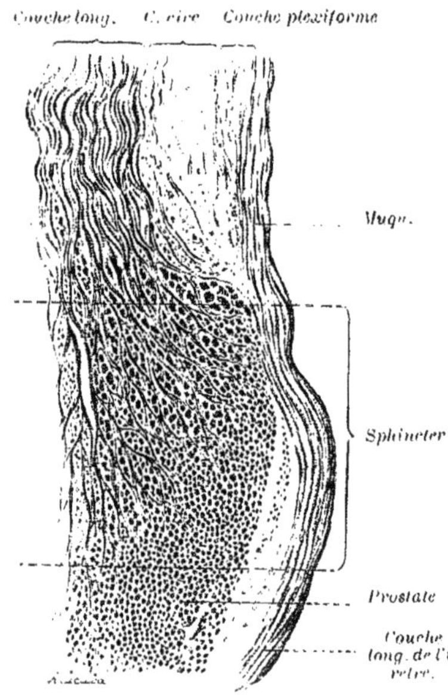

FIG. 85. — Sphincter et muscle vésical. D'après Versari (avec modifications).

Le sphincter renferme encore, entre les fibres circulaires, des fibres radiées qui se portent obliquement en bas et en dedans pour se continuer avec les fibres longitudinales de l'urètre : ces fibres sont surtout développées en avant et en arrière; elles sont la continuation des fibres longitudinales de la vessie; grâce à cette disposition, les fibres longitudinales, en se contractant pour expulser l'urine, ouvrent en même temps le col.

Muqueuse. — La muqueuse tapisse la face interne de la vessie. Sa couleur est blanche chez l'enfant, cendrée chez l'adulte, légèrement rosée chez le vieillard en raison de son état de congestion habituelle; sur le vivant elle présente, ainsi qu'on peut s'en assurer par la cystoscopie, une coloration rouge vif due à la présence de nombreux vaisseaux. Son épaisseur au niveau du corps est de 1/2 millimètre en moyenne. Elle est un peu plus grande au voisinage du trigone. Sa résistance est considérable.

Sa surface interne constamment baignée par l'urine limite la cavité vésicale dont elle reproduit exactement les contours et la forme, tapissant successivement le sommet et les faces, puis le col, le trigone, le bas-fond, les orifices urétéraux. Je rappelle qu'elle forme à ce niveau, de chaque côté, un repli à concavité antérieure, terminé à ses extrémités par deux prolongements ou freins, obliques en avant et en dedans; ce sont les soi-disant valvules urétérales (fig. 80). La muqueuse se continue en arrière avec celle des uretères, en bas et en avant avec la muqueuse urétrale : au niveau du sommet elle présente exceptionnellement un fin pertuis et se continue à ce niveau avec la cavité ouracale quand elle existe.

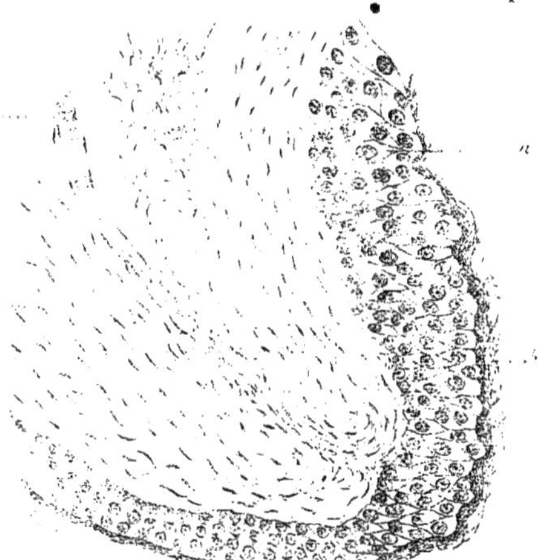

Fig. 86. — Muqueuse (préparation d'Albarran).

Lisse et unie chez l'enfant, la surface de la muqueuse se déprime chez l'adulte entre les faisceaux de la couche réticulée; l'exagération de cette disposition chez le vieillard donne naissance aux vessies à colonnes et à cellules.

Etalée quand la vessie est pleine, la muqueuse forme, quand la vessie est vide, une série de plis, généralement transversaux, plus ou moins élevés; elle présente même quelquefois une disposition réticulée.

La face externe de la muqueuse repose sur la musculeuse. Elle en est séparée par une couche de tissu cellulaire lâche qui lui permet de glisser sur les couches sous-jacentes. On peut aisément pincer la muqueuse et lui faire un pli de 2 centimètres de haut sans entraîner la musculeuse. C'est seulement au niveau du trigone que la muqueuse adhère au muscle : le tissu conjonctif sous-muqueux devient ici extrêmement dense et fixe solidement la muqueuse au plan sous-jacent. De même au niveau des uretères la muqueuse est absolument fixe.

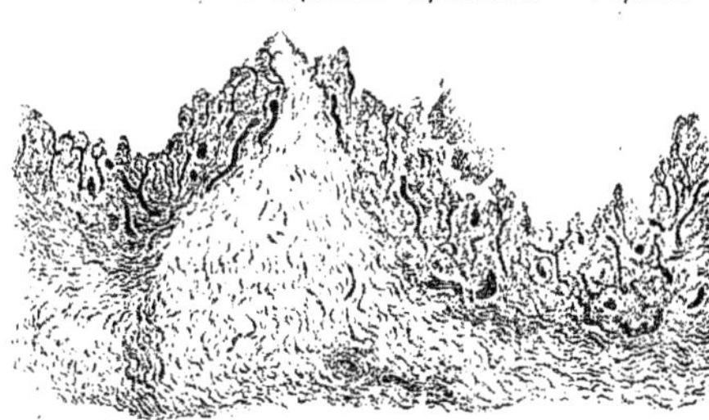

Fig. 87. — Papilles (Albarran).

Structure. — La muqueuse comprend un chorion, un épithélium. On lui a décrit des glandes et des papilles.

Le chorion est formé de faisceaux conjonctifs entrelacés, à direction générale longitudinale, mélangés de fibres élastiques. Les fibres élastiques, regardées comme rares dans le corps de la vessie, sont au contraire abondantes, elles forment un réseau allongé (Albarran). Elles sont très abondantes au niveau du trigone. Au niveau des uretères, le tissu conjonctif prend une disposition circulaire. En aucun point il n'existe de muscularis mucosæ. Les quelques fibres musculaires que l'on observe parfois à la face externe du chorion et qui paraissent abondantes, surtout au voisinage du trigone, sont des fibres provenant de la musculaire.

Par sa face externe le chorion se continue insensiblement avec la sous-muqueuse dont aucune limite ne le sépare. La face interne ne présente pas de basement de membrane ni de limitante, elle envoie de place en place des prolongements fibrillaires entre les cellules épithéliales (Hey).

L'épithélium repose directement sur le chorion ; cependant Albarran aurait parfois rencontré au-dessous de lui une couche endothéliale sous-épithéliale. L'épithélium est formé de plusieurs couches dans lesquelles la forme des cellules est différente, aussi lui a-t-on donné le nom d'épithélium polymorphe. La première couche, située immédiatement au contact du derme, est constituée par des cellules hautes, cylindriques, parfois en raquette, la queue de la raquette tournée vers le derme : elles possèdent un noyau volumineux et un protoplasma granuleux. Leur extrémité supérieure (du côté de la cavité vésicale) est légèrement convexe.

Au-dessus de cette couche, il en existe une ou deux autres formées de cellules polyédriques ou cylindriques basses, à noyau volumineux, rangées sans ordre (Hey). Enfin la couche superficielle est formée de cellules étonnamment grandes (Virchow), aplaties de dehors en dedans. Leur face superficielle, baignée par l'urine, est lisse ; leur face profonde vient s'étaler au-dessus de plusieurs cellules épithéliales de la couche sous-jacente ; elle présente des saillies qui s'enfoncent entre les cellules et des dépressions qui logent la convexité de celles-ci. Vue sur une coupe verticale, la cellule présente deux parties : l'une interne, endovésicale, forme une couche claire, homogène à double contour. C'est une couche cuticulaire de couverture. L'autre externe, exo-vésicale, est une couche assez large, avide de colorants ; elle est finement granuleuse, elle renferme de 11 à 12 noyaux.

Le segment endovésical d'apparence cornée a été décrit pour la première fois par Dogiel en 1890 (*Arch. für microscop. Anatomie*, vol. XXXV, 390). Cette couche a été revue par Hey, Mendelsohn, Landois, Hamburger. Elle a été figurée par Oberdieck, Kolossow, Stöhr, Lendorf : elle vient d'être étudiée particulièrement par Eggeling (*Anat. Anzeiger*, 1901, XX, 116).

Dogiel avait vu, en outre, se former sur la face endovésicale de la cellule de petites saillies qui bientôt s'en détachaient; il avait admis, et après lui Zendorf, qu'il y avait là une sécrétion muqueuse protégeant l'épithélium du contact urinaire. Eggeling n'a pas retrouvé ces formations.

Au niveau du trigone il existe profondément une ou deux couches de cellules allongées ; surmontées de cellules polygonales ; leur noyau se détache bien, entouré qu'il est par un protoplasma clair à peine teinté (Albarran).

Tel est l'aspect présenté par l'épithélium sur une vessie à peine tendue. Sa hauteur est de 60 µ : mais quand la vessie se remplit, la surface de la muqueuse devient plus considérable. Solidement unies les unes aux autres et ne pouvant se séparer, les cellules sont obligées de s'aplatir pour se prêter à cet accroissement de surface ; la hauteur de l'épithélium diminue (Paneth, Oberdieck, Ultzmann, Hey). Les cellules ne sont pas, en effet, simplement accolées, elles sont unies par des prolongements protoplasmiques fibrillaires (Kolossow, *Arch. f. microscop. Anatomie*, t. LII, Dogiel, Eggeling).

Papilles. — Décrites par Gerlach, qui les regarde comme riches en nerfs et leur attribue la sensibilité de cette région, elles sont admises au voisinage du col par Henle, Krause, Ultzmann, Quain et Hoffmann. Hey, dans une étude récente, nie complètement leur existence et regarde les formations décrites sous ce nom comme de simples plis de la muqueuse (Thèse de Bâle, 1894). L'existence des papilles a été mise hors de doute par Albarran. Celles-ci siègent dans la région du trigone et le bas-fond exclusivement, à l'état normal : toutefois elles sont peu nombreuses, peuvent même faire défaut ; elles sont toujours peu développées, rudimentaires, et ne présentent jamais le caractère tranché des papilles cutanées.

Glandes. — Chez les batraciens il existe, au milieu de cellules épithéliales, des cellules caliciformes que l'on peut mettre aisément en évidence par des imprégnations de nitrate d'argent : elles ont la forme de gourde dont le noyau occupe la partie profonde ; elles viennent s'ouvrir par leur extrémité libre à la surface de la muqueuse (Schiefferdecker, List, Flemming).

Quant aux glandes proprement dites elles ont donné lieu à un grand nombre de discussions. Sappey les nie d'une manière absolue et son opinion est partagée par Hey ; elles sont admises au contraire par Kölliker, Virchow, Luschka, Henle, Quain, Hoffmann, Hyrtl. Si l'on se rapporte aux descriptions données par Albarran et par Hey, voici ce que l'on constate :

Il existe, principalement dans la région du trigone, de petites dépressions qui s'enfoncent jusque dans la sous-muqueuse : larges à leur extrémité vésicale, plus étroites dans la profondeur, elles présentent rarement l'aspect d'une glande avec des culs-de-sac et un conduit excréteur. Ces dépressions sont creusées dans le chorion qui forme leur paroi, sans adjonction d'aucun basement de membrane. Elles sont tapissées par un épithélium qui ne diffère pas essentiellement des cellules épithéliales de la vessie. Ce sont des cellules cylindriques basses surmontées de cellules cubiques et parfois même (obs. de Hey) de cellules plates. Ces dépressions ne sécrètent pas de mucus, mais sont le siège d'une simple desquamation épithéliale superficielle. En dehors du col, on aperçoit parfois des dépressions analogues, mais plus rudimentaires encore.

Ces formations rappellent plutôt une dépression muqueuse qu'une glande : leur nature glandulaire est cependant démontrée par la pathologie ; elles peuvent donner naissance à des épithéliomas glandulaires de la vessie.

Obersteiner (*Stricker Handbuch der Lehre von den Geweben*, 1871) a signalé encore au voisinage de l'orifice urétral des glandes analogues à celles de la prostate, nombreuses surtout chez les gens âgés et pouvant présenter des concrétions calculeuses. L'existence de ces glandes, qui sont des glandules prostatiques aberrantes, n'est pas douteuse. Récemment Albarran a décrit au niveau du col un nouveau groupe glandulaire prostatique aberrant. Nous l'étudierons avec la prostate.

Vaisseaux et nerfs. — **Artères.** — Les artères de la vessie se distinguent suivant leur distribution en antérieures, supérieures, postérieures et inférieures.

Les *antérieures*, peu nombreuses, viennent de la honteuse interne et, parfois, de l'obturatrice.

Les *supérieures* viennent de la partie non oblitérée de l'ombilicale. Au nombre de deux ou trois, elles se distribuent aux faces latérales et au sommet de la vessie; quelques rameaux gagnent l'ouraque et remontent le long de ce conduit jusqu'à l'ombilic où ils s'anastomosent avec l'épigastrique.

Les *postérieures* viennent de l'hémorroïdale moyenne, branche de l'hypo-

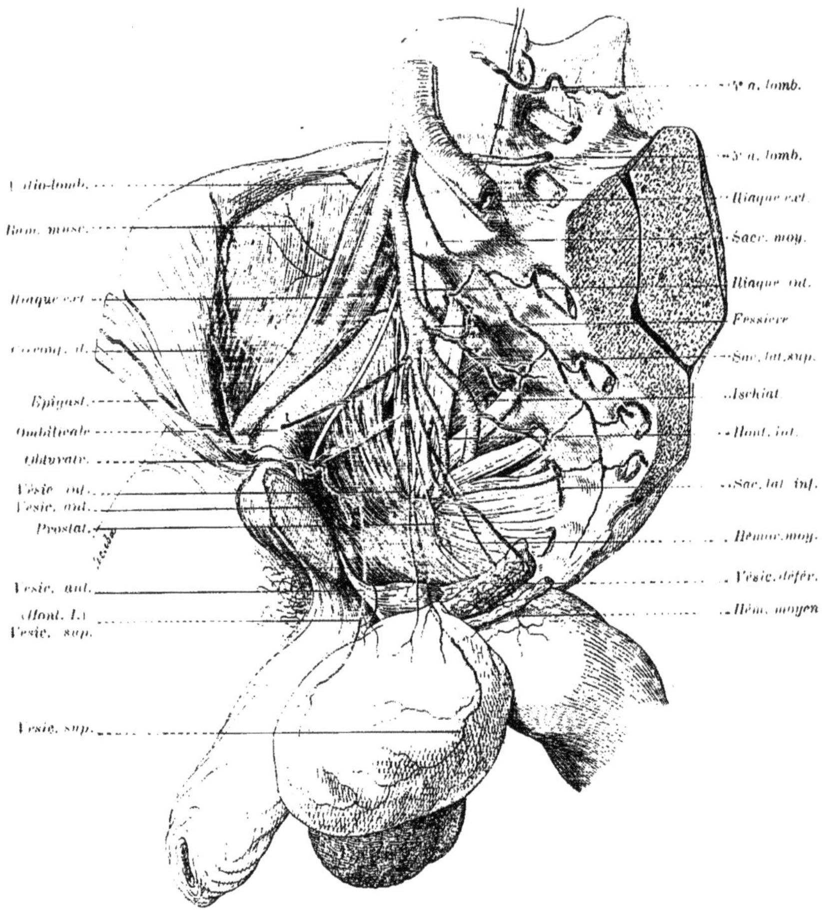

FIG. 88. — Artères de la vessie.

gastrique. Destinée surtout à la partie moyenne du rectum, l'hémorroïdale moyenne vient se terminer sur les vésicules séminales et la face postérieure de la vessie. Les branches vésicales abordent la vessie au niveau du bas-fond, puis remontent sur la face postérieure de l'organe; il s'y joint chez la femme des rameaux de la vaginale destinés surtout au col, et des rameaux de l'utérine.

Les *inférieures*, artères vésicales proprement dites, ou vésico-déférentielles, émergent directement de l'hypogastrique; elles cheminent entre la vessie et le rectum chez l'homme, la vessie et le vagin chez la femme, émettent constamment une branche longue et grêle, l'artère déférentielle, qui suit le canal déférent; vont irriguer la partie inférieure de la vessie, particulièrement la région du trigone, et se terminent dans la prostate, la portion prostatique de l'urètre, les vésicules séminales et les canaux déférents, d'où le nom d'artères vésico-prostatiques qui leur est quelquefois donné.

Quelques branches viennent en outre directement de la honteuse interne.

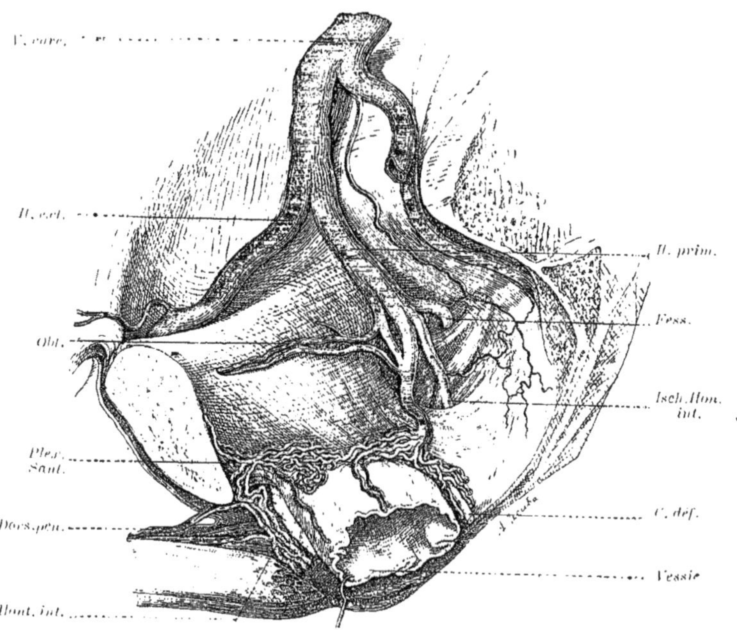

Fig. 89. — Veines du bassin chez l'homme (d'après Henle).
La vessie est rabattue et le rectum a été enlevé.

Ces artères s'anastomosent largement à la surface de la vessie. Elles abandonnent d'abord des rameaux au péritoine, envoient quelques rameaux aux muscles, puis traversent la musculeuse et viennent former le réseau sous-muqueux. Keiffer (*Presse Médicale belge*, 1900, t. II, 609) a montré que dans la couche musculaire longitudinale superficielle, les troncs principaux sont perpendiculaires, les troncs secondaires sont parallèles aux faisceaux musculaires; pour passer de cette couche dans la suivante, les vaisseaux bifurquent, leurs branches forment des anneaux losangiques perpendiculaires aux faisceaux musculaires : ils cheminent ensuite entre les faisceaux plexiformes profonds et enfin arrivent au réseau sous-muqueux. Le réseau sous-muqueux forme un riche plexus à mailles polygonales. On en voit sortir des anses, des rameaux qui montent dans les plis muqueux. De là partent des ramifications déliées qui traversent la muqueuse et vont former un réseau sous-épithélial et pénètrent même dans les couches profondes de l'épithélium (Keiffer). C'est ce dernier réseau qui donne à la muqueuse la couleur rouge qu'elle présente chez l'adulte. Tous ces réseaux sont étalés pendant la distension, plissés et onduleux dans la vacuité de l'organe.

La distribution vasculaire de la vessie est inégale. La région du bas-fond et

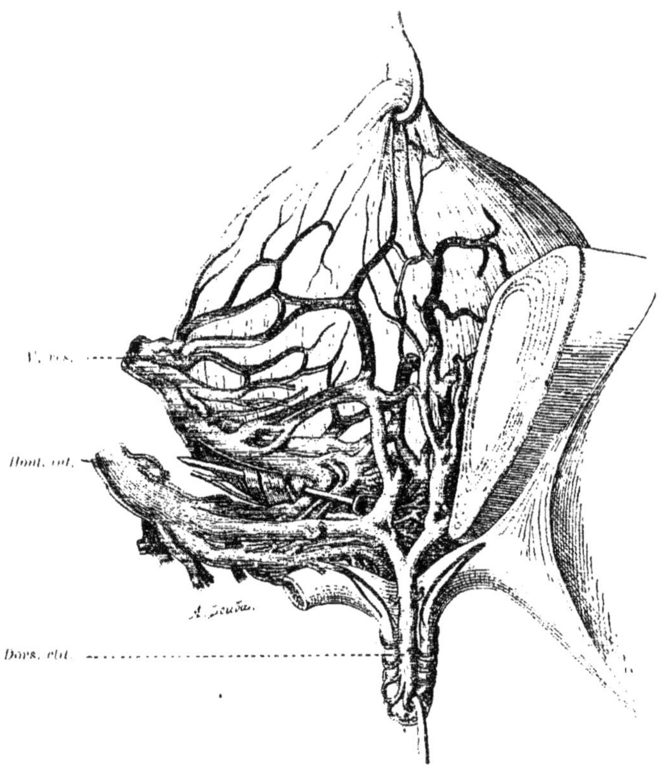

Fig. 90. — Veines de la vessie chez la femme, vues par la face antérieure (d'après Farabeuf).

L'épingle sépare les deux courants, celui des veines vésicales et celui de la v. honteuse interne.

du col est de beaucoup la plus riche en vaisseaux, ce peut être une des causes de la fréquence de formations néoplasiques à ce niveau.

Veines. — Les veines, étudiées particulièrement par Gillette, et récemment par Fenwick et Keiffer, forment un réseau muqueux, un réseau intra-musculaire, un réseau superficiel.

Réseau muqueux. — C'est un plexus à mailles polygonales : il naît par des troncules volumineux dès leur naissance et qui reçoivent des capillaires disposés en étoile autour du tronc collecteur. Ces veines déversent le sang dans le réseau musculaire. Ce réseau est particulièrement développé au niveau du trigone et du col. Les vaisseaux qui le composent se placent peu à peu en ordre parallèle serré, suivant le grand axe du trigone, et descendent vers le col pour se continuer avec le réseau caverneux de l'urètre. Le trigone et l'urètre apparaissent de plus en plus ainsi comme des formations de même nature, différenciés du reste de la vessie. Le réseau sous-muqueux du col est souvent variqueux.

Réseau intramusculaire. — Ce réseau est formé de veines qui se disposent en général parallèlement aux artères, accolées ou non à elles et enlaçant les muscles.

Réseau superficiel. — Le réseau superficiel rampe sous la séreuse, il est formé de troncs volumineux, dilatés, flexueux, constituants plusieurs groupes.

Le groupe antérieur, largement anastomosé avec les veines de la paroi antérieure de l'abdomen, les épigastriques et la branche transversale qui les unit derrière la symphyse, est formé de troncs volumineux qui, descendant verticalement, forment un riche plexus et aboutissent derrière et au-dessous de la symphyse au plexus de Santorini et aux plexus latéraux de la prostate.

Le groupe latéral résulte parfois du fusionnement des groupes antérieurs et postérieurs. Les veines qui le constituent forment de chaque côté de l'organe un groupe considérable de vaisseaux presque verticaux anastomosés en arcades avec les antérieurs, à angle avec les postérieurs : tous vont se déverser dans les hypogastriques, directement, ou par l'intermédiaire des plexus vésico-prostatiques. Ces veines communiquent largement avec les veines des canaux déférents et des uretères.

Les veines postérieures descendent d'abord verticalement, puis se portent en dehors pour gagner les veines latérales ; elles s'anastomosent avec les veines des plexus séminaux. Les veines venant du col et de la région du trigone se portent en arrière et en haut, puis s'inclinent en dehors et se terminent comme les précédentes.

Toutes ces veines, en définitive, aboutissent à la veine iliaque interne, par des trajets plus ou moins directs ; elles s'anastomosent, ainsi que nous l'avons dit, avec les veines du canal déférent, de l'uretère, avec les veines hémorroïdales et aussi avec les veines des organes génitaux et de la paroi abdominale. Fenwick a montré qu'elles étaient valvulées et que les valvules étaient dirigées vers l'iliaque interne ; mais ces valvules sont rares, ce qui, avec les fréquentes anastomoses qui les unissent, explique peut-être leur dilatabilité et la fréquence de leur état variqueux.

Arrivées à la partie inférieure de la vessie, les veines forment des plexus qui communiquent en avant avec ceux de Santorini, latéralement avec les plexus latéraux de la prostate, en arrière avec le plexus hémorroïdal. Deux ou trois branches partent des parties latérales et sous le nom de vésicales vont à l'iliaque interne.

La base repose sur deux plexus développés, le plexus rétro-pubien, et le vésico-prostatique.

Chez la femme, les veines antérieures aboutissent au plexus de Santorini, les latérales au plexus vésico-vaginal ; les postérieures se joignent aux veines utéro-vaginales; tous ces plexus communiquent les uns avec les autres comme chez l'homme et aboutissent en définitive aux hypogastriques.

Les veines sont tantôt étroites, tantôt gorgées de sang. A l'état physiologique elles sont peu développées; revenues sur elles-mêmes pendant la vacuité de la vessie; dilatées au contraire, turgescentes même pendant la distension, ce que Fenwick attribue à la présence de deux petits faisceaux musculaires situés sur la paroi antérieure de la vessie et comprimant ces veines pendant la distension. Cette dilatation tient plutôt à une circulation plus active.

Lymphatiques. — La vessie présente des lymphatiques inégalement développés suivant les régions et les enveloppes. Ils ont été bien étudiés par Pasteau (*Thèse de Paris*, 1898).

Réseau muqueux et sous-muqueux. — Des lymphatiques ont été décrits *dans la muqueuse* par Hoggan, Albarran, Gerota, pour ne parler que d'auteurs contemporains : il est aujourd'hui démontré que les réseaux décrits comme lymphatiques n'étaient que des réseaux sanguins. C'est l'opinion actuelle de Gerota, Pasteau, Albarran. Tout au plus existe-t-il dans la région du trigone quel-

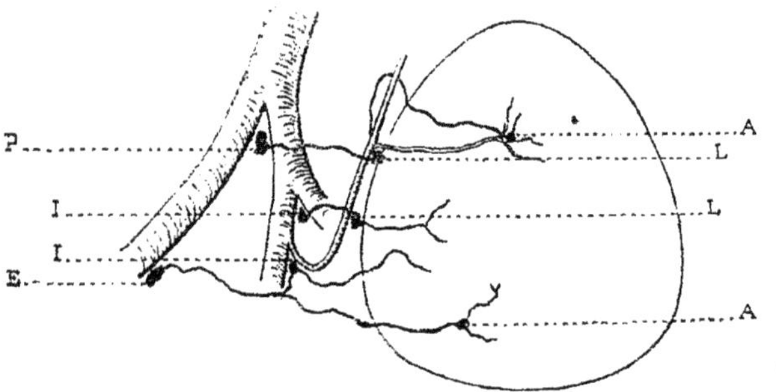

Fig. 91. — Lymphatiques (Pasteau).

ques culs-de-sac assez larges affleurant la muqueuse. Ces culs-de-sac dépendent du réseau musculaire.

Dans la sous-muqueuse il existe d'assez abondants lymphatiques dans toutes les régions, mais surtout dans la région du trigone et à l'embouchure des uretères : toutefois ce réseau n'est pas propre à la sous-muqueuse, il est formé par des anastomoses unissant les ramifications profondes du réseau intramusculaire lequel déborde sous la muqueuse. Pasteau n'a pas trouvé dans cette couche les formations lymphoïdes décrites par Tourneux et Hermann.

Réseau musculaire. — Les lymphatiques musculaires sont nombreux. Ils avaient déjà été mis en évidence par Sappey; ils comprennent, d'après Pasteau, deux ordres de vaisseaux :

1° Des radicules qui se contournent en tous sens autour des fibres musculaires, et dont les plus superficielles forment des anses visibles dans la sous-muqueuse ou dans la séreuse. Ils s'anastomosent largement entre eux.

2° Des troncules perforants qui traversent directement la musculeuse perpendiculairement au plan de surface; ils comprennent deux variétés de troncs : *a*) des troncules venant directement des muscles; *b*) des troncules qui conduisent directement la lymphe de la sous-muqueuse au réseau sous-péritonéal, (fig. 91 *bis*). Cette dernière variété n'existe guère que dans la partie inférieure de la vessie au niveau du trigone et des uretères.

Réseau sous-péritonéal. — Ce réseau est formé de troncs nombreux et volumineux constituant sous la séreuse un riche plexus. Dirigés pour la plupart perpendiculairement au grand axe de la vessie, ils aboutissent à quatre troncs collecteurs verticaux, deux postérieurs et deux antérieurs. Les troncs postérieurs descendent du sommet à la base en croisant les artères ombilicales et, arrivés au niveau du col, se portent en dehors vers les parois de l'excavation. Les antérieurs, placés de part et d'autre de la bande musculaire antérieure, montent vers le sommet et gagnent l'ouraque.

Tous ces lymphatiques, largement anastomosés avec ceux de l'uretère des vésicules, de la prostate, aboutissent en définitive à des ganglions; ces ganglions sont : 1° antérieurs, au nombre de 1 ou 2, peu volumineux; accolés à l'artère vésicale antérieure, ils siègent contre la face antérieure de l'organe (Gérota, Pasteau) : — 2° latéraux; ce sont de petits ganglions, assez constants, situés sous le péritoine le long de l'artère ombilicale; — 3° postérieurs ou iliaques; ceux-ci plus nombreux et plus volumineux sont placés à l'arrière de la paroi postérieure et latérale de l'excavation, le long des vaisseaux iliaques externe, et surtout interne et primitif (Pasteau) (fig. 91).

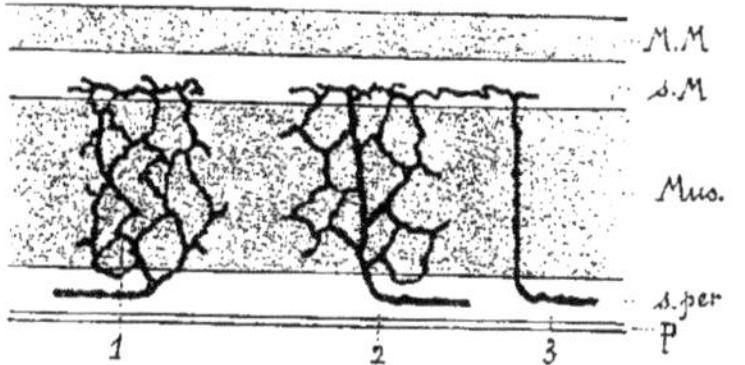

Fig. 91 *bis*. — Lymphatiques de la vessie (schéma de Pasteau).

MM. Muqueuse. — s. M. Sous-muqueuse. — Mus. Musculeuse. — s. per. Couche sous-péritonéale. — P. Péritoine. — 1. Réseau sinueux intra-musculaire. — 2. Troncule lymphatique traversant directement la musculeuse. — 3. Troncule de déversement de la sous-muqueuse.

Il n'est point certain qu'il faille identifier les ganglions vésicaux antérieurs décrits par Pasteau et Gerota avec les ganglions que Bazy a observés en arrière du pubis (Bazy, *Société de Chirurgie*, 1902, 53). Les premiers siègent contre la vessie; les derniers dans la cavité de Retzius.

Nerfs. — Les nerfs de la vessie viennent des nerfs sacrés et du plexus hypogastrique. Guinard et Duprat (*An. des mal. des organes génito-urinaires*, 1890, p. 215 et 225) leur décrivent le trajet suivant :

1° *Branches spinales sacrées.* — Elles naissent du 2e nerf sacré au niveau du point où celui-ci est rejoint par le lombo-sacré. Le filet nerveux qui de chaque côté prend naissance à ce niveau croise les vaisseaux ischiatiques en passant devant eux, se porte en dedans, et au niveau de l'uretère se divise en deux branches, l'une sus-, l'autre sous-urétérale. La branche sus-urétérale gagne les parties latérales de la vessie, descend jusqu'au col et se termine en se divisant en filets qui se distribuent à la partie antérieure et à la partie postérieure de celui-ci.

2° *Branches hypogastriques recto-vésicales.* — Elles naissent du plexus hypogastrique dans la partie supérieure du méso-rectum, et forment deux ou trois branches de chaque côté. Ces branches contournent le rectum, les unes à droite, les autres à gauche, se glissent sous le cul-de-sac recto-vésical et aboutissent aux parties latérales du col.

3° *Branches sympathiques sacro-vésicales supérieures.* — Le ganglion sympathique placé au niveau de la 4e vertèbre sacrée émet un filet qui croise l'artère iliaque primitive en passant derrière elle. Ce filet s'unit au plexus sympathique placé devant la bifurcation de l'aorte ; le petit plexus ainsi formé émet un filet qui longe la face concave du sacrum, aboutit à la face latérale de la vessie, reçoit un filet venant de la partie antérieure du plexus sacré et forme avec lui une arcade d'où partent une série de branches qui se terminent dans les parties antérieure et latérale de la vessie jusqu'au col.

4° *Branches sympathiques sacro-vésicales inférieures.* — Elles naissent du ganglion sympathique situé au niveau de la base du sacrum : nombreuses, elles croisent les parties latérales du rectum et vont se jeter au niveau des vésicules séminales dans la partie postérieure de la vessie.

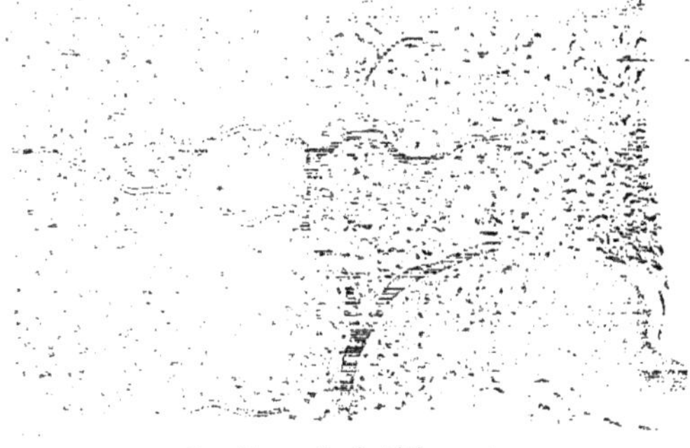

FIG. 92. — Nerfs (Albarran).

5° *Branches vésico-déférentielles.* — Le long du canal déférent se trouve un rameau constant qui s'épanouit sur les faces postérieure et latérales de la vessie. Dans les parois de la vessie les différents nerfs s'unissent en plexus, forment un réseau sous-muqueux et un réseau intra-musculaire.

Cette description précise est complétée par les recherches physiologiques.

Courtade et J.-F. Guyon (*Archives de physiologie*, 1896, p. 622) ont établi que les filets nerveux médullaires et sympathiques, bien que confondus en apparence, ont une action différente au moins chez le chien : les nerfs d'origine médullaire se distribuent au corps, leur excitation provoque l'expulsion; les nerfs sympathiques sont destinés au col et au sphincter et amènent l'occlusion. Cette disposition très importante vient confirmer la distinction que nous avons établie entre le sphincter et la couche circulaire.

Terminaisons. — Étudiées par Ehrlich et Aronson (Beiträge zur Kenntnis der centralen und peripheren Nervenendigungen, *Th. de Berlin*, 1886), puis par Lawdowski (61e vol. der *Denkschrift der Kaiserl. Akademie der Wissenschaft.*, Saint-Pétersbourg, 1889), par Albarran (*Tumeurs de la vessie*, 1891, p. 37), elles ont été recherchées de nouveau par Kalischer (*Sitzüngsberichte der Preuss. Akad. der Wissenschaft.*, Berlin, 1894, 94) suivant la méthode d'Ehrlich, et par Keiffer (*Presse médicale belge*, 1900, 52, 609), suivant les méthodes de Nissl et de Golgi.

Kalischer a constaté que la distribution des nerfs était égale dans les diverses couches et les diverses régions.

Dans la muqueuse, les nerfs se terminent par des ramuscules très fins, légèrement variqueux qui s'effilent progressivement et forment des extrémités libres. L'extrémité pénètre jusque dans la couche épithéliale.

Keiffer décrit dans la couche musculaire de fins ramuscules souvent moniliformes entourant les faisceaux musculaires; ces ramuscules, s'anastomosent entre eux. Il existe également des réseaux assez développés le long des vaisseaux. De place en place, il existe sur les nerfs vésicaux de petites cellules ganglionnaires.

Développement. — Après avoir subi les premières phases du développement, l'embryon, circonscrit par un mince sillon, forme une pellicule appliquée à la face externe de la vésicule ombilicale. Il comprend à cette époque, outre le système nerveux central, un feuillet fibro-cutané et un feuillet fibro-intestinal séparés par le cœlome, future fente pleuro-péritonéale. Aux dépens du feuillet fibro-intestinal se développe l'intestin. Ce dernier est primitivement fermé au niveau de l'extrémité caudale et forme un cul-de-sac, l'aditus postérieur.

Bientôt on voit apparaître dans le mésoderme, au voisinage de la fente pleuro-péritonéale, le long de la future colonne vertébrale, une série de glomérules dont l'ensemble constitue le rein primitif ou corps de Wolf. Ce corps de Wolf possède un canal excréteur ou canal de Wolf. Sur un embryon de 4 millimètres (3e semaine), les deux canaux de Wolf (le droit et le gauche) viennent s'ouvrir près de l'extrémité caudale, dans la partie terminale de l'intestin. Cette portion terminale devient ainsi *un cloaque*, cavité commune au tube digestif et aux voies urinaires.

Vers la 4e semaine (embryon de 8 millimètres), naissent des canaux de Wolf, non loin de l'intestin, deux bourgeons creux qui se portent en arrière et en haut le long de la colonne vertébrale : ce sont les uretères définitifs, canaux excréteurs du rein.

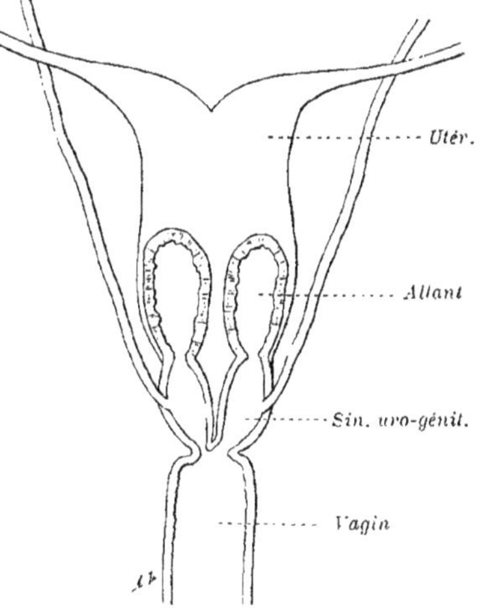

Fig. 92 *bis*. — Vessie anormalement double.

Sur cette pièce, on distingue la portion de la vessie développée aux dépens de l'allantoïde et la portion développée aux dépens du sinus uro-génital. (Thèse de Müller.)

En même temps le cloaque s'allonge en avant et donne naissance à un bourgeon creux, l'allantoïde. L'allantoïde croît rapidement le long et contre la face ventrale de l'embryon; elle reçoit deux vaisseaux des artères iliaques, *les artères ombilicales*, qui la couvrent de leurs ramifications auxquelles elle sert de support. Parvenus à l'ombilic, vésicule et vaisseaux émergent du corps de l'embryon, s'étalent au dehors et vont se mettre en rapport avec la muqueuse utérine modifiée pour former la membrane nutritive de l'œuf. D'abord très étendue, cette membrane se limite et constitue le placenta. Dans le placenta, le sang noir de l'embryon, amené par les artères ombilicales, s'hématose au contact du sang maternel, puis revient au fœtus par la veine ombilicale.

On reconnaissait naguère encore à l'allantoïde trois parties :

1° *Une partie extra-embryonnaire* qui, s'étalant au contact de l'utérus, formait la vésicule allantoïde et concourait, comme nous venons de l'indiquer, à la formation des membranes de l'œuf.

2° *Une portion embryonnaire rétro-pariétale*; cette portion persiste chez l'adulte; mais, atrophiée, elle forme un cordon étendu de l'ombilic au sommet de la vessie, l'ouraque (voy. plus loin).

3° *Une portion embryonnaire juxta-intestinale.* Dans cette portion venaient déboucher les uretères. Cette portion s'allongeait d'abord entre le cloaque et les uretères pour donne le sinus uro-génital, d'abord cylindrique et étroit, mais s'élargissant ensuite pour donner naissance à la vessie et à une partie de l'urètre.

On admettait, en outre, que l'allantoïde naissait de l'intestin par un bourgeon primitivement double, qui fusionnait ultérieurement pour donner naissance à la vessie unique du fœtus et de l'enfant.

D'après des recherches récentes, en particulier de Reichel et Pagenstecher (*Archiv. f. klinische Chirurgie*, 1904, tome LXXIV, 187), il faudrait concevoir le développement de la vessie d'une manière un peu différente. L'allantoïde ne prendrait aucune part à la formation de la vessie, ou ne formerait que sa partie toute supérieure. De plus, née d'un intestin complètement formé et fermé, elle échapperait à la loi de Serres et serait constituée par un bourgeon médian unique dès le début.

Cette dernière opinion est probablement exacte. L'allantoïde paraît une formation absolument spéciale, ayant surtout pour rôle de constituer une annexe extra-embryonnaire et de servir de tuteur aux artères ombilicales : on conçoit mal sa participation à la formation de la vessie. Toutefois, l'existence d'une cavité au centre de l'ouraque, la perméabilité totale de ce conduit avec écoulement d'urine par l'ombilic, anomalie assez fréquemment observée, montre bien qu'il existe des relations intimes entre l'allantoïde et le système urinaire.

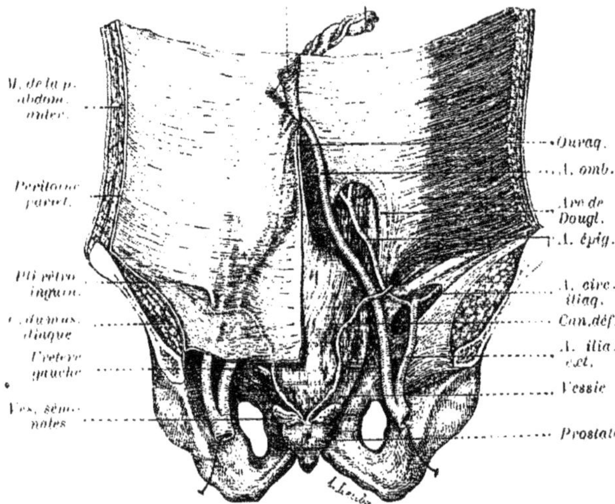

Fig. 92 *ter*. — Région hypogastrique d'un sujet nouveau-né (d'après Luschka).

Du côté droit, le péritoine est enlevé : on voit à nu l'arc de l'épigastrique, l'artère ombilicale, le dôme vésical et l'ouraque, le canal déférent. Du côté gauche, le péritoine pariétal tapisse ces divers organes sans interruption. L'épigastrique, l'ombilicale et l'ouraque soulèvent des plis péritonéaux pariétaux qui encadrent les trois fossettes inguinales dont la situation est indiquée par des croix.

Du côté droit on remarque l'existence du fascia prévésical, entre l'ouraque et l'artère ombilicale correspondante.

J'estime qu'on peut admettre, en se basant sur certains faits de vessie en sablier, sur certaines pièces tératologiques telles que celle qui a été figurée par Müller et qui est reproduite ci-dessus (fig. 92 *bis*), que l'allantoïde, tout en concourant à la formation de la vessie, n'en constitue que le sommet et la coupole.

Quant à la dualité originelle de l'allantoïde, elle a été admise surtout théoriquement pour expliquer la formation de certaines anomalies de la vessie (exstrophie). Nous verrons qu'on peut expliquer cette anomalie autrement. Les quelques faits où l'allantoïde a été vue double, sont anormaux (voy. fig. 92 *bis*), le cloaque a lui-même été anormalement divisé. A l'état normal, elle n'a jamais été vue que simple.

Voici donc comment on doit, à l'heure actuelle, concevoir le développement de la vessie : Vers la 4e semaine (embryon de 8 millimètres), les canaux de Wolf ont donné naissance aux uretères et s'abouchent sur la face antérieure de l'intestin postérieur qui devient ainsi un cloaque. Le cloaque s'allonge en avant en un bourgeon médian et unique, l'allantoïde, puis en arrière du côté dorsal, au-dessus et en avant de l'intestin, pour former le sinus uro-génital ; ainsi, comme le dit Pagenstecher, il existe à cette époque, dans l'extrémité caudale de l'embryon, 3 conduits qui sont, d'arrière en avant, l'intestin, le sinus uro-génital, l'allantoïde.

Deux replis partant des faces latérales du cloaque et marchant l'un vers l'autre, à la manière de rideaux de fenêtre, les replis de Rathke, viennent former cloison entre la partie terminale de l'intestin d'une part et le sinus uro-génital d'autre part et isolent ces deux organes.

Le sinus uro-génital se développe peu à peu vers le haut et absorbe le canal commun à l'uretère et au canal de Wolf. Uretères et canaux de Wolf débouchent alors isolément dans le cloaque qui reçoit alors (5e à 6e semaine) 4 canaux : les deux uretères en haut et en dehors, les deux canaux de Wolf en bas et en dedans. Les canaux de Wolf devenant plus tard les canaux déférents, le sinus devient alors véritablement uro-génital.

Plus tard, le sinus uro-génital s'avance vers le périnée et s'ouvre au dehors ; c'est aux dépens de ce prolongement externe que se développeront la muqueuse de l'urètre membraneux et l'urètre prostatique. La portion du sinus étendue des canaux de Wolf aux uretères donnera naissance au col de la vessie et au trigone. La partie supérieure du sinus donne naissance à la vessie, à la formation de laquelle l'allantoïde concourt seulement pour la partie supérieure. L'allantoïde, de la vessie à l'ombilic, se transforme en un cordon fibreux, l'ouraque.

Ouraque. — L'ouraque est chez l'embryon un canal étendu de la vessie à l'ombilic. Les deux artères ombilicales l'accompagnent, se rendant aux villosités du chorion. L'ouraque représente la partie la plus élevée de la vésicule allantoïde; vers le 3e mois de la vie intra-utérine, la partie supérieure de l'allantoïde s'oblitère, et vers le 4e ou le 5e mois de la grossesse cesse d'être perméable.

En même temps qu'il s'oblitère, l'ouraque se rétracte; il cesse de confiner aux artère ombilicales et s'éloigne de l'ombilic dont le sépare bientôt un intervalle de quelques centimètres.

Chez l'adulte, l'ouraque est un cordon d'aspect fibreux, blanc, nacré, large de 2 millimètres, long de 12 centimètres environ. Étendu de la vessie à l'ombilic, il présente à considérer un corps et deux extrémités.

Le *corps* est une masse allongée, tantôt cylindrique, tantôt fusiforme.

L'extrémité inférieure fait suite à la vessie. Sur la vessie vide, l'ouraque se détache exactement du sommet. Sur la vessie pleine, en raison de la plus grande extensibilité de la paroi postérieure, l'ouraque ne se détache plus du sommet mais de la partie supérieure, de la face antérieure, à 2 ou 4 millimètres au-dessous de la partie la plus élevée de la vessie: exceptionnellement l'ouraque se détache directement du sommet (1 fois sur 6, Barkow).

Au moment où elle s'unit à la vessie, cette extrémité forme un renflement conoïde de 12 à 15 millimètres (Sappey).

L'extrémité supérieure s'amincit peu à peu et n'atteint pas en général l'ombilic; elle en reste distante de quelques millimètres et s'unit latéralement avec l'une et quelquefois avec les deux artères ombilicales; elle reste adhérente cependant à la cicatrice ombilicale par l'intermédiaire de filaments élastiques, denses, résistants, parfois anastomosés en plexus réticulé (Robin).

L'ouraque est contenu dans un dédoublement de la gaine allantoïdienne doublée elle-même en arrière par le péritoine, en avant par l'aponévrose ombilico-prévésicale, disposition que peuvent utiliser les chirurgiens pour l'extirper sans ouvrir le péritoine. Dans tout son trajet, l'ouraque est, avec les formations précédentes, accolé à la face postérieure de la paroi abdominale antérieure.

Structure. L'ouraque, partie supérieure du canal allantoïdien dont la vessie représente la partie inférieure, est construit sur le même type que cette dernière. Il présente une paroi musculo-muqueuse et parfois est creusé au centre d'une cavité réduite.

Veiel puis Luschka prétendent que la cavité existe le plus souvent; cette opinion est fort exagérée. L'ouraque est généralement un cordon plein. La cavité, quand elle existe, a une forme allongée en fuseau et mesure de 5 à 7 centimètres de long, elle renferme une sérosité louche, jaune ou brune.

Cette cavité présente souvent des diverticules conoïdes ou cupuliformes qui peuvent s'isoler et devenir l'origine de kystes. La cavité est close ou bien communique avec la vessie seule par un fin pertuis : exceptionnellement elle s'ouvre uniquement du côté de l'ombilic.

La paroi comprend : une couche muqueuse, une couche musculeuse et une couche fibreuse. La muqueuse présente un derme conjonctif et un épithélium, qui reproduit l'épithélium vésical. La musculeuse est formée de faisceaux longitudinaux mélangés de fibres élastiques.

Arrivées au niveau du sommet de la vessie, les fibres de l'ouraque s'engagent sous les anses que forment les fibres superficielles antérieures de la vessie, puis sous la couche circulaire, et viennent réunies en 4 ou 5 faisceaux se continuer avec les fibres longitudinales antérieures et latérales de la couche réticulée.

La couche fibreuse est formée de tissu conjonctif serré, mélangé de fibres élastiques.

Anomalies. — Anormalement, l'ouraque peut rester perméable dans la totalité ou dans une partie de son trajet. On peut donc observer une des dispositions suivantes :

Ouraque entièrement perméable : ALAPY. *Pester medic. Chirurg. Presse*, 1903, 1133. — DOLLINGER. *ibid.* — YATES. *Philadelphie medical Journal*, août 1903. — STEVENS. *Lancet*, 1904, II, 584. — STILAS. *Scot. med. Journ.*, 1903, XII, 133. — STANOL. *Wiener klinische Wochenschrift*, 1903, XVI, 1111. — HARTUNG. *Münchner medic. Wochenschrift*, 1904, 1009. — SCHMIDT et DESCHIN. *Chirurg.*, Moscou, 1904, XV, 34. — SANTUCCI. *Settimana medica*, 1899, n° 23. — IMBERT. *Soc. de chirurg.*, Paris, 1901. Rapp. de Picqué, et *Montpellier médical*, 1902, XIV, 121. — PAUCHET. *Soc. de Chirurgie*, Paris, 1902.

Ouraque perméable dans sa partie moyenne et devenu le point de départ de formations kystiques. TIMERMANN. *Trans. med. Society New York.* Albany, 1904, IX, 331. On a vu le kyste de l'ouraque remplir le ventre. *Revue de Chirurgie*, 1906.

Ouraque perméable dans sa partie inférieure seule, en communication avec la vessie. PATEL. *Revue des maladies de l'enfance*, 1904, t. XXII, p. 77.

Ouraque perméable dans sa partie supérieure seule (fistule diverticulaire de l'ombilic).

Les cas anciens sont colligés dans la très complète Thèse de Monod, Paris, 1899.

Artères ombilicales. — Les artères ombilicales se développent en même temps que la vésicule allantoïde. Ce sont elles qui s'épanouissent à sa surface, plongent dans ses villosités et vont former la partie vasculaire du placenta.

Examinées chez le fœtus, les artères ombilicales forment par leur volume la continuation de l'aorte. Les artères iliaques internes et externes peu développées à ce moment comme les membres inférieurs auxquels elles sont destinées, semblent n'en former que de simples branches.

Les artères se portent en avant et en haut sur les côtés de la vésicule allantoïde, contenues dans la même gaine conjonctive que cette dernière, gagnent la face postérieure de la paroi abdominale antérieure et la suivent jusqu'à l'ombilic; elles s'accolent alors à la veine ombilicale qui émerge de la face inférieure du foie et, sortant avec elle de l'ombilic, concourent à la constitution du cordon ombilical.

Chemin faisant, l'artère abandonne quelques rameaux nourriciers à la vésicule allantoïde.

Plus tard, quand la portion de la vésicule allantoïde étendue de la vessie à l'ombilic se rétracte pour former l'ouraque, les artères restant dans la situation qu'elles occupaient, un intervalle se crée entre la vessie, l'ouraque et les artères : artères et ouraque ne sont plus unies alors que par la gaine allantoïdienne. En même temps les membres inférieurs se développent; les artères ombilicales perdent de leur importance relative par rapport aux iliaques.

A la naissance la circulation ombilicale s'arrête; les artères s'affaissent, s'oblitèrent en partant de l'ombilic; leurs tuniques se rétractent, l'interne d'abord, puis la moyenne et se transforment peu à peu de haut en bas en cordon fibreux.

Toutefois l'oblitération n'est pas totale et l'artère reste perméable entre l'iliaque interne et la vessie; cette portion non oblitérée contribue à l'irrigation de la paroi vésicale.

L'extrémité supérieure s'étant oblitérée et rétractée, l'artère peu après la naissance n'est plus unie à l'ombilic que par sa tunique conjonctive.

Chez l'adulte, les deux artères fusionnent en haut et forment un cordon dont quelques faisceaux vont se fixer à la face profonde de la peau à travers l'ombilic. L'ouraque se fusionne avec l'une ou l'autre des artères ou avec les ligaments qui la remplacent.

Anomalies de la vessie. — Les anomalies de la vessie sont assez fréquentes.

Absence. — L'absence de la vessie est exceptionnelle. Sappey n'en connaît que deux cas, l'un rapporté par Breschet dans le *Dictionnaire des sciences médicales*, l'autre présenté à la Société anatomique par Titon en 1853. Les uretères venaient s'ouvrir isolément au-dessous de la verge, de chaque côté de la ligne médiane par un petit orifice très apparent. — Wölfler signale deux cas d'absence, un de Schrader, un de Bousquet chez la femme. — Luer (Münich. Wolf u. Sohn, 1903) signale un cas d'absence absolue de la vessie et de l'urètre.

Absence de la paroi antérieure de la vessie avec absence de la partie adjacente de la paroi abdominale. — On donne à cette malformation le nom d'exstrophie de la vessie : elle présente des degrés divers, depuis la simple fente sus-pubienne, jusqu'à l'ouverture large, avec rudiment de vessie étalé sur le même plan que la paroi de l'abdomen. Depuis que la chirurgie s'attaque à cette malformation, des cas excessivement nombreux ont été et sont publiés. On consultera sur cette anomalie : REICHEL. *Archiv. f. klinische Chirurgie*, 1893, 740. — ENGELS. *Thèse de Marbourg*, 1901, XXX. — VIALLETON. *Archives provinciales de chirurgie*, 1892. — KATZ. *Thèse de Paris*, 1903. — ENDERLEIN, *Archiv. f. klinische Chirurgie*, 1903, LXXI, 562.

On explique l'absence de la vessie par un défaut de formation du sinus uro-génital; l'exstrophie par la non-fermeture de la paroi en avant du sinus et l'absence de développement du bouchon cloacal. L'ouraque existe même dans ce cas, ce qui semble montrer que le développement de la vessie en est indépendant.

Vessie double. — Il en existe plusieurs variétés.

a. *Vessie à cavités superposées ou en sablier.* — FULLER. *Jour. of cutaneous a. genito-urinary diseases*, décembre 1900. Les uretères débouchaient dans la cavité supérieure. — FOTHERGILL et PASSOW, cités par ENGLISH. *Wiener Klinik*, 1894. Les uretères débouchaient dans la poche inférieure.

b. *Vessie latérale double.* — Il existe deux vessies avec chacune un revêtement péritonéal, formant deux globes distincts entre lesquels on aperçoit l'intestin et le rectum. Les deux vessies s'unissent au voisinage du col. Chacune reçoit un uretère, ou bien un uretère manque. — Cathelin et Sempé ont recueilli de cette anomalie 22 cas qui ne paraissent d'ailleurs pas tous à l'abri de la critique; les cas les plus connus sont ceux de Lange, Chonski, Schatz, Voisin, etc. — Volpe (*Il policlinico*, 1903) a publié un cas très complexe de deux vessies avec un anus, deux scrotums et deux pénis, il coulait de l'urine et du méconium par le pénis gauche, il existait un iléon et deux gros intestins. Le gros intestin gauche s'ouvrait dans le col de la vessie gauche. Celle-ci recevait en outre l'uretère qui était unique et aboutissait à un rein en fer à cheval. L'intestin droit s'ouvrait dans la partie haute de la vessie droite. Chaque pénis est complet, la symphyse est disjointe.

c. *Vessie bipartite.* — La vessie est divisée intérieurement par une cloison médiane mais paraît simple extérieurement. Cas de Lange, Blasius, Karpinski, etc.

d. *Vessie double à poches superposées d'avant en arrière.* — Wiesinger. *Verein. Bei. der Deutsche medicin. Wochenschrift*, 1897, n° 17.

e. *Vessie double à poche latérale ou biloculaire.* — Une des cavités est beaucoup plus développée que l'autre. La cavité accessoire est sessile. — Cas de Jütting (*Th. de Berlin*, 1838). — Huppert.

Vessie à diverticules. — Les vessies de vieillard sont souvent irrégulières : la tunique musculaire s'épaissit sur certains points, s'affaiblit sur d'autres et prend l'aspect d'un filet dans les mailles duquel la muqueuse se déprime. Quelques-unes de ces dépressions peuvent devenir considérables et ne communiquent plus avec la cavité que par un orifice étroit. Ces cavités accessoires prennent le nom de diverticules : elles siègent surtout du côté du bas-fond, l'orifice de communication siégeant au voisinage de l'orifice urétéral.

A côté de ces diverticules acquis, résultat d'un état pathologique, il existe des diverticules congénitaux. Les diverticules acquis se développent dans une vessie pathologique, et ne sont constitués que par une paroi fibro-muqueuse. Les diverticules congénitaux possèdent une paroi complète, celluleuse, musculeuse et muqueuse. La vessie est d'ailleurs bien conformée. On peut admettre que ces diverticules sont dus à un plissement du sinus urogénital au voisinage de l'uretère. Ils me semblent devoir être rapprochés des uretères doubles et tenir à un bourgeonnement exubérant des canaux de Wolf au moment de la formation des uretères. Cas de Czerny (*Beiträge zur klinische Chirurgie*, 1896).

Sur les anomalies de la vessie, voir Pagenstecher. *Archiv. für klinische Chirurgie*, 1904, 174-227, et Paul Delbet. *Annales des maladies des organes génito-urinaires*, 1906.

Bierstoff a observé une vessie à colonne chez la femme. Cette anomalie acquise n'existe en général que chez l'homme. *Dermat. Centralblatt*, 1900, III, 149.

Bibliographie. — En dehors des traités classiques, Sappey, Cruveilhier, Henle, Hyrtl, Beaunis et Bouchard, Richet, Tillaux et les articles des dictionnaires, consulter : Griffiths (Joseph). Observat. in the urinary bladder and urethra. *Journ. of Anat.*, 1890-91, t. XXV, p. 535 (Historique du muscle vésical) et *id.*, 1895. — Romary. *Thèse de Lyon*, 1895-96. Rapports de la région antérieure de la vessie avec le péritoine aux différents âges. — Bazy. Ganglion de la cavité de Retzius. *Soc. de Chir.*, 1899, p. 804. — Finger. *Wiener Medic. Wochens.*, 1896, 20 juin. — Lawskowski. *Atlas iconographique.* Genève, Braum, 1894.

Configuration intérieure : Englisch. Ueber Taschen und Zellen. *Wiener Klin.*, 1874-xx-91-126. — Miquet (Albert). L'appareil urinaire chez l'adulte et chez le vieillard, *Étude anat. hist. et physiol.* Paris, Baillière, 1895. — Disse (J.). Untersuchungen über die Lage der menschlichen Harnblase und ihre Veränderungen im Laufe des Wachsthum. Wiesbaden, 1891. — Keibel. Ueber die Entwickelung von Harnblase, Harnrohre und Damm. d. Menschen. 4. *Abh. Verhd. d. anat. Ges. auf. d.* 9 *Ver. in Basel*, p. 189-199.

Tunique musculaire. — Pilliet. *Journal de l'anat. et de la physiol.* Paris, 1893, 29-341-369, et *Anatomischer Anzeiger*, 1894, 16. — Versari. *Policlin.* Roma, 1896, III. M. 356, et *Annales des malad. des org. génit.-urin.*, 1897. — Schloss. in-8°, Wurtzbourg, 1892. — Ellis. *Proceeding of Royal Society*, Londres, 1857-59. — Versari Ricardo. Recherches sur la tunique musculaire de la vessie et spécialement sur le muscle sphincter interne. Traduit par Legrain. *Ann. malad. org. génito-urinaires*, année 15, 1897, n° 10, p. 1089-1104. — Pilliet. Sphincter interne de la vessie. *Bull. Soc. anat.* Paris, année LXVII, Série V, t. VI, 1892, Fasc. 23, p. 609. — Griffiths. *Journal of anatomy*, octobre 1894, t. XXV, p. 549.

Muqueuse : Lachi. *Ann. di Univ. lib. d. Perugi.* Fac. Med. chirur., 1887, III, 751 — London, *Arch. f. physiol.*, Leipsig, 1881, 367. — Andeer y décrit des ostioles. *Acad. des Sciences*, 1897, 1545.

Nerfs de la vessie : Guepin (A.). Sur l'innervation vésicale. *Journ. d'anat. et de phys.*, année XXVIII, 1892, n° 3, p. 323-331. — Kalischer (O.). Ueber die Nerven der Harnblase des Uterus und der Vagina. *Sitzüngsberichte von Preuss. Ak. der Wissenschaft.*, année 1894, p. 947-950. — Kapsammer (G.) et J. Pal. Ueber die Bahnen der motorischen Innervation der Blase und des Rectum. *Wiener klinische Wochensch.* Jahr. 10, n° 22-519. — Courtade et J.-F. Guyon. *Archiv. de physiolog.*, 1896, 623. — Nawroki et Skabitchewsky. *Arch. für ges. Physiol.* Bonn. 1890 et 1891.

Vessie de la femme : Wedensky. Topographischer Umriss der weiblich. Perinaums der Harnblase und der perivesicalischen Zellgewebe. Moskau, 1894. — Wedensky. Topographische Skizze des Perineum und der Harnblase beim Weibe. Moskau, Jakewlew, 1893. — Waldeyer. Planche Bonn, 1886. — Sœxinger. Tubingen, 1888.

Anomalies : Pilgram Wilhelm. Ueber Bildungsfehler der weiblichen Blase und Urethra mit besonderer Berucksichtigung der Inversio vesicæ urinariæ cum prolapsu per urethram. *Chir. Klinik*. Bonn. 1892. Inaug. dissert. — Reichel (Paul). Die Entstehung der Missbildungen der Harnblase und Harnrohr. an der Hand der Entwickelungsgeschichte. *Arch. f. klin. Chir.*, B. XLVI. 1893. H. 4, p. 740-808. — Futh. Ueber einem Fall von Harnblasenverdoppelung. *Vortrag d. Ges. f. Geburts. u. Gynäk. zu Koln C. Gynäk.* Jg. 18, n° 14, p. 332. — Gilis. *Sem. méd.*, 1894. — Cattelin et Sempé. Vessie double. *Ann. gen.-ur.*, 1903.

URÈTRE

Définition. — L'urètre est le canal par lequel l'urine, accumulée dans la vessie et chassée par la contraction vésicale, s'écoule au dehors. Il s'étend du col de la vessie à l'extrémité du gland : à ce niveau, il s'ouvre au dehors par une fente verticale, le méat. Ce canal donne passage chez l'homme en même temps, dans une certaine partie de son étendue, au sperme ; c'est donc à la fois un canal éjaculateur et un canal vecteur de l'urine.

Situation. — L'urètre fait suite à la vessie. Né au niveau du col de la vessie, il se porte en bas et en avant, presque vertical puis légèrement oblique ; arrivé au niveau de la verticale abaissée par le bord inférieur de la symphyse pubienne, il se recourbe en avant, suit pendant quelques centimètres un trajet légèrement ascendant, pénètre dans le scrotum, remonte devant la partie inférieure de la symphyse, puis pénètre dans la verge dont il parcourt la face inférieure dans toute son étendue. Dans ce trajet, l'urètre occupe successivement la partie antérieure de l'excavation pelvienne, la partie antérieure de la paroi inférieure du bassin, dite diaphragme urogénital, le scrotum et la verge.

Division. — Suivant le point de vue auquel on se place on peut diviser l'urètre de manières différentes. Au point de vue topographique, on peut reconnaître à l'urètre une portion *pelvienne*, *périnéale*, *scrotale* et *pénienne*. Les portions pelvienne, périnéale et scrotale, sont relativement fixes. La portion pénienne partage la mobilité de la partie antérieure de la verge. On peut donc distinguer un *urètre fixe* (portion périnéo-scrotale) et un *urètre mobile* (portion pénienne). Cette division est importante au point de vue chirurgical.

L'examen rapide d'une coupe verticale médiane du bassin (fig. 93) passant par l'urètre permet de constater dans la disposition générale du canal des particularités qui servent de base à une classification plus précise et purement anatomique. Cette coupe montre que la partie originelle de l'urètre est entourée sur la plus grande partie de son étendue par une glande volumineuse : la prostate. Immédiatement au-dessous de la prostate, l'urètre n'est plus en contact qu'avec les parties molles du périnée ; plus loin, au-dessous de la symphyse, l'urètre pénètre dans la face supérieure du corps spongieux, s'engage dans l'épaisseur de ce corps qui lui forme une véritable gaine et l'accompagne jusqu'à sa terminaison. Cette disposition permet de diviser l'urètre en trois portions : *portion prostatique, portion membraneuse, portion spongieuse.* La portion prostatique, la portion membraneuse, la partie la plus reculée de la portion spongieuse appartiennent à l'urètre fixe; la partie antérieure seule de l'urètre spongieux appartient à l'urètre mobile.

Au point de vue anatomo-pathologique, on admettait autrefois que la portion spongieuse, étendue de l'extrémité de la verge à la partie inférieure du périnée, présentait, du fait de sa situation, de sa gaine vasculaire, de son origine embryologique, une pathologie spéciale. Placée au-devant des autres parties, elle prenait le nom d'*urètre antérieur*, par opposition aux portions

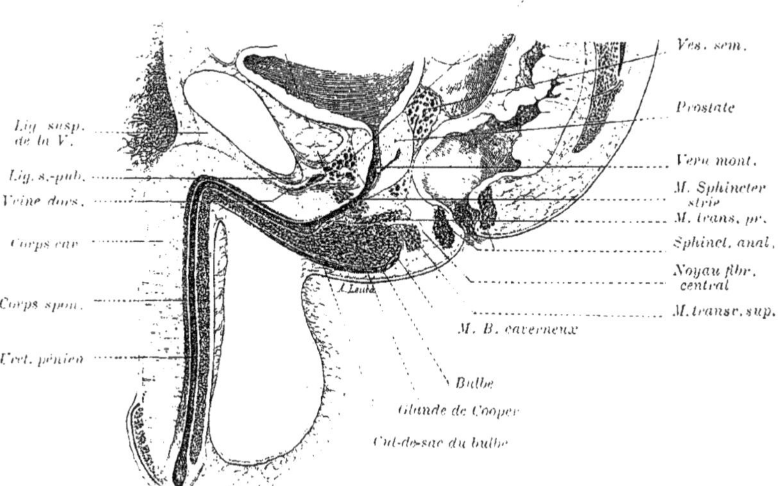

FIG. 93. — Urètre. Disposition générale.

prostatique et membraneuse qui constituaient l'*urètre postérieur*. Cette division n'a plus la valeur qu'on lui attribuait, car l'urètre postérieur ne diffère pas absolument de l'urètre antérieur par sa structure et ses réactions pathologiques. Cette division mérite cependant d'être conservée pour sa commodité.

Au point de vue physiologique enfin, la partie de l'urètre étendue du col de la vessie à l'orifice urétral des canaux éjaculateurs est seule véritablement urinaire. La partie de l'urètre étendue des orifices éjaculateurs au méat est urogénitale. Elle ne sert que par accident de conduit vecteur à l'urine : c'est avant tout un organe copulateur destiné à l'émission du sperme.

Direction. Moyens de fixité. — Dans son ensemble, l'urètre reste constamment dans le même plan antéro-postérieur. Il décrit, en se portant du col à la racine de la verge, une courbe à concavité antéro-supérieure. Arrivé devant la partie antérieure de la symphyse, il devient descendant et suit la face inférieure de la portion libre de la verge; les deux portions s'unissent par un angle, l'angle urétral. L'urètre présente donc dans son ensemble la figure d'un S italique. Mais des deux courbures de l'S, la postérieure seule jouit d'une certaine fixité, l'antérieure au contraire peut être aisément modifiée. Il suffit de relever légèrement la verge devant le pubis pour la faire disparaître; elle s'efface spontanément pendant l'érection. L'urètre se compose alors de deux portions à peu près rectilignes : l'une postérieure, prostatique et membraneuse, l'autre antérieure, spongieuse, unies par une portion intermédiaire courbe.

Les anatomistes et les chirurgiens ont, de tout temps, cherché à déterminer la situation précise des différentes portions de l'urètre par rapport à un point fixe : la symphyse pubienne. Ils se sont servis dans ce but d'examens anatomiques directs, du procédé des fiches, de coupes de sujets congelés; les résultats différents auxquels les auteurs sont arrivés ont montré qu'il existe de grandes variétés individuelles et même une certaine variabilité dans la situation de l'urètre chez un même individu. Il suffit d'examiner un certain nombre de sujets ou de malades pour être convaincu de cette variabilité.

L'urètre est fixé, en effet, assez lâchement aux parties voisines. La *portion prostatique* est maintenue en place par les ligaments pubo-prostatiques, par sa continuité avec la vessie et surtout par le plan profond du releveur. Nous avons déjà vu, en étudiant la vessie, que la situation du col est assez variable. Il en est de même de celle de la prostate et de l'urètre.

La réplétion de la vessie abaisse le col qui se relève dans l'état de vacuité. De même, la réplétion du rectum chasse en avant et en haut la prostate, et l'allonge; après l'évacuation du rectum, la prostate revient en arrière et se raccourcit. Il n'est pas jusqu'à l'attitude du sujet qui n'influe sur la situation de cette portion de l'urètre : Guyon a montré que pour pénétrer facilement dans la vessie d'un malade atteint d'hypertrophie de la prostate ayant déterminé une exagération de la courbure de l'urètre, il suffit de cathétériser le sujet dans le décubitus dorsal, le siège élevé. Dans cette attitude col et prostate se portent en arrière et en haut et la courbe de l'urètre diminue.

Merkel, qui a récemment repris l'étude de la situation de l'urètre et qui cite les traités anatomiques classiques, sauf celui-ci (*Anatomischer Anzeiger*, 1903, 249), a confirmé ces faits. Il montre que la situation de l'urètre, et en particulier du col, est éminemment variable, le rectum plein chasse en avant le col de la vessie pleine, chasse en avant et soulève la vessie vide; la réplétion de la vessie abaisse le col. Ces faits avaient été également signalés dans la thèse malheureusement peu connue de Étienne (*Thèse de Nancy*, 1880).

L'urètre membraneux adhère en arrière au noyau fibreux central du périnée et aux fibres antérieures du transverse profond. L'*urètre spongieux*, dans sa partie postérieure ou bulbaire, est uni solidement aux branches ischio-pubiennes, d'une part, par l'intermédiaire des racines du corps caverneux fusionnées avec le périoste de la branche ischio-pubienne; d'autre part, par le bulbe, uni lui-même à ces branches au moyen de l'aponévrose périnéale moyenne. Le bulbe adhère d'ailleurs, lui aussi, par sa face postérieure au noyau fibreux central du périnée. En avant de la symphyse enfin, l'urètre pénien est fixé par le ligament suspenseur de la verge. C'est un trousseau fibro-élastique inséré en haut sur la ligne blanche et le pubis : parvenu au niveau de la face dorsale de la verge, ce ligament se divise en deux moitiés : chacune d'elles vient en partie se fixer sur le bord supérieur des corps caverneux, en partie passer en dehors puis au-dessous des corps caverneux et spongieux et embrasser la face inférieure de la verge dans un véritable anneau. Ce ligament, que je décrirai plus soigneusement en étudiant la verge, suspend la partie postérieure de l'urètre spongieux. C'est lui qui détermine la formation de l'angle urétral, mais il est extrêmement élastique et permet par suite l'abaissement de la portion d'urètre sur laquelle il s'insère. J'ai calculé par des mensurations directes prises sur des malades qu'on pouvait sans effort abaisser l'angle urétral de 5 centimètres. — En résumé l'urètre ne possède pas de point absolument fixe. Il est cependant une région de l'urètre qui présente une fixité relativement marquée; cette région, plus solidement unie aux plans voisins, répond à l'union des portions membraneuse et spongieuse, à l'adhérence du bulbe et de l'urètre au noyau fibreux central du périnée. Nous verrons plus loin l'importance de ce fait pour le cathétérisme; avant d'étudier ce point je désire d'abord fixer les idées par quelques chiffres.

Étant donnée la mobilité des diverses régions de l'urètre, ce canal n'a pas de direction absolue, on ne peut établir celle-ci que sur des moyennes. Voyons les chiffres donnés par les anatomistes.

Les *chiffres de Sappey*, basés sur des recherches consciencieuses, méritent d'être cités. D'après Sappey, le col ou orifice supérieur du canal est situé à 30 ou 34 millimètres en arrière de la symphyse et sur une ligne horizontale qui passe à l'union de son tiers inférieur avec ses deux tiers supérieurs. Le point déclive du canal ou sommet de la courbure sous-pubienne est situé sur l'axe prolongé du pubis, à 16 ou 18 millimètres de celui-ci. A partir de ce point l'urètre remonte devant la symphyse, mais jamais assez pour se trouver au même niveau que le col; son point le plus élevé ou angle prépubien se trouve à 25 ou 30 mm. au-dessous du col, « c'est-à-dire que l'urètre, après s'être abaissé de 3 ou 4 centimètres au-dessous de son point de départ, ne remonte en général que d'un centimètre pour atteindre l'angle du pénis » (Sappey). Luschka donne des chiffres analogues. Tillaux place le col derrière le 1/3 inférieur de la symphyse, mais comprend sous le nom de col toute la région entourée par le sphincter interne.

Testut, qui a repris l'étude de cette question et a mesuré les distances qui séparent l'urètre du pubis sur des sujets fixés par la congélation, est arrivé à des résultats un peu différents (Acad. des Sc., 1894, p. 178). D'après lui le col est situé sur l'horizontale qui passe par la partie moyenne de la symphyse à 23 mm. en arrière de celle-ci. Il se porte ensuite presque verticalement en bas et vient contourner la symphyse; le point déclive de l'urètre serait situé sur une verticale passant par le bord inférieur de la symphyse à 18 millimètres en moyenne de celle-ci; l'urètre se relèverait ensuite pour venir se continuer avec la portion mobile. L'angle qui unit ces deux portions serait placé sur la ligne horizontale qui passe par le bord inférieur de la sympyhse sans jamais la dépasser. L'urètre, après être descendu à 38 millimètres au-dessous du col, remonterait seulement à 6 millimètres au-dessus du point déclive.

Je n'ai pu me procurer, pour vérifier ces chiffres, un matériel aussi étendu que je l'aurais désiré. J'ai cependant examiné un certain nombre d'urètres et constaté que les chiffres de Sappey n'étaient pas tout à fait exacts. Il ne faut pas oublier, en effet, que le périnée s'affaisse rapidement sur le cadavre, que l'anus devient béant, et que les chiffres obtenus sur des sujets anciens donnent à l'urètre une situation un peu trop déclive. J'ai pu examiner des sujets d'autopsie ayant récemment succombé. J'ai trouvé le col sur la ligne horizontale qui passe par la partie moyenne de la symphyse, et à 30 millimètres en arrière du pubis. C'est à peu de chose près la situation figurée par Tillaux. Le point déclive répondait à la verticale menée par le bord inférieur de la symphyse ou un peu en arrière; il était toujours en avant de l'union de l'urètre membraneux et de l'urètre spongieux; je dois toutefois ajouter que les sujets que j'ai observés étaient jeunes et ne présentaient pas encore de cul-de-sac du bulbe : ce point déclive était à 14 millimètres du bord inférieur de la symphyse; enfin l'angle urétral venait affleurer l'horizontale menée par le bord inférieur de la symphyse. En résumé l'urètre, situé, à son origine, sur la ligne horizontale passant par la partie moyenne de la symphyse et à 3 centimètres en arrière du pubis, vient contourner la symphyse en passant à 14 millimètres au-dessous d'elle, et se relève ensuite pour se continuer avec la portion pendante de la verge en face de la ligne horizontale passant par le bord inférieur de la symphyse.

Nous avons vu que l'urètre a la forme d'un S italique couché horizontalement, mais qu'il est possible en relevant la verge de faire disparaître la deuxième courbure et d'amener l'urètre pénien dans le prolongement de l'urètre bulbaire. Dans cette attitude, l'urètre est assez exactement composé de deux portions : l'une antérieure, étendue du méat à l'entrée du bulbe ; l'autre postérieure, étendue du col à l'urètre membraneux, unies par une courbe intermédiaire. Sur les sujets que j'ai examinés, la courbe était très courte, et l'angle des deux portions de 94 degrés en moyenne. Cet angle est variable, comme le rayon de courbure qui varie de 3 à 6 centimètres.

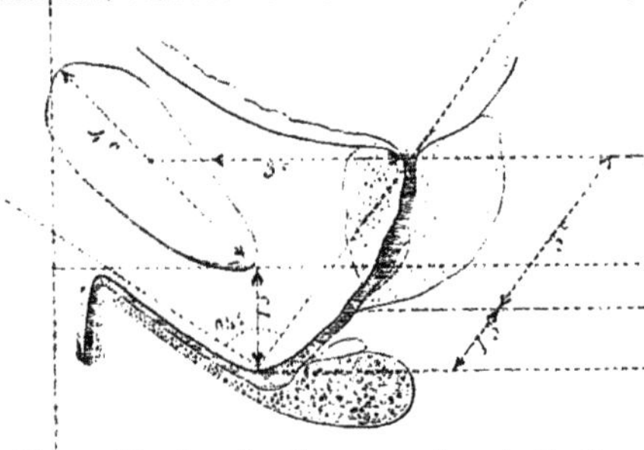

Fig. 94. — Situation des diverses portions de l'urètre fixe par rapport à la symphyse.

Deux lignes se rencontrant sous un angle de 94 degrés circonscrivent à peu près un angle droit : c'est là la position normale de l'urètre, mais cet angle peut s'effacer : car l'expérience journalière nous apprend que l'on peut facilement faire passer à la suite d'une extrémité coudée un instrument rectiligne dans l'urètre.

Pour expliquer ce fait, il faut faire intervenir ce que nous savons de la mobilité relative des différentes parties de l'urètre. L'union du bulbe et de l'urètre membraneux est le point relativement fixe de l'urètre. Le canal adhère à ce niveau au noyau fibreux central du périnée, et aux fibres du transverse profond qui viennent s'insérer sur sa face postérieure ; aponévrose et muscles permettent à l'urètre de s'avancer quelque peu vers le pubis, mais dans une faible mesure, un demi-centimètre, un centimètre au maximum. D'autre part l'expérience clinique démontre, et Guyon insiste sur ce point, que le ligament suspenseur se laisse presque indéfiniment allonger. En mettant dans l'urètre une sonde rigide et plaçant ensuite immédiatement contre la paroi une règle graduée ; en notant le point auquel correspondait la sonde au repos, et en abaissant ensuite celle-ci au maximum, j'ai constaté que sur un sujet vivant, on peut aisément, et sans faire souffrir le malade, abaisser la portion de l'urètre qui se trouve sur la ligne verticale passant par le bord antérieur de la symphyse dans une étendue de 7 centimètres ; en reportant cette mesure sur un graphique, je me suis assuré que, dans ces conditions, l'angle urétral s'abaisse de 5 centimètres. L'urètre antérieur fait alors avec le postérieur un angle de 134°. Si l'on suppose l'urètre antérieur absolument fixe à ce moment, il suffit pour que l'urètre devienne rectiligne que le col recule ou que l'urètre membraneux avance de 16 millimètres, et si l'on admet que chacun d'eux se déplace d'une quantité égale c'est au maximum un déplacement de 8 millimètres qui est demandé à chacun d'eux pour que l'urètre devienne rectiligne. Il est facile de s'assurer par des examens directs que leur mobilité est normalement beaucoup plus considérable.

Dimensions. — Sappey, qui a fait de nombreuses mensurations de l'urètre, a constaté que ce canal présentait une longueur variant de 15 à 17 centimètres ; en moyenne 16 centimètres dont 2,4 à 3 pour la portion prostatique, et 1,2 et 1,4 pour la portion membraneuse, 12 pour la portion spongieuse.

J'ai mesuré soigneusement l'urètre de 8 malades à l'aide d'une sonde, prenant d'abord la longueur totale, puis la longueur de l'urètre spongieux. Prenant 1,4 pour longueur de la portion membraneuse, chiffre reconnu exact et à peu près fixe, j'ai calculé la portion prostatique par différence. Je suis arrivé aux résultats suivants :

N° DU MALADE	AGE	LONGUEUR TOTALE	SPONGIEUX	MEMBRANEUX	PROSTATIQUE
Salle Malgaigne.		*1re série.*			
25	30 ans	18	13,5	1,4	3,1
26	22 —	17	13	»	2,6
27	23 —	19	14	»	3,6
29	29 —	17,8	13	»	3,6
31	20 —	18,4	14,4	»	2,6
Total		90,2	67,9	»	15,3
Moyenne .		18	13,4	1,4	3,1
		2e série.			
23	64 ans	16,8	13	1,4	2,4
24	60 —	17,2	11	»	4,8
33	55 —	16,6	12	»	2,2
Total		50,6	36	»	9,4
Moyenne . .		16,8	12	1,4	3,1

Autrement dit, la longueur moyenne du canal serait chez l'adulte de 18 centimètres, dont 13,4 pour la portion spongieuse, 1,4 pour l'urètre membraneux et 3,1 pour l'urètre prostatique. Ces résultats ne diffèrent donc de ceux de Sappey, que pour la portion spongieuse et la longueur totale. Cette différence s'explique par ce fait que j'ai pris mes mensurations sur le sujet vivant ; que la verge est gonflée de sang et n'a pas subi de rétraction cadavérique; elle ne tient pas au procédé, car j'ai eu soin d'employer une sonde fine et de ne pas tirailler la verge,

Bazy et Deschamps ont mesuré l'urètre de 108 malades par un procédé calqué sur le mien (*Annales des maladies des organes génito-urinaires*, 1905, I, 171). La longueur totale la plus grande a été de 22,5 centimètres; la plus courte 14,5 centimètres. — L'urètre antérieur seul mesure : minimum 11; maximum 17,5. — Le plus grand nombre des canaux mesure de 17 à 19,5. — Ces chiffres concordent sensiblement avec les miens.

L'urètre présente des *variations individuelles*. Sappey a noté 9 centimètres de différence entre l'urètre le plus long et l'urètre le plus court qu'il ait observés. Je n'ai pas rencontré de variations aussi grandes, des différences de 2 à 3 centimètres ne sont cependant pas rares. On remarquera que l'urètre prostatique garde des dimensions relativement fixes; l'urètre spongieux, au contraire, présente le plus souvent des variations corrélatives de la longueur totale : ce sont en effet les variations de longueur de la verge qui influent sur la longueur totale; on peut donc les prévoir en quelque sorte au seul examen du sujet.

La longueur de l'urètre varie *avec l'âge*. La longueur est de 6 centimètres à la naissance, de 7 centimètres à 5 ans, de 8 à 9 centimètres à 10 ans, de 12 à 14 centimètres à 16 ans ; elle n'atteint ses dimensions définitives qu'à 18 ou 20 ans (Sappey). L'urètre des vieillards serait plus long que celui de l'adulte de 1 à 2 centimètres d'après Sappey, ce qui tiendrait, d'après cet auteur, à la stase veineuse : les mensurations que j'ai faites ne confirment pas cette manière de voir. La longueur moyenne de l'urètre dans mes mensurations a été de 16 cm. 8 aux environs de la soixantaine, et l'examen des sujets montre que la verge, loin de s'allonger avec l'âge, subit chez les vieillards une certaine régression. L'urètre présente des *modifications physiologiques*. La réplétion de la vessie le raccourcit, la distension du rectum l'allonge.

Enfin l'urètre présente des *modifications pathologiques*. Lorsque se développe l'hypertrophie de la prostate, on voit l'urètre prostatique s'allonger avec le grand diamètre de la glande ; l'urètre prostatique peut alors atteindre de 6 à 8 centimètres et même davantage. La forme du canal peut n'être pas altérée ; le plus souvent elle est modifiée, et généralement la courbure est plus marquée.

Forme et calibre. — Sur le cadavre les parois de l'urètre sont immédiatement appliquées à elles-mêmes, la cavité est virtuelle à peu près dans toute l'étendue du canal ; pendant la miction, le méat étant la partie la plus étroite de l'urètre, l'urine fortement chassée par la contraction vésicale se met en tension et déplisse les parois du canal ; l'urètre présente à ce moment un calibre que l'on pourrait appeler physiologique. Enfin il est possible de faire passer dans l'urètre des instruments assez volumineux qui mettent en jeu son extensibilité ; on a calculé dans quelle mesure il était possible de distendre ainsi le canal sans le déchirer : c'est ce qu'on peut appeler le calibre chirurgical de l'urètre.

1° *Forme et calibre physiologique.* — Pour se rendre compte de la forme et du calibre présentés par l'urètre pendant la miction, il suffit de fermer par une fine suture le méat et le col vésical et d'injecter dans le canal par un des conduits éjaculateurs un liquide solidifiable sous la même pression que celle que présente l'urine pendant la miction. Sur un moule ainsi établi, on constate que le point le plus étroit de l'urètre est son orifice extérieur ou méat, ou du moins ses derniers millimètres. Le méat prend la forme d'une ellipse à petite extrémité supérieure. En arrière du méat, l'urètre se dilate dans la traversée du gland ; sa cavité prend la forme d'un ovoïde légèrement aplati dans le sens transversal de 20 à 25 millimètres de long : c'est la fosse naviculaire ; cette dilatation ampullaire est due à l'accumulation à ce niveau, dans la période fœtale, puis à la disparition, d'amas épithéliaux qui constituent le mur épithélial de Tourneux.

En arrière de la fosse naviculaire, le canal prend la forme d'un tube cylindrique dans une étendue de 6 à 7 centimètres, c'est-à-dire dans la portion pénienne proprement dite et scrotale ; il se dilate de nouveau, de l'angle urétral au bulbe, en une cavité ovoïde à petite extrémité antérieure, le cul-de-sac du bulbe, portion bulbaire ou périnéo-bulbaire (Guyon). Sur une coupe cette cavité apparaît légèrement aplatie de haut en bas. L'urètre membraneux comme l'urètre pénien est nettement cylindrique : c'est, après le méat, le point constamment le plus étroit du canal. L'urètre membraneux s'ouvre dans le bulbe, comme l'urètre pénien au dehors, par un véritable méat, le méat postérieur (Guyon). Il est circonscrit en arrière par une bride fibreuse, le collet fibreux du bulbe (Amussat). Dans la traversée prostatique, le canal prend de nouveau la forme d'une cavité ampullaire remarquablement vaste, légèrement aplatie d'avant en arrière comme le bulbe, en sens inverse par conséquent de la fosse naviculaire. La portion la plus large répond aux canaux éjaculateurs. Enfin, au niveau du col, l'urètre est circulaire, plus large que le méat.

L'urètre n'est donc point un canal cylindrique : il présente des dilatations superposées séparées par des défilés. Les points étroits sont le méat, l'urètre pénien, l'urètre membraneux, le col vésical; les points dilatés : la fosse naviculaire, le cul-de-sac du bulbe, le sinus prostatique. En chiffres, Reybard a trouvé chez l'adulte pour le diamètre de l'urètre, derrière la fosse naviculaire 7 millimètres; à 12 centimètres du méat, 8 mm.; au niveau du bulbe, 10,3; dans la région membraneuse, 8,6; dans la région prostatique, 11,6. Sappey admet un diamètre moyen de 6 millimètres, et un diamètre de 8 millimètres dans la portion prostatique.

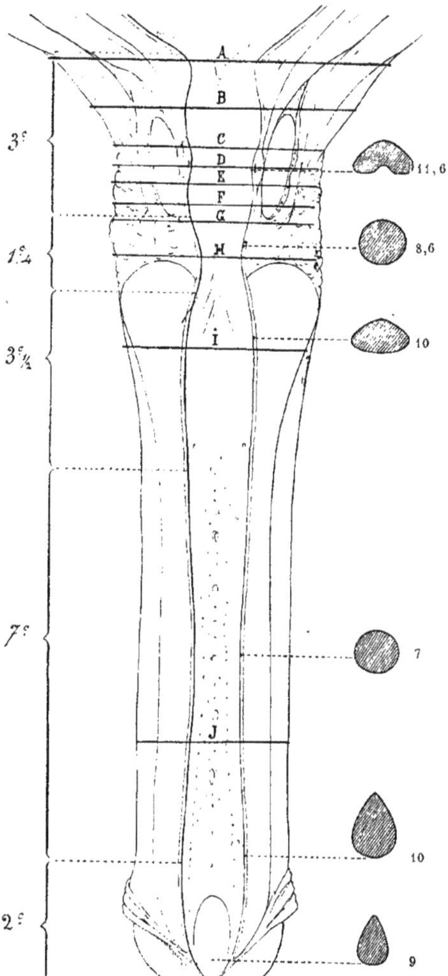

FIG. 93. — Topographie et forme de l'urètre, L'urètre est fendu sur sa partie inférieure.
Les figures ombrées dans la marge représentent les coupes de l'urètre. Les chiffres de droite sont relatifs aux diamètres, ceux de gauche aux longueurs. Les traits rouges et les lettres repèrent les coupes figurées dans l'article. — Voy. aussi la figure 102.

Si l'on fait une coupe médiane antéro-postérieure du moule qui nous a servi à étudier la forme de l'urètre, on remarquera que le méat, la fosse naviculaire et l'urètre spongieux sont placés sur le même axe ; au contraire, le bulbe vient former au-dessous et en arrière du point au niveau duquel il se continue avec l'urètre membraneux un véritable cul-de-sac, le cul-de-sac du bulbe (fig. 93). Ce cul-de-sac n'existe pas chez les jeunes sujets ni les adolescents; il se forme chez les adultes au moment de la miction et devient permanent chez le vieillard, en raison de la dépressibilité de la paroi à ce niveau. Un instrument introduit dans l'urètre et poussé directement en arrière s'engage nécessairement dans sa cavité et accroche sa paroi supérieure au lieu de s'engager dans l'urètre postérieur; poussé avec force, l'instrument peut même perforer la paroi et créer une fausse route. De même dans la portion prostatique, le sinus se forme surtout aux dépens de la paroi postérieure, et le sphincter ou la lèvre postérieure du col viennent surplomber sa partie la plus reculée; là encore une sonde poussée maladroitement ou avec brutalité peut créer une fausse route. Ces dépressions siègent sur la paroi postéro-inférieure. La paroi antéro-supérieure au contraire est rectiligne, passe au-dessus des dépressions comme un pont et s'étend directement de l'urètre pénien au col de la vessie; c'est la paroi que doit suivre le bec de la sonde pour pénétrer dans la vessie (paroi chirurgicale de Guyon).

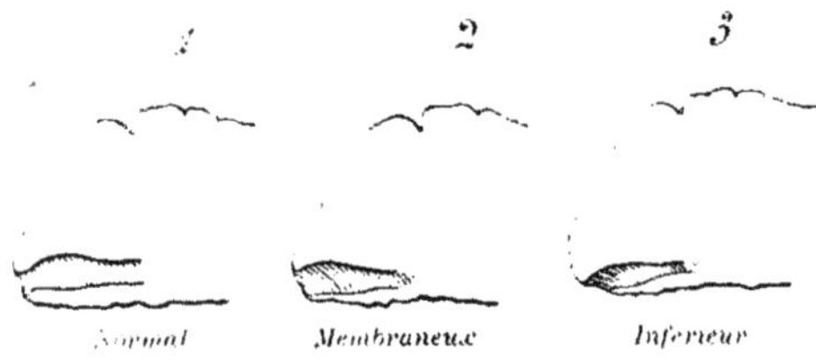

Fig. 96. — Meat (d'après Pasteau).

2° *Urètre au repos: forme et calibre anatomiques.* — Dès que la vessie est vide et que les dernières gouttes d'urine contenues dans l'urètre ont été chassées par l'élasticité de la muqueuse ou la contraction des muscles, les parois du canal viennent au contact et le canal n'a plus qu'une existence virtuelle. Sous cette forme encore, le canal mérite d'être étudié.

Le méat, partie antérieure du canal, présente de grandes variations. Des études de Pasteau (*Ann. des malad. des org. génito-urin.*, 1897, p. 380) il résulte que le plus souvent le méat est une fente verticale limitée par deux lèvres, l'une droite et l'autre gauche, réunies entre elles à leur partie inférieure par une mince lame de tissu; le méat regarde directement en avant, s'ouvre au sommet du gland et dans la profondeur, se continue directement avec l'urètre. Assez souvent la commissure qui unit les lèvres en bas est membraneuse et vient rétrécir la lumière du conduit (28 0/0); dans d'autres cas, cette disposition n'existe que sur la commissure supérieure (3,6 0/0), ou bien sur les deux commissures (2,4 0/0). Le méat présente une grande variabilité. Au lieu d'occuper le sommet du gland, le méat peut occuper la face inférieure (16 0/0); si l'on entr'ouvre le méat, on peut constater qu'au lieu de se continuer directement avec l'urètre, le méat n'entre en rapport avec lui que par sa partie inférieure, soit qu'il existe entre l'urètre et lui un simple ressaut supérieur ou deux replis latéraux, ou bien que la partie inférieure seule donne accès au canal (Le Fort). Le méat peut même être double ou triple, mais ici nous entrons dans les anomalies.

Le méat est généralement le point le plus étroit du canal. Cependant il résulte des recherches de Pierre Delbet (*Ann. génit.-urin.*, 1895), de Kollmann et Oberlander (Leipsig 1901), que le point le plus étroit peut être plus profond, siéger à 3 ou 4 centimètres du méat, et qu'il mesure 7 millimètres de diamètre au maximum. Pasteau a constaté que 33 fois 0/0 la partie rétrécie était à 4 ou 5 millimètres en arrière du méat, ou s'étendait sur toute cette longueur du canal. Pour ma part, j'ai noté cette disposition plusieurs fois. Les dimensions de cette portion de l'urètre sont variables. J'ai observé un méat de 11 millimètres de diamètre; des méats de 10 millimètres ne sont pas rares; je suis un peu surpris des chiffres notablement plus faibles observés par Pasteau.

En arrière du méat, les deux parois latérales de la fosse naviculaire étant au contact, l'urètre prend sur une coupe transversale l'aspect d'une fente verticale. Dans la portion spongieuse, au contraire, les deux parois s'accolent dans le sens antéro-postérieur et sur une coupe l'urètre prend l'aspect d'une fente horizontale. On comprend l'aspect présenté par l'urètre sur des coupes transversales de la région intermédiaire étagées d'avant en arrière. A la fente verticale de la fosse naviculaire s'ajoute peu à peu une fente horizontale qui occupe son extrémité inférieure. Dans ce T renversé la branche verticale diminue peu à peu d'avant en arrière, la branche horizontale augmente progressivement et bientôt persiste seule.

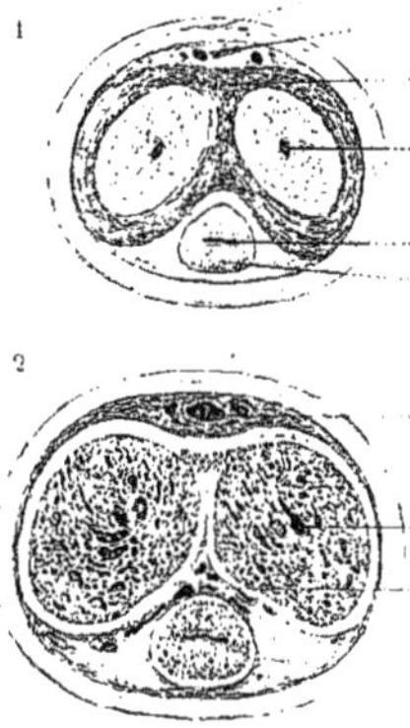

Fig. 97. — Coupes de l'urètre pénien: 1, à l'état de repos; 2, en érection (d'après Henle).

L'urètre garde la forme d'une fente horizontale sans lumière vraie dans toute la portion pénienne. Au niveau du bulbe, parfois chez l'adulte, d'une manière constante chez le vieillard, les deux parois n'arrivent plus au contact et l'urètre prend l'aspect d'un ellipsoïde aplati dont la cavité renferme une petite quantité de mucus. — Dans l'urètre membraneux (fig. 99), la contraction musculaire rapproche énergiquement les parois, la muqueuse se plisse et sur une coupe l'urètre prend la forme d'une fente circulaire étoilée. Cet aspect est propre à l'urètre membraneux.

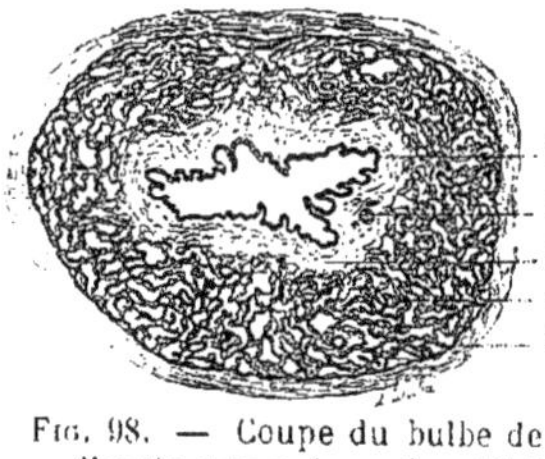

Fig. 98. — Coupe du bulbe de l'urètre, d'après une préparation d'Albarran. (Grossie deux fois.)

Au niveau du sinus prostatique la cavité prend l'aspect d'une fente aplatie d'avant en arrière, et béante. Le diamètre moyen est de 5 millimètres. Les parois cessent de marcher parallèlement. La paroi postérieure monte d'abord oblique, en haut et en arrière, jusqu'aux canaux éjaculateurs, puis, après un trajet de 1 centimètre environ, se coude pour se porter verticalement en haut, ou même un peu obliquement en haut et en avant jusqu'à l'orifice vésical de l'urètre. Cette paroi forme ainsi un angle à sommet postérieur (fig. 101); ouvert chez l'adulte, cet angle se ferme peu à peu chez le vieillard à la suite de l'hypertrophie de la prostate. La paroi antérieure monte directement vers l'orifice vésical un peu oblique en arrière et en haut. De plus il existe sur la paroi postérieure de l'urètre une saillie ellipsoïde longue de 10 à 12 millimètres, le veru montanum (fig. 100). Son grand axe est parallèle à celui de l'urètre, sa grosse extrémité tournée en arrière et en haut. Cette saillie laisse sur ses parties latérales deux gouttières, les gouttières du veru.

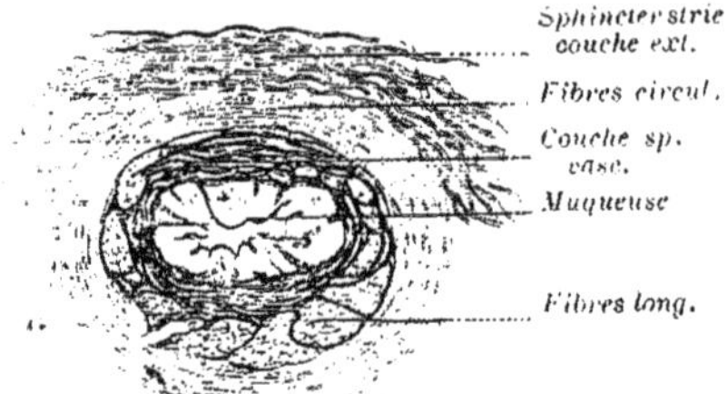

FIG. 99. — Coupe grandie de l'urètre membraneux (d'après Henle).
(Plus grand que nature.)

On comprendra, d'après cette description, l'aspect présenté par le canal urétral dans sa portion prostatique sur ces coupes transversales échelonnées d'avant en arrière (fig. 101). Dans la partie antérieure de la région prostatique, l'urètre semble s'étaler et prend la forme d'une fente transversale; mais bientôt l'extrémité inférieure du veru montanum apparaît sur la coupe et l'urètre prend la forme d'une fente dont la paroi postérieure est soulevée sur la ligne médiane. La saillie devient de plus en plus considérable, remplit la lumière du canal, refoule même devant elle la paroi antérieure; sur la coupe, l'urètre prend la forme d'une fente composée de deux moitiés obliques en avant et en dedans et se réunissant sur la ligne médiane pour former un angle à sommet antérieur. Plus haut encore, la saillie du veru montanum devenant plus considérable et plus mousse l'urètre prend l'aspect d'un fer à cheval, sans que les parois soient complètement accolées; puis la saillie diminue assez rapidement et l'urètre revient à la forme circulaire légèrement aplatie d'avant en arrière (coupe D, fig. 101).

Dans toute la traversée du sphincter lisse, les parois sont au contact, la cavité virtuelle, et la coupe prend une forme circulaire ou aplatie transversalement (coupe B, fig. 101).

Enfin nous avons vu que l'orifice du col est généralement circulaire (coupe A), quelquefois en arc de cercle à concavité postérieure, ou en fer de lance à sommet antérieur. Cette forme est due à la luette de Lieutaud, partie de l'extrémité antérieure du trigone vésical qui se prolonge jusqu'à l'orifice urétral et même parfois jusqu'au veru et qui parfois est saillante.

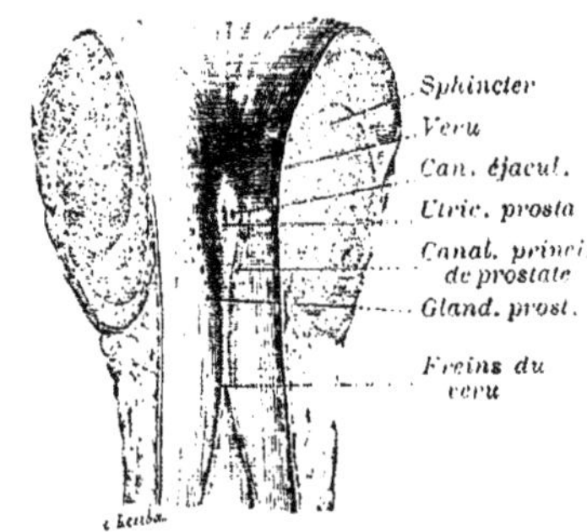

FIG. 100. — L'rètre prostatique (d'après Jarjavay).

3° *Forme et calibre chirurgical.* — Souple et élastique, l'urètre se moule sur les instruments introduits dans sa cavité et reproduit leur forme. Il se laisse de plus dilater dans une certaine mesure, disposition qui a été utilisée pour l'introduction d'instruments dans le canal ou la vessie; toutefois la dilatabilité a des limites et le calibre des instruments ne doit pas être trop considérable. D'après Otis, le diamètre artificiel de l'urètre peut atteindre de 8 mm. 90 à 12 mm. 73, et l'urètre serait à la verge à l'état flasque comme

1 est à 2,25. Guyon et Campenon ont montré que le point le plus étroit et surtout le moins dilatable du conduit était le méat : on ne peut y faire passer sans danger au delà du nº 54 Béniqué dont le diamètre est de 9 millimètres. Puis viennent l'urètre membraneux dont la dilatabilité n'atteint que 10 millimètres et enfin la région prostatique qui peut atteindre jusqu'à 2 centimètres de diamètre.

Oberlander et Kollmann donnent : portion prostatique et membraneuse 13 à 15; bulbe 16 à 17 millimètres; col de la fosse naviculaire 8 à 10 millimètres.

Capacité. — La capacité est intéressante à connaître, surtout au point de vue de la pratique des injections. Cette capacité varie avec chaque sujet et avec le procédé employé, la pression distendant la paroi du canal plus ou moins suivant son intensité, La capacité de l'urètre antérieur varie de 4 à 22 centimètres cubes (Jamain, Leprévost, Lavaux, Guiard, Dreyssel, Loeb). Engelbreth a établi, par des mensurations précises, qu'aux limites de l'élasticité de la muqueuse la capacité est de 4 à 10 centimètres cubes chez 30 0/0 des sujets; de 11 à 15 chez 27 0/0, de 16 à 21,5 chez 33 0/0. On doit admettre que la capacité moyenne est de 12 centimètres cubes.

Asakura a étudié la capacité de l'urètre des Japonais malades et trouvé une capacité variant de 3 à 16 centimètres avec une moyenne de 8, 9 ou 10 centimètres.

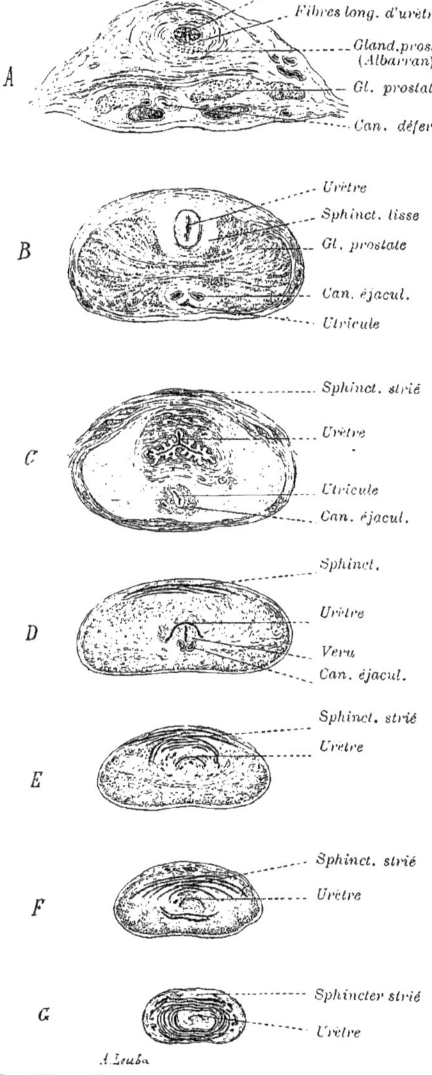

FIG. 101. — Coupes sériées de la région prostatique, d'après Henle (avec modifications d'après nature). (Grandeur nature.)

Rapports. — **Urètre prostatique.** — L'urètre prostatique est entouré de toutes parts par la prostate, mais la glande n'est pas répartie également sur toute la circonférence du canal. Si l'on mène de la périphérie de la prostate à l'urètre une série de rayons, on constate que le rayon antérieur mesure 5 millimètres, le rayon postérieur 17, le rayon oblique postérieur 23, le rayon transverse 17.

Si l'on fait une coupe horizontale de la région prostatique (fig. 101 B), on constate que l'urètre proprement dit est entouré du sphincter lisse de la vessie. Autour de ce dernier on trouve la prostate disposée en un fer à cheval embrassant l'urètre et le sphincter lisse dans sa concavité tournée en avant, de sorte que la plus grande partie de la glande se trouve en arrière et sur les côtés de l'urètre. En avant de l'urètre il n'existe que quelques grains glandulaires, qui même font souvent complètement défaut sur la ligne médiane.

Plus bas, dans le quart inférieur du sphincter lisse, des grains glandulaires s'insinuent en avant de l'urètre et forment une couche de 1 à 2 millimètres. Cette couche devient plus épaisse au-dessous du sphincter, où elle atteint 4 à 5 millimètres (coupe D, fig. 101).

La prostate sépare l'urètre : en avant, du sphincter strié de l'urètre, des ligaments antérieurs de la vessie, du plexus de Santorini et de la symphyse pubienne ; latéralement, des aponévroses latérales de la prostate et des plexus veineux qu'elles renferment, plus loin du releveur de l'anus ; en arrière, du rectum, de l'aponévrose prostato-péritonéale de Denonvilliers. C'est par la paroi postérieure que pénètrent jusqu'au canal de l'urètre l'utricule prostatique et les deux canaux éjaculateurs.

En haut, l'urètre prostatique fait suite à la vessie ; il se continue en bas par l'urètre membraneux.

Urètre membraneux. — Dans les descriptions classiques, l'urètre membraneux comprend deux parties : l'une supérieure, intermédiaire à l'urètre prostatique et à l'aponévrose moyenne ; l'autre inférieure, comprise dans l'épaisseur de l'aponévrose moyenne (fig. 93 et 105).

En réalité, comme nous le verrons plus loin, il n'existe pas au niveau du périnée antérieur une simple cloison musculo-aponévrotique, mais une série de lames étagées d'avant en arrière ; c'est entre ces lames que se glisse l'urètre membraneux qui vient ainsi dans toute son étendue se mettre en rapport avec les plans aponévrotiques du périnée.

L'urètre membraneux, placé à 15 millimètres en arrière et au-dessous de la symphyse, se met en rapport en avant et en haut avec la symphyse dont la séparent le ligament sous-pubien et le ligament transverse du pelvis. Entre ces deux ligaments se glisse la veine dorsale profonde de la verge, impaire et médiane, mais souvent déviée à gauche. Généralement elle marche en avant de l'urètre presque parallèlement à lui, pour aller se jeter dans le plexus de Santorini. En avant et en bas, les artères honteuses internes, placées de part et d'autre de la veine, au-dessous du ligament transverse du pelvis, viennent des parties latérales du périnée, longent les branches ischio-pubiennes, et se portent en avant pour aller former les artères dorsales de la verge. Une lamelle aponévrotique mince, lamelle préprostatique, se détache du bord postérieur du ligament transverse du pelvis et monte devant l'urètre membraneux pour aller se joindre à la capsule de la prostate.

En haut, l'urètre membraneux fait suite à l'urètre prostatique. En bas, il s'incline un peu en avant et vient se jeter dans la portion bulbeuse, débordé souvent chez l'adolescent, toujours après 30 ans, par le cul-de-sac du bulbe.

En arrière, l'urètre membraneux est en rapport intime dans son segment supérieur avec le rectum, mais il s'en écarte à mesure qu'il descend ; le rectum se porte en arrière, l'urètre en avant. L'écartement de ces deux organes forme les deux côtés du triangle recto-urétral dont la peau constitue la base. Au sommet du triangle, l'adhérence est si intime entre le rectum et l'urètre que, comme le dit Mercier, « la dernière courbure du rectum ne peut s'effacer, que sa paroi antérieure ne peut se rapprocher de la postérieure et que, par conséquent, sa cavité forme constamment une ampoule inférieurement ». Cette union est due à l'existence d'une formation musculaire lisse qu'il faut considérer comme une dépendance de la musculature lisse du rectum (Holl, Roux), bien que d'autres en fassent un muscle autonome, le *muscle recto-urétral*. Proust et Gosset ont attiré de nouveau l'attention sur le faisceau. Il forme une bandelette trapézoïde, constituée par des fibres musculaires pâles, se détachant de la face antérieure du rectum pour venir se jeter en arrière de l'urètre membraneux sur le noyau fibreux central du périnée. Lorsqu'on a relevé le muscle transverse superficiel, on voit alors que « les bords de la bandelette recto-urétrale continuant nettement le noyau fibreux central constituent *deux arcades semi-lunaires*. Juste au-dessus de ce muscle on pénètre dans la zone décollable rétro-prostatique (voir page 155). Au-dessous et, par conséquent, dans l'aire du triangle recto-urétral, on trouve, au-dessous de la peau et du tissu cellulo-adipeux épais qui la double, l'aponévrose superficielle du périnée ; puis un raphé fibro-musculaire dépendant du noyau central du périnée, le nœud central du périnée de Mercier. On désigne ainsi un rendez-vous de fibres où convergent en avant les faisceaux postérieurs du bulbo-caverneux ; en arrière le sphincter externe de l'anus ; latéralement les deux transverses superficiels.

Le bulbe de l'urètre occupe la paroi antérieure du triangle chez l'adolescent, mais à mesure que l'âge avance il se prolonge de plus en plus en arrière, au point qu'il vient parfois se mettre au contact de la portion anale du rectum chez le vieillard.

Les glandes de Méry ou de Cooper occupent l'espace angulaire que circonscrivent l'urètre membraneux et la face supérieure du bulbe.

C'est à travers le triangle recto-urétral que les chirurgiens pénètrent pour aborder l'urètre membraneux, la prostate et le bas-fond vésical.

Latéralement et à distance, l'urètre membraneux est longé par les artères et les veines honteuses internes contenues comme lui dans le périnée.

L'urètre membraneux est entouré sur toute sa hauteur d'un muscle spécial : le sphincter strié, dont la description sera donnée plus loin.

Urètre spongieux. — La portion spongieuse occupe à son origine la partie antérieure du périnée, passe ensuite au milieu des fibres du ligament suspenseur ; descend le long de la face inférieure de la portion pénienne de la verge, traverse le gland et vient s'ouvrir à l'extrémité de la verge par le méat. Dans toute son étendue, cette portion de l'urètre est entourée d'une gaine érectile, le corps spongieux, d'où son nom. Cylindrique, cette gaine spongieuse longe toute la face inférieure de la verge, se renfle en arrière pour former le bulbe, saillie hémisphérique qui déborde l'urètre en arrière, — et s'engage en avant dans un renflement conoïde, le gland.

L'urètre pénètre obliquement dans la gaine spongieuse et forme avec celle-ci un angle aigu ouvert en arrière. Il en résulte que l'urètre est revêtu de sa gaine spongieuse d'abord sur sa face postérieure, alors qu'une petite portion de la face supérieure reste encore à nu au milieu des aponévroses. Dans la gaine spongieuse l'urètre reste plus rapproché de la face supérieure que de l'inférieure.

Au point de vue de ses rapports, l'urètre spongieux comprend trois portions : périnéo-scrotale, pénienne, balanique.

Portion périnéo-scrotale. — La région périnéo-scrotale de l'urètre spongieux s'étend du point où l'urètre pénètre dans le corps spongieux à l'angle urétral : l'urètre a la forme d'un ovoïde à sommet antérieur. Entouré de sa gaine spongieuse, il est en rapport : en haut, avec le ligament transverse du pelvis et la lamelle aponévrotique qui, le prolongeant en avant, se termine au niveau de l'angle de réunion des corps caverneux.

Cette lamelle sépare l'urètre des vaisseaux et nerfs dorsaux de la verge, du plexus de Santorini, et plus en avant du bord inférieur de la symphyse.

En bas l'urètre spongieux est recouvert par la peau, le tissu cellulo-adipeux sous-cutané, l'aponévrose superficielle du périnée et le muscle bulbo-caverneux qui forme au corps spongieux une demi-gaine à concavité supérieure. De chaque côté, l'urètre est flanqué des branches ischio-pubiennes doublées des corps caverneux et de l'ischio-caverneux ; il forme ainsi, avec le bulbe et le bulbo-caverneux, la médiane d'un triangle dont les transverses représentent la base.

L'artère honteuse interne longe les bords de ce triangle profondément, comme l'artère périnéale superficielle ses parties superficielles.

Latéralement et en haut, le bulbe donne insertion à la partie terminale des deux moitiés du feuillet inférieur de l'aponévrose moyenne. Il n'est donc pas exact de dire que le bulbe est dans l'étage inférieur du périnée. Bien que faisant saillie dans cette région, il appartient topographiquement à l'étage moyen (voy. les fig. de la prostate). C'est pourquoi l'artère bulbeuse destinée à ce corps se porte à sa rencontre en restant au-dessus du feuillet inférieur de l'aponévrose moyenne.

Dans ses deux centimètres postérieurs, l'urètre spongieux est longé par le canal excréteur des glandes de Méry et de Cooper qui s'insinue entre le corps spongieux et la face inférieure de l'urètre pour venir se terminer dans la cavité de ce dernier.

Portion pénienne. — Dans sa portion pénienne, l'urètre spongieux occupe la partie inférieure de la verge. Il se porte directement en bas et en avant vers le méat : les corps caverneux se portent en avant et en dedans et finissent par s'accoler l'un à l'autre comme les deux canons d'un fusil double ; l'urètre vient d'arrière et d'en haut, passe entouré du corps spongieux dans l'écartement des deux corps caverneux, puis vient se placer à la face inférieure de l'angle qu'ils forment en s'accolant.

Sur une coupe transversale de la verge, on constate que l'urètre enveloppé de sa gaine spongieuse occupe l'angle limité par la face inférieure des corps caverneux : il est immédiatement accolé à ces corps, séparé seulement par quelques veinules (fig. 97).

En arrière et en bas, l'urètre est séparé par sa gaine spongieuse de l'enveloppe fibro-élastique, de la tunique celluleuse, du muscle péripénien et de la peau.

Un espace angulaire, comblé en partie par un épaississement de la tunique fibro-élastique, sépare la partie latérale du corps spongieux de la face inférieure du corps caverneux.

Portion balanique. — Au niveau du gland, l'urètre reste enveloppé de sa gaine spongieuse, mais celle-ci ne présente plus les mêmes dimensions qu'au niveau du pénis; elle se réduit à quelques mailles vasculaires qui forment une gaine longeant les faces latérales de la fosse naviculaire et de l'urètre. En haut l'urètre est surmonté par une lame fibreuse horizontale résultant de la fusion de l'extrémité antérieure de deux corps caverneux, devenue fibreuse. Cette lame en haut, la gaine spongieuse latéralement séparent l'urètre du gland; en bas l'urètre répond immédiatement à un trousseau fibreux qui unit les deux parties latérales du gland, le ligament médian.

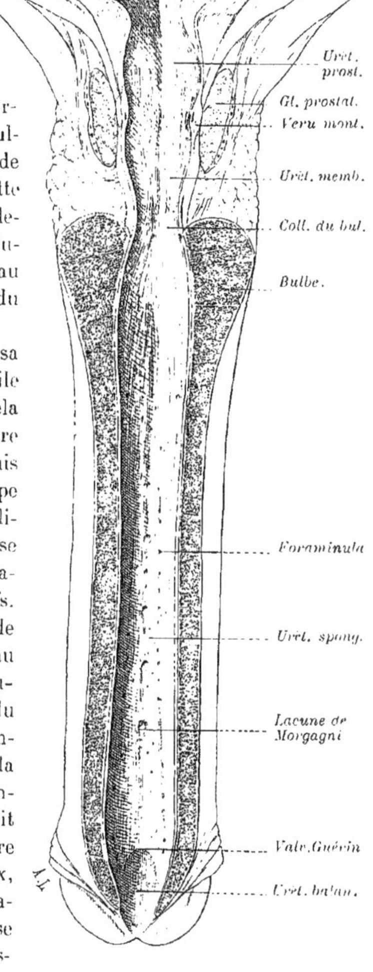

Fig. 102. — Vue de l'urètre fendu sur la paroi inférieure (d'après Jarjavay).

Structure. — L'urètre comprend dans sa constitution une muqueuse, un tissu érectile sous-muqueux, une tunique musculaire. « Cela semble faire plusieurs couches, mais il y a entre tous les éléments qui forment le canal, depuis l'épithélium de la muqueuse jusqu'à l'enveloppe fibreuse du tapis spongieux une véritable solidarité anatomique » (Guyon). A la muqueuse sont annexées des glandes. Enfin la paroi du canal est parcourue par des vaisseaux et des nerfs.

Muqueuse de l'urètre. — La muqueuse de l'urètre s'étend de l'orifice vésical de l'urètre au méat, se continuant en arrière avec la muqueuse vésicale, en avant avec la muqueuse du gland. Elle tapisse le canal dans toute son étendue, et répond par suite au sphincter lisse, à la prostate, au veru montanum, à l'urètre membraneux et à l'urètre spongieux ; elle se rétrécit au niveau des points où le calibre de l'urètre est moindre : col vésical, urètre membraneux, méat; s'étale au contraire dans les points dilatés : sinus prostatique, cul-de-sac du bulbe, fosse naviculaire. Elle présente dans la région prostatique une saillie longitudinale ovoïde, due au soulèvement de la muqueuse par le veru montanum. C'est sur le veru que débouchent l'utricule prostatique et les canaux éjaculateurs, dont les muqueuses se continuent avec la muqueuse urétrale. De chaque côté du veru, la muqueuse est déprimée en rigoles, les rigoles latérales du véru.

Couleur. — Sur le cadavre, la muqueuse urétrale est rouge violacé dans la portion membraneuse, le bulbe et la fosse naviculaire; pâle au niveau de la prostate, intermédiaire dans la portion spongieuse; mais la coloration foncée tient à l'imbibition cadavérique des parties déclives, elle disparaît quand on fait passer un courant d'eau dans les mailles du tissu. La muqueuse prend alors une teinte uniformément blanche. Sur le vivant la couleur de l'urètre est uniformément rouge, ainsi qu'on peut s'en assurer par l'examen endoscopique. Cette coloration est due à sa richesse vasculaire.

La muqueuse présente une *résistance* assez considérable à la traction, mais *se laisse aisément perforer par les instruments.*

La *surface* de la muqueuse est d'une manière générale lisse et unie, elle diffère cependant suivant les régions.

Elle est ordinairement plissée, disposition qui est due à la rétraction élastique des couches périphériques; elle présente en outre un certain nombre d'orifices, des dépressions et des plis.

Les *orifices* sont :

1° L'orifice de l'utricule prostatique. Il est situé sur la ligne médiane dans l'angle rentrant que forme la partie supérieure du veru avec la partie inférieure, sur la partie la plus saillante de ce corps dans le sens transversal. Sa longueur est de 5 mm. en moyenne, et son grand axe est parallèle à celui de l'urètre. Cet orifice est quelquefois assez considérable pour laisser s'engager l'extrémité d'une sonde (fig. 100).

2° Les orifices des canaux éjaculateurs, orifices au nombre de deux, placés de chaque côté de l'utricule et souvent asymétriques.

3° Dans les gouttières urétrales ou rigoles du veru, des orifices assez volumineux disposés en série linéaire, les orifices des glandes prostatiques. Parmi ceux-ci, deux canaux importants, les canaux principaux de la prostate, viennent s'ouvrir un peu au-dessous de la partie moyenne du veru. Des orifices prostatiques nombreux viennent déboucher tout autour de l'urètre dans la partie sous-jacente au sphincter lisse, mais n'occupent que les parties postérieures et latérales; ils manquent, dit-on, sur la ligne médiane antérieure.

4° L'orifice des glandes muqueuses et les lacunes de Morgagni : nous les étudierons en même temps que la structure histologique de l'urètre.

Les *plis* existent à l'état de repos dans toute la traversée du sphincter, ils sont parallèles à l'axe et peu élevés. Sur le veru montanum, il existe des plis très fins, parallèles à l'axe, permettant l'ampliation de la muqueuse pendant la turgescence du veru. Les plis existent assez accentués dans l'ampoule prostatique. Plus bas, les plis sont à peine marqués et traversés par des plis perpendiculaires qui donnent à la muqueuse de cette région un aspect finement réticulé. Dans la région membraneuse, les plis sont élevés, mais se laissent déplisser pendant la miction ou le passage d'instruments grâce à la souplesse du tissu muqueux. Les plis, peu marqués dans la région du bulbe, reparaissent dans la portion spongieuse. Ils disparaissent dans la fosse naviculaire, où la muqueuse est lisse et tendue, surtout près et au niveau du méat.

En dehors des plis longitudinaux, il existe en outre quelques *plis transversaux*, toutefois ces derniers sont tout à fait exceptionnels. Ils siègent dans la partie antérieure de la portion spongieuse : l'un d'eux est particulièrement développé, c'est celui qui a été décrit par Guérin (*Gazette hebd. de méd. de Paris*, 1849, n° 30) en arrière de la fosse naviculaire, c'est la valvule de la fosse naviculaire ou *valvule de Guérin* (fig. 102); celle ci délimite au-dessus d'elle, un petit cul-de-sac de 6 à 7 millimètres de profondeur, le *sinus de Guérin*. La valvule de Guérin est située de 12 à 20 millimètres du méat sur la face supérieure de l'urètre. Elle est transversale et comparable au point de vue de la forme à une valvule aortique. La concavité de la valvule regarde en avant, de sorte que l'urine au moment de la miction l'applique simplement contre la paroi supérieure. Le bord antérieur est libre, il a de 4 à 10 millimètres de long; la profondeur du cul-de-sac limité par la valvule est de 6 à 8 millimètres. La valvule est quelquefois double et quelquefois multiple. Elle ne fait que rarement défaut. Jarjavay sur 70 sujets ne l'a vue manquer que 11 fois; on a parfois assimilé cette valvule aux lacunes de Morgagni, mais elle présente une structure différente, l'épithélium est pavimenteux sur la valvule, cylindrique dans les lacunes. Dans sa cavité viennent déboucher des glandes. Rœtterer a montré qu'elle était un reliquat de la formation embryologique de l'urètre. La partie antérieure de l'urètre se développant par une invagination épithéliale, le mur épithélial de Tourneux, se met en relation secondairement avec la partie postérieure formée aux dépens des bourgeons génitaux. La valvule de Guérin est due à ce que la portion postérieure vient se mettre en rapport avec le mur épithélial en avant de sa partie postérieure. Cette valvule est intéressante à connaître, car les cathéters peuvent s'engager dans sa cavité. Pour l'éviter, les instruments doivent suivre la paroi inférieure. C'est le seul point où le cathéter doive s'écarter de la paroi supérieure.

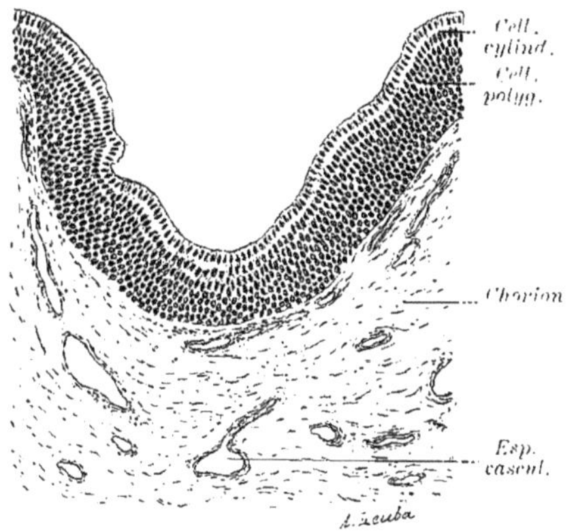

FIG. 103. — Muqueuse, coupe d'Albarran.

Structure. — La muqueuse présente une épaisseur un peu variable suivant les régions : elle est de 0 mm. 3 dans la portion prostatique; de 0 mm. 2 dans la région membraneuse; intermédiaire dans la portion spongieuse.

Par sa face profonde, la muqueuse adhère intimement aux couches suivantes. Il n'y a pas ici de celluleuse sous-muqueuse lui permettant de glisser sur les plans sous-jacents. Au point de vue histologique pur, elle comprend deux couches : une couche épithéliale, une couche conjonctive ou chorion.

La *couche épithéliale* a une épaisseur de 60 à 80 μ, elle est formée de plusieurs assises cellulaires; les couches profondes comprennent quatre ou cinq rangées de cellules polygonales ou ovoïdes; la couche superficielle est formée de deux assises de cellules cylindriques ou coniques juxtaposées. En arrière, près de l'orifice vésical, la couche superficielle s'aplatit peu à peu et vient se continuer ainsi avec l'épithélium vésical. En avant, dans toute la portion balanique, c'est-à-dire dans ses quatre derniers centimètres au maximum, l'épithélium prend les caractères d'un épithélium pavimenteux stratifié et présente même au voisinage du méat une couche d'épithélium corné. Cet épithélium antérieur, en effet, est d'origine ectodermique et fait suite à l'épithélium balanique.

Le *chorion* est formé, comme élément fondamental, d'un tissu conjonctif lamineux et dense. A ce tissu se surajoutent de nombreuses fibres élastiques; elles sont en si grande quantité que le chorion paraît presque entièrement élastique, ce sont des fibres fines, flexueuses ou enroulées et fréquemment anastomosées. De toutes les muqueuses de l'économie, celle de l'urètre est de beaucoup la plus riche en fibres élastiques et, de fait, elle est la seule qui soit appelée à subir aussi rapidement des différences de dimension aussi considérables. Ces fibres élastiques forment des réseaux, circonscrivent des aréoles dont le grand axe est parallèle à l'axe du canal. Par leur partie profonde, elles se prolongent au milieu des fibres musculaires et dans les travées du tissu érectile. C'est en raison de cette disposition que les différentes couches de la muqueuse sont solidaires et ne peuvent être qu'artificiellement séparées.

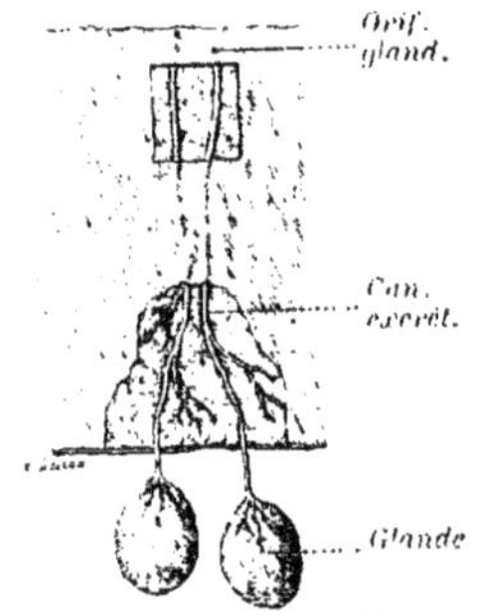

Fig. 104. — Glandes de Méry ou de Cooper (d'après Jarjavay).

Le chorion présente des *papilles*; celles-ci existent dans toute l'étendue de l'urètre, mais elles sont rudimentaires dans toutes les portions situées en arrière de la fosse naviculaire. En avant au contraire, elles sont bien développées, elles acquièrent leur plus grande dimension au voisinage du gland, elles peuvent alors atteindre 200 μ. Elles sont les unes aiguës, les autres mousses ou en massue. Ce sont généralement des papilles vasculaires. Robin et Cadiat ont constaté que les papilles du chorion n'existent pas durant la vie intra-utérine; elles n'apparaissent qu'après la naissance et augmentent de dimension et de nombre à mesure que le sujet avance en âge.

Glandes et lacunes. — L'urètre est primitivement lisse; vers le 3e mois de la vie intra-utérine, on voit se former à la face profonde de l'épithélium des bourgeons épithéliaux pleins qui s'enfoncent dans le chorion de la muqueuse. Le processus se continue même après la naissance (Robin et Cadiat, *Journal de l'anat. et de la physiol.*, 1875). Ces bourgeons épithéliaux vont devenir l'origine des glandes. Les uns s'étendent fort loin et se ramifient un grand nombre de fois. Ils donnent naissance à des glandes complexes intra-musculaires : la prostate, les glandes de Mery ou de Cooper. Les autres dépassent à peine la muqueuse, ce sont les glandes sous-muqueuses décrites pour la première fois par Littre dans la région membraneuse, mais qui, on le sait, se rencontrent dans toute l'étendue de l'urètre. Les derniers enfin ne dépassent pas la muqueuse et demeurent l'origine de glandes rudimentaires, les follicules, qui se développeraient seulement après la naissance.

La *prostate* sera étudiée ultérieurement. Nous renvoyons donc sa description au chapitre qui lui sera consacré.

Les *glandes de Méry* ou *de Cooper* sont parmi les plus intéressantes. Elles sont annexées à l'urètre spongieux et sont après la prostate les plus volumineuses des glandes dépendant de l'urètre.

Les glandes de Méry ou de Cooper sont situées de part et d'autre de l'urètre, immédiatement en arrière et au-dessus du bulbe, à 6 ou 8 millimètres de la ligne médiane. Leur volume peut être comparé avec Haller à un pois ou avec Winslow à un noyau de cerise. Mais il est assez variable et peut atteindre celui d'une noisette ou d'un haricot. Ces glandes sont souvent inégales. C'est alors la droite qui généralement est la plus petite (Lebreton). Quand les glandes sont très développées, elles arrivent à se toucher sur la ligne médiane. La forme est arrondie, quand la glande est petite; ellipsoïde, légèrement

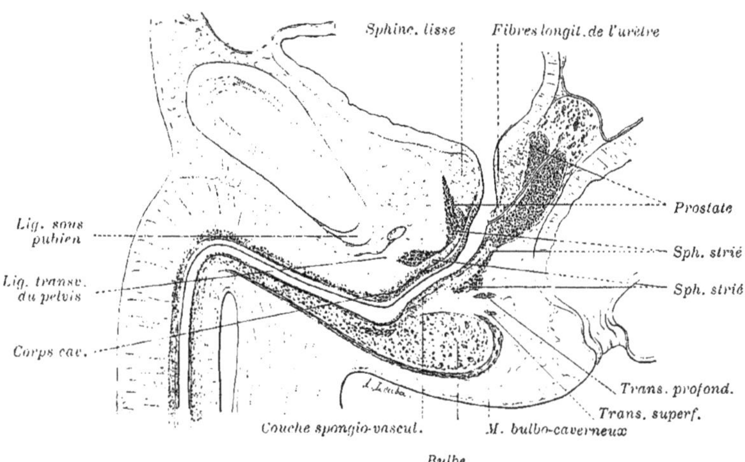

Fig. 105. — Structure de l'urètre (demi-schématique).

aplatie de haut en bas quand elle est plus volumineuse; la consistance est ferme, la couleur est blanche, ce qui permet de les distinguer assez aisément des parties voisines. La situation des glandes est un peu variable; tantôt, en effet, ces organes sont immédiatement accolés à la racine du bulbe, tantôt séparés de ce corps par un léger intervalle, tantôt encastrés en partie dans le bulbe. Comme le bulbe, la glande est placée au-dessus de l'aponévrose superficielle et du feuillet inférieur de l'aponévrose moyenne, feuillet qui, ainsi que nous le verrons, vient s'insérer sur les parties latérales du bulbe.

La glande à cheval sur l'artère bulbeuse, comme l'a montré Lebreton, est en rapport direct en bas avec le bulbe et le feuillet inférieur de l'aponévrose moyenne; en haut et en dedans avec l'urètre membraneux. Du tissu cellulaire peut la séparer du sphincter strié au milieu des fibres duquel elle pénètre dans d'autres cas. Les glandes joueraient alors par rapport au sphincter le même rôle que la prostate, c'est-à-dire qu'elles provoqueraient la dissociation et l'étalement de ses fibres rendant difficile l'étude de ces faisceaux musculaires

(Hogge). En arrière les glandes sont en rapport avec le transverse profond du périnée.

Les glandes de Cooper sont des glandes en grappe ; elles présentent un canal excréteur et des acini. Les acini présentent un diamètre de 30 à 50 μ et sont plongés dans un tissu conjonctif lâche contenant des fibres élastiques et musculaires (Kœlliker). Celles-ci existent surtout en abondance au centre de la glande, là où les canaux excréteurs se renflent en sinus collecteur et forment un véritable hile conjonctivo-musculaire (Lebreton). Les acini sont formés d'une membrane propre ou basale extrêmement mince et d'un épithélium. L'épithélium est constitué par une seule rangée de cellules pyramidales mesurant 12 μ, à contenu clair, leur noyau est placé profondément contre la membrane basale (Henle). Quelques auteurs cependant ont signalé des cellules en croissant qui occupent le fond des acini comme les cellules à croissant de Gianuzzi.

Des culs-de-sac glandulaires naissent des canaux excréteurs. Ceux-ci se portent en avant en convergeant ; ils sont souvent bosselés et irréguliers, ils se fusionnent pour donner naissance au canal excréteur principal de la glande. Le canal excréteur se porte d'abord obliquement en dedans, puis en haut et en avant, et très rapproché de son congénère s'insinue bientôt dans le bulbe, ou d'après Lebreton, au-dessus de lui ; puis après un trajet de 10 millimètres environ, dans la paroi de l'urètre et la muqueuse qu'il traverse obliquement pour venir s'ouvrir sur la face inférieure de l'urètre, au niveau de la partie antérieure du cul-de-sac du bulbe, à égale distance de l'origine de l'urètre bulbaire et du sommet du 2e coude de l'urètre. Dans ce trajet, long de 3 à 4 centimètres et qui peut atteindre 6 et même 8 centimètres (1 cas de Cruveilhier), le canal excréteur est successivement rétrobulbaire, spongieux et intra-muqueux. Dans sa portion rétrobulbaire il est en rapport en bas avec le bulbe, en haut avec l'urètre ; dans sa portion intrabulbaire, il est entouré par le tissu spongieux ; la portion intra-muqueuse est remarquable par sa direction oblique, disposition qui empêche l'urine de pénétrer dans sa cavité. Les canaux excréteurs s'ouvrent à la surface de la muqueuse par des orifices à peine perceptibles, souvent masqués dans une dépression ou par une valvule. Ils sont placés tantôt côte à côte, tantôt l'un derrière l'autre et dans ce cas le gauche est généralement antérieur ; ils sont quelquefois confondus. Au point de vue histologique, les canaux excréteurs sont formés d'une enveloppe propre relativement épaisse, riche en fibres élastiques, d'une enveloppe musculaire comprenant deux couches, l'une longitudinale, l'autre circulaire en partie confondues avec les muscles du périnée, et enfin d'un épithélium finement granuleux, cubique en arrière, polyédrique, stratifié plus loin et prenant peu à peu en avant les caractères de l'épithélium urétral.

Le liquide sécrété par les glandes de Cooper est un liquide transparent, visqueux, albuminoïde, excrété en abondance pendant l'érection, et qui lubréfie le canal au moment de l'éjaculation. Cette glande est en somme une glande muqueuse plus développée que les autres glandes muqueuses de l'urètre et annexée à l'appareil génital. Elle a pour homologue chez la femme la glande de Bartholin.

Synonymes : glandes de Méry, de Cooper ou de Duverney. — Décrites par Méry (*Journal des savants*, 1684, nº 17, p. 304), puis par Cooper (*Philosoph. transact.*, 1699, p. 254 et *Act. erud. Lips. Nov.* 1702, T. VIII) ; elles ont été étudiées par Gübler sous le nom de glandes bulbo-urétrales (*Th. de Paris*, 1849). Duverney leur donnait le nom de prostatæ inferiores; Winslow, celui de anti-prostatæ.

Variétés. — Il existe souvent des glandes surnuméraires, elles peuvent occuper l'épaisseur des corps caverneux. Cooper a décrit une 3ᵉ glande siégeant dans l'interstice du bulbe et de l'urètre membraneux. Gübler et Jarjavay la regardent comme une glande accessoire. Kölliker (*Microscopische Anatomie*, t. II, 409), en a observé un cas.

Je signale ces anomalies en raison de leur intérêt chirurgical; l'infection de ces glandes est possible dans la blennorragie. Halle, Motz et Hogge admettent l'existence en avant de grains glandulaires aberrants intra-bulbaires.

Lebreton, après Morgagni et Santorini, a parfois vu les glandes manquer complètement. Sur les glandes bulbo-urétrales, voir LEBRETON, *Thèse de Paris*, 1904.

Glandes sous-muqueuses. Glandes de Littre. Ces glandes ont été signalées pour la première fois par Littre (*Mémoires Acad. des Sciences*, 1706). D'après cet auteur, elles entoureraient l'urètre membraneux d'un anneau épais. Il semble démontré aujourd'hui que les formations décrites par Littre étaient des plis et n'avaient pas la valeur glandulaire. Toutefois les glandes muqueuses existent dans toute la longueur du canal. Elles sont sous-muqueuses et recouvertes en partie par les muscles; ce sont leurs orifices que l'on aperçoit quand on examine la muqueuse à la loupe. Ils forment des séries linéaires tout autour de l'urètre dans la région prostatique et présentent les mêmes caractères que les glandes du trigone qui paraissent n'être que des glandes de Littre aberrantes; ils sont disposés sans ordre dans toute la portion membraneuse, beaucoup plus abondants sur la paroi antérieure que sur la postérieure; ils existent encore dans la portion spongieuse, très abondants sur la face supérieure, nombreux sur les parois latérales, rares sur la paroi inférieure. Dans la région prostatique et membraneuse les glandes sont perpendiculaires à l'urètre et nécessairement beaucoup moins développées que dans les régions suivantes; elles sont obliques dans la région spongieuse, leurs canaux excréteurs acquièrent dans ce cas des dimensions assez considérables, 2 à 5 millimètres. Dans la région spongieuse les glandes sont remarquables par leur siège au milieu du tissu érectile. Ce siège explique l'abondance de la sécrétion au moment de l'érection. Au point de vue histologique, les glandes de Littre comprennent une membrane propre, mince, et un épithélium prismatique. Elles sécrètent un mucus clair et transparent.

Glandes intra-muqueuses; follicules. — Les follicules doivent être considérés comme des glandes de Littre imparfaites. Ce sont des culs-de-sac généralement uniques, mais qui parfois se subdivisent à leur partie profonde pour donner naissance à deux ou trois lobes. On les trouve dans toute l'étendue de l'urètre. Au point de vue histologique, ils présentent, d'après Robin et Cadiat, un épithélium semblable à celui de l'urètre jusqu'à moitié de leur profondeur et au delà une ou deux rangées de noyaux ou de cellules polyédriques.

Lacunes de Morgagni. — Les lacunes sont des culs-de-sac qui viennent s'ouvrir sur la muqueuse par un orifice large. Ces lacunes ont été signalées par Morgagni en 1706, d'où le nom de lacunes de Morgagni. Elles s'étendent de la valvule de Guérin à l'origine de la portion membraneuse, sur laquelle elles empiètent rarement, mais au niveau de laquelle on les trouve quelquefois. Elles sont placées en séries linéaires et présentent des dimensions variables. Morgagni les divisait en grandes ou foramina, en petites ou foraminula. Sappey en décrit de moyennes. Les grandes siègent sur la ligne médiane et sur la face dorsale ; il y en aurait de 5 à 22 d'après Jarjavay, 12 à 20 d'après Kollmann : elles sont seules constantes. Les moyennes siègent le long et très près des précédentes, sur les parties latérales. Les petites sont interposées aux précédentes, le plus souvent elles occupent les parties latérales et les bords; les lacunes font généralement défaut sur la face inférieure (fig. 95 et 102). Chaque lacune voit déboucher à sa surface 13 à 20 glandes de Littre.

Les petites lacunes s'ouvrent par un orifice arrondi et ne possèdent que quelques millimètres de profondeur; les grandes lacunes s'ouvrent par un orifice elliptique, s'engagent sous la muqueuse et présentent parfois un trajet sous-muqueux considérable, de 6 à 7 millimètres; Cruveilhier en aurait vu de 27 millimètres. Leur fond est tourné en arrière vers la vessie, il est généralement simple, quelquefois cependant double ou triple. Ces lacunes présentent absolument la même structure que l'urètre, on ne peut donc en faire des glandes, il faut les considérer comme de *simples dépressions* de la muqueuse.

Couche spongio-vasculaire. — La face profonde de la muqueuse est occupée par une couche spongio-vasculaire dont le corps spongieux de l'urètre représente seulement une exagération.

Cette couche, dont l'existence a été établie par Quenu, est représentée au niveau du col et dans la région prostatique par des veines intra-muqueuses à caractères sinusiens, suite de veines muqueuses de la vessie. Elle commence réellement dans la région prostatique immédiatement au-dessous du sphincter lisse et s'étend jusqu'à l'extrémité du gland. Dans la région prostatique, elle occupe la face profonde de la muqueuse, confondue avec son chorion, et forme un anneau circulaire dont les mailles sont parallèles à l'axe de l'urètre. Le veru montanum communique largement avec elle et représente uniquement, en somme, une portion de cette couche considérablement hypertrophiée, refoulée en avant par l'utricule prostatique, les canaux éjaculateurs et quelques glandules prostatiques. Dans la région membraneuse, elle présente une épaisseur de 6 à 8 dixièmes de millimètre, elle est formée de mailles allongées parallèlement à l'axe de l'urètre. Toutefois, je ne l'ai pas vue aussi développée que Henle la figure. Ce sont plutôt des fentes éparses. Dans la région spongieuse, elle forme d'abord en arrière une couche de 1 millimètre d'épaisseur à mailles irrégulières, séparée des corps spongieux par un prolongement de la tunique musculaire.

La tunique spongio-vasculaire est une couche érectile, c'est-à-dire qu'elle est formée de faisceaux conjonctifs élastiques, irrégulièrement entre-croisés, circonscrivant des espaces vasculaires. Je renvoie le lecteur à l'article Verge pour la description de ce tissu érectile.

Tunique musculeuse. — La tunique musculeuse de l'urètre est formée par des éléments musculaires lisses, disposés sur deux couches : une interne longitudinale, une externe circulaire auxquels se surajoutent de place en place des éléments musculaires striés.

Cette tunique présente une disposition variable suivant les régions; nous allons l'étudier dans chacune d'elles.

Dans la *région prostatique*, la couche musculaire lisse, épaisse de 1 millimètre dans ses segments antérieurs et latéraux, atteint 3 millimètres en arrière et au-dessous du veru montanum.

Les fibres musculaires internes, longitudinales, font suite, partie aux fibres musculaires du trigone, partie aux fibres de la couche longitudinale de la vessie : elles sont enchevêtrées avec les fibres musculaires du col dans la région sphinctérienne et ne forment une couche vraiment distincte qu'au-dessous de ce dernier.

Les fibres circulaires proprement dites manquent, mais sont remplacées ici par le sphincter lisse et sur un plan plus reculé par le sphincter strié que l'on doit regarder comme faisant partie de la musculature urétrale.

Le sphincter lisse, sphincter urétral lisse, sphincter interne de Henle, est un anneau circulaire dont le canal de l'urètre occupe exactement l'axe. Plus épais dans sa partie supérieure que dans sa partie inférieure il présente sur une coupe l'aspect d'un triangle à base supérieure. La hauteur du sphincter est de 10 à 12 millimètres, son épaisseur de 6 à 10 millimètres. Formé de fibres musculaires lisses horizontales, il est croisé par un certain nombre de fibres longitudinales sous-muqueuses qui le séparent de la muqueuse ; d'autres fibres longitudinales provenant de la musculeuse vésicale passent au milieu des fibres circulaires du sphincter (voy. Vessie, fig. 27).

Le sphincter lisse se continue en partie en haut avec celles des fibres longitudinales des uretères qui, se portant en dedans au niveau du trigone, forment à la face profonde de ce dernier un plan transversal ; les fibres urétérales longitudinales viennent former au contraire la couche longitudinale sous-muqueuse. Le sphincter se continue de plus en haut avec la couche circulaire de la vessie, en bas il s'amincit peu à peu, si bien qu'il n'y a pour ainsi dire plus dans la partie tout inférieure de la prostate de fibres musculaires lisses. Elles sont remplacées là par les fibres du sphincter strié.

Le sphincter strié vient doubler la moitié antérieure du sphincter lisse, dans ses deux tiers inférieurs. Il forme une lame aplatie d'avant en arrière, incurvée latéralement à concavité postérieure. Il repose, dans sa partie supérieure, sur le sphincter lisse ; plus bas, il est séparé de l'urètre par une couche prostatique ; ses bords latéraux s'insèrent à l'enveloppe prostatique ; très étroit sur la ligne médiane et en haut, de plus en plus étendu en arrière en descendant, il présente, vu de face, l'aspect d'un triangle à base curviligne supérieure ; en bas il forme au-dessous du sphincter lisse et de la prostate un anneau complet autour de l'urètre (voy. Prostate).

Dans la *région membraneuse*, la tunique musculaire est mince, si l'on en sépare le sphinter strié. Les fibres lisses forment une paroi qui ne présente pas plus de 2 millimètres d'épaisseur. Les fibres longitudinales en représentent le quart : elles forment des fascicules placés côte à côte. La couche circulaire, placée en dehors de la précédente, est au contraire assez développée (1 mm. 50) ; elle est formée de fibres lisses fortement tassées les unes contre les autres. Ce sont ces fibres qui se contractent et ferment l'urètre en cas de spasme de ce conduit, mais seulement dans la partie de l'urètre membraneux (fig. 7).

En dehors de la paroi musculaire lisse, les fibres les plus inférieures du sphincter strié viennent former autour du canal un anneau circulaire complet.

Dans la *portion spongieuse*, la couche musculaire subit des modifications profondes. La couche longitudinale disparaît presque complètement ou bien, changeant de place, se porte en partie dans les mailles du corps spongieux

[DELBET.]

jusqu'à la face profonde de l'enveloppe fibreuse, si bien que la portion immédiatement sous-muqueuse se réduit à quelques fibres. Les fibres circulaires, après s'être prolongées dans une étendue de 2 à 4 millimètres, entre la couche spongio-vasculaire et le corps spongieux et avoir formé là une sorte de petit sphincter antérieur (Albarran), finissent pas être dissociées peu à peu par les vaisseaux et cessent d'exister en tant que couche spéciale. Ces fibres éparses viennent renforcer la trame du corps spongieux, au milieu duquel on trouve un grand nombre de fibres musculaires : on n'aperçoit plus en avant, le long de l'urètre, que quelques fibres isolées. La véritable paroi est formée par l'enveloppe fibreuse du corps spongieux doublée de fibres musculaires lisses éparses. Les fibres du bulbo-caverneux doivent être en outre considérées comme une couche circulaire striée surajoutée, qui vient remplacer les fibres circulaires lisses déficientes.

Si nous jetons un coup d'œil d'ensemble sur la structure de l'urètre, nous voyons que ce conduit est constitué par une couche muqueuse continue ; une couche érectile commençant au sphincter de la vessie et s'étendant jusqu'au méat, mais très inégalement développée, incomplète dans le col, mince dans la région membraneuse, très puissante dans la portion pénienne où elle forme le corps spongieux ; enfin, une couche musculaire lisse, formée d'un plan interne de fibres longitudinales et d'un plan externe de fibres circulaires, renforcée de place en place par des fibres striées : sphincter strié de l'urètre, bulbo-caverneux.

Deux points sont particulièrement dignes d'intérêt : l'existence d'une couche spongio-vasculaire, la présence d'une musculature striée. Il est remarquable que ces deux dispositions n'existent que dans une portion de l'urètre, la portion étendue des canaux éjaculateurs au méat. La disposition de ces gaines limitées à la portion qui sert de voie de passage au sperme, montre qu'elles appartiennent uniquement à l'appareil génital : la gaine spongio-vasculaire permet une sorte d'érectilité du canal, qui en même temps favorise la sécrétion glandulaire, dont le produit se mélange au sperme ; la tunique striée favorise l'expulsion rapide et la projection du sperme par des contractions successives analogues à celles qui, dans l'œsophage, constituent le système du clavier de Ranvier. — La portion supérieure est donc bien seule urinaire. Elle diffère par une complexité moindre de la partie inférieure génitale.

Vaisseaux et nerfs. — Les *artères* viennent de sources différentes, suivant la région. — Dans la *portion prostatique*, les artères, comme celles de la prostate viennent de l'hémorroïdale moyenne et de la vésicale inférieure, branches de l'hypogastrique.

Dans la *portion membraneuse*, les artères viennent de la honteuse interne, par l'hémorroïdale inférieure et la transverse du périnée.

Dans la *portion spongieuse*, l'artère principale est la transverse profonde du périnée, dite encore artère bulbeuse. Elle naît de la honteuse interne, un peu après son entrée dans le périnée, se dirige transversalement en dedans, gagne le triangle ischio-bulbaire et se perd dans le bulbe : elle envoie un rameau important à la glande de Cooper.

En avant, le corps spongieux reçoit, en outre, des branches de la dorsale de la verge, branches qui contournent les faces latérales du corps caverneux et atteignent l'urètre par ses bords. Un certain nombre de branches viennent des caverneuses après avoir perforé l'albuginée du corps caverneux.

Veines. — Les veines nées de la muqueuse aboutissent toutes à un système de canaux disposés en plexus et qui font partie de la tunique vasculaire décrite plus haut.

Les veines efférentes de la tunique vasculaire se rendent : pour la *région prostatique*, aux plexus latéraux de la prostate ; pour la *région membraneuse*, aux plexus de Santorini et vésico-prostatiques ; pour la *portion spongieuse*, à la veine dorsale profonde de la verge et au plexus de Santorini.

Lymphatiques. — Les lymphatiques naissent d'un riche réseau muqueux sous-épithélial en continuité, en avant avec celui de la muqueuse du gland, en arrière avec le réseau vésical. Du plexus naissent des troncs : ceux de la *région prostatique* vont en haut s'unir aux lymphatiques propres de la prostate ; d'autres remontent le long des canaux éjaculateurs jusqu'au col de la vésicule séminale et se confondent avec les lymphatiques propres de la vésicule : pour les *régions membraneuse et spongieuse*, les troncs lymphatiques au nombre de deux traversent la paroi au niveau du frein de la verge, se terminent dans les vaisseaux qui contournent la base du gland et aboutissent aux ganglions de l'aine.

Nerfs. — Les filets qui accompagnent les vaisseaux viennent du sympathique. Les nerfs émanent en outre : pour l'*urètre prostatique*, du plexus hypogastrique ; pour l'*urètre membraneux*, du nerf honteux interne.

Les nerfs de la *portion spongieuse* sont fournis par le rameau musculo-urétral du honteux interne. Né du honteux interne, un peu en arrière du transverse, ce nerf traverse le muscle et se divise en deux rameaux : un rameau musculaire et un rameau bulbaire. Ce dernier pénètre dans le bulbe avec l'artère bulbaire, pour aller ensuite se distribuer à la muqueuse de l'urètre ; il émet un filet urétral qui longe la ligne médiane entre le bulbe et le bulbo-caverneux, s'étend jusqu'à la base du gland et abandonne de nombreux filets à la portion spongieuse de l'urètre.

Dans la paroi les nerfs donnent des filets vasculaires aux vaisseaux, des filets moteurs aux muscles, des filets sensitifs à la muqueuse. Ces derniers affectent une direction longitudinale et de plus décrivent des flexuosités nombreuses, probablement pour se prêter à l'allongement que subit la muqueuse urétrale au moment de l'érection (Quenu).

Dans la muqueuse, il existe un réseau sous-épithélial ; on n'a pas encore nettement constaté la présence de fibrilles intra-épithéliales.

Plummer, en 1888, a décrit dans la muqueuse urétrale des corpuscules terminaux qui ne seraient que des corpuscules de Krause. Les nerfs présenteraient de plus, sur leur trajet, des ganglions minuscules siégeant autour de la prostate, sur la paroi inférieure de la portion membraneuse et à la partie postérieure du bulbe.

L'urètre se développe de la 7e à la 14e semaine. Il se forme dans sa portion prostatique et membraneuse aux dépens de la partie inférieure du sinus uro-génital. L'urètre pénien se développe aux dépens d'un tubercule médian et de deux tubercules latéraux. Le tubercule médian, ou tubercule génital, est une masse mésodermique qui se forme en avant du pubis et s'allonge pour constituer la verge. Les deux tubercules latéraux, nés au voisinage du précédent, se soudent à ses bords latéraux et croissent avec lui.

Les trois tubercules réunis forment un cylindre creusé en gouttière sur sa face inférieure, gouttière que vient remplir une masse de cellules épithéliales provenant du bouchon cloacal. Ultérieurement les deux lèvres de la gouttière se joignent et se soudent sur la ligne médiane inférieure; l'épithélium cloacal devient l'épithélium muqueux.

Le canal glandaire se développe séparément aux dépens d'une masse épithéliale, le mur épithélial de Tourneux, et c'est secondairement que le canal du gland entre en contact puis communique avec le canal pénien.

Anomalies. — Les anomalies de l'urètre sont fréquentes et variées.

Hypospadias. — L'hypospadias est une malformation caractérisée par l'ouverture de l'urètre sur un point quelconque de la face inférieure de la verge ou du périnée. La partie de l'urètre placée en avant de l'orifice anormal fait généralement défaut. L'urètre balanique, dont le développement est indépendant, peut exister malgré l'absence d'une partie de l'urètre pénien. Cette malformation est la conséquence du défaut de soudure des deux lèvres inférieures de la gouttière pénienne. Les cas récemment publiés de cette anomalie sont nombreux. Suivant le siège de l'orifice antérieur, l'hypospadias est :

1° *Balanique* (face inférieure du gland). — TIXIER. *Société de chirurgie de Lyon*, 1904. — BŒTTICHER. *Deustche medic. Wochenschrift*, 1904, 1305. — ROUTIER, LEJARS, FELIZET, etc. *Société de chirurgie*. Paris, 1904. — QUERVAIN. *Semaine médicale*, 1901, 65.

2° *Balano-pénien.* — L'orifice siège à l'union du gland et du pénis. — BROCA. *Ann. génit.-urin.*, 1905, 35. — CURTIS. *Ann. of surgery*. Philad., 1904, 39, 1007. — KŒNIG. *Deutsche medicin. Wochenschrift*, 1904, 942. — COVILLE. *Ann. médico chirurg. du Centre*. Tours, 1904, 459. — LEBLANC. *Bullet. méd. d'Algérie*, 1904, XV, 21. — BECK. *New York medical Journal*, 1900, T. 72, 969. — CHAVANNAZ. *Gaz. hebd. Sc. méd.*, Bordeaux, 1904, XXV, 237. — HAMONIC. *Revue d'Andrologie*, 1904, X, 35. — BRISTOWE. *Brooklyn. med. Jour.*, 1904, XVIII, 42.

3° *Pénien.* — L'orifice est placé sur la face inférieure du pénis. — PASCHKIS. *Wiener klin. Wochenschrift*, 1904, XVII, 253.

4° *Périnéo-scrotal.* — L'orifice siège à l'union du périnée et de la verge. — HOGGE. *Société belge d'urologie*, 7 février 1904.

5° *Total.* — Le périnée est fendu : le malade devient un pseudo-hermaphrodite masculin. — Voir SCHINFELD. *Th. de Leipzig*, 1903.

Il peut exister des malformations très complexes. KOCH (*Deutsche medicin. Wochenschrift*, 1904, 1047) a vu coexister l'hypospadias total avec une atrésie de l'anus et l'ouverture du rectum à la base du penis. Le périnée manquait. Voir sur l'hypospadias : SCHELBLE. *Thèse de Fribourg*, 1902. — HUSNI CHAKIR. *Thèse de Paris*, 1901.

Epispadias. — L'urètre se trouve transporté sur la face dorsale de la verge et présente un méat anormal sur le dos du pénis. Suivant le siège de l'orifice, l'hypospadias est balanique ou pénien. Dans tous les cas la muqueuse ouverte en gouttière s'étend jusqu'à l'extrémité du gland.

L'épispadias balanique est rare. On n'en connaît que 4 cas : AMMONS. *Chirurgische Pathologie in Abbildung*, I. Planche 18, fig. 18. Berlin, 1835. — MARCHAL (de Calvi) in DOLBEAU. — DOLLINGER. *Pester medic. chirurg. Presse*, 1880. Dans ce cas il existe en même temps un urètre normal. — KATZENSTEIN. *Deutsche medicin. Wochenschrift*, 1904, I, 769.

Cette anomalie est difficile à expliquer; il faut admettre que le tubercule génital médian s'est fendu laissant les cellules épithéliales gagner la face dorsale de la verge. Peut-être y a-t-il absence du tubercule génital médian. — Cette anomalie est bien étudiée par CALVET. *Thèse de Lyon*, 1902-1903.

Méat. — Il peut être congénitalement rétréci. La pression de l'urine peut créer alors une dépression soit inférieure, soit supérieure, soit circulaire dans l'urètre, en arrière du méat (JANET). — NORDIN. *Revue d'andrologie*. Paris, 1901, VII, 134.

Le méat est souvent *double* ou même *triple* (3, 4 0/0). (PASTEAU. *Ann. des mal. des organes génito-urin.*, 1897, 383). La duplicité tient à la présence d'une cloison horizontale qui divise le canal, l'orifice inférieur étant le plus petit. Le méat supérieur peut être une simple dépression ou un cul-de-sac de 5 à 6 millimètres.

Conduits para-urétraux. — Il existe assez souvent des conduits para-urétraux sur la paroi supérieure; ils siègent près du méat (WOSS. *Centralblatt f. H. und Sexualorgan.*, 1904, XV, 105) et s'ouvrent parfois par un orifice bifurqué (méat triple, cas de Lejars); ils peuvent s'ouvrir dans la fosse naviculaire (valvule de Guérin), dans les lacunes de Morgagni, il existe parfois 4 ou 5 dépressions superposées d'avant en arrière.

Fistule dorsale de la verge. — C'est un canal très long commençant dans la rainure balano-préputiale et se terminant en cul-de-sac au voisinage de la symphyse. — LE FORT. TERKOWSKI. *Congrès d'urologie*, 1900.

Plissements verticaux. — Janet a signalé des plissements verticaux des lèvres du méat, limitant des dépressions plus ou moins profondes; des *canaux para-urétraux latéraux* s'ouvrant dans la fosse naviculaire; des *canaux para-urétraux borgnes* s'ouvrant au milieu des lèvres du méat et pouvant se prolonger jusqu'à la base du gland; des *canaux para-*

urétraux de la paroi inférieure comprenant un petit orifice situé au niveau de la commissure inférieure du méat, parfois double; et un petit canal para-urétral soit borgne, soit ouvert dans la fosse naviculaire, soit se prolongeant jusqu'au sillon balano-préputial où il aboutit à une poche située exactement sous le frein.

Les hypospades présentent fréquemment des canaux para-urétraux médians ou latéraux.

Voir sur ces anomalies : JANET. Repaires microbiens du pénis. *Annales génito-urin.*, 1901-897. J'ai emprunté à ce travail les détails précédents, très importants à connaître au point de vue des infections de l'urètre.

Urètre double. — On a décrit des urètres doubles constitués par deux canaux superposés. — MARSHALL, 1852. VERNEUIL, 1852. PICARDAT, 1858. LUSCHKA, 1865. PIBRAM, 1869. PERKOWSKY, 1883. ENGLISH, 1888 et *Centralblatt f. H. u. Sexualorgane*, 1892 et 1895.

L'urètre surnuméraire restant sous-cutané peut s'arrêter à la symphyse. — ELLBOGEN. *Wiener medicinische Presse*, 1888, n° 51 et 52. — LEJARS. *Ann. génito-urin.*, 1888, 39. — DE KEERMAECKER. *Société de méd. d'Anvers*, 1898.

L'urètre surnuméraire commençait seulement à la couronne du gland dans les cas de : FRIGERIO TARUFFI, 1891. ENGLISH. *Centralblat für Harn und Sexual organ*, 1892, 327, 2 cas.

Les deux urètres aboutissaient à la vessie dans les cas : MEISELS. *Wiener medicin. Wochenschrift*, 1893, n° 31. — STOKMANN. *Monatsbericht der Harn. und Sexualopparat*, 1897. — LOW. *Wiener medic. Wochenschrift*, 1900.

Du liquide injecté dans l'urètre surnuméraire pénétrait dans la vessie. — POSNER. *Berliner klinische Wochenschrift*, 1893, 844.

Le canal accessoire pénétrait jusqu'à la cavité de Retzius, dans les cas de : WOODS HUGH. *British medical Journal*, 1891, 92, 644. — DUHOT. *Annales des mal. des organes génito-urin.*, 1902, 79.

Ces canaux supplémentaires sont regardés : 1° comme un canal excréteur d'un lobe prostatique aberrant : LUSCHKA, PIBRAM, PICARDAT, DOLLINGER; 2° comme le canal excréteur d'une glande : TARUFFI; 3° comme le canal excréteur de la glande de Cooper : ENGLISH; 4° comme un épispadias guéri : KLEBS; 5° le fait qu'il existait dans le cas de Luscka un cordon entre l'urètre et la vessie et que dans l'observation de Meisels, Stokmann, Low le liquide pénétrait dans la vessie, montre bien qu'il s'agit, au moins dans un certain nombre de cas, d'un véritable urètre surnuméraire (ENGLISH, PAUL DELBET. *Ann. génito-urin.*, 1898, 301. — SEDGWITCH. *Brit. medical Jour.*, 1891, 92, 749). L'anomalie s'explique par l'entraînement et l'isolement vers le dos de la verge d'une partie de la lame épithéliale qui, au début, constitue l'urètre.

Voir également : ROM. *Budapest. Orv. iyag*, 1904, II, 709 et DUHOT. *Ann. génit. urin*, 1902.

On a vu un *des uretères s'ouvrir dans l'urètre* près du veru montanum. — CATHELIN. *Congrès d'urologie*, 1903.

Absence. — Rauber a observé un cas d'absence complète de l'urètre balanique pénien et de la verge. Le scrotum, les testicules et le cordon étaient bien conformés, l'urètre s'ouvrait dans le rectum (persistance du cloaque). (*Archiv. für patholog. Anat.*, 1890. T. CXXVI, 604.) — GOSCHLER (*Prager Vierteljahres. schrift*, 1859, III, 89) aurait observé un cas analogue.

Imperforation. — Cette malformation est assez fréquente, elle a été étudiée par PICARDAT, (*Thèse de Paris*, 1858), et récemment par SEGALL (*Thèse de Königsberg*, 1890). Cet auteur en a réuni 40 cas. Morton a observé l'oblitération de l'urètre par une valvule (*British Jour. of Children diseases*. Londres, 1904, 1, 348).

Rétrécissement. — ORAISON (*Jour. de méd. de Bordeaux*, mars 1900), a observé des rétrécissements congénitaux multiples. Bonnet a observé un rétrécissement par valvule en diaphragme d'origine congénitale siégeant dans la portion bulbaire. BAZY (*Société de chirurgie de Paris*, 1903, 32, 42), puis REBOUL (*Association d'urologie*, 1903) en ont rapporté de nouveaux exemples. BAZY (*Bullet. de la Société de chirurgie*, 1905, 463) est revenu sur cette malformation.

English a consacré de nombreuses publications aux rétrécissements congénitaux (*Archiv. f. Kinderheilkunde*, 1881, II, 304. — *Wiener medicinische Presse*, 1879. — *Jahrbücher für Kinderheilkunde*, 1879. — *Wiener medic. Wochenschrift*, 1898, L). Il divise les rétrécissements en annulaires et valvulaires. Des rétrécissements valvulaires auraient été observés : au niveau du méat par VOSS, HOLSTEIN, ADELMANN; au niveau de la partie postérieure de la fosse naviculaire, par HENDRIKS, HUETER, GUÉRIN, MERCIER, PHILIPPS, LAUGIER, ANGER; à l'entrée de la partie caverneuse, par WEISS, THEILE, LOTZBECK.

L'étude des rétrécissements valvulaires de la portion prostatique a été reprise par LINDEMAN (*Thèse de Iéna*, 1904), qui en a réuni 10 cas : BUDD, PICARD, GODARD, VELPEAU, LANGENBECK, BEDNAR, TOLMATSCHEW, trois cas personnels. Dans ces différentes observations les valvules sont le plus souvent formées par les freins du veru, lesquels se relèvent en se portant en avant et constituent des valvules en nid de pigeon analogues à celle de l'aorte : elles mettent un obstacle absolu à la miction.

[*DELBET.*]

Dilatation congénitale. — Guyon en cite 3 cas. Le Fort 14 cas : il faut y ajouter BAKER. *New York J. Obstet. a. Gynæk.*. 1893, III, 361.

Diverticules congénitaux. — Des diverticules congénitaux ont été observés par : VON WIEN. *Chirurg.* Moskow, 1904, 16, 77. — BOCKAY. *Dermatol. Zeitschrift.* Berlin, 1900, VII, 741. — Dans le cas de DURAND (*Bull. Société Chirurg. de Lyon*, 1901, IV, 23), la poche commence dans le canal à l'entrée du gland et occupe toute la face inférieure du pénis. Des diverticules plus ou moins profonds s'ouvrant sur la face inférieure par une fente antero-postérieure ont été observés par KEERSMAECKER (*Annal. génito-urin.*, 1898, 561), VEROOGHEN et KOLLMANN. — LESSING (*Deutsche medic. Wochenschrift*, 1904, 971) a observé une anomalie probablement unique. De la portion bulbeuse de l'urètre naissait un canal du volume d'un crayon qui se prolongeait dans la verge sur la ligne médiane jusqu'au gland. La muqueuse avait la structure de celle de l'urètre.

Sur les anomalies de l'urètre voir en dehors des ouvrages signalés plus haut : GUYON. *Thèse d'agrég.*, 1863. — R. LE FORT. Anomalies fistuleuses congénit. du pénis. *Ann. des mal. d. org. génit.-urin.*, 1896, 618. — ROBINSON. *Texas Med. News.* Austin, 1904, XIII, 372.

Bibliographie. — En dehors des anatomistes classiques : GUYON. *Leçons cliniques*, 3e édition, t. II, 194. — QUENU. Art. « Urètre ». *Dict. de Dechambre.* — GUEPIN. *Des glandes de l'urètre.* — ALLEN (F.-J.). The Function of the urethral Bulb. *J. of Anat. and Phys.*, V. 27, N. S., V. 7, Pt. 2, p. 235-236. — GRIFFITHS (Joseph). Observations on the urinary Bladder and Urethra. *Journal of Anatomy and Physiology*, Vol. XXV, N. S., vol. V, 1891, pt. IV, p. 535-549. — FORGUE. Etude sur quelques anomalies congenitales du méat urétral N. *Montpellier médic.*, Année 2, p. 200. — TESTUT (L.). Note sur la topographie de l'urètre fixe étudiée sur des coupes de sujets congelés. *C. R. Acad. des Sciences*, Paris, t. 119, 2, p. 178. — STIEDA. *Verhand. Anat. Gesell.*, II, 6, 1897. — NAGEL. Ueber die Entwickelung der Urethra und des Damms beim Menchen, *Sitzungsbericht der königl. preussischer Academie der Wissenschaften*, 1891, XXXVIII, p. 829, Berlin. — PASTEAU. Formes du méat urinaire chez l'homme. *Ann. des malad. des org. génito-urinaires*, 1897, 383. — KOLLMANN et OBERLANDER. *Blennorrhagie chronique*, in-8°, Leipsig, 1901.

PROSTATE

La prostate est, d'après les classiques, un corps musculo-glandulaire qui entoure la partie originelle de l'urètre. En réalité, on décrit sous le nom de prostate une véritable région ; cette région, extrêmement complexe, comprend une série d'organes intimement groupés : la portion juxta-vésicale de l'urètre, le sphincter lisse et le sphincter strié de l'urètre, les canaux éjaculateurs, un reliquat embryonnaire : l'utricule prostatique, enfin un tissu glandulaire spécial. Dans cet ensemble, le tissu glandulaire ou prostate proprement dite, formée d'une série de grains glanduleux rayonnant autour de l'urètre, n'occupe qu'une surface restreinte. Me conformant à l'usage, je décrirai d'abord l'ensemble formé par le tissu glandulaire et les organes voisins sous le nom de prostate ; mais je décrirai isolément le tissu glandulaire proprement dit, sous le nom de glande prostatique.

Situation. — La prostate est un organe pelvien ; elle entoure la portion la plus élevée de l'urètre. Elle est située au-dessous de la vessie, en avant du rectum, au-dessus et en dedans des releveurs de l'anus, au-dessus et en avant du transverse profond du périnée et de ses aponévroses, en arrière et à quelque distance du pubis.

Forme. — Sa forme rappelle grossièrement celle d'un marron d'Inde, dont elle présente d'une manière approximative le volume. Plus exactement, c'est un cône légèrement aplati dans le sens antéro-postérieur. Sa base, coupée obliquement, regarde presque directement en haut ; le sommet est dirigé en bas et en avant.

Dimensions. — Peu développée au moment de la naissance, la prostate augmente brusquement de volume au moment de la puberté, elle conserve ses dimensions jusqu'à l'âge de 40 à 45 ans environ. Pendant toute cette période qui correspond au maximum d'activité sexuelle, elle présente des dimensions variables suivant les individus, mais qui sont en moyenne de 4 centimètres dans le sens transversal, de 27 millimètres au niveau de son axe vertical et de 25 millimètres dans le sens antéro-postérieur. Les faces latérales étant légèrement convexes en dehors, le diamètre transversal n'atteint toute sa valeur qu'à l'union du quart supérieur avec les trois quarts inférieurs. De même la face antérieure, verticale, est moins longue que la face postérieure oblique, en bas et en avant.

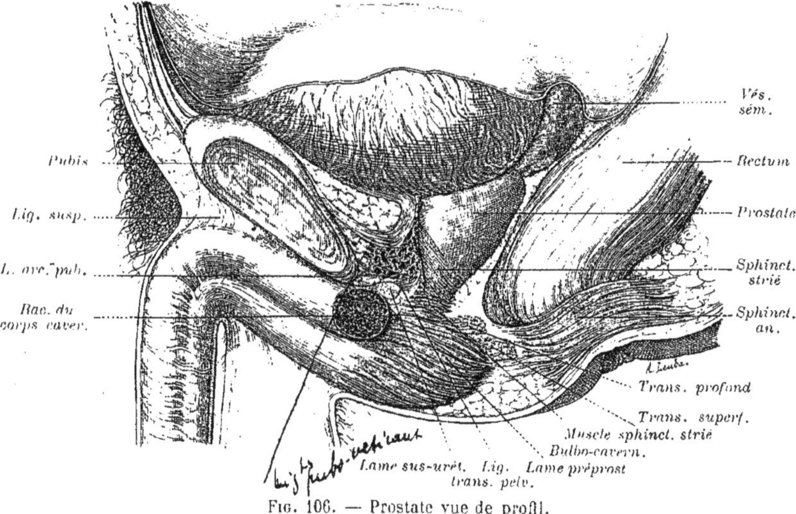

Fig. 106. — Prostate vue de profil.

Ces dimensions varient d'ailleurs avec l'état des viscères environnants : la réplétion du rectum allonge et rétrécit la glande ; la réplétion de la vessie, le rectum étant vide, la force à se ramasser sur le périnée.

Après 40 ou 45 ans, la prostate s'atrophie comme le reste de l'appareil génital. Mais il est fréquent de la voir subir une dégénérescence spéciale dont la conséquence est une augmentation de volume considérable de l'organe. Cette dégénérescence, connue sous le nom d'hypertrophie de la prostate, est la cause ordinaire de la dysurie des vieillards.

Poids. — Son poids est d'environ 20 grammes, son poids spécifique de 1045.

Configuration extérieure et rapports. — Cône légèrement aplati d'avant en arrière, la prostate présente à considérer quatre faces, une base et un sommet.

Face antérieure. — La face antérieure est située à 2 centimètres en arrière de la symphyse pubienne. Elle descend presque verticale ou un peu oblique en bas et en avant. Une couche celluleuse la sépare en bas et en avant des fibres attenantes au sphincter strié décrites autrefois sous le nom de muscle de Wilson, du tissu cellulaire lâche dans lequel rampe le plexus de Santorini et de la symphyse. Cette face est recouverte dans son tiers supérieur par les fibres inférieures du ligament antérieur de la vessie, et au-dessous de celui-ci par la lame fibreuse préprostatique, lamelle aponévrotique qui se détache du bord postérieur du ligament transverse du pelvis.

Faces latérales. — Les faces latérales se portent un peu obliquement en arrière et en dehors ; elles sont légèrement convexes d'avant en arrière, planes de haut en bas ; elles répondent aux aponévroses latérales de la prostate. Ces aponévroses sont deux feuillets placés de champ qui, de la face postérieure du pubis, se portent en arrière et un peu obliquement en dehors, longent les faces

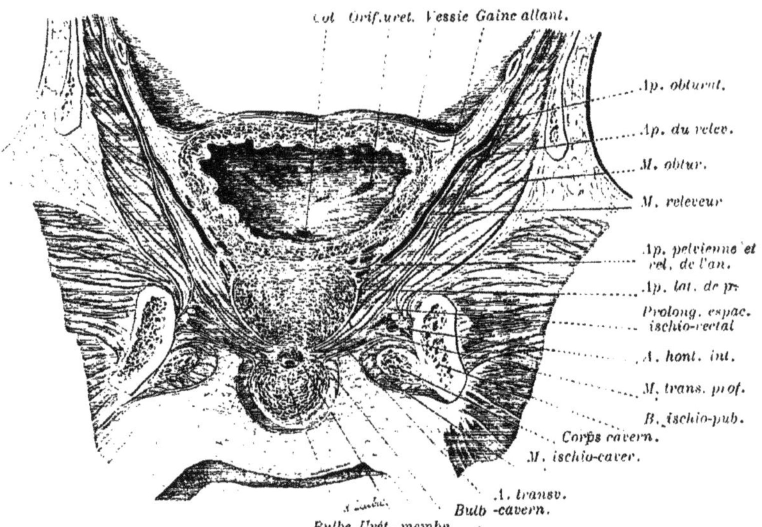

FIG. 107. — Coupe verticale transverse (d'après Spalteholtz, avec modification).

latérales de la prostate qui leur adhèrent, puis les parties latérales du rectum et se terminent en s'insérant sur le sacrum. Ces aponévroses séparent les faces latérales de la prostate du bord interne du releveur de l'anus en haut, des prolongements antérieurs des fosses ischio-rectales en bas. Elles renferment de riches plexus veineux, les plexus latéraux de la prostate. Leur section dans la taille périnéale expose aux hémorragies graves et aux dangers de l'infection purulente.

Face postérieure. — La face postérieure est fortement oblique en bas et en avant : plane, elle peut présenter une légère concavité dans le sens transversal chez l'adulte, due soit à la fusion de deux moitiés de la glande sur la ligne médiane, soit à la présence du rectum ; elle devient convexe et saillante chez le vieillard atteint d'hypertrophie de la prostate. Echancrée dans sa partie supérieure, étroite dans sa partie inférieure, elle ressemble assez bien dans son ensemble à un cœur de carte à jouer.

Cette face répond à la partie terminale de la deuxième portion du rectum. Nous avons vu plus haut que le rectum s'engage franchement sous la vessie. Continuant la direction générale du conduit, la paroi rectale antérieure, mais la *paroi rectale antérieure seule*, s'engage de même sous la prostate ; puis, arrivée au niveau de la face postérieure de l'urètre, immédiatement au-dessous du bec de la prostate, elle adhère au noyau fibreux central du périnée, pour se porter ensuite en arrière vers l'anus. Le rectum forme ainsi un véritable cap sous- et rétro-prostatique qu'il faut contourner quand on aborde la prostate par le périnée. En allant du rectum à la prostate, on rencontre successivement : un tissu cellulaire lamelleux et lâche, mais qui, ainsi que l'a fait remarquer Charpy, n'est jamais séreux ; puis une lamelle épaisse de 2 à 3 millimètres, résistante, l'aponévrose prostato-péritonéale de Denonvilliers. Cette aponévrose qui, vue de face, a l'aspect d'une lame triangulaire à sommet inférieur, descend du péritoine au plancher périnéal. Comme son homologue, le ligament large chez la femme, elle est composée de deux feuillets. L'antérieur descend du cul-de-sac vésico-génital à la base de la prostate, le postérieur du cul-de-sac recto-génital à l'aponévrose moyenne du périnée. C'est entre ces deux feuillets que se trouvent les vésicules séminales et la partie terminale des déférents, avec du tissu conjonctif et des fibres musculaires lisses.

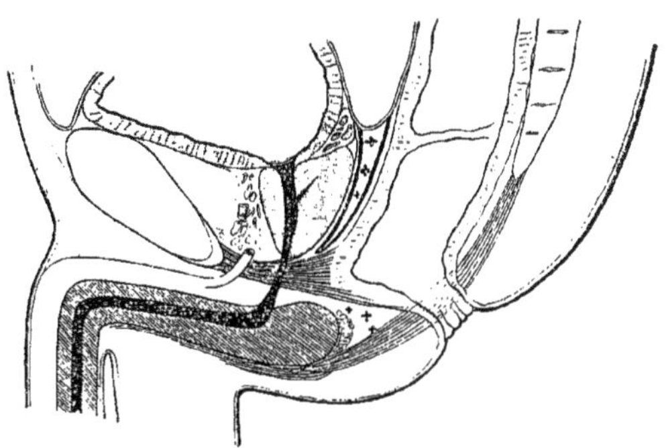

Fig. 107 *bis*. — Espace décollable rétro-prostatique (d'après Gosset et Proust).

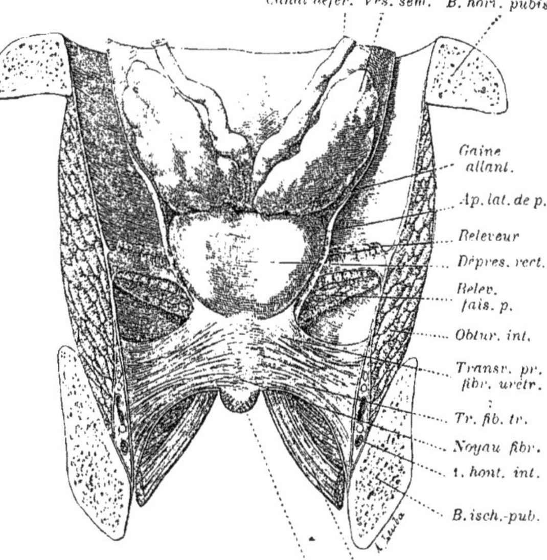

Fig. 108. — Prostate vue par la face postérieure.
La partie du bassin située en arrière de la prostate a été enlevée.
La prostate et la vessie sont légèrement tirées en haut.

De cette description même, il résulte que le feuillet postérieur seul, doublé de ses fibres musculaires, est rétroprostatique. Dans sa portion rétro-prostatique ce feuillet adhère intimement à la prostate en avant, plus faiblement au rectum en arrière.

Le feuillet rétroprostatique n'est pas homogène : que ce soit parce qu'il est constitué, comme le veulent Cunéo et Veau, de deux feuillets péritonéaux accolés; ou, comme le veut Budd, de tissu mésodermique feutré, il est certain que l'on peut, après incision du périnée, le dédoubler assez facilement et utiliser, pour isoler la face postérieure de la prostate, une véritable zone décollable. Cet espace, décrit par Proust (De la prostatectomie périnéale, *Thèse de Paris*, 1900 et *Prostatec. périnéale*, Naud, 1900), est distinct de l'espace décollable rétro-vésiculaire décrit par Quenu (*Chirurgie du rectum*, t. I, p. 10).

Le cul-de-sac péritonéal vient parfois affleurer le bord postérieur de la glande dans l'espace intersséminal; dans d'autres cas, il remonte à 15 ou 20 millimètres de celle-ci; il reste toujours rapproché de la glande.

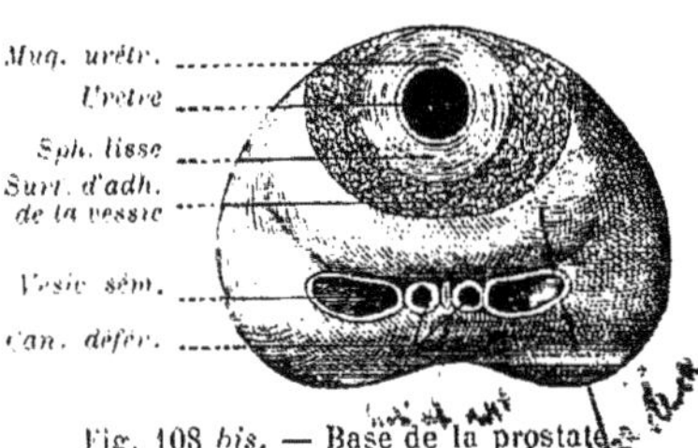

Fig. 108 *bis*. — Base de la prostate.

Sommet ou *bec*. — Le sommet de la prostate descend le long et autour de l'urètre en se portant en bas et en avant, en sorte qu'il empiète plus sur la face antérieure que sur la face postérieure de l'urètre membraneux : il est situé sur l'horizontale qui rase le bord inférieur de la symphyse, à 15 millimètres de celle-ci; un intervalle de 15 millimètres le sépare du corps spongieux. L'urètre, dans l'intervalle qui va de la prostate au corps spongieux, n'est recouvert que par des fibres musculaires striées et prend le nom d'urètre membraneux.

Base. — La base de la prostate est dans toute son étendue recouverte par la vessie et lui adhère. Toutefois il existe entre la vessie et la prostate un plan de clivage qui permet d'isoler les deux organes dès qu'on a coupé les fibres longitudinales; c'est seulement lorsqu'on a enlevé le réservoir vésical que l'on peut étudier la glande avec fruit. On constate alors que la base de la prostate a une forme triangulaire et qu'elle est légèrement échancrée en arrière sur la ligne médiane. D'avant en arrière on rencontre successivement :

1° Une région blanc grisâtre de 2 centimètres environ de diamètre, dont le centre est occupé par un orifice circulaire. C'est la base du sphincter lisse entourant l'orifice vésical de l'urètre ou du col de la vessie. Toute la région située en arrière du col présente une couleur brun rouge.

2° En arrière du sphincter, on aperçoit une petite saillie transversale ayant 5 millimètres environ de diamètre : le lobe moyen de la prostate. Il répond à la région interurétérale. Peu développé, il forme sous la vessie qui le recouvre, chez l'enfant et l'adulte, un plan régulier; chez le vieillard, il s'hypertrophie souvent, seul ou avec les autres régions de la prostate, et, refoulant devant lui la muqueuse vésicale, vient former dans la vessie soit un champignon, soit une bride verticale transverse, véritable écluse vésicale. La partie rétroprostatique de la vessie paraît déprimée d'autant et vient former le bas-fond.

3° Derrière le lobe moyen, on rencontre une dépression limitée latéralement et en dehors par deux saillies. Ces saillies constituent les lobes latéraux de la prostate; arrondies et convexes dans tous les sens, elles forment la plus grande partie de la base et présentent chacune un diamètre de 15 mm. environ. La dépression correspond à l'intervalle qui sépare les lobes. On aperçoit au centre une petite saillie hémisphérique, fond de l'utricule prostatique et de chaque côté deux canaux ; l'interne est la partie terminale du canal déférent, l'externe la partie terminale de la vésicule séminale. Canal déférent et vésicules s'unissent dans la prostate pour former le canal éjaculateur. En arrière de ces orifices il existe parfois, mais non toujours, une bande de tissu prostatique unissant les lobes latéraux, la commissure postérieure.

Constitution. — Le corps que nous venons de décrire, et auquel les anatomistes donnent le nom de prostate, renferme des éléments divers. En étu-

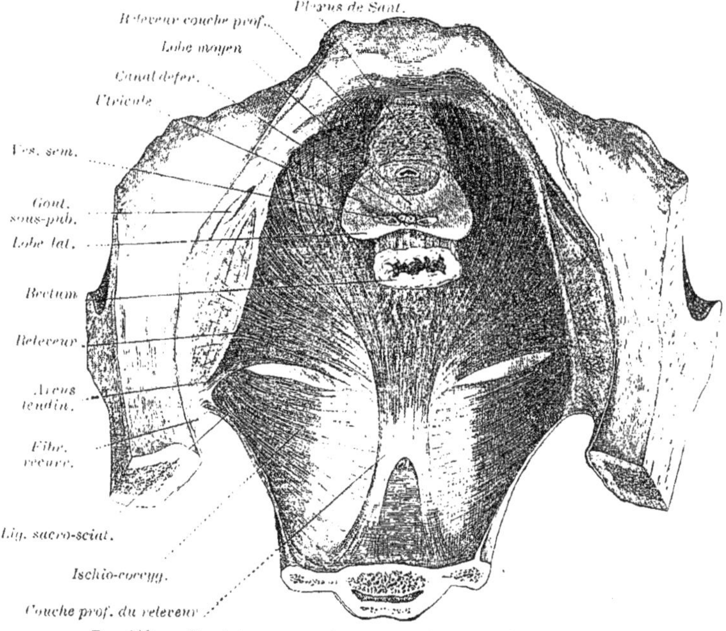

Fig. 109. — Prostate vue en place par sa face supérieure ou base (en partie d'après Spalteholtz).

diant ce corps successivement sur des coupes verticales et antéro-postérieures et sur des coupes horizontales, on constate qu'elle comprend : 1° une capsule fibro-musculaire; 2° la partie originelle de l'urètre; 3° un muscle lisse circulaire, le sphincter de la vessie; 4° une couche musculaire striée dite par les auteurs sphincter strié; 5° une saillie ovoïde intra-urétrale, le veru montanum, avec les canaux éjaculateurs et l'utricule prostatique; 6° le tissu glandulaire de la prostate.

Il convient d'étudier la topographie de chacune de ces parties, puis d'aborder la structure histologique de la glande.

1° **Capsule fibro-musculaire.** — Cette capsule, désignée parfois sous le nom de capsule de Retzius, est formée : en avant par la lame préprostatique, lame qui, insérée en bas sur le bord postérieur du ligament transverse du pelvis, atteint en haut les fibres longitudinales antérieures de la vessie et leur adhère ;

— latéralement par les aponévroses latérales de la prostate dont nous avons déjà décrit le trajet : — en arrière par l'aponévrose prostato-péritonéale. Cette capsule est incomplète : en haut, où un tissu cellulaire dense sépare seul la partie postérieure de la prostate de la vessie, tandis que la partie antérieure adhère intimement au col ; — en bas, où une couche celluleuse sépare le sommet de la prostate des plans musculaires du périnée. Ainsi qu'on le voit, cette capsule n'est pas une capsule propre, mais l'ensemble des parties musculaires et conjonctives qui circonscrivent la région. A cette capsule, le tissu glandulaire proprement dit, adhère peu.

La capsule est remarquable par sa richesse en fibres musculaires lisses. Ses parties latérales renferment de nombreuses veines largement anastomosées les unes avec les autres et présentant souvent l'aspect caverneux. Ces veines communiquent en avant avec le plexus de Santorini, en arrière avec les plexus hémorroïdaux moyens. En arrière et sur la ligne médiane la capsule se confond avec le noyau fibreux central du périnée sur lequel viennent converger la plupart des muscles de la région. L'insertion de la capsule sur le pubis en avant, son adhérence au noyau fibreux du périnée assure la fixité relative de l'organe.

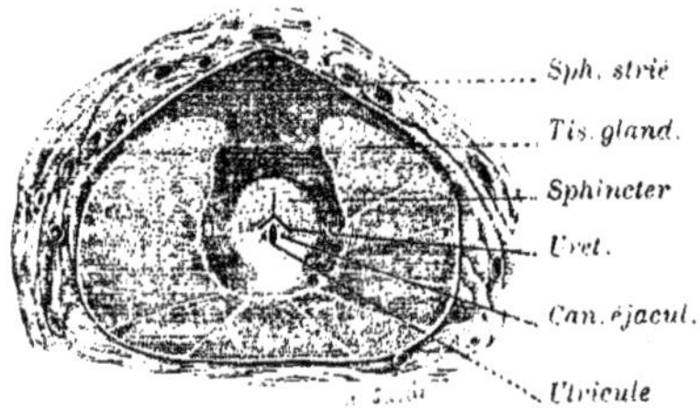

Fig. 110. — Coupe de la prostate (d'après Jarjavay).

2° **Portion prostatique de l'urètre.** — L'urètre pénètre dans la base de la prostate à l'union de son quart antérieur et de ses trois quarts postérieurs ; il se porte ensuite en bas et un peu en avant presque vertical et vient émerger au niveau du sommet de la glande. Plus rapproché en haut de la face antérieure, en bas de la face postérieure, il croise en X l'axe de la prostate.

La paroi antérieure de l'urètre est presque rectiligne, légèrement convexe en arrière. La paroi postérieure descend d'abord légèrement oblique en bas et en arrière, puis, après un trajet 1 cm. 5 environ, oblique en bas et en avant. Il en résulte que la paroi antérieure et la paroi postérieure de l'urètre, rapprochées aux extrémités de la prostate, s'écartent dans leur partie moyenne et circonscrivent ainsi une cavité irrégulièrement ovoïde, le sinus prostatique véritable réservoir dans lequel le sperme des vésicules est versé au moment de l'éjaculation.

La situation précise de l'urètre par rapport à la circonférence de la prostate a donné lieu à d'importantes recherches à l'époque où les chirurgiens cherchaient à s'ouvrir une voie du périnée à la vessie en incisant la prostate. L'incision destinée à agrandir l'urètre ne devait pas en effet dépasser les limites de la glande sous peine d'atteindre les plexus périprostatiques, de provoquer des hémorragies et d'ouvrir la voie aux infections graves. Or, tous les diamètres ne donnent pas une voie également large pour accéder à la vessie et surtout pour en extraire les calculs.

Sappey a calculé que l'urètre est séparé de la capsule prostatique par un intervalle de 5 millimètres en avant, de 17 millimètres en arrière, de 15 millimètres transversalement, de 23 millimètres en arrière et en bas. Ces diamètres étant mesurés au niveau de la partie moyenne et la prostate ayant une forme renflée, représentent des maxima. D'après le même auteur on peut dilater le canal de l'urètre de manière à lui faire atteindre un calibre de 12 à 15 millimètres; après cette dilatation les diamètres prostatiques diminuent nécessairement dans une certaine mesure, toutefois le rayon oblique, le plus avantageux, ne se réduit guère que d'un tiers. Si le canal prostatique étant dilaté à 12 millimètres, on incise le diamètre oblique postérieur, on obtient un orifice de 72 millimètres de circonférence permettant d'extraire aisément un calcul de 24 millimètres de diamètre. En incisant le canal prostatique en dehors et en arrière, mais de chaque côté, suivant la méthode de Dupuytren, on obtient un orifice de 108 millimètres de circonférence par lequel on peut extraire aisément un calcul de 32 millimètres. Ces mensurations ont beaucoup perdu de leur importance depuis qu'à l'exemple de Dolbeau on broye les calculs avant de les extraire par le périnée, et surtout depuis que les tailles périnéales ont été délaissées au profit de la lithotritie et de la taille sus-pubienne. On ne doit pas cependant les oublier, ni méconnaître les services que peut rendre à l'occasion la taille périnéale. Combinée à la prostatectomie, elle devient une excellente opération.

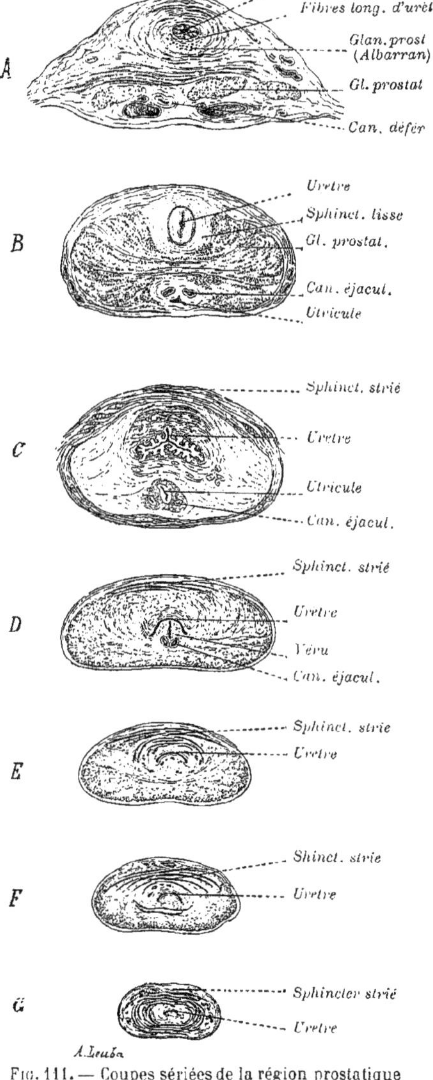

FIG. 111. — Coupes sériées de la région prostatique (d'après Henle, avec modifications).

3° **Sphincter lisse.** — Le sphincter lisse entoure la partie originelle de l'urètre prostatique (fig. 85) : c'est un muscle annulaire, plus épais au voisinage de la vessie que dans sa partie inférieure, et qui, par suite, a sur une coupe parallèle à son grand axe, l'aspect d'un triangle rectangle dont la base regarde en haut, et l'hypothénuse la surface latérale de la prostate. Sa hauteur est de 6 à 7 millimètres, son épaisseur de 10 à 12 millimètres dans sa partie supérieure. Il est noyé dans le tissu prostatique qui déborde largement sa partie inférieure, recouvre complètement ses faces postérieure et latérales, mais laisse libre sa face antérieure, au moins sur la ligne médiane et dans ses trois quarts supérieurs; c'est dire que le sphincter occupe sur la base une situation tout à fait excentrique. Sa structure nous est connue, elle a été étudiée avec la musculature de la vessie.

4° **Portion prostatique du sphincter strié.** — La partie supérieure du sphincter strié recouvre la face antérieure de la prostate. C'est une mince lame musculaire qui, vue de face, a la forme d'un triangle à base supérieure: placée transversalement, légèrement concave en arrière, elle embrasse la face antérieure de la prostate et recouvre la partie inférieure et antérieure du sphincter lisse (fig. 138).

La base tournée en haut est située à quelques millimètres au-dessous de la vessie; le sommet se prolonge sur la portion membraneuse de l'urètre qu'il entoure complètement, les bords latéraux s'insèrent sur les bords latéraux de la prostate; le sphincter strié est rouge chez les sujets bien musclés, d'une couleur assez pâle dans les cas ordinaires. En avant, quelques-unes de ses fibres se jettent sur les veines du plexus de Santorini.

Ce sphincter est formé de fibres musculaires striées à direction horizontale: les plus élevées se portent obliquement en haut et en arrière et viennent se continuer avec les fibres qui entourent l'appareil séminal; les suivantes, directement transversales, se terminent aux bords latéraux de la prostate; plus bas enfin, au-dessous du tissu glandulaire, ces fibres se portent de plus en plus en arrière, si bien qu'elles fournissent à l'urètre une enveloppe circulaire et forment un muscle péri-urétral. La portion prostatique du sphincter strié est donc en résumé une sorte de cône creux à base supérieure coupée obliquement en bas et en arrière. Muscle directement péri-urétral à son origine, il s'est trouvé secondairement écarté du conduit, dans son segment supérieur, lorsque la prostate, émanation de l'urètre, a commencé à se développer. Il reçoit dans sa concavité le sphincter lisse de l'urètre et la partie inférieure de la prostate, de sorte que les organes sont imbriqués de bas en haut et que sur une série de coupes étagées on trouve d'abord le sphincter lisse, puis quelques fibres du sphincter strié recouvrant le précédent, et plus loin, le sphincter strié, enveloppant la moitié antérieure du sphincter lisse ; puis le sphincter strié, séparé du sphincter lisse par le lobe antérieur de la prostate, enfin le sphincter strié annulaire et existant seul autour de l'urètre. Nous verrons en étudiant les muscles du périnée comment le muscle se comporte à ce moment.

Le sphincter strié aurait pour rôle l'occlusion volontaire de la vessie. Sa situation au voisinage de la portion génitale de l'urètre fait penser cependant qu'il doit plutôt être lié à l'éjaculation. Dès que le sperme a été versé dans le sinus prostatique, le sphincter strié se contracte; il attire en avant la partie postérieure de l'enveloppe prostatique et la ramène vers la ligne médiane. Les glandes sont ainsi comprimées et leur contenu versé dans ce même sinus. Le muscle comprime alors l'urètre prostatique et chasse son contenu vers l'urètre spongieux. Le rôle génital de ce muscle ne peut plus être mis en doute, depuis que Griffiths a démontré que chez les animaux il n'apparaît avec toute sa force qu'à l'époque du rut. Ce même auteur a pu constater qu'il s'atrophie chez l'homme après la castration.

5° **Veru montanum.** — Le veru montanum est un corps musculo-érectile qui soulève la paroi postérieure de l'urètre prostatique et vient faire saillie dans la lumière du canal. Il a la forme d'un ovoïde à grand axe parallèle à celui de l'urètre, ovoïde dont on aurait retranché un peu moins de la moitié postérieure. Là où il est le plus développé, il a sur une coupe perpendiculaire à son grand axe l'aspect d'un champignon ; allongé parallèlement à l'axe de l'urètre, il présente un diamètre et une hauteur de 3 millimètres dans sa partie la plus développée, et une longueur de 12 à 14 millimètres. Ovoïde à grosse extrémité en arrière, il présente à considérer un corps et deux extrémités.

Le corps représente la partie la plus saillante. Son maximum d'épaisseur correspond à l'union de son tiers supérieur et de ses deux tiers inférieurs. Il s'amincit à partir de ce point vers ses deux extrémités. Sa présence et sa saillie dans l'urètre modifient la forme de ce canal. Examiné sur une coupe horizontale, celui-ci présente au niveau du veru l'aspect d'un croissant à concavité postérieure, ou même, si le veru est plus saillant, d'une étoile à trois branches. Plus bas, le veru montanum est plus mince et ne forme plus qu'une légère saillie soulevant la paroi musculaire de l'urètre. Le corps du veru montanum est rectiligne, mais non pas situé sur le même plan dans toute son étendue. La partie supérieure fait avec l'inférieure un angle à sinus antéro-supérieur dont le sommet répond précisément à la partie la plus large du veru.

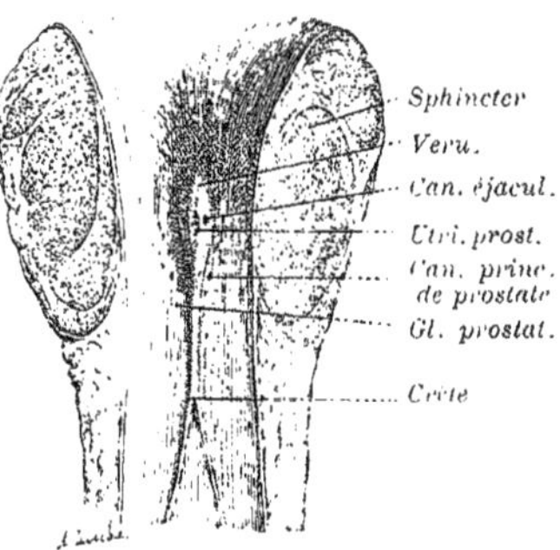

Fig. 112. — Urètre prostatique (d'après Jarjavay).

De part et d'autre du veru montanum se forment deux gouttières, *les gouttières latérales*, dans lesquelles viennent s'ouvrir les canaux principaux de la prostate. Sur le veru montanum lui-même, au sommet de l'angle formé par les deux portions, viennent s'ouvrir sur la ligne médiane l'utricule prostatique, latéralement les canaux éjaculateurs.

L'extrémité supérieure s'effile et se divise en deux prolongements ou *freins du veru montanum*. Les freins montent parfois jusqu'au niveau du col de la vessie et se continuent avec la partie antérieure du trigone. Ils peuvent faire complètement défaut et être remplacés par une dépression, la *fossette prostatique*. L'extrémité inférieure s'effile et se perd dans la portion membraneuse de l'urètre en formant une crête médiane, la crête urétrale. Celle-ci s'atténue peu à peu et se perd en se bifurquant sur la muqueuse urétrale ; dans quelques cas les deux branches de bifurcation deviennent saillantes et s'unissent au niveau de leur sommet par une mince lamelle constituant une valvule en nid de pigeon.

Structure. — Le veru montanum comprend dans sa structure un tissu érectile, soutenu par une colonne centrale musculo-élastique et recouvert d'une muqueuse.

La muqueuse qui recouvre la face antérieure du veru n'est autre que la muqueuse du canal de l'urètre. Elle est, au repos, hérissée de plis peu élevés qui disparaissent au moment de l'érection du veru et permettent à la muqueuse de se prêter aisément aux changements de volume de ce corps.

Le veru montanum lui-même est formé d'une colonne centrale musculo-élastique et d'un tissu érectile périphérique. La colonne centrale s'étend d'une extrémité à l'autre du veru, plus développé au centre qu'aux extrémités. Elle a, sur une coupe perpendiculaire à la longueur du veru, la forme d'une cloison dont le pied s'élargit légèrement, tandis que l'autre extrémité renflée en massue vient faire saillie dans le canal urétral (fig. 113). Le bord postérieur se continue avec la paroi urétrale, le bord antérieur est sous-muqueux et présente toujours un élargissement d'où se détachent deux lames élastiques latérales qui s'avancent sous la muqueuse et débordent de quelques millimètres l'extrémité superficielle de la colonne.

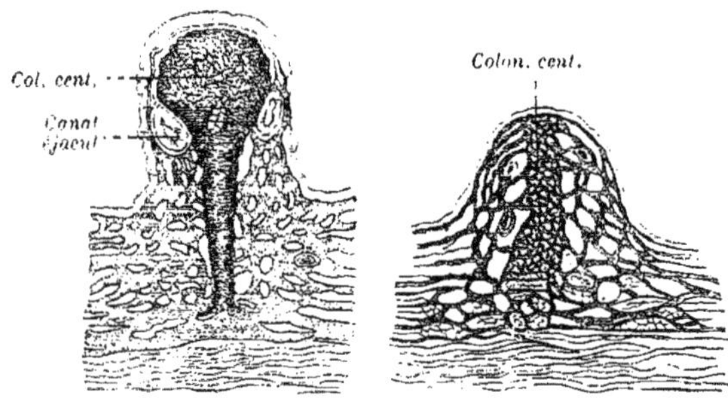

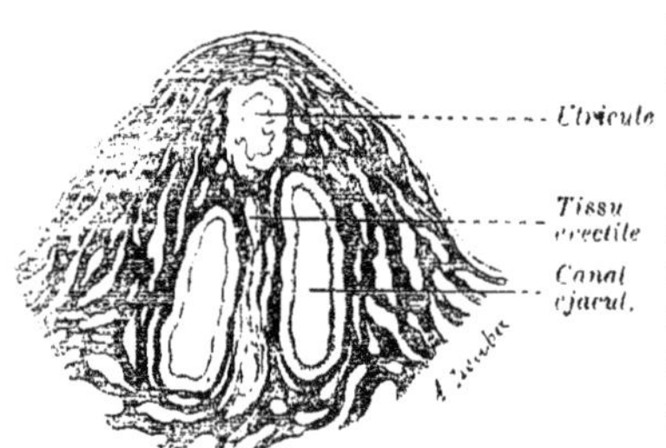

Fig. 113. — Trois coupes du veru montanum (d'après Henle).

Examinée sur une coupe, la colonne centrale est formée de tissu élastique presque pur ne contenant que quelques fibres de tissu conjonctif, mais renfermant un grand nombre de fibres musculaires parallèles au grand axe de la colonne.

Le tissu érectile remplit l'espace compris entre la colonne centrale et la muqueuse, il est formé d'une charpente élastique et d'espaces vasculaires. On voit souvent des glandes faire saillie à la face profonde de la muqueuse et pénétrer par leur fond dans les mailles les plus superficielles du tissu érectile. Ces culs-de-sac glandulaires ont la même structure que la glande prostatique.

Le veru est traversé par les canaux éjaculateurs et l'utricule. Au niveau de ces canaux, la colonne centrale disparaît et le tissu spongieux existe seul, de sorte que les canaux ne traversent que les espaces sanguins.

Le veru montanum est un organe érectile; il devient turgide pendant l'érection, et assure ainsi la béance des canaux éjaculateurs; peut-être contribue-t-il, par son extrémité postérieure, à fermer la partie supérieure de l'urètre.

6° **Canaux éjaculateurs.** — Les canaux éjaculateurs naissent un peu au-dessous du sillon qui limite en arrière le lobe moyen de la prostate; ils sont formés par la réunion à angle aigu, au niveau de la prostate, du canal déférent en dedans, et de la vésicule séminale en dehors. Ce sont des canaux très fins qui se portent obliquement en bas et en dedans, et viennent s'ouvrir sur le veru montanum de chaque côté de l'orifice de l'utricule prostatique par deux orifices arrondis et souvent asymétriques.

7° **Utricule prostatique.** — L'utricule prostatique est une vésicule piriforme qui occupe le centre et la base de la prostate et vient s'ouvrir sur le veru montanum. Son grand axe est oblique en bas et en avant (fig. 109).

Sa longueur est de 10 à 12 millimètres, mais présente des variations assez étendues. Arnold l'aurait vu atteindre 6 à 8 centimètres.

Il présente à considérer un corps et deux extrémités. L'extrémité antérieure, effilée, vient s'ouvrir dans l'urètre sur la ligne médiane du veru montanum. L'orifice a la forme d'une fente allongée de 2 à 5 millimètres de long; sa largeur est de 1/3 de millimètre (fig. 113).

Le corps se dirige obliquement en haut et en arrière ; il est exactement médian, entouré de toutes parts par le tissu prostatique, flanqué latéralement par les canaux éjaculateurs. Le fond est placé plus ou moins haut, suivant les dimensions de la vésicule. Quand la vésicule est courte, il est caché dans le tissu prostatique; quand la vésicule est longue, il affleure ou déborde la base de la prostate, au niveau de laquelle il se présente comme une saillie hémisphérique placée entre les deux vésicules séminales. La face postérieure de l'utricule serait souvent longée, d'après Henle, par un trousseau musculaire cylindrique.

La cavité de l'utricule est le plus souvent virtuelle, les parois étant revenues sur elles-mêmes et formant des plis adossés. On y trouve ordinairement un liquide grisâtre et assez épais. Insufflée, elle prend une forme sphérique ou ovoïde.

La paroi de l'utricule est épaisse de 1 millimètre environ; elle est formée d'une couche fibro-conjonctive mince, mélangée de fibres élastiques et renforcée de fibres musculaires lisses, d'autant plus développées qu'on se rapproche davantage du fond. Extérieurement, cette paroi est doublée d'une couche caverneuse de 1 à 2 millimètres d'épaisseur; sa face profonde est recouverte d'un épithélium cylindrique. La paroi de l'utricule renferme des glandes qui ont été vues par Morgagni. D'après Sappey, elles seraient au nombre de 100 à 120, avec un volume de 40 à 350 μ. Ce serait des glandes en grappe ayant la structure des glandes prostatiques. On admet généralement que ce sont des glandes rudimentaires ou simples dépressions de la muqueuse, revêtues du même épithélium que celle-ci.

L'utricule doit être considéré comme un de ces organes rudimentaires en dégénérescence atavique, si fréquents le long des organes génitaux. Il représente la partie terminale des canaux de Müller, et Weber lui avait donné, pour cette raison, le nom d'utérus mâle. Cette assimilation n'est pas exacte; les parties inférieures des canaux de Müller donnent naissance non pas à l'utérus, mais au vagin ; c'est donc un vagin mâle. Ainsi se poursuit l'homologie des appareils mâle et femelle. Nous avons vu que l'urètre de l'homme est l'homologue de la vulve.

Anomalies. — L'utricule reçoit parfois les deux canaux éjaculateurs : Morgagni (*Adver. Anat.*, IV, ad. 3); Hyrtl (*Anat.*, p. 636); Dolbeau cité par Jarjavay (*Anat. de l'urètre*); Cruveilhier (*Anatomie*). Cette disposition est normale dans certaines espèces animales, en particulier les rongeurs. L'utricule fait souvent défaut. L'ouverture antérieure peut être assez large pour admettre l'extrémité d'une bougie et devenir l'amorce d'une fausse route. L'utricule peut atteindre 8 à 10 centimètres de long et saillir dans l'aponévrose prostato-péritonéale (Charpy, Arnold). Meckel a décrit deux cordons qui iraient du fond de l'utricule aux vésicules séminales et représenteraient l'oviducte.

Glande prostatique. — Le tissu glandulaire ne forme qu'une faible partie de la prostate; il occupe surtout les parties postérieures et latérales de l'urètre et une petite étendue de l'espace préurétral. Ce tissu, ferme et résistant, est gris blanchâtre sur le cadavre; d'une couleur rouge pâle sur le vivant.

Le tissu glandulaire de la prostate naît soit de la face profonde de la muqueuse urétrale (Regnault), soit de la partie inférieure des canaux de Müller; dans tous les cas, il forme au quatrième mois des cordons pleins remplis de cellules isodiamétrales à gros noyaux (Regnault). Ces cordons se ramifient bientôt, se subdivisent, et donnent naissance à une glande tubuleuse plus ou moins modifiée. Nés de la paroi de l'urètre, les culs-de-sac glandulaires s'échappent en rayonnant et viennent s'insinuer partout où ils trouvent de la place. C'est ainsi qu'on observe quelques culs-de-sac directement sous la muqueuse urétrale. Le plus grand nombre naît en arrière et latéralement. D'autres, rares il est vrai, se portent en avant. A l'exception d'un petit nombre de cordons qui ont comme point de départ la muqueuse vésicale du bas-fond et donnent naissance à quelques glandules prostatiques aberrantes; à l'exception d'un autre petit groupe de cordons qui se développe sur la lèvre postérieure du col vésical et donne naissance à un groupe glandulaire récemment décrit par Albarran, les bourgeons qui donneront naissance à la prostate ont pour point de départ la région de l'urètre immédiatement sous-jacente au sphincter lisse. Nés de ce point, ils croissent en s'insinuant partout où ils trouvent de la place. Ils se portent d'abord en arrière, faisant éclater la paroi propre de l'urètre, qui se trouve ainsi dissociée. Ils forcent le sphincter strié à s'ouvrir, c'est pourquoi celui-ci ne forme plus autour de la région prostatique qu'une demi-gaine à concavité postérieure. Quand les bourgeons ont rempli l'espace libre compris entre l'urètre et l'aponévrose prostato-péritonéale, ils ne peuvent plus croître qu'à la condition de s'incliner, les latéraux en avant, les postérieurs en haut puis en avant.

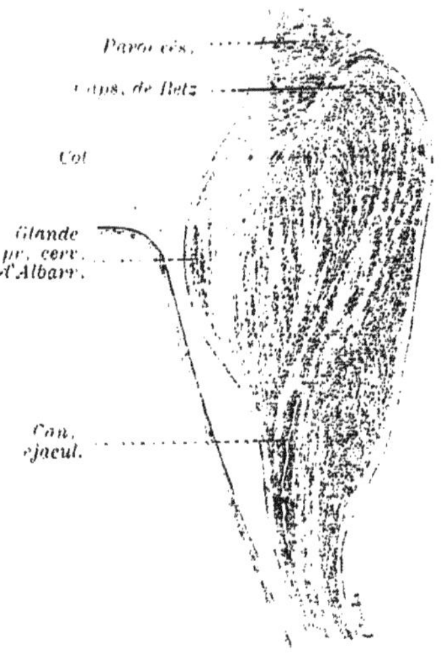

Fig. 114. — Glande prostatique avec le lobule cervical (Albarran) (préparat. d'Albarran).

Les cordons latéraux inférieurs, n'ayant à contourner que la paroi de l'urètre et s'insinuant sous le sphincter strié, arrivent à se rejoindre derrière celui-ci devant l'urètre. Ils donnent ainsi naissance à un anneau périurétral complet, anneau qui est figuré ci-dessus (fig. 111, coupe D) et que l'on voit mieux encore sur une préparation d'Albarran (fig. 115).

Plus haut les bourgeons sont maintenus écartés par le sphincter lisse, ici développé : ils se portent autour de celui-ci et s'avancent dans l'angle formé par le sphincter lisse et le sphincter strié (fig. 111, coupe C), mais sans se joindre sur la ligne médiane; la prostate forme à l'urètre, à ce niveau, une demi-gaine à concavité antérieure.

Les bourgeons postérieurs, placés au-dessous des canaux éjaculateurs et des vésicules, comblent d'abord l'espace libre qui est en arrière de ces organes, contournent ensuite la vésicule et le canal déférent, en passant dehors, puis en avant et au-dessus d'eux, ils viennent ainsi s'adosser sur la ligne médiane (fig. 116) et, remplissant l'angle dièdre formé par le sphincter lisse et les canaux éjaculateurs, constituent le lobe moyen.

Quand le tissu glandulaire a terminé son développement, il forme autour de l'urètre une sorte de bague à chaton postérieur : il est disposé autour de l'urètre comme le cartilage cricoïde autour du conduit laryngo-trachéal.

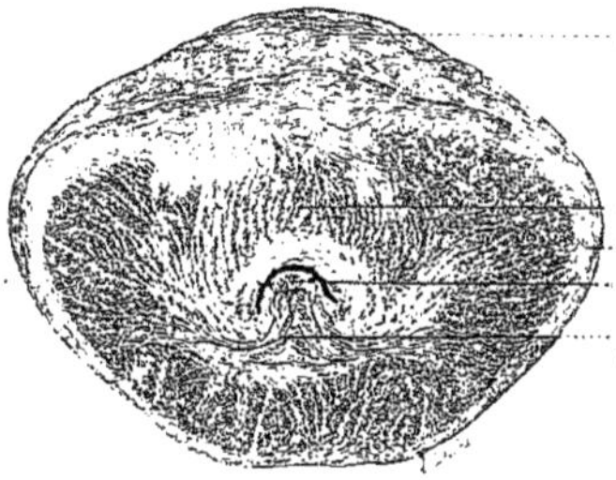

Chez l'adulte on peut, au point de vue descriptif, diviser cet ensemble en une série de parties ou lobes. Ce sont :

Fig. 115. — Coupe de la prostate au-dessous du sphincter lisse, faible grossissement (préparation d'Albarran).

Le *lobe antérieur* : il est peu développé et occupe l'espace limité par l'urètre, le sphincter strié, le sphincter lisse.

Les *lobes latéraux* : ce sont eux qui constituent la masse principale de la prostate. Ils forment deux masses de la grosseur d'une petite bille et occupent toute la hauteur de la glande.

La *commissure postérieure*, bande prostatique qui unit les lobes latéraux.

Le *lobe moyen* : il occupe l'espace limité par le sphincter lisse, les canaux éjaculateurs et la vessie.

On comprend que l'hypertrophie d'un organe aussi étroitement enclos retentisse rapidement sur la vessie.

D'après Proust (Loge prostatique. *Société anat.*, 1902, 813), la glande prostatique serait composée de deux masses latérales indépendantes séparées en avant par une cloison verticale médiane, véritable médiastin prostatique. Cette opinion est vraie chirurgicalement en ce sens qu'il est facile de créer en avant de chacune des masses latérales un plan de clivage (fig. 115), mais au point de vue anatomique cette opinion n'est pas soutenable; la glande forme un anneau complet homogène autour de l'urètre. On ne saurait assimiler en aucune manière l'espace préurétral, occupé par des grains glandulaires, à un médiastin.

Structure. — Une coupe transversale, étudiée à un faible grossissement, permet de reconnaître que le tissu prostatique se compose de deux parties : un stroma fibro-musculaire, des culs-de-sac glandulaires avec leurs canaux excréteurs,

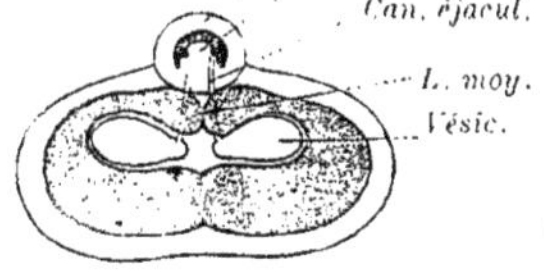

Fig. 116. — Schéma de la formation du lobe moyen.

La disposition du *stroma fibro-musculaire* a été décrite d'une manière un peu différente suivant les auteurs. Pour Sappey, il est formé de fibres entre-croisées sans ordre. Pour Kölliker, les faisceaux qui forment la trame partiraient tous du veru montanum comme centre, pour rayonner à la périphérie de la glande. Cruveilhier, Henle, Toldt distinguent deux parties dans ce stroma : un noyau, dont la partie antérieure se fusionne avec le tissu urétral, et en arrière de ce noyau, mais faisant corps avec lui, une lame à direction transversale, embrassant dans sa concavité, tournée en avant, l'urètre, les canaux éjaculateurs et l'utricule.

Ce que nous avons dit plus haut de la formation du lobe moyen va nous aider à comprendre la disposition du stroma. Celui-ci forme dans la partie inférieure de la glande un noyau accolé à la paroi postérieure de l'urètre; plus haut, ce noyau longe la face postérieure des canaux éjaculateurs : de ce noyau central partent des travées qui marchent parallèlement au développement des bourgeons, c'est-à-dire qu'en bas elles rayonnent en arrière, latéralement, puis en avant; en haut, elles rayonnent de même autour des canaux éjaculateurs; les antérieures s'infléchissant en avant et en dedans. C'est en somme la description de Cruveilhier, Henle et Toldt.

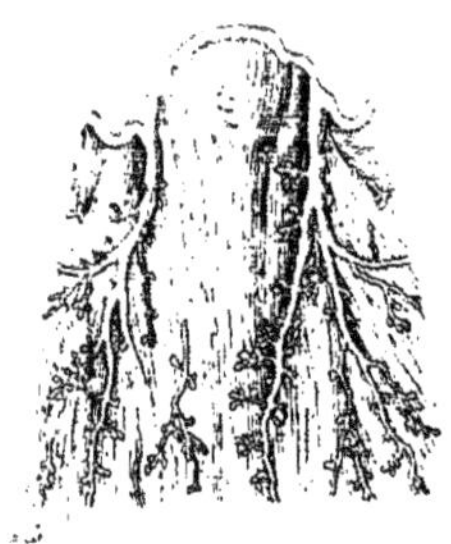

Fig. 117. — Coupe du veru montanum à travers les canaux excréteurs principaux de la prostate traitée par l'acide acétique (Henle).

Des travées partent des cloisons secondaires. Toutes se portent en dehors et viennent aboutir à la face profonde de la capsule de l'organe : elles forment ainsi une série de loges irrégulièrement coniques dont le sommet est dirigé vers le centre de la prostate.

Au point de vue histologique, ces cloisons sont formées de tissu conjonctif, de tissu élastique à fibres fines et de nombreuses fibres musculaires lisses. Cet appareil musculaire se continue d'une part avec le système de la capsule, d'autre part avec le système des fibres entourant les canaux éjaculateurs.

Les *culs-de-sacs glandulaires* ont un développement variable suivant l'âge du sujet. Peu développés chez l'enfant, ils augmentent chez l'adulte. Chez le vieillard, la glande s'hypertrophie. Mais cette hypertrophie, qui produit chez le vieillard des déformations parfois si considérables de la glande, si elle peut porter exclusivement sur le tissu glandulaire, atteint le plus souvent à la fois le corps glandulaire et le stroma, et parfois le stroma seul. C'est en effet une dégénérescence tantôt à type épithélial, tantôt à type scléreux.

Quoi qu'il en soit, les culs-de-sac glandulaires que nous avons vus naître d'un bourgeon épithélial plein, partant de la face profonde de la muqueuse urétrale, d'abord simples, se ramifient peu à peu donnant naissance à des lobules. Ces bourgeons se dilatent irrégulièrement, se creusent d'une lumière centrale par fonte des cellules profondes; puis, les cloisons intermédiaires s'atrophiant, arrivent à communiquer assez largement les unes avec les autres. Les lobules ainsi formés sont remarquables par leur irrégularité et leur contour bossué. Les culs-de-sac glandulaires forment des loges qui, ainsi que le fait remarquer Regnault, viennent s'ouvrir dans une sorte de vestibule d'où part le conduit excréteur commun. Les acini glandulaires présentent une longueur de 150 à 250 μ et une largeur de 100 à 120 μ. Ils sont formés d'une paroi conjonctive adulte et de fibres musculaires lisses perpendiculaires ou obliques à l'axe. On n'y rencontre pas de tissu adipeux. Regnault, après Langerhans, décrit l'épithélium comme formé de plusieurs couches. La couche périphérique comprend une ou plusieurs assises de cellules arrondies ou cubiques à noyau volumineux, à protoplasma peu abondant; elles reposent directement sur le stroma sans l'intermédiaire d'aucune paroi propre. La couche interne est formée d'une seule rangée de cellules cylindriques allongées, non ciliées; elles renferment un noyau volumineux qui occupe la partie de la cellule qui regarde la paroi, et, autour de ce noyau, de nombreuses granulations. L'aspect des cellules varie d'ailleurs suivant que l'on examine la prostate avant ou après l'éjaculation. Ces détails se retrouvent sur la coupe d'Albarran que je fais reproduire ici (fig. 118); les cellules sont cylindriques basses.

Les canaux excréteurs naissent du confluent des alvéoles; ils se portent obliquement vers l'urètre, suivant le plus souvent un trajet sinueux; leur paroi est comme celle des culs-de-sac, conjonctive musculaire. L'épithélium est formé d'une rangée de cellules cylindriques non ciliées et de deux à trois rangs de cellules cubiques ou arrondies. Ces canaux se portent obliquement vers l'urètre et s'ouvrent sur toute la périphérie de celui-ci, sauf sur la partie tout à fait antérieure; ils sont groupés surtout le long des bords latéraux du veru montanum où ils s'ouvrent par des fossettes souvent cribriformes, et forment deux séries linéaires d'orifices, disposées parallèlement à l'axe de l'urètre et assez régulières. Deux canaux importants venant de la base s'ouvrent à droite et à gauche de l'extrémité postérieure du veru montanum, ce sont les canaux principaux de la prostate.

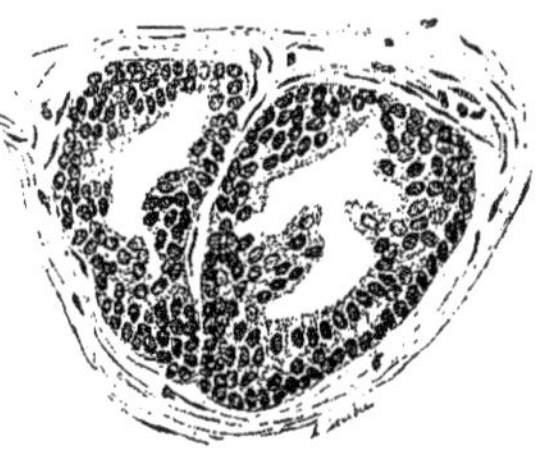

FIG. 118.— Culs-de-sac glandulaires de la prostate (Préparation d'Albarran).

Vaisseaux et nerfs. — Les *artères* sont fournies par la vésicale inférieure, l'hémorroïdale moyenne, la honteuse interne. La vésicale inférieure, née de l'hypogastrique, se porte obliquement en bas et en avant, entre l'aponévrose pelvienne supérieure et le péritoine, puis entre le rectum et la vessie, abandonne des rameaux au canal déférent, à la vessie, au rectum et vient enfin se terminer dans la prostate. L'hémorroïdale moyenne, née comme la précédente de l'hypogastrique, côtoie le rectum, abandonne ses principaux filets aux vésicules et quelques rameaux à la prostate.

La honteuse interne ne fournit à la prostate que quelques rameaux innominés qui émergent de l'artère avant sa sortie du bassin.

L'ensemble des vaisseaux fournis par ces artères est en général peu considérable; les branches sont peu volumineuses, elles abordent la prostate par sa périphérie et se divisent en un grand nombre de filets qui se rendent aux culs-de-sac et constituent le long des parois glandulaires un réseau à mailles serrées.

Les *veines* font suite aux capillaires et se dirigent vers les parties latérales et postérieures de la prostate. Elles viennent se jeter dans les plexus latéraux de la prostate, plexus qui reçoivent d'autre part les veines vésicales. Nous avons vu qu'ils communiquent en avant avec le plexus de Santorini et les veines honteuses internes, et qu'ils se jettent en arrière dans le plexus séminal et dans le plexus hémorroïdal, pour aboutir en fin de compte à la veine iliaque interne.

Les *lymphatiques*, décrits pour la première fois par Sappey, en 1854, ont fait l'objet des recherches de Gerota, Stahr, Walcker, Pasteau et, plus récemment, de Camiti, qui les a étudiés après injection préalable au nitrate d'argent (*Ann. des mal. des org. génit.-urin.*, 1905, 1442).

Les lymphatiques naissent : 1° *des acini glandulaires*; chaque acinus est contourné par un ou plusieurs petits vaisseaux qui s'anastomosent avec les petits troncs de l'acinus voisin en formant un réseau délicat autour des lobules glandulaires (fig. 118 *ter*); ce réseau s'arrête ou s'éclaircit au début du conduit excréteur; 2° *du conduit excréteur*, par quelques racines qui s'unissent au réseau intra-lobulaire; 3° *des canaux éjaculateurs*; 4° *de la sous-muqueuse de l'urètre prostatique*, par de fins ramuscules.

Les vaisseaux nés des culs-de-sac et des conduits se dirigent vers la surface de la glande

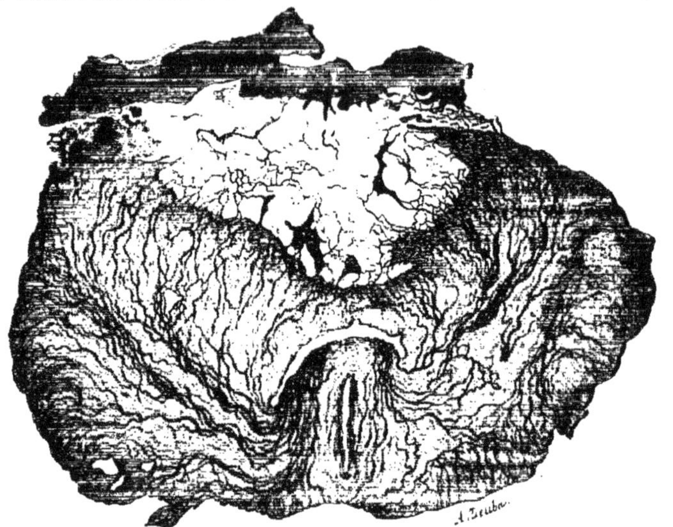

Fig. 118 *bis*. — Coupe de la partie médiane de la prostate d'un jeune garçon vue à un très faible grossissement. Les lymphatiques sont en noir.

en passant dans les espaces interacineux (fig. 118 *bis*). Souvent bossués et de calibre irrégulier, ils prennent un aspect de chapelet : ils s'anastomosent en réseaux à mailles fines et régulières au voisinage de la pointe, à mailles plus grosses et plus complexes au centre, à mailles larges à la périphérie. Tous se dirigent vers la surface où ils viennent former un riche réseau sous-capsulaire.

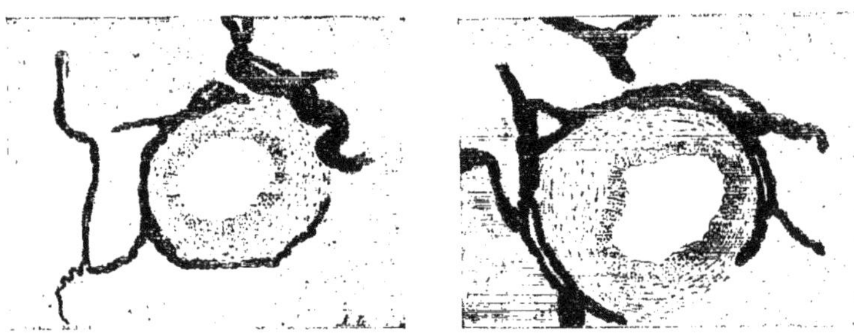

Fig. 118 *ter*. — Acini glandulaires entourés par de petits vaisseaux lymphatiques (fort grossissement).

Les vaisseaux nés de la sous-muqueuse de l'urètre forment un réseau dont les mailles se réunissent en troncs, ceux-ci se groupent en deux faisceaux qui se portent en arrière et en dehors et gagnent la périphérie en récoltant les réseaux interglandulaires avoisinants.

Le réseau sous-capsulaire, développé surtout sur la face postérieure, émet quatre troncs : deux supérieurs, deux latéraux. Les troncs latéraux, plus volumineux, se portent en dehors et se terminent dans un ganglion situé sur les parties latérales et inférieure de l'excavation. Les supérieurs, grêles, se rendent à un ganglion situé à égale distance du trou sous-pubien et du détroit supérieur.

Les *nerfs* proviennent du plexus hypogastrique, cheminent pour la plupart accolés aux artères, et présentent de place en place de petits ganglions. Ils sont destinés aux muscles et aux culs-de-sac glandulaires.

Liquide prostatique. — La prostate sécrète un liquide blanc laiteux, poisseux et filant. Ce liquide s'échappe au moment de l'orgasme vénérien. Il s'accumule dans le sinus prostatique de l'urètre et vient se mêler aux animalcules spermatiques, projetés en même temps dans l'urètre par les vésicules séminales et les canaux éjaculateurs.

Les deux liquides ainsi mélangés sont alors expulsés par la contraction du sphincter strié ; la quantité de liquide rejetée est de 4 à 5 grammes. Le liquide prostatique contient en suspension des débris cellulaires, des sympexions de Robin et parfois de petites granulations.

Le liquide prostatique est destiné à diluer le sperme fourni par les vésicules séminales ; la prostate est donc une glande annexée à l'appareil génital. Son absence chez la femme en est une preuve. C'est ce que démontre également l'anatomie comparée ; Hunter, Owen, et plus récemment Griffiths, ont montré que, chez certains mammifères, taupes et hérissons, la prostate est très petite en hiver, dans la période d'inactivité sexuelle, et qu'elle se développe au contraire au moment de la reproduction et à l'époque du rut. Le liquide prostatique présente son maximum d'abondance chez l'homme pendant toute la période d'activité sexuelle et diminue chez le vieillard. On voit souvent chez ce dernier, dans les culs-de-sac, de petites concrétions jaunâtres, solubles dans l'acide acétique. Elles sont formées d'une matière azotée. Petites, elles flottent dans le liquide des culs-de-sac et sont expulsées dans le liquide de l'éjaculation. Plus grosses, elles restent dans les culs-de-sac glandulaires. Toutefois, contrairement à ce qu'on croyait autrefois, elles ne deviennent jamais assez volumineuses pour donner naissance à de véritables calculs. Elles coïncident souvent avec l'hypertrophie prostatique, mais ne jouent aucun rôle dans la pathogénie de cette affection.

Ritter von Hofmann (*Centralblatt f. die Krank der Harn u. Sexualorga.*, 1901, 62) a étudié la composition chimique de la prostate et trouvé qu'elle donnait 4,33 0/0 de cendres comprenant de la soude, de la chaux, du chlore, de l'acide phosphorique, de l'acide sulfurique, des phosphates et du fer.

Anomalies. — La prostate présente des dimensions extrêmement variables. — Les deux lobes postérieurs peuvent être complètement indépendants ; — dans un cas on a signalé quatre lobes. Le lobe moyen faisait défaut (D'AJUTOLO. *Bulletino delle scienze mediche*, 1892, 711).

Proust et Gosset (*Soc. anat.*, 1902, 425) décrivent, après Henle et Charpy, sous le nom de muscle recto-urétral, un groupe de fibres musculaires longitudinales du rectum venant s'insérer au noyau fibreux central du périnée. On rencontre ces fibres quand on découvre la prostate par le périnée.

Bibliographie. — LUSENA (G.). Alcune particolarita di struttura della prostata. Nota prevent. *Boll. d. R. acad. med. di Genova*. Anno 9, N. 4, 3 pp. — MOULLIN. C. MANSELL. A contribution to the Morphology of the Prostate. *J. Anat. and Physiol.* V. 29, N. S., V. 9. Pt. 3, p. 201-204. — LEGUEU (F.). Des rapports entre les testicules et la prostate. *Ann. de Physiol. normale et pathol.*, Année 28, S. 5, T. 8, N° 8, p. 154. — REGNAULT. *Journal de l'anat. et de la physiol.*, 1800. — PROUST. *Th. de Paris*, 1899.

VERGE

La verge, organe de la copulation chez l'homme, est un corps cylindrique appendu à la partie antérieure du périnée.

Situation. Direction. — Implantée sur la partie antérieure de la face inférieure du périnée, la verge se dirige d'abord obliquement en haut et en avant parallèlement aux branches ischio-pubiennes ; parvenue devant la partie inférieure de la symphyse, elle se recourbe, pour se porter, à l'état de flaccidité, directement en bas. Elle pend alors au-dessous du pubis, devant le scrotum, et se compose de deux parties : une partie postérieure ou périnéale fixe, une partie antérieure libre et mobile. Ces deux parties s'unissent en formant un angle, l'angle pénien.

Mais la verge est susceptible de s'ériger. A ce moment, la partie libre, devenue turgide, se redresse devant le pubis et la partie inférieure de la paroi abdominale ; l'angle pénien s'efface et la verge rectiligne se met dans l'axe du périnée.

Forme. Divisions. — La verge dans son ensemble a l'aspect d'un cylindre irrégulier. On peut lui distinguer un corps et deux extrémités : une extrémité antérieure ou gland, une extrémité postérieure ou racine ; c'est par la racine que la verge se fixe sur le périnée.

Corps. — Le corps est un cylindre légèrement aplati de haut en bas. On peut lui considérer une face supérieure plane, encore appelée dos de la verge, deux faces latérales convexes, une face inférieure saillante et hémi-cylindrique. Deux sillons antéro-postérieurs, profonds de 1 demi-centimètre environ, séparent cette dernière des faces latérales. Ces sillons trahissent la disposition des parties profondes de la verge. Celle-ci, en effet, comprend essentiellement : deux organes allongés, adossés en canons de fusil, et occupant approximativement le centre de l'organe, les corps caverneux ; et dans l'angle inférieur résultant de l'adossement de ces deux organes, le corps spongieux.

Extrémité antérieure. — L'extrémité antérieure de la verge présente d'abord un rétrécissement circulaire assez prononcé, le col du pénis, et au delà de ce rétrécissement un renflement conoïde, le gland (fig. 119).

Le *gland* possède une coloration rosée à l'état de repos, rouge vif pendant l'érection ; sa surface est lisse, sauf dans le tiers postérieur où il existe des papilles ; c'est un cône à sommet antérieur, coupé très obliquement aux dépens de sa base, si bien qu'il semble ne revêtir que la face supérieure et une partie des faces latérales de l'extrémité antérieure de la verge.

Le sommet est occupé par le méat. Orifice extérieur du canal de l'urètre, le méat est une fente verticale de 6 à 8 millimètres de hauteur.

La base déborde la surface du corps de la verge, en formant une saillie circulaire de 3 à 4 millimètres, la *couronne du gland* ; elle est limitée par un sillon presque circulaire, le *sillon balano-préputial*. Transversal sur le dos de la verge, ce sillon descend parallèle à la base du gland, c'est-à-dire oblique en bas et en avant ; il se termine sur la face inférieure de la verge à 6 ou 8 millimètres du méat ; là, les deux sillons, droit et gauche, s'unissent et se prolongent sous forme de rigole jusqu'au méat. Le fond de cette rigole est occupé par un repli cutané, prolongement antérieur du revêtement cutané de la verge, le frein ou filet ; aussi lui donne-t-on le nom de sillon du frein. Entre la partie antérieure du frein et la couronne existent deux petites dépressions, les fossettes du frein.

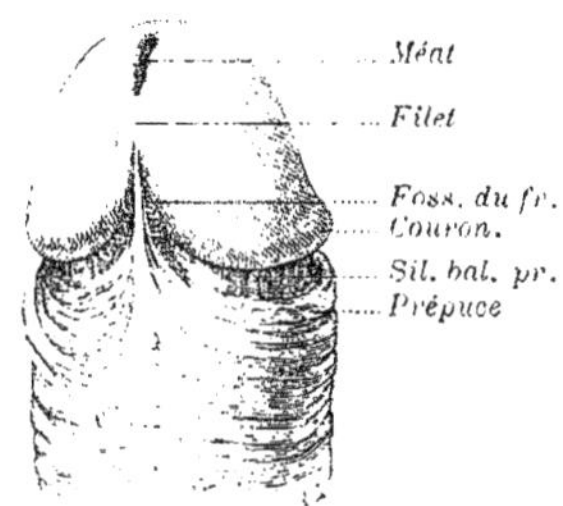

Fig. 119. — Extrémité antérieure de la verge (gland).

Le gland est tantôt complètement découvert, tantôt coiffé en totalité ou en partie par un repli cutané, le prépuce.

Extrémité postérieure. — Quand la verge est en place, l'extrémité postérieure ou base se renfle légèrement et se continue par transitions insensibles en haut avec la région pubienne, latéralement et en bas avec le scrotum.

Quand la verge est disséquée, on constate que les trois parties qui constituent essentiellement la verge, corps caverneux et corps spongieux, parvenues au-dessous de la symphyse, divergent et forment les racines de la verge. C'est par ces racines que la verge se fixe solidement sur le périnée (fig. 120).

L'extrémité postérieure de chacun des corps caverneux vient s'appliquer sur la partie antérieure de la face interne de l'arcade ischio-pubienne sur une petite fossette qui lui est spécialement destinée, à laquelle elle adhère par sa face externe. La tunique fibreuse s'unit au périoste et assure ainsi la fixité de l'organe. Toutefois Kobelt avance que ces adhérences sont limitées à une très petite surface, et que le principal moyen d'union du corps caverneux au pubis est représenté par le muscle ischio-caverneux. Dans certaines espèces animales, marsupiaux, cétacés, ces corps caverneux sont libres et ne sont reliés aux branches ischio-pubiennes que par le muscle. Cette disposition doit être retenue, elle nous montre que l'adhérence du corps caverneux au squelette n'est pas toujours un moyen de fixité nécessaire. Le corps spongieux se porte en arrière et en bas sur la ligne médiane dans une étendue de 4 centimètres environ. Ses parties latérales donnent insertion de chaque côté au feuillet inférieur de l'aponévrose moyenne. Ce feuillet fixe la verge d'une manière solide et élastique ; ce n'est en somme qu'un ligament fixateur de la verge.

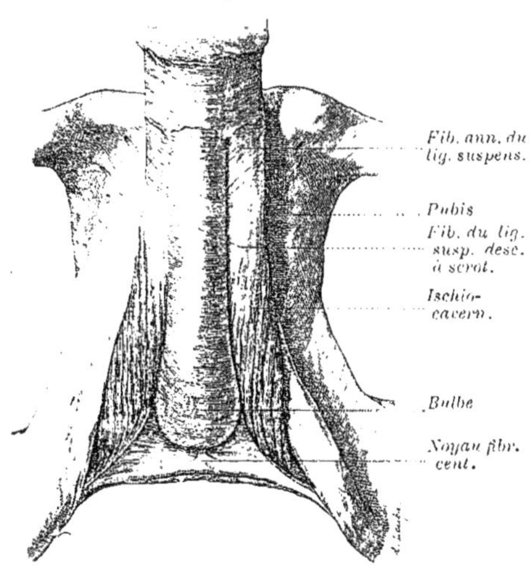

Fig. 120. — Racines de la verge.

A la fixité de la verge concourt encore un ligament spécial : le *ligament suspenseur de la verge*. Le ligament suspenseur est un trousseau fibro-élastique, qui s'insère sur les 2 ou 3 derniers centimètres de la ligne blanche et sur les parties voisines de l'aponévrose du grand oblique, puis gagne les parties latérales de la verge ; il est aplati d'avant en arrière dans sa partie supérieure, aplati transversalement dans sa partie inférieure. Sa partie supérieure est rayonnée. Les fibres qui composent le ligament à ce niveau se portent en convergeant devant la partie moyenne du pubis et s'étagent d'avant en arrière, formant de chaque côté de la ligne médiane une lame aplatie transversalement. Le bord antérieur de cette lame descend verticalement ; son bord postérieur suit le profil de la paroi abdominale puis du pubis ; comme celui-ci est oblique en bas et en arrière, le ligament suspenseur s'étend dans cette direction et présente des dimensions antéro-postérieures d'autant plus grandes qu'on le considère sur un point plus inférieur. Il s'insère ainsi à la partie inférieure de la ligne blanche et à toute l'étendue de la symphyse pubienne.

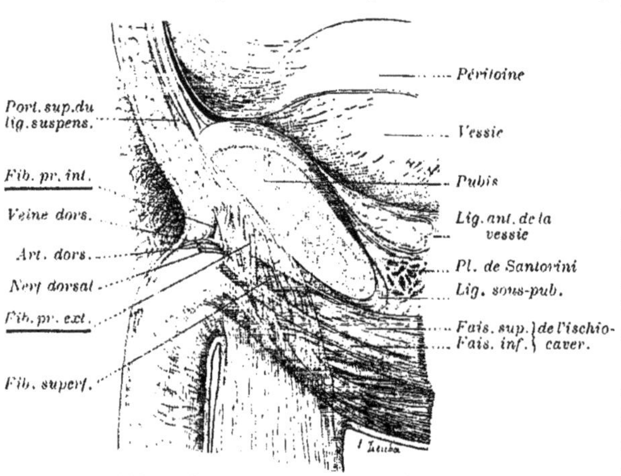

Fig. 121. — Ligament suspenseur (demi-schématique).

Les fibres venues de la paroi abdominale forment le plan superficiel du ligament suspenseur, dont les fibres qui descendent du pubis constituent le plan profond.

Parvenues au niveau de la face dorsale de la verge, les fibres du ligament suspenseur, divisées en deux moitiés symétriques, passent à droite et à gauche de la verge. Dans chacune de ces moitiés il existe des fibres profondes et des fibres superficielles. Les *fibres profondes* forment un groupe interne et un groupe externe. Le groupe interne vient s'insérer sur la face supérieure du corps caverneux, circonscrivant avec celui-ci et les fibres du côté opposé un espace angulaire dans lequel passe la veine dorsale profonde de la verge. Le groupe externe vient s'insérer aux parties latérales des corps caverneux, en s'insinuant entre les tendons d'insertion de l'ischio-caverneux ; ce sont des lamelles superposées aplaties de dehors en dedans ; elles circonscrivent avec les lamelles précédentes l'espace où passent l'artère et le nerf dorsals de la verge. Elles contournent ensuite les parties latérales de la verge, s'unissent au-dessous de celles-ci aux fibres homologues du côté opposé et forment une sangle qui embrasse la partie inférieure de la verge en se confondant avec la fibreuse commune. Un certain nombre de fibres se prolongent plus bas et viennent d'avant en arrière se fixer à la face profonde de la cloison du scrotum, se continuant en partie avec le dartos. Les fibres qui se fixent aux corps caverneux se continuent fibre à fibre avec l'albuginée de ceux-ci. *Les fibres superficielles* descendent en dehors de l'ischio-caverneux et se fixent à la face profonde de la peau de la partie externe des bourses.

Le ligament suspenseur soutient surtout la partie antérieure de la racine de la verge : c'est grâce à lui que la verge en érection se porte en haut et en avant. Il est très élastique, ce qui laisse à la verge turgide la possibilité de s'abaisser dans une certaine mesure. Sa partie profonde cependant contient principalement du tissu lamineux. Cette portion qui s'insère en haut sur la symphyse pubienne et en bas sur l'enveloppe fibreuse de la verge a été décrite par Luschka sous le nom de ligament fibreux du pénis. C'est la partie la plus résistante et la moins extensible du ligament suspenseur.

Dimensions. — La verge à l'état flaccide présente une longueur moyenne de 10 centimètres et une circonférence de 9 centimètres ; elle augmente dans

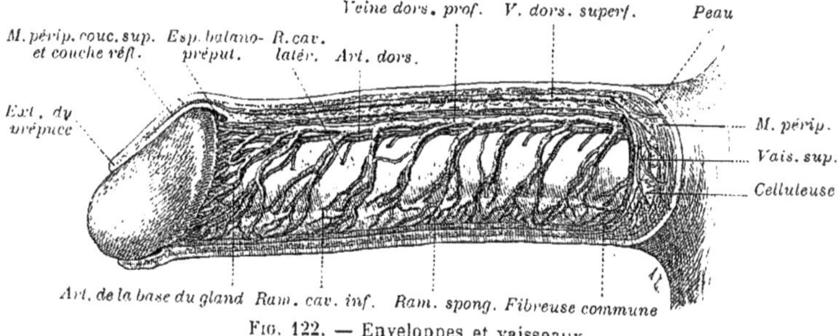

Fig. 122. — Enveloppes et vaisseaux.

toutes ses dimensions pendant l'érection et acquiert ainsi une longueur de 15 centimètres, une circonférence de 12 centimètres. La verge est généralement regardée comme plus longue chez le vieillard que chez l'adulte de 2 à 3 centimètres, ce que l'on attribue à la stase veineuse. J'ai dit, à propos de l'urètre, que je l'avais trouvée au contraire plus courte chez le vieillard. Il existe d'ailleurs au point de vue des dimensions de très grandes variétés individuelles ; c'est ainsi que Charpy signale des verges atteignant 30 à 35 centimètres de longueur sur 20 centimètres de circonférence.

Enveloppes. — La verge est entourée d'une enveloppe cutanée, d'une enveloppe musculaire, le muscle péripénien, d'une enveloppe celluleuse et d'une enveloppe fibro-élastique (fig. 122).

Enveloppe cutanée. — L'enveloppe cutanée est un fourreau de peau qui s'étend de la base de la verge à la couronne du gland ; elle se continue en arrière et en haut, avec la peau de la région pubienne, en bas et latéralement avec la peau du scrotum. En avant, elle se replie sur elle-même pour former la couche profonde du prépuce. Sur toute l'étendue de la verge, la peau est mince, régulièrement étalée, elle présente sur la face inférieure un raphé, trace de la soudure des deux moitiés primitives de la verge. Ce raphé se continue en arrière avec le raphé scrotal. Dans son tiers postérieur, l'enveloppe cutanée est, comme la région pubienne, recouverte de poils longs et fins et l'on y trouve au microscope des glandes sébacées volumineuses. Poils et glandes sont beaucoup moins développés à la partie moyenne ; les poils disparaissent dans la partie antérieure ; quant aux glandes, elles se prolongent jusque sur le prépuce, mais sont dans cette région très peu développées.

La peau est assez souvent pigmentée, surtout dans les races brunes. Sa face profonde glisse aisément sur les parties sous-jacentes, grâce à la laxité de l'enveloppe celluleuse. On ne rencontre au niveau de cette face profonde, ni vésicules adipeuses, ni fibres musculaires lisses.

Enveloppe musculaire. Muscle péripénien. — Le muscle péripénien, décrit par Sappey en 1860, est un muscle cutané lisse qui fait suite au dartos. Il est composé presque exclusivement, d'après Sappey, de fibres circulaires, et s'étendrait de la racine de la verge à la couronne du gland, après s'être réfléchi dans l'extrémité du prépuce ; mais il contient aussi des fibres longitudinales et obliques. Ces dernières, abondantes surtout dans la partie antérieure de la verge, se mêlent aux fibres circulaires, de sorte que l'ensemble prend à ce niveau un aspect réticulé. Comme le dartos, le muscle péripénien se contracte sous l'influence du froid, comprime la verge et réduit son volume. Il se contracte également sous l'influence des excitations génitales et contribue à favoriser l'érection en comprimant les veines dorsales.

Enveloppe celluleuse. — Etendue comme la précédente de la région pubienne à la couronne du gland, en passant par le prépuce, l'enveloppe celluleuse est formée d'un tissu conjonctif lâche, qui permet à la peau de glisser dans une grande étendue sur les plans sous-jacents. On la trouve souvent infiltrée chez les malades atteints d'anasarque ou d'œdème inflammatoire de la région : elle se laisse alors distendre dans des proportions telles que la verge paraît avoir triplé ou quadruplé de volume.

L'*enveloppe fibro-élastique*, *enveloppe élastique*, *fascia penis* de quelques auteurs, fait suite en arrière à l'aponévrose superficielle du périnée et au ligament suspenseur. Elle forme une gaine cylindrique qui s'étend de la base de la verge à la couronne du gland, mais sans pénétrer dans le prépuce. Sa face superficielle est en rapport avec le muscle péripénien, dont la sépare la tunique celluleuse, et avec la veine dorsale superficielle de la verge. Elle adhère sur la ligne médiane inférieure au raphé et à la peau. Sa face profonde recouvre les corps caverneux et spongieux et leur adhère intimement. Elle recouvre également la veine dorsale profonde, les artères et les nerfs qui l'accompagnent. Cette enveloppe est mince au niveau du point où elle adhère aux corps caverneux et spongieux, elle est plus épaisse dans l'intervalle qui sépare de chaque côté le corps spongieux des corps caverneux (fig. 123). Sur la face inférieure de la verge, elle se dédouble pour engainer le bulbo-caverneux. Elle est composée presque exclusivement de fibres élastiques, fines, mélangées d'une petite quantité de tissu conjonctif. Cette structure rend compte de sa remarquable élasticité, élasticité qui lui permet de se prêter à toutes les modifications de longueur et de calibre de la verge.

Prépuce. — Le prépuce est un capuchon musculo-cutané qui entoure le gland. Chez l'enfant il recouvre complètement cet organe et ne présente en avant qu'une ouverture étroite, suffisante seulement au passage de l'urine. Chez l'adolescent, le gland, croissant plus vite que le prépuce, saille en dehors de ce dernier par son extrémité antérieure. Chez l'adulte, le prépuce ne recouvre ordinairement que le tiers postérieur du gland. Dans quelques cas il garde son caractère infantile et déborde la partie antérieure de la verge. Chez d'autres sujets, il est court et laisse au contraire le gland complètement à découvert. Pendant l'érection il se déplisse et passe en arrière du gland.

Chez certains sujets l'orifice antérieur du prépuce est trop étroit pour lui permettre de découvrir la totalité du gland : c'est un vice de conformation que l'on désigne sous le nom de phimosis. Il arrive parfois que, sous l'influence d'un effort violent, cet orifice passe derrière la couronne du gland; il ne peut plus alors être ramené en avant et étrangle le col du pénis, on a affaire à l'affection qui a été décrite sous le nom de paraphimosis.

Le prépuce est formé par l'enveloppe musculo-cutanée de la verge. La peau, arrivée à l'extrémité de la verge, se porte directement en avant, se replie ensuite vers l'axe de la verge, puis se porte en arrière dans un trajet rétrograde et vient s'insérer immédiatement en arrière de la couronne du gland. Le prépuce présente donc deux faces : l'une superficielle, l'autre profonde et un orifice, l'orifice antérieur du prépuce. La *face superficielle* se continue directement avec la peau de la face externe de la verge. La peau à ce niveau ne porte pas de poils, mais seulement quelques glandes sébacées peu développées. L'*orifice antérieur* siège à l'union des faces superficielle et profonde. Il est plus petit que le gland, forme un étroit orifice en avant de celui-ci lorsqu'il le déborde ou bien s'applique exactement sur lui lorsque le gland est partiellement découvert. Cette disposition est due à l'élasticité du derme et à la tonicité des fibres musculaires lisses qui doublent la peau. La *face profonde* a une coloration rosée, elle est séparée du gland par un espace libre, l'espace balano-préputial (fig. 122). Cet espace s'étend circulairement autour du gland, interrompu seulement sur la ligne médiane inférieure. A ce niveau la face profonde du prépuce envoie un prolongement qui vient se fixer sur la ligne médiane dans l'extrémité antérieure du sillon balano-préputial, le frein du prépuce. Ce prolongement cutané s'avance jusqu'à 5 ou 6 millimètres en arrière de l'extrémité inférieure du méat; il limite la rétraction du prépuce pendant l'érection. Lorsqu'il est très développé, il s'avance parfois jusqu'au méat. Il est alors tiraillé pendant le coït et peut provoquer des douleurs qui rendent son excision nécessaire.

Le prépuce est formé, en allant de dehors en dedans, d'une première couche cutanée, puis d'un prolongement du muscle péripénien, prolongement inconstant cependant, car Charpy l'a vu faire défaut. Au-dessous du muscle, on rencontre la celluleuse doublée sur elle-même, celluleuse dont la laxité permet le déplissement du prépuce, puis une seconde couche musculaire dépendant comme la précédente du muscle péripénien, enfin la peau transformée et devenue muqueuse. Celle-ci se continue au niveau de la couronne avec la muqueuse du gland. Des enveloppes de la verge, la fibro-élastique seule ne prend pas part à la constitution du prépuce.

Le muscle pénien, dans la partie qui concourt à la formation du prépuce, est composé de fibres dont les deux extrémités viennent se fixer à la fibreuse sur les côtés du frein. Comme le prépuce reste souvent en arrière du gland et que l'extrémité inférieure des fibres vient dans tous les cas s'insérer aux côtés du frein, il en résulte que leur extrémité antérieure est placée en avant de leur partie moyenne et que les fibres prennent une direction oblique.

La *muqueuse* qui double la face profonde du prépuce présente la même structure que la peau. Cependant les couches épithéliales sont moins nombreuses; les poils et les glandes sudoripares font défaut; les glandes sébacées persistent mais absolument rudimentaires. On les décrit parfois sous le nom de glandes de Tyson, mais ce n'est pas à ces formations glandulaires que ce nom doit s'appliquer. Le derme s'amincit peu à peu en approchant de la couronne du gland et à ce niveau adhère aux couches profondes : il se continue avec le derme de la muqueuse glandaire.

La muqueuse donne naissance par desquamation épithéliale à une graisse qui facilite son glissement sur le gland, le smegma preputialis : celui-ci s'accumule parfois en quantité considérable dans le sillon balano-préputial sous forme de masses blanches conglomérées, et peut même devenir le point de départ de calculs.

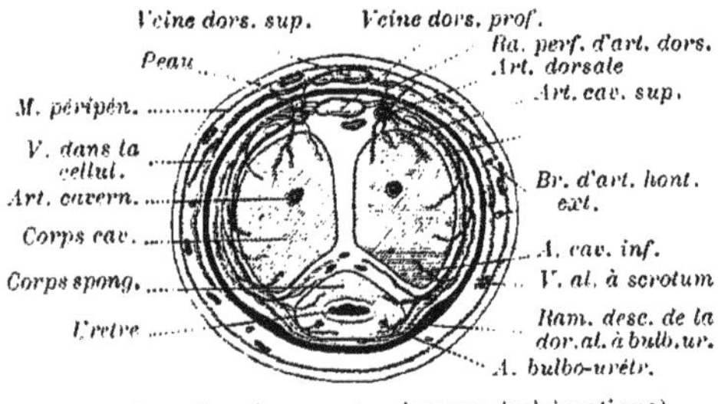

Fig. 123. — Enveloppes et vaisseaux (schématique).

Le trait noir représente la fibreuse supposée distincte des corps caverneux et spongieux.

Vaisseaux et nerfs des enveloppes de la verge. — Les *artères* sont fournies par la dorsale de la verge, la périnéale superficielle, branches de la honteuse interne, et par les honteuses externes.

Les *veines* naissent par de fines radicules de l'extrémité antérieure du prépuce : ces radicules se portent en bas et en arrière sur les côtés du frein, puis remontent sur les parties latérales de la verge et gagnent la face dorsale, où elles s'unissent sur la ligne médiane, pour former un tronc commun médian et impair, la veine dorsale superficielle de la verge, veine sous-cutanée qu'il ne faut pas confondre avec la veine dorsale profonde dont la sépare le fascia penis. Cette veine reçoit chemin faisant des branches qui lui amènent le sang des enveloppes superficielles. Arrivée au niveau du ligament suspenseur, elle peut rester unique, et se jeter dans l'une ou l'autre veine saphène externe, plus souvent dans la gauche. Elle peut aussi se bifurquer, chacune de ces branches allant se jeter dans la saphène externe correspondante.

La veine dorsale médiane est souvent double dans toute son étendue ou dans une partie seulement de son trajet : les deux veines restent parallèles et sont fréquemment anastomosees; il existe une anastomose constante en avant et parfois une anastomose au niveau de leur extrémité postérieure.

Les veines superficielles sont constamment anastomosées avec les veines profondes.

Un certain nombre de veines de la partie postérieure de la face inférieure se rendent directement aux veines du scrotum.

Les *lymphatiques*, comme les veines, naissent de la partie antérieure du prépuce; ils s'unissent en un tronc qui vient se placer le long de la veine dorsale superficielle. Le tronc peut être impair et médian; mais, comme la veine, il est souvent double; souvent aussi les deux troncs s'entre-croisent en X sur la ligne médiane. Le tronc dorsal se porte directement en arrière, décrivant, ainsi que l'a montré Marchand, des flexuosités, des anses commandées par les modifications du volume de la verge (fig. 128). Il reçoit des lymphatiques qui émanent du raphé et l'abordent en contournant les faces latérales de la verge. Quelques lymphatiques s'accolent au tronc principal sans se confondre avec lui.

Arrivés devant le ligament suspenseur, les lymphatiques s'inclinent à droite et à gauche. Ils aboutissent aux ganglions les plus élevés du groupe supéro-interne de l'aine.

Les *nerfs* viennent surtout de la branche dorsale du nerf honteux interne. Quelques filets, venus de la branche périnéale inférieure de ce nerf, se rendent à la face inférieure de la verge. Quelques rameaux sont fournis par la branche génito-crurale du plexus lombaire.

Structure. — La verge est constituée essentiellement par deux corps cylindriques adossés sur la ligne médiane, les corps caverneux, et par un corps impair placé sur la ligne médiane immédiatement au-dessous des précédents, le corps spongieux de l'urètre. Des vaisseaux et des nerfs aboutissent à ces organes ou en sortent. Chacune de ces parties demande une étude spéciale.

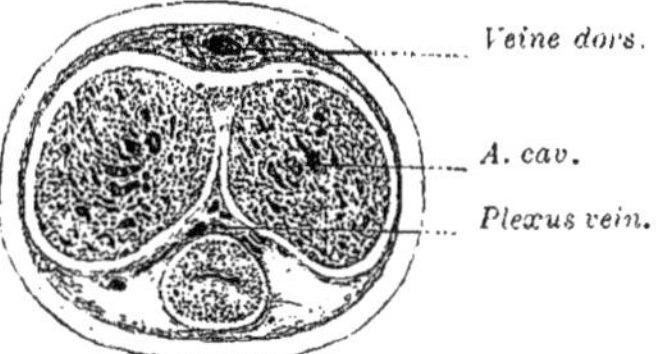

Fig. 124. — Urètre pénien, à l'état de repos, et en érection (d'après Henle).

Corps caverneux. — Les corps caverneux sont des organes érectiles qui, devenant turgides au moment de l'érection, donnent à la verge la consistance nécessaire à l'intromission. Vus sur une coupe transversale de la verge (fig. 123 et 124), ils se présentent sous forme d'une masse unique, divisée en deux parties par une cloison médiane antéro-postérieure. Les corps caverneux forment donc à proprement parler une colonne impaire, symétrique, aplatie dans le plan sagittal, arrondie latéralement. Cette colonne présente sur sa face supérieure et sur sa face inférieure deux dépressions ou sillons : le sillon supérieur ou dorsal, le sillon inférieur ou urétral.

Mais, bien que la cloison médiane soit très incomplète, qu'elle soit constituée par une lame fibreuse unique et qu'elle ne soit pas divisible, on admet qu'elle est formée par la fusion de deux moitiés sur la ligne médiane; on décrit deux corps caverneux, placés symétriquement par rapport à la ligne médiane, et confondus par leurs faces internes.

Ainsi compris, chacun des corps caverneux est un cylindre placé le long de la ligne médiane de la verge et terminé en pointe à ses deux extrémités.

La longueur de ces corps est de 15 centimètres à l'état flaccide, de 20 centimètres pendant l'érection ; leur diamètre transverse est de 1 à 1 cm. 5 au repos, de 1 cm. 5 à 2 cm, pendant l'érection. Le diamètre vertical est moins étendu d'un tiers.

On peut considérer à chaque corps caverneux une partie moyenne ou corps et deux extrémités. Le *corps* présente quatre faces. La face externe est convexe:

[DELBET.]

elle est recouverte par la peau, le muscle péripénien, la celluleuse et la tunique fibro-élastique. Cette dernière lui adhère et se confond avec son enveloppe propre dans la plus grande partie de son étendue : elle est croisée en avant par les veines qui, venant du corps spongieux, gagnent la dorsale profonde : en arrière par les faisceaux antérieurs de l'ischio-caverneux qui s'insèrent sur elle, et par les fibres du muscle de Houston (voir page 201). Celles-ci marquent leur passage par une facette déprimée. Entre cette facette et la racine proprement dite le corps se renfle légèrement. C'est cette partie que Kobelt a décrite sous le nom de bulbe du corps caverneux.

La face supérieure, convexe dans sa moitié externe, plane dans sa moitié interne, forme un plan incliné en dedans et un peu en bas et limite, avec la face correspondante du corps caverneux opposé, le sillon dorsal dans lequel repose la veine dorsale profonde, et de chaque côté l'artère et le nerf dorsal de la verge. Elle donne insertion en arrière au ligament suspenseur profond.

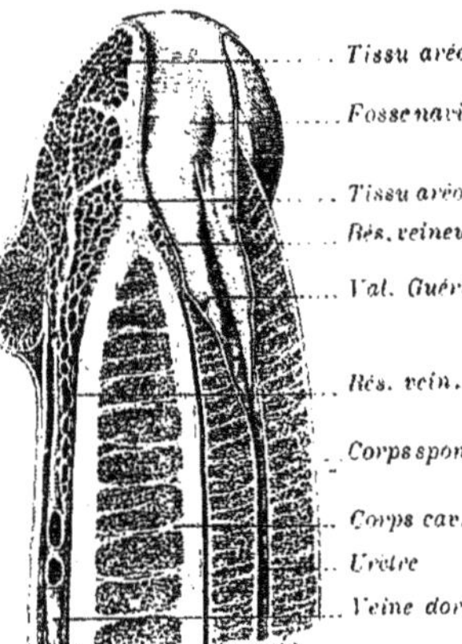

Fig. 125. — Coupe médiane verticale du pénis.

La face inférieure forme un plan incliné en haut et en dedans; elle limite, avec la face inférieure du corps caverneux du côté opposé, le sillon inférieur ou urétral. Beaucoup plus profond que le précédent, ce sillon loge l'urètre et son corps spongieux. Au niveau de l'extrémité antérieure de ce sillon, un réseau veineux assez abondant sépare le corps spongieux du corps caverneux ; de même à l'extrémité postérieure, les fibres antérieures du bulbo-caverneux s'insinuent entre ces deux organes érectiles.

La face interne s'adosse à la face interne du corps caverneux du côté opposé et constitue avec celui-ci une cloison médiane. Cette cloison est constamment incomplète. Elle présente un grand nombre d'orifices, particulièrement dans sa partie supérieure, de sorte que les tissus caverneux des deux corps communiquent l'un avec l'autre. Rangés en série linéaire, ces orifices donnent à la partie supérieure de la cloison l'aspect d'un peigne (Boyer). Chez les carnassiers elle est renforcée par l'os pénien.

L'extrémité antérieure (*Apex*) du corps caverneux s'effile en un cône fibreux qui s'enfonce dans le gland (fig. 125). Le tissu érectile cesse un peu en avant de la base du gland : les deux corps caverneux de ce fait s'aplatissent de haut en bas, la cloison fibreuse médiane devient moins haute, plus épaisse et plus large, et vient ainsi former au niveau de l'extrémité antérieure des corps caverneux une lame horizontale qui surplombe le méat. Cette lame forme ce qu'on a appelé le ligament antérieur des corps caverneux.

Un peu avant d'atteindre le méat cette lame fibreuse horizontale, devenue la partie fondamentale du gland, émet des lames fibreuses qui se placent de champ et rayonnent vers la périphérie. Deux d'entre elles descendent sur les parties latérales de l'urètre, isolant autour de lui une mince gaine spongieuse, puis s'étendant jusqu'au méat, constituent l'anneau inextensible qui entoure l'orifice de ce dernier.

L'extrémité postérieure fait suite au corps au niveau de la symphyse pubienne : c'est la racine des corps caverneux. Cette racine se porte en arrière et en dehors, formant avec celle du côté opposé un angle ouvert en arrière. La racine des corps caverneux a la forme d'un cône à sommet postérieur : elle est légèrement aplatie de dedans en dehors. Sa face externe adhère à la partie inférieure de la face interne de la branche ischio-pubienne. Sa face interne est recouverte par l'ischio-caverneux qui lui forme une demi-gaine. C'est dans la partie supérieure de l'angle formé par la réunion des racines des corps caverneux que vient se terminer la partie antérieure du feuillet supérieur de la lame sus-urétrale. Ce feuillet sépare la racine, du ligament sous-pubien, de la veine dorsale profonde et du plexus de Santorini.

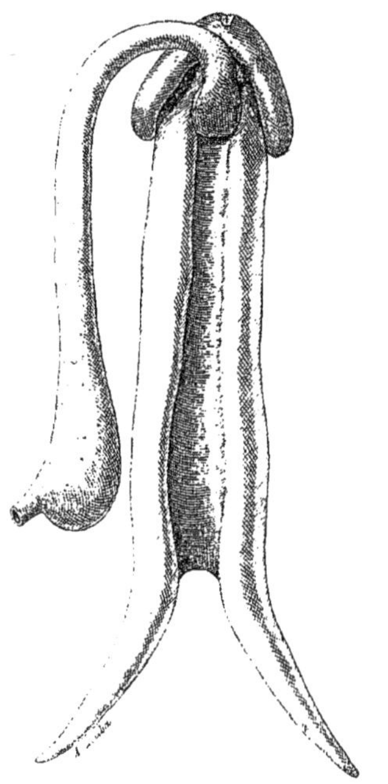

Fig. 126. — Les corps caverneux de la verge, le corps spongieux de l'urètre et le gland; l'urètre entouré de son corps spongieux a été détaché de la gouttière que lui forment les corps caverneux.

Configuration intérieure et structure. — Les corps caverneux sont formés d'un tissu central aréolaire et d'une enveloppe périphérique, l'albuginée. L'artère caverneuse occupe le centre de l'organe.

La *membrane d'enveloppe, albuginée* ou *tunique fibreuse* est une membrane ferme, résistante et élastique; sa couleur est nacrée comme celle d'un tendon. Elle forme au corps caverneux une tunique cylindrique complète. Lisse dans toute sa partie moyenne, où elle est perforée de nombreux orifices veineux; elle forme en avant, près de l'urètre, de véritables plis. Au niveau de l'extrémité antérieure et de l'extrémité postérieure du corps caverneux, son épaisseur augmente brusquement, si bien qu'elle semble former un capuchon aux deux extrémités du corps caverneux. Ce prolongement fibreux existe seul dans les deux tiers antérieurs du gland, indépendamment de tout tissu érectile.

C'est l'albuginée qui, en se repliant sur la ligne médiane, forme la cloison fibreuse médiane du corps caverneux. L'épaisseur de l'albuginée est de deux millimètres quand le pénis est flasque, elle n'est plus que de 1 mm. 5 pendant l'érection. L'albuginée est formée de tissu conjonctif dense à fibres fortement tassées et groupées en faisceaux. On y trouve, en outre, des fibres élastiques, développées surtout dans la partie interne de la membrane d'enveloppe et des cellules fixes de tissu conjonctif. Elle ne contient que des vaisseaux peu nombreux et grêles.

D'après Henle, on pourrait distinguer dans l'albuginée plusieurs couches : une couche externe, longitudinale, une couche interne circulaire. Il existerait même parfois une troisième couche tout à fait interne, longitudinale.

Klein admet également deux couches, externe longitudinale, interne circulaire, et décrit, en outre, des fibres musculaires placées sur deux couches parallèlement aux faisceaux conjonctifs. Il décrit même des fibres musculaires autour de l'albuginée. Les fibres musculaires sont d'une manière générale très développées dans certaines espèces animales : elles sont rares chez l'homme (Nicolas).

La cloison dépend de l'albuginée : elle présente la même structure, mais son épaisseur est moindre et sa richesse en fibres élastiques plus considérable.

Artère caverneuse. — L'axe du corps caverneux est parcouru par un important vaisseau, l'artère caverneuse. Cette artère pénètre dans le corps caverneux par sa face interne, près du bord supérieur, au voisinage de son extrémité postérieure, et se divise presque aussitôt en deux branches : l'une, postérieure, suit une marche récurrente et se distribue à l'extrémité postérieure du corps caverneux ; l'autre, antérieure, se rapproche de la cloison, s'anastomose par des ramuscules multiples avec l'artère opposée, puis parcourt l'axe du corps caverneux, un peu plus rapprochée cependant de la face interne que de l'externe. Au niveau de son extrémité antérieure, cette artère, devenue grêle, s'incline vers la ligne médiane et va s'anastomoser avec l'artère homonyme du côté opposé.

Le *tissu caverneux* est essentiellement constitué par des travées circonscrivant des espaces lacunaires, de couleur rouge sur le cadavre en raison du sang qui les remplit, blanche ou rosée quand on a fait passer dans ses mailles un courant d'eau qui chasse le sang.

Les travées se détachent de la face profonde de l'albuginée et de la cloison ; elles sont tantôt lamelliformes, tantôt cylindriques, elles se portent en convergeant vers l'axe du corps caverneux et vers l'artère centrale. Dans ce trajet, elles s'entre-croisent en tous sens, et s'unissent à leur point de rencontre.

Ces travées circonscrivent des mailles, les unes polygonales, les autres cubiques, d'autres arrondies, en général fort irrégulières et échappant par leur irrégularité même à toute comparaison géométrique.

Les aréoles ne présentent pas partout la même disposition. Vues sur une coupe transversale, ces mailles ne paraissent s'unir que par des communications peu nombreuses : cependant une injection poussée en un point quelconque du corps caverneux le remplit immédiatement dans toute son étendue. Il est donc vraisemblable d'admettre qu'il existe de larges communications dans le sens antéro-postérieur. Les mailles ne présentent pas partout la même disposition. Larges autour de l'artère centrale, grandes encore dans la partie intermédiaire à l'artère et à l'albuginée, les mailles deviennent plus fines, plus serrées sous la tunique fibreuse.

La structure microscopique de ce tissu ne diffère pas de celle des corps spongieux : nous renvoyons donc sa description au moment où nous ferons l'étude de celui-ci.

Vaisseaux. — Le sang pénètre dans le corps caverneux par l'*artère caverneuse*, qui forme l'artère centrale. Sur ce vaisseau se branchent des rameaux nombreux, à trajet flexueux et hélicoïdal et souvent disposés en bouquet : ces vaisseaux s'ouvrent dans les mailles du tissu aréolaire, d'autres artères plus petites pénètrent le corps caverneux aux confins de ses faces supérieures et inférieures. Elles viennent toutes de l'artère dorsale de la verge et constituent deux groupes, l'un supérieur, l'autre inférieur. Après avoir parcouru les mailles du corps caverneux, le sang s'échappe par les *veines* : celles-ci forment deux systèmes :

1° Des veines périphériques qui traversent l'albuginée : les antérieures vont se joindre aux veines du gland et forment l'origine de la veine dorsale profonde ; les supérieures, après avoir perforé l'albuginée, se rendent presque aussitôt dans la dorsale profonde ; les inférieures contournent la face latérale du corps caverneux et aboutissent à la même veine dorsale.

2° Des veines centrales qui, nées de la partie postérieure, côtoient l'artère et se portent en dedans, en bas et en arrière. Elles aboutissent en partie au plexus de Santorini, en partie à la veine honteuse interne.

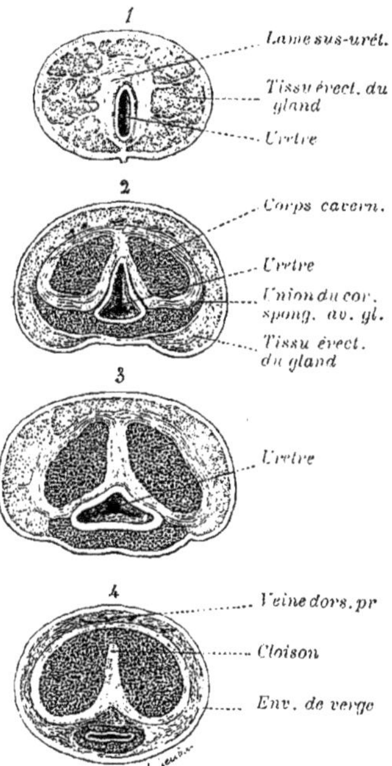

Fig. 127. — Coupes du gland d'avant en arrière.

Corps spongieux. — Le corps spongieux occupe la face inférieure de la verge : il est logé dans l'angle que forment par leur réunion les deux corps caverneux (fig. 126). Sa longueur est un peu moindre que celle des corps caverneux ; son épaisseur est de 10 mm. quand la verge est flasque, de 18 mm. quand elle est rigide.

Sa *forme* est celle d'un cylindre allongé, terminé en arrière par une extrémité renflée ovoïde, le bulbe, en avant par une extrémité effilée qui vient contribuer à former le noyau central du gland. Il est parcouru dans toute son étendue par l'urètre et lui forme une gaine érectile. On peut lui distinguer une partie moyenne et deux extrémités. La partie moyenne, aplatie de haut en bas dans l'intervalle des érections, est cylindrique pendant la turgescence de la verge ; elle présente deux faces et deux bords.

La face supérieure, convexe, se loge dans le sillon urétral que circonscrivent les corps caverneux. Elle n'est séparée des corps caverneux que par un tissu conjonctif dense, qui unit solidement les deux organes, et par quelques veinules intermédiaires.

La face inférieure, plane, fait saillie sur la face inférieure de la verge, où elle est facilement accessible au toucher. Elle est recouverte par les enveloppes du pénis : peau, muscle péripénien, tissu cellulaire, tunique fibreuse qui lui adhère.

Les bords latéraux sont en rapport avec du tissu cellulaire qui occupe l'espace compris entre les enveloppes de la verge et les corps caverneux.

Bulbe. — Le bulbe est la partie postérieure renflée du corps caverneux. Il occupe la partie antérieure du périnée.

Peu développé chez l'enfant, le bulbe croît au moment de la puberté, et augmente ensuite progressivement de volume, si bien qu'il est extrêmement développé chez le vieillard. Il est piriforme, à grand axe oblique en haut et en avant, parallèle aux branches ischio-pubiennes et légèrement aplati de haut en bas. La petite extrémité, tournée en avant, se continue directement avec la partie postérieure du corps spongieux. L'extrémité postérieure ou tête est hémisphérique, et s'avance sur la face inférieure du périnée, s'étendant plus ou moins loin vers le rectum suivant le volume du bulbe.

Une dépression médiane antéro-postérieure, à laquelle Kobelt attache une importance excessive, la divise en deux parties symétriques. Cette dépression est due au noyau fibreux central du périnée et se prolonge le long de la face inférieure du corps spongieux; en arrière, cette dépression se prolongerait de même, d'après Barkow, sur la face inférieure du tissu érectile qui recouvre l'urètre membraneux. Cette dépression se prolonge dans l'épaisseur du bulbe sous forme de cloison incomplète. Elle est la manifestation de la duplicité primitive du bulbe de l'urètre. La face postérieure du bulbe ainsi divisé se termine par deux saillies, les hémisphères du bulbe de Kobelt.

Rapports. — La face inférieure est recouverte par la peau, le tissu cellulo-adipeux, l'aponévrose superficielle, le bulbo-caverneux qui naît du raphé et croise obliquement les faces latérales; le feuillet inférieur de l'aponévrose moyenne.

La face supérieure est en rapport d'avant en arrière avec l'angle d'union des racines des corps caverneux, puis avec la face inférieure de l'urètre qui la sépare du ligament transverse du pelvis. En arrière de celui-ci, elle est en rapport avec le sphincter strié et plus loin repose sur le muscle transverse profond du périnée. Les glandes de Méry ou de Cowper viennent se placer dans l'angle que forment la face supérieure et la face postérieure du bulbe. Leurs canaux excréteurs traversent la portion la plus élevée du bulbe.

L'extrémité postérieure du corps spongieux répond au transverse superficiel et au raphé médian. Chez l'adulte, un intervalle de 12 à 15 mm., rempli par un tissu cellulo-fibreux, la sépare du rectum et du sphincter externe de l'anus. Chez le vieillard, le bulbe peut être assez développé pour venir au contact de l'anus et du rectum. On comprend dans ces conditions que la taille prérectale de Nélaton côtoie le bulbe et qu'on ne puisse éviter sa blessure qu'en le décollant et en le refoulant en avant. Cette extrémité est recouverte par la partie postérieure du bulbo-caverneux. Le corps spongieux occupe l'étage moyen du périnée, mais vient faire saillie dans l'étage inférieur. Les bords latéraux croisent obliquement les plans aponévrotiques de la région : le feuillet inférieur de l'aponévrose moyenne vient se fixer sur ses bords latéraux. C'est par son bord que le bulbe reçoit l'artère bulbeuse ou transverse profonde du périnée, source importante d'irrigation du corps spongieux.

L'extrémité antérieure du corps spongieux, arrivée au niveau de la base du gland, s'aplatit de haut en bas et s'étale. Elle ne tarde pas à être pénétrée par les lamelles fibreuses qui, nées de la face inférieure et du sommet du corps caverneux, rayonnent dans le gland pour former sa charpente. Le corps spongieux est ainsi divisé en deux parties : 1° une mince couche vient former une gaine mince à l'urètre (fig. 127, 2); elle est recouverte par deux lames fibreuses descendant du corps caverneux (fig. 127, 1), qui viennent s'unir au-dessous du méat pour former un noyau fibreux, noyau fibreux sous-urétral, auquel vient aboutir d'autre part le frein du prépuce; 2° une couche assez épaisse qui s'étale au-dessous de l'urètre, puis s'amincit, devenant entièrement fibreuse et aboutit au noyau fibreux sous-urétral. Latéralement cette couche communique largement avec le gland qui en est cependant bien distinct.

Structure. Configuration intérieure. — Le corps spongieux est parcouru par le canal de l'urètre. Sur une coupe transversale passant par la partie moyenne du corps spongieux, on constate que l'urètre présente la forme d'une fente horizontale, plus rapprochée de la paroi supérieure, et qu'il est enveloppé de toutes parts par le tissu caverneux du corps spongieux.

Sur une coupe antéro-postérieure on remarque que l'urètre pénètre dans le corps spongieux en avant du bulbe, en formant avec le corps spongieux un angle très aigu ouvert en arrière; de sorte que la gaine spongieuse est plus longue sur la face inférieure que sur la face supérieure. Toute la portion de tissu caverneux situé en arrière de l'urètre appartient au bulbe. Pendant l'enfance et l'adolescence le calibre de l'urètre est régulier. Avec l'âge sa paroi postérieure se déprime et forme un cul-de-sac saillant dans le bulbe, le cul-de-sac du bulbe.

Le corps spongieux est formé d'une enveloppe et de tissu caverneux.

L'*enveloppe* ou *albuginée* est une fibreuse mince; son épaisseur est de 0 mm. 2; le tissu conjonctif qui la constitue est dense, formé de fascicules orientés en tous sens, mais où domine la direction circulaire. Au tissu conjonctif s'ajoutent des fibres élastiques nombreuses. Cette richesse en fibres élastiques permet de distinguer immédiatement l'albuginée du corps spongieux de celle du corps caverneux : elle permet au corps spongieux de se prêter aux modifications brusques de calibre présentées par l'urètre, surtout au moment de l'éjaculation. Des fibres musculaires, lisses, nombreuses, existent à la face profonde de l'albuginée; elles représentent la continuation des fibres lisses de la paroi de l'urètre membraneux.

Le *tissu caverneux* est constitué par des travées circonscrivant des mailles. Les travées se détachent de la face profonde de l'albuginée et se dirigent vers l'urètre, entre-croisées en divers sens. Elles sont formées de fibres conjonctives et de fibres musculaires. Les mailles sont polygonales, allongées dans le sens antéro-postérieur au niveau de la partie principale du corps spongieux, isodiamétrales dans le bulbe; elles sont petites au-dessous de l'albuginée, dans la partie antérieure du corps spongieux et le long de l'urètre, plus grandes dans les parties intermédiaires.

Artères. — Les artères sont fournies : 1° par la transverse du périnée ou bulbo-urétrale qui, née de la honteuse, se porte transversalement en dedans, pénètre dans la face supérieure du bulbe; 2° par l'artère urétrale, branche spéciale exclusivement destinée au bulbe, et 3° par des branches de la dorsale de la verge. Les rameaux qui, au nombre de 8 ou 10, se détachent de la dorsale, courent sur les faces latérales de la verge et viennent se terminer en s'anastomosant dans le corps spongieux entre eux et avec la bulbo-urétrale. Ils prolongent ainsi la bulbo-urétrale jusqu'à la base du gland.

Gland. — J'ai décrit, en étudiant la conformation extérieure de la verge, la configuration extérieure du gland; j'étudierai donc ici seulement les connexions du gland avec les parties profondes et sa structure.

[*DELBET.*]

Le gland a été comparé assez exactement au chapeau d'un champignon fixé sur son pédicule près du bord (Charpy). Il est constitué par la réunion de parties d'origine différente : 1° par l'extrémité antérieure des corps caverneux, effilée et devenue fibreuse; 2° par l'extrémité antérieure du corps spongieux, entourant l'urètre jusqu'au méat; 3° par une formation érectile nouvelle, le tissu glandaire qui se présente sous l'aspect d'une lame épaisse de 5 à 6 millimètres enveloppant l'extrémité des corps caverneux et des corps spongieux et recouvrant les faces dorsale et latérale du gland. Le tissu glandaire ne fait défaut que sur la ligne médiane au-dessous du méat. Il existe là une lame fibreuse médiane dépendant du corps spongieux qui unit les deux extrémités du gland. C'est le ligament médian du gland (fig. 125 et 127).

Une muqueuse recouvre ces diverses parties.

La *muqueuse* qui tapisse la surface du gland est une muqueuse dermo-papillaire; sa coloration est rose blanc à l'état de repos, rouge vif pendant l'érection. Sa surface est finement granuleuse; elle présente au niveau de son bord postérieur une série d'élévations papillaires disposées parallèlement à la couronne et visibles à l'œil nu; ces papilles présentent jusqu'à 1 millimètre de diamètre. En avant de ces grandes papilles il en existe d'autres plus fines qui rayonnent en se portant vers le méat. — Krause y a décrit des corpuscules terminaux spéciaux.

L'épithélium de la muqueuse est un épithélium stratifié à plusieurs couches, il n'est en somme qu'un prolongement de l'épithélium cutané. Le derme de la muqueuse est formé par un tissu conjonctif mélangé de fibres élastiques. Il rappelle par sa structure l'albuginée du corps caverneux.

Au gland seraient annexées les *glandes* dites de *Tyson*. Elles ont été décrites par ce dernier auteur en 1680 sur l'orang-outang et appelées par lui glandes odorifères (Sappey, *Anat. génér.*, 1894, p. 756). L'auteur n'en donnait d'ailleurs aucune description. Ces glandes furent signalées de nouveau par Cowper, puis par Littre (*Hist. de l'acad. roy. des sciences*, 1700, p. 307), par Duverney (*Œuvres anat.*, Paris, 1706), Desnoues (Rome, 1706). Elles ont été admises par Fritche, Burkhardt et par la plupart des classiques. Kolliker les décrit comme des glandes inconstantes, peu nombreuses, présentant la structure des glandes sébacées. Récemment encore (*Anat. Anzeiger*, 1897, p. 7), il affirmait leur existence.

Contrairement aux auteurs précédents, Morgagni, Haller, Valentin, Thomsa, Finger (*Kaiserl. Acad. der Wissenschaft.*, Vienne, 1884, V, 90), Bergonzini, Stieda n'ont jamais rencontré de dépression glandulaire présentant une disposition spéciale. Sprunk (Th. de Kœnigsberg, 1897), après avoir examiné 300 pénis d'hommes adultes sans rencontrer une seule glande de Tyson, déclare que ces glandes n'existent pas.

En réalité les glandes de Tyson ont été surtout admises pour expliquer l'existence du smegma preputialis; en examinant les coupes publiées par les auteurs qui ont étudié cette question, il est facile de se convaincre qu'il n'existe au niveau même du gland aucune formation glandulaire. On a pris pour des glandes des papilles (Littre) ou bien des dépressions inter-papillaires. En arrière de la couronne et sur le feuillet muqueux du prépuce il existe au contraire des glandes, mais ces glandes n'ont rien de spécial à la région. Ce sont des glandes sébacées, atrophiées et rudimentaires.

C'est le produit de ces glandes auquel se joint une abondante desquamation épithéliale qui forme le smegma preputialis destiné à lubréfier la surface du gland.

Espaces vasculaires. — Le tissu vasculaire du gland, à la formation duquel concourent les corps caverneux, le corps spongieux et le tissu propre du gland, est traversé par des travées fibreuses qui rayonnent autour d'une lame horizontale placée immédiatement au-dessus du méat, le noyau fibreux central du gland. Cette lame est constituée par l'extrémité antérieure de l'albuginée des corps caverneux modifiés. Du noyau fibreux central, de la face latérale des lames qui entourent le méat partent des travées qui rayonnent autour de cette masse fibreuse comme centre. Ces travées émettent à leur tour des prolongements latéraux et ainsi se trouvent formées des séries de cloisons d'autant plus nombreuses et d'autant plus minces qu'on se rapproche davantage de la superficie du gland. Les espaces circonscrits par ces travées et dans lesquels circule le sang, forment les aréoles du gland.

Le sang arrive dans les aréoles par la dorsale de la verge. Celle-ci se divise en branches nombreuses et fines qui forment dans les travées un réseau extrêmement abondant. Elles viennent s'ouvrir dans les aréoles comme dans les espaces caverneux, mais sans présenter jamais le caractère des artères hélicines. Les aréoles elles-mêmes, très minces et irrégulières, tapissées d'un épithélium vasculaire, ressemblent plus à un plexus veineux irrégulier qu'à un véritable tissu caverneux.

Les aréoles du gland communiquent largement, latéralement avec les aréoles du corps spongieux et du corps caverneux. Ruysch (*Opera omnia, obs. c*, t. I, p. 93. Amsterdam, 1737), ayant remarqué qu'en injectant les corps spongieux ou les corps caverneux la masse pénétrait aisément dans le gland, avait conclu que le gland était une émanation des corps caverneux et des corps spongieux, la partie profonde étant constituée par les corps caverneux et l'écorce par un prolongement du corps spongieux. Jusqu'à ces temps derniers il fut classique de décrire le gland comme formé par un renflement antérieur du corps spongieux. Jarjavay (*Recherches anat. de l'urètre de l'homme*, p. 71. Paris, 1856) et Charpy (*Org. génit.-urin.*, p. 175. Toulouse, 1890), se basant sur le résultat de leurs dissections, estiment qu'arrivé au niveau du gland le corps spongieux se partage en deux faisceaux latéraux qui se prolongent le long de l'urètre vers le méat, puis se réfléchissent en arrière et en haut, formant deux demi-coques anastomosées sur la ligne médiane.

Je me contenterai de faire remarquer que, d'une part, la structure du gland diffère à plus d'un titre de celle du corps caverneux; d'autre part l'étude de coupes transversales sériées montre nettement le gland distinct des corps caverneux et spongieux (voy. fig. 127). Cette vue anatomique est confirmée par l'embryologie. Les travaux de Rœtterer (Note sur la valeur morphologique du gland des mammifères. *Arch. Soc. biol.*, Paris, 1890, p. 107), basés sur l'embryologie, l'histologie et l'étude de certaines malformations, ont établi l'indépendance relative du gland et montré que cet organe est constitué, ainsi que nous l'avons décrit : 1° par une *partie centrale* dans la constitution de laquelle entrent l'extrémité antérieure des corps caverneux et du corps spongieux, et 2° par une *partie périphérique*, le gland proprement dit, qui peut être considéré

[DELBET.]

comme l'extrémité antérieure des enveloppes de la verge modifiées et vascularisées.

Vaisseaux et nerfs. — La verge présente un réseau vasculaire superficiel et un réseau vasculaire profond. Le réseau superficiel nous est connu (voy. *Enveloppes*), nous décrirons donc uniquement le réseau profond. Il est situé tout entier au-dessous du fascia penis.

Artères. — Les artères proviennent toutes de la honteuse interne. Cette artère envoie au bulbe du corps spongieux l'artère transverse profonde du périnée ou bulbo-urétrale, branche volumineuse qui représente presque une bifurcation de l'artère, puis l'urétrale. Plus loin elle donne la dorsale de la verge, qui envoie à la partie moyenne du corps spongieux des branches contournant les parties latérales des corps caverneux.

Au corps caverneux, l'artère honteuse interne donne l'artère caverneuse qui pénètre par sa partie supérieure et interne. L'artère dorsale de la verge est presque tout entière destinée à cet organe; elle pénètre dans la verge au-dessous du ligament suspenseur, suit le sillon dorsal de la verge au-dessous du fascia penis, séparée de l'artère homonyme par la veine dorsale profonde. Chemin faisant, elle donne quelques rameaux aux corps caverneux, puis 6 ou 10 rameaux qui se portent obliquement en bas et en dehors et contournent les corps caverneux pour se rendre aux corps spongieux. Parvenue au niveau de la base du gland, elle se divise en deux rameaux : l'interne s'anastomose sur la ligne médiane avec le rameau homologue du côté opposé; l'externe longe la couronne du gland, émet des branches qui pénètrent dans cet organe et se terminent dans la partie antérieure du corps spongieux.

Veines. — Les veines font suite aux aréoles du tissu caverneux et aux capillaires nourriciers des trabécules.

Nées du gland, les veines se portent en arrière et forment dans le sillon balano-préputial un plexus rétro-balanique droit et gauche. Ces plexus se portent en haut et en arrière et convergent pour former la veine dorsale profonde. Celle-ci chemine dans le sillon dorsal au-dessous du fascia penis, médiane et impaire. Cette région est une des rares dans l'économie où il existe une veine unique, cotoyée par deux artères. La veine dorsale reçoit des affluents de la partie antérieure des corps spongieux et caverneux : les veines supérieures du corps caverneux, veines qui sortent de ce dernier en perforant la paroi supérieure et aboutissent presque immédiatement à la dorsale; des rameaux latéraux qui contournent les corps caverneux parallèlement aux artères et reçoivent le sang de la face inférieure du corps caverneux et supérieure du corps spongieux (veines circonflexes de Kohlrausch). La veine dorsale, devenue alors très volumineuse, passe entre les faisceaux du ligament suspenseur, puis s'engage sous le ligament sous-pubien entre lui et le ligament transverse du pelvis et vient se jeter dans le plexus de Santorini.

En dehors de la veine dorsale quelques troncs veineux, nés de la partie postérieure du bulbe et de la face inférieure de la portion juxta-bulbaire du corps spongieux ainsi que de la partie postérieure du corps caverneux, se portent directement en arrière vers le périnée et se divisent en deux groupes. L'un se jette dans le plexus de Santorini, l'autre forme une des origines de la veine honteuse interne.

Le système veineux profond communique par de nombreuses anastomoses avec le système superficiel, notamment au niveau du gland et au niveau de la symphyse : ces veines sont valvulées. Tous les auteurs font remarquer que la verge comme les membres présente deux réseaux veineux, l'un superficiel et l'autre profond. Dans l'un et l'autre cas cette disposition est due à l'inextensibilité de l'enveloppe fibreuse qui rend nécessaire l'existence de voies de décharge. Elle se lie, en outre, à la richesse nerveuse et à l'abondance des corpuscules tactiles.

Lymphatiques. — Les lymphatiques naissent du gland où ils forment un réseau superficiel intra-muqueux à lames étroites et un réseau sous-muqueux à mailles larges. Ils se portent vers le sillon rétro-balanique en formant sur les côtés du frein un réseau décrit par Panizza. Ces réseaux convergent vers la face supérieure de la verge et donnent naissance aux lymphatiques dorsaux profonds de la verge. Ce tronc souvent double, ou souvent constitué par deux canaux entre-croisés en X, suit le trajet de la veine dorsale à laquelle il est immédiatement accolé. Arrivé devant la symphyse il se divise en deux racines qui vont se terminer dans le ganglion lymphatique le plus élevé du groupe interne des ganglions inguinaux. Parfois ce lymphatique ne se bifurque pas, il se jette tout entier dans les ganglions droits ou gauches, le plus souvent à gauche. Les travaux de G. Marchant ont montré que les vaisseaux lymphatiques du gland et de la verge se pelotonnent ou présentent des flexuosités en rapport avec les modifications de volume de l'organe.

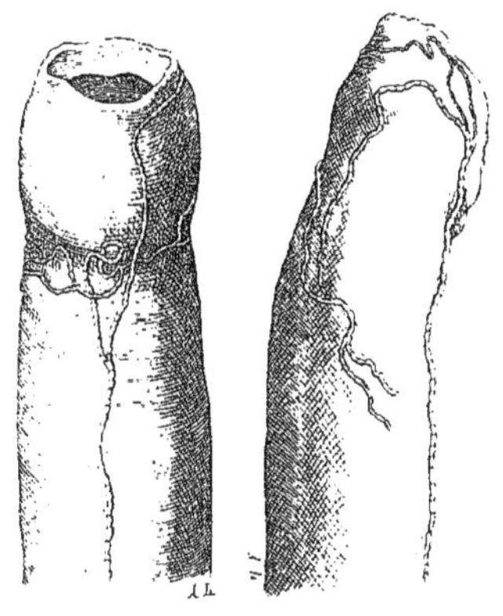

Fig. 128. — Lymphatiques du prépuce et du gland (d'après Gérard Marchant).

Anomalies. — On a observé l'*absence vraie* du pénis (Revolat, Demarquay, Nélaton) : l'urine s'écoule alors par l'ombilic ou le rectum. Il existe, en outre, une anomalie caractérisée par l'*absence apparente* de verge. L'urine s'écoule d'une dépression prépubienne limitée par un bourrelet cutané circulaire se continuant presque sans transition avec la peau des régions voisines. La verge atrophiée est cachée sous les téguments. Monod et Brun appellent ces cas : atrophie congénitale du pénis. Mocquot en a publié un cas intéressant (*Société anat.*, avril 1904).

Volpe a observé un cas de verge double (*il Policlinico*, 1903). Gronanez, un cas de verge palmée (*Revue médicale de Suisse romande*, 1900, XX, 390). La palmature est de règle dans l'hypospadias.

TISSU ÉRECTILE

Le tissu érectile est un tissu composé de mailles vasculaires enfermées dans une enveloppe fibro-élastique. Ces mailles circonscrivent des aréoles dans lesquelles le sang peut affluer brusquement. Sous cette influence le tissu érectile devient dur et turgide.

L'enveloppe fibro-élastique est indispensable au phénomène de l'érectilité : par sa réaction sur le contenu elle provoque la rigidité. Là où elle manque et où les espaces vasculaires existent seuls, le tissu est caverneux, non érectile.

Chez l'homme, le corps caverneux et le corps spongieux sont des organes érectiles. Le gland est un organe caverneux. Il ne faut donc pas assimiler le gland aux autres formations vasculaires de la verge ; cette indépendance est d'ailleurs démontrée par l'embryologie. Retterer a reconnu que le tissu propre du gland était formé par les tuniques fibreuse et cutanée de la verge transformées.

Le tissu érectile se rencontre chez les animaux (crête et caroncule du coq, pintade, dindon, organes génitaux des mammifères).

Vu sur une coupe à un faible grossissement, le tissu caverneux apparaît constitué par un réticulum de travées anastomosées en tous sens. Ces travées circonscrivent des loges, dites aréoles du corps érectile. Une enveloppe enferme ces parties. Dans les aréoles circule le sang amené par les artères, recueilli par les veines.

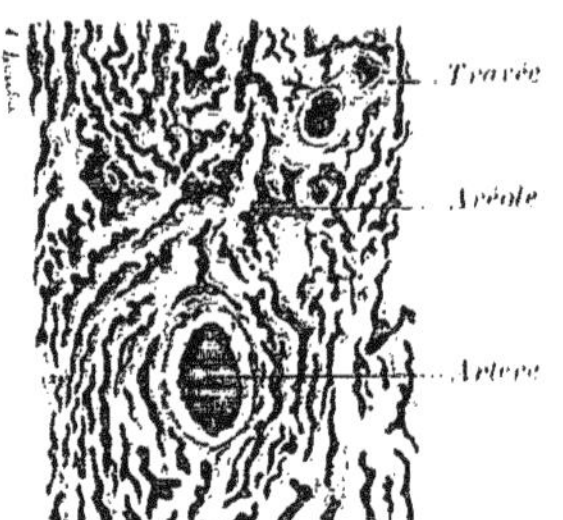

Fig. 129. — Tissu érectile, au repos.

Travées. — Les travées forment des colonnettes irrégulièrement disposées, mais rayonnant d'une manière générale de la périphérie vers le centre auquel elles aboutissent par un trajet sinueux. Des travées principales partent des travées secondaires qui viennent s'unir aux travées principales et secondaires voisines, et circonscrivent avec ces dernières des mailles irrégulières.

Aréoles. — Les aréoles forment des séries de logettes, les superficielles aplaties parallèlement à la surface, les profondes polygonales : elles sont plus développées au centre qu'à la périphérie au moins dans le corps caverneux. Chaque aréole communique largement avec les aréoles voisines, si bien qu'une injection poussée dans l'une d'elles remplit immédiatement la totalité de l'organe.

L'aspect des travées et des aréoles diffère d'ailleurs suivant le moment où l'on examine l'organe.

Au repos, les mailles ne contiennent qu'une faible quantité de sang, les travées sont larges et occupent une surface plus étendue que les espaces lacunaires. Pendant l'érection le sang afflue dans les espaces vasculaires et les distend. Le corps érectile augmente de volume, les mailles semblent énormes, les travées sont réduites à de minces filaments.

Enveloppe. — L'enveloppe est une membrane fibro-élastique épaisse de 1 à 2 millimètres dans le corps caverneux.

La face externe se met en contact avec les organes voisins et peut donner insertion aux fibres musculaires des muscles striés annexés au corps érectile. La face interne donne

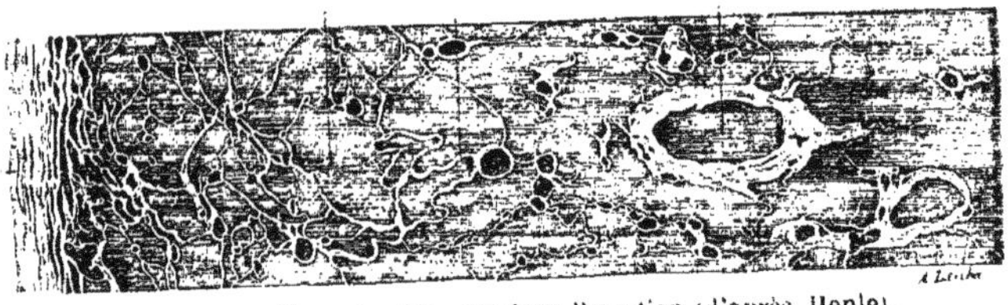

Maille Travée Artère

Fig. 130. — Tissu érectile, pendant l'érection (d'après Henle).

insertion aux trabécules qui limitent les aréoles. La cloison des corps caverneux est une dépendance de l'enveloppe.

Structure. — Les *travées* présentent une structure variable suivant l'espèce animale et le point considéré. Uniquement fibro-élastiques chez le taureau (Legros) et la baleine (Sappey), fibro-élastiques et musculaires chez le cheval, l'éléphant, etc., elles renferment chez l'homme, en parties à peu près égales, du tissu fibro-élastique et des fibres musculaires lisses. L'existence de ces dernières, soupçonnée par Valentin, a été nettement établie par Kölliker et par Sappey. Cadiat a remarqué que les fibres musculaires forment des colonnes musculaires épaisses qui font saillie dans l'intérieur des aréoles. Rœtterer, insistant sur ce point, a montré que les fibres formaient aux aréoles comme une deuxième paroi interposée entre la paroi conjonctive propre de l'aréole et la couche élastique, et regarde les fibres musculaires comme dépendant non des travées, mais du système vasculaire et remarque qu'elles présentent la même disposition que dans les artères. Les fibres musculaires sont généralement un peu plus abondantes dans le corps spongieux que dans le corps caverneux, et dans les grandes lacunes que dans les petites. Dans le corps caverneux, il existe à la périphérie des travées purement fibro-élastiques remarquables par leur résistance.

Les *aréoles* sont de simples lacunes tapissées par un endothélium. Cet endothélium a été bien mis en évidence par Legros à l'aide des imprégnations de nitrate d'argent. Il est formé de cellules pavimenteuses minces, à bords irréguliers sans stratification, constituant une surface ininterrompue : elles ont de 35 à 60 μ; elles ont une forme assez régulière, plus étroites et plus allongées sur les fines trabécules (Legros).

Les anatomistes ont longtemps discuté la valeur des aréoles. Cuvier, Kölliker, Cruveilhier, Langer, Kobelt, Jarjavay, Frey regardaient les mailles comme faisant partie du système veineux. La membrane lisse qui les tapisse était pour eux un prolongement de l'endoveine. La nature de l'épithélium qui tapisse les mailles, l'étude du développement (Nicolas) montrent qu'il s'agit non pas de veines, mais, ainsi que l'ont établi Robin et Legros, de capillaires énormément dilatés.

Enveloppe. — L'enveloppe est une membrane fibro-élastique dont la structure varie dans le corps spongieux et le corps caverneux.

Sur le corps spongieux, la membrane d'enveloppe est formée de fibres lamineuses mélangées de fibres élastiques. Sa face profonde est en outre doublée de fibres musculaires lisses éparses, affectant : les plus superficielles, une disposition circulaire plus ou moins régulière; les profondes, une disposition longitudinale plexiforme. Ces fibres, qui ne sont jamais disposées d'une manière assez régulière pour constituer des couches superposées et distinctes, doivent être regardées avec Quénu comme les fibres musculaires lisses de la paroi urétrale dissociées et refoulées à la périphérie par les lacunes vasculaires du tissu érectile.

L'enveloppe du corps caverneux est formée d'après Sappey, de faisceaux conjonctifs entre-croisés; d'après Klein cependant, il existerait en outre, mélangées aux fibres conjonctives, de nombreuses fibres élastiques et musculaires; ces différents éléments seraient répartis sur deux couches : une externe longitudinale, une interne circulaire; il existerait enfin une couche de fibres lisses extérieures à l'albuginée.

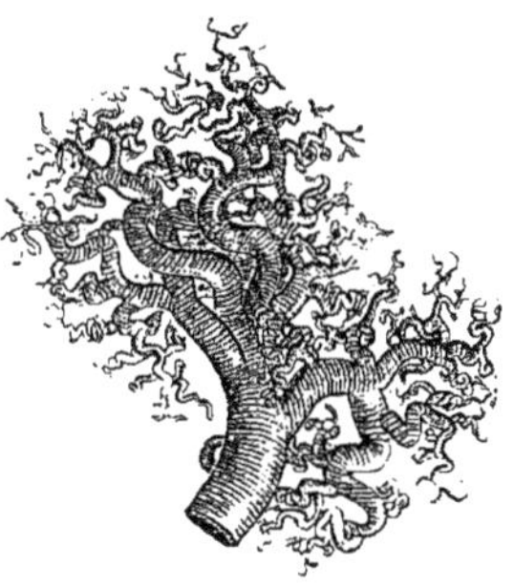

FIG. 131. — Artères hélicines des organes érectiles du porc (d'après Rouget).

Vaisseaux. — Nous avons vu (voy. Verge) l'origine des vaisseaux artériels qui irriguent les corps caverneux. Les artères perforent obliquement l'enveloppe fibreuse et s'engagent dans les mailles du tissu aréolaire. Dans cette première partie de leur trajet elles ne sont jamais à nu dans les lacunes vasculaires, mais recouvertes par le tissu conjonctif et musculaire des travées et l'épithélium qui les recouvrent. Ces artères sont formées par une lame élastique interne, tapissée sur sa face profonde par un endothélium vasculaire et sur leur face externe d'une couche musculaire développée. Les plus volumineuses possèdent même des fibres longitudinales qui facilitent leur retrait quand cesse l'érection. Après un court trajet, ces artères donnent deux groupes de branches; les unes restant dans la travée, se divisent bientôt en capillaires : elles ont la signification et la valeur des capillaires des autres organes, ce sont les artères nutritives. Les autres viennent s'ouvrir dans les aréoles vasculaires, ce sont les artères fonctionnelles.

Ces dernières ont une disposition spéciale : elles ne se divisent pas en rameaux dichotomiques, mais s'épanouissent en petits bouquets artériels qui se détachent au nombre de 3 à 10 d'un court pédicule commun. Ces artères sont les *artères hélicines*. Johann Müller le premier a reconnu que ces branches naissent des artères sous forme de bouquet. Cinq à six branches se détachent du même point : elles présentent ensuite un trajet spiroïde (Muller) ou hélicoïdal (Sappey). Leur longueur est de 400 à 500 μ et leur diamètre de 100 à 300 μ. Leur disposition leur a fait donner le nom d'artères hélicines, elle paraît s'être constituée par suite de l'ampliation des vaisseaux au moment de l'érection. Niées par Barkow, par Valentin pour lequel elles n'existeraient qu'au niveau de la racine des corps caverneux, ces artères ont été retrouvées par Rouget en 1858, par Langer en 1863, par Hyrtl, et leur existence est aujourd'hui hors de doute. Ces vaisseaux possèdent une tunique élastique et une épaisse tunique de fibres musculaires circulaires. Henle a décrit dans leurs parois des diverticules en cæcum (*Anat.*, t. II, p. 420). Mais l'examen des figures de Henle laisse supposer qu'il s'agit là d'un plissement de la paroi interne sous l'influence de la rétraction du vaisseau.

Ces artères forment des bouquets dont les branches spiroïdes s'enlacent et s'entre-croisent en formant de véritables pelotons vasculaires (fig. 131). Cette disposition s'observe aisément même sur des pièces fraîches et non injectées : il n'y a donc pas là, comme le voulaient Valentin et Langer, un artifice de préparation. C'est dans le tissu érectile que ces artères se montrent le mieux développées, mais on observe également, d'après Rouget, des artères hélicines dans certaines parties de la prostate et des vésicules séminales, l'épididyme, le testicule; il en existerait même dans certains vasa vasorum (Gimbert).

[DELBET.]

Comment les artères entrent-elles en communication avec les aréoles caverneuses? Müller, après avoir admis que les artères hélicines s'ouvraient dans les aréoles, revint sur sa description, et les regarda comme se terminant en culs-de-sac clos. Valentin, pour lequel les artères hélicines n'existent pas, admettait que les artères se dilataient progressivement pour s'ouvrir à plein canal dans les aréoles de petit volume, celles-ci venant s'ouvrir d'autre part dans les aréoles plus volumineuses. Valentin admettait des touffes vasculaires. Langer et Rouget constatèrent qu'il existe sur les rameaux spiroïdes de l'artère hélicine des bouquets de diverticules. Rouget reconnut que ces diverticules, après avoir traversé les trabécules en s'anastomosant, finissent par s'ouvrir à leur surface par un orifice en forme de fente évasée. Avec Stilling, avec Stein, avec Eckhard, on revient à l'opinion primitive de Müller.

Chez le chien et le cheval, Eckhard a vu les artères parvenues sous l'enveloppe périphérique donner naissance au bouquet vasculaire. Les branches de ce bouquet se terminent par des boutons terminaux, reliés aux parois des aréoles par de fins tractus conjonctifs. Au sommet des boutons terminaux se trouve un orifice punctiforme ou pore circulaire pour Eckhard, en Y pour Stilling: c'est par cet orifice que le sang s'échappe et passe dans les aréoles. L'artère est fortement musclée jusqu'au niveau du pore : là, la tunique musculaire cesse brusquement. Il en résulte à ce niveau l'apparence d'un sphincter. A l'état de repos le pore est fermé par le sphincter. C'est seulement au moment de l'érection qu'il s'ouvre, d'une part, par paralysie vaso-motrice du sphincter, d'autre part, par contraction des fibres longitudinales.

Toutefois nous avons vu plus haut que la cessation des fibres musculaires au niveau du pore n'est pas générale, puisque certaines aréoles ont un revêtement musculaire.

Veines. — Après avoir parcouru les aréoles centrales, le sang gagne les aréoles périphériques plus petites; il est recueilli alors par des vaisseaux veineux à trajet sinueux : ceux-ci s'unissent par groupes, reçoivent le sang des capillaires de nutrition et forment les veines émergentes qui, après avoir traversé l'enveloppe, ramènent le sang dans la circulation générale.

Lymphatiques. — Les lymphatiques paraissent manquer dans les parois alvéolaires. D'après Nicolas, les auteurs n'en font pas mention.

Nerfs. — Les nerfs ont été récemment étudiés par Sclavunos (*Anat. Anzeiger*, 1894, 46). Conformément à l'opinion de Frey, cet auteur a constaté que ces nerfs sont les uns myéliniques, les autres amyéliniques. Les nerfs amyéliniques accompagnent les vaisseaux, les nerfs myéliniques viennent du dorsal de la verge.

Dans le corps caverneux, les rameaux venus du nerf dorsal profond se rendent à l'albuginée et s'y terminent. D'autres filets venus des mêmes nerfs et du plexus caverneux pénètrent dans les trabécules, se divisent en fins rameaux formant de véritables plexus autour des trabécules. Ces nerfs sont souvent onduleux ou coudés, ils se terminent soit dans les trabécules, soit dans la couche sous-endothéliale par des boutons terminaux et par des extrémités libres.

La plus grande partie de ces nerfs est destinée aux fibres musculaires des trabécules et des aréoles.

Dans les corps spongieux la disposition générale est la même. Les nerfs viennent surtout du nerf dorsal.

Dans le gland on voit les nerfs venus du nerf dorsal se diviser bientôt en branches fines, ils gagnent les trabécules et s'y anastomosent en plexus. Les filets se terminent, dans les trabécules et immédiatement au-dessous de l'épithélium des lacunes généralement, par des boutons terminaux. Quelques-uns de ces filets gagnent la couche sous-épithéliale du gland. Sclavunos les a vus se terminer par des boutons (Ruffini) ou corpuscules génitaux répondant au type décrit par Dogiel, mais sans pouvoir nettement préciser leur disposition.

Les nerfs parvenus dans la couche sous-épithéliale forment des plexus et émettent des branches qui se terminent dans l'épithélium entre les cellules, mais sans s'anastomoser en plexus comme l'a dit Dogiel; on trouve enfin dans les nerfs du corps caverneux, du gland et du prépuce un certain nombre de cellules nerveuses rudimentaires.

Verge. — Stein. *New York medic. Journ.*, 1872. — Cadiat. *Journ. de l'Anat. et de la Physiol.* Paris, 1883. — Tourneux, in *Thèse d'agrégation* de Debierre. Paris, 1883. — Nicolas. *Thèse d'agrégation*. Paris, 1886. — Monod et Brun. *Diction. encyclop. des Sciences médic.*, article « Pénis ». — Frey. *Arch. f. Anat. u. Physiol.*, 1880. — Stieda. Ueber die vermeintlichen Tysonischen Drüsen. *Anat. Anzeiger*, Ergänzungsheft, Bd. XIII, 1897, n° 6. — Kölliker. Ueber die Tysonischen Drüsen des Menschen. *Anat. Anzeiger*, Ergänzungsheft, Bd. XIII, 1897, n° 7; — *Verhandl. Anat. Gesellsch.*, II. Vers., p. u. 8. — Julius Tandler. Zur Frage der Tysonischen Drüsen. *Anat. Anzeiger*, Bd. XIV, 1899, n° 8. — Finger, *Sitzungsberichte der Wien. Akad.*, 1885. — Rœtterer. *Société de Biologie*, 1887. — *Mémoires de la Soc. de Biol.*, 1890, p. 528, et 1891, p. 116; *Journ. de l'Anat.*, 1892. — Marchand. *Société anatomique*, 1889. — Horowitz et Zeissl. *Verhandl. der deutsch Dermat. Gesellsch.*, Prague, 1889.

Thiéry a décrit sur la valvule préputiale trois petites fossettes en nid de pigeon (*Société anatomique*, 1891). — Janet (Repaires microbiens de l'urètre. *Ann. génito-urin.*, 1901, 900), a également observé de petites dépressions en cul-de-sac sur le limbe préputial.

Tissu érectile. — Cuvier. *Anatomie comparée.* — Kölliker. *Verhandl. der Würzb. Gesellsch.*, Bd. II. 1851. — Tiedemann. *Meckel's Archiv.*, t. II, p. 95. — Stein. *New York med. Journ.*, 1872. p. 595. — Robin. *Soc. de Biol.*, 1864. — Legros. *Thèse de Paris*, 1866; *Journ. de l'Anat. et de la Physiol.*, 1868. — Kohlrausch. *Anat. und Physiol. der Beckenorgane.* — Langer. *Sitzungsb. der Akad. der Wissensch.*, Wien. 1863. — Rouget. *Journ. de Physiol.*, 1858. — Eckhard. *Beiträge z. Anat. und Physiol.*, sept. 1877. — Étienne. *Thèse de Nancy*, 1880. — Duval. *Traité d'histologie*. p. 685. — Stilling. *Die rationelle Behandlung der Harnröhren-stricturen*. Cassel, 1870. p. 18. — Stein. *Monthly Microscop. Journ.*, 1873. p. 16.

PÉRINÉE

Définition. — Le périnée est une cloison musculo-membraneuse qui forme la paroi inférieure de la grande cavité abdominale. Il est traversé en avant par l'urètre auquel est annexée chez l'homme la prostate; en arrière par le rectum, qui vient déboucher à la peau en formant l'anus.

Limites. — Le périnée est limité en avant par le pubis, latéralement et en avant par les branches ischio-pubiennes et l'ischion, latéralement et en arrière par les grands ligaments sacro-sciatiques, en arrière par le coccyx et les parties adjacentes du sacrum.

Forme. — Ainsi compris, le périnée a la forme d'un losange assez régulier, à grand axe antéro-postérieur. Il est masqué dans la plus grande partie de son étendue, quand les membres inférieurs gardent leur attitude normale : en avant et latéralement par la racine des cuisses; en arrière et latéralement par les bords des muscles fessiers; il faut, pour le découvrir dans toute son étendue, placer le sujet sur le dos, les cuisses relevées et ramenées sur le ventre. C'est la position que les chirurgiens appellent position de la taille. Le périnée apparaît alors comme une surface plane ou légèrement convexe, qui s'abaisse et se tend sur le vivant pendant l'inspiration, s'élève et s'affaisse légèrement pendant l'expiration.

Le périnée se continue en avant chez l'homme avec la verge qui en constitue une dépendance et que nous avons étudiée précédemment, latéralement avec la racine des cuisses, en arrière avec la région fessière.

Constitution générale du périnée. — Vue d'ensemble. — Un grand nombre de plans musculaires et aponévrotiques concourent à la formation du périnée.

Ces plans sont recouverts superficiellement par la peau et le tissu celluloadipeux sous-cutané; profondément du côté du bassin par le péritoine plus ou moins doublé de graisse. Si on enlève par la dissection chacune de ces couvertures, on constate que le périnée se présente en haut et en bas sous des aspects essentiellement différents.

Vu par sa face supérieure, il forme un plan tendu d'une paroi latérale du bassin à l'autre, entre le coccyx et le pubis. Il est constitué par des muscles aplatis, releveur de l'anus, ischio-coccygien et leurs aponévroses dont le plan continu est perforé sur la ligne médiane : en arrière pour laisser passer le rectum ; en avant pour loger la prostate, l'urètre et leurs dépendances.

Vu par sa face inférieure, le périnée est d'aspect différent en avant et en arrière. En arrière un feuillet cellulo-aponévrotique mince, et, au-dessous de lui, une masse graisseuse comble l'espace qui sépare la peau de la face inférieure du releveur de l'anus, en entourant la partie terminale du rectum; en avant des lames aponévrotiques multiples, associées à des formations musculaires plus ou moins distinctes, viennent former une sorte de diaphragme annexé à l'appareil uro-génital. Une ligne transversale, légèrement concave en arrière, unissant les deux ischions, marque la limite de ces territoires.

Je désigne sous le nom de périnée commun, le plan supérieur, releveur et aponévroses; sous le nom de périnée antérieur la partie du périnée inférieur placée devant la ligne biischiatique : et sous le nom de périnée postérieur, la partie du périnée inférieur placée en arrière de cette ligne.

Périnée commun. — Le périnée commun est essentiellement constitué par le releveur de l'anus, l'ischio-coccygien et les feuillets aponévrotiques qui revêtent ces deux muscles. Il répond à ce que Holl décrit sous le nom de diaphragme pelvien principal. Ce plan musculaire est perforé en avant d'un large orifice, laissant passer le conduit uro-génital. En ce point, le bassin *dépouillé de ses viscères* serait ouvert si, sur un plan plus rapproché de la peau, ne venait se placer une deuxième formation, le plancher ou diaphragme uro-génital, dit encore ligament de Carcassonne, constituant précisément ce que nous avons appelé plus haut le périnée antérieur. J'emploie les termes plancher et diaphragme parce qu'ils sont classiques et commodes; en réalité, il n'y a en dehors du releveur ni plancher ni diaphragme, mais seulement une série d'annexes du tube uro-génital disposés sur un même plan et formant cloison.

Périnée antérieur. — Le périnée antérieur occupe tout l'espace compris entre les branches ischio-pubiennes; comme cet espace, il a la forme d'un triangle. Ce triangle est légèrement échancré en arrière pour loger la partie antérieure du rectum. Son grand diamètre est antéro-postérieur et ne mesure guère que 5 centimètres.

Essentiellement, il est constitué par des aponévroses, des muscles, des vaisseaux et des nerfs; mais il est en outre traversé dans les deux sexes par la partie inférieure de l'appareil génito-urinaire; sur sa face inférieure sont appliqués les appareils de la copulation : bulbe sur la ligne médiane, corps caverneux latéralement. Cette multiplicité d'organes rassemblés dans ce faible espace imprime à la région un cachet de profonde complexité.

Il serait impossible de suivre la description des muscles et des aponévroses si l'on ne connaissait la disposition générale de la région. Je vais donc en donner d'abord une description aussi brève que possible; j'étudierai ensuite successivement les muscles et les aponévroses.

D'après la conception encore classique (1895), le périnée antérieur est constitué de la manière suivante (fig. 132).

La partie essentielle du périnée antérieur est une lame musculo-aponévrotique tendue entre les branches de l'ogive pubienne comme entre deux montants, cette lame est désignée sous le nom de ligament de Carcassonne. Langer a fait remarquer, comme je l'ai dit quelques lignes plus haut, que cette lame vient précisément combler l'espace laissé ouvert en avant par le releveur de l'anus pour les organes génito-urinaires : ayant donné au releveur le nom de diaphragme principal, il désigne le ligament de Carcassonne sous le nom de diaphragme accessoire. Henle lui donne le nom de diaphragme uro-génital, nom impropre à certains égards.

Le diaphragme uro-génital est rigide. Il enserre l'urètre qui le perfore dans sa partie moyenne. Il est formé de deux lames aponévrotiques placées parallèlement l'une au-dessus de l'autre, à un centimètre et demi de distance environ. L'espace qui sépare ces deux lames est rempli par un tissu musculaire strié à disposition complexe.

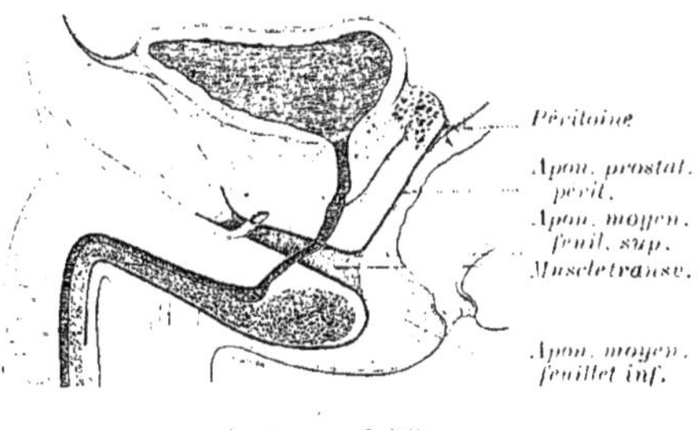

Fig. 132. — Aponévrose du périnée (d'après Denonvilliers).

Latéralement les deux aponévroses s'insèrent à l'interstice de la branche ischio-pubienne. En avant elles se terminent en s'adossant l'une à l'autre et en se continuant avec le ligament sous-pubien, séparées de ce dernier seulement par la veine dorsale de la verge.

En arrière les deux feuillets se séparent. L'inférieur se porte en bas, puis en avant, devient superficiel, marche parallèlement et à distance du plan précédent et se prolonge jusqu'à la verge à laquelle il forme une enveloppe complète. C'est l'*aponévrose superficielle du périnée*. Le supérieur se porte en haut et en arrière et va se jeter sur le cul-de-sac péritonéal qui descend entre la vessie et le rectum, et constitue l'*aponévrose prostato-péritonéale* de Denonvilliers.

Ainsi se trouvent constituées deux loges, l'une inférieure, l'autre supérieure.

La *loge inférieure* s'étend entre le feuillet de dédoublement inférieur de l'aponévrose et la face inférieure du ligament de Carcassonne. Elle renferme la racine du corps caverneux, bulbo-caverneux et transverse superficiel. Fermée incomplètement en haut par le diaphragme uro-génital, elle se continue en avant avec le tissu cellulaire de la verge. La *loge supérieure* renferme la prostate et l'urètre en arrière, le plexus de Santorini en avant.

L'espace compris entre les deux feuillets de l'aponévrose moyenne est décrit parfois sous le nom de loge moyenne du périnée.

Cette conception, encore classique en France, ne répond pas à la réalité des faits.

Le diaphragme uro-génital est constitué non pas par deux lames occupant toute l'ogive pubienne et formant un plan continu, mais par une série de formations, les unes musculaires, les autres aponévrotiques.

On trouve successivement, en allant d'avant en arrière (fig. 133) :

1° Le *ligament sous-pubien*, arcade fibreuse qui double la partie médiane de l'ogive pubienne.

2° Un deuxième trousseau aponévrotique séparé du précédent par une fente de quelques millimètres dans laquelle passe la veine dorsale de la verge : le *ligament transverse du pelvis.* Le bord antérieur de ce ligament se prolonge sous forme de lamelle cellulo-fibreuse au-dessus de la face supérieure de l'urètre, en formant la lame sus-urétrale. Son bord postérieur se prolonge en remontant devant la prostate, lame préprostatique.

3° Derrière ce feuillet on voit passer l'urètre ou mieux l'appareil génito-urinaire, car la disposition est la même dans les deux sexes. L'appareil génito-urinaire est entouré de plans musculaires et aponévrotiques qui lui sont annexés.

4° Derrière l'appareil génito-urinaire, c'est-à-dire derrière l'urètre chez l'homme, derrière la vulve et le vagin chez la femme, mais seulement en ce point, il existe une lame transverse musculo-aponévrotique. Cette lame tendue entre les deux ischions est formée par un muscle, le transverse profond, compris entre deux aponévroses. Le feuillet aponévrotique supérieur est un feuillet mince qui recouvre le transverse profond. Le feuillet aponévrotique inférieur très développé adhère en arrière et surtout sur la ligne médiane à un carrefour aponévrotique, le noyau central du périnée, et se prolonge en avant sur la face postérieure de l'urètre; c'est ce feuillet qui en réalité constitue la vraie aponévrose moyenne du périnée.

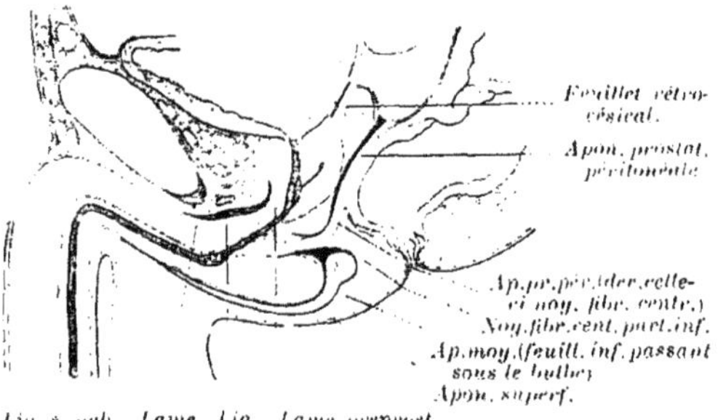

FIG. 133. — Plancher périnéal (coupe médiane).

L'espace laissé en blanc entre la partie postéro-inférieur de la prostate et l'aponévrose prostato-péritonéale correspond au noyau fibreux central.

Dans le périnée ainsi compris, il n'existe donc pas de loge à proprement parler, mais plutôt des étages.

Périnée postérieur. — Le périnée postérieur comprend, outre le rectum, l'ensemble des parties molles situées entre la peau en bas et le releveur de l'anus en haut.

Il est limité, latéralement par le bord inférieur des ligaments sacro-sciatiques, en arrière par le coccyx, en avant par le bord postérieur des transverses superficiels et profond du périnée. Son centre est occupé par le rectum. De chaque côté du rectum, il existe un espace : Richet l'appelle espace pelvi-rectal inférieur; il faudrait mieux lui donner celui de péri-anal ou fosse ischio-anale. Verticalement, cet espace s'étend de la peau à la face inférieure du releveur. Étroit dans le sens transversal, allongé dans le sens antéro-postérieur, cet espace a l'aspect d'un prisme à base inférieure cutanée. Son sommet se prolonge jusqu'au niveau du point où le releveur de l'anus rencontre les parties latérales du pelvis.

Sur une coupe antéro-postérieure, juxta-médiane, on voit que cet espace se prolonge en avant au-dessus du transverse profond, entre lui et le releveur de l'anus jusque sur le côté de la prostate ; en arrière il s'étend jusqu'au-devant du grand ligament sacro-sciatique. Cette région est séparée de la peau par une mince aponévrose.

Tout cet espace est rempli d'une graisse molle, traversé par des vaisseaux et des nerfs peu nombreux. Dans son ensemble il a bien, ainsi que le dit M. Richet, la forme d'un chapeau de gendarme, placé de champ de chaque côté du rectum.

Cet exposé général montre que le périnée est constitué d'une manière beaucoup plus complexe que ne le croyaient Denonvilliers et les auteurs qui l'ont suivi. Comment l'erreur de Denonvilliers a-t-elle pu se perpétuer si longtemps ? A quelles règles obéit la constitution du perinée ? C'est ce que je désire exposer brièvement.

La description des anciens anatomistes était en quelques points erronée. Le fait s'explique par les difficultés de la dissection dans une région peu étendue, souvent infiltrée d'une sérosité rougeâtre qui donne au tissu cellulaire une apparence musculeuse. Ces auteurs etaient en outre dominés par le désir de se conformer à un dogme alors admis par tous, la continuité des aponevroses.

La description était surtout insuffisante. L'œil seul est incapable de suivre la disposition des plans musculaires de la région. Là où les anciens anatomistes décrivaient des plans musculaires disposés sans ordre, on a pu retrouver une disposition compliquée obéissant à des nécessités physiologiques précises. La lumière s'est faite peu à peu grâce aux travaux de Paulet, Cadiat. Quenu (*Dict. encycl. des sciences méd.*, article « Urèthre »), Zuckerkandl (*Medicin. Jahrb.*, Vienne 1875-77), Holl (*Arch. für Anat. u. Entwick. G.*, 1881-83 et *Anatomie* de C. Bardeleben), Gros (*Gaz. hebdom. des Sciences méd.*, Montpellier, 1889), Lesshaft (1893), Tchaussow, Eggeling (*Morphologis. Jahrb.*, 1896, 592), Kalischer, 1900). La lumière s'est surtout faite, complète je crois, le jour où l'on a commencé à étudier le périnée de l'embryon et suivi pas à pas sa formation, procédant ainsi du simple au composé. Ainsi ont procedé Eggeling et surtout Hogge dans un remarquable travail. J'ai moi-même étudié soigneusement cette question (Paul Delbet, *Anat. chirurg. de la vessie*, Thèse Paris, 1895), contrôlé ou modifié ces descriptions. Les anatomistes soucieux de connaitre l'homonymie et le mode de formation du périnée devront se reporter aux deux travaux de : Kalischer, *Die Urogenital Musculatur des Dammes*, Berlin, Karger, in-8°, 1900, et Hogge, *Ann. des mal. des organes génito-urinaires*, 1904, 1050 et suivantes.

J'étudierai successivement les muscles et les aponévroses.

MUSCLES DU PERINÉE

La disposition des muscles du périnée passe à bon droit pour une des questions les plus complexes de l'anatomie descriptive. Cela résulte des difficultés pratiques que présente l'étude anatomique de ces muscles, et d'une certaine variabilité. Celle-ci tient au rôle pour ainsi dire accessoire du muscle dans le plancher uro-génital et à l'existence de glandes volumineuses annexées à l'appareil mâle. En se développant, les glandes dissocient les muscles et les modifient.

La musculature du périnée varie suivant qu'on l'envisage chez l'homme ou chez la femme. La plupart des traités consacrent une longue description à la musculature du périnée masculin et ne signalent qu'à titre accessoire les muscles homologues de la femme. Une conduite inverse serait cependant plus logique. En effet, il est bien établi tout d'abord que la disposition des muscles de la femme se rapproche davantage de la disposition originelle ; elle doit donc être considérée comme la forme typique dont la musculature masculine ne représente qu'un simple dérivé. De plus certaines adaptations fonctionnelles de ces muscles chez la femme, comme leur rôle pendant l'accouchement, leur assurent une sorte de prépondérance physiologique qui se traduit par une perfection anatomique plus grande. Aussi accorderons-nous dans cet ouvrage une très large place à la description des muscles du périnée de la femme, *et c'est à l'occasion de ces muscles que seront traitées par Rieffel, les questions d'embryologie et d'anatomie comparée que soulève la disposition des muscles du périnée.*

Je dirai ici seulement en quelques mots, que le muscle du périnée commun d'une part, et ceux du périnée antérieur et postérieur d'autre part, appartiennent à deux catégories distinctes.

Les muscles du périnée commun, releveur de l'anus, ischio-coccygien, qui forment le plancher périnéal sont primitivement des muscles utilisés chez les animaux à mouvoir l'extrémité caudale. En même temps que cette extrémité s'atrophiait chez l'homme, ces muscles ont changé de destination : ils se sont peu à peu étendus en avant, tant qu'ils ont trouvé l'espace libre, c'est-à-dire jusqu'aux tubes digestif et génito-urinaire. Ils n'en sont pas moins annexés à la colonne vertébrale et méritent d'être groupés sous le nom de muscles dérivés de la musculature du segment caudal.

Au centre du périnée, l'intestin et les conduits uro-génitaux sont unis chez l'embryon, et forment un conduit unique, le cloaque. Bien que le cloaque ait déjà disparu quand se forment les fibres musculaires, c'est autour du cloaque qu'apparaissent les éléments qui constitueront les muscles du périnée antérieur et postérieur ; ceux-ci forment ainsi un deuxième groupe et méritent le nom de muscles dérivés du sphincter du cloaque.

I. *Muscles dérivés du sphincter primitif du cloaque.*

Ce groupe comprend :

A. Les muscles de la loge inférieure du périnée annexés à l'appareil copulateur : transverse superficiel du périnée, ischio-caverneux, bulbo-caverneux.

B. Les muscles du diaphragme uro-génital annexés à l'urètre postérieur : transverse profond du périnée, sphincter strié de l'urètre.

C. Un muscle annexé à l'orifice terminal du tube digestif, le sphincter externe de l'anus.

A. — MUSCLES DE LA LOGE INFÉRIEURE DU PÉRINÉE ANNEXÉS À L'APPAREIL COPULATEUR

Ces muscles sont au nombre de trois : le transverse superficiel, l'ischio-caverneux, le bulbo-caverneux. Les ischio-caverneux s'appliquent le long des branches de l'ogive pubienne qu'ils doublent ; les transverses s'étendent entre les deux ischions. Ces muscles forment un triangle, dont les bulbo-caverneux, adossés sur la ligne médiane et simulant un muscle unique, forment la médiane. A ces muscles il faut ajouter un muscle sous-cutané, lisse, inconstant.

Transverse superficiel du périnée. — Le transverse superficiel du périnée est une bandelette musculaire étendue de la tubérosité de l'ischion à la ligne médiane, à 2 centimètres en avant de l'orifice anal.

Très variable dans ses origines et dans ses dimensions (aucun muscle peut-être n'est plus variable), tantôt rectangulaire (Beaunis et Bouchard), tantôt triangulaire à base externe (Sappey, Cruveilhier), tantôt triangulaire à base interne (Testut), il représente le plus souvent un triangle dont la base repose sur l'ischion.

Insertions. — Ce muscle s'attache en dehors par son *faisceau principal* à la partie antérieure de la face interne de la tubérosité de l'ischion, immédiatement au-dessus de l'ischio-caverneux, entre lui et les fibres les plus inférieures de l'obturateur interne. Par ses *faisceaux accessoires*, il naît de la partie voisine du muscle ischio-caverneux, parfois du corps caverneux même, de l'aponévrose de l'obturateur interne. Quelques faisceaux se fixent encore à la face inférieure de l'aponévrose moyenne qui les sépare du transverse profond, enfin à une série d'arcades tendues de l'ischion à la face inférieure du releveur, arcades sous lesquelles passe l'artère honteuse interne.

Né de faisceaux tendineux courts, le muscle devient bientôt charnu, se porte en dedans et un peu en avant, et vient se terminer sur la ligne médiane.

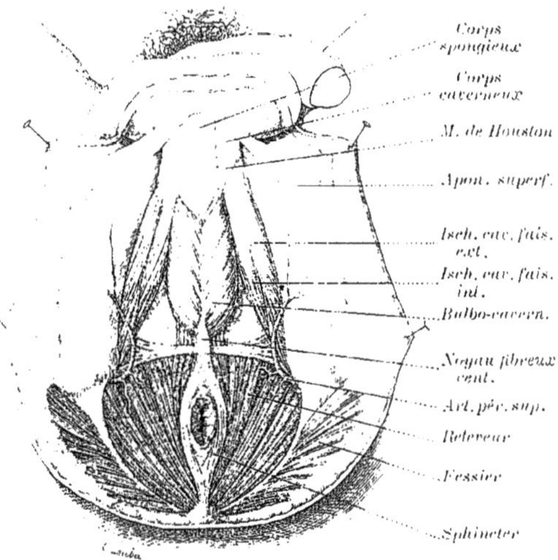

Fig. 134. — Muscles du périnée. Couche superficielle.

Les fibres les plus superficielles semblent se continuer directement sur la ligne médiane avec celle du côté opposé. Toutefois ce n'est là qu'une apparence, il existe toujours une intersection tendineuse entre les deux moitiés du muscle.

Les fibres profondes se jettent sur les deux côtés du *noyau central du périnée*. Aplati de dehors en dedans ce noyau prend ici l'aspect d'une lame placée de champ entre la partie postérieure du bulbe et la partie antérieure du sphincter de l'anus. Quelques fibres se jettent sur la partie la plus reculée du bulbo-caverneux du même côté ou du côté opposé; cette fusion s'explique en partie par la synergie de ces deux muscles.

Cruveilhier décrit en outre quelques faisceaux qui se porteraient en arrière et iraient se confondre avec le sphincter anal. Ces fibres me paraissent faire partie du sphincter externe : je les décrirai avec lui. Ce que j'ai dit du mode de formation des plans musculaires du périnée explique les anastomoses musculaires.

Rapports. — Triangulaire, aplati de haut en bas, le transverse présente à considérer deux faces, l'une inférieure, l'autre supérieure et deux bords.

La face inférieure est recouverte par la peau, le tissu cellulaire sous-cutané et l'aponévrose superficielle du périnée. Dans le tissu cellulaire sous-cutané rampent le nerf périnéal superficiel et l'artère périnéale superficielle, tous deux croisant le muscle perpendiculairement, après avoir contourné ou perforé son bord postérieur. Dans le tissu cellulaire sous-cutané on rencontre encore le rameau périnéal de l'ischiatique.

La face supérieure est recouverte par l'aponévrose moyenne qui la sépare du muscle transverse profond, de l'artère et du nerf honteux interne.

Le bord postérieur croise l'extrémité antérieure du sphincter externe de l'anus sur la ligne médiane, latéralement il limite l'orifice superficiel de la fosse ischio-rectale. Le bord antérieur forme le bord postérieur du triangle ischio-bulbaire : triangle limité d'autre part par l'ischio-caverneux en dehors, et le bulbo-caverneux en dedans.

Nerf. — Ce muscle reçoit son nerf du rameau périnéal du nerf honteux interne. Ce filet aborde le muscle au niveau de la partie moyenne de son bord postérieur et s'épuise dans son épaisseur.

Action. — Placé en demi-cercle devant la partie inférieure du rectum, le transverse semble devoir jouer un rôle dans la défécation.

Ce rôle est bien minime, si tant est qu'il existe. Il ne faut pas oublier, en effet, que l'extrémité médiane du muscle s'insère sur le raphé médian du périnée. Fixé aux aponévroses et par leur intermédiaire aux branches ischio-pubiennes, le raphé ne peut se déplacer et ne permet pas à l'insertion interne du transverse de reculer : le transverse ne saurait donc avoir d'action sur le sphincter, ni sur l'anus dans la position de repos. Lorsqu'un bol fécal volumineux distend l'anus, le transverse est refoulé en avant. La contraction du muscle tend à le ramener à sa place première en comprimant l'anus; à ce moment la contraction du transverse facilite l'expulsion du bol fécal.

Le rôle principal du *transverse se lie à la miction et à l'éjaculation*. En se contractant, ce muscle attire en arrière l'extrémité postérieure du raphé du périnée et avec lui les aponévroses superficielle et moyenne ainsi que le bulbe. Il les met ainsi en tension : sur ces lames devenues rigides l'ischio et le bulbo-caverneux prennent un point d'appui solide pour se contracter et chasser au dehors l'urine et le sperme.

Pour Kalischer, le transverse superficiel est l'ano-transversal : c'est l'ensemble des fibres transversales placées entre le sphincter anal et le bulbo-caverneux. Ces fibres sont constantes, régulières et nettement marquées chez le fœtus et l'enfant, où elles délimitent un angle ouvert en avant et en haut. Chez l'adulte, elles sont souvent dissociées. L'angle est supprimé ou regarde en arrière.

Variétés et anomalies. — Macalister (*Further notes on muscular anomalies*, Dublin, 1868, page 10) a décrit un muscle large et superficiel qui naît de la tubérosité ischiatique et s'étend au-dessus du corps spongieux. Henle a vu un muscle de 10 centimètres de long et de 1 centimètre de large naissant de l'aponévrose fessière et se perdant près du bulbo-caverneux sur l'aponévrose moyenne.

Ischio-caverneux. — L'ischio-caverneux est situé sur les parties latérales du périnée, le long et en dedans des branches ischio-pubiennes. Saillant, demi-cylindrique lorsqu'il est vu en place, il est formé de bandelettes musculaires, aplaties, juxtaposées et disposées en demi-gaine autour de la racine du corps caverneux qu'il emboîte comme le bulbo-caverneux emboîte le bulbe et l'urètre.

Insertions. — Au point de vue de ses insertions, on peut lui considérer trois ordres de fibres, des fibres moyennes, des fibres externes et des fibres internes.

Les *fibres moyennes* naissent de la face interne de l'ischion entre la tubérosité de cet os et l'extrémité postérieure du corps caverneux, de la partie voisine de l'aponévrose de l'obturateur interne et parfois aussi du muscle transverse superficiel. Ces fibres se divisent bientôt en deux faisceaux, l'un externe, l'autre interne, qui se joignent aux deux faisceaux suivants.

Les *fibres internes* naissent par une lamelle tendineuse large, de la lèvre interne de la branche ischio-pubienne. Les *fibres externes* naissent de la lèvre externe du bord inférieur de la branche ischio-pubienne dans sa partie moyenne, elles peuvent s'étendre en avant et en arrière jusqu'aux extrémités de cette branche.

Nées de ces différentes origines, les fibres se portent obliquement en haut et en avant, se joignent par leurs bords, et forment un corps charnu qui recouvre en demi-gaine la face inférieure de la racine du corps caverneux. Placées sur plusieurs rangs, elles se terminent d'une manière différente.

Les *fibres profondes*, plus courtes, ne tardent pas à venir se fixer sur la racine des corps caverneux. Elles s'insèrent par de petits tendons qui se confondent avec son enveloppe fibreuse. Les *fibres superficielles*, longues, se terminent différemment en dedans et en dehors.

En dedans elles viennent se jeter sur une aponévrose qui bientôt se fusionne avec l'enveloppe fibreuse du corps caverneux, au niveau de sa face interne, un peu avant sa jonction avec l'urètre ou sur un petit ligament qui unit les corps caverneux.

En dehors et en bas, elles restent plus longtemps charnues et viennent se jeter sur un tendon qui bientôt se fusionne avec l'enveloppe du corps caverneux, en arrière du point où le bulbo-caverneux vient se jeter sur elle.

Rapports. — L'ischio-caverneux est recouvert par la peau, le tissu cellulo-adipeux, l'aponévrose superficielle : il recouvre la racine du corps caverneux, l'artère honteuse interne et l'artère caverneuse. Il forme la paroi inférieure d'une gouttière dont la branche ischio-pubienne forme la paroi supérieure, gouttière qui loge le corps caverneux.

En dehors, il est en rapport avec la branche ischio-pubienne et les muscles qui s'y insèrent, particulièrement le grand abducteur. En dedans il limite le triangle ischio-bulbaire qui le sépare du bulbo-caverneux, et dans lequel passe la périnéale superficielle ; en arrière il échange quelques fibres avec le transverse superficiel ; en avant il se perd sur la verge.

Nerf. — Il est innervé par le rameau périnéal du nerf honteux interne. Ce filet naît généralement dans l'aire du triangle ischio-bulbaire, se porte en dehors vers le muscle ischio-caverneux dans lequel il pénètre vers sa partie moyenne.

Action. — En se contractant, l'ischio-caverneux, dit Sappey, attire la racine de la verge de son côté. Ses insertions ne se font pas assez loin en avant pour lui permettre de jouer ce rôle qui serait d'ailleurs plus qu'inutile. On ne comprend pas davantage comment ce muscle pourrait, comme le dit Testut, porter la verge en bas et en arrière. L'ischio-caverneux, en se contractant, fixe les racines de la verge et comprime la racine du corps caverneux en refoulant le sang qui y est contenu vers la partie antérieure, d'où augmentation de la pression. Il concourt avec le bulbo-caverneux à l'érection. On peut faire remarquer, avec Hyrtl, que, bien que composé de fibres striées, ce muscle présente des contractions purement réflexes.

Variétés. — Un certain nombre de faisceaux naît de l'enveloppe fibreuse du corps caverneux. Certains faisceaux sont digastriques et adhèrent par leur portion tendineuse à l'enveloppe fibreuse du corps caverneux. Henle (*Anat.*, t. II, p. 521) décrit spécialement un faisceau aplati qui naît du tiers moyen de la lèvre externe de la branche ischio-pubienne et passe en dedans du ligament suspenseur pour aller soit se terminer sur le corps caverneux, soit se continuer en passant au-dessus des vaisseaux dorsaux avec des fibres homologues du côté opposé. Dans le premier cas il est le pubo-caverneux de Müller[1]. D'après Holl une partie des fibres superficielles internes s'entre-croiserait dans l'angle de réunion des racines des corps caverneux et irait se fixer à la racine du corps caverneux du côté opposé. Elles constitueraient ainsi un ligament intercrural et seraient parfois assez développées pour mériter le nom de muscle ischio-caverneux accessoire.

Bulbo-caverneux. — Les bulbo-caverneux sont des muscles qui recouvrent à la manière d'une gaine la face inférieure et latérale du bulbe et du corps spongieux de l'urètre. Placés à droite et à gauche de la ligne médiane, séparés seulement par un raphé médian à peine distinct, les deux muscles semblent confondus et sont généralement décrits comme formant un seul corps charnu, impair, médian et symétrique. Bien que la dissection ne permette pas de les séparer, il faut cependant conserver à chacune des parties latérales son individualité, car les deux moitiés se développent séparément et restent chez la femme séparées par la fente vulvaire à laquelle elles servent de constricteur, le constricteur de la vulve.

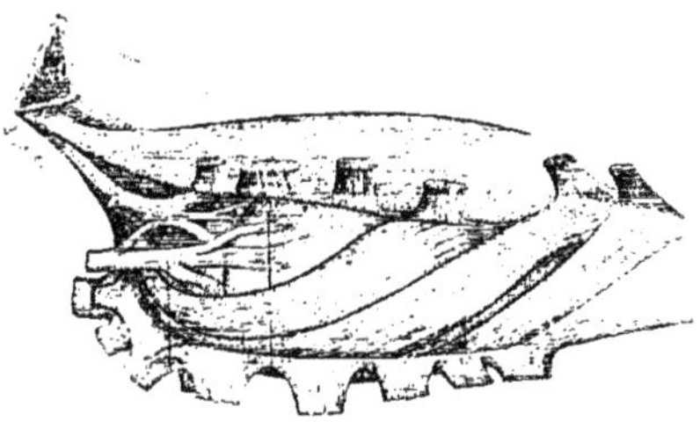

Fig. 135. — Bulbo-caverneux (d'après Henle).

Chez l'homme les deux bulbo-caverneux unis sur la ligne médiane forment une gaine à concavité supérieure qui embrasse la partie postérieure du corps spongieux, de l'anus à la racine de la verge.

Insertions. — Le bulbo-caverneux naît en arrière : 1° sur la lame fibreuse médiane du périnée immédiatement en avant du sphincter externe de l'anus et du transverse avec lesquels il se continue en partie; 2° par quelques faisceaux qui paraissent venir du transverse et que nous avons déjà signalés, de la tubérosité de l'ischion ou de l'aponévrose moyenne du périnée; 3° du raphé fibreux qui prolonge en avant sur la face inférieure du corps spongieux le noyau central et la lame fibreuse médiane du périnée, et sépare les deux muscles.

Nées de ces différentes origines les fibres du bulbo-caverneux forment trois plans (fig. 135).

a) Plan superficiel. — Le plan superficiel est formé de fibres obliques en avant, en dehors et en haut. Placées sur les faces latérales du bulbe qu'elles contournent en spirale, elles forment avec celles du côté opposé un angle ouvert en avant qui donne à l'ensemble un aspect penniforme.

b) Plan moyen. — Il est formé de fibres nées en arrière du transverse, du sphincter anal, en avant de fibres inconstantes qui viennent du noyau central et du raphé ; ces fibres, se portant presque directement en avant, sont antéro-postérieures. Complètement recouvertes par les fibres précédentes qui forment

1. Muller (*Dict. encycl. des sciences méd.*) l'a trouvé deux fois seulement sur 20 cas ; Kobelt une fois seulement. Henle ne l'a vu qu'une fois. Chez beaucoup de mammifères il existe normalement un muscle qui va du pubis au dos de la verge.

un plan continu, ces fibres peuvent être mises en évidence en écartant légèrement les faisceaux du plan superficiel.

c). Plan profond. — Ce plan profond, décrit par Henle, est difficile à voir et non constant; je l'ai rarement trouvé. Il semble répondre au *compressor hemispherius* de Hoffmann. Il est formé, d'après Henle, de fibres peu nombreuses dirigées perpendiculairement au grand axe de l'urètre. Ces fibres forment un anneau qui s'étend depuis la partie étranglée du bulbe jusqu'au niveau du point où l'urètre pénètre dans l'épaisseur du corps spongieux.

Ces trois plans se terminent de la manière suivante :

Le plan profond reste accolé à l'albuginée du bulbe et vient se fixer sur cette albuginée au voisinage de la face supérieure.

Le plan moyen s'insère : en arrière, sur l'albuginée du corps spongieux; en avant, ses fibres s'unissent aux fibres superficielles et partagent leur insertion.

Le plan superficiel se termine dans les deux tiers postérieurs par de petits faisceaux tendineux qui viennent s'insinuer entre le corps spongieux et les corps caverneux pour se confondre avec le tissu cellulaire dense qui unit le corps caverneux et le corps spongieux.

Tout à fait en avant, les dernières fibres du plan superficiel, au lieu de gagner la face supérieure du corps spongieux, contournent la face latérale du corps caverneux, puis arrivées sur sa face supérieure, s'unissent à celles du côté opposé. Ce sont ces faisceaux musculaires que l'on a décrits sous le nom de muscle de Houston.

Rapports. — Aplati, le bulbo-caverneux présente deux bords et deux faces. La face inférieure est recouverte par la peau, le tissu cellulo-adipeux souscutané, l'aponévrose périnéale superficielle.

Le bord interne est adossé au bord interne du muscle du côté opposé. Le bord externe forme le côté interne du triangle ischio-bulbaire, dont l'ischio-caverneux forme le côté externe, et le transverse la base. Séparé de ce muscle par un intervalle de 2 centimètres en arrière, il s'en rapproche en avant au point de se mettre à son contact. L'artère et le nerf périnéal superficiel longent son bord externe.

Par sa face profonde, il recouvre l'aponévrose périnéale moyenne, le bulbe auquel il forme une véritable gaine, l'artère bulbeuse et le filet urétral du nerf musculo-urétral placé entre lui et le corps bulbaire.

Au niveau de son extrémité postérieure arrondie, sphéroïdale, ses fibres se mélangent en partie aux fibres du transverse sur le raphé médian et en arrière avec celles de la partie antérieure du sphincter externe de l'anus. Il se continue avec le plan superficiel de ce muscle par quelques faisceaux. C'est entre le bulbo-caverneux et le transverse que l'on passe pour pratiquer la taille prérectale.

Action. — Le bulbo-caverneux agit d'abord sur le bulbe. Se contractant sur celui-ci, il augmente la tension du sang contenu dans son intérieur. Toutefois, pour que cette action soit efficace, il faut que le bulbe ait été préalablement gorgé de sang : diminuant le volume du bulbe, la contraction augmente la tension du sang ; le muscle intervient donc pour compléter l'érection et la turgescence du gland. On admet en outre qu'il se contracte d'une manière péristaltique pour refouler le sang dans la partie antérieure de la verge. Je ne sais si ces contractions ont été démontrées physiologiquement : elles paraissent admises surtout d'après une vue théorique : cette contraction péristaltique serait peu en rapport avec la nature striée des fibres. L'œsophage, pour lequel on l'avait admise, en est aujourd'hui dépossédé. La contraction en masse des fibres du muscle sur le bulbe et le corps spongieux suffit d'ailleurs pour obtenir la tension du gland.

En dehors de cette action accélératrice et constrictive, le bulbo-caverneux a-t il une action sur l'émission du sperme et de l'urine? Le fait est admis par tous les anatomistes depuis Kobelt : C'est pourquoi on a nommé parfois le bulbo-caverneux : acceleretor seminis et urinæ. Cette action est cependant, elle aussi, douteuse. Le bulbo-caverneux n'est pas au contact de l'urètre, il en est séparé par toute l'épaisseur du bulbe. Toutefois il contribue à l'expulsion des dernières gouttes d'urine. Lorsque la vessie a évacué son contenu, les dernières gouttes d'urine chassées par la contraction du sphincter strié viennent s'accumuler dans le cul-de-sac du bulbe; le bulbo-caverneux, se contractant, vient appliquer au contact l'une de l'autre les deux parois supérieure et inférieure de l'urètre, et le vider par l'intermédiaire du bulbe. Quant au sperme la contraction du muscle ne peut agir efficacement que pour l'expulsion des dernières parties, absolument comme pour l'urine et avec moins d'énergie en raison de la turgescence du bulbe.

Nerf. — Le bulbo-caverneux est innervé par le rameau musculo-urétral du nerf honteux interne.

Variétés. — Lesshaft (*Archiv. für Anat.*, 1873, p. 48) a vu 51 fois sur 120 cas le muscle bulbo-caverneux naître par un chef accessoire de la tubérosité de l'ischion. L'anomalie était 34 fois bilatérale, 17 fois unilatérale.

Cruveilhier a vu une fois la partie superficielle du muscle formée de fibres circulaires.

D'après Henle il n'existe parfois qu'un seul plan de fibres presque directement antéro-postérieures.

Le développement du périnée explique la forme en anneau du bulbo-caverneux et sa continuité avec le sphincter avec lequel il formait primitivement un plan unique.

Muscle de Houston. — Le muscle décrit par Houston et plusieurs anatomistes (*Compressor venæ dorsalis*) (*Dublin Hospit. Report*, V, 458, 1836) est un muscle fort inconstant que Kalischer n'aurait vu bien développé que chez le singe. Certains auteurs, Henle, Holl, lui donnent une insertion postérieure à l'ischion et le décrivent avec l'ischio-caverneux, mais il est à remarquer que le bulbo-caverneux peut lui aussi naître de l'ischion par quelques fibres. En avant, ce muscle se rapproche beaucoup par sa situation et sa direction du bulbo-caverneux. Avec Kobelt, je le décris donc avec ce muscle.

Insertions. — Formé de deux ou trois faisceaux musculaires, ce petit muscle naît sur la face inférieure de la gaine spongieuse de l'urètre, de part et d'autre du raphé fibreux médian. Les faisceaux se portent obliquement en haut, en avant et en dehors parallèlement aux fibres antérieures du bulbo-caverneux dont rien ne les sépare, s'engagent le long et en dehors du corps spongieux, puis contournent le corps caverneux, et se terminent en s'unissant sur la ligne médiane aux fibres du côté opposé. Passant au-dessus de la veine dorsale, ces faisceaux forment un sphincter embrassant à la fois corps spongieux, corps caverneux et veine dorsale.

Action. — Se contractant en même temps que le bulbo et l'ischio-caverneux, le muscle comprime la veine dorsale profonde, il empêche ainsi le reflux du sang veineux. Le sang, étant chassé énergiquement par le bulbo et l'ischio-caverneux dans la partie antérieure de la verge et toute voie de retour lui étant interdite, s'accumule dans la verge et détermine sa turgescence et son érection. Le muscle de Houston contribue donc à l'érection.

Peaucier périnéal. — Je donne ce nom, pour éviter toute confusion, au muscle décrit par Lesshaft (p. 496) sous le nom de Transversus perinei superficialis. Regardé comme exceptionnel par Paulet, il est admis par Rauber et Gegenbaur.

D'après Lesshaft, il n'existerait que dans 7 pour 100 des cas. Sous-cutané, il naît en dehors du fascia sous-cutané, en face de la partie interne et de la partie postérieure de l'ischion, se porte en dedans et vient se confondre avec le sphincter externe ou se fixer sur la portion latérale du bulbo-caverneux. Il semble bien que ce muscle est celui que Henle décrit d'après Theile comme une variété du transverse superficiel (p. 523). C'est sous ce nom que les anciens anatomistes français l'avaient décrit.

B. — MUSCLE DU DIAPHRAGME URO-GÉNITAL ANNEXÉ A L'URÈTRE POSTÉRIEUR

Les muscles annexés à l'urètre postérieur sont au nombre de deux, le transverse profond du périnée et le sphincter strié de l'urètre.

Les auteurs classiques y joignent le muscle de Wilson et le muscle de Guthrie. Ces deux termes doivent disparaître de la littérature anatomique : le premier désigne une portion le plus souvent anormale du sphincter strié qu'il est sans intérêt d'individualiser; le second employé par les auteurs soit comme synonyme de sphincter strié, soit comme synonyme de transverse profond ne peut donner lieu qu'à des confusions.

La région dont nous abordons l'étude est une des plus complexes de l'économie, au moins en apparence. On y trouve des fibres musculaires orientées en tout sens, et dont le développement varie suivant les sujets. Les auteurs, dans des travaux souvent remarquables, isolèrent et décrivirent certains de ces faisceaux comme des muscles particuliers (nous en citons quelques-uns plus loin), il en résulta des discussions confuses jusqu'au jour où l'on chercha un guide dans l'étude de l'embryologie.

On reconnut alors que la disposition type est fort simple à l'origine : à ce moment il n'existe au centre du périnée qu'un conduit, le cloaque, conduit cylindrique dans lequel débouchent en arrière l'intestin, en avant l'allantoïde (future vessie) et les canaux de Wolf (canaux déférents). Autour de ce conduit il existe du tissu myoplastique qui se développe pour donner naissance à des fibres circulaires, c'est-à-dire à un véritable sphincter.

Ultérieurement le cloaque devient ovoïde à grand axe antéro-postérieur, puis s'aplatit transversalement; enfin on voit se former sur les faces latérales deux plis verticaux, les plis de Rathke, qui marchent à la rencontre l'un de l'autre. Ces plis divisent le cloaque en deux conduits, l'un antérieur uro-génital, l'autre postérieur intestinal ou rectal.

Les plis de Rathke sont formés de tissu mésodermique en bas, de tissu musculaire lisse en haut. Leur fusion en bas donne naissance à un noyau fibreux que Hogge désigne sous le nom de centrum, et qui deviendra, chez l'adulte, ce que dans la première édition de ce livre j'ai appelé noyau fibreux central du périnée. C'est une lame fibreuse très haute qui en raison même de son origine adhère en avant à l'urètre en arrière au rectum. En haut la fusion des plis de Rathke donne naissance à une masse musculaire lisse unissant rectum et urètre.

Les fibres musculaires striées qui, primitivement, encerclaient le cloaque se trouvent divisées par la coalescence des parois latérales au niveau des plis de Rathke en deux anneaux juxtaposés : l'antérieur entoure le conduit urogénital et devient le sphincter strié de l'urètre; le postérieur, le sphincter strié du rectum et de l'anus.

Jusqu'ici la disposition des muscles reste fort simple, mais il vient s'y ajouter un nouvel élément de complexité. Latéralement, les fibres les plus externes du sphincter cloacal viennent prendre insertion sur l'ischion et la branche ischio-pubienne. Ces fibres, d'abord à peine obliques, deviennent par le déplacement relatif des parties nettement transversales.

Ainsi se trouvent constitués trois muscles : un muscle enveloppant l'urètre, sphincter urétral ; un muscle enveloppant le rectum et l'anus, sphincter anal ; un muscle joignant le centrum et les précédents à l'ischion, transverse profond du périnée.

Cette disposition générale a été décrite dans ses grandes lignes pour la première fois par Charpy (*Organes génito-urinaires*, 1890), auquel nous empruntons le schéma ci-contre en le modifiant légèrement. Les travaux modernes y ont ajouté quelques points de détail.

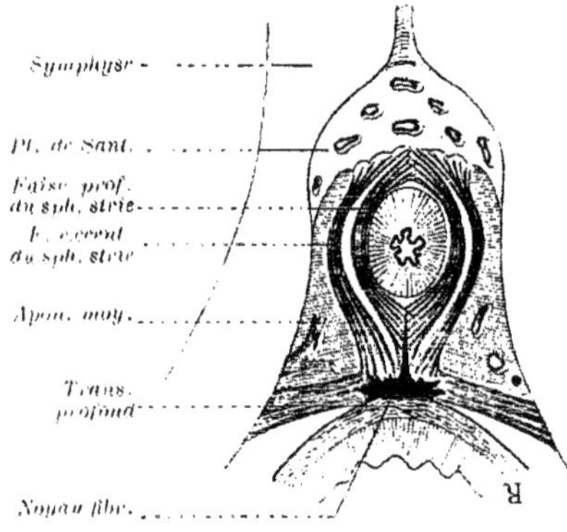

Fig. 136. — Le transverse profond et le sphincter de l'urètre, d'après un schéma de Charpy, avec modifications.

Laissant provisoirement de côté le sphincter anal, nous abordons l'étude du transverse profond et du sphincter strié.

Transverse profond du périnée. — La description que je donne de ce muscle concorde sensiblement avec celles de Johann Müller, Krause, Lesshaft (1873) et la dernière description de Holl (1897). Le transverse profond, tel que je le comprends, n'a rien à faire avec le transverse profond de nos classiques, assimilable au muscle de Guthrie, sur lequel je m'expliquerai plus loin.

Le muscle transverse profond est un muscle aplati, transversal comme son nom l'indique, tendu entre les ischions et les branches ischio-pubiennes de la ligne biischiatique au noyau central. Chez l'homme comme chez la femme, c'est lui qui forme le corps périnéal.

Insertions. — Il s'insère de chaque côté sur la partie antérieure de l'ischion et sur la partie voisine de sa branche ascendante par une lame tendineuse souvent perforée d'orifices pour le passage de vaisseaux veineux. Cette lame est couverte irrégulièrement de fibres musculaires sur ses deux faces. Les fibres nées de ces origines se portent : les antérieures obliques en arrière et en dedans des moyennes transversales ; les postérieures obliques en avant et en dedans. Arrivées sur la ligne médiane, ces fibres se comportent de deux manières. Quelques-unes, comme le veut Lesshaft, passent d'un côté à l'autre, d'autres, plus nombreuses, vont se fixer aux faces correspondantes du noyau fibreux médian du périnée (fig. 137).

Lesshaft sur 180 cas a vu ce muscle faire défaut 8 fois, 5 fois à gauche, 3 fois à droite. Le muscle tel que je viens de le décrire est formé de fibres qui convergent vers le noyau central du périnée. En avant et en arrière, il existe souvent des fibres aberrantes, qui s'écartent des précédentes ; disposition qu'on s'expliquera facilement en se reportant au développement. Les plus postérieures vont se jeter dans le sphincter anal ; elles sont rares. Les antérieures se mêlent aux fibres du sphincter strié de l'urètre. Ce sont elles que Lesshaft décrit comme transverso-urétrales et qu'on décrit sous le nom de muscle de Guthrie. Très peu nombreuses, elles ne méritent pas de nom spécial.

Rapports. — La face inférieure du transverse profond est séparée du transverse superficiel par l'*aponévrose moyenne, qui en arrière et latéralement est souvent assez mince pour que la distinction des deux muscles soit malaisée.* Une autre cause rend la distinction des deux muscles difficile : c'est l'insertion de leurs fibres sur les parties latérales du noyau fibreux central du périnée, qu'elles viennent recouvrir entièrement quand elles sont très développées. Son bord postérieur confine au bord antérieur du rectum, son bord antérieur croise la face postérieure de la partie membraneuse de l'urètre et lui adhère. Sa face

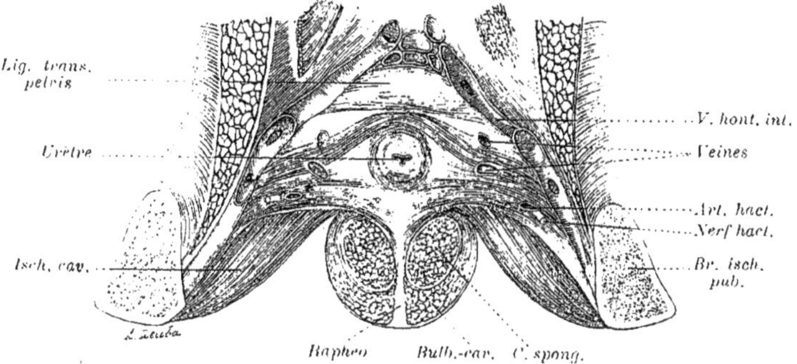

Fig. 136 *bis*. — Le sphincter strié (en partie d'après Henle).

supérieure est recouverte d'une aponévrose qui la sépare du prolongement de l'espace ischio-rectal en dehors, du releveur de l'anus, qui lui est contigu, en dedans.

Nerf. — Il est innervé par le honteux interne.

Action. — Oblique en arrière : il peut en se contractant attirer le noyau fibreux du périnée en avant, et redresser en partie la courbure de l'urètre. Peut-être ce muscle intervient-il pendant l'éjaculation pour faciliter la sortie du sperme. Mais son rôle principal me paraît être de faire fonction de paroi, absolument comme les intercostaux sur les parties latérales du thorax. Il contribue à soutenir le bas-fond de la vessie, la prostate et les vésicules séminales. Toutefois il est loin d'avoir à ce point de vue la valeur du releveur. J'ai pu sur le vivant l'extirper sans qu'il se produisît aucun affaissement des organes pelviens.

Musculaire et contractile, ce muscle-paroi se prête aux modifications de forme que produisent dans le périnée certains actes comme la défécation, l'effort et surtout l'inspiration et l'expiration. Pendant l'inspiration le diaphragme thoraco-abdominal s'abaisse, refoule l'intestin et, par l'intermédiaire de ce dernier, les organes du petit bassin et le plancher pelvien. Dès que l'action du diaphragme cesse, la tonicité du transverse refoule en haut et ramène à leur place vessie et annexes.

Nous verrons plus loin que sur le noyau fibreux central du périnée vient aussi se fixer le releveur de l'anus. En se contractant, ce muscle élève le centre fibreux; la tonicité du transverse profond intervient pour ramener ce centre à sa position normale, dès que le releveur est revenu au repos. Il agit ainsi dans les efforts de défécation par exemple.

Sphincter strié de l'urètre. — Le sphincter strié de l'urètre est remarquablement développé dans ce qu'on a appelé la portion nue de l'urètre, c'est-à-dire dans cette portion étendue du bec de la prostate à l'origine de la gaine spongieuse. Il forme là une série de couches concentriques tassées autour de l'urètre. Aussi est-ce cette portion qui a attiré surtout l'attention des auteurs, c'est le constrictor urethræ membranaceæ, seu constrictor isthmi urethralis de J. Müller.

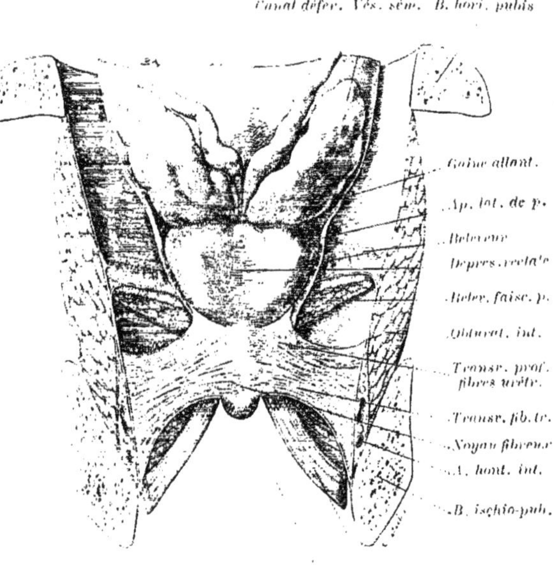

FIG. 137. — Transverse profond vu par sa face postéro-supérieure.
La partie du bassin située en arrière de la prostate a été enlevée.
La prostate et la vessie sont légèrement tirées en haut.

Mais il s'en faut qu'il soit limité à un espace aussi restreint. Comme le sphincter uro-génital dont il dérive, il s'étend à la quasi totalité de l'urètre postérieur commençant à l'union du tiers supérieur avec les deux tiers inférieurs de la prostate, finissant à l'origine de la gaine spongieuse. Toutefois, à ses deux extrémités, il n'entoure pas la totalité de l'urètre et ne forme qu'une demi-gaine antérieure. Aussi Cadiat l'a-t-il justement comparé à un cylindre coupé en bec de flûte à ses deux extrémités aux dépens de sa paroi postérieure.

Cette disposition générale étant connue, je décrirai à ce muscle, avec Kalischer et Hogge, trois parties que j'appellerai : prostatique, membraneuse, bulbo-urétrale (fig. 138).

a. *Portion supérieure ou prostatique.* — Dans son ensemble, la portion supérieure ou prostatique a l'aspect d'une lame triangulaire à sommet inférieur, appliquée sur la face antérieure de la prostate, ayant comme cette face la forme d'un élément de cylindre à génératrice verticale, à convexité antérieure. La base tournée en haut est légèrement curviligne à convexité supérieure, de telle sorte que sur des coupes étagées de haut en bas le sphincter apparaît d'abord comme un étroit liséré; puis, sur les coupes suivantes, comme un liséré beaucoup plus large. Plus bas, enfin, son étendue transversale diminue progressivement comme la face antérieure même de la prostate.

Ce muscle est composé de fibres arciformes formant une couche mince en haut, s'épaississant ensuite en descendant. Les fibres supérieures sont obliques en haut et en arrière, les suivantes horizontales. Ces fibres se terminent latéralement en s'insérant dans le stroma prostatique. A ce niveau, les fibres striées se mélangent à de nombreuses fibres lisses et aux grains glandulaires.

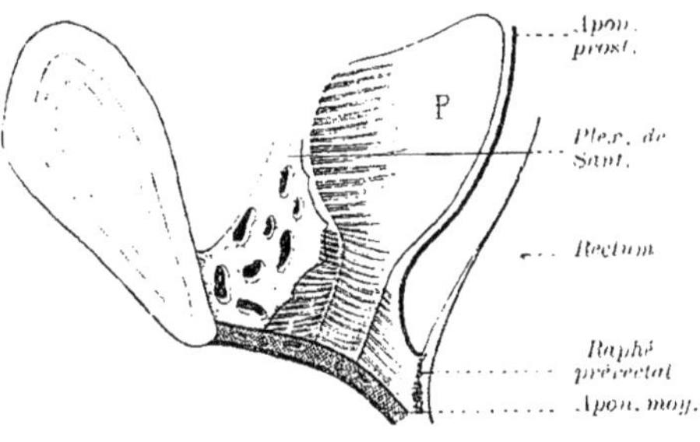

FIG. 138. — Le sphincter de l'urètre vu par côté (schéma de Charpy). L'aponévrose moyenne est représentée telle que la décrivait Denonvilliers.

Rapports. — La lame préprostatique du sphincter strié est en rapport en avant avec une mince lamelle aponévrotique qui la recouvre et la sépare du plexus de Santorini et du tissu cellulaire qui l'accompagne. En arrière, elle se pose en haut sur le sphincter lisse de la vessie, puis sur la commissure glandulaire antérieure de la prostate, plus bas sur l'urètre.

La disposition et la structure de ce muscle sont faciles à comprendre si on se rappelle que l'urètre est d'abord un conduit sans expansion glandulaire, entouré de fibres circulaires. Plus tard, l'urètre émet des culs-de-sac qui s'allongent, se bifurquent et deviennent l'origine des glandes prostatiques. Celles-ci étant développées presque exclusivement en arrière font éclater le sphincter à ce niveau et reportent en avant l'extrémité postérieure des fibres. Toutefois, l'action de la prostate s'exerce non sur le muscle, mais sur le tissu prémusculaire, car les fibres musculaires n'existent pas encore quand la prostate se développe.

b. *Portion membraneuse.* — Avec Charpy, je décrirai au sphincter membraneux deux ordres de fibres (fig. 136 et 136 *bis*) : des fibres internes nettement circulaires; des fibres périphériques à direction générale annulaire, mais plus complexes que les précédentes. En avant, ces fibres périphériques s'intriquent, au moins les plus superficielles, avec la lame préprostatique, le plexus de Santorini et le tissu cellulaire intermédiaire; latéralement, elles courent le long de l'urètre en formant des demi-anneaux et viennent s'insérer en arrière sur les faces latérales de la partie antérieure du noyau fibreux central du périnée. Quelques-unes des fibres les plus superficielles se dévient pour se porter en dehors et se jeter sur la tubérosité de l'ischion formant le transverso-urétral. J'ai déjà signalé ces fibres avec le transverse profond et expliqué leur origine. Je répète que ce sont ces fibres qui ont fait croire faussement à une cloison musculaire transversale tendue entre les branches ischio-pubiennes, c'est ce que la plupart des auteurs ont décrit sous le nom de muscle de Guthrie, terme qu'il est inutile de conserver à cause des confusions qu'il crée.

Rapports. — Cette portion du muscle est en rapport en avant avec le ligament transversum pelvis, avec l'aponévrose qui lui fait suite et avec les veines de Santorini ; en arrière, avec le noyau fibreux central du périnée et latéralement avec le transverse.

On pourra s'étonner que, le noyau central formant un septum médian tendu du rectum à l'urètre, il puisse exister une couche striée circulaire périurétrale ; c'est que, secondairement, les fibres striées les plus internes dissocient ce septum et créent de place en place des brèches qui permettent leur passage.

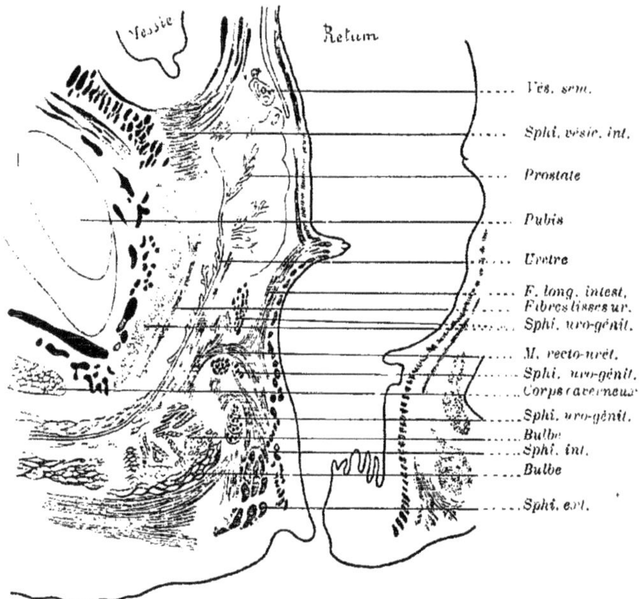

Fig. 138 *bis*. — Coupe sagittale médiane du périnée d'un enfant de 7 mois (Hogge).

c. Portion bulbo-urétrale. — La portion bulbo-urétrale fait suite à la précédente et se prolonge jusqu'à l'origine de la gaine spongieuse. Les fibres musculaires recouvrent les parties de l'urètre laissées à nu par cette gaine et s'étendent, par suite, plus loin en avant qu'en arrière. Comme plus haut, les fibres internes forment une couche circulaire ; les plus externes, au contraire, s'éparpillent et se dévient. Cette déviation est due à la pénétration secondaire dans cette couche des glandes bulbo-urétrales ou de Cooper, qui dissocient cette portion comme la prostate a dissocié l'extrémité supérieure. Holl, qui avait reconnu le fait macroscopiquement, décrivait ces fibres sous le nom de compressor glandulæ Cooperi. Tchaussow et, plus récemment, Hogge ont montré qu'il ne s'agit que d'une portion aberrante du sphincter.

Cette portion aberrante s'insinue entre la lame sus-urétrale, le noyau fibreux central et le transverse, puis entre l'origine des corps caverneux ; elle est longée à droite et à gauche par le faisceau interne du releveur ou pubo-rectal de Lesshaft.

Ainsi donc, le sphincter strié forme à l'urètre une enveloppe continue de la prostate au corps spongieux. Cette simple constatation fait prévoir l'invraisemblance de la description, classique encore quand j'ai écrit l'anatomie chirurgicale de la vessie, d'une cloison transversale occupant l'aire de l'ogive pubienne, percée d'un trou pour le seul urètre. Urètre et annexes occupant primitivement le centre du périnée créent dans cette région un vaste plan de clivage qu'ils

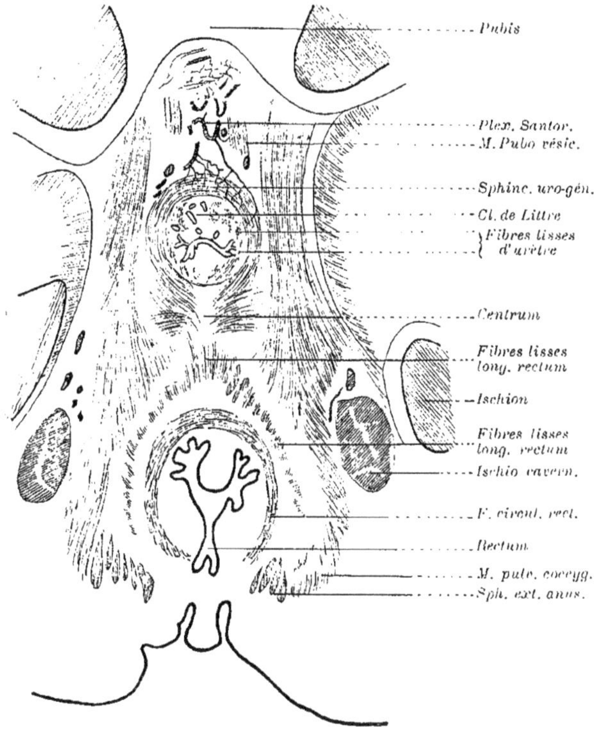

Fig. 138 *ter*. — Périnée de fœtus (coupe horizontale, Hogge).

occupent seuls, fixés seulement en arrière par le noyau fibreux central, formé lui-même par l'adossement des parois latérales du cloaque et amarré latéralement par quelques fibres musculaires divergentes insérées à l'ischion.

Action. — Le sphincter ferme l'urètre ; il ajoute son action à celle du sphincter lisse et permet de résister au besoin d'uriner. Mais il est surtout annexé à l'appareil séminal ; sa contraction chasse de l'urètre le sperme projeté par les vésicules, c'est un éjaculateur. Cette action déduite de sa situation est confirmée par les recherches de Griffiths montrant qu'il s'atrophie chez les animaux castrés.

[*DELBET*.]

MUSCLES ANORMAUX

Muscle ischio-pubien. — C'est un petit muscle placé au-dessus du feuillet inférieur de l'aponévrose moyenne. Il naît de la branche ischio-pubienne et va se terminer sur le ligamentum transversum pelvis. Ce muscle a été décrit par Santorini, Houslow, Vlacovich. Il est très développé chez le chien (Cuvier). Holl le décrit, mais, comme Joh. Muller, il ne l'a jamais rencontré.

Muscle de Guthrie et muscle de Wilson. — Je me suis déjà expliqué sur la nécessité impérieuse qu'il y a à éliminer de la nomenclature ces deux termes : muscle de Guthrie et muscle de Wilson. Aussi est-ce à titre purement historique que je vais rappeler aussi brièvement que possible non pas ce qu'il convient d'entendre, mais ce que les différents auteurs ont désigné sous ces noms.

1) Guthrie a découvert, en 1834, un muscle péri-urétral qu'il décrivit comme formé de fibres, s'insérant en dehors sur la lèvre interne de la branche ischio-pubienne, puis se portent en dedans pour s'unir à la face latérale et à la face antérieure de la portion membraneuse de l'urètre (Guthrie, *On the Anatomy and diseases of the neck of the bladder*, London, 1834, p. 38). Il s'agissait donc en somme de fibres transversales à insertion externe osseuse et à insertion interne urétrale.

Cette description est adoptée, à peu de chose près, par Sappey, Richet, Tillaux, Paulet, Beaunis et Bouchard, etc.

D'après Sappey, le muscle de Guthrie ou transverse profond du périnée « s'attache de chaque côté à toute la longueur des branches ischio-pubiennes sur la lèvre interne ou profonde de celles-ci. Toutes ces fibres s'insèrent sur la partie médiane d'une lame fibreuse... qui constitue l'aponévrose moyenne. Par l'intermédiaire de cette lame, elles se trouvent en connexion étroite avec la portion membraneuse de l'urètre et l'extrémité postérieure du bulbe. » Cette description est très près de la vérité. Comme on le voit pour Sappey, l'insertion urétrale serait donc indirecte.

Richet considère le muscle de Guthrie comme un plan musculaire étoilé, rayonnant de l'urètre vers les branches ischio-pubiennes. Tillaux en fait un triangle dont les fibres s'insèrent de chaque côté à la lèvre interne de la branche ischio-pubienne et sur la ligne médiane aux parois de la loge fibreuse et de la paroi membraneuse.

Paulet, chez les carnassiers, décrit un transverso-urétral. Ce muscle s'insère par sa base à la branche ischio-pubienne; son sommet tourné en dedans s'unit à celui du côté opposé derrière la symphyse pubienne par un fort tendon, qui croise la face antérieure de l'urètre et adhère au canal à l'union de la portion musculeuse et spongieuse. En se contractant il comprimerait la veine dorsale et serait par suite un muscle érecteur. Chez l'homme, d'après cet auteur, après avoir enlevé un feuillet de l'aponévrose moyenne, on aperçoit un plan musculaire à fibres striées s'insérant en dehors sur la lèvre interne de la branche ischio-pubienne; de là elles se dirigent vers la ligne médiane et forment un triangle dont le sommet s'unit à la face latérale et à la face antérieure de la portion membraneuse près du bulbe.

Par contre, Cadiat, Morel et Duval, Quénu et Gros nient formellement l'existence du muscle de Guthrie.

Cadiat déclare que sur des coupes totales de périnées d'enfants nouveau-nés, il n'a rien rencontré qu'on puisse décrire sous le nom de muscle de Guthrie; en dehors de la gaine musculaire de l'urètre. il n'a pas trouvé de muscle intrinsèque allant s'insérer sur les parties périphériques et les os du bassin.

La description de Quénu concorde également; il n'y a, dit-il, de fibres musculaires qu'au voisinage de l'urètre; il existe là un sphincter indépendant de l'urètre, mais sans insertions osseuses.

Gros a débité le périnée en couches sériées minces: il a pu constater qu'il n'existe en arrière de l'urètre d'autres fibres transversales que celles du transverse. Autour de l'urètre il existe bien une série de couches musculaires circulaires. mais ces fibres ne sont pas distinctes du sphincter urétral.

Elles font partie d'un muscle en croissant à concavité postérieure, qui dans la prostate entoure la partie antérieure de l'urètre, pour envelopper complètement l'urètre dans la partie inférieure et au-dessous de la prostate. Plus loin ces fibres n'existent qu'en arrière de l'urètre; elles descendent jusqu'au corps caverneux.

Lesshaft décrit sous le nom de constrictor isthmi-uretralis deux couches: une longitudinale superficielle, une profonde circulaire.

En somme, il résulte de ces recherches absolument concordantes, qu'il n'existe point de fibres transversales reliant les branches ischio-pubiennes à l'urètre membraneux. En toute justice, le terme: muscle de Guthrie doit donc disparaître de la nomenclature. Les seules fibres péri-urétrales rencontrées immédiatement au-dessus du feuillet inférieur de l'aponévrose moyenne sont des fibres circulaires. Ces fibres se continuent en haut sans ligne de démarcation aucune avec les fibres du sphincter strié. Il n'est pas douteux, comme l'ont dit Holl et Hogge, comme le prouvent l'anatomie et l'embryologie, qu'elles sont uniquement l'expansion vers le bas du sphincter strié.

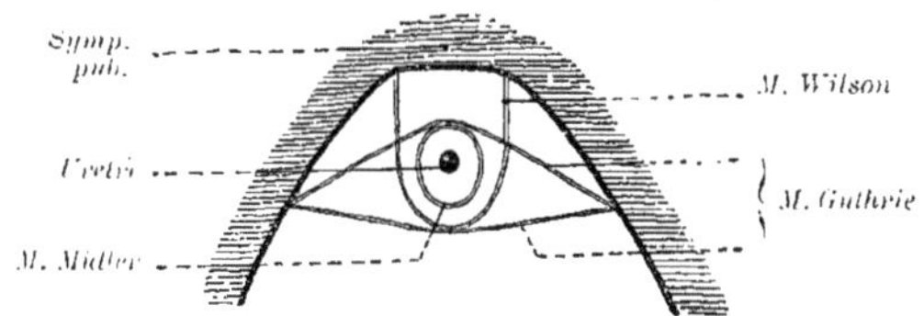

FIG. 139. — Ancienne conception des muscles de Guthrie, de Wilson et de Müller, formant ensemble le *sphincter strié de l'uretre* (d'après Ranney).

Il n'est pas douteux d'autre part et je suis d'accord avec Charpy, Lesshaft, Tschaussow et Holl, qu'il existe un transverse profond du périnée mais, comme on l'a vu, ce muscle est franchement rétro-urétral et n'offre que des rapports de voisinage avec l'urètre membraneux. Il n'a rien à faire avec le transverse profond de nos classiques qui répond, lui, au muscle de Guthrie.

2) Le muscle de Wilson a donné lieu à encore plus de discussions. Wilson (Description of the muscles surrounding deep part of the uretra. *Medic. chirurgic. transactions*, t. I, p. 175, 1805) décrivit son muscle de la façon suivante: « J'ai démontré depuis 10 ans l'existence de deux corps charnus très distincts appartenant à des muscles de forme triangulaire qui, réunis inférieurement par un tendon commun, tandis que chacun d'eux possède une attache tendineuse distincte à la face interne de la symphyse pubienne, sont placés de telle sorte qu'ils entourent la portion membraneuse de l'urètre. » Le tendon

d'origine, d'abord parallèle à son congénère, « s'élargit bientôt et donne naissance à des fibres charnues qui augmentent aussi de largeur et, arrivées au voisinage de la partie supérieure de la portion membraneuse de l'urètre, se séparant de celles du côté opposé, s'isolent sur les parties latérales de cette portion membraneuse dans toute son étendue, s'incurvent sous celle-ci et, rencontrant enfin les fibres homologues du côté opposé, forment avec elles une ligne tendineuse médiane ».

Sappey, Beaunis et Bouchard, Tillaux, Quénu admettent l'existence du muscle de Wilson. Au contraire, Paulet, Cadiat, Henle, Morel et Duval, Gros, Ledouble, Tchaussow, Holl, etc., rejettent l'existence de ce muscle. Cette dernière opinion est certainement seule exacte. Peut-être Wilson a-t-il décrit comme un muscle spécial les fibres les plus antérieures du releveur de l'anus (Muscle pubio-prostatique de Dumas, M. pubo-urethralis de Henle, M. levator urethræ de Krause, pars urethralis levatoris ani de Luschka, etc.). Il s'agit alors de toute autre chose. Tout au plus y a-t-il en avant de l'urètre quelques faisceaux excentriques du sphincter strié (Charpy).

C. — MUSCLE ANNEXE A L'ORIFICE ANAL.

Sphincter externe de l'anus. — Le sphincter externe de l'anus, cylindroïde d'une manière générale, forme une enveloppe qui entoure les 15 ou 20 derniers millimètres du rectum. Exactement, il a la forme d'une barque (Roux), à grand axe antéro-postérieur, dont la concavité reçoit la partie terminale du rectum. Il est formé de fibres superposées constituant autour de l'extrémité inférieure de l'intestin une série de boutonnières (fig. 17). Il comprend deux moitiés symétriques.

Insertions. — Il faut, au point de vue de ses insertions, distinguer dans le sphincter plusieurs couches : ce sont, en allant de dedans en dehors :

a. La *couche circulaire interne* : elle est formée de quelques fibres annulaires entourant la partie terminale du rectum et formant des anneaux superposés.

b. La *couche ano-coccygienne* : elle est formée de fibres qui naissent du coccyx et du raphée ano-coccygien, sur la face dorsale et au sommet du coccyx, et se terminent en avant soit en s'insérant sur la lame fibreuse médiane du périnée, soit en se continuant sur le bulbo-caverneux après s'être entrecroisées ou non sur la ligne médiane.

c. La *couche externe* (sphincter superficiel de Cruveilhier; peaucier de Luschka) s'insère à la peau du périnée soit en avant, soit en arrière de l'anus. En avant elle mêle ses fibres aux faisceaux postérieurs du dartos.

Ainsi formé, le sphincter présente trois ordres de fibres :

1° Des fibres circulaires;

2° Des fibres elliptiques, qui forment avec celles du côté opposé des ellipses circonscrivant la partie inférieure de l'anus;

3° Des fibres en anse (surtout abondantes dans la partie ano-coccygienne), qui se terminent au niveau du point où elles ont pris naissance après avoir contourné le rectum.

Rapports. — Par sa face externe, le sphincter entre en rapport avec la masse adipeuse feutrée qui comble la fosse ischio-rectale; cette masse le sépare de la face interne de l'ischion en dehors, du bord inférieur du grand fessier en arrière. Elle est traversée par les vaisseaux et nerfs hémorroïdaux inférieurs.

La face interne répond, dans sa partie inférieure, à la muqueuse rectale dont elle n'est séparée que par quelques fibres de la musculature longitudinale lisse du rectum qui vont s'insérer à la peau de la région ano-cutanée ; dans sa partie supérieure, au sphincter interne dont il recouvre la moitié ou les deux tiers inférieurs (15 à 20 millimètres).

La circonférence inférieure répond à la peau, à la face profonde de laquelle elle se fixe. La circonférence supérieure se met en rapport avec les fibres longitudinales du rectum et avec le releveur de l'anus. Parmi les fibres longitudinales du rectum, les unes passent entre les sphincters externe et interne, les autres à travers les faisceaux de deux sphincters (Roux) pour aboutir au derme et à la peau de l'anus.

Vaisseaux et nerfs. — Le sphincter externe reçoit ses vaisseaux et ses nerfs de l'artère hémorroïdale inférieure, branche de la honteuse interne et du nerf hémorroïdal ou anal qui se détache du nerf honteux interne, au niveau de la face interne de l'ischion.

Action. — Le sphincter externe ferme la partie inférieure du rectum et s'oppose à la sortie des matières et des gaz. A l'état ordinaire, il n'agit que par sa tonicité ; il se contracte fortement quand la volonté intervient. Dans le premier cas, il s'associe au sphincter interne, dans le second au releveur de l'anus.

Variétes et anomalies. — Cruveilhier décrit un faisceau qui naît de la face interne de la tubérosité de l'ischion et se porte à la moitié opposée du sphincter. Ce faisceau est fréquent. — Il existe souvent des fibres antéro-postérieures qui se détachent des parties latérales du sphincter et se portent directement au bulbo-caverneux.

Muscle de Theile. — C'est un petit muscle inconstant décrit par Lesshaft, sous le nom de transverse superficiel du périnée.

Lesshaft l'a rencontré 9 fois seulement sur 142 sujets.

Il naîtrait à égale distance de la tubérosité de l'ischion et de la peau, sur l'aponévrose superficielle et se terminerait dans le sphincter externe.

Il paraît n'être qu'un chef cutané aberrant du sphincter externe.

II. *Muscles dérivés de la musculature du segment caudal de la colonne vertébrale.*

Ces muscles sont au nombre de deux : le releveur de l'anus et l'ischio-coccygien.

Releveur de l'anus. — Pair, asymétrique, le releveur de l'anus forme une nappe musculaire mince et aplatie, obliquement dirigée en bas et en dedans. En s'unissant avec celui du côté opposé, il forme une sorte d'entonnoir, de carène, dans laquelle reposent la vessie et le rectum. Il s'attache en dehors suivant une ligne irrégulière commençant au pubis pour aboutir à l'épine sciatique et longeant dans l'intervalle la ligne innominée. L'arcus tendineus fasciæ pelvis, épaississement de l'aponévrose pelvienne supérieure, passe au-dessus de lui sans lui fournir d'insertion véritable. Rayonné, le releveur converge de ces différents points vers l'anus et le coccyx.

Insertions. — Avec Roux, Lesshaft, Drappier, il convient de diviser ce muscle en deux couches; l'une, superficielle et externe latérale (Poirier), représente la partie principale du muscle, elle ferme le bassin et descend à l'anus où son action se surajoute à celle du sphincter; l'autre, profonde, interne médiale (Poirier), ne comprend qu'un faisceau qui longe les parties latérales de la vessie et du rectum. Ces deux couches sont séparées par du tissu conjonctif et des nerfs vésicaux provenant des nerfs hémorroïdaux moyens d'Arnold.

a. Couche externe, superficielle (*Musculus sphincter ani externus* de Lesshaft). C'est elle que l'on voit quand on regarde le releveur par sa face périnéale. Cette portion naît : 1° de la face postérieure du corps du pubis, à 8 millimètres de la symphyse, immédiatement au-dessous et en dehors du ligament pubo-vésical, et un peu de la branche descendante du pubis; — 2° de la face interne de l'aponévrose profonde de l'obturateur interne; ces insertions se font d'abord sur une ligne oblique en haut et en dehors du pubis à la gouttière sous-pubienne. Souvent, suivant Poirier, les fibres du releveur remontent jusqu'au niveau de l'arcade du trou sous-pubien, mais il arrive que leur insertion s'arrête sur l'aponévrose pelvienne à 7 ou 8 millimètres au-dessous de cette arcade. A partir du trou sous-pubien, les fibres musculaires sont continuées par de très fins tendinets qui, passant au-dessus de l'arcus tendineus (voir page 662), vont gagner la ligne innominée de l'ilion. De la ligne innominée à l'épine sciatique la ligne d'insertion se fait suivant une ligne courbe à concavité tournée en haut et en arrière, pour cette raison on lui a donné le nom d'*arcus tendineus musculi levatoris ani*, bien différent, par conséquent, de l'arcus tendineus fasciæ pelvis : — 3° à la face interne de la petite épine sciatique.

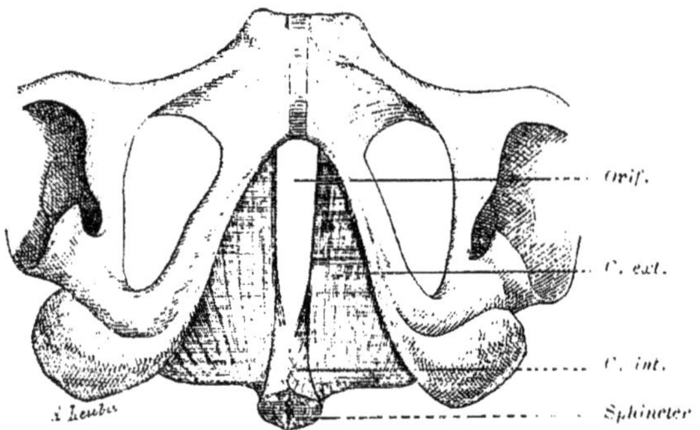

Fig. 140. — Muscle releveur de l'anus vu par devant sur un bassin renversé en arrière (Drappier).

Le périnée, l'urètre, le vagin et le rectum ont été enlevés. Cette figure montre : 1° la partie du plancher pelvien non obturée par le diaphragme principal; 2° la couche superficielle (*C. ext.*) du releveur dont les fibres contournent la portion terminale du rectum pour se terminer sur le raphé postérieur; 3° la couche profonde (*C. int.*) qui se termine partie sur le raphé antérieur, partie dans le sphincter de l'anus.

Nées de ces différentes origines les fibres se portent : les antérieures directement en arrière et en bas : les moyennes obliquement en dedans, mais surtout en arrière; les postérieures en arrière et en dedans, mais peu en arrière. Elles viennent croiser les faces latérales du rectum. Elles viennent alors se fixer sur les parties latérales du coccyx au voisinage de sa pointe, sur le raphé coccyanal, d'autres enfin contournent la partie postérieure de l'anus, s'entre-croisent même sur la ligne médiane avec les fibres du côté opposé et forment ainsi une véritable sangle rétroanale qui joue le rôle d'un sphincter surajouté au sphincter externe.

b. *Couche interne.* La couche interne ou médiale est placée sur la face pelvienne de la précédente. Elle s'insère sur la branche ascendante et horizontale du pubis, et un peu sur l'aponévrose pelvienne supérieure suivant une ligne convexe en avant et en haut, enfin sur les bords correspondants des ligaments pubo-vésicaux. Les fibres se portent en arrière sur les côtés des aponévroses latérales de la prostate. Arrivées au niveau des parties antérieure et latérales du rectum, elles se perdent dans sa paroi en se continuant avec ses fibres longitudinales. Devant le rectum, la face interne d'un faisceau est unie à celle du

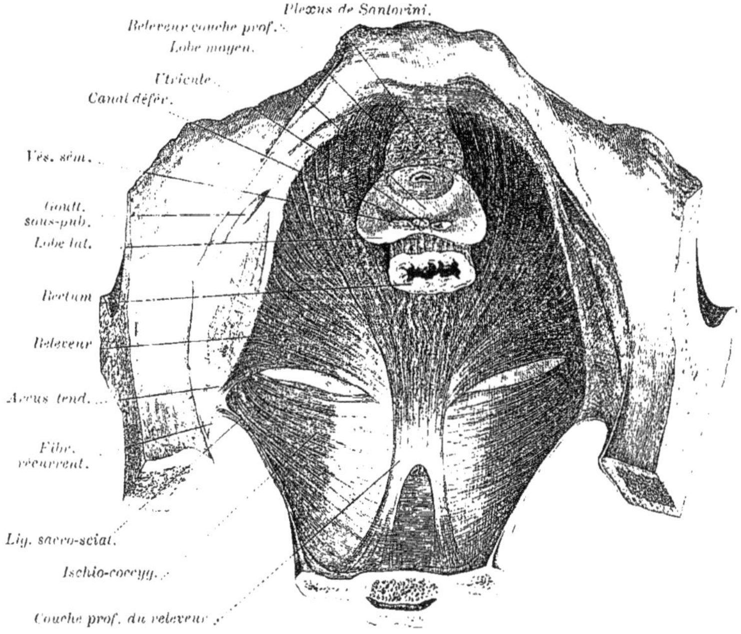

FIG. 141. — Releveur vu par sa face supérieure. La prostate est laissée en place (en partie d'après Spalteholtz).

côté opposé par une couche musculaire lisse transversale qui descend en bas jusqu'au noyau fibreux central du périnée.

La façon relativement complexe dont se comporte à l'intérieur du rectum les fibres du releveur, a été longuement décrite et figurée à propos du rectum (voy. t. IV). Pour éviter d'inutiles répétitions nous renvoyons à cette partie de l'ouvrage.

Rapports. — La face interne regarde en haut et en dedans. Elle est recouverte dans toute son étendue par une aponévrose, l'aponévrose supérieure du releveur; cette aponévrose fait partie de l'aponévrose pelvienne.

Cette aponévrose sépare le muscle, en dedans, de la vessie en avant, du rectum en arrière, et dans l'intervalle, des vésicules séminales, du canal déférent et de l'uretère. A peine le péritoine a-t-il doublé les vaisseaux iliaques externes, qu'il se relève presque aussitôt sur le rectum et la vessie. Il se forme ainsi entre lui et le releveur un espace rempli de tissu cellulo-adipeux dans lequel courent les branches de division de l'hypogastrique et leurs veines collatérales, le nerf obturateur, le canal déférent et l'uretère. C'est cet espace que l'on désigne sous le nom de pelvi-rectal supérieur.

La face inférieure regarde en bas et en dehors. Sur une coupe frontale du bassin, cette face forme le côté interne d'une région triangulaire dont l'obturateur interne doublé de son aponévrose forme le côté externe, le dernier côté correspondant à la peau. Cette région sous-jacente au releveur, espace pelvi-rectal inférieur, creux ischio-rectal ou mieux ischio-anal, a été comparé à une pyramide creuse, à un gousset (Moustier), à un appentis (Farabeuf), à un bonnet de police (Poirier); il est occupé par une graisse abondante, diffluente, véritable séreuse permettant les mouvements de l'anus. Les vaisseaux hémorroïdaux inférieurs traversent cette région pour gagner l'anus. En avant et en arrière, le creux ischio-anal présente deux prolongements. L'antérieur s'insinue entre la face inférieure du releveur et la face supérieure du plancher uro-génital. Le postérieur s'enfonce au-dessous du grand fessier dans l'intervalle qui sépare le grand ligament sacro-sciatique du petit.

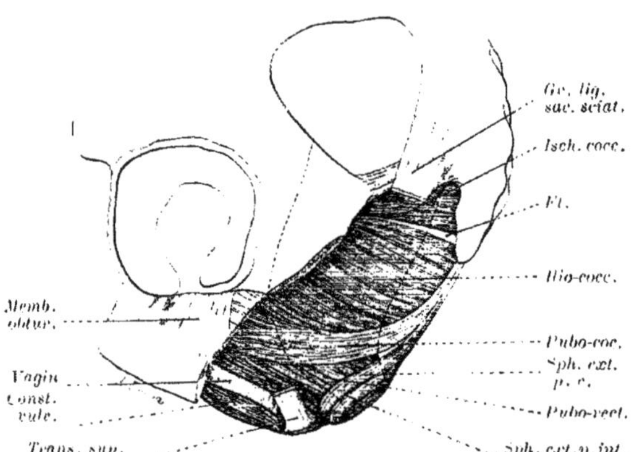

Fig. 142. — Face externe du diaphragme pelvien, après ablation de la paroi osseuse par deux traits de scie, l'un au voisinage de la cavité cotyloïde, l'autre sur la branche descendante du pubis. Le trajet du rectum est en pointillé (Dieulafé).

Le bord interne longe le ligament antérieur de la vessie, il est croisé par la veine dorsale profonde de la verge qui vient se jeter dans le plexus de Santorini. Il répond ensuite à la prostate et à ses plexus latéraux, au raphé bulbo-rectal, aux faces latérales du rectum en haut, au sphincter externe de l'anus en bas, enfin au raphé ano-coccygien.

Son bord externe croise l'obturateur interne et sous-tend en avant la gouttière sous-pubienne avec les organes qui y sont contenus.

Son bord postérieur s'accole à l'ischio-coccygien dont le sépare seul un interstice celluleux.

Nerf. — Ce muscle est innervé par un rameau long et grêle qui se détache de la partie antérieure du plexus sacré, rampe sur l'ischio-coccygien et vient se terminer sur la face supérieure du releveur. Ce nerf se détache des 2e et 3e paires sacrées. Assez souvent, il existe, suivant Morestin, un second nerf qui naît de la 4e paire.

Action. — En se contractant les releveurs de l'anus élèvent le noyau fibreux central du périnée, le raphé ano-coccygien. La face postérieure de la deuxième et de la troisième portion du rectum est ainsi élevée et portée en avant. De plus, insérés au pourtour de l'anus, les muscles semblent le dilater. Ils faciliteraient ainsi la défécation, c'est l'opinion de Sappey et de Testut. D'après ces auteurs les releveurs se contractent en même temps que le diaphragme et les muscles abdominaux au moment de la défécation pour expulser le bol fécal et empêcher le refoulement du rectum au dehors.

Déjà Cruveilhier, Richet avaient mis en doute cette action dilatatrice du releveur. Les travaux de Henle, de Lesshaft et surtout de Budge, confirmés par Morestin, ont définitivement établi que le releveur est avant tout un constricteur anal.

Ce mécanisme demande à être précisé. Le constricteur est formé de deux couches superposées : 1° La couche externe ou superficielle forme une boutonnière, dont la fente est occupée par la deuxième partie du rectum. Quelques fibres se rendent en outre au coccyx. En se contractant le releveur ne peut élever l'anus, puisqu'il passe au-dessus de lui; mais il rapproche les deux lèvres de la boutonnière et étrangle ainsi énergiquement la partie inférieure du rectum. Il tend de plus à porter en avant la commissure postérieure de la boutonnière et applique énergiquement la face postérieure du rectum contre la face antérieure. Dans l'intervalle des besoins, le sphincter externe par sa tonicité et sa contraction suffit à fermer le rectum ; si, au contraire, le besoin se fait sentir et que nous voulions résister, le releveur se contracte, ferme le rectum, et grâce à l'énergie de sa contraction refoule le bol fécal dans l'S iliaque. C'est grâce à la contraction du releveur que la deuxième portion du rectum est habituellement vide.

Le releveur concourt à la défécation, mais intervient seulement à la fin de celle-ci pour faciliter l'expulsion du bol par la compression de la deuxième portion.

2° La couche interne ou profonde, en se contractant, attire l'anus en avant et en haut; de plus, comme elle est oblique en arrière et en dedans, elle tend à entr'ouvrir l'anus. Associée au muscle rétracteur de Treitz, elle agit comme un dilatateur anal.

3° Enfin dans son ensemble le releveur forme le plancher de l'excavation. Il oppose sa tonicité et ses contractions à celles du diaphragme. La résultante des pressions exercées par le diaphragme pouvant être représentée, ainsi que l'a montré Sappey, par une ligne allant de l'ombilic à l'articulation sacro-coccygienne, le releveur est ainsi admirablement disposé pour soutenir le rectum et la masse de l'intestin grêle.

NOTE. — La couche musculaire lisse qui, passant devant le rectum, unit les deux moitiés du muscle, a été décrite comme un muscle spécial par Santorini et Albinus. C'est le transverse de la prostate de Weber Hisdebrandt.

La description que nous venons de donner s'écarte notablement de la description classique. Elle concorde à peu de chose près avec celles de Roux (de Buse), de Lesshaft, de Drappier.

Il ne faudrait cependant pas regarder cette question comme définitivement tranchée. Reprenant des recherches déjà anciennes de Strauss, Durkheim, Kollmann, Lartschneider, Holl ont encore modifié la description du releveur anal en s'efforçant de retrouver dans celui-ci les différents éléments dont il dérive au point de vue phylogénique. A la suite de sa description du muscle releveur de la femme, M. Rieffel a donné un résumé des descriptions de ces différents auteurs. Nous renvoyons à son article en faisant observer qu'il ne faut peut-être pas s'attacher outre mesure à vouloir concilier les différentes opinions qui nous paraissent assez exclusives les unes des autres. Il s'agit là évidemment d'un point d'anatomie qui est loin d'être définitivement tranché et pour lequel on doit se borner à enregistrer provisoirement les différentes descriptions, sans adopter pour l'instant de solution définitive. On trouvera un historique complet de cette question dans le travail de Hogge.

Ischio-coccygien. — L'ischio-coccygien est placé sur le même plan que le releveur et semble le continuer en arrière. Il ferme en arrière l'excavation pelvienne comme le releveur la ferme en avant. C'est l'homologue du muscle abducteur ventral ou médian de la queue chez les carnivores et autres mammifères (Hogge).

Il est mince, aplati et triangulaire.

Insertions. — Il s'insère en dehors : 1° sur la partie la plus reculée de l'aponévrose obturatrice ; 2° à la face interne du petit ligament sacro-sciatique. Les fibres nées de ces différents points se portent obliquement en arrière et en bas, et vont s'insérer aux bords correspondants du coccyx et un peu à sa face antérieure, aux parties latérales et inférieures du sacrum, au voisinage du coccyx (2 ou 3 dernières sacrées, 2 ou 3 premières coccygiennes).

Rapports. — Le muscle est en rapport en haut avec une aponévrose qui fait suite à celle du releveur, puis avec le tissu cellulaire qui tapisse le plancher pelvien et le sépare du péritoine ; en haut et en avant, avec le rectum qui est couché sur l'angle dièdre formé par l'union des deux muscles.

La face inférieure forme le plafond de l'espace ischio-rectal. Le bord antérieur confine au bord postérieur du releveur de l'anus avec lequel il se continue. Le bord postérieur est côtoyé et continué par le petit ligament sacro-sciatique qu'on peut considérer comme une partie de muscle transformée et devenue fibreuse. Le bord inférieur du pyramidal croise le ligament et le bord postérieur du muscle.

Nerf. — Ce muscle est innervé par une branche issue du plexus sacré.

Action. — En se contractant, l'ischio-coccygien attire en avant et de son côté la pointe du coccyx ; quand les deux muscles se contractent ensemble, ils l'attirent en bas et en avant ; mais le coccyx étant peu mobile, l'action du muscle est très limitée. En réalité, le muscle forme surtout à la partie inférieure de l'excavation un plancher mobile et élastique, et joue au niveau du bassin le rôle des intercostaux au thorax ; aussi rappelle-t-il ces muscles par sa constitution. Il est formé de faisceaux musculaires courts et tendineux alternativement placés. (Sur l'origine et la signification morphologique de ce muscle, voy. plus loin, Périnée de la femme.)

Hoss a décrit sous le nom d'iléo-sacrées quelques fibres anormales placées à la face interne ou le long du bord supérieur de l'ischio coccygien.

Muscle de Treitz. — ***Synonymie*** : Recto-coccygien de Treitz. Retractor ani de Luschka. Tensor fasciæ pelvis de Kohlrausch. Ligament suspenseur de Béraud.

Le muscle de Treitz est une lamelle musculaire triangulaire à sommet antérieur descendant du coccyx au rectum.

Insertions. — Il naît de la deuxième et de la troisième vertèbre coccygienne, du raphé qui leur fait suite et de la partie voisine du petit ligament sacro-sciatique par deux faisceaux situés de part et d'autre de la ligne médiane. Nées de ce point, les fibres se portent en avant en se condensant et viennent s'insérer à 10 millimètres au-dessus du point où le rectum perfore le plancher pelvien. En avant, ces fibres se mélangent aux fibres longitudinales du rectum et, s'étalant, recouvrent les faces postérieure et latérales en montant et en descendant. Elles se continuent en partie avec les fibres longitudinales. Quelques-unes traversent la couche longitudinale et vont au sphincter interne. La partie tout à fait antérieure du muscle prend insertion sur la portion de l'aponévrose qui est placée en arrière de la prostate.

Action. — Quand il se contracte seul, le muscle de Treitz tend l'aponévrose pelvienne par celles de ses fibres qui s'y insèrent : les fibres anales attirent l'anus en arrière et en haut. Généralement son action s'associe à celle de la portion supérieure et interne du releveur; il forme avec celle-ci une sangle dont la contraction élève l'anus et les organes génitaux.

Muscle recto-urétral. — C'est un muscle qui fait suite aux fibres longitudinales antérieures du rectum et vient se jeter partie sur l'urètre, partie sur le noyau fibreux central du périnée, précisément au point où se termine ce noyau, dans une région qui répond à l'éperon qui, dans le cloaque, sépare l'intestin du sinus uro-génital.

Il existe, en outre (Hogge), des fibres lisses doublant le bord interne du pubo-rectal près du rectum et des fibres prérectales unissant ces deux bords.

APONÉVROSES DU PÉRINÉE

Les aponévroses du périnée, comme les muscles, ont donné lieu à de nombreux travaux. Leur étude est rendue difficile par l'infiltration ordinaire de la région sur le cadavre, l'étroitesse des parties, la multiplicité des organes qui la traversent. Cette difficulté explique les divergences des auteurs, qui d'ailleurs portent plus sur l'interprétation que sur les faits.

Il faut avoir bien présent à l'esprit, avant d'entamer l'étude des aponévroses, que le terme aponévrose s'applique à des formations d'ordre très différent. Les unes sont de simples couvertures musculaires annexées aux muscles. Les autres sont des lames fibreuses correspondant à des fonctions précises. Je signalerai chemin faisant ces fonctions, elles aideront à mieux comprendre les dispositions anatomiques.

J'ai distingué pour l'étude des muscles un périnée antérieur et un périnée postérieur séparés seulement par une ligne concave en arrière, tracée entre les deux ischions, puis un périnée commun formant plafond au-dessus des deux autres. Cette division peut être conservée pour l'étude des aponévroses, mais n'est plus ici rigoureusement exacte, les aponévroses dépassant en certains points les limites de ces régions.

Aponévrose du périnée postérieur. — Lorsqu'après avoir incisé la peau, le tissu cellulaire sous-cutané, et le feuillet profond épaissi du *fascia superficialis* ou feuillet ano-scrotal de Velpeau, on a mis à nu le bord postérieur des transverses superficiels en avant, la tubérosité de l'ischion et le bord inférieur du grand ligament sacro-sciatique doublé du grand fessier latéralement, le coccyx en arrière, le raphé ano-bulbaire, l'anus et le raphé ano-coccygien sur la ligne médiane, on se trouve en présence, la graisse une fois enlevée, de l'orifice d'une vaste cavité qui s'enfonce entre le rectum doublé du releveur en dedans, l'ischion doublé de l'obturateur interne en dehors : cette fosse, dite fosse ischio-rectale, envoie deux prolongements. L'un, postérieur, s'enfonce sous le grand ligament sacro-sciatique et le grand fessier, et suit la face profonde du releveur et de l'ischio-coccygien jusqu'au petit ligament sacro-sciatique et au coccyx; l'autre antérieur, passe au-dessus des transverses et forme une véritable corne qui s'enfonce en avant jusqu'au pubis. Cette corne, triangulaire, sur une coupe verticale transverse, présente une paroi supéro-interne formée par le releveur qui la sépare de la prostate; une paroi externe formée par l'obturateur interne et l'ischion, un plancher formé par les aponévroses du transverse profond (fig. 134 et 137).

La fosse ischio-rectale, dont l'entrée seule tient dans les limites du périnée postérieur, ne présente que peu d'intérêt au point de vue aponévrotique. Une mince toile celluleuse recouvre la face inférieure du releveur et de l'ischio-coccygien. Le grand ligament sacro-sciatique, l'aponévrose d'enveloppe profonde de l'obturateur interne, celle du transverse, forment les limites des prolongements, mais n'appartiennent pas en propre à la région. Superficiellement, la fosse est ouverte, n'étant recouverte que par le feuillet profond épaissi du fascia superficialis. Un tissu graisseux lobulé, parcouru par d'épaisses travées fibreuses, remplit la fosse ischio-rectale et ses prolongements.

Noyau fibreux central du périnée. — La division en périnée antérieur et périnée postérieur, commode pour classer les muscles, ne doit pas laisser croire à l'indépendance des deux régions. Les deux régions sont au contraire étroitement unies au centre du périnée. Leurs muscles, leurs aponévroses, viennent converger en ce point, sur une formation spéciale, le noyau central du périnée, dont la disposition est expliquée par l'embryologie.

L'embryologie nous apprend que l'aire du périnée est primitivement occupée par une masse mésodermique au centre de laquelle se trouve le cloaque, proportionnellement très étendu à cette époque. Le cloaque est un conduit vertical sur l'extrémité supérieur duquel viennent se greffer, à la manière des branches d'un Y, l'intestin en arrière, l'allantoïde (future vessie) en avant. Le péritoine descend au fond de l'angle que circonscrivent les deux branches. Ultérieurement les parois latérales du cloaque et le mésoderme adjacent se soulèvent en deux plis verticaux, les plis de Rathke qui marchent transversalement à la rencontre l'un de l'autre et se fusionnent bientôt sur la ligne médiane l'un avec l'autre et avec l'éperon séparant allantoïde et intestin; ainsi se forme une cloison qui divise le cloaque en deux conduits, l'un antérieur uro-génital, l'autre postérieur intestin terminal. Or, il résulte de plusieurs travaux, en particulier ceux de Hogge, que cette cloison ne disparaît jamais, mais qu'elle persiste chez l'adulte sous forme d'un noyau, fibreux en bas, musculaire lisse en haut: cette cloison s'étend ainsi du péritoine à la peau, se continuant tissu à tissu avec l'urètre en avant, le rectum en arrière, masquée seulement sur ses parties latérales par des masses musculaires qui viennent s'insérer sur elle.

Le noyau fibreux central du périnée est chez l'adulte une cloison médiane musculaire, lisse, dans sa partie supérieure, tendineuse, dans sa partie inférieure, occupant l'espace circonscrit par le rectum en arrière, l'urètre en avant, de la peau du périnée au releveur de l'anus et au péritoine. Vertical, aplati latéralement, épais de 3 millimètres environ en bas, il s'élargit dans sa partie supérieure.

Son bord antérieur, irrégulièrement festonné, suit la face postérieure de la prostate dans son 1/4 inférieur, le bord postérieur de l'urètre membraneux s'enfonce entre les transverses profonds et superficiels droits et gauches, et se continue avec le raphé fibreux médian du bulbe et du bulbo-caverneux. En continuité directe chez le fœtus avec l'urètre dont il partage l'origine, il perd une partie de ses connexions avec cet organe quand le sphincter strié se développe, ce dernier le fragmentant de place en place pour encercler l'urètre : il est de même perforé de place en place par le transverse profond. Le bord postérieur longe la face antérieure du rectum et donne insertion à une partie de ses fibres longitudinales. Les faces donnent insertion en avant, et de haut en bas, d'abord aux fibres excentriques du sphincter strié de l'urètre, aux fibres du transverse profond, aux transverses superficiels, aux fibres médianes du bulbo-caverneux ; en arrière, au sphincter externe de l'anus. Le bord inférieur vient affleurer la peau du périnée ; la peau enlevée, il apparaît chez les sujets peu musclés comme un tractus antéro-postérieur nettement marqué ; il est en partie masqué par les muscles et moins visible chez les sujets à musculature développée.

L'extrémité supérieure musculaire, lisse, est jetée comme un pont entre les bords du releveur, en avant du rectum ; elle forme une bandelette qui encercle la face antérieure de ce conduit, muscle prérectal. La partie antérieure de l'extrémité supérieure donne insertion aux aponévroses qui montent aux culs-de-sac recto et vésico-génital du péritoine et constituent l'aponévrose prostato-péritonéale de Denonvilliers ; la partie postérieure donne insertion aux fibres longitudinales antérieures du rectum.

Quand, après avoir incisé de bas en haut le noyau fibreux entre le bulbo-caverneux et le sphincter de l'anus, on porte le rectum en arrière, l'intestin ici peu adhérent se sépare du noyau fibreux central ; on aperçoit alors au fond de la plaie les fibres longitudinales antérieures du rectum dont l'extrémité antérieure maintenue par leur insertion sur le noyau fibreux central se portent en avant et apparaissent au fond de la plaie comme deux bandelettes à bord externe arciformes. Ce sont ces bandelettes qui ont été décrites par Proust et Gosset sous le nom de muscle recto-urétral.

Le noyau fibreux central du périnée a été signalé par Mercier sous le nom de centre. Mais la description de cet auteur, incomplète d'ailleurs, délaissée par les auteurs classiques, était tombée complètement dans l'oubli, quand la dissection me la fit retrouver. J'ai signalé le noyau fibreux central du périnée dans la première édition de cet ouvrage et dans les *Annales génito-urinaires* (Paul Delbet. De la prostatectomie périnéale. *Ann. g.-ur.*, 1902. 1212). Il a été longuement étudié par Hogge qui a montré ses connexions exactes et son origine. Ce noyau a une grande importance physiologique et chirurgicale. Il est l'analogue du centre aponévrotique du diaphragme. Comme lui il est placé au centre d'un carrefour musculaire, comme lui il est suspendu par sa partie supérieure et contribue à la statique des viscères.

Le périnée est un plancher qui soutient les organes de l'excavation pelvienne. Toutefois ce rôle de plancher est, ainsi que le prouve la disposition des organes chez la femme et certaines constatations opératoires, entièrement dévolu au releveur, à l'ischio-coccygien et à l'aponévrose pelvienne supérieure. Appendu au releveur et à l'aponévrose pelvienne par son sommet, le noyau fibreux central suspend efficacement, tout en leur laissant la mobilité nécessaire à leurs fonctions, le rectum en arrière, l'urètre et ses annexes en avant.

Chirurgicalement, lorsqu'on a incisé la peau et mis à nu le bord postérieur du transverse, il est aisé de pénétrer le long des faces latérales de l'urètre et du rectum ; mais on n'arrive pas à isoler rectum et urètre l'un de l'autre, ni à s'engager entre les releveurs. Si, ayant placé les index droits et gauches dans les fosses ischio-rectales, de part et d'autre du noyau fibreux, on les rapproche peu à peu de la ligne médiane, on isole le noyau fibreux et on le pince. Vient-on alors à le sectionner d'un seul coup de ciseau donné parallèlement au bulbe, on permet immédiatement la rétropulsion du rectum en arrière, le refoulement de l'urètre en avant et on se crée un large accès sur les organes profonds.

Aponévroses du périnée antérieur. — J'ai décrit la disposition générale de ces aponévroses au début de l'étude du périnée (page 199). Je me contente donc de rappeler ici que ces aponévroses sont disposées sur deux plans : La première aponévrose, périnéale superficielle, forme la couverture des muscles correspondants : la deuxième, située sur un plan plus élevé, est annexée au transverse profond et à l'appareil génito-urinaire : on lui donne le nom d'aponévrose moyenne parce qu'elle est intermédiaire à l'aponévrose superficielle et à l'aponévrose pelvienne ou périnéale supérieure.

Aponévrose périnéale superficielle. — On découvre aisément l'aponévrose périnéale superficielle en incisant la peau et le tissu cellulo-adipeux sous-cutané le long et en dehors des bords de l'ogive pubienne et rabattant en arrière le lambeau ainsi formé.

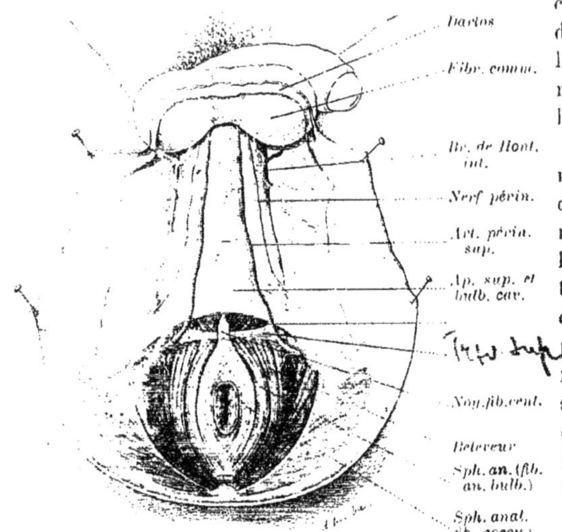

FIG. 143. — Aponévrose périnéale superficielle.

L'aponévrose a été réséquée en arrière pour laisser voir le transverse superficiel.

La peau ne présente rien de particulier si ce n'est sur la ligne médiane un léger bourrelet antéro-postérieur ou raphé ; elle est doublée en avant par la partie postérieure du dartos : elle se continue sans ligne de démarcation avec la peau des régions voisines.

Le tissu cellulo-adipeux sous-cutané, plus ou moins épais suivant les sujets, est compris entre deux lamelles, l'une superficielle ou fascia superficialis, se continue avec la fascia superficialis des régions voisines : l'autre profonde se continue avec les dartos en avant, le sphincter externe en arrière et constitue le feuillet ano-scrotal de Velpeau. Dans le tissu cellulo-adipeux rampent le rameau fémoro-périnéal et le filet superficiel de la branche périnéale du nerf honteux avec l'artère périnéale superficielle.

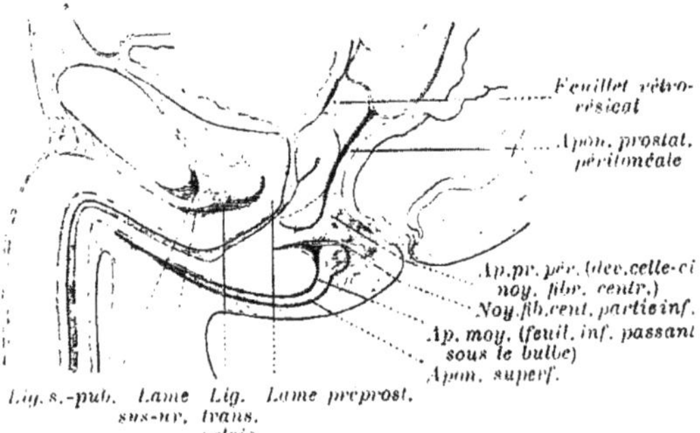

FIG. 144. — Plancher périnéal (coupe médiane).

L'espace laissé en blanc entre la partie postero-inférieure de la prostate et l'aponévrose prostato-péritonéale correspond au noyau fibreux central.

L'aponévrose périnéale superficielle est mince, et peu résistante. C'est l'aponévrose d'enveloppe des muscles superficiels du périnée. Elle a l'aspect d'un triangle à base postérieure. Plane en arrière, elle forme en avant un demi-cylindre qui se moule sur la racine de la verge. Ses bords latéraux s'insèrent sur la lèvre externe des branches ischio-pubiennes depuis la tubérosité de l'ischion jusqu'au voisinage de la symphyse. La base se porte d'un ischion à l'autre et forme un arc dont la concavité tournée en arrière côtoie l'extrémité inférieure du rectum en passant devant l'extrémité antérieure du sphincter de l'anus. Adhérant fortement au noyau fibreux central du périnée sur la ligne médiane, elle présente à ce niveau un léger prolongement saillant en arrière. La base se réfléchit sur le bord postérieur du transverse superficiel qu'elle engaine. C'est pourquoi Denonvilliers la décrit comme un prolongement de l'aponévrose moyenne, bien que les deux formations aponévrose périnéale superficielle et

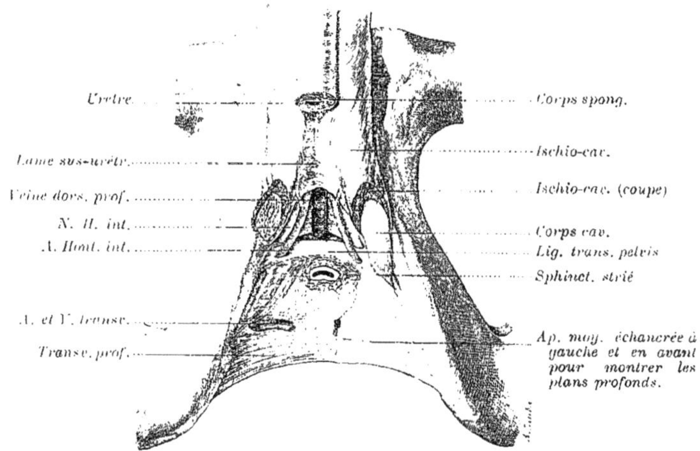

FIG. 145. — Aponévrose moyenne.

aponévrose moyenne soient d'ordre différent et unies seulement par des feuillets celluleux assez minces.

En avant, l'aponévrose, parvenue au niveau du point où l'ischio-caverneux quitte le squelette, l'accompagne pour se porter directement en avant et aller se continuer avec l'enveloppe fibreuse de la verge : elle forme ainsi avec la face inférieure de la symphyse un conduit par lequel passent les organes profonds qui du périnée gagnent les parties profondes de la verge.

La face supérieure recouvre le bulbo-caverneux, l'ischio-caverneux et le transverse : de cette face se détachent des lamelles qui contournent ces muscles et leur constituent autant de gaines. La face profonde de l'aponévrose recouvre la racine de la verge, le bulbe, l'aponévrose périnéale moyenne et le rameau musculo-urétral du nerf honteux interne.

Aponévrose moyenne. — C'est la partie forte et résistante du périnée antérieur. La croyant destinée à soutenir la vessie et l'urètre, Henle et Farabeuf lui ont donné le nom de plancher uro-génital. Mais j'ai constaté qu'elle ne joue aucun rôle dans la statique de ces organes : le nom qui lui convient le mieux est celui de cloison uro-génitale. Je rappelle que dans la conception classique de Denonvilliers l'aponévrose moyenne forme un plan triangulaire tendu entre les deux arcades ischio-pubiennes, et qu'elle est constituée par deux feuillets circonscrivant un espace occupé par le transverse du périnée : l'urètre perforerait cette cloison à l'union du 1/3 antérieur avec les 2/3 postérieurs en y creusant un conduit cylindrique comme taillé à l'emporte-pièce. Le transverse du périnée serait alors un muscle occupant toute l'étendue de l'ogive pubienne et enserrerait l'urètre de toute part.

Nous avons vu que cette conception ne saurait être admise. Le muscle transverse profond est en effet composé de faisceaux peu nombreux, *tous rétro-urétraux* : autour de l'urètre il existe des fibres musculaires, mais à direction circulaire prédominante et qui ne sont autres qu'un muscle annexé à l'urètre, le sphincter strié.

On comprendrait un urètre perforant l'aponévrose moyenne si l'aponévrose précédait le développement de l'urètre : mais il n'en est rien. Le cloaque, puis les deux canaux, rectum et urètre, qui lui succèdent sont déjà bien formés alors qu'il n'existe encore pour constituer le périnée qu'une masse mésodermique indécise. Muscles et aponévroses se forment autour de l'urètre pour répondre aux exigences de fonctions bien définies, ils forment d'abord autour de l'urètre une gaine cylindrique verticale : celle-ci se coude en avant avec la partie inférieure de l'urètre et s'aplatit de haut en bas, quand de vertical le plancher devient horizontal : de la sorte les organes ayant pris leur place définitive, l'urètre s'insinue entre les formations pré-urétrales et les formations rétro-urétrales comme entre les deux lames d'une jalousie.

Ceci dit, on peut considérer à l'aponévrose moyenne, avec Denonvilliers, deux feuillets, l'un inférieur, l'autre supérieur. Mais ces deux feuillets n'ont de commun que leur contiguïté. Leurs dispositions et leurs fonctions sont absolument différentes.

a) *Feuillet inférieur de l'aponévrose moyenne.* — Le feuillet inférieur est une aponévrose d'insertion des corps érectiles et en particulier du bulbe sur l'ogive pubienne, c'est un ligament bulbaire. Zuckerkandl, auquel nous devons la plus grande partie de nos connaissances nouvelles sur le périnée, lui donne le nom de fascia perinei propria. Moins développé en arrière où il n'est constitué que par l'aponévrose d'enveloppe du transverse profond, il devient plus épais en avant de ce muscle. Il naît en arrière, de la face interne des ischions, souvent renforcé par des expansions de l'ischio-caverneux et constitue une lame triangulaire qui se porte en avant, un peu moins oblique que les branches ischio-pubiennes : ses bords s'insèrent à la branche ischio-pubienne en arrière et en bas, plus en avant sur la face interne des corps caverneux. Les fibres obliques en bas et en arrière viennent se fixer sur les bords du corps spongieux du bulbe et, se continuant avec sa gaine fibreuse, se prolongent entre le bulbe et le bulbo-caverneux : en avant, le sommet plus ou moins bifurqué vient se fixer au-dessous de l'urètre dans l'angle qui sépare le corps spongieux des corps caverneux.

Ce feuillet est constamment sous-urétral : dépendance du bulbe et de la racine du corps caverneux, il représente une expansion de leur gaine fibreuse ; c'est un ligament qui fixe solidement le bulbe et lui fournit un point d'appui pendant l'érection. De la continuité de cette aponévrose avec la gaine des corps spongieux et caverneux, il résulte que ces organes, bien que saillants dans l'étage inférieur du périnée, sont en réalité dans l'étage moyen. Les muscles qui les recouvrent sont seuls dans l'étage inférieur. Dans sa partie postérieure ce feuillet aponévrotique recouvre le transverse profond qui est situé au-dessus de lui (du côté du releveur par conséquent).

b) *Feuillet profond.* — Il n'y a pas en réalité de feuillet profond, mais une série de formations placées les unes en avant et au-dessus de l'urètre, les autres en arrière de l'urètre. Si l'on joint à ces formations les aponévroses latérales de la prostate qui d'ailleurs sont en continuité avec l'ensemble ressemble à une corolle de volubilis, dont le corps embrasserait la prostate tandis que le pavillon épanoui irait recouvrir en arrière le transverse profond, s'insérer latéralement et en avant à l'ogive pubienne. Ainsi est constituée une gaine cellulo-fibreuse qui entoure l'urètre et ses annexes. La partie antéro-supérieure de cette gaine couvre la face antérieure de la prostate, puis le sphincter strié, et vient se terminer dans l'angle d'union des deux corps caverneux. La partie postérieure de la gaine couvre la face postérieure de la prostate, puis se porte en arrière et en bas, et recouvre les faisceaux du sphincter strié qui vont à l'ischion et le transverse profond ; latéralement la gaine, formée par les aponévroses latérales de la prostate, est échancrée latéralement par des veines périurétrales.

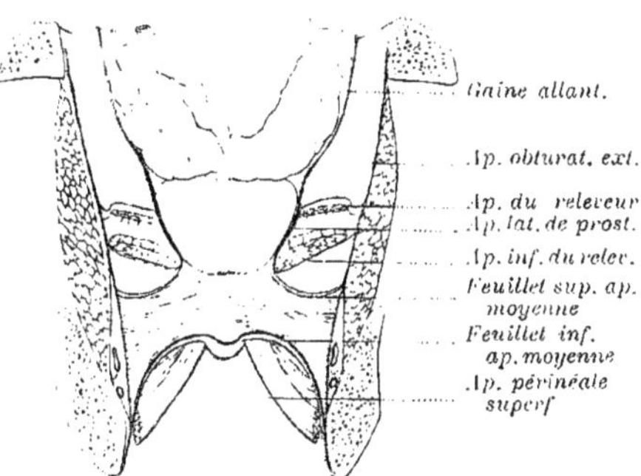

Fig. 146. — Les aponévroses du périnée (coupe transversale).

Si l'on attaque la dissection du périnée par sa face inférieure et qu'on enlève brutalement la verge et le bulbe en sectionnant les racines des corps caverneux, on n'aperçoit de la gaine que les parties épaissies insérées sur l'ogive pubienne. On ne voit alors que deux trousseaux fibreux transversaux : l'un, placé devant l'urètre, est le ligament transversum pelvis de Henle : l'autre, placé derrière, est l'aponévrose qui surmonte le transverse profond, feuillet profond de l'aponévrose moyenne de Denonvilliers. Sur le même plan se trouve en avant le ligament sous-pubien. On rencontre donc d'avant en arrière :

Le ligament sous-pubien ou arcuatum pubis, ogive ligamenteuse qui double et masque en partie l'ogive pubienne et doit être décrit avec l'articulation : haut de 8 à 9 millimètres, il présente un bord postérieur croisé par la veine dorsale profonde se rendant au plexus de Santorini, et une face inférieure sur laquelle repose les artères et excentriquement les nerfs honteux internes.

Le ligament transverse du pelvis, transversum pelvis de Henle, ligament pubo-prostatique médian de Krause, est une bandelette fibreuse tendue entre les branches ischio-pubiennes immédiatement en arrière de la veine dorsale ; en avant de l'urètre et séparant les deux organes, il donne insertion par sa face postéro-inférieure et sur la ligne médiane à quelques fibres du sphincter strié.

L'aponévrose du transverse profond, visible seulement quand on a enlevé ce muscle, est étendue de l'urètre à la ligne biischiatique et reproduit la disposition du transverse profond.

(DELBET.)

Mais l'étude de coupes antéro-postérieures permet de reconnaître la véritable disposition (fig. 144 et 145).

On constate qu'en avant de l'urètre le ligament sous-pubien comble le sommet de l'ogive pubienne, qu'il est contourné par la veine dorsale profonde et qu'il n'affecte de rapport en dehors de cet organe qu'avec un tissu celluleux lâche qui l'unit aux parties voisines; on voit que le ligament transverse du pelvis fait partie d'une lame qui marche parallèlement à l'urètre et comprend trois parties. La première partie descend des ligaments pubo-vésicaux, couvre la face antérieure de la prostate constituant la partie antérieure de sa capsule, vient se jeter sur le bord postérieur du ligament transverse du pelvis qui n'en est qu'un épaississement, c'est le feuillet préprostatique de Zuckerkandl; la deuxième partie est formée par le ligament transverse du pelvis; la troisième partie fait suite au bord antérieur du ligament transverse du pelvis : elle marche parallèle et sous-jacente à la veine dorsale, qu'elle sépare de l'urètre, et vient se terminer dans l'angle d'union des deux corps caverneux qu'elle unit solidement. Je l'appellerai lame sus-urétrale.

En arrière de l'urètre, l'aponévrose commence sur la face postérieure de la prostate en se confondant avec sa gaine; elle descend, oblique en bas et un peu en avant, puis se coude sur la face postérieure du sphincter strié pour se porter en arrière et tapisser la face profonde du transverse profond.

Sur la ligne médiane, elle se confond avec le noyau fibreux central du périnée : elle donne insertion en avant au sphincter strié, adhère à l'urètre. Plus loin elle recouvre la face profonde du transverse profond, fort étroite à ce niveau; en arrière, elle se continue avec l'aponévrose prostato-péritonéale de Denonvilliers; plus en arrière, avec quelques fibres longitudinales du rectum (muscle recto-urétral). Latéralement et en avant, elle s'arrête là où cesse le sphincter strié, c'est-à-dire qu'elle laisse entre son bord et l'ogive pubienne un espace limité en avant par le transverse du pelvis; elle recouvre ensuite le transverse profond et se termine en arrière par un bord libre et vient former la limite du prolongement antérieur de l'espace ischio-rectal. Sur les côtés l'aponévrose se continue en dehors avec l'aponévrose de l'obturateur interne, en dedans avec le feuillet celluleux qui double la face profonde du releveur.

Aponévrose pelvienne ou périnéale supérieure. — La face supérieure du releveur et celle de l'ischio-coccygien sont recouvertes par une aponévrose qui les tapisse exactement et partage leurs insertions. Ce feuillet constitue l'aponévrose supérieure du releveur et de l'ischio-coccygien. Il se continue au niveau de ses origines, en dehors avec l'aponévrose qui recouvre l'obturateur interne, en dehors et en arrière avec l'aponévrose du pyramidal.

L'ensemble de ces trois aponévroses, aponévrose du releveur et de l'ischio-coccygien, aponévrose du pyramidal, partie supérieure de l'aponévrose de l'obturateur interne, constitue l'aponévrose pelvienne ou périnéale supérieure.

Ainsi comprise cette aponévrose complète la ceinture osseuse et ferme l'excavation pelvienne en bas et latéralement.

Elle a la forme d'un entonnoir irrégulier dont le centre est occupé par le rectum, la vessie et la prostate chez l'homme.

Elle présente à considérer une circonférence, un bord interne, deux faces. Nous étudierons ensuite sa texture.

La *circonférence* s'insère au pourtour de l'enceinte pelvienne. Elle s'insère en avant sur la face postérieure du pubis, à 6 millimètres de la ligne médiane, le long des ligaments pubo-vésicaux. Partie de ce point, la ligne d'insertion se porte en dehors et en haut ; convexe en avant, elle atteint le bord interne de la gouttière sous-pubienne, elle décrit alors une courbe à concavité supérieure qui s'oppose à la courbe en sens inverse de l'échancrure sus-pubienne et cir-

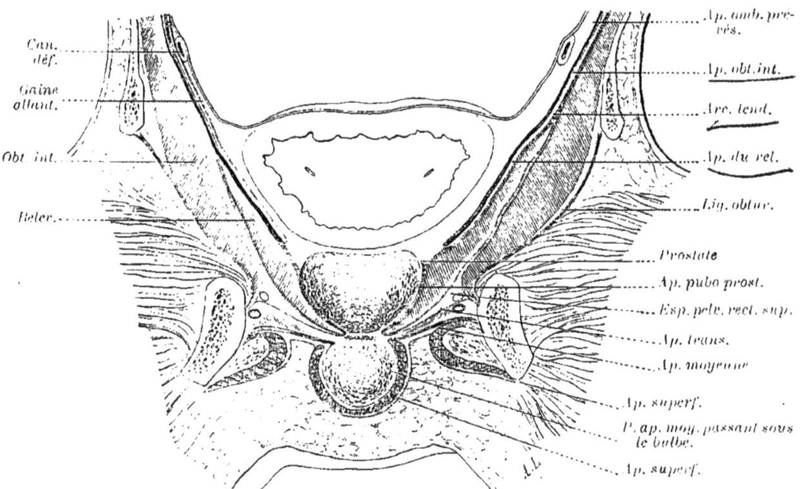

FIG. 147. — Aponévroses du périnée.
Coupe transversale passant par le bulbe en arrière de l'urètre.

conscrit un canal par lequel on voit passer les vaisseaux et nerfs obturateurs. A partir de ce point elle se relève et se fixe sur la face interne de l'os des îles suivant une ligne oblique en haut et en arrière qui vient se terminer en face de la partie la plus élevée de la grande échancrure sciatique.

Solidement insérée à ce niveau, la circonférence de l'aponévrose pelvienne change de direction : elle se porte en haut et en dehors du bord antérieur de la grande échancrure sciatique, à la symphyse sacro-iliaque et au premier trou sacré. Dans ce trajet elle croise le bord supérieur de la grande échancrure en restant à quelques millimètres au-dessous d'elle ; elle circonscrit avec cette dernière une échancrure de 3 centimètres environ de diamètre, analogue à la gouttière sous-pubienne. Par cette échancrure s'échappent les vaisseaux fessiers supérieurs.

Le *bord interne* s'étend du premier trou sacré à la symphyse pubienne en passant par le coccyx, les parties latérales du rectum et la prostate.

Sur le sacrum ce bord s'insère de chaque côté le long des trous sacrés ; le bord est dentelé, s'avançant plus loin dans l'intervalle des trous que sur les trous eux-mêmes. Dans l'intervalle des trous les bords internes, droit et gauche, arrivent presque au contact surtout dans la partie inférieure, la ceinture pelvienne est dans l'intervalle formée par le périoste du sacrum. En face de chacun des trous, ce bord légèrement échancré circonscrit de petites fossettes dans lesquelles reposent les ganglions sympathiques.

Plus bas le bord interne de l'aponévrose pelvienne partage les insertions du releveur aux bords et à la face antérieure du coccyx. Arrivée au sommet du coccyx, elle se fixe comme le releveur à cet os et au raphé fibreux étendu du coccyx à l'anus, le raphé ano-coccygien.

Les deux aponévroses forment ainsi à ce niveau un plan continu d'un côté à l'autre; c'est à peu près le seul point où cette disposition existe. En arrière, en effet, nous avons vu la continuité interrompue par le sacrum; au delà des organes importants vont venir occuper la ligne médiane.

C'est d'abord le *rectum*. Au niveau du rectum le bord interne se dédouble, le feuillet supérieur remonte sur les faces latérales du rectum et se perd peu à peu dans le tissu cellulaire qui recouvre cet intestin. Le feuillet inférieur descend entre les fibres longitudinales du rectum et le sphincter interne en dedans, le sphincter externe au dehors. On le voit parfois apparaître à la superficie entre les deux sphincters sous forme d'une mince lamelle celluleuse.

En avant du rectum, l'aponévrose rencontre le noyau fibreux central, les deux aponévroses se joignent à ce niveau et se comportent comme sur le raphé ano-coccygien. Elles viennent donc se jeter sur le noyau central, carrefour fibreux que nous avons déjà si souvent mentionné, et contribuent à sa constitution.

Plus loin, l'aponévrose pelvienne croise les bords latéraux de l'aponévrose prostato-péritonéale. En avant elle rencontre la vessie et là se dédouble. Un feuillet supérieur se réfléchit le long des parois latérales de la vessie, s'insinue entre le péritoine, l'aponévrose ombilico-vésicale et la paroi vésicale, et se confond avec la gaine allantoïdienne. J'ai montré comment le développement donnait la clef de cette disposition. Le feuillet inférieur descend sur les parties latérales de la prostate.

Tout à fait en avant, l'aponévrose pelvienne supérieure se fixe le long des muscles *pubo-vésicaux*, elle se prolonge par un mince feuillet au-dessus et entre ces deux muscles. Ce feuillet est perforé d'orifices vasculaires qui laissent passer les veines antérieures de la vessie, il forme un plafond au-dessus de l'espace qui loge le plexus de Santorini. Suivant la disposition des muscles pubo-vésicaux ce feuillet est tantôt large, tantôt étroit, ovalaire, elliptique ou quadrangulaire. Le long des muscles pubo-vésicaux l'aponévrose pelvienne rencontre encore l'aponévrose latérale de la prostate et s'unit à elle.

Des deux faces de l'aponévrose pelvienne, la face inférieure nous retiendra peu : la face supérieure mérite d'être décrite plus longuement.

La *face inférieure* recouvre la partie supérieure de l'obturateur interne en avant, le releveur de l'anus dans sa partie moyenne, l'ischio-coccygien en arrière, le pyramidal en arrière et en dehors. Partout elle est exactement appliquée sur les muscles sous-jacents. Exception doit être faite pour la portion qui recouvre le muscle pyramidal. L'aponévrose à ce niveau recouvre les nerfs du plexus sacré et les sépare des vaisseaux hypogastriques situés au contraire sur la face antérieure de l'aponévrose.

La *face supérieure* est recouverte d'une couche cellulo-adipeuse qui la sépare du péritoine. En dehors du rectum et de la vessie qui viennent saillir au-dessus d'elle, cette face est encore en rapport avec le canal déférent, l'uretère et l'artère ombilicale. Les vaisseaux et nerfs obturateurs sont appliqués directement sur elle, de la grande échancrure sciatique à la gouttière sous-pubienne. Le tissu cellulaire qui recouvre cette face se condense au-dessus des vaisseaux et leur forme des couvertures vasculaires, la gaine allantoïdienne et la gaine hypogastrique. A la face supérieure aboutit l'aponévrose ombilico-prévésicale.

L'aponévrose ombilico-prévésicale nous est déjà connue. Nous avons vu qu'elle descend de l'ombilic devant les vaisseaux ombilicaux ; les débordant légèrement en dehors, elle passe devant le péritoine sous-ombilical, puis devant la face antérieure de la vessie jusqu'au col ; à ce niveau elle touche l'aponévrose pelvienne supérieure. Latéralement, elle longe le col vésical, les aponévroses latérales de la prostate, puis la face supérieure de l'aponévrose pelvienne en se portant en dehors dans la direction de la grande échancrure sciatique, venant fusionner en avant de celle-ci avec l'aponévrose pelvienne, de telle sorte qu'un doigt, introduit entre la vessie et le pubis, devant l'aponévrose ombilico-vésicale, et se portant en arrière, est arrêté au niveau du bord antérieur de la grande échancrure. L'espace dans lequel se meut le doigt, rempli de graisse, n'est autre que la cavité de Retzius. L'aponévrose pelvienne forme donc entre la ceinture pelvienne et l'aponévrose ombilico-vésicale le plancher de la cavité de Retzius.

La *gaine allantoïdienne* constitue, ainsi que nous l'avons vu, une enveloppe aux vaisseaux ombilicaux : elle forme sur les parois latérales de l'excavation une sorte de pli soulevé par les vaisseaux. Arrivé à la vessie, ce pli s'ouvre, un feuillet passant devant, l'autre derrière l'organe ; l'aponévrose pelvienne ferme le pli dans sa partie inférieure : en avant et en arrière des vaisseaux elle se confond en partie avec le feuillet de dédoublement correspondant de la gaine que l'on peut considérer comme son origine ou sa terminaison.

La *gaine hypogastrique* est de même formée par deux replis conjonctifs soulevés par les vaisseaux hypogastriques gagnant les parois latérales du rectum.

Constitution de l'aponévrose pelvienne. — L'aponévrose pelvienne ne présente pas partout la même épaisseur. En avant, à quelque distance en arrière de la gouttière sous-pubienne, on aperçoit souvent un orifice laissant voir à nu les fibres du releveur sous-jacent. C'est l'hiatus pelvien latéral de Schwalbe. Par cet orifice on voit parfois l'intestin s'engager, formant hernie. Sur les parties latérales on observe des épaississements. Le plus important de ces épaississements descend en avant du bord antérieur de la grande échancrure sciatique, s'insérant sur toute la longueur de ce bord jusqu'à l'épine sciatique ; il forme une bandelette large de 2 centimètres ; c'est la bandelette ischiatique de Broca et Gery, bandelette décrite également par Bourgery ; le plica ischiadica de Hoffmann, étudié récemment par Rogie (*Journal des Sciences médicales* de Lille, 1890).

Ce pli est formé par la rencontre de la portion d'aponévrose qui, en arrière, recouvre le pyramidal avec celle qui, en avant, recouvre l'obturateur interne.

Un deuxième épaississement répond approximativement à la ligne d'insertion de l'aponévrose supérieure du releveur sur l'aponévrose profonde de l'obturateur interne. Ce pli naît de la face postérieure de la symphyse, à 3 centimètres au-dessus de son bord supérieur, et se porte de là à l'épine sciatique. C'est l'arc tendineux de l'aponévrose pelvienne de Henle. En avant il est contigu au ligament pubo-vésical. Il se porte tantôt directement d'une de ses insertions à l'autre, et passe alors à 15 millimètres de l'échancrure sous-pubienne; tantôt oblique d'abord en haut et en dehors vers la gouttière sous-pubienne, puis horizontal de cette dernière à l'épine sciatique. Dans ce cas il contribue à former la limite inférieure de l'échancrure sous-pubienne (Poirier). L'arc tendineux, placé en face des insertions externes du releveur, serait en partie formé, d'après Drappier, par les tendons d'insertion de fibres musculaires.

Un troisième et dernier épaississement sépare l'aponévrose qui recouvre le pyramidal de celle qui recouvre l'ischio-coccygien. Il n'est autre que la face profonde du petit ligament sacro-sciatique.

Ces trois épaississements, en somme, rayonnent autour de l'épine sciatique et forment assez bien, comme le dit Rogie, une étoile à trois branches: l'une antérieure, arc tendineux; une supérieure, bandelette ischiatique; une postérieure, petit ligament sacro-sciatique.

Tandis que les portions d'aponévrose situées en avant et au-dessous de la bandelette ischiatique et du petit ligament sacro-sciatique sont fortes et résistantes, la portion qui est située en arrière et au-dessus et qui recouvre le pyramidal est mince et peu développée. Cette disposition rend d'autant plus apparente la bandelette ischiatique. C'est une disposition analogue à celle qui existe au niveau du fascia cribriformis et du repli d'Allan Burns (Rogie).

Aponévroses pubo-sacro-génitales. — Les aponévroses pubo-sacro-génitales sont deux lames aponévrotiques placées de champ qui longent la partie latérale de la prostate et du rectum (fig. 148).

Elles naissent, en avant, de la face postérieure du pubis, à 1 cm. 2 ou à 1 cm. 5 de la ligne médiane. Hautes de 2 centimètres environ, elles se portent directement en arrière en s'écartant légèrement, longent les faces latérales de la prostate, puis du rectum. Là, devenues moins nettes, elles semblent s'arrêter; mais peuvent être néanmoins suivies jusqu'aux parties latérales de la face antérieure du sacrum. Cette disposition est très nette sur cette coupe de fœtus faite par Hogge et représentée fig. 148.

Ces aponévroses présentent à considérer deux faces et deux bords.

La *face externe* est légèrement concave de haut en bas. Elle loge le bord interne et la partie adjacente de la face supérieure du releveur, séparée seulement de ce muscle par du tissu cellulaire lâche dans la portion comprise entre le pubis et la face latérale du rectum; plus loin elle s'accole à la face interne du releveur en dedans et au-dessus duquel elle passe.

La *face interne* répond d'avant en arrière : au plexus veineux de Santorini, et au tissu conjonctif qui comble les espaces laissés libres par les divers organes; aux faces latérales de la prostate, à la capsule propre de laquelle elle adhère, d'où le nom que Denonvilliers lui avait donné à ce niveau d'aponévrose latérale de la prostate; aux faces latérales du rectum, et, en arrière de celui-ci, au tissu cellulaire sous-péritonéal.

Le *bord supérieur* donne insertion dans toute son étendue au feuillet de dédoublement inférieur de l'aponévrose du releveur, de sorte que l'on peut considérer les aponévroses pubo-sacro-génitales comme une dépendance de celle-ci.

Le *bord inférieur* répond en avant aux bords latéraux des plans aponévrotiques multiples dont l'ensemble constitue l'aponévrose moyenne du périnée et leur adhère ; plus loin, il descend sur les faces latérales du rectum et se perd en s'amincissant et en s'insinuant entre le sphincter externe et le sphincter interne ; en arrière, il loge le bord interne de l'ischio-coccygien.

Dans leur ensemble, les aponévroses pubo-sacro-génitales sont des feuillets résistants assez épais, surtout dans leur portion pubo-prostatique. A ce niveau, elles renferment dans leur épaisseur un riche plexus veineux, le plexus latéral de la prostate. Elles sont moins développées en arrière sur les côtés du rectum et dans leur portion recto-sacrée. Une lame transversale, dépendance de l'aponévrose prostato-péritonéale, les unit entre la prostate et le rectum entre elles et au noyau fibreux central du périnée.

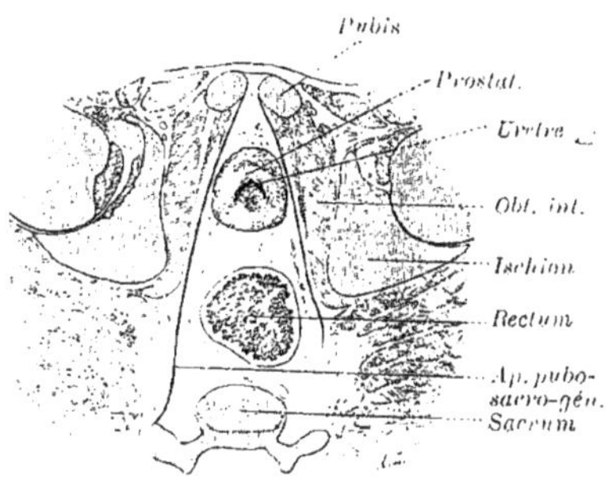

FIG. 148. — Aponévrose pubo-sacro-génitale (d'après une coupe de Hogge) (fœtus).

Elles forment dans leur ensemble un véritable hamac qui soutient prostate et vessie en avant, rectum et intestin en arrière, et avec le releveur représente pour ces organes leur plus important moyen de fixité.

ÉTAGES DU PÉRINÉE

Les différentes aponévroses que nous venons de décrire divisent le périnée en un certain nombre d'étages.

L'*étage inférieur* est limité en bas par l'aponévrose périnéale superficielle ; en haut par le feuillet inférieur de l'aponévrose moyenne. Cet espace renferme les muscles ischio-caverneux, bulbo-caverneux, transverse superficiel, les vaisseaux et les nerfs qui leur sont destinés. Il s'arrête en avant, au point d'union des corps caverneux.

L'*étage moyen* s'étend entre le feuillet inférieur de l'aponévrose périnéale moyenne et son feuillet supérieur ; il renferme en arrière le transverse profond, en avant il est ouvert du côté de l'urètre pour se continuer avec la partie profonde de la verge. Le feuillet inférieur s'engageant sous les corps caverneux, le bulbe et l'urètre, et venant s'insérer en avant au niveau du point où s'unissent les racines du corps caverneux, les corps caverneux, l'urètre et le bulbe, peuvent être considérés comme contenus dans l'étage moyen.

L'*étage supérieur* se trouve subdivisé transversalement en trois parties par les aponévroses pubo-sacro-génitales. Il comprend

1° Latéralement, la loge du releveur de l'anus ;

2° Tout à fait en dehors, le prolongement antérieur de la fosse ischio-rectale, espace rempli de graisse qui répond à la face inférieure et externe du releveur.

3° Sur la ligne médiane d'avant en arrière : *a*) un espace limité par les aponévroses pubo-sacro-génitales, le feuillet celluleux qui unit les ligaments antérieurs de la vessie, la lame préprostatique, le ligament transverse du pelvis et le ligament sous-pubien ; cet espace est occupé par le plexus de Santorini ; c'est l'espace ou loge rétropubienne ; *b*) la loge prostatique occupée par la prostate et l'urètre ; *c*) la loge rectale ;

La loge prostatique est nettement séparée de la loge du rectum par l'aponévrose prostato-péritonéale.

L'aponévrose prostato-péritonéale est une lame aponévrotique transversale ; elle naît en bas sur le feuillet supérieur de l'aponévrose moyenne, monte derrière la prostate en se confondant avec la capsule propre de la glande, elle se prolonge ensuite en s'élargissant derrière les vésicules séminales et s'arrête au fond du cul-de-sac péritonéal. Latéralement cette aponévrose répond aux aponévroses pubo-sacro-génitales et à l'aponévrose du releveur, mais ne leur adhère jamais intimement, si bien que des suppurations nées de la prostate peuvent se frayer un chemin en arrière vers les fosses rectales.

Bibliographie. — LEDOUBLE. Des muscles normaux et anormaux du perinée de l'homme. *Bull. Soc. anat.*, Paris, 1896, 71e année. T. 10, fasc. 22, p. 827. — THOMSON. Releveur de l'anus. *Journal of Anatomy and Physiol.*, avril 1899. — HOLL. Zur Homologie der Muskeln des Diaphragma pelvis. *Anat. Anzeiger*, T. 10, 1891, p. 395. — EGGELING. H. Zur Morphologie des Dammmusculatur. *Morphol. Jahrb.*, Bd 24, Hft 4, p. 311-631. — HOLL. Ueber der Verschluss des mannlichen Beckens. *Archiv für Entwickelungsgeschichte*. Leipzig, 1881. p. 225-271. — ROUX. Beiträge zur Kenntnis der Aftermusculatur der Menschen. *Archiv für mikrokopische Anatomie*, 1881. — LESSHAFT. Ueber die Muskeln und Fascien der Dammgegend beim Weibe. Saint-Pétersbourg, 1883. — DRAPPIER. Th. de Paris, 1893. — HOGGE. *Ann. génito-urin.*, 1904.

APPAREIL GÉNITAL DE L'HOMME

Par Octave PASTEAU

L'appareil sexuel de l'homme se compose de deux parties : la première portion, sécrétante, destinée à fournir le liquide fécondant ou sperme, est constituée par le *testicule* ; la deuxième portion, excrétante, destinée à conduire dans l'urètre le sperme fourni par le testicule, est constituée par un ensemble de canaux qu'on peut désigner d'une façon générale sous le nom de *voies spermatiques* ; celles-ci forment pour chaque testicule un système à part qui vient déboucher dans l'urètre au niveau de sa portion profonde.

Le sperme passe donc successivement par les trois étapes suivantes : élaboré par le testicule (*organe de production du sperme*), il est conduit par les voies spermatiques (*organes d'excrétion du sperme*) dans l'urètre, qui l'amène jusqu'à l'extrémité du pénis (*organe de copulation*).

Pour faire une étude complète de l'appareil génital de l'homme, il faudrait par conséquent décrire, en plus du testicule et des voies spermatiques, le pénis et l'urètre qu'il contient, ainsi que les glandes qui y sont annexées (prostate et glandes de Cowper en particulier) ; l'étude de cette dernière partie ayant été faite précédemment, je n'ai plus à m'occuper ici que du testicule et des enveloppes qui l'entourent, ainsi que des canaux d'excrétion ou voies spermatiques.

Il est une autre division de l'appareil génital de l'homme qui est basée, non plus sur le rôle physiologique de chacune de ses portions, mais sur leur mode de développement. C'est ainsi qu'on distingue :

1° Des *organes génitaux externes* : les bourses et la verge, développées aux dépens du tubercule et des bourrelets génitaux ;

2° Des *organes génitaux internes* : le testicule et les voies spermatiques, développés aux dépens de l'épithélium germinatif, du corps et du canal de Wolff.

ENVELOPPES DU TESTICULE

Les enveloppes du testicule forment une saillie globuleuse communément désignée sous le nom de *bourses*, située sur la ligne médiane à la partie inférieure de la paroi abdominale antérieure, au niveau de l'angle d'écartement des deux cuisses.

Destinées à loger les deux testicules, les bourses sont divisées profondément en deux parties. Les marques de cette division apparaissent à la surface de la peau où l'on voit sur la ligne médiane une crête cutanée plus ou moins accentuée, le *raphé* ; cette crête, plus saillante sur la face postérieure des bourses, est la trace de la réunion des lames cutanées qui recouvrent primitivement chacune des deux moitiés latérales.

Forme. — *Chez l'enfant* les bourses sont proportionnellement plus petites que chez l'adulte; elles ont aussi une forme plus régulière; leur plus grande largeur est à leur partie supérieure et le raphé en marque le point le plus déclive.

Chez l'adulte les bourses sont plus allongées; leur partie supérieure amincie constitue une sorte de pédicule qui les réunit aux parties voisines, en haut à la paroi abdominale antérieure, sur les côtés à la région inguinale, en bas et en arrière au périnée. Les testicules, plus ou moins éloignés de la paroi abdominale, déterminent une saillie facile à reconnaître de chaque côté du raphé; c'est pourquoi il existe ordinairement sur la ligne médiane une sorte de gouttière, ouverte en bas et en avant, formée par la réunion des deux bourses. Il semble que le raphé, maintenu par des adhérences profondes, ne peut suivre le fond des bourses au fur et à mesure qu'il descend.

Vues par leur *face antérieure*, les bourses présentent en haut, de chaque côté de la racine de la verge, une saillie déterminée par la présence des cordons spermatiques ; ces deux saillies latérales limitent une gouttière médiane dans laquelle repose la verge. Assez souvent, il existe un repli cutané médian étendu de la face inférieure de la verge à la face antérieure du scrotum et, dans ce cas, la gouttière médiane se trouve dédoublée.

Par leur *face postérieure*, les bourses sont planes, comme on peut s'en rendre compte sur des coupes transversales.

Enfin, il est de règle, contrairement à l'opinion de Malgaigne, de voir la partie gauche descendre plus bas que la droite.

Chez le vieillard, les bourses sont flasques et forment un sac allongé, à la partie inférieure duquel les testicules dessinent latéralement une saillie très marquée.

Volume. — Il est très difficile de donner les dimensions des bourses, car en plus des différences de longueur suivant l'état de contraction ou de relâchement des parois scrotales, il existe des différences individuelles fort sensibles; je n'ai pas à en chercher la cause ici : qu'il me suffise seulement de rappeler la longueur des bourses chez certaines peuplades africaines.

Ces réserves faites, on peut indiquer des dimensions moyennes. Chez l'adulte bien conformé ce sont les suivantes :

Diamètre vertical.	6	centimètres.
Diamètre transversal.	5	—
iamètre antéro-postérieur. . .	4	—

Constitution anatomique. — Les bourses présentent à étudier de nombreuses couches, qui s'étagent depuis la superficie jusqu'au testicule; on a donné à chacune d'elles le nom de *tunique*. Parmi ces tuniques, les unes forment aux deux glandes une poche cloisonnée dans laquelle elles sont reçues et qui se continue avec les téguments voisins : ce sont les *enveloppes communes*; les autres sont satellites de la glande et de son pédicule, elles remontent avec lui jusque dans le canal inguinal : ce sont les *enveloppes propres*.

Cette division paraît trouver sa confirmation dans le développement et la constitution de ces tuniques. Les enveloppes communes sont indépendantes de la descente de la glande. Primitivement doubles, elles sont accolées et fusionnées sur la ligne médiane, la cloison des bourses marque la persistance de cette duplicité d'origine. Chez certains animaux cependant, leur indépendance persiste ; le lièvre, les solipèdes possèdent une bourse pour chaque testicule. Chez les animaux à testicules migrateurs, comme le rat, elles sont constantes, alors que les enveloppes propres suivent la glande dans ses alternatives de descente et d'ascension. — Les enveloppes propres, au contraire, sont des formations secondaires, d'emprunt pour ainsi dire ; elles sont constituées aux dépens des parois que la glande doit traverser pour gagner le scrotum. Chez tous les animaux à testicules apparents, celles du côté droit sont toujours indépendantes de celles du côté gauche : elles sont satellites de chacune des glandes génitales.

On peut donc classer les enveloppes des bourses de la façon suivante :

Enveloppes communes.	1° La peau ou scrotum doublée de quelques fibres musculaires (musculaire cutanée). 2° Une 1re couche musculaire, le dartos.	1er plan, cutané.
	3° Une 1re couche celluleuse, tunique celluleuse des auteurs.	
Enveloppes propres.	4° Une 2e couche musculaire (dite crémaster externe). 5° Une couche fibroïde, tunique fibreuse des auteurs (doublée de quelques fibres musculaires, dites crémaster moyen).	2e plan, musculo-aponévrotique.
	6° Une 2e couche celluleuse mince. 7° Une couche séreuse, la vaginale, doublée de quelques fibres musculaires (dites crémaster interne).	3e plan, séreux.

Cette division en enveloppes propres et en enveloppes communes n'est toutefois pas comprise de la même façon par tous les anatomistes. Sébileau en particulier décrit, avec raison à mon avis, comme *enveloppes communes* les tuniques qui, bien que présentant certains caractères particuliers se retrouvent ici comme sur toute la surface du corps ; il fait donc rentrer parmi les enveloppes communes, non seulement le scrotum, le dartos et la celluleuse, mais encore le crémaster et la fibreuse, ne gardant sous le nom d'*enveloppes propres* que la vaginale doublée des fibres du crémaster lisse qui est une formation absolument spéciale à la région.

Il faut retenir de cette énumération la présence de deux couches celluleuses, l'une adossée à la séreuse, l'autre située au-dessus du crémaster externe. De là deux manières de dédoubler les tuniques des bourses au cours d'une opération sur la région, soit qu'on enlève la vaginale avec un lambeau qui contient toute l'épaisseur du second et du troisième plan (crémaster externe, fibreuse, couche celluleuse sous-séreuse et vaginale), soit qu'on l'enlève seule, en profitant du plan de clivage formé entre elle et la fibreuse commune par la couche mince, celluleuse et lâche, sur laquelle elle repose en dehors.

SCROTUM

La peau ou scrotum réunit les deux bourses en un seul appendice et forme ainsi un sac unique. Elle est fine (700 à 800 μ d'après Barrois), demi-transparente, pigmentée, très extensible, couverte de poils longs assez rares, sauf à la partie supérieure vers la racine de la verge.

Elle forme de nombreux *plis* ou *rides* qui ont une direction invariable déterminée par la présence des fibres musculaires situées à la face profonde du derme.

Partis du raphé médian à la façon des barbes d'une plume, ces plis cutanés, toujours plus marqués sur la face antérieure et sur la face externe que sur la face postérieure, s'écartent de chaque côté en se portant en bas et en dehors, puis ils se relèvent un peu en haut, de façon à former une série d'arcades parallèles à concavité supérieure ou supéro-interne.

La structure de la peau des bourses présente quelques particularités :

1° Dans l'*épiderme*, la couche cornée est très amincie ainsi que le corps muqueux de Malpighi (Barrois). Les cellules profondes sont souvent remplies de granulations pigmentaires, analogues à celles que l'on rencontre dans la peau du nègre, et qui donne à la peau des bourses sa coloration spéciale ;

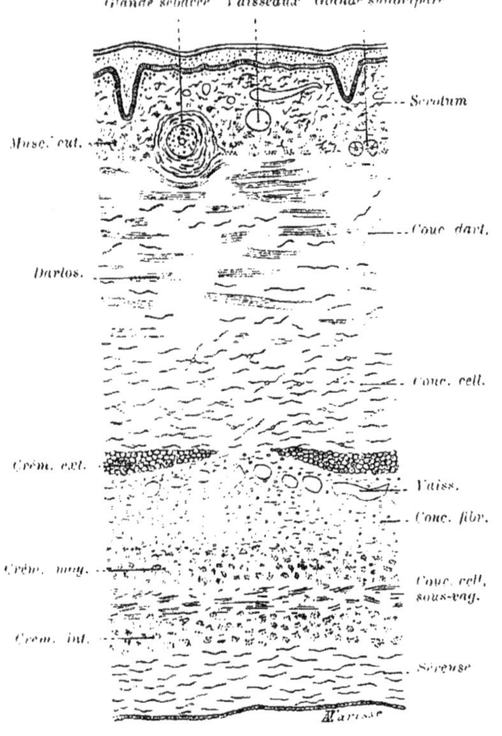

Fig. 149. — Coupe des enveloppes des bourses (demi-schématique), d'après Barrois, légèrement modifiée.

2° Le *derme* est très riche en fibres élastiques et présente de nombreuses papilles volumineuses ;

3° Les *glandes* sudoripares sont nombreuses, elles siègent avec les follicules pileux, immédiatement sous la couche musculaire cutanée en formant la limite inférieure du derme.

Les glandes sébacées sont très volumineuses ;

4° A la face profonde du derme, il existe une *musculaire cutanée*, bien différenciée par Barrois, qui capitonne la peau ; ses fibres sont allongées parallèlement à la surface et dirigées transversalement ; c'est un muscle intra-dermique formé, comme le dit Sébileau, par une sorte d'épaississement et de condensation des fibres lisses qui sont, à l'état normal, incrustées dans la face profonde du derme et qui, dans certaines régions, le mamelon par exemple, deviennent très abondantes.

DARTOS

Sous le nom de dartos scrotal (de δέρω, j'écorche), on décrit une couche musculaire qui s'étend sous la peau des bourses, à laquelle elle est assez intimement unie pour qu'on ne puisse pas l'en séparer par la dissection.

Le dartos ne forme pas une couche musculaire sous-dermique continue ; les fibres rougeâtres, lisses, qui le composent sont surtout abondantes en avant et en dehors ; dans les autres points, elles sont remplacées par une série de fibres conjonctives qui revêtent parfois l'aspect de petits cordages tendineux (Treitz). D'ailleurs, les faisceaux qui le constituent sont entremêlés de fibres élastiques. Plus on avance dans la profondeur et moins ces faisceaux sont serrés.

L'étendue et le nombre des fibres musculaires varient suivant les individus, et aussi suivant l'âge, car elles paraissent diminuer chez les vieillards (Desnos); aussi on comprend comment les divers anatomistes ont pu en donner des descriptions différentes. Considérant moins le nombre des fibres musculaires que leur signification ontogénique, je réunirai les fibres musculaires et les faisceaux conjonctivo-élastiques dans une même description, en disant qu'il existe sous la peau une couche spéciale (dartos scrotal), plus développée sur les faces antérieure et latérale des bourses, et qui forme à chacune d'elles un sac complet, le *sac dartoïque*, auquel je décrirai une face externe, une face interne, un fond et un prolongement supérieur.

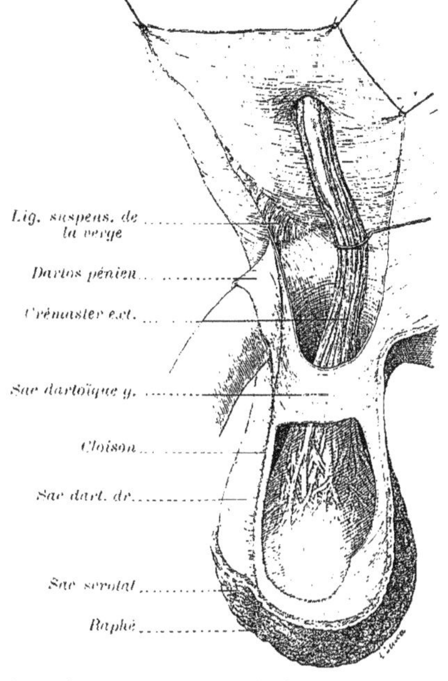

FIG. 150. — Rapports et constitution des deux sacs dartoïques.

Le gauche est ouvert et laisse voir la gaine fibreuse qui entoure et cache le cordon et la vaginale. Sur cette gaine fibreuse sont appliquées les fibres du muscle crémaster externe.

La *face externe* et le *fond* répondent à la face profonde du scrotum doublé de son muscle « dermo-scrotal ». La plupart des auteurs confondent dans la même description le muscle dermo-scrotal et le dartos proprement dit comme formant un seul et même muscle. Cependant les fibres du dartos s'en distinguent facilement, car elles ont une direction absolument perpendiculaire aux précédentes; elles sont longitudinales, parallèles à la cloison, et descendent de la partie supérieure pour se réunir au fond des bourses. C'est pourquoi j'ai cru préférable de séparer complètement ces deux couches musculaires et de ne pas les décrire sous le même nom.

Sur la *face interne*, au niveau du raphé, la lame dartoïque droite se réfléchit vers le haut en s'accolant à la lame dartoïque correspondante de la bourse gauche et remonte vers la verge. Il en résulte la formation d'une cloison médiane antéro-postérieure qui descend du bord inférieur de la verge jusqu'au raphé scrotal (*dartos intertesticulaire* de Sébileau ou *dartos de la cloison des bourses*).

Au niveau de la face inférieure de la verge, les deux lames dartoïques droite et gauche se séparent pour passer de chaque côté de l'organe et se réunissent de nouveau sur la partie moyenne de sa face supérieure; s'accolant de nouveau, elles remontent jusqu'au pubis auquel elles amarrent l'angle pénien.

Les deux lames dartoïques se continuent d'ailleurs également en avant autour de la verge et lui forment une gaine complète (*dartos pénien* de Charpy).

Prolongement supérieur du sac dartoïque. Ligament suspenseur de la verge. Appareil suspenseur des bourses. — En arrière, la lame dartoïque se continue avec le tissu celluleux du périnée (*dartos périnéal*); en dehors, le dartos s'insère sur les branches ischio-pubiennes; en avant, il se continue avec la couche cellulaire de la paroi abdominale antérieure et forme, sur la ligne médiane, une sorte de ligament désigné par Sappey sous le nom de *ligament suspenseur de la verge.*

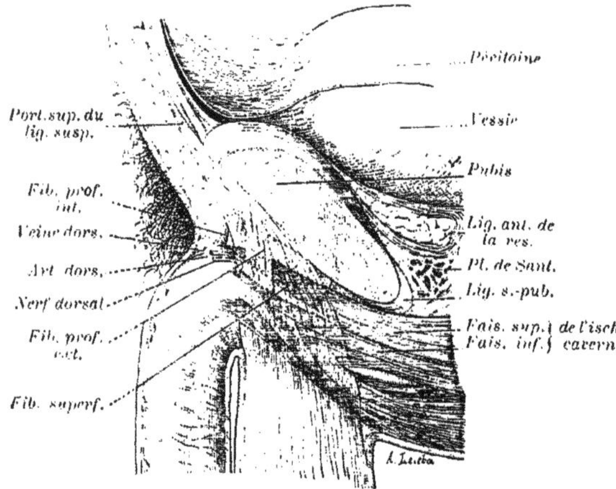

Fig. 151. — Ligament suspenseur (demi-schématique).

Constitué par la terminaison des fibres dartoïques de la cloison réunies au-dessus de la verge après avoir tapissé ses parties latérales, ce ligament s'insère à la symphyse pubienne. Pour bien le voir, il suffit de chercher à abaisser la verge; il se présente alors de couleur jaunâtre, sous une forme triangulaire, avec un angle supérieur qui se continue jusque sur les aponévroses abdominales et deux faces latérales qui répondent à chacun des deux sacs dartoïques.

On voit donc que les sacs dartoïques ont à leur partie supérieure des insertions ligamenteuses et osseuses solides : les fibres musculaires sont là remplacées par de petites fibres tendineuses résistantes, qui sont comme une marque anatomique de leur rôle de soutien; c'est à cet ensemble que Sappey a donné le nom d'*appareil suspenseur des bourses.*

Cloison des bourses. — L'existence de la cloison des bourses n'est pas niable; le fait que l'insufflation de la bourse droite n'amène pas la distension de la bourse gauche le démontre d'une façon irréfutable; mais le mode de constitution anatomique de cette cloison des bourses a été très discuté.

Les uns, avec Sappey, considèrent le sac dartoïque comme simple et commun aux deux bourses. Ils déclarent que la cloison ne peut être formée par l'accolement de deux lames dartoïques; car elle serait essentiellement constituée par des fibres de tissu élastique et conjonctif entremêlées et d'autre part, elle ne pourrait être dédoublée, si ce n'est par une dissection artificielle. Les autres, avec Barrois, Charpy considèrent qu'il existe deux sacs dartoïques, un droit et un gauche, qui s'accolent à leur face interne pour cloisonner les bourses. Barrois signale même entre les deux lames dartoïques de la cloison une couche de tissu cellulaire où se perdrait le ligament suspenseur de la verge; cette petite lame celluleuse semble exister d'ailleurs, mais pas dans toute la hauteur.

Sur les faces latérales de cette double cloison dartoïque s'étagent naturellement de chaque côté les couches plus profondes, tunique celluleuse, crémaster, fibreuse, comme il est facile de s'en rendre compte sur les coupes (fig. 152).

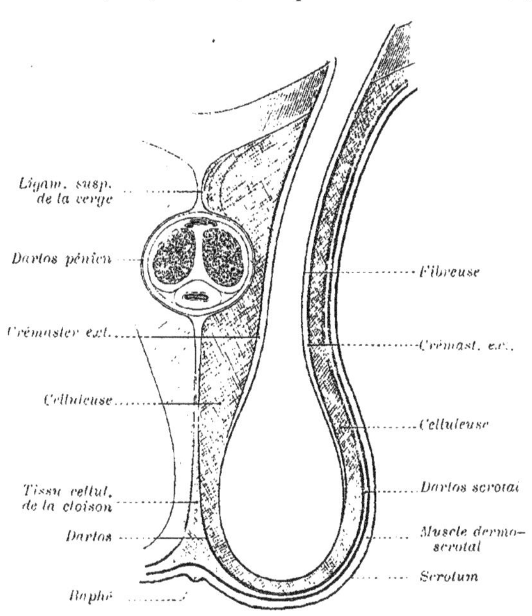

Fig. 152. — Coupe schématique transversale des bourses montrant la formation de la cloison.

TUNIQUE CELLULEUSE

La *tunique celluleuse des bourses* ou *fascia de Cooper* est constituée par une lame de tissu fort mince, à trame peu serrée, si mince qu'elle permet de voir au travers d'elle, suivant la remarque de Cloquet, les fibres du muscle crémaster. C'est à ce niveau que se trouvent les vaisseaux superficiels et que se font les épanchements et les infiltrations pathologiques des bourses.

Cette tunique enveloppe complètement le testicule et le cordon, autour duquel elle se continue en haut jusqu'au niveau de l'orifice superficiel du canal inguinal. A ce niveau, il est facile de se rendre compte de la façon dont se comporte la tunique celluleuse; en effet on voit nettement ses fibres se porter sur la face superficielle du muscle grand oblique, dont elle constitue la gaine externe, l'aponévrose d'enveloppe. J'ajoute que c'est la seule terminaison (ou la seule origine) qu'on puisse donner à cette couche celluleuse. Barrois et d'autres ont écrit qu'elle se continue de plus avec la couche cellulo-graisseuse sous-cutanée de la paroi abdominale; je ne saurais souscrire à cette opinion et, avec Wertheimer, Sébileau, je ferai remarquer qu'elle ne peut se comporter ainsi, puisque, comme le constate Charpy, les insertions du dartos sur les branches ischio-pubiennes forment une barrière entre la couche celluleuse des bourses et la couche celluleuse sous-cutanée.

Certains auteurs ont poussé plus loin encore cette étude de la continuité de la couche celluleuse des bourses avec les couches de la paroi abdominale. Cloquet, par exemple, fait remarquer qu'à sa partie supérieure, l'enveloppe celluleuse peut être décomposée en deux lamelles : une interne très fine, qui se détache du pourtour de l'anneau du muscle grand oblique, et une externe, formée par le prolongement sur le cordon de la gaine d'enveloppe du grand oblique. Ces deux lamelles s'unissent d'ailleurs très rapidement l'une à l'autre pour ne former plus bas qu'une seule assise celluleuse; néanmoins, par glissement et tassement, il se forme parfois une série de lames conjonctives plus ou moins différenciées : c'est ainsi que dans les vieilles hernies la couche celluleuse peut être représentée par un nombre variable de feuillets conjonctifs.

CRÉMASTER EXTERNE

On donne le nom de crémaster externe ou plus simplement de crémaster (J. Riolan) (κρεμαστήρ, de κρεμάω, je suspends) à un ensemble de faisceaux musculaires striés qui, partis du bord inférieur de la ceinture abdominale, se répandent en éparpillant leurs fibres sur le cordon et le testicule recouverts encore de la tunique fibreuse. Bien que le revêtement musculaire formé par le crémaster soit loin d'être continu chez l'homme, on considère souvent qu'il constitue une couche spéciale désignée par les anatomistes sous le nom de *tunique érythroïde* (de ἐρυθρός, rouge, et εἶδος, ressemblance), qui rappelle l'aspect rougeâtre dû à la présence des fibres musculaires.

Le crémaster, plus ou moins développé suivant les sujets, mais généralement d'autant plus fort que le testicule est plus volumineux et plus pendant (J. Hunter), se compose chez l'adulte de deux faisceaux, l'un externe, l'autre interne, qui descendent chacun sur le côté du cordon. Je décrirai le premier, beaucoup plus volumineux, sous le nom de faisceau principal; le second, bien moins important, sous le nom de faisceau accessoire.

1° **Faisceau externe, faisceau principal.** — *Insertion supérieure.* — A la partie supérieure de la face externe du cordon, on trouve un faisceau musculaire étalé, bien net, qui s'engage dans l'anneau du grand oblique et remonte avec le cordon dans le canal inguinal.

Si l'on divise l'aponévrose du grand oblique qui forme la paroi antérieure du canal inguinal, on voit ordinairement le faisceau externe du crémaster aller se confondre avec le bord inférieur des muscles petit oblique et transverse, plus ou moins fusionnés à ce niveau. Les rapports des faisceaux musculaires crémastériens avec les muscles de la paroi abdominale sont d'ailleurs variables suivant les sujets; aussi on ne peut en donner une description unique qui se rapporte à tous les cas.

Les différents modes d'origine du faisceau externe du crémaster sont les suivants :

1° Les fibres du crémaster *se confondent avec le bord inférieur du petit oblique et du transverse*, sans qu'il soit possible de les suivre plus loin;

2° Le bord inférieur du transverse ne descendant pas aussi bas que le bord inférieur du petit oblique, le crémaster, après avoir donné quelques fibres qui se perdent dans le petit oblique, passe sous le bord inférieur du muscle, s'accole à sa face postérieure et *va se confondre avec les fibres les plus inférieures du transverse*; parfois même le crémaster va s'insérer sur la face superficielle du fascia transversalis au point où celui-ci se déprime pour former un long tube celluleux dans lequel s'engagent les vaisseaux spermatiques (J. Cloquet, Sebileau, Debierre et Pravaz);

3° Le faisceau crémastérien, volumineux, *est seulement contigu au bord inférieur des muscles abdominaux* d'où on le peut détacher facilement, et va plus en dehors s'insérer directement sur l'arcade crurale ou même parfois jusque sur l'épine iliaque antéro-supérieure.

Insertions inférieures. — Parties de ces points, les fibres crémastériennes descendent sur la face externe et antérieure du cordon; bientôt elles commencent à se dissocier; les plus antérieures d'abord s'incurvent en avant, puis toutes successivement se fixent à différentes hauteurs sur le cordon.

Les fibres les plus élevées, toujours très distinctes, forment avec celles qui viennent du faisceau interne du crémaster et que je décrirai plus loin, une série d'arceaux à concavité supérieure, toujours très nets, au-dessus desquels on peut décrire un orifice absolument dépourvu de fibres musculaires et qui est limité en haut par le bord inférieur du petit oblique.

Plus on descend, plus le faisceau musculaire d'origine diminue de volume; cependant il existe presque toujours un trousseau de fibres qui, sorties de l'orifice du canal inguinal, peuvent être suivies sur la face externe du cordon jusqu'au niveau du testicule où elles se terminent (fig. 150).

Je dois ajouter que quelques fibres musculaires peuvent passer en arrière du cordon et se répandre d'une manière analogue sur sa face postérieure, mais elles sont toujours beaucoup moins développées que les antérieures et ne se rencontrent qu'en haut; jamais on ne les voit descendre jusqu'au niveau du testicule; elles forment plutôt des angles aigus (Cloquet) que de véritables courbes, comme cela a lieu en avant.

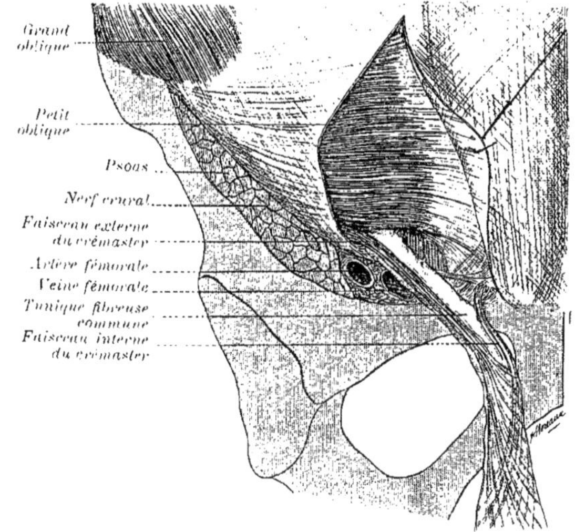

Fig. 153. — Les deux faisceaux du crémaster externe.

2° ***Faisceau interne, faisceau accessoire.*** — Beaucoup plus mince que l'externe, ce faisceau s'engage également en haut dans l'anneau du grand oblique et va se perdre à la partie la plus interne du bord inférieur du petit oblique au niveau de l'origine du tendon conjoint. Les fibres musculaires sont ordinairement remplacées là par une série de petits faisceaux tendineux juxtaposés (J. Cloquet).

De même que pour le faisceau externe, les insertions supérieures du faisceau accessoire sont très irrégulières et peuvent se faire soit sur la crête ou l'épine du pubis, soit sur la partie interne de l'arcade crurale, soit sur le bord externe de la gaine du grand droit de l'abdomen.

Partis de ce point, les pâles faisceaux musculaires descendent en dedans du cordon sur lequel ils s'épuisent de la même façon que le faisceau externe.

Les fibres des deux faisceaux crémastériens s'entre-croisent ou se continuent pour former une série d'arcades dont la netteté diminue au fur et à mesure qu'on approche du testicule. Ces arcades crémastériennes ont d'ailleurs dans leur disposition une irrégularité assez marquée d'un sujet à l'autre, et cela tient à deux causes : d'une part les fibres du faisceau interne, toujours moins développées, ne descendent jamais jusqu'au niveau du testicule; d'autre part, de nombreuses fibres crémastériennes parties d'un faisceau n'arrivent pas jusqu'aux fibres correspondantes du faisceau opposé et se perdent sur la tunique fibreuse à laquelle elles adhèrent comme les anses crémastériennes proprement dites.

Rapports. — Recouvert par la couche celluleuse, le crémaster est intimement uni avec la fibreuse sous-jacente ; les faisceaux musculaires sont comme engagés dans des cannelures creusées sur la face externe de cette fibreuse et maintenus par des réseaux élastiques qui leur servent en même temps de tendons (Charpy), si bien qu'ils ne peuvent en être séparés par la dissection ; on comprend donc que le plan de clivage de la paroi des bourses utilisé par les chirurgiens pour la castration passe toujours en dehors des faisceaux crémastériens.

Le crémaster est un muscle à fibres striées, c'est-à-dire un muscle à contractions rapides. Son action est donc toute différente du dartos, muscle lisse à contractions lentes. Tandis que ce dernier se contracte sous l'influence de la douleur, du froid, du spasme vénérien, le crémaster agit sous l'influence de toutes les causes qui mettent en jeu les muscles de l'abdomen, comme l'effort, la toux, le vomissement, le coït.

TUNIQUE FIBREUSE

Constitution, aspect. — Cette tunique se trouve décrite par les auteurs sous les noms les plus divers : *tunique celluleuse* pour Sappey, elle devient *tunique*

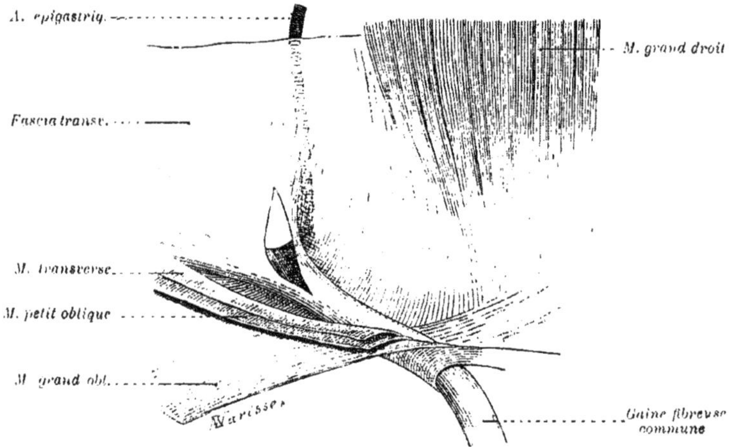

Fig. 154. — Figure destinée à montrer la continuité de la gaine fibreuse commune avec le fascia transversalis (d'après Cloquet, légèrement modifiée).

fibreuse pour presque tous les anatomistes ; *tunique fibroïde* ou *fibro-élastique* pour Barrois, elle doit être surtout considérée comme *tunique musculaire* pour Rouget et Lannelongue. D'autre part, les auteurs allemands la décrivent sous le nom de « tunique vaginale commune » ; nous allons voir pourquoi.

Après qu'on a disséqué la couche celluleuse et le crémaster externe, cette tunique apparaît à la partie supérieure du cordon sous la forme d'une lame de tissu celluleux d'abord assez lâche ; elle engaine complètement ce cordon et descend avec lui jusque sur la vaginale qu'elle recouvre en entier, formant une

« tunique commune au cordon et à la séreuse testiculaire », d'où le nom que lui donnent les Allemands.

Mais l'aspect de cette couche et sa structure varient essentiellement suivant les points où on la considère. J'ai dit qu'à la partie supérieure elle est celluleuse; plus bas, surtout en arrière et à la partie postérieure du testicule, elle revêt l'aspect fibreux, tandis que sur les parties antéro-latérales du cordon elle est parsemée de nombreuses fibres lisses (Henle, Kölliker) qui, à certaines places, semblent même former une ébauche de couche continue. Ce sont les différents aspects de cette tunique qui ont permis de la décrire sous des noms aussi différents, chacun des anatomistes ne considérant qu'un point de sa surface.

Continuité. — En haut on peut suivre cette tunique cellulo-fibreuse dans l'intérieur même du canal inguinal, si bien que, si l'on cherche à introduire un stylet immédiatement sur la couche crémastérienne, ce stylet pénètre dans l'intérieur du canal inguinal et peut faire le tour complet du cordon (fig. 155); mais bientôt il est arrêté et bute sur une lame qui occupe la paroi postérieure du canal; c'est le fascia transversalis qui se continue avec cette couche cellulo-fibreuse en limitant la gouttière où le stylet s'était engagé (Cloquet, Kölliker). — En bas, c'est sur la face externe de la tunique fibreuse que les fibres crémastériennes viennent s'insérer, comme on l'a vu plus haut.

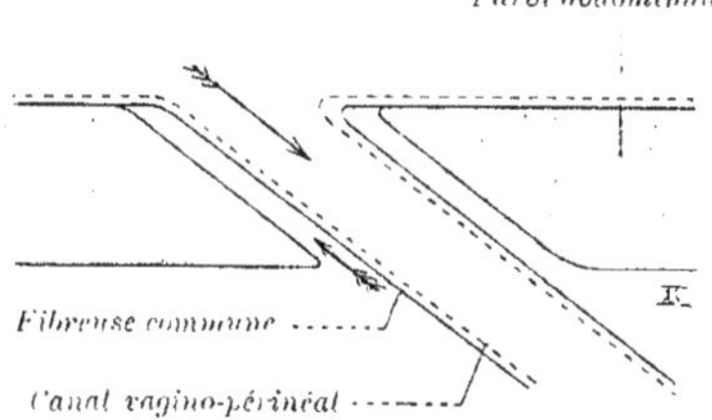

Fig. 155. — Coupe schématique de la paroi abdominale au niveau du canal inguinal.

Structure. — La couche cellulo-fibreuse, moins lâche que le tissu conjonctif ordinaire, ne présente cependant pas la densité du tissu fibreux. De là le nom de *tissu fibroïde* qu'on a voulu lui imposer. Les fibres qui la constituent ne sont en effet que très rarement réunies en faisceaux ; elles s'enchevêtrent irrégulièrement. On trouve parmi elles dans la zone externe, près de la couche celluleuse, de nombreuses fibres élastiques, plus abondantes en dehors (lame élastique externe). Dans la zone externe il existe d'autre part de nombreux vaisseaux sanguins formant une couche vasculaire presque continue, d'après Barrois qui en dessine sur les coupes la place et le trajet (voy. fig. 149).

Ligament scrotal du testicule. — En arrière du testicule, la tunique fibreuse s'infiltre de nombreuses fibres de tissu conjonctif et surtout de fibres élastiques; d'abord enchevêtrées irrégulièrement les unes dans les autres, puis presque parallèles, elles se continuent en bas en formant une sorte de ligament, dit *ligament scrotal*, qu'on peut suivre jusque dans le dartos et la face profonde du scrotum. Au milieu de ces fibres conjonctives se trouvent toujours des fibres musculaires lisses et des veines qui établissent une anastomose entre les veines du testicule et les veines de ses enveloppes.

Ce ligament fixe l'extrémité postéro-inférieure du testicule et la queue de l'épididyme au fond des bourses; sa résistance est toujours assez grande, et il faut ordinairement le sectionner pour pouvoir détacher le testicule du fond des bourses; c'est lui qui détermine l'invagination de la peau de la région, quand on attire le testicule en haut vers l'abdomen. On peut lui considérer trois faces et deux extrémités.

Son *extrémité inférieure* se fixe au fond des bourses; son *extrémité supérieure* s'attache à l'extrémité postérieure du testicule; quelques fibres se jettent même sur la queue de l'épididyme et l'origine du canal déférent dont elles fixent les positions respectives. Les *faces externe et interne* et le bord anté-

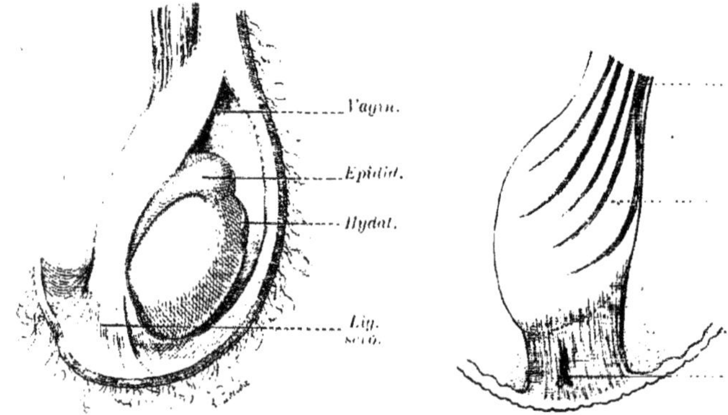

Fig. 156. — Ligament scrotal du testicule (d'après Bonamy).

Fig. 157. — Le ligament scrotal, schéma (d'après Charpy).

rieur du ligament scrotal sont recouvertes par la séreuse vaginale qu'elles soulèvent en déterminant la formation d'un *repli séreux testiculo-scrotal* ou *ligament postérieur du testicule* (fig. 159 et 160). La *face postérieure* adhère à la tunique celluleuse sous-dartoïque dans l'intervalle des fibres du crémaster.

Muscle crémaster moyen. — Dans les faces latérales et antérieure du cordon seulement, la tunique cellulo-fibreuse est largement parsemée de fibres musculaires lisses. Ce sont ces fibres que, depuis Klein et Barrois, on a réunies sous le nom de muscle *crémaster moyen*.

Epais de 250 μ (Barrois), ce crémaster moyen est formé de faisceaux musculaires séparés par du tissu fibroïde; ses fibres sont d'abord longitudinales, verticales, puis, au niveau du testicule, elles se dirigent parallèlement à lui. Cette lame musculaire est intimement unie à la tunique cellulo-fibreuse dont elle forme la couche la plus interne; elle est, d'autre part, séparée profondément par une lame de tissu celluleux d'une autre couche musculaire lisse accolée à la vaginale et qui sera décrite plus loin sous le nom de crémaster interne (fig. 149).

VAGINALE. — CRÉMASTER INTERNE. COUCHE CELLULEUSE SOUS-SÉREUSE.

On donne le nom de vaginale (*vagina*, gaine) à la séreuse qui entoure le testicule. Immédiatement appliquée sur lui, elle constitue la dernière de ses enveloppes.

Comme toute séreuse, la vaginale forme un véritable sac sans ouverture, auquel on peut considérer deux parois : l'une, externe, s'applique à la face profonde de la couche fibreuse (feuillet pariétal); l'autre, interne, s'applique directement sur le testicule et l'épididyme (feuillet viscéral).

On peut étudier la vaginale de plusieurs manières, soit à l'aide de coupes, soit à l'aide de moulages.

1° Les *coupes* permettent de suivre le trajet de la séreuse sur les différents points de son parcours : elles sont faites soit dans le plan frontal, soit dans le plan sagittal, parallèlement au grand axe du testicule supposé vertical et reposant sur une de ses extrémités. Il est souvent utile d'injecter préalablement une matière solidifiable et colorée (gélatine par exemple) dans la cavité de la séreuse.

2° Les *moulages* de la cavité se font soit en plâtre, soit avec un mélange de gélatine et de plâtre qui a l'avantage de s'insinuer dans les moindres replis et de pouvoir, grâce à son élasticité, en être détaché facilement; j'ai pu obtenir ainsi de très belles préparations.

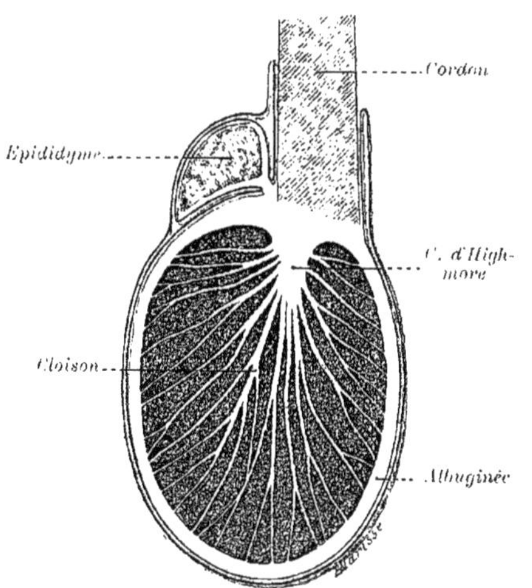

Fig. 138. — Coupe frontale du testicule et de l'épididyme montrant le trajet de la tunique vaginale.

Trajet. — *Le feuillet pariétal* de la vaginale est appliqué directement sur la tunique sus-jacente et se continue avec elle sans distinction marquée. Ce feuillet pariétal est lisse, régulier, et ne forme pas de saillie ni de cul-de-sac appréciable.

Le *feuillet viscéral* est beaucoup plus compliqué : la séreuse revêt la face interne du testicule, arrive sur son bord antéro-inférieur qu'elle tapisse, passe sur la face externe puis remonte vers le bord postéro-supérieur. Comme à ce niveau l'épididyme est couché sur le testicule et déborde sur sa face externe, la séreuse peut s'enfoncer entre le testicule et l'épididyme, dont elle recouvre ensuite la face inférieure, le bord externe, puis la face supérieure; elle s'avance même un peu sur le cordon avant de se recourber en dehors pour se continuer avec le feuillet pariétal.

Reprenons-en maintenant une étude plus complète :

1° *Sur la face interne du testicule*, le feuillet vaginal présente peu de particularités. Le seul point intéressant à noter est le siège de la réflexion de la séreuse.

La totalité de la face interne du testicule n'est pas en rapport avec la cavité vaginale. Dans la partie antérieure de cette face, le feuillet viscéral remonte au delà même du bord supérieur du testicule jusque sur les vaisseaux du cordon; mais bientôt le cul-de-sac de réflexion se porte très obliquement en bas et en arrière pour gagner le ligament scrotal, de telle façon que le tiers ou même la moitié postéro-supérieure de cette face interne se trouve en dehors de la vaginale (fig. 159).

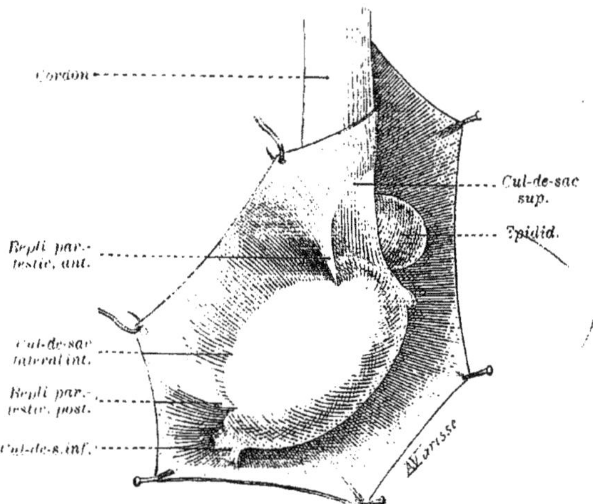

FIG. 159. — Le testicule vu par sa face interne, la vaginale ouverte.

2° *Sur la face externe du testicule*, le trajet du feuillet séreux se complique de la présence de l'épididyme (fig. 160). L'épididyme est fixé assez intimement au testicule au niveau de son extrémité antérieure ou tête et de son extrémité postérieure ou queue, sa partie moyenne ou corps pouvant en être facilement écartée. De là il suit que, tandis que la vaginale passe directement de la face externe du testicule sur la tête et la queue de l'épididyme, elle peut s'insinuer au contraire entre le testicule et le corps de l'épididyme, d'où formation d'une *fossette latérale externe sous-épididymaire* ou *inter-épididymo-testiculaire*.

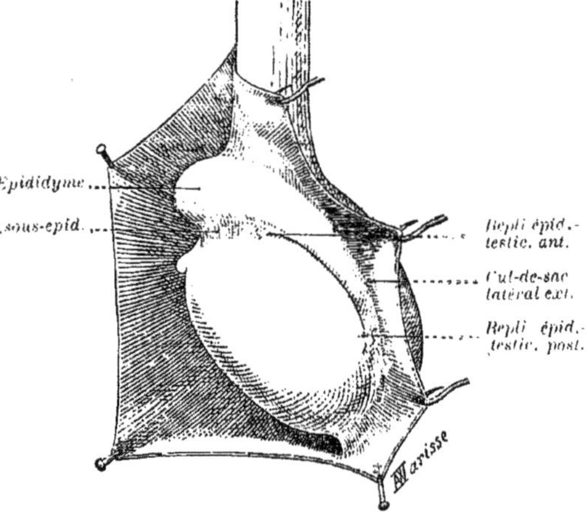

FIG. 160. — Le testicule vu par sa face externe, la vaginale ouverte.

Cette fossette, de la longueur de 2 centimètres, présente à étudier une paroi inférieure, une paroi supérieure, une extrémité antérieure, une extrémité postérieure, un fond et un orifice.

La paroi inférieure, ou plus exactement inféro-interne, est formée par la partie supérieure de la face externe du testicule; elle est convexe dans le sens transversal et dans le sens antéro-postérieur. — La paroi supérieure ou supéro-externe est formée par la face inférieure de l'épididyme; concave dans les deux sens, elle s'applique sur la portion correspondante du testicule (fig. 158). — Les extrémités antérieure et postérieure sont formées par la réunion des deux parois; mais tandis que l'antérieure constitue ordinairement un véritable bord, la postérieure s'effile souvent en pointe. — L'orifice de la fossette est

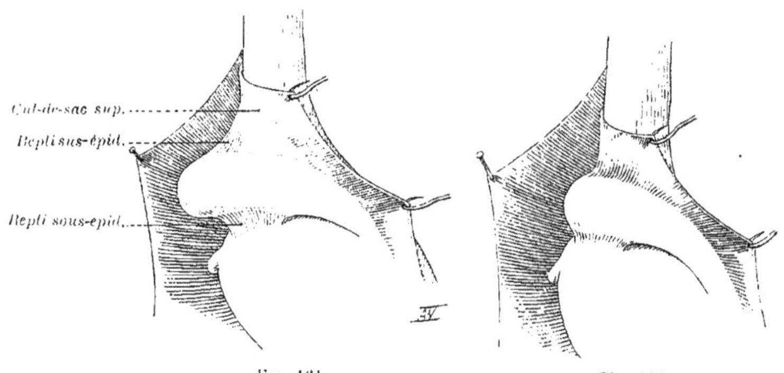

Fig. 161. Fig. 162.

Les replis séreux sus- et sous-épididymaires et le cul-de-sac supérieur de la vaginale.

limité en haut par le bord externe mince de l'épididyme, en bas par le testicule, en avant et en arrière par deux petits replis verticaux, les *replis épididymo-testiculaires antérieur et postérieur* (fig. 160). Ces replis sont formés par le passage de la séreuse du testicule sur le bord de l'épididyme; ils se voient bien quand on attire en haut l'épididyme avec un crochet. Le repli antérieur, concave en arrière, est toujours plus marqué que le postérieur, qui est dirigé en sens inverse et qui même, chez certains sujets, n'existe pas. C'est la présence de ces deux replis qui limite surtout la mobilité de l'épididyme en dedans, quand on cherche à lui faire franchir le bord supérieur du testicule. — Le fond de la fossette occupe une situation essentiellement variable qui en détermine la profondeur. Tantôt, et c'est la règle, il n'atteint pas le bord interne de l'épididyme; tantôt il arrive jusqu'à ce bord interne. Je montrerai plus loin l'importance de ce détail.

Les deux feuillets pariétal et viscéral de la séreuse vaginale se continuent l'un avec l'autre en formant une rigole irrégulière que je diviserai, pour la commodité de la description, en plusieurs parties ou culs-de-sac qui ne sont pas séparés les uns des autres, mais se suivent et se continuent comme les culs-de-sac vaginaux autour du col utérin.

1° *Cul-de-sac supérieur.* — Le feuillet viscéral de la vaginale, après avoir tapissé en dedans la face interne du testicule, en dehors la face externe du testicule et l'épididyme, arrive sur le cordon et se prolonge sur lui avant de se réfléchir; d'autre part, il tapisse toujours la partie inférieure de la face antérieure de ce même cordon sur une hauteur de plusieurs millimètres. Il est donc *anté* et *latéro-funiculaire*. Il remonte généralement plus haut en dehors (15 mm.) qu'en dedans (10 mm.) (fig. 158).

Le cul-de-sac supérieur peut être divisé en deux parties par une bande verticale dont le bord libre, concave en haut et en avant, va s'attacher sur la tête de l'épididyme, formant ainsi un *ligament funiculo-épididymaire* ou *repli sus-épididymaire* (fig. 161).

Dans ce cas, la tête de l'épididyme forme une forte saillie dans la cavité séreuse, elle est très mobile et se trouve aussi réunie à l'extrémité antérieure du testicule par une membrane qu'on tend facilement en érignant en haut la tête épididymaire ; ce *repli sous-épididymaire* formé par l'accolement de la séreuse avec elle-même se prolonge en arrière jusqu'au repli épididymo-testiculaire antérieur (fig. 161).

Dans des cas plus rares, la réflexion du feuillet viscéral et du feuillet pariétal de la vaginale, au lieu de se faire sur le cordon, a lieu tout à fait à sa partie inférieure, juste au niveau de l'épididyme. La hauteur du cul-de-sac anté et latéro-funiculaire se trouve alors réduite à rien (fig. 162).

2° *Cul-de-sac latéral interne.* — Dirigé obliquement de la face interne de l'extrémité inférieure du cordon jusqu'à 1 centimètre en avant de l'extrémité postérieure du testicule (fig. 159), il laisse en arrière de lui le tiers postérieur de cette face, si bien qu'on peut presque toujours, à ce niveau, aborder le testicule et l'épididyme sans ouvrir la vaginale. Le trajet de ce cul-de-sac n'est pas rectiligne, mais dessine une courbe à concavité antéro-inférieure ; en d'autres termes, la séreuse se réfléchit ordinairement plus loin sur la partie moyenne du testicule qu'au niveau de ses extrémités.

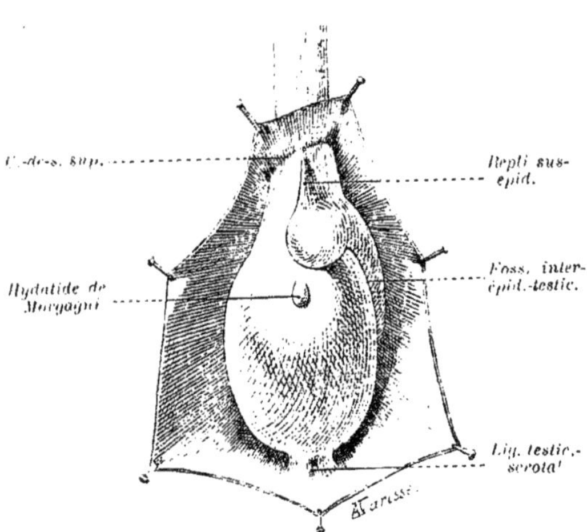

Fig. 163. — Le testicule vu de face, la vaginale ouverte.

L'exagération de cette disposition peut amener la formation de deux replis tendus de la paroi vers le testicule, *replis pariéto-testiculaires antérieur et postérieur*, se regardant par leur concavité et limitant entre eux l'orifice allongé d'une vraie *fossette latérale interne*, dont le fond peut s'avancer jusque sur le bord postérieur de l'organe au niveau du pédicule vasculaire et du cordon (fig. 159).

3° *Cul-de-sac inférieur.* — Le cul-de-sac inférieur répond à la partie la plus reculée du bord inférieur du testicule ; il se trouve divisé en deux parties, une interne souvent peu profonde et une externe toujours plus marquée par un éperon saillant en avant : le *ligament testiculo-scrotal* (voy. fig. 163).

4° *Cul-de-sac latéral externe.* — Dirigé obliquement de la face externe de l'extrémité inférieure du cordon jusqu'à l'extrémité postérieure du testicule (fig. 160), ce cul-de-sac rencontre dans son trajet l'épididyme, avec lequel il affecte des rapports importants.

Il était admis, il y a quelques années encore, que la queue de l'épididyme était intra-vaginale, en d'autres termes, que la séreuse recouvrait la face supérieure de l'organe dans presque toute son étendue. Avec Beaunis et Bouchard, Marion et Sébileau, j'ai constaté (thèse de Sarrot, 1896), qu'il n'en est pas ainsi; on doit considérer comme la règle que la moitié postérieure du corps de l'épididyme est en dehors de la vaginale, si bien qu'il existe toujours entre le canal déférent en dedans, l'épididyme en dehors et le cul-de-sac vaginal, un espace large de 5 millimètres environ où le testicule n'est pas recouvert par la séreuse vaginale.

Il est bon de remarquer que si le cul-de-sac latéral externe est profond, la séreuse revêt la face supérieure de l'épididyme jusqu'à son bord interne; dans ce cas la fossette sous-épididymaire est ordinairement profonde et l'épididyme est très mobile sur le bord du testicule, n'étant fixé que par ses rapports au niveau du hile. Par contre on peut trouver, dans des cas rares d'ailleurs, la vaginale passant directement de la face interne de l'épidi-

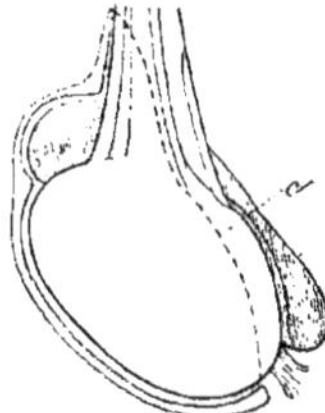

FIG. 164.

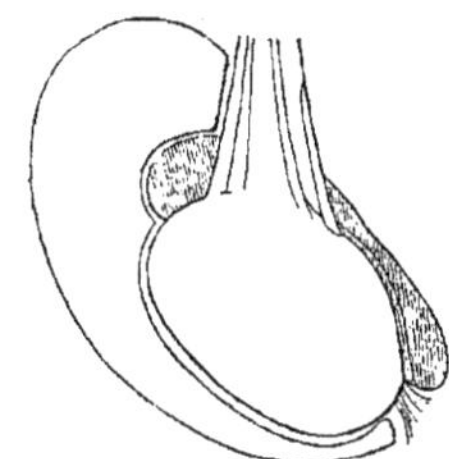

FIG. 165.

FIG. 164. — Coupe antéro-postérieure du testicule et de la vaginale (d'après Marion). c. Trajet du cul-de-sac latéral.

FIG. 165. — La position occupée par le testicule lorsque la vaginale est remplie par un épanchement.

dyme sur les bourses; tout le corps de l'épididyme est alors complètement en dehors de la cavité séreuse (Sébileau).

Cavité vaginale. — Comme pour toute séreuse, la cavité vaginale est, pour ainsi dire, virtuelle à l'état normal; j'ai recherché, avec Sarrot, quelle pouvait être la capacité vaginale en l'injectant avec certaines substances, suif, gélatine, plâtre, et en ayant bien soin de ne pas faire auparavant d'incision sur les bourses. On peut injecter ainsi sur un adulte, sans exercer une forte pression et sans léser la vaginale, une quantité de matière à injection qui varie entre 30 et 50 centimètres cubes; cela varie d'ailleurs suivant les sujets et tient plus à la disposition de la couche fibreuse qu'à la vaginale elle-même; c'est l'épaisseur de cette couche fibreuse qui limite la distension de la cavité séreuse. On peut ainsi comprendre comment son relâchement et sa distension très lente peuvent permettre l'introduction d'une quantité bien plus considérable de matière à injection; c'est d'ailleurs par un mécanisme analogue que se distend la séreuse en cas d'hydrocèle.

La cavité vaginale ne se dilate que faiblement dans une distension brusque, mais, par pression lente, elle acquiert de vastes dimensions, comme on peut le voir dans l'hydrocèle. On remarque alors que le testicule occupe toujours la partie postérieure et inférieure de la cavité, fait dû aux liens nombreux, musculaires, vasculaires et fibreux, qui fixent la glande à la tunique fibreuse et au sac dartoïque en bas (Charpy).

On peut voir anormalement la cavité vaginale présenter des aspects très différents de celui que je viens de décrire.

Elle peut être beaucoup plus vaste et, au lieu de remonter sur un centimètre environ en avant du cordon spermatique, sa cavité peut se prolonger jusqu'au niveau de l'orifice externe du canal inguinal, voire même jusqu'à son orifice interne. Dans d'autres cas, la vaginale peut s'ouvrir dans la cavité péritonéale avec laquelle elle communique plus ou moins largement. Toutes ces anomalies sont la conséquence d'une persistance partielle ou totale du conduit peritoneo-vaginal. Je ne reprendrai pas ici cette étude qui est tres complètement faite à propos du peritoine (t. IV, p. 1035 et suivantes) où l'on trouvera les schémas des divers types de ces anomalies.

Structure. — La tunique vaginale se compose de deux zones bien distinctes :

1° Une couche endothéliale ;

2° Un chorion ou trame sur laquelle repose la couche précédente.

Il existe de plus à la face profonde du chorion une couche musculaire lisse, le crémaster interne, et une couche de tissu cellulaire, véritable sous-séreuse.

L'*endothélium* vaginal est formé par une seule rangée de cellules plates polygonales, sans stomates.

La *trame de la séreuse* est formée de fibres conjonctives entremêlées sans ordre aucun et semées par places de cellules conjonctives ; tout à fait à la partie la plus externe, les faisceaux conjonctifs s'orientent parallèlement pour former une couche fine et régulière au sein de laquelle se trouvent de nombreuses fibres élastiques. Entre les faisceaux lamineux, il existe une substance amorphe qui se prolonge en dedans sous la couche endothéliale et forme là une couche continue sans élément figuré, correspondant à la couche limitante hyaline de Robin et Cadiat ; c'est à elle que la séreuse doit son aspect brillant, bien plus qu'à la couche endothéliale dont les cellules tombent rapidement après la mort (Cadiat).

Crémaster interne. — On donne le nom de *crémaster interne* (Henle, Kölliker) à une série de fibres musculaires lisses, situées à la face externe de la trame vaginale où elles constituent une véritable *muscularis serosæ*. Les fibres qui composent le crémaster interne entrent profondément en rapport immédiat avec la trame séreuse. Superficiellement, elles sont en rapport avec une couche celluleuse dite sous-séreuse ou *couche celluleuse sous-vaginale* sur l'épaisseur de laquelle elles empiètent même un peu (fig. 149).

Le crémaster interne se compose de deux sortes de fibres : des fibres longitudinales, verticales, superficielles ou externes ; des fibres circulaires profondes, ou internes.

J'ajouterai que le crémaster interne n'existe plus à la partie postérieure de la face interne du testicule, si bien que du côté de la cloison la partie postérieure de la séreuse en est dépourvue. Par contre, en dehors les fibres longitudinales sont plus épaisses et descendent d'autant plus bas qu'on va plus en arrière. On peut même sur la face externe du cordon voir la terminaison de ces fibres longitudinales se faire de trois manières : sur la tête de l'épididyme (rares filets), sur la face externe de la vaginale pariétale (filets plus nombreux), enfin sur le testicule lui-même (filets plus serrés et plus étendus).

Entre tous ces faisceaux musculaires existent de minces cloisons de tissu lamineux ; d'autre part, « les fibres lisses qui les composent sont isolées les unes des autres par l'interposition d'une matière hyaline dont les caractères chimiques et optiques se rapprochent de ceux de la matière amorphe du tissu conjonctif » (Barrois).

Tissu conjonctif sous-séreux. — Entre le feuillet pariétal de la séreuse et la tunique fibreuse, il existe une couche de glissement formée de tissu conjonctif, lâche, semé de vaisseaux; cet espace para-vaginal (Voituriez) sépare ainsi la séreuse de la couche fibreuse; c'est là qu'on peut décoller la séreuse de la fibreuse, ce qui se fait avec la plus grande facilité.

Le tissu cellulaire sous-séreux est logé entre le crémaster moyen situé dans la face profonde de la fibreuse et le crémaster interne qui appartient à la séreuse. Sans doute il peut disparaître et alors les deux crémasters lisses sont réunis en une couche unique. Ce tissu cellulaire sous-séreux se continue en haut avec le tissu cellulaire lâche qui contient les vaisseaux du cordon.

Sur l'épididyme, bien que la séreuse s'épaississe à l'extrémité libre et à la face interne du corps de l'organe, la couche sous-séreuse disparaît de plus en plus, au fur et à mesure qu'on s'approche du cul-de-sac formé par le testicule et l'épididyme, si bien qu'à ce niveau la vaginale repose directement sur les parties sous-jacentes par l'intermédiaire de la face profonde de la trame basilaire.

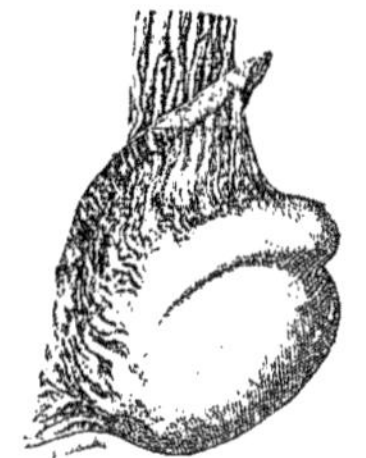

FIG. 166. — Testicule d'enfant montrant que la partie postérieure du feuillet viscéral de la vaginale n'adhère pas aux tissus sous-jacents (d'après Marion).

Sur le testicule, il est impossible de trouver trace de la trame de la séreuse; le revêtement endothélial est intimement appliqué sur les couches les plus superficielles de l'albuginée. Mais ceci n'est pas absolument vrai chez l'enfant. En effet, Marion a montré que sur la partie postérieure du testicule, la vaginale n'adhère pas à l'albuginée, « la ligne de séparation entre la portion adhérente et la portion non adhérente est très facile à voir; les deux parties tranchent par leur coloration, la partie antérieure étant bleuâtre, la partie postérieure étant blanche; la première est lisse, l'autre présente des plis. Et cette ligne de séparation correspond au niveau du point de réflexion de la vaginale chez l'adulte » où elle se fait beaucoup moins en arrière (fig. 166).

VAISSEAUX ET NERFS DES BOURSES

Artères. — On trouve dans les bourses deux plans artériels bien séparés, un plan superficiel et un plan profond.

Les *artères superficielles* destinées au plan cutané (scrotum et dartos) proviennent de deux origines : la fémorale et la honteuse interne.

1° La fémorale donne les honteuses externes généralement au nombre de deux, la supérieure et l'inférieure (cf. Angéiologie, t. II, p. 819) qui se distribuent aux parties antéro-latérales des bourses et s'anastomosent entre elles, avec celles du côté opposé, avec les branches venues de la honteuse interne et avec le rameau funiculaire de l'épigastrique.

2° L'artère honteuse interne fournit, par l'intermédiaire de la périnéale superficielle (cf. t. II, p. 805), des rameaux qui vont superficiellement au scrotum et au dartos au niveau de la partie postérieure du sac scrotal et plus profondément jusque dans la cloison des bourses.

Les *artères profondes* sont fournies par l'artère funiculaire (cf. t. II, p. 811) qui chemine en arrière du cordon spermatique entre la fibreuse commune et l'érythroïde. C'est l'artère de l'espace para-vaginal (Voituriez). Ses branches se distribuent au crémaster et aux plans plus profonds; elles sont toutes descendantes, plus ou moins parallèles au tronc de la funiculaire elle-même et très ramifiées, si bien quelles arrivent à former autour du cordon, du testicule et de ses enveloppes un véritable sac vasculaire dont les mailles sont d'autant plus serrées qu'on se rapproche davantage de l'extrémité inférieure du testicule (J. Colle). Elles s'anastomosent avec les artères superficielles des bourses d'une part et d'autre part le tronc même de la funiculaire s'unit largement aux artères destinées au testicule et à l'épididyme (artère spermatique et artère déférentielle).

Veines. — De même qu'il y a dans les bourses des artères superficielles et des artères profondes, on trouve également deux courants veineux correspondants.

1° Les *veines superficielles* (veines scrotales) forment un réseau largement anastomosé dont les troncs efférents se portent les uns en dehors, les autres en arrière: les troncs externes s'échappent dans la direction des artères honteuses externes et vont se perdre dans la crosse de la saphène; pour quelques-uns aussi dans la fémorale directement, après avoir traversé un orifice du fascia cribriformis. — Les *troncs postérieurs* sont plus ou moins parallèles à l'artère périnéale superficielle et se jettent dans la veine honteuse interne.

Ces veines superficielles s'anastomosent d'une part avec les veines superficielles de la paroi abdominale antérieure, de la verge et du périnée: d'autre part avec les veines profondes, au niveau du ligament scrotal et à la racine de la verge.

2° Les *veines profondes* se confondent avec les veines du testicule et forment au niveau du cordon spermatique deux groupes veineux dont l'importance mérite une description complète (cf. Cordon spermatique, p. 328).

Lymphatiques. — Les lymphatiques forment dans le scrotum un réseau particulièrement riche; les troncules qui en naissent se portent en dehors au nombre de 10 à 12 et passent au-devant des vaisseaux du cordon pour aller se jeter dans les ganglions inguinaux supéro-internes. Les troncules les plus rapprochés de la ligne médiane se réunissent pour former un faisceau qui occupe la moitié antérieure du raphé; ils se partagent au niveau de la racine de la verge en deux groupes qui vont se rendre dans le ganglion le plus interne et le plus élevé du pli de l'aine (Sappey).

Nerfs. — Les nerfs des bourses viennent du plexus sacré (plexus sacré proprement dit, et plexus honteux) et du plexus lombaire.

Le *plexus sacré* proprement dit, par le nerf cutané postérieur de la cuisse (branche cutanée du petit sciatique de Cruveilhier), donne quelques filets qui aboutissent à la partie inféro-externe des bourses (cf. t. III, p. 1111, fig. 580).

Le *plexus honteux* fournit le nerf périnéal, branche du honteux interne. Ce nerf périnéal donne en particulier le rameau périnéal externe et le rameau superficiel du périnée qui abordent les bourses par leur face postérieure avec l'artère périnéale superficielle (cf. t. III, p. 1153, fig. 592).

Le *plexus lombaire* fournit les nerfs grand et petit abdomino-génital et le génito-crural; ces filets sortent de l'orifice inguinal superficiel avec les éléments du cordon ou perforent parfois le pilier externe; ils donnent des branches motrices pour le crémaster et les éléments musculaires du dartos (Henle). D'ailleurs ils semblent se suppléer et le volume du rameau génital du génito-crural est en raison inverse de celui du petit abdomino-génital. Pour Schmidt, il existe même des anastomoses entre les branches terminales du génito crural et les filets périnéaux du honteux interne.

DÉVELOPPEMENT DES BOURSES

Au point de vue embryologique, les bourses peuvent être considérées comme formées de deux lames : une lame externe, cutanée, développée aux dépens des bourrelets génitaux; une lame interne, musculeuse, fibreuse et séreuse, dont le mode de formation est essentiellement lié à la migration du testicule.

Formation de la lame externe. — A une certaine période du développement, il existe à l'extrémité postérieure de l'embryon un orifice qui permet de pénétrer dans une dilatation ampullaire où aboutissent à la fois l'intestin terminal, le pédicule de la vésicule allantoïde, les canaux de Wolff et de Müller. L'ouverture cutanée de cette dilatation, de ce *cloaque*, se divise bientôt par la formation d'un éperon transversal développé de haut en bas (éperon périnéal de Kölliker) en deux parties : une postérieure, l'*orifice anal*, une antérieure *orifice du sinus uro-génital*. De chaque côté de ces orifices apparaît une saillie, *repli* ou *bourrelet génital*. D'autre part en avant de l'orifice uro-génital se voit une autre saillie médiane, éminence ou *tubercule génital* sur lequel je n'ai pas à insister ici. Les deux bourrelets génitaux latéraux en se développant s'unissent sur la ligne médiane chez l'homme et forment le *sac scrotal*, en arrière du pénis, développé aux dépens du tubercule antérieur génital. La suture médiane des deux bourrelets génitaux constitue le raphé. En somme la formation du scrotum chez l'homme n'est pas sous la dépendance de la migration testiculaire.

La *formation du dartos* est plus intéressante. Pour Barrois, le dartos proprement dit, c'est-à-dire la couche profonde de fibres lisses sous-jacentes à la musculaire cutanée qui double le derme, est une *formation spéciale à la région des bourses*; pour lui « on n'en retrouverait l'analogue dans nulle autre partie du corps humain, si ce n'est peut-être dans les grandes lèvres, dans cette lame musculaire que Broca et Sappey nomment le dartos de la femme ».

Cependant, on peut admettre que le dartos est un *muscle peaussier*; l'absence d'une couche dartoïque absolument continue et sa continuité à la partie supérieure des bourses avec de petits faisceaux tendineux ne peuvent permettre de rejeter cette idée défendue par Velpeau, Allen-Thompson et plus récemment par Sébileau, que le dartos n'est qu'une dépendance, un reste du muscle peaussier ventral, qu'on retrouve chez les quadrumanes et les cheiroptères, s'insinuant jusque sous la peau des bourses; muscle peaussier devenu muscle lisse chez l'homme, sans doute par suite de sa moindre importance fonctionnelle et dont les fibres supérieures vont former comme un « couvercle fibreux de l'anneau inguinal externe » (Velpeau, Allen-Thompson).

Formation de la lame interne. — Les recherches de Klaatsch, de Soulié, etc., ont montré que la formation de la lame profonde s'accomplissait de la façon suivante.

Au niveau du futur canal inguinal, on voit naître de la face profonde de la séreuse péritonéale un bourgeon plein qui constitue ce que Soulié appelle le processus vaginal. Ce processus descend vers la région prépubienne et s'engage dans l'épaisseur des replis ou bourrelets génitaux. Il utilise pour franchir la paroi abdominale un orifice que présente en ce point l'aponévrose du grand oblique, qu'il n'a donc pas à perforer. Sur la base, ou si l'on préfère sur l'extrémité supérieure de ce processus vaginal, vient s'insérer un faisceau de fibres lisses, le gubernaculum. Ce gubernaculum s'insère d'autre part sur le pôle inférieur de la glande génitale.

Le processus vaginal progresse vers les replis génitaux par prolifération de ses éléments. Dans ce mouvement de descente, il entraîne avec lui : 1° la glande génitale ; 2° le péritoine ; 3° les muscles de la paroi adhérents à son segment transpariétal.

Nous n'insisterons pas ici sur l'action qu'exerce le processus vaginal sur la

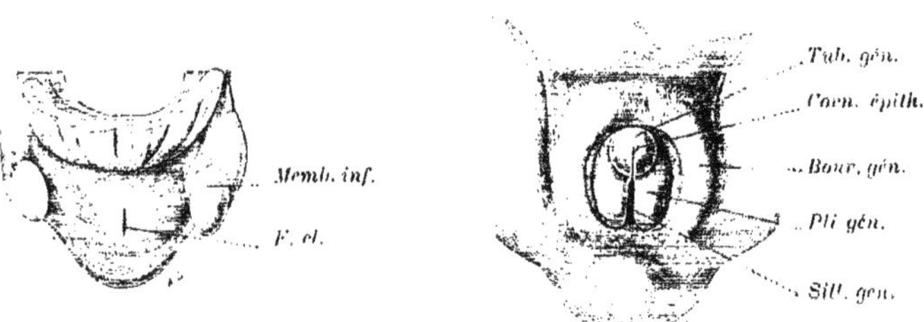

Fig. 167. Fig. 168. — Embryon de 8 semaines.

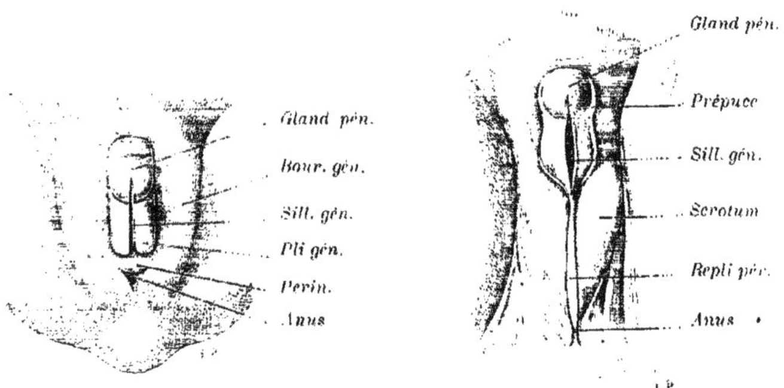

Fig. 169. — Embryon de 2 mois 1/2. Fig. 170. — Embryon de 3 mois.

Développement des organes génitaux externes (d'après les modèles en cire de Ecker-Ziegler).

glande génitale, car nous traiterons plus loin ce point en étudiant la descente du testicule. De même nous renvoyons pour la formation du processus péritonéo-vaginal à l'article Péritoine (t. IV, p. 1032), où ce point a été longuement étudié. Contentons-nous de rappeler ici que cette descente est intimement liée à la formation du diverticule séreux. Ces deux phénomènes sont sous la dépendance d'une même cause, la progression du processus vaginal.

C'est cette progression qui détermine la formation du crémaster. Celui-ci représente bien une portion du petit oblique et du transverse, entraînés par le processus en même temps que le péritoine.

Nous sommes loin, comme on le voit, de l'opinion ancienne. Celle-ci était la suivante.

Quand le testicule arrive au canal inguinal et le parcourt pour aller se loger dans le sac cutané déjà formé, il tend à repousser au-devant de lui les différentes couches qu'il rencontre sur son passage; mais tandis que les unes, comme la gaine d'enveloppe des muscles abdominaux, les faisceaux musculaires de l'oblique et du transverse, opposent peu de résistance, d'autres, comme les faisceaux tendineux solides d'insertion du muscle grand oblique, s'écartent seulement au-devant de lui au lieu de lui constituer comme un vrai sac. Il suit de là qu'on doit retrouver dans les bourses les couches de cette paroi abdominale, moins le grand oblique, et c'est ce qui arrive comme on peut s'en convaincre en lisant le tableau suivant :

Dans la paroi abdominale.	*Dans les bourses.*
Aponévrose d'enveloppe du muscle grand oblique.	Couche celluleuse.
Faisceaux tendineux du muscle grand oblique (aponévrose d'insertion).	—
Faisceaux musculaires du petit oblique et du transverse.	Muscle crémaster externe (couche érythroïde).
Fascia transversalis.	Couche fibreuse.

Il n'est pas besoin d'insister plus longtemps; le testicule formerait les couches du plan musculo-aponévrotique des bourses au moment de sa migration et par cette migration elle-même. Mais, je le répète, cette opinion a dû être abandonnée à la suite des travaux modernes.

Les couches plus ou moins compliquées de fibres lisses, décrites sous le nom de *crémasters moyen et interne*, ont une origine sur laquelle il a beaucoup été discuté. Les opinions peuvent en somme se résumer à trois principales.

1° *Les fibres lisses existent le long du cordon à cause même de la formation du canal vagino-péritonéal.* Rouget a décrit, doublant le péritoine du pelvis, toute une série de fibres lisses; il n'est donc pas étonnant qu'on en trouve également autour du diverticule testiculaire ou au voisinage du cordon fibreux qui en marque la place chez l'adulte.

Pour Charpy, ces faisceaux ne seraient que les fibres lisses qui entouraient le canal déférent à l'époque fœtale et qui auraient été entraînées avec lui au moment de sa descente.

2° Les fibres lisses crémastériennes forment, au cordon et au testicule, une enveloppe irrégulière, et leur abondance est d'autant plus marquée qu'on se rapproche du bord postérieur et du pôle inférieur de l'organe, c'est-à-dire du ligament scrotal, reste du gubernaculum testis. De là l'idée que *toutes ces fibres lisses ne sont que les restes des fibres du gubernaculum* (Kölliker, Henle) représenté chez l'adulte par une série de faisceaux partis du fond des bourses (Curling) pour se porter sur le dos du testicule, l'épididyme et le cordon jusque dans l'interstice des vaisseaux.

3° *Les fibres lisses du cordon ne sont que des formations de l'âge adulte.* Sans doute il en existe quelques-unes, très rares d'ailleurs, chez l'enfant : mais c'est surtout au moment de la puberté qu'on voit se développer tous ces faisceaux qui, d'une part, s'accolent à la séreuse et, de l'autre, s'insinuent dans les couches profondes de la fibreuse pour se porter jusqu'au niveau du canal inguinal, formant une intrication plus ou moins serrée ou des lames musculaires que la dissection peut dédoubler en crémaster moyen et crémaster interne (Barrois). Toujours plus développées au niveau du testicule et de l'épididyme, ces fibres contribueraient puissamment à l'excrétion et à la marche du sperme (Lannelongue).

TESTICULE

Définition. — Le testicule (*testis*, δίδυμος) est la glande génitale mâle.

Cette définition, passée aujourd'hui dans le langage anatomique, n'est pas complètement exacte, car on ne peut assimiler, dans cette *glande génitale* ou *glande séminale*, le sperme produit par le testicule ou sperme testiculaire à un produit ordinaire de sécrétion glandulaire; on peut cependant garder cette dénomination après s'être entendu sur la signification exacte des mots employés.

En plus de la formation du sperme, le testicule serait encore destiné, d'après les théories récentes, à sécréter, comme la glande thyroïde, le pancréas, l'ovaire, un suc capable d'agir sur la nutrition de l'individu.

Situation. — Le testicule n'occupe pas la même situation à toutes les époques du développement de l'individu; primitivement intra-abdominal, il sort par le canal inguinal pour devenir extra-abdominal au moment de la naissance.

A. **Testicule chez le fœtus.** — Chez le fœtus, le testicule développé sur les côtés de la colonne vertébrale au-dessous des reins, en avant du psoas, aux dépens du corps de Wolff et de l'épithélium germinatif de Waldeyer, forme un nodule arrondi mais déjà allongé de haut en bas et de dedans en dehors. Il présente normalement à étudier deux faces, une interne, une externe, et deux bords, un antérieur, un postérieur sur lequel on peut distinguer un organe allongé à grosse extrémité supérieure ou proximale qui dépasse le testicule un peu en haut et un peu en dehors : c'est l'ébauche de l'épididyme.

Le péritoine recouvre dès ce moment le testicule et en tapisse complètement les deux faces et le bord antérieur; au niveau du bord postérieur, des deux feuillets péritonéaux interne et externe passent sur l'épididyme, puis se prolongent un peu en arrière en s'adossant à eux-mêmes avant de se porter définitivement l'un en dedans, l'autre en dehors. Il en résulte la formation d'un *mésotesticule*, mésorchium de Seiler, dans lequel cheminent les vaisseaux destinés à la glande génitale.

Le mésotestis n'est pas le seul moyen d'union du testicule fœtal avec la paroi abdominale. De l'extrémité supérieure et de l'extrémité inférieure de l'organe partent deux tractus qui se dirigent le premier en haut vers la région diaphragmatique (*ligament suspenseur du testicule*), le second en bas vers la région inguinale (*ligament gubernaculaire*). Ce dernier, de beaucoup le plus important au point de vue du développement, a fait le sujet d'études nombreuses.

Ligament inférieur du testicule (*gubernaculum testis*). — Le gubernaculum testis de Hunter (basis de Girardi, vagina de Haller, cylinder de Camper) est formé par un cordon qui, parti du pôle inférieur du testicule, se dirige en bas jusqu'au niveau du canal inguinal qu'il traverse pour venir se terminer sous la peau des bourses. Il suit de là qu'on peut le diviser en trois portions : portion intra-abdominale, portion intra-pariétale, portion extra-abdominale ou scrotale.

1° *Dans sa portion intra-abdominale* on le voit naître de l'extrémité inférieure du testicule et de la partie correspondante de l'épididyme par une portion épaissie, et le diamètre antéro-postérieur de l'organe le sépare de la paroi postérieure de l'abdomen; mais au fur et à mesure qu'on le considère plus bas, on le voit se rapprocher de plus en plus de cette paroi : comme il soulève le péritoine pour se constituer un méso, ce *méso-gubernaculum* présente l'aspect d'un triangle à base supérieure testiculaire et dont la pointe inférieure répond à l'orifice profond du canal inguinal.

Il est constitué par une portion de tissu conjonctif condensé sous la forme d'un cordon assez régulier, à l'intérieur duquel se rencontrent de nombreuses fibres musculaires lisses. J. Hunter, Curling, Robin, Godard, Sappey, Tillaux, Klaatsch l'ont décrit comme formé de trois parties, une centrale conjonctive et deux latérales musculaires striées, qui ne seraient que les émanations du bord inférieur du petit oblique et du transverse se portant en haut vers le testicule en formant un « cône musculaire » (cône inguinal de Klaatsch). A la vérité cette existence de fibres striées dans le gubernaculum n'est pas absolument démontrée et le faisceau central seul a été trouvé chez le fœtus humain.

2° *Dans sa portion intra-pariétale* le gubernaculum mélange ses fibres avec celles du petit oblique et du transverse : C. Weil, Debierre et Pravaz ont insisté sur ce fait; c'est en ce point qu'on peut y décrire des fibres striées, fibres des muscles abdominaux qu'on n'en peut détacher facilement.

3° *Dans sa portion extra-abdominale ou scrotale* il se désagrège complètement; ses fibres s'éparpillent et vont se mêler à la graisse sous-cutanée comme J. Cloquet l'a démontré depuis longtemps; on peut par la dissection en suivre quelques-unes jusque sur les plans aponévrotiques ou osseux voisins.

Au fur et à mesure que le fœtus se développe, le testicule se rapproche de la ceinture pelvienne, pénètre dans le petit bassin, puis arrive au niveau de l'orifice profond du canal inguinal, s'y engage, parcourt le conduit et apparaît enfin au dehors au niveau de l'orifice externe; il se trouve alors à la racine des bourses au fond desquelles il va finalement se loger. C'est là ce qu'on désigne sous le nom de *migration du testicule* ou de *descente du testicule*.

Comme on le voit, la glande séminale parcourt différentes étapes : d'abord *abdominale*, elle devient *pelvienne*, puis *inguinale* et *scrotale*.

Les *époques de la migration* sont actuellement assez bien déterminées.

La descente abdominale commence vers la fin du 3e mois de la vie intra-utérine; l'engagement dans le canal inguinal se fait vers le 6e ou 7e mois, l'arrivée au fond des bourses à la fin du 8e mois.

Les *causes de la migration* sont plus difficiles à saisir, et les anatomistes discuteront peut-être encore longtemps sur le rôle exact du gubernaculum de Hunter. Les opinions peuvent être classées ainsi :

1° Le gubernaculum n'agit pas par lui-même sur le testicule;

2° Le gubernaculum attire en bas le testicule, par suite de la rétraction de son tissu conjonctif ou de la contraction de ses fibres musculaires.

D'après la première théorie, soutenue par J. Cleland, Kölliker, Bramann, Sappey, le testicule « paraît » descendre et se rapprocher du canal inguinal. C'est qu'en effet les parties de l'abdomen et du bassin sur lesquelles il repose subissent un accroissement considérable, tandis que le gubernaculum garde toujours la même longueur sans modifier son insertion inférieure fixe. Cette théorie de *l'inégalité de l'accroissement* renferme certainement une grande partie de la vérité et les embryologistes les plus récents, Hertwig par exemple, l'acceptent sans conteste.

La seconde théorie est soutenue surtout par les auteurs qui décrivent au gubernaculum deux faisceaux latéraux de fibres striées, et en particulier par Curling, Godard.

D'après ces auteurs, la contraction des fibres striées venues du grand oblique et qui auraient d'abord été invaginées dans la cavité abdominale vers le testicule, entraînerait l'organe jusqu'au canal inguinal; le faisceau moyen inséré au fond des bourses ferait le reste; « continuant à se raccourcir et agissant comme le bras introduit dans un bas pour le retourner » (Farabeuf), il retournerait la partie engainante ou inguinale du gubernaculum et entraînerait ainsi le testicule et le cordon. J'ai dit que l'existence des fibres striées doit être rejetée, mais il n'en est pas moins vrai que les fibres lisses qui existent certainement dans le gubernaculum peuvent par leur *contraction* avoir un rôle efficace. D'autre part, le tissu conjonctif du gubernaculum semble se rétracter sans aucun doute et, comme il pénètre jusqu'au derme cutané du fond des bourses auquel il est attaché, il peut entraîner par sa *rétraction* le testicule en bas (Cleland, Kölliker) sans qu'on ait besoin d'invoquer l'action de la pesanteur, de la pression des viscères et de la contraction des muscles abdominaux, comme le veut G. Weil en particulier.

[*PASTEAU.*]

Pour compléter ce qui a trait à la descente du testicule et à la formation de la tunique vaginale, il est indispensable de se reporter au tome IV de l'ouvrage (*Péritoine génital de l'homme*, p. 1030 à 1042).

B. **Testicule chez l'enfant.** — Chez l'enfant, au moment de la naissance, le testicule est donc dans les bourses; le canal vagino-péritonéal est oblitéré sur toute sa hauteur, depuis l'orifice profond du canal inguinal jusqu'à l'extrémité inférieure du cordon. Les deux bourses étant égales et encore peu développées, les testicules sont situés à la même hauteur et assez rapprochés de la racine de la verge et de l'orifice externe du canal inguinal.

C. **Testicule chez l'adulte.** — Chez l'adulte et surtout chez le vieillard, les testicules sont plus éloignés de la paroi abdominale par suite de l'allongement des bourses, ce qui permet de les explorer facilement à travers leurs enveloppes; on admet en général, depuis Winckelmann (et bien avant lui, les sculpteurs de l'antiquité avaient déjà fait la même observation), que le testicule gauche est ordinairement situé de 1/2 à 1 centimètre plus bas que le droit. Quelques anatomistes cependant, Charpy par exemple, soutiennent l'avis contraire.

On est en droit de se demander pourquoi les testicules, qui sont au même niveau chez l'enfant, se trouvent à des hauteurs inégales chez l'adulte. On a voulu voir, dans ce fait que le gauche descend ordinairement plus bas, une manifestation d'infériorité congénitale du côté gauche; on a accusé, à tort également, le poids plus lourd du testicule gauche, ce qui n'est pas démontré. Il semblerait qu'il faille accuser avec Poirier la situation même de ces glandes qui, quittant, chez l'adulte, le voisinage du pubis, viennent se placer dans l'intervalle angulaire des cuisses. Pour se loger dans cet espace les testicules se chevauchent, se tassent et peu à peu leur niveau se modifie par adaptation.

Les testicules suspendus à l'extrémité du cordon sont mobiles dans tous les sens, ce qui leur permet de fuir sous les chocs; ils remontent vers les anneaux dans les contractions du crémaster, pour redescendre ensuite sous l'influence de leur propre poids.

Anomalies de situation. — Chez l'adulte, les testicules peuvent ne pas se trouver à leur place normale dans les bourses. On dit alors qu'il y a *ectopie*. Dans l'ectopie, le testicule n'est pas dans les bourses, mais il existe néanmoins. Il peut se trouver logé en dehors du ventre, dans une région voisine des bourses, dans le pli de l'aine : *ectopie inguinale ou crurale*, sous la peau du périnée : *ectopie périnéale*. Bien plus souvent, la glande reste cachée dans la cavité abdominale : il y a *cryptorchidie* (de κρύπτειν, cacher et ὄρχις, testicule) simple ou double, on dit aussi *ectopie abdominale* et, suivant la hauteur où est fixée la glande, l'ectopie peut être *sous-rénale*, *iliaque* ou *sus-inguinale*. A peu près toujours, lorsque le testicule est en ectopie abdominale, le canal déférent et les vaisseaux présentent des dimensions restreintes; dans quelques cas cependant, le canal déférent peut avoir sa longueur normale et descendre seul dans les bourses : Gérard Marchant, Conte, Follin ont cité de ces anomalies.

L'anatomie comparée montre en effet que la migration de la glande spermatique ne se fait pas toujours vers le sac scrotal; dans certains animaux comme les cétacés, l'éléphant, les carnassiers amphibies, les testicules restent toute la vie logés dans l'intérieur de la cavité abdominale. Chez d'autres, ils occupent normalement la région périnéale comme dans certains pachydermes, ou la région de l'aine comme dans la loutre, les caméliens. Enfin, il est des espèces, telles que les cheiroptères et certains rongeurs où le testicule habituellement caché descend dans les bourses à la seule époque du rut. En présence de ces faits, nombre d'anatomistes ne peuvent s'empêcher de penser que les arrêts de migration ou les migrations anormales ne seraient « peut-être » autre chose qu'un rappel atavique d'une situation normale dans certaines espèces.

Nombre. — Il existe deux testicules : l'un dans la poche scrotale droite, l'autre dans la poche scrotale gauche.

Anomalies de nombre. — Anormalement, l'un des côtés du scrotum, parfois même les deux peuvent se trouver deshabités : ce n'est pas à dire pour cela que l'un des deux ou les deux testicules manquent, qu'il y a autrement dit, *monorchidie* ou *anorchidie* ; presque toujours les glandes occupent une situation anormale, elles sont en *ectopie* (voir plus haut).

Cependant l'anorchidie simple ou double, pour exceptionnelle qu'elle soit, peut réellement exister. On ne connaît qu'un petit nombre de cas d'anorchidie *double*. Fischer de Boston, cité par Sappey, en a recueilli un très bel exemple ; les canaux déférents descendus dans le scrotum se terminaient en cul-de-sac. — L'anorchidie *simple* est un peu plus fréquente. Ordinairement si la glande fait défaut, les voies spermatiques existent en totalité ou en partie; dans les cas de Follin, de Gosselin, le testicule seul manquait. Cruveilhier, Legendre, Godard ont cité des exemples où la vésicule séminale et une partie du canal déférent seuls existaient. Mais il peut y avoir absence totale de tout le septum spermatique ; Blandin, Velpeau en ont signalé des faits.

Testicules surnuméraires. — On a parfois décrit des augmentations du nombre normal des testicules. Blasius, Prankerd, Sinibaldi, F. Hewett auraient vu trois testicules chez le

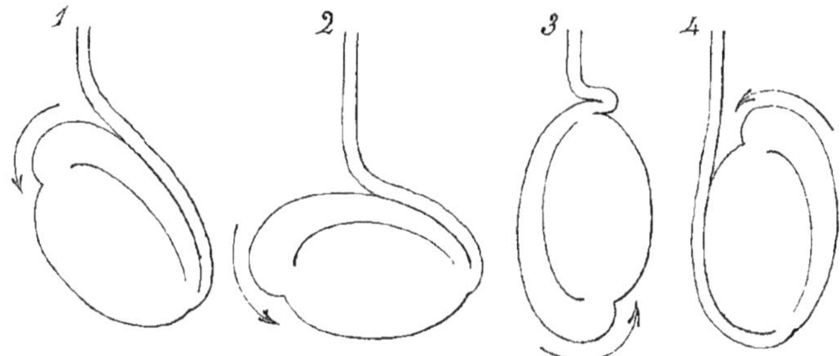

Fig. 171. — Les inversions du testicule (d'après Royet).

1. Testicule et épididyme en position normale. — 2. Inversion horizontale ou supérieure. 3. Inversion verticale ou en demi-anse. — 4. Inversion en fronde ou en anse complète.

même sujet ; Bligny, quatre ; Scharff, cinq. Mais, aucune de ces observations ne présente des bases d'examen suffisantes pour être admises sans conteste, sauf peut-être celle de Blasius et celle de Lombardi (*Pres e méd.*, 1905). Il est plus rationnel de penser qu'il s'agissait presque toujours de cas pathologiques dans lesquels la présence de kystes, de tumeurs ou de masses épiploïques doit tout expliquer.

Forme. — Le testicule présente la forme d'un ovoïde allongé, régulier et légèrement aplati dans le sens transversal.

Direction. — Le testicule dans les bourses n'est pas vertical, mais le grand axe de son ovoïde est oblique en bas, en arrière et un peu en dedans, formant avec le plan horizontal un angle d'environ 45°.

Anomalies de direction. — Ce mode de direction peut, dans certains cas, se trouver modifié. Au lieu d'être oblique en bas, en arrière et en dedans, le testicule peut occuper dans les bourses une direction différente. Ce changement dans l'orientation de la glande s'accompagne de modifications dans la direction et dans la situation de l'épididyme par rapport au testicule. Ces anomalies constituent l'*inversion testiculaire*. On en distingue plusieurs variétés.

a) Inversion *antérieure* dans laquelle le testicule est oblique en bas et en avant, l'épididyme étant tourné en avant et en haut.

b) Inversion *horizontale* ou *supérieure* dans laquelle le testicule met son grand axe sur une ligne horizontale, l'épididyme étant tourné en haut.

c) Inversion *verticale* ou en demi-anse. Dans ce cas le pôle normalement supérieur de l'ovoïde testiculaire se trouve dirigé directement en bas et l'épididyme vient se mettre dans le prolongement du canal déférent.

d) Inversion *latérale* interne ou latérale externe.

e) Inversion *en fronde*, variété dans laquelle le canal déférent, au lieu de se recourber normalement sur le dos de l'épididyme, contourne le pôle inférieur du testicule, puis remonte verticalement sur le bord de la glande opposé à celui auquel adhère l'épididyme. Epididyme et canal déférent décrivent ainsi une anse dans la concavité de laquelle repose le testicule, comme la pierre dans une fronde.

Consistance. — Il est difficile de déterminer exactement la consistance du testicule : elle est ferme, un peu élastique ; on l'a comparée à celle d'un kyste tendu, du globe de l'œil ; elle varie d'ailleurs suivant la réplétion des tubes testiculaires et l'état de contraction du crémaster ; chez le vieillard, elle diminue sensiblement. Le point essentiel est de savoir que *la glande offre partout une consistance égale et régulière.*

Couleur. — D'un blanc bleuâtre, cette coloration est due surtout à la présence de l'enveloppe albuginée.

Dimensions. — Relativement peu volumineux chez le fœtus, chez l'enfant et chez l'adolescent, le testicule augmente rapidement au moment de la puberté. A l'âge adulte on trouve de grandes différences suivant les individus ; il peut varier du simple au double. En moyenne les dimensions sont les suivantes :

	Sappey.	Henle.	Cruveilhier.
Longueur (d'une extrémité à l'autre).	42	40 à 50	50
Epaisseur (d'une face à l'autre). . .	25	20 à 30	25
Largeur (d'un bord à l'autre)	38	25 à 35	30

Chez le même sujet, les deux testicules ont sensiblement le même volume et il n'est nullement démontré, comme le pensaient Henle et Cruveilhier, que le testicule gauche soit plus volumineux que le droit.

Avec les progrès de l'âge, la glande génitale perd peu à peu sa puissance fonctionnelle et en même temps son volume diminue d'une façon notable. Chez le vieillard, il arrive à diminuer de 1/5 ou 1/4 de ce qu'il était pendant l'âge adulte.

Poids. — Le poids du testicule varie avec ses dimensions. Voici les chiffres indiqués par quelques anatomistes.

Henle.	Meckel.	Sappey	Curling.	A. Cooper.
16 à 26 gr.	16 gr.	21 gr.	18 à 20 gr.	32 gr.

Le poids spécifique est de 1,0435 (Krause).

Configuration extérieure et rapports. — Le testicule présente à considérer deux faces, une interne, une externe ; deux bords, un inférieur, un supérieur ; deux extrémités, une antérieure, une postérieure.

La *face interne*, absolument régulière, plus aplatie que l'externe (Waldeyer), est contenue dans la cavité vaginale dans ses deux tiers antérieur et inférieur ; la réflexion de la séreuse se fait sur cette face suivant une ligne oblique en bas et en arrière, au-dessus de laquelle on peut aborder directement le testicule.

La *face externe* est recouverte en partie, au niveau du bord supérieur, par l'épididyme dont le bord libre s'avance sur elle. Je ne ferai que signaler ici la présence de la fossette inter-épididymo-testiculaire et des deux replis épididymo-testiculaires antérieur et postérieur; je rappellerai également que la partie postérieure de cette face externe et toute la queue de l'épididyme sont situées ordinairement en dehors de la cavité vaginale.

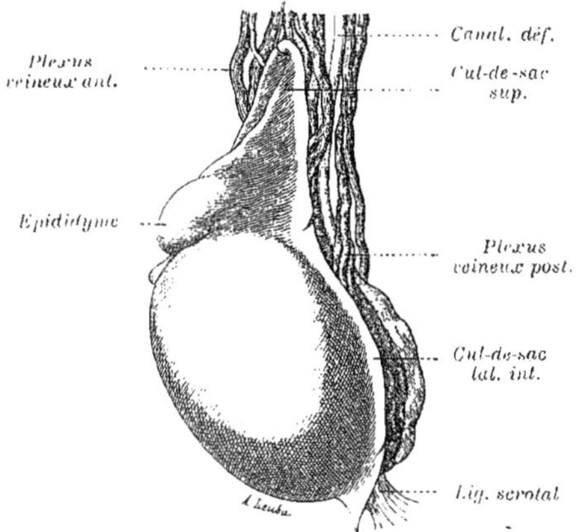

Fig. 172. — Testicule vu par sa face interne, la vaginale ouverte (d'après Marion).

Le *bord inférieur* doit plutôt être appelé antéro-inférieur; il est convexe, régulier et libre dans la cavité vaginale.

Le *bord supérieur* ou plutôt postéro-supérieur, presque droit (Waldeyer), est recouvert dans sa moitié externe par l'épididyme, mais ces rapports sont variables suivant les points envisagés. Au niveau de son corps, l'épididyme est libre et le cul-de-sac de la vaginale s'insinue entre lui et le bord supérieur du testicule; à ce niveau les rapports sont donc médiats. Au contraire, au niveau des deux extrémités de l'épididyme, les connexions avec les testicules se font d'une façon intime. La queue de cet organe adhère seulement au bord supérieur de la glande et on peut toujours arriver à la détacher par la dissection sans endommager l'albuginée. Il n'en est pas de même au niveau de la tête : lorsque le bistouri a décollé la tête épididymaire du testicule, il reste sur l'albuginée une série de petits orifices, comme de coups d'épingles qui l'auraient traversée. Ces orifices représentent la section des cônes efférents qui sortant de la glande gagnent le canal excréteur. — Dans sa moitié interne le bord supérieur du testicule répond à l'éparpillement des vaisseaux de l'extrémité inférieure du cordon; c'est là que se trouve le hile vasculaire de l'organe.

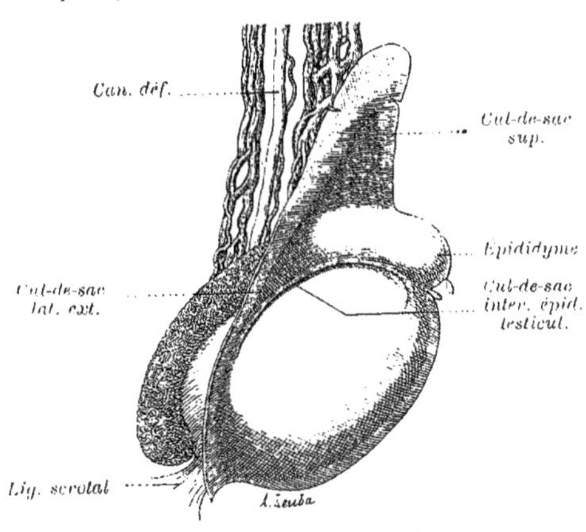

Fig. 173. — Testicule vu par sa face externe, la vaginale ouverte (d'après Marion).

L'*extrémité antérieure* ou antéro-supérieure est recouverte immédiatement par la tête de l'épididyme qui cependant se porte un peu en dessous du côté externe ; elle est intra-vaginale et, sur la partie moyenne, présente un petit corps arrondi, lisse, régulier, pédiculé, l'*hydatide* de Morgagni, reste embryogénique sur lequel je reviendrai plus loin.

L'*extrémité postérieure* ou postéro-inférieure est complètement extra-vaginale ; sur elle se jettent la plus grande partie des fibres du ligament scrotal qui attache le testicule au fond des bourses ; les autres fibres de ce ligament passent au-dessus de cette extrémité et vont se terminer sur les parties voisines, épididyme et origine du canal déférent dont elles fixent les positions respectives.

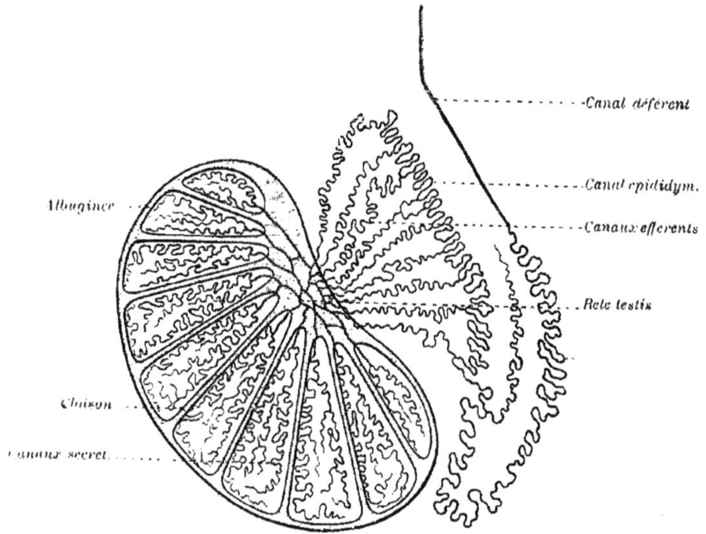

Fig. 174. — Schéma de la constitution anatomique du testicule et de l'épididyme.

C'est à cause de cette fixation du testicule au fond des bourses par le ligament scrotal qu'on voit en cas d'hydrocèle la tumeur se développer de plus en plus vers la partie antéro-supérieure, le testicule restant attaché en bas et en arrière.

Structure. — Sur une coupe sagittale pratiquée suivant son plus grand diamètre, le testicule apparaît constitué par une coque fibreuse, l'*albuginée*, qui s'épaissit au niveau du bord supérieur où elle forme un nodule qui s'avance dans l'intérieur de l'organe, le *corps d'Highmore* ; de ce point partent un certain nombre de cloisons fibreuses qui se portent vers la face interne de l'albuginée, en limitant une série de cavités ou logettes. Dans ces logettes sont contenus, en plus d'une substance conjonctive interstitielle, les *canaux sécréteurs* du sperme réunis en lobules. Puis aux canaux sécréteurs font suite des *canaux droits excréteurs* qui se continuent dans le corps d'Highmore où ils s'anastomosent en un réseau, le *rete vasculosum testis*, pour arriver au dehors au niveau de la partie antérieure du bord postéro-supérieur du testicule, vers la face adhérente de la tête de l'épididyme.

Nous ne parlerons ici que des canaux sécréteurs du sperme, laissant l'étude des canaux droits et du rete testis pour le chapitre des canaux excréteurs ou voies spermatiques.

Albuginée et corps d'Highmore. — L'albuginée (*membrane fibreuse, tunique propre du testicule, peritestis, péridídyme* de Waldeyer) est une membrane opaque, d'un blanc nacré bleuâtre, très résistante, absolument inextensible et qu'on a comparée pour cette raison à la sclérotique. Dès qu'on l'incise, les tubes séminifères qu'elle protège font hernie à travers l'ouverture.

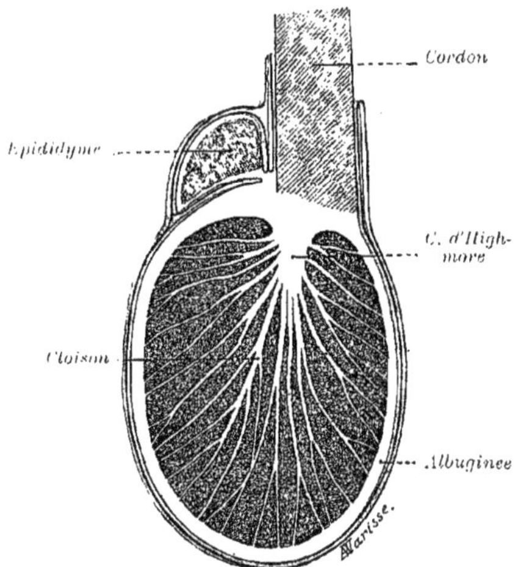

Fig. 175. — Coupe frontale du testicule et de l'épididyme passant au niveau du cordon (demi-schém.).

D'une épaisseur assez uniforme de 1 millimètre, elle est recouverte, sur la plus grande partie de sa surface, par le feuillet viscéral de la vaginale qui lui adhère intimement et qui est formé d'une seule couche de cellules pavimenteuses.

On aperçoit par transparence dans son épaisseur une série de vaisseaux flexueux qui répondent à sa face interne sur laquelle ils proéminent.

Au niveau de sa queue, l'épididyme adhère fortement à l'albuginée par l'intermédiaire d'un tissu conjonctif dense et résistant. Tout le long du bord postéro-supérieur de la glande la tunique fibreuse est traversée par de nombreux orifices vasculaires et près du pôle antérieur par les cônes efférents. — Suivant Sappey, l'albuginée du testicule se continuerait sur l'épididyme pour en former la tunique fibreuse. A la vérité, lorsqu'on cherche à détacher avec un fin scalpel la tête épididymaire du testicule, on ne fait pas un large trou à l'albuginée, ce qui aurait lieu si l'enveloppe fibreuse du testicule se continuait sur l'épididyme; on obtient au contraire une surface cruentée, qui indique seulement l'adhérence des deux fibreuses d'enveloppe, surface perforée des nombreux trous de passage des cônes efférents.

La surface interne de l'albuginée est rattachée à la substance propre du testicule, par plusieurs moyens d'union :

1° Les cloisons fibreuses, septa et septula, qui vont séparer les lobules et dans lesquelles cheminent des vaisseaux sanguins;

2° La continuité des fibres conjonctives et élastiques;

3° Des filets vasculaires;

4° L'introduction des tubes testiculaires dans une série de petits culs-de-sac creusés obliquement dans l'albuginée et dont quelques-uns mesurent plusieurs millimètres de longueur.

Le *corps d'Highmore* n'est qu'un épaississement de la couche albuginéenne. Il répond au bord postéro-supérieur du testicule, et se trouve un peu plus près de la face interne que de la face externe et de l'extrémité antérieure que de l'extrémité postérieure; il atteint le tiers du diamètre transversal et le quart au moins du diamètre longitudinal de l'organe.

Il forme un nodule prismatique, triangulaire, attaché par sa base à l'albuginée et qui s'avance dans le testicule parallèlement à ses deux faces à la manière d'un cône; lorsqu'il est très développé, il semble partager le testicule (*médiastin testiculaire de Cooper*). De ses faces et de son extrémité partent les cloisons de séparation des lobules, assez fines d'abord et qui deviennent de plus en plus ténues au fur et à mesure qu'elles s'en éloignent. Ces cloisons vont, d'autre part, se fixer à la face profonde de l'albuginée. Elles irradient par conséquent du bord supérieur à toute l'étendue de la face interne de l'ovoïde testiculaire, et divisent par conséquent cette cavité en autant de logettes de forme pyramidale dont les bases regardent vers la périphérie; chacune de ces logettes contient un lobule spermatique.— Le corps d'Highmore est traversé par deux sortes de conduits : vaisseaux sanguins perpendiculaires à son grand axe, canaux spermatiques parallèles à lui.

L'albuginée et le corps d'Highmore sont constitués par un feutrage de faisceaux connectifs entremêlés de fibres élastiques fines et peu nombreuses, ainsi que de quelques cellules plates du tissu conjonctif; les faisceaux conjonctifs forment une couche superficielle dont les fibres ont une direction parallèle au grand axe de l'organe et une couche profonde dont la direction est transversale. Ces deux couches, réunies par un système de faisceaux obliques, sont traversées par de nombreuses veines et des lymphatiques munis de valvules.

Sur des coupes de l'albuginée, au niveau du bord supérieur du testicule et surtout vers l'extrémité postérieure, on voit quelques fibres musculaires lisses, terminaison du crémaster interne du cordon.

Les cloisons testiculaires sont formées de tissu conjonctif où se rencontrent de nombreux noyaux allongés; on y trouve des vaisseaux sanguins et des troncs lymphatiques plus ou moins volumineux.

Canalicules spermatiques. — Les canaux spermatiques contenus dans le testicule se composent de deux parties :

1° Les tubes séminifères situés dans l'intérieur des lobules et qui secrètent le sperme;

2° Les tubes droits, canaux rectilignes collecteurs du sperme de chaque lobule. Ils pénètrent séparément dans le corps d'Highmore au niveau de l'extrémité des lobules qu'ils représentent. Tous ces canaux droits s'anastomosent entre eux dans le corps d'Highmore pour former des mailles irrégulières (*rete vasculosum testis*) d'où partent les vaisseaux efférents vers la tête de l'épididyme. Comme je l'ai dit, ces tubes droits et ce rete testis seront étudiés plus loin (p. 298).

Canalicules séminifères. — *a) Groupement des canalicules. Lobulation du testicule.* — Les canalicules séminifères, étant groupés dans les loges du testicule, forment une série de petites masses plus ou moins indépendantes décrites sous le nom de *lobules du testicule* et séparées par les cloisons qui rayonnent du corps d'Highmore, vers l'albuginée.

La *forme* des lobules varie avec celle des loges qui les contiennent; toujours allongés vers le corps d'Highmore, ils s'adossent par leur autre extrémité à la face interne de l'albuginée sur toute la périphérie de l'organe. Ils ont une forme prismatique à grosse extrémité répondant à l'albuginée; pendant un tiers de leur longueur ils gardent à peu près la même largeur, puis s'amincissent pour se terminer en pointe sur le corps d'Highmore.

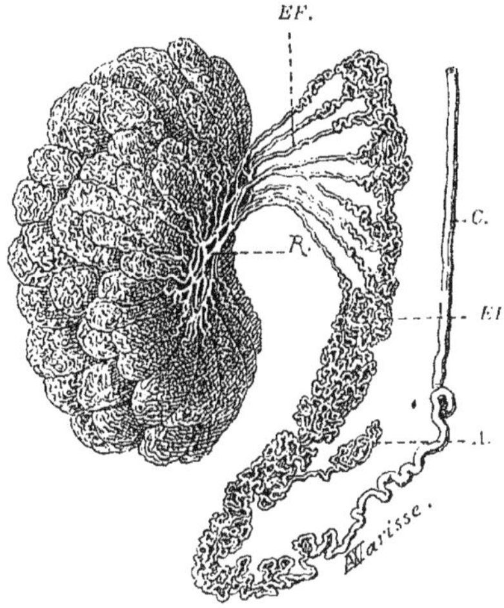

La *longueur* des lobules est d'autant plus grande que leur base s'éloigne plus des faces pour se rapprocher du bord inférieur du testicule.

Le *nombre* des lobules, variable suivant les individus, serait en moyenne de 250 à 300 (Sappey); ce nombre des lobules augmenterait avec le volume du testicule.

Fig. 176. — Lobules du testicule (d'après V. Ecker).

R. Réseau testiculaire. — *EF.* Canaux efférents. — *EP.* Epididyme. — *A.* Vas aberrans de Haller. — *C.* Canal déférent.

b) Nombre. — Les canalicules séminifères sont en nombre inégal dans chacun des lobules, d'ailleurs il est très difficile de s'en rendre un compte exact; dans les uns le canalicule est unique, dans les autres on peut en compter deux, trois ou quatre.

Il suit de là qu'on est bien peu d'accord sur le nombre total des canalicules testiculaires.

Je ne ferai que citer les chiffres suivants admis par :

Monro.	Lauth.	Sappey.
300	840	1100

c) Dimensions. — Le *diamètre* des tubes séminifères mesure en moyenne de 120 μ à 180 μ (Sappey); il serait proportionnel au volume du testicule. Il est le même sur tout le trajet du tube.

La *longueur* a donné lieu a de nombreuses et patientes recherches. Sappey, qui est parvenu à dérouler complètement ces canalicules après macération prolongée dans l'eau acidulée, a trouvé une longueur variable suivant les lobes; de 30 à 35 cm. pour les plus petits lobules, ils arrivent à la longueur de 1 m. 20, 1 m. 40 et même 1 m. 75 pour les lobes les plus volumineux.

La longueur totale des tubes testiculaires calculée par les divers anatomistes a donné les résultats les plus différents :

Lauth.	Sappey.	Monro.
583 m.	850 m.	1734 m.

d) ***Origine.*** — Lauth, considérant qu'au niveau de leur base, les lobules sont intimement réunis les uns aux autres par suite de la disparition presque complète de leurs cloisons de séparation, a décrit un *réseau sous-albuginéen* formé de mailles irrégulières et nombreuses (fig. 177) qui serait l'origine des tubes séminifères. Sappey par contre ayant bien constaté à de nombreuses reprises l'existence de diverticules ou culs-de-sac sur le trajet des canaux (fig. 179), déclare que c'est là le vrai point de départ ; il ne nie pas d'ailleurs les anastomoses interlobulaires qu'il décrit à part avec soin.

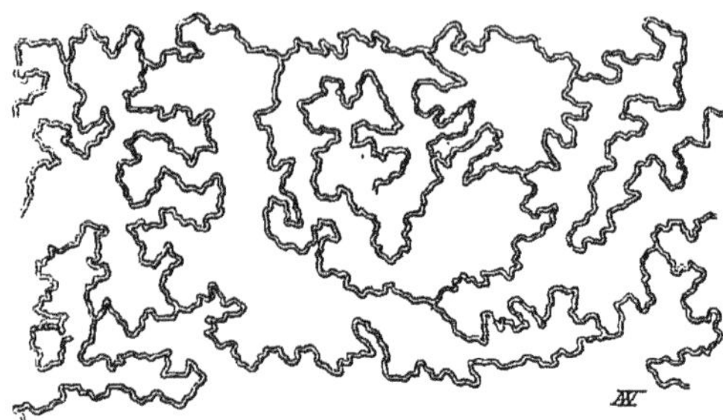

Fig. 177. — Canalicules de la substance corticale du testicule (d'après Lauth).

Néanmoins l'existence des diverticules sur le trajet des canaux séminifères présente un grand intérêt ; parfois peu marqués, ils sont ordinairement très nets et atteignent 2 à 3 millimètres de longueur ; quelques-uns même sont plus développés encore et parfois même bifurqués. Ils se terminent par des extrémités arrondies, régulières, quelquefois dilatées en ampoules. Leur calibre est régulier et égal à celui du canalicule séminifère lui-même. Ils siègent le plus souvent non pas à la base même du lolube, sous l'albuginée, mais un peu plus profondément, à 2 et à 3 millimètres dans l'intérieur du lobule ; ils

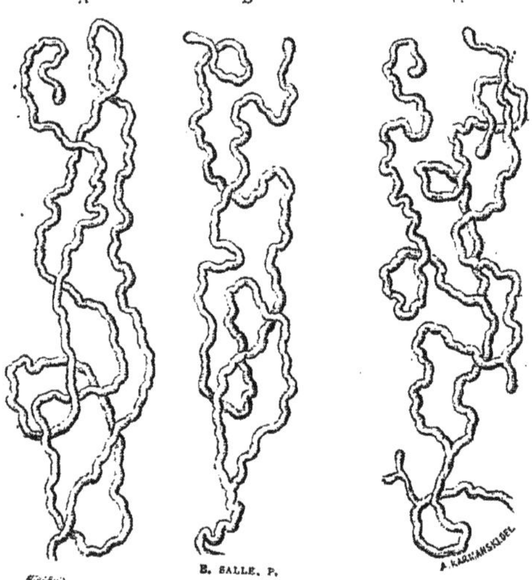

Fig. 178. — Origine des conduits séminifères (d'après Sappey).
A. Conduit séminifère naissant par une seule tête.
B. » » deux têtes,
C. » » trois têtes.

deviennent de plus en plus rares au fur et à mesure qu'on s'avance dans la seconde moitié du conduit. Leur nombre varie suivant les tubes : on peut en trouver deux ou trois, ou au contraire beaucoup plus ; dans un cas Sappey en a compté « jusqu'à 13 sur un tronçon de 28 centimètres de longueur ».

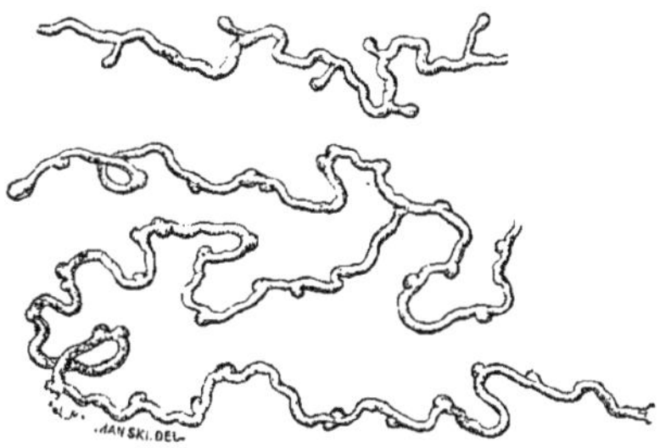

Fig. 179. — Cæcums des conduits séminifères (d'après Sappey).

A. Les cæcums sont formés par des tubes courts.
B. Les cæcums sont formés par de simples dilatations ampullaires.

e) *Trajet*. — Les canalicules séminifères sont fortement pelotonnés sur eux-mêmes et très irrégulièrement, d'où le nom de *tubes contournés* qu'on leur donne parfois ; on peut se rendre compte de leur nombre de spires quand on pense que la longueur maxima d'un lobule est de 2 à 3 centimètres et que les plus petits tubes qui le composent n'ont jamais une longueur inférieure à 30 ou 35 centimètres.

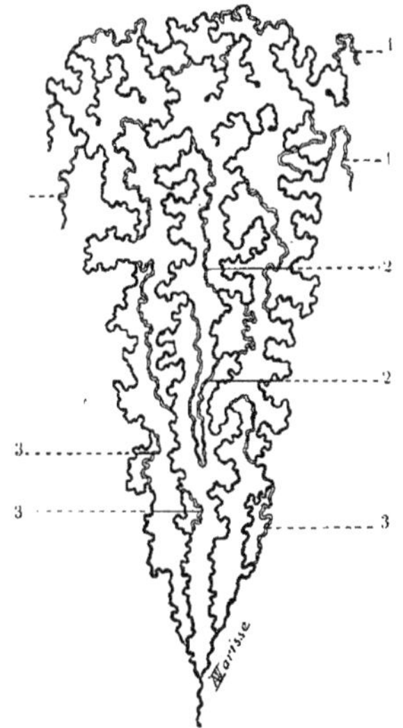

Fig. 180. — Les conduits séminifères d'un lobe (schéma d'après Sappey).

1. Anastomoses interlobulaires.
2. » intralobulaires.
3. » para-canaliculaires.

Les canalicules séminifères sont unis entre eux par de *nombreuses anastomoses* ; elles siègent surtout à la base des lobules, mais on en peut rencontrer beaucoup plus profondément. Elles sont de trois sortes :

1° *Interlobulaires*, unissant les tubes des lobules voisins ; ces anastomoses sont si nombreuses sous l'albuginée, à la périphérie du testicule, que Lauth les a toutes réunies dans un même groupe pour constituer son réseau d'origine.

2° *Intralobulaires*, unissant les tubes d'un même lobule entre eux ; plus abondantes aussi vers la base des lobules, elles peuvent exister néanmoins presque jusqu'à leur sommet ; elles ont parfois une longueur assez grande. Sappey dans un cas exceptionnel en a mesuré une de 85 centimètres.

3° *Para-canaliculaires*, unissant les parties voisines d'un même tube ; elles sont d'ailleurs plus rares et leur longueur est essentiellement variable.

Les tubes anastomotiques sont ordinairement difficiles à suivre, enroulés qu'ils sont eux-mêmes au milieu des pelotonnements des tubes principaux. Ils sont tous de même calibre et sur les anastomoses comme sur les canalicules se rencontrent des diverticules en cæcum.

f) *Terminaison*. — Les canalicules séminifères, arrivés au niveau de l'extrémité effilée du lobule, se réunissent entre eux dans chacun de ces lobules qui ne présente plus qu'un seul canal de déversement de même diamètre que les tubes d'origine. Ces canaux dont les courbures se redressent forment les *canaux droits* (Haller). Sappey cependant admet difficilement cette expression de *ductuli recti* donnée par Haller et admise par tous. Pour lui, dans l'intérieur du corps d'Highmore, ces soi-disant tubes droits conserveraient le trajet sinueux du reste des canaux séminifères. — Leur nombre, évalué à 20 par Haller, semble un peu plus considérable (Lauth, Sappey). L'étude histologique de ces canaux sera faite ultérieurement (Voy. p. 299), car bien que situés à l'intérieur du testicule ils n'ont pas la même valeur que les canaux séminifères proprement dits et ne sont que la première partie des voies d'excrétion du sperme.

g) **Structure.** — Les canalicules spermatiques se composent histologiquement de trois couches superposées.

1° Une *paroi propre, couche externe* d'une épaisseur de 5 μ, formée de fibres conjonctives, longitudinales pour le plus grand nombre. Cette couche paraît composée d'une série de couches concentriques renfermant par intervalles des cellules fixes du tissu conjonctif.

D'autre part, on peut voir sur la surface des tubes séminifères après imprégnation argentique un réseau endothéliforme très net (fig. 181-182) sur la nature duquel on a fort discuté. — Tommasi, His, Mihalkowicz, Malassez ont cru d'abord qu'il s'agissait d'un véritable endothélium lymphatique recouvrant toute la surface des tubes.

Puis avec Gerster, Tourneux et Hermann on admit simplement des soudures des cellules fixes du tissu conjonctif contenues dans l'épaisseur de la membrane propre.

Les recherches récentes de Regaud ont démontré que cet aspect endothéliforme répond à une imprégnation plus profonde, qui met en relief les interlignes des cellules les plus profondes de l'épithélium séminal. Une coupe après imprégnation par la méthode de Golji Cajal (fig. 182) montre en effet que « les cellules imprégnées correspondent exactement aux contours dessinés en noir par l'argent à la surface des tubes ».

2° Une *couche moyenne très mince*, formée d'une mince lame de tissu amorphe.

Pour Regaud cette membrane vitrée, distincte de la lamelle la plus interne de la membrane d'enveloppe, n'existerait pas chez l'homme adulte sain.

3° Une *couche épithéliale stratifiée*.

Tissu conjonctif et cellules interstitielles. — Les canaux testiculaires pelotonnés à l'intérieur des lobules sont unis par une trame continue de tissu conjonctif.

Très lâche chez certains animaux, les rongeurs par exemple, cette trame conjonctive devient plus dense chez les grands animaux et en particulier chez l'homme, ce qui gène pour la dissociation des tubes séminifères.

Le *tissu conjonctif* du testicule, composé de fibres et de cellules ramifiées, contient en outre des cellules bien spéciales, différenciées, décrites par Leydig et connues sous le nom de *cellules interstitielles*.

Répandues dans toute l'étendue du testicule, aussi bien entre les tubes séminifères que dans le corps d'Highmore et dans les cloisons fibreuses, voire même dans les lames les plus internes de l'albuginée, ces cellules sont isolées ou plus souvent réunies en amas. Arrondies et globuleuses lorsqu'elles sont seules, elles deviennent, lorsqu'elles sont agminées, polygonales par pression réciproque.

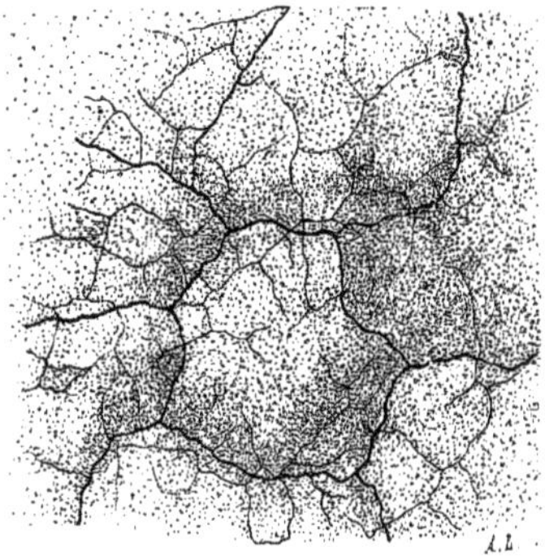

Limitées par un épaississement de leur protoplasma, elles sont munies d'un noyau sphérique pourvu de plusieurs nucléoles et de centrosomes. Elles contiennent en outre des *globules graisseux* (Leydig, Lœper et Esmonet) et une substance cristalline spéciale, les *cristalloïdes*, étudiés par Lubarsch, Reinke, Lénhossek, Félizet et Branca, ainsi que des *granulations pigmentaires* (Leydig et Kölliker, Tourneux).

Fig. 181. — Surface d'un tube séminifère de cobaye (d'après Cl. Regaud).

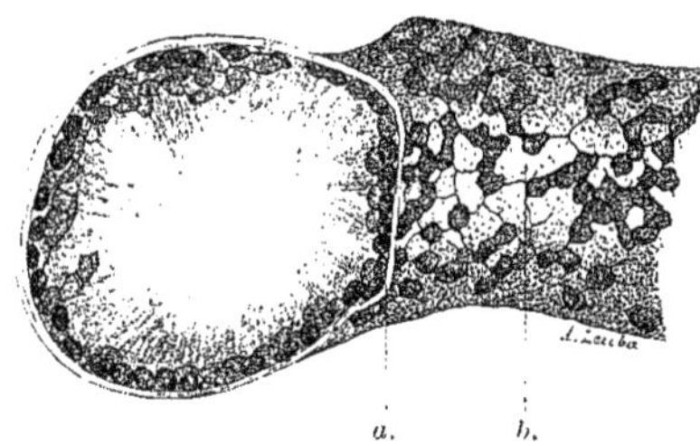

Fig. 182. — Tube séminifère de bélier (d'après Cl. Regaud).

a. Membrane propre limitant la coupe du tube.
b. Surface du tube imprégnée au chromate d'argent.

Très abondantes chez le chat, le chien, elles le sont un peu moins chez l'homme et se groupent ordinairement sous forme de traînées de grandeur variable qui se disposent le long et autour des vaisseaux sanguins (Leydig, Henle, Doll, Plato).

La signification exacte de ces cellules est encore incertaine.

D'une part, ce ne sont pas des cellules nerveuses comme le voulaient Harvey et Letzerich. D'autre part, tandis que certains auteurs les considèrent comme des cordons de Pflüger arrêtés au cours de leur évolution (Nussbaum, Mihalkowicz, Lenhossek), d'autres disent avoir suivi leur développement aux dépens des cellules fixes du tissu conjonctif (Hofmeister, Hansemann, Plato, Friedman, Félizet et Branca).

Au cours de ces dernières années, la cellule interstitielle du testicule a été l'objet de travaux importants de la part des histologistes et des physiologistes. L'observation pure et simple est restée insuffisante et, sans l'expérimentation physiologique, sans les renseignements fournis par les testicules anormaux, nous serions encore réduits à des hypothèses gratuites sur le *rôle de la cellule interstitielle*, sur sa fonction locale et sur sa fonction générale.

1° *Fonction locale*. — Suivant Reinke et Lenhossek, elle servirait à édifier la lignée séminale, formerait même les cellules de Sertoli (Barbeleben, 1897); de fait, elle suit un cycle parallèle à l'évolution des cellules séminipares.

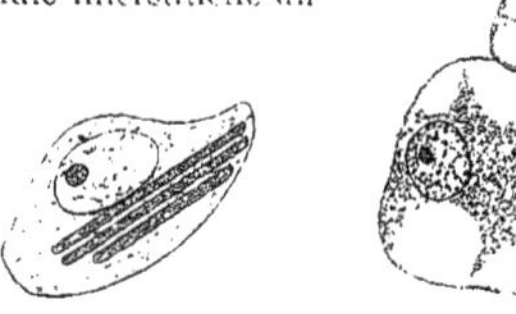

Fig. 183. 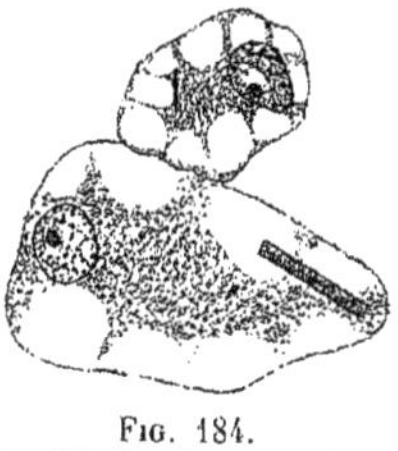 Fig. 184.

Fig. 183. — Cellule interstitielle du testicule de l'homme avec trois cristalloïdes allongés en bâtonnets (d'après Regaud).

Fig. 184. — Deux cellules interstitielles du testicule de l'homme. Ces cellules contiennent chacune un cristalloïde. (D'après Branca.)

Voinow (1902) va plus loin encore et attribue à cette cellule un rôle de protection antitoxique empêchant l'epithélium séminal, si fragile, d'être impressionné par les modifications au milieu nutritif.

Il paraîtrait cependant, d'après les travaux de Hansemann (1895), Regaud (1901), Branca, que le rôle local de la cellule interstitielle ne serait pas si évident que l'affirment quelques-uns. La présence de ces cellules n'est pas en relation étroite avec les phénomènes de la spermatogenèse, leur existence dans certains testicules stériles le prouve suffisamment.

2° *Fonction générale.* — Le rôle des cellules interstitielles sur l'état général semble de mieux en mieux etabli à l'heure actuelle. Reinke, Mosselmann et Rubay, Regaud soulevèrent cette hypothèse que ces cellules devaient avoir des rapports avec l'instinct sexuel; Ancel et Bouin le démontrèrent expérimentalement : les chevaux cryptorchides possèdent en abondance des cellules interstitielles, ils sont stériles mais chez eux l'appétit sexuel existe au point de les rendre parfois « inabordables ». Si l'on châtre l'animal, l'instinct disparaît ou ne se developpe pas, si l'opération a été pratiquée avant la période sexuelle.

En somme il résulte actuellement de ces études que *le testicule est constitué par deux glandes enchevêtrées l'une dans l'autre, la « glande séminale » et la « glande interstitielle »*; la première a pour unique fonction l'élaboration des spermatozoïdes, la seconde est la glande de la sécrétion interne du testicule des mammifères (Ancel et Bouin).

Bibliographie. — LEYDIG. Zur Anat. der männlichen Geschlechtsorgane und Analdrüsen der Säugethiere. *Zeitschr. f. wiss. Zool.*, 1850. — HOFMEISTER. Untersuch. über die Zwischensubstanz im Hoden der Säugethiere, *Sitzungsber. der k. Akad. der Wissensch. in Wien*, 1872. — TOURNEUX. Des cellules interstitielles du testicule. *Th. de Paris* et *Journ. de l'Anat. et de la Phys.*, t. XV, 1879. — NUSSBAUM. Von der Bedeutung der Hodenzwischensubstanz. *Arch. f. mikr. Anat.*, t. XVIII, 1880. — MIHALKOWICZ. Untersuch. über die Entwickl. des Harn und Geschlechtsapparates der Amnioten. *Internat. Monatschr.*, t. I, 1884. — HANSEMANN. Ueber die sogenannten Zwischenzellen des Hodens und deren Bedeutung bei pathologischen Veränderungen *Virchow's Archiv.*, t. CXLII, 1895. — LENHOSSEK (von). Beitr. zur Kenntniss der Zwischenzellen des Hodens. *Arch. f. Anat. u. Phys.*, Anat. Abth., 1897. — PLATO. Die interstitiellen Zellen des Hodens und ihre physiologische Bedeutung. *Arch. f. mikr. Anat.*, t. XLVIII, 1896. — BEISSNER. Die Zwischenzellen des Hodens und ihre Bedeutung. *Arch. f. mikr. Anat.*, t. LI, 1898. — KOLOSSOW. Eine Untersuchungsmethode des Epithelgewebes, besonders der Drüsenepithelien, und die erhaltenen Resultate. *Arch. f. mikr. Anat.*, t. LII, 1898. — REGAUD *in* RENAUT. *Traité d'histologie pratique*, t. II, p. 1728, 1899. — BRANCA. *Presse médic.*, août 1905, p. 505). — ANCEL et BOUIN. Insuffisance spermatique et insuffisance diastématique. *Presse méd.*, janv. 1906, p. 28.

SPERMATOGENÈSE

Sous le nom de spermatogenèse on étudie la formation du spermatozoïde à l'intérieur du tube séminifère.

Les cellules qu'on trouve dans l'intérieur des tubes séminifères chez l'adulte et jusqu'à l'âge le plus avancé, sont essentiellement dissemblables et il est très difficile, sur une coupe de testicule, de se rendre compte de leurs transformations successives. Cela tient d'une part à ce que, sur une même couche, au même moment, les cellules voisines ne sont pas toutes au même degré de développement. D'autre part, à ce que, sur un même rayon, plusieurs générations cellulaires évoluent en même temps; il suit de là que suivant les divers points considérés du tube, on trouve des aspects microscopiques absolument différents, tenant aux divers modes de groupement des cellules spermatiques en voie d'évolution. Il est donc nécessaire d'étudier un certain nombre de coupes types pour se rendre un compte à peu près exact de la spermatogenèse.

Le développement du spermatozoïde ayant été surtout étudié chez le rat, c'est cette description que je vais reprendre ici en n'indiquant d'ailleurs que les points essentiels.

Chez cet animal, il est démontré que les différentes phases de la transformation de la cellule spermatique se répètent régulièrement sur un même tube à des distances égales (cette distance de l'onde spermatogénétique étant fixée à 32 millimètres, Von Ebner). Par conséquent, il suffira de regarder quelques coupes pour avoir sous les yeux ce qui se passe dans toute l'étendue des différents tubes testiculaires.

Je ne reproduirai parmi ces coupes que celles qui sont absolument nécessaires pour comprendre les quelques détails que je vais rapporter.

Dans presque toutes les coupes on trouve deux sortes de cellules, les unes plus ou moins arrondies, plus ou moins volumineuses et dont l'aspect nucléaire varie essentiellement, ce sont les *cellules séminales proprement dites*, les autres toujours allongées perpendiculairement à la membrane propre, ayant toujours une extrémité attenant à cette membrane et un noyau qui paraît au repos ; ce sont les *cellules de Sertoli*.

Je vais d'abord décrire les différents types des cellules séminales avec les transformations qu'elles subissent, me réservant de dire ensuite ce qu'il faut penser des cellules de Sertoli.

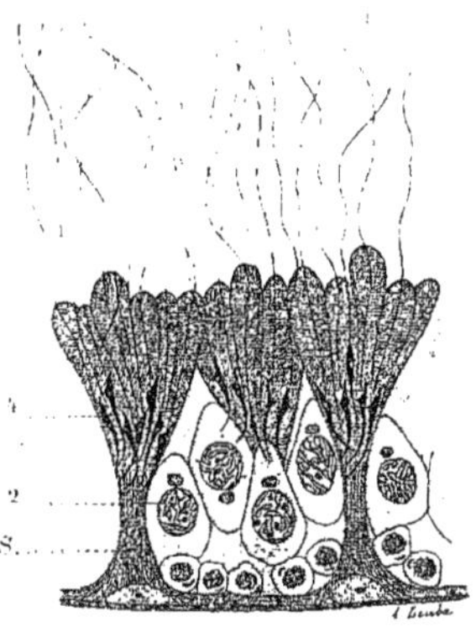

Fig. 185. — Spermatogenèse. (D'après V. Lenhossek.)

S. Cellule de Sertoli. — 2. Spermatocyte. 4. Spermatozoïde.

I. — **Cellules de la lignée séminale.**

1° *Cellules de la couche profonde (spermatogonies).*

Les cellules les plus profondes, appliquées le long de la paroi propre du tube séminifère et désignées sous le nom de spermatogonies, sont disposées en une seule rangée (fig. 186, 187, 188). Elles ont d'ailleurs des limites plus ou moins distinctes, avec un noyau très net, en état d'évolution.

Le protoplasma est finement granuleux, homogène : d'autre part, dans quelques-unes de ces cellules chez le rat, dans beaucoup de ces cellules chez le chat, Lenhossek a retrouvé un petit corps plus ou moins sphérique situé le long du noyau, d'où le nom de corps juxtanucléaire, qui paraît être un organe spécial à la cellule séminale (Kostanecki, V. Erlanger V. Lenhossek).

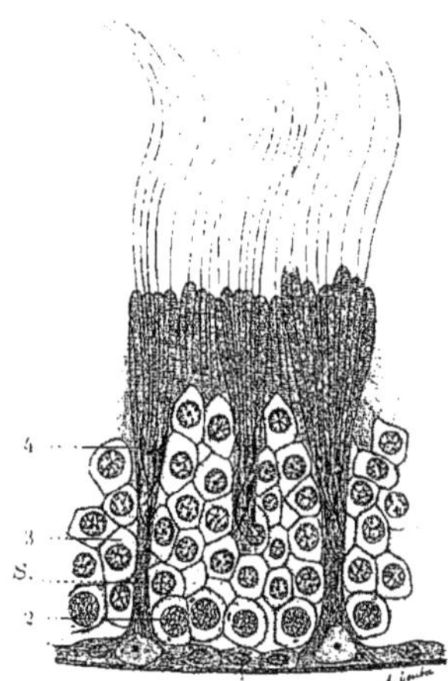

Fig. 186. — Spermatogenèse. (d'après V. Lenhossek).

S. Cellule de Sertoli. — 1. Spermatogonie. — 2. Spermatocyte. — 3. Spermatide. — 4. Spermatozoïde.

Les spermatogonies forment des cellules absolument semblables à elles-mêmes, qui restent contre la membrane propre et sont de véritables spermatogonies de remplacement. De celles-ci quelques-unes s'éloignent de la membrane propre en augmentant de volume et se transforment en spermatocytes.

On voit donc que dans la première transformation cellulaire, les spermatogonies donnent des cellules en tout semblables à elles-mêmes. C'est une simple multiplication homéotypique (Flemming), une série de divisions équationnelles (Weismann).

2° *Cellules des couches intermédiaires (spermatocytes).*

La spermatogonie devenue spermatocyte augmente de volume en se rapprochant toujours de l'intérieur du tube (fig. 185), les transformations karyokinétiques du noyau deviennent plus marquées. Le corps juxtanucléaire atteint son maximum de développement. Il reste tangent au noyau, et dans son intérieur il existe un ou deux corpuscules spéciaux, les centrosomes. Enfin, on trouve dans le spermatocyte quelques globules découverts par Benda, dont la nature est hypothétique et qui, à cause de leur affinité pour les matières colorantes, portent le nom de corps chromatoïdes.

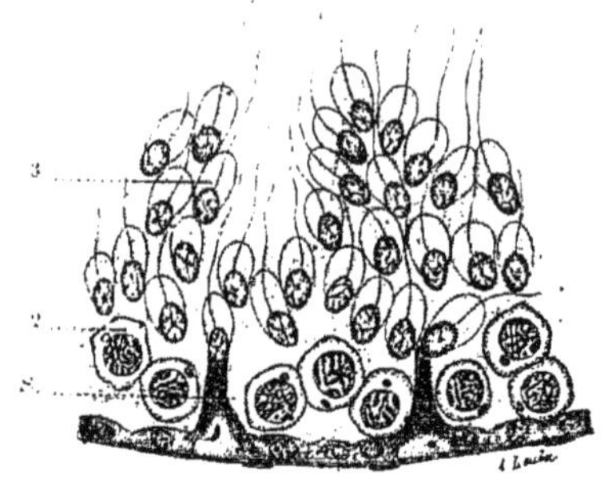

FIG. 187. — Spermatogenèse (d'après V. Lenhossek).
S. Cellule de Sertoli. — 1. Spermatogonie. 2. Spermatocyte. — 3. Spermatide.

La transformation des spermatocytes est particulièrement intéressante. Chaque cellule se divise d'abord rapidement par karyokinèse en deux cellules filles décrites par V. Lenhossek sous le nom de cellules d'Ebner et chacune de ces deux cellules en deux cellules petites-filles, les *spermatides*. Je ne développerai pas ici en détail les modes très spéciaux des divisions nucléaires des spermatocytes qui trouvent mieux leur place dans un traité d'histologie; qu'il me suffise de dire que pendant ce temps on admet qu'il se fait une réduction notable dans la quantité de chromatine de chacune des cellules petites-filles d'un spermatocyte. La phase de division spermatocytaire est donc une phase de réduction chromatique, une phase d'accroissement et de multiplication hétérotypique (Flemming) ou de divisions réductionnelles (Weismann).

3° *Cellules des couches superficielles (spermatides).*

Les cellules nées ainsi des spermatocytes par divisions réductionnelles constituent un dernier groupe cellulaire, les spermatides. Elles sont petites, serrées et polyédriques, réunies en amas, séparées par des groupes de spermatozoïdes déjà complètement formés (fig. 186). Quand ces derniers sont mis en liberté dans la lumière du canal, les spermatides deviennent moins serrées, s'arrondissent (fig. 187) et se groupent d'une façon spéciale en allant s'accoler à l'extrémité centrale des cellules de Sertoli, comme je le dirai plus loin, pour former ce qu'on a appelé le spermatophore ou spermatoblaste (von Ebner).

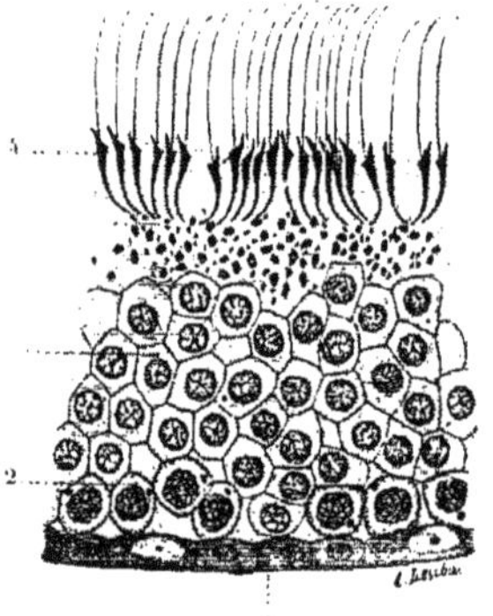

FIG. 188. — Spermatogenèse (d'après V. Lenhossek).
S. Cellule de Sertoli. — 1. Spermatogonie. — 2. Spermatocyte. — 3. Spermatide. — 4. Spermatozoïde.

Les noyaux sont petits, sphériques, entourés d'une membrane nucléaire bien nette, sans nucléole. Le corps juxta-nucléaire existe toujours du côté où se dégagera la tête du spermatozoïde complètement formé, ainsi que le corps chromatoïde de Benda et deux autres centrosomes indépendants.

La phase spermatidaire est essentiellement une *phase de transformation*, chaque spermatide devient en effet un spermatozoïde. Le noyau se condense et devient très petit. Le protoplasma proprement se rétrécit considérablement. Le corps juxa-nucléaire se transforme en une formation spéciale qui constitue l'extrémité antérieure de la tête. Les centrosomes, après avoir contribué à former le filament axile central de la queue, vont se placer derrière le noyau.

On voit donc, à la fin de cette période, les spermatides réunies par groupes sur les cellules de Sertoli, ayant leur noyau ou tête accolée à la cellule et leur extrémité libre ou queue flottant à l'intérieur du tube séminifère sous forme d'un pinceau (fig. 185 et 186). Peu à peu l'accolement des spermatides transformées et de la cellule de Sertoli devient moins intime et il se trouve qu'ungroupe de spermatozoïdes, accolés entre eux, tombe dans la lumière du canal, à peine retenu à la cellule sous-jacente par des débris protoplasmiques (fig. 188). où l'on constate la présence de nombreuses granulations glycogéniques et graisseuses (Lœper et Esmonet). Ce groupe de spermatozoïdes provient donc directement des spermatides, petites-filles du spermatocyte, né primitivement de la spermatogonie.

Spermatozoïdes.

Le *spermatozoïde* (Duvernoy) ou *filament spermatique*, découvert en 1677 par Louis Hamm, élève de Leuwenhoeck, est la forme ultime de la différenciation de la cellule séminale. Il se compose d'une grosse extrémité ou *tête*, *segment céphalique*, réuni par un *corps*, ou *segment intermédiaire*, à une extrémité allongée, la *queue*, *segment caudal*.

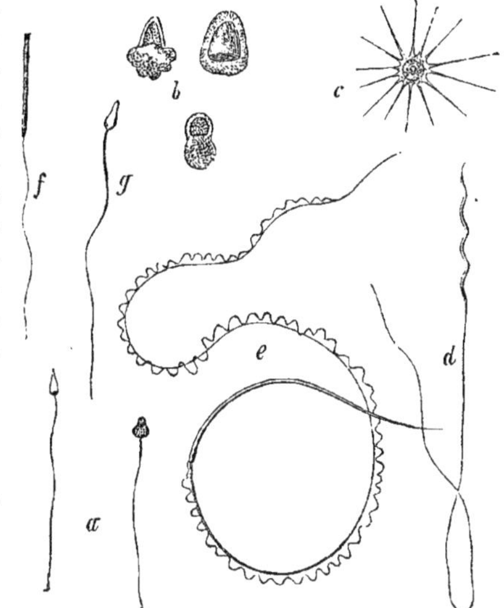

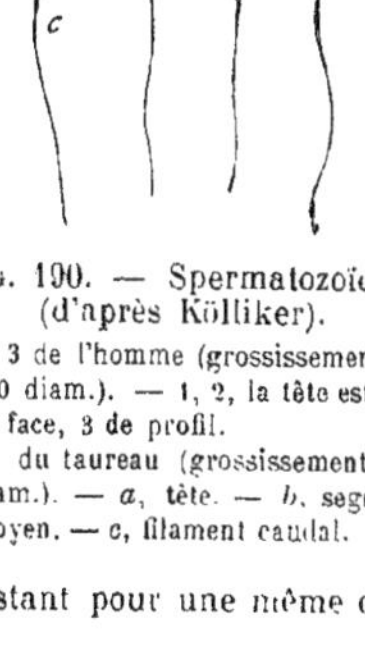

Fig. 189. — Spermatozoïdes dans la série animale (d'après M. Duval).

a. S. de méduse. — *b*. S. de l'ascaride lombricoïde. — *c*. S. de crabe. — *d*. S. de la torpille (plagiostome). — *e*. S. de la salamandre. — *f*. S. de la grenouille. — *g*. S. d'un singe cercopithèque.

Fig. 190. — Spermatozoïdes (d'après Kölliker).

1, 2, 3 de l'homme (grossissement de 570 diam.). — 1, 2, la tête est vue de face, 3 de profil.
4. S. du taureau (grossissement 450 diam.). — *a*, tête. — *b*, segment moyen. — *c*, filament caudal.

1° La *tête* des spermatozoïdes est très variable suivant les animaux considérés.

Sans vouloir entrer dans des détails inutiles, je rapporterai néanmoins ici d'après M. Duval (fig. 189) la forme des spermatozoïdes de quelques animaux, point qui a son importance au point de vue médico-légal.

Tandis que chez les crustacés les spermatozoïdes n'ont pas de queue et se meuvent par des formations amiboïdes, chez les mollusques gastéropodes et chez l'escargot en particulier, la longueur de la queue est considérable.

Chez les poissons, la tête forme un bâtonnet spiroïde (sélaciens) ou un petit globule sphéroïde (poissons osseux). — Chez les batraciens, les dimensions sont énormes et les formes de la tête des plus variées, bâtonnet pointu ou mousse chez la grenouille, spiroïde chez le crapaud, incurvé en faux chez le triton.

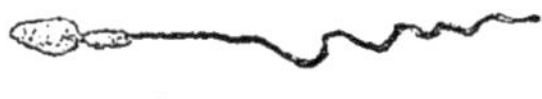

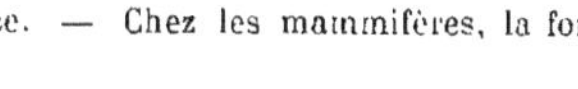

Fig. 191. — Spermatozoïde de l'homme (d'après M. Duval).

Le segment intermédiaire est légèrement gonflé par l'action de l'acide acétique.

Chez les reptiles, la tête a la forme d'un bâtonnet spiroïdal; chez les oiseaux, celle d'un long bâtonnet droit ou en tire-bouchon, avec un nombre de tours constant pour une même espèce. — Chez les mammifères, la forme se rapproche de ce qu'on trouve chez l'homme : presque ovalaire et à pointe postérieure chez le bélier, la tête est ovalaire chez le verrat et le cheval, rectangulaire chez le hérisson, en faux à grosse extrémité postérieure chez la souris et le rat.

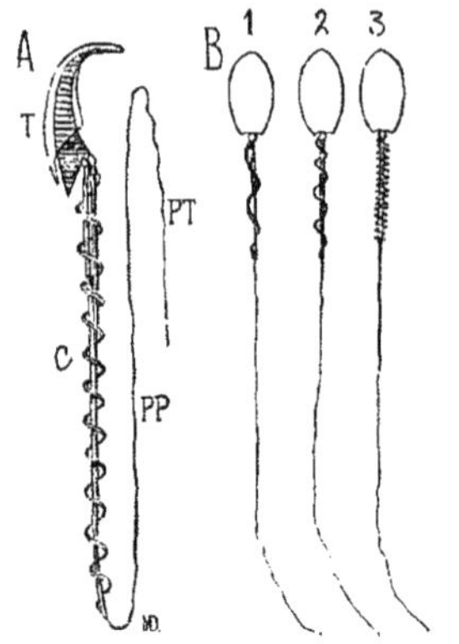

Fig. 192. — Développement de la coiffe céphalique et du filament spiral de la queue (d'après M. Duval).

C. Spermatozoïdes du pinson possédant une coiffe céphalique spiralée.

A. S. du rat. Coiffe céphalique en capuchon. Filament spiral du segment intermédiaire.

B. S. du cheval. — Les spires du filament se resserrent dans le corps intermédiaire qui prend de plus en plus l'aspect strié.

Chez l'homme, elle a un aspect différent suivant qu'on la regarde de face ou de profil. De face, elle est ovalaire ; de profil, piriforme à pointe antérieure, avec un bord postérieur un peu aplati. Elle a une longueur de 5 µ.

Quand on l'examine dans tous ses détails, on la trouve composée de deux parties, le noyau et la coiffe céphalique.

Le *noyau* se compose de deux segments (Ballowitz), dont le postérieur se colore d'une façon beaucoup plus intense. La substance chromatique est d'ailleurs homogène ; on n'y trouve ni peloton chromatique ni nucléole. La *coiffe céphalique* dérivée du corps juxta-nucléaire, hyaline et transparente, difficile à voir chez l'homme, se termine en pointe antérieure (Retzius). Entre elle et le noyau existe un petit corps particulier qui a des réactions colorantes spéciales, décrit par Merkel sous le nom de bouton de la pointe, et par Lenhossek sous le nom d'*acrosome*. Il est d'origine protoplasmique, et c'est lui qui, chez l'homme, donne à la tête l'aspect piriforme.

2° Le *corps* ou *segment intermédiaire* (Schweiggerseidel), ou *pièce d'union* (Retzius), assez court chez l'homme, est composé d'un *filament central* (Eimer) ou *axile* (Ballovitz), entouré d'un reste de protoplasma de la cellule primitive. Ce protoplasma n'est d'ailleurs pas homogène et l'on peut y distinguer un *filament spiral* enroulé autour du filament central (H. Gibbes).

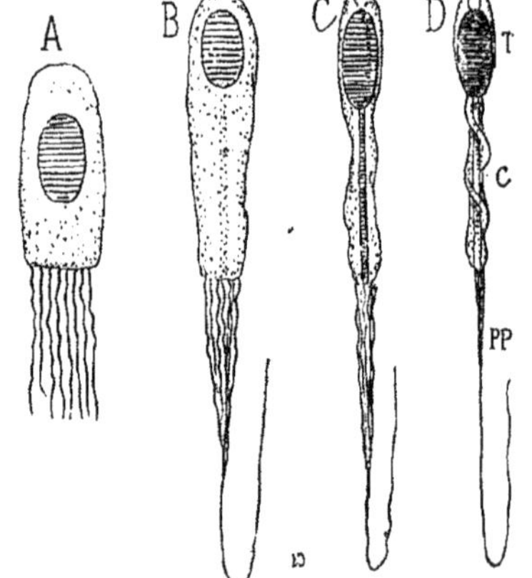

Fig. 193. — Signification morphologique du spermatozoïde rapporté à une cellule ciliée (d'après M. Duval).

A. Cellule à cils vibratiles. — B. La même allongée, cils soudés. — C. Formation du filament spiroïde. — D. Formation du filament spiroïde. — T. Tête. — C. Corps. — PP. Pièce principale de la queue.

Coiffe céphalique et filament spiral. — Dans le protoplasma de la spermatide on trouve (cf. fig. 192) un corps spécial connu sous le nom de corps juxta-nucléaire accolé au noyau de la cellule. Au moment de la différenciation définitive du spermatozoïde, le corps juxta-nucléaire forme une calotte claire qui engaine l'extrémité antérieure du noyau, d'où le nom de *coiffe céphalique*, et se termine en arrière par une ligne plus ou moins nette ; sur les côtes la gaine protoplasmique tend à disparaître.

Le reste du protoplasma, porté en arrière du noyau avec les centrosomes d'où part le filament axile, forme une gaine (tube hyalin de

Kölliker), puis il prend une disposition spiralée plus particulièrement facile à constater dans les spermatozoïdes encore incomplètement mûrs.

Les tours de spire peuvent même se continuer en avant avec une disposition spiralée de la coiffe céphalique. Puis ils se resserrent et l'aspect change, tendant à former une zone striée transversalement. On peut facilement se rendre compte de ces détails en étudiant quelques-uns des spermatozoïdes de la série animale (fig. 192).

3° La *queue* qui, chez l'homme, a une longueur totale de 40 μ, peut être décomposée en deux segments : un antérieur, pièce *principale* de Retzius; un postérieur, pièce *terminale*. Le *filament axile* qui la constitue se compose de fibrilles agglutinées (Jensen, Ballowitz). Il commence en arrière du noyau par un petit corps sphérique connu sous le nom de bouton caudal ou terminal (Jensen) ou centrosome du spermatozoïde (Meves, Lenhossek). — Le segment

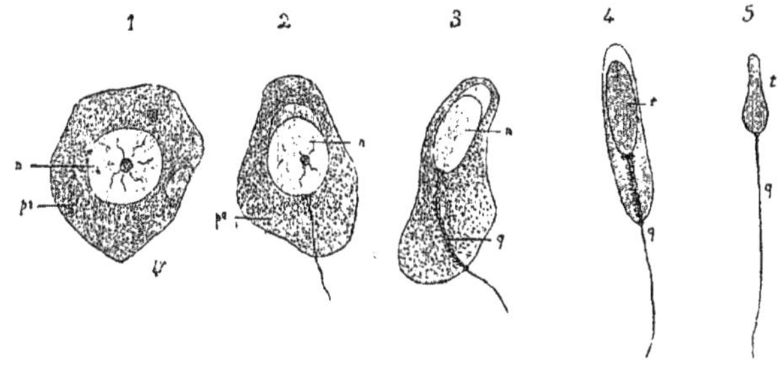

FIG. 194. — Schéma du développement des spermatozoïdes d'un mammifère.

1. Cellule spermatique. — 2, 4. Stades intermédiaires. — 5. Spermatozoïde définitif.
n, noyau de la cellule spermatique. — *pr*, son protoplasme renfermant divers corps accessoires. — *t*, tête du spermatozoïde. — *q*, sa queue.

terminal seul ne peut se décomposer en fibrilles. Je dois dire cependant que cette division du segment caudal en deux parties, très nette chez certains animaux, ne peut être admise chez l'homme que par analogie, bien qu'on ait pu décomposer le segment caudal en ses fibrilles constitutives.

La signification de chacune des parties du spermatozoïde est facile à saisir, si l'on se reporte à la structure d'une cellule ordinaire et surtout d'une cellule ciliée (fig. 193). La tête correspond au noyau cellulaire légèrement allongé, la coiffe céphalique, l'acrosome, ainsi que le corps du spermatozoïde, répond au protoplasma cellulaire. Quant à la queue, elle n'est que le résultat de l'agglutination des cils autour de l'un d'eux plus allongé et développé en vue d'une fonction spéciale, la mobilité du spermatozoïde.

Bibliographie. — KÖLLIKER. Studien über die Samenflüssigkeit. *Zeitschr. f. wiss. Zool.*, t. VII, 1856. — SCHWEIGGER-SEIDEL. Ueber die Samenkörperchen und ihre Entwicklung. *Arch. f. mikr. Anat.*, t. I, 1865. — MERCKEL. Erstes Entwicklungs-stadium der Spermatozoïden. *Untersuch. aus dem anat. Instit. zu Rostok*, 1874. — GIBBES. On the structure of the vertebrate spermatozoon. *Quarterly Journ. of micr. Sc.*, t. XIX, 1879. — RETZIUS. Zur Kenntniss der Spermatozoen. *Biolog. Untersuchungen*, 1881. — BROWN. On spermatogenesis in the rat. *Quart. Journ. of micr. Sc.*, t. XXV, 1885. — BALLOWITZ. Zur Lehre von der Struktur der Spermatozoen. *Anat. Anzeiger*, 1886. — JENSEN. Untersuch. über die Samenkörper der Saügethiere, Vögel und Amphibien. *Arch. f. mikr. Anat.*, t. XXX, 1887. — BALLOWITZ. Untersuch. über die Struktur der Spermatozoen, zugleich ein Beitrag zur Lehre von feineren Bau der kontraktilen Elemente. Th. I. Die Spermatozoen der Vögel. *Arch. f. mikr. Anat.*, t. XXXII, 1888. — EBNER (V. von). Zur Spermatogenese bei Säugethiere. *Arch.*

f. mikr. Anat., t. XXXI, 1888. — BALLOWITZ. Fibrilläre Struktur und Kontraktilität. *Arch. f. gesammte Phys.*, t. XLVI, 1889. — Das Retzius'sche Endstück der Säugethierspermatozoen. *Internat. Monatschrift f. Anat. und Phys.*, t. VII, 1890. — Untersuch. über die Strucktur der Spermatozoen, zugleich ein Beitrag zur Lehre von feineren Bau der kontraktilen Elemente. Die Spermatozoen der Insekten. *Zeitschr. für wiss. Zool.*, t. L, 1890. — Untersuch. über die Strucktur der Spermatozoen. Th. III. Fische, Amphibien und Reptilien. *Arch. f. mikr. Anat.*, t. XXVI, 1890. — Weitere Beobacht. über dem feineren Bau der Säugethierspermatozoen. *Zeitschrift f. wiss. Zoologie*, t. LII, 1891. — Die innere Zusammensetzung des Spermatozoenkopfes der Saügethiere. *Centralbl. f. Phy.*, t. V, 1891. — Die Bedeutung der Valentin'schen Querbänder am Spermatozoenkopfe der Saügethiere, *Arch. f. Anat. und Phys.*, Anat. Abth., 1891. — BENDA. Neue Mittheil. über die Entwicklung der Genitaldrüsen und über die Metamorphose der Samenzellen. *Verhandl. der Physiol. Gesell. zu Berlin*, 1891-1892. — ERLANGER (R. von). Spermatogenetische Fragen. *Zoolog. Centralblatt*, t. III et IV, 1896-1897. — KOSTANECKI. Ueber die Bedeutung der Polstrahlung während der Mitose und ihr Verhältniss zur Theilung der Zellleibes. *Arch. f. mikr. Anat.*, t. XLIX, 1897. — M. DUVAL. *Précis d'histologie*, p. 121, 1897. — LENHOSSEK (M. von). Untersuchungen über Spermatogenese. *Arch. f. mikr. Anat.*, t. LI, 1898. — LAUNOIS. Histoire des spermatozoïdes. *Presse méd.*, févr. 1901, p. 77.

II. Cellules de Sertoli.

En plus des cellules que nous avons décrites jusqu'ici, on trouve encore à l'intérieur des tubes séminifères un autre genre de cellules, qui ne rappellent en rien les dispositions précédentes. Allongées perpendiculairement à l'axe des tubes, elles présentent à étudier :

1° Une base élargie qui repose sur la membrane propre, s'insinuant entre les spermatogonies, et qui semble même, à certains moments (fig. 185), former au-dessous d'elle une couche continue.

2° Une portion moyenne, plus rétrécie, comprimée par les cellules voisines.

3° Une extrémité interne, regardant vers la lumière du tube et qui se présente sous différents aspects. Tantôt elle s'effile en pointe, tantôt, au contraire, elle s'élargit et se met en rapport avec les noyaux des spermatides, qui se transforment en spermatozoïdes. Lorsque ceux-ci sont déjà bien formés, ils adhèrent à la cellule par leur tête, et les queues forment panache à l'intérieur des tubes (fig. 185 et 186). C'est cet aspect qui a fait donner à la cellule le nom de *cellule en chandelier*, le pied du chandelier étant représenté par la portion externe, le corps par la portion moyenne et les branches par les spermatozoïdes attenant à la portion interne.

Les limites des corps cellulaires sont peu nettes.

Leur protoplasma est clair, homogène ; il ne présente ni centrosome ni corps juxta-nucléaire. Le noyau, ovalaire, vésiculeux avec un gros nucléole, est ordinairement, pour ne pas dire toujours, au repos.

La signification de ces cellules a donné lieu à de nombreuses recherches dont on trouvera tous les details dans le mémoire de Prenant cité plus loin.

Pour certains auteurs elles n'existent pas à proprement parler, et ne sont qu'un *artifice de préparation*, qu'un amas de la substance intercellulaire reconnue par Mihalkowicz, Biondi et Prenant, coloré par les réactifs au milieu des cellules voisines rétractées.

Pour d'autres (Sertoli, Merkel, Bloch, Henle, Renson), il s'agit simplement de *cellules fixes, cellules de soutien*, éléments stériles dont les parois latérales sont plus ou moins excavées pour recevoir et maintenir les cellules voisines. Mais, puisque, d'après ce que nous avons vu précédemment de l'évolution des spermatozoïdes, il semble que les dernières spermatides viennent s'accoler à l'extrémité de la cellule de Sertoli, c'est que celle-ci est destinée à apporter les éléments nécessaires à leur nutrition, à leur complet développement, à leur complète maturation (Benda, V. Ebner, et Lenhossek). Les cellules de Sertoli forment donc à ce moment un *support* (Benda) ou *spermatophore* (Tourneux et Hermann).

Quelques anatomistes, ayant constaté les rapports de ces cellules avec les grappes de spermatozoïdes, ont pensé que les cellules de Sertoli sont à proprement parler *les vraies cellules séminales* (d'où le nom de *spermatoblastes*, V. Ebner,), toutes les autres cellules du tube séminifère n'étant que des cellules de remplissage qui ne joueraient qu'un rôle secondaire en elaborant la partie liquide du sperme.

Regaud, qui a constaté des changements de forme dans le noyau et la formation de cloisons par invagination de la membrane propre dans ces cellules, pense que dans une première phase de leur développement elles forment des spermatogonies, et que dans une deuxième elles voient se souder à elles les spermatides dérivées de la spermatogonie à laquelle elles ont donné naissance.

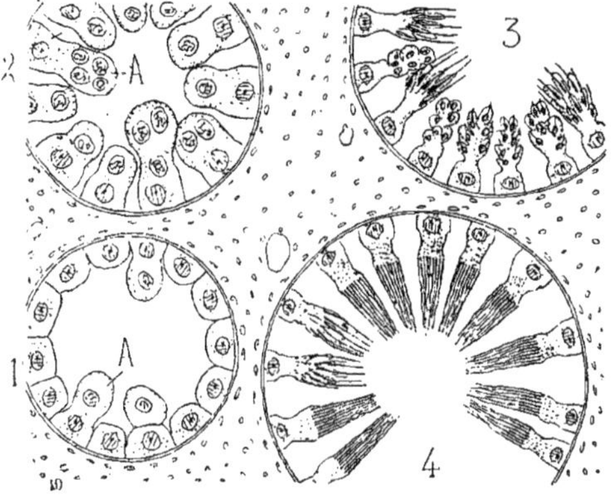

Fig. 195. — Spermatogenèse et formation de la cellule de Sertoli (schéma d'après M. Duval).

1. Division des cellules pariétales (spermatogonies).
2. — — de la couche moyenne (spermatocytes).
3. Groupement des cellules de la couche superficielle (spermatides), sous forme de cellule de Sertoli.
4. Cellule de Sertoli au moment de la séparation des grappes de spermatozoïdes.

Mathias Duval enfin, qui pense avec Biondi que la cellule de Sertoli n'est pas une cellule spéciale, d'une nature différente des autres cellules séminales, croit pouvoir, d'après les observations qu'il a faites chez les invertébrés et les vertébrés autres que les mammifères et les oiseaux, conclure de la manière suivante : la cellule séminale primitive se dédouble pour former deux cellules filles dont la plus profonde reste au contact du tube séminifère, l'autre se développe comme nous l'avons vu précédemment. Mais le protoplasma des cellules formées successivement reste toujours adhérent à la cellule basale primitive ; si bien qu'à la fin de l'évolution, lorsque la grappe de spermatozoïdes est formée, les rapports avec la cellule mère n'ont pas été complètement détruits et leur prolongement protoplasmique les réunit encore à la cellule profonde (fig. 195).

En somme, il existe deux théories sur la constitution des cellules des tubes testiculaires : dans l'une, on considère qu'il existe deux sortes de cellules bien distinctes : les cellules fixes et les cellules séminales proprement dites.

D'après l'autre (Balbiani, Duval, Brissaud, Klein), on pense que toutes les cellules sont de la même espèce, La cellule de Sertoli, *cellule quiescente* plus ou moins longtemps, doit être, en quelque sorte, considérée comme *cellule de réserve* destinée à proliférer après l'arrêt ou la destruction des spermatogonies en activité (Prenant).

Bibliographie. Sertoli. Dell' esistenza di particolari cellula ramificate dei canalicoli seminiferi del testicolo umano. *Il Morgagni*, 1865. — Ebner (Von). Untersuchungen über den Bau der Samenkanälchen und die Entwicklung der Spermatozoïden. *Arch. f. mikr. Anat.*, 1871. — Merkel. Die Stüzzellen des menschlichen Hodens. *Müller's Archiv*, 1871. — Neumann. Ueber die Entwicklung der Samenfäden. *Centralbl. f. med. Wiss.*, 1872. — Mihalkowicz. Beiträge zur Anatomie und Histol. des Hodens. *Berichte der k. Sachs. Gesellsch. der Wiss.*, 1873. — Blumberg. Ueber die Entwicklung der Samenkörperchen des Menschen und der Thiere. *Inaug. Dissert.*, Königsberg, 1873. — Bloch. Ueber die Entwicklung der Samenkörper. *Inaug. Dissert.*, Würzburg, 1874. — Klas. Ueber die Entwicklung der Spermatozoïden. *Inaug. Dissert.*, Greifswald, 1874. — Merkel. Erstes Entwicklungsstadium der Spermatozoïden. *Untersuch. aus dem anat. Instit. zu Rostock*, 1874. — Neumann. Untersuch über die Entwicklung der Spermatozoïden. *Archiv. f. mikr. Anat.*, t. XI, 1875. — Sertoli.

Sulla struttura dei canalicoli seminiferi del testicolo studiata in rapporto allo sviluppo dei nemaspermi. *Gazetta med. ital. Lombarda*, 1875. — Struttura dei canalicoli seminiferi e sviluppo dei nemaspermi del ratto. *Archivio per le scienze mediche*, t. II, 1877-1878. — LA VALETTE SAINT GEORGE. Ueber die Genese der Samenkörper. *Arch. f. mikr. Anat.*, t. XV, 1878. — BALBIANI. *Leçons sur la génération des vertébrés.* Paris, 1879. — HELMAN. Ueber die Entwicklung der Spermatozoen der Wirbelthiere. *Inaug. Dissert.*, Dorpat, 1879. — BRISSAUD. Etude sur la spermatogenèse chez le lapin. *Arch. de Physiol.*, 1880. — DUVAL. Recherches sur la spermatogenèse chez la grenouille. *Rev. des Sc. nat. de Montpellier*, 1880. — Art. « Spermatozoïde, sperme », *Dict. de Méd. et de Chir. pratiques*, 1880. — KRAUSE. Spermatogenese bei den Säugern. *Centralb. f. med. Wiss.*, 1881. — RENSON. De la spermatogenèse chez les mammifères. *Arch. de Biol.*, t. III, 1882. — SWAEN et MASQUELIN. Etudes sur la spermatogenèse. *Arch. de Biol.*, t. IV, 1883. — BIONDI. Die Entwicklung der Spermatozoiden. *Archiv f. mikr. Anat*, t. XXV, 1885. — BROWN. On spermatogenesis in the rat. *Quart. Journ. of micr. Sc.*, t XXV, 1885. — GRUNHAGEN. Untersuch. über Samenentwicklung. *Centralbl. f. die med. Wiss.*, 1885. — LAULANIÉ. Sur l'évolution comparee de la sexualité dans l'individu et dans l'espèce. *C. R. Soc. Biol.*, 1885 ; — Sur l'unité du processus de la spermatogenèse chez les mammifères. *C. R. Acad. Sc. de Paris*, 1885. — TOURNEUX et HERMANN. Art. « Testicule ». *Dict. encyclop. des sciences médic.*, 1886. — BENDA. Zur Spermatogenese und Struktur des Hodens der Wirbelthiere. *Anat. Anz.*, 1887. — Zur Spermatogenese und Hodenstruktur der Wirbelthiere. *Verhandl. der Anat. Gesell. zu Leipzig*, 1887. — Untersuch. über der Bau der funktionirenden Samenkanälchen einiger Säugethiere und Folgerungen für die Spermatogenese dieser Wirbelthierklasse. *Arch f. mikr. Anat.*, t. XXX, 1887. — EBNER (VON). Zur Spermatogenese bei Säugethieren. *Arch. f. mikr. Anat.*, t. XXXI, 1888. — PRENANT. Sur un point de la structure du tube séminifère chez les mammifères. *C. R. Soc. Biol.*, 1887. — Note sur la structure du tube séminifère. *C. R. Soc. Biol.*, 1887. — Etude sur la structure du tube séminifère des mammifères. *Thèse de Nancy*, 1887. — Sur la signification de la cellule accessoire du testicule et sur la comparaison morphologique des éléments du testicule et de l'ovaire. *Journ. de l'Anat. et de la Phys.*, 1892. — REINKE. Ueber Krystalloïdbildungen in den interstit. Zellen des menschlichen Hodens. *Arch. f. mikr. Anat.*, t. XLVII, 1896. — BARDELEBEN. Die Zwischenzellen des Säugethierhodens. *Anat. Anz.*, t. XIII, 1897. — Dimorphismus der mannlichen Geschlechtszellen bei Säugethieren, *Anat. Anz.*, t, XIII, 1897. — Beitrage zur Histologie des Hodens und zur Spermatogenese beim Menschen, *Arch. f. Anat. und Phys.*, Anat. Abth., Supplement, 1897. — PLATO, Zur Kenntniss der Anatomie und Physiologie der Geschlechtsorgane. *Arch. f. mikr. Anat.*, t. L., 1897. — LENHOSSEK (von). Untersuch. über Spermatogenese. *Arch. f. mikr. Anat.*, t. LI, 1898. — REGAUD. Les vaisseaux lymphatiques du testicule et les faux endothéliums de la surface des tubes séminifères. *Th. de Lyon*, 1897 ; et *in* RENAUT, *Traité pratique d'histologie*, t. II.

VAISSEAUX ET NERFS DU TESTICULE

Artères. — Les artères du testicule sont formées par les branches terminales de l'artère spermatique (*artère testiculaire* de Chaussier), dont les ramifications s'anastomosent avec celles de l'artère funiculaire et de l'artère déférentielle.

L'artère spermatique, branche de l'aorte abdominale (cf. *Angéiologie*, t. II, p. 775), naît entre l'artère rénale et l'artère mésentérique inférieure, origine qui s'explique par la situation primitivement lombaire du testicule chez le fœtus. Après avoir descendu dans le petit bassin le long de la paroi abdominale postérieure, et traversé le canal inguinal et le cordon, elle arrive au voisinage du testicule en décrivant quelques flexuosités plus ou moins prononcées suivant le sujet. Là elle se divise en :

1° Des *branches épididymaires*; l'une, plus importante, naît parfois assez loin du testicule, à la partie moyenne du cordon ; elle se porte d'abord en avant sur la tête de l'épididyme, puis en arrière en s'insinuant dans ses replis pour aller s'anastomoser à la partie moyenne de cet organe avec un rameau de l'artère déférentielle, branche de la vésicale inférieure, qui arrive sur l'épididyme au niveau de la queue.

2° Une *branche testiculaire proprement dite.*

Le trajet et les ramifications de cette branche testiculaire de la spermatique sont diversement décrits par les anatomistes. Jusqu'à ces dernières années, il était classique de distinguer deux sortes de ramifications :

a) Les branches périphériques ou superficielles qui, intra-albuginéennes, allaient de plus en plus profondes en se dirigeant vers le bord libre du testicule ;

b) Les branches profondes qui traversaient le corps d'Highmore pour se ramifier dans les cloisons et la substance testiculaire.

A la suite des travaux de Bimar, Sébileau et Arrou, il faut abandonner la description jusqu'ici classique; les « branches dites profondes n'existent pas », du moins telles qu'elles

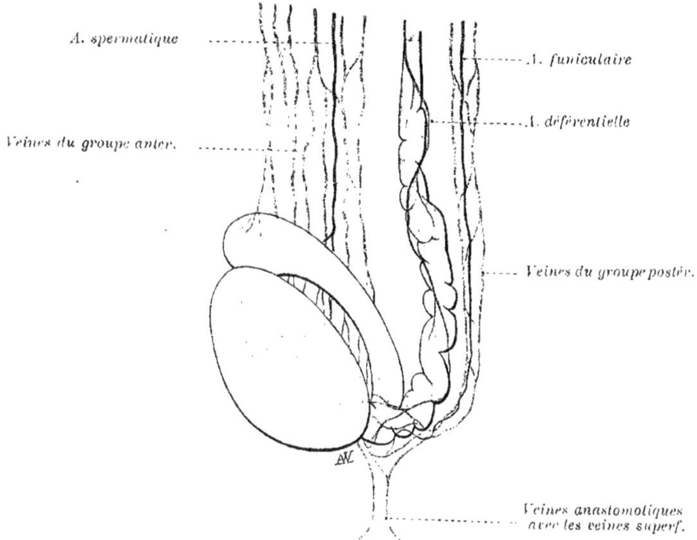

FIG. 196. — Artères du testicule et du cordon (d'après Charpy).

avaient été décrites. Ce ne sont pas des branches de 2e ordre, divisions du rameau testiculaire de la spermatique, mais des branches de 3e ordre dont l'origine et le trajet sont beaucoup plus compliqués.

Cette artère pénètre dans l'épaisseur de l'albuginée au niveau du bord postéro-supérieur du testicule ; elle contourne le pôle inférieur, suit le bord antéro-inférieur et toujours contenue dans l'épaisseur même de l'enveloppe fibreuse, forme une *anse péri-testiculaire* presque complète déjà indiquée par Krause ; son extrémité arrive ainsi sur le pôle antérieur du testicule où elle va se terminer dans la tête de l'épididyme et le tiers antérieur du canal épididymaire. Elle donne chemin faisant des rameaux sur lesquels il faut insister :

a) *Rameaux superficiels.* A partir du pôle postérieur du testicule l'artère testiculaire fournit des rameaux superficiels qui, toujours intra-albuginéens, remontent parallèlement entre eux sur les faces de l'organe en formant de légères sinuosités (Jahrisch. Arrou), mais sans dépasser toutefois leur partie moyenne.

b) Rameaux profonds. — Ils naissent de l'artère testiculaire par l'intermédiaire de ses rameaux superficiels. Ceux-ci en effet passant au niveau d'une cloison, abandonnent un ramuscule artériel qui la parcourt en restant absolument rectiligne jusqu'au niveau du corps d'Highmore (fig. 197).

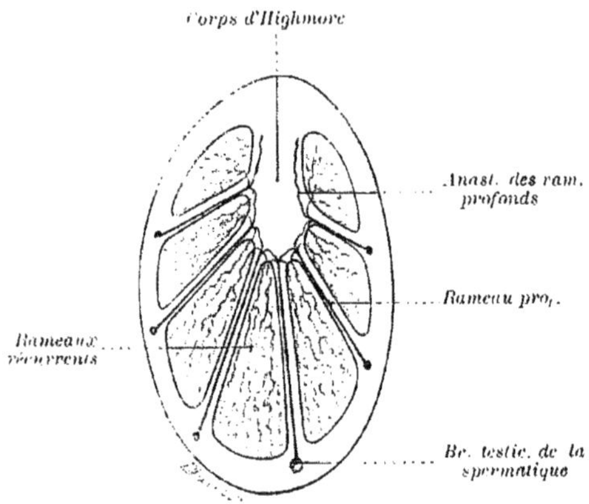

FIG. 197. — Distribution des artères du testicule.

Là ce ramuscule, qui, n'ayant donné aucune branche, a conservé son calibre primitif, s'écrase en quelque sorte contre le tissu fibreux dense du corps d'Highmore et se résout en un pinceau de branchioles. De celles-ci deux vont, accolées au tissu fibreux, s'anastomoser avec des branchioles venues des cloisons voisines, si bien qu'il existe sur les deux faces du corps d'Highmore une circulation artérielle unique; les autres plus nombreuses ont un *trajet absolument récurrent*. Elles pénètrent dans la pulpe testiculaire et vont en décrivant de nombreuses sinuosités se ramifier autour des tubes séminifères (Arrou) jusqu'à la partie la plus superficielle de l'organe et forment un réseau à larges mailles.

Les rapports des dernières ramifications artérielles et des tubes séminifères ne sont d'ailleurs pas absolument intimes; les vaisseaux restent tenus à distance par un manchon de tissu conjonctif et des cellules interstitielles. On voit donc que l'élément noble du testicule se trouve largement protégé contre les expansions artérielles et les variations de tension par toute une série de dispositions spéciales : sinuosités et long trajet des artères principales, finesse, récurrence et isolement des branches terminales.

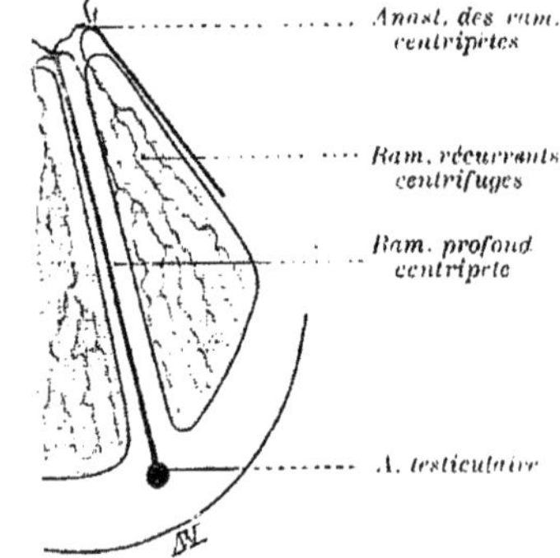

FIG. 198. — Formation des branches artérielles destinées à la pulpe testiculaire.

J'ai signalé plus haut l'anastomose constante qui existe entre l'épididymaire, branche de la spermatique, et une branche de la déférentielle. Il faut pour être complet ajouter que de la spermatique part normalement un rameau volumineux qui va s'anastomoser à plein canal avec la terminaison même de la déférentielle : dans cette *anse testiculo-déférentielle* se jette perpendiculairement, en T, un gros rameau, terminaison de la funiculaire, d'où la formation d'une *anastomose funiculo-testiculo-déféren-*

tielle (Jarisch, J. Colle). Il résulte de là que le testicule est irrigué véritablement par trois sources différentes qui peuvent se suppléer : spermatique (aorte), déférentielle (hypogastrique), funiculaire (iliaque externe); il y a même compensation constante entre le volume des trois artères.

On peut même signaler encore quelques très fines artérioles au niveau du pôle inférieur du testicule; celles-ci venant de la circulation des enveloppes des bourses par l'intermédiaire du ligament scrotal. Il s'établit ainsi une anastomose entre le système artériel profond testiculaire et le système artériel superficiel scrotal. Si petites soient-elles, ces artérioles permettent d'expliquer pourquoi le testicule ne se nécrose pas toujours après la ligature en masse du cordon (Mauclaire).

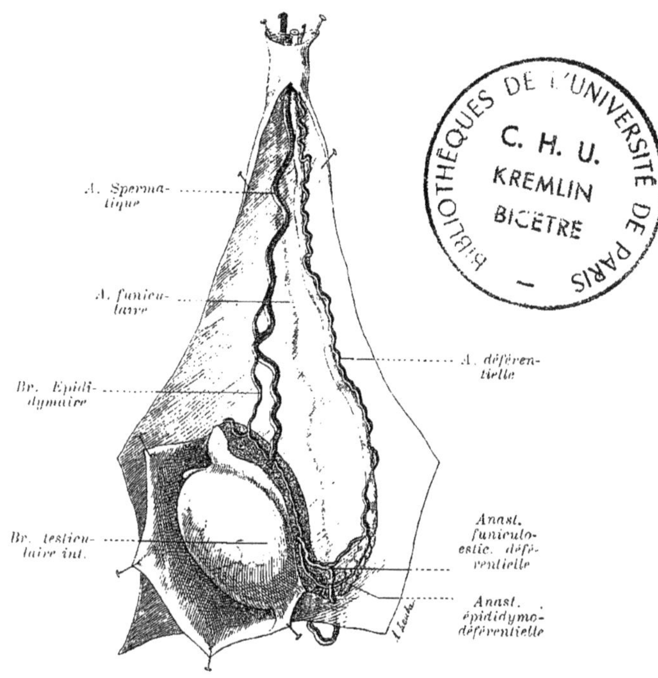

Fig. 199. Les artères du testicule (d'après J. Colle, légèrement modifiée).

Bibliographie. — Bimar. Recherches sur la distribution des vaisseaux spermatiques chez les divers mammifères. *Journal d'Anat. et de Phys.*, p. 265, 1888; — *Acad. des Sciences*, p. 80, 1888. — Jarisch. Ueber die Schlagadern des menschl. Hodens. *Ber. d. naturw. Vereins. Innsbrück*, 1889. — Sébileau et Arrou. La circulation du testicule. *Bul. de la Soc. de Biol.*, p. 53, 1892. — Arrou. Circulation artérielle du testicule. *Th. de Paris*, 1893. — J. Colle. Artères du testicule. *Th. de Lille*, 1902.

Veines. — Les veines du testicule peuvent être divisées en :

a) *Veines superficielles*, qui longent l'albuginée où elles forment de véritables sinus analogues aux veines périphériques que l'on trouve chez les mammifères (Bimar).

b) *Veines profondes*, qui rampent le long des cloisons et vont traverser le corps d'Highmore. A ce niveau, on trouve toujours à la coupe des cavités veineuses bien nettes qui se réunissent au niveau du hile testiculaire et forment des troncs au nombre de 5 ou 6 qui vont en partie constituer le cordon.

[PASTEAU]

Les veines venues du corps et de la queue de l'épididyme forment un deuxième groupe constitué par deux ou trois troncs qui se dirigent également vers le cordon où ils se placent en arrière du canal déférent.

Chez le vieillard les veines du cordon sont souvent hypertrophiées, mais toujours les deux groupes antérieur et postérieur restent assez distincts. Si par contre elles sont atrophiées, cette atrophie ne présente pas la même disposition pour chacun des deux groupes veineux : les veines du plexus antérieur, atrophiées dans leur portion scrotale, augmentent de volume au niveau du canal inguinal et dans l'abdomen, et il existe même presque toujours des dilatations au niveau de leur abouchement dans la veine rénale ou la veine cave. Les veines du plexus funiculaire par contre sont de plus en plus atrophiées au fur et à mesure qu'on s'approche de leur terminaison, et leur abouchement dans la veine épigastrique se réduit souvent à un mince cordon (Desnos).

Lymphatiques. — La disposition des lymphatiques dans le testicule, mal connue encore chez l'homme, a été surtout étudiée sur les animaux. Toujours très développés, ils forment deux groupes sur la valeur desquels on peut discuter.

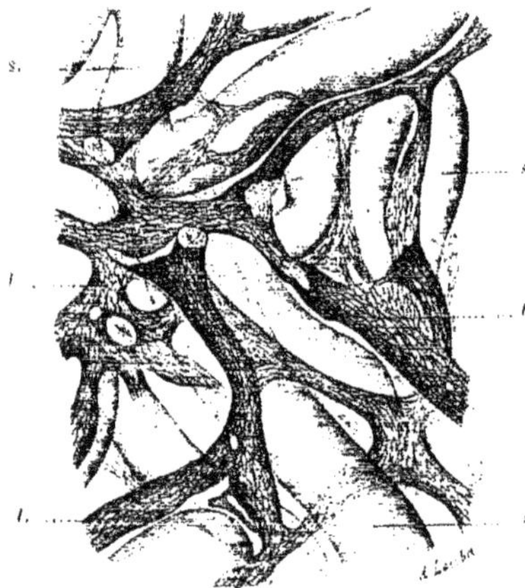

Fig. 200. — Lymphatiques du testicule chez le bélier (d'après Regaud).
l, lymphatiques. — *s*, tubes séminifères.

1° Une série de *larges canaux péritubulaires*, véritables sacs disposés sous forme de réseau autour des canaux séminifères.

Décrits par Ludwig et Tomsa (1861-1862), Tommasi, His, Frey (1863), et plus récemment par Mihalkowicz (1873). Pour Gester (1877) et Regaud (1897) *ces « sacs péritubulaires » n'existent pas*; le dessin endothéliforme constaté à la surface des tubes séminifères n'a rien à voir avec les vaisseaux lymphatiques; il est dû à la réduction du nitrate d'argent sur les cellules les plus externes de l'épithélium séminal.

2° Un groupe de *capillaires lymphatiques* dont la description varie d'ailleurs suivant les animaux.

On peut, pour plus de clarté, diviser avec Cl. Regaud en trois groupes les dispositions constatées (fig. 201) :

1er Type (lapin), il n'existe qu'un *réseau lymphatique péritesticulaire* qui prend naissance à la face profonde de l'albuginée.

2e Type (chien), il existe un premier réseau lymphatique albuginéen péritesticulaire, et un second dans le corps d'Highmore reliés par un réseau anastomotique, *périlobulaire* ou *interlobulaire*, situé dans les cloisons.

3e Type (bélier), en plus des réseaux précédents on trouve un réseau *intralobulaire* ou *péritubulaire*.

Quoi qu'il en soit, aux troncs lymphatiques testiculaires se joignent les lymphatiques venus de l'épididyme et du feuillet viscéral de la vaginale; ils remontent ensemble dans le cordon à travers le canal inguinal et vont finalement aboutir aux ganglions lombaires.

Parfois un troncule se détache au-dessus du canal inguinal pour gagner un ganglion situé le long de l'artère iliaque externe jusque en avant du croisement de l'uretère (Zeissl et Horwitz, Most, Cunéo).

Bibliographie. — LUDWIG et TOMSA. Die Anfänge der Lymphgefässe im Hoden. *Sitzungsber. der k. Academ. der Wiss. in Wien.*, t. XLIV, 1861, et *Ibid.*, t. XLVI, 1863. — FREY. Zur Kenntniss der Lymphatischen Bahnen im Hoden. *Virchow's Archiv*, t. XXVIII, 1863. — TOMMASI. Ueber den Ursprung der Lymphgefässe im Hoden. *Virchow's Archiv*, t. XXVIII, 1863. — HIS (W.). Ueber das Epithel. der Lymphgefässwurzeln... *Zeitsch. f. wissensch. Zool.*, t. XIII, 1863. — MIHALKOWICS. Beiträge zur Anatomie und Histol. des Hodens. *Berichte der K. Sächs. Gesells. der Wiss.*, 1873. — MALASSEZ. Note sur le siège et la structure des granulations tuberculeuses du testicule. *Arch. de Phys.*, 1876. — GERSTER. Ueber die Lymphgefässe des Hodens. *Zeitschrift f. Anat. u. Entwick.*, t. II, 1876. — KÖLLIKER. *Histologie*, 1878. — LEOGE (F.). Di una guaina limfatica peritubulare nel testicolo. *Gaz. med. di Roma*, 1882. — TOURNEUX et HERRMANN. Art. « Testicule », in *Dict. encycl. des Sciences médicales*, 1886. — ZEISSL et HORWITZ. Wien. Klin. Woch., 1890. — REGAUD. Les faux endothéliums de la surface des tubes séminifères. *Bul. Soc. de Biol.*, 1897; — Les vaisseaux lymphatiques du testicule et les faux endothéliums de la surface des tubes séminifères. *Thèse de Lyon*, 1897. — MOST. Ueber maligne Hodentumoren und ihre Metastasen. *Virchow's Archiv*, 1898. — MOST. Ueber die Lymphefässe u. Lymphgdrüsen des Hodens. *Arch f. anat. und Phys.*, 1899. — CUNÉO. Les lymphatiques du testicule. *Bull. Soc. anat.*, 1901.

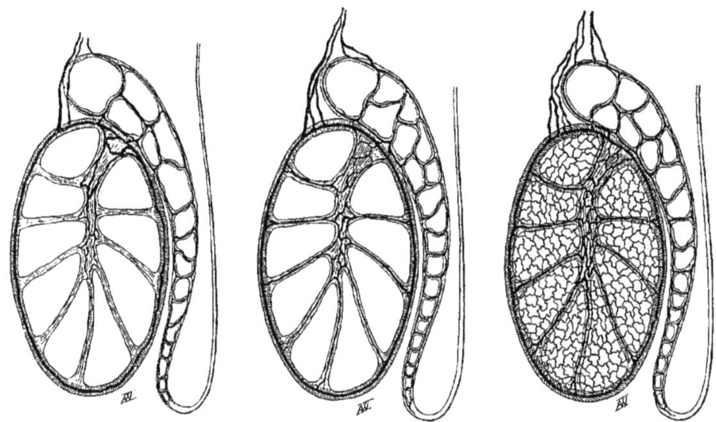

FIG. 201. — Les capillaires lymphatiques du testicule et de l'épididyme. (D'après Regaud.)

Nerfs. — Deux plexus nerveux contribuent à fournir les nerfs du testicule :

1° Le plexus spermatique, qui accompagne l'artère de ce nom, fournit au testicule proprement dit et à l'épididyme.

2° Le plexus déférentiel, qui suit le canal déférent, ne se répand que sur l'épididyme.

La terminaison des branches nerveuses dans le testicule n'est pas encore bien connue malgré les recherches de plusieurs anatomistes parmi lesquels il faut citer Letzerich, Retzius, Sclavunos, Falcone.

Letzeritch et Harvey croyaient à la terminaison des nerfs dans les cellules interstitielles, hypothèse reconnue fausse depuis longtemps.

Retzius par la méthode au chromate d'argent montra l'existence des nerfs vasculaires; Sclavunos a vu chez plusieurs animaux (lapin, chat, cheval) la terminaison des nerfs dans les canaux séminifères; après avoir traversé la membrane propre, les filets nerveux se termineraient entre les cellules épithéliales par des ramifications fibrillaires dont quelques-unes présentent des petits renflements en bouton plus ou moins réguliers. Falcone a repris ces recherches en 1894 en se servant de la méthode de Golgi, de même que Timoféef, qui n'a pas retrouvé chez la souris et le rat de terminaison nerveuse intra-épithéliale.

Bibliographie. — LETZERICH. Ueber die Endigungsweise der Nerven in dem Hoden der Säugethiere und des Menschen. *Virchow's Archiv*, 1868. — HARVEY. Ueber die Zwischenzellen des Hodens. *Centralbl. f. d. med. Wissensch.*, 1875. — RETZIUS (G.). Ueber die Nerven der Ovarien und der Hoden. *Biol. Untersuch.*, t. V, 1893 — SCLAVUNOS. Ueber die feinere Nerven und ihre Endigungen in den männlichen Genitalien. *Anat. Anzeiger*, t. IX, 1894. — TIMOFÉEF. Zur Kenntniss der Nervenendigungen in den männlichen Geschlechtsorganen der Säuger. *Anat. Anzeiger*, t. IX, 1894. — FALCONE. Sulle terminazioni nervose nel testicolo. *Monitore Zool. ital.*, t. V, 1894.

DÉVELOPPEMENT HISTOLOGIQUE DU TESTICULE

Le développement du spermatozoïde étant le résultat de la transformation des cellules épithéliales des canaux séminifères, il importe d'être fixé sur la valeur de ces cellules. Je vais donc étudier maintenant le développement histologique du testicule (*testicule chez le fœtus*), puis le testicule avant la puberté (*testicule de l'enfant*). Je terminerai en indiquant les modifications que subit ensuite le testicule (*testicule du vieillard*).

A. LE TESTICULE CHEZ LE FŒTUS

On donne le nom de « germe uro-génital » à une portion de la paroi du cœlome aux dépens de laquelle se forment d'une part le rein, d'autre part le testicule ou l'ovaire. Ces organes se développant ensemble et gardant entre eux des connexions anatomiques intimes, on ne peut détacher le développement du testicule et celui du rein. Il suit de là que je vais être forcé de revenir ici sur quelques détails d'embryologie qui ont trait au développement de ce dernier. Je ne rapporterai que l'indispensable pour qu'on puisse suivre facilement le développement complet du testicule et de ses canaux excréteurs.

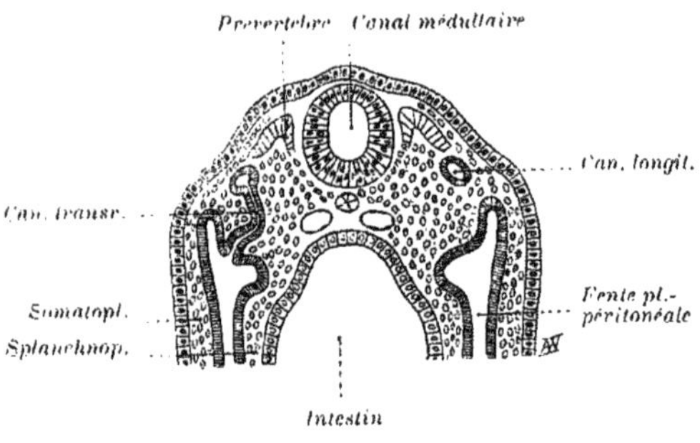

FIG. 202.

Développement du rein céphalique et de son canal excréteur. — *Syn.*: rein précurseur, rein cervical, pronéphros. — Pour bien comprendre le développement de la région, il faut se reporter au moment où le feuillet moyen du blastoderme se divise en deux lames (fig. 202), l'une externe fibro-cutanée qui, unie à l'ectoderme, constitue la somatopleure, l'autre interne fibro-intestinale qui, unie à l'entoderme, constitue la splanchnopleure. Entre ces deux lames existe un espace, la fente pleuro-péritonéale ou cœlome. C'est à la partie la plus interne du cœlome, au point de réunion de la splanchnopleure et de la somatopleure que se trouve le germe uro-génital (Waldeyer), immédiatement en dehors des protovertèbres.

Chez l'embryon du poulet pourvu déjà de huit segments primordiaux, on voit apparaître (et il en est de même chez les reptiles et les mammifères) dans la somatopleure une série de bandelettes cellulaires disposées les unes derrière les autres, qui se différencient de plus en plus en se développant en arrière et en dehors, de façon à venir faire saillie sous l'épiderme. Les extrémités externes de ces cordons cellulaires s'unissent pour former un canal longitudinal qui s'étend sur la longueur de plusieurs segments primordiaux.

Par conséquent, à cette époque du développement, il existe un appareil spécial formé d'un tube longitudinal réuni à la cavité du cœlome par une série de tubes creux ouverts dans cette cavité au niveau d'orifices qui portent le nom de néphrostomes (Semper). C'est ce qui forme dans son ensemble le rein céphalique, dont le canal excréteur est représenté par le tube longitudinal situé sous l'épiderme.

Le canal du rein céphalique, que plus tard j'appellerai canal de Wolff, se développe de plus en plus en arrière.

Le développement du canal du rein céphalique, ouvert à la partie postérieure, a donné lieu à de nombreuses controverses. Tandis que pour certains auteurs il semble se prolonger par la multiplication de ses propres cellules, pour d'autres et en particulier pour Hensen, Flemming, Graf Spee, il se développe aux dépens des cellules de l'ectoderme contre lequel il est appliqué. C'est là l'opinion qu'il faut admettre aujourd'hui avec Hertwig et qui se résume donc ainsi : le rein céphalique se développe aux dépens du mésoderme de la plaque intermédiaire; quant à son canal excréteur, il prend naissance de la même façon, mais ne s'allonge en arrière qu'aux dépens des cellules ectodermiques.

Développement du rein primordial ou corps de Wolff. — Syn. : rein temporaire, rein primitif d'Oken, mésonéphros de Ray. Lankester.

Sous le nom de corps de Wolff, on désigne un ensemble de canaux transversaux disposés les uns en arrière des autres, s'ouvrant d'une part dans le cœlome, d'autre part se jetant dans un canal excréteur longitudinal qui n'est autre que le canal du rein céphalique.

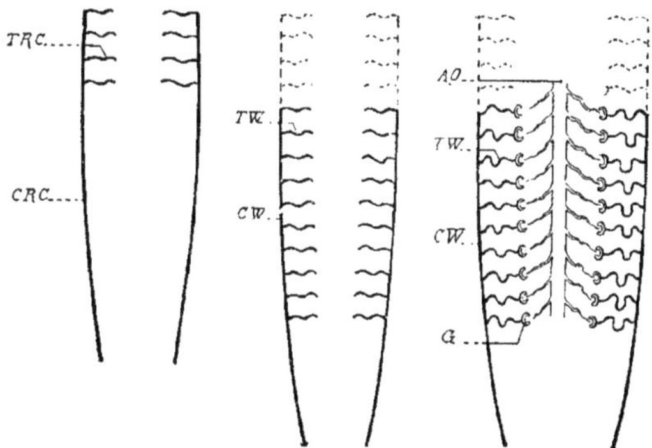

Fig. 203. — Le rein céphalique et le corps de Wolff (schéma imité de M. Duval).

TRC. Tubes du rein céphalique. — *CRC.* Canal sécréteur du rein céphalique. — *TW.* Tubes du corps de Wolff (rein primordial). — *CW.* Canal excréteur du corps de Wolff. — *Ao.* Aorte — *G.* Glomérules.

Les tubes du corps de Wolff, ou rein primordial, qu'il ne faut pas confondre avec les tubes du rein céphalique décrits précédemment, se développent en arrière des canalicules de ce dernier et de la même façon qu'eux. Dans un premier stade, il n'existe que des bourgeons cellulaires pleins; dans un deuxième stade, ces bourgeons cellulaires pleins se creusent d'une cavité et le fond du tube vient s'accoler en dehors à la paroi du canal du rein céphalique déjà formé; puis il s'y abouche secondairement, si bien que le canal excréteur du rein céphalique devient canal excréteur du rein primordial ou, ce qui est la même chose canal, de Wolff (canal excréteur des canalicules du corps de Wolff).

Développement du testicule. — Les reins primordiaux, ou corps de Wolff, forment dans le cœlome, symétriquement placés de chaque côté de la ligne médiane de l'embryon, deux saillies dont on trouve sur les coupes la surface plus ou moins arrondie. L'épithélium du cœlome, qui, chez le poulet, est partout extrêmement aplati et semble montrer déjà qu'il formera plus tard l'endothélium pleuro-péritonéal, est au contraire plus épais au niveau du rein primordial. Il forme sur la face externe une ligne bien marquée (épithélium germinatif externe) au niveau de laquelle apparaît plus tard un canal spécial, que nous apprendrons à connaître sous le nom de canal de Müller. Il forme sur la face interne une saillie plus nette encore connue sous le nom d'épithélium de Bornhaupt et Waldeyer (épithélium germinatif interne). C'est à ce niveau que se développent l'ovaire ou le testicule. — Dans une première partie du développement, jusqu'à la 7e ou 8e semaine, il est en effet impossible de reconnaître si plus tard il existera un ovaire ou un testicule. Les deux organes, pendant une première période, ont un développement commun. Ce n'est que plus tard que la glande primitive évolue vers le type mâle ou femelle.

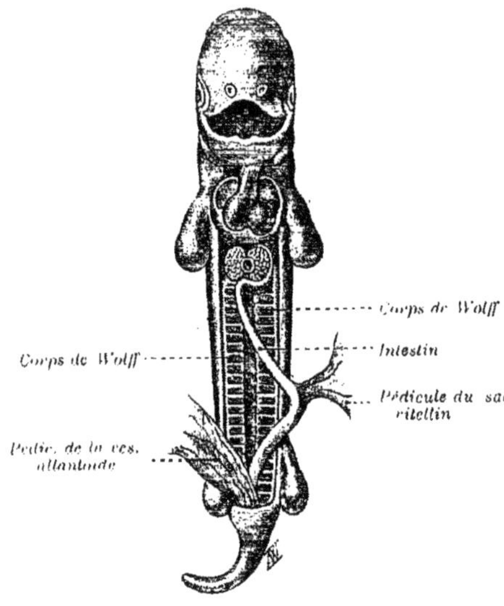

Fig. 204. — Embryon de chien de 25 jours (grossissement 1/5), d'après Bischoff.

Le corps de Wolff, qui atteint son maximum de développement de la 6e à la 7e semaine (Peters), présente la forme d'une glande pectiniforme (Hertwig), rétro-péritonéale, étendue d'une extrémité à l'autre de la cavité pleuro-péritonéale avec un canal excréteur longitudinal postéro-externe, dont l'extrémité postérieure va s'ouvrir au niveau du cloaque. Ultérieurement, les canalicules segmentaires se détachent de l'épithélium du cœlome. D'autre part, ils s'allongent et se recourbent sous forme d'S, dont la partie moyenne constitue un corpuscule de Malpighi type (Rathke) avec une partie vasculaire d'où le sang venu de l'aorte va se déverser dans la veine cardinale inférieure. Puis, chez les oiseaux et les mammifères et d'une façon générale chez tous les vertébrés supérieurs, on voit disparaître en grande partie le corps de Wolff dont il ne reste plus bientôt que le canal excréteur et les canaux segmentaires les plus antérieurs (portion génitale du corps de Wolff). (Voy. fig. 202.)

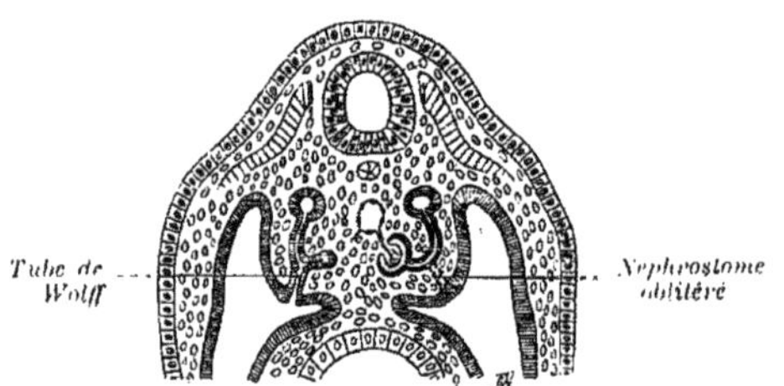

Fig. 205.

A. ***Formation de la glande génitale non différenciée*** (glande génitale primitive). — *Chez la femelle*, il est facile de reconnaître de bonne heure (5e jour d'incubation chez le poulet, au commencement de la 5e semaine chez l'embryon humain) au milieu des cellules prismatiques de l'épithélium germinatif un certain nombre de cellules sphériques, volumineuses, avec un protoplasma fin et granuleux. Ce sont les *ovules primordiaux* (Waldeyer), ovoblastes (Cadiat), grandes cellules sexuelles (Mihalkoviez).

Par suite de la pénétration, à l'intérieur du stroma mésodermique, de cordons cellulaires venus de l'épithélium germinatif, on voit se former de longs boyaux (tubes de Valentin ou de Pflüger) qui contiennent en leur centre les ovules primordiaux primitivement plus superficiels. Les tubes de Pflüger se trouvent ultérieurement divisés par la prolifération du tissu

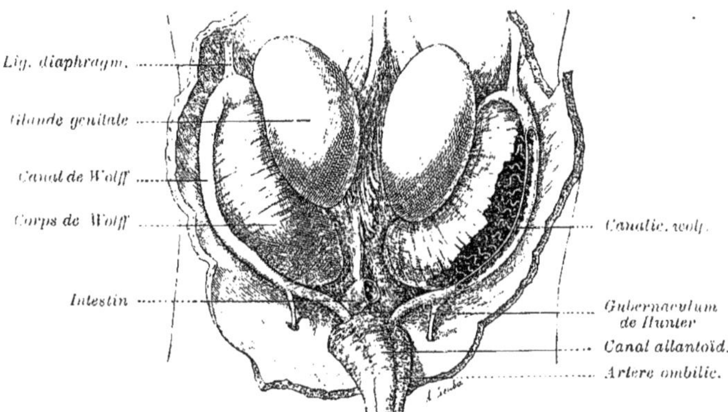

Fig. 206. — Corps de Wolff et glande génitale (d'après Kollmann). Embryon humain de 17 mm. de long.

conjonctif sous-jacent en amas cellulaires isolés qui contiennent les nids d'ovules, puis les follicules primordiaux.

De même chez le mâle, Semper et Balfour chez les sélaciens, Hoffmann chez les amphibiens, ont démontré qu'il existait, au niveau de l'épithélium germinatif de Waldeyer, un certain nombre de cellules spéciales, plus volumineuses (spermatomères) qui s'enfoncent dans le tissu sous-jacent, constituent une série de *cordons germinatifs primordiaux* (Semper, fig. 205 A). De même encore ceux-ci se trouvent ultérieurement divisés par des brides de tissu conjonctif en petits amas sphériques ou follicules primordiaux.

B. — ***Formation de la glande génitale mâle proprement dite. Différenciation du testicule.*** — A partir de ce moment, la glande génitale destinée à évoluer vers le type mâle

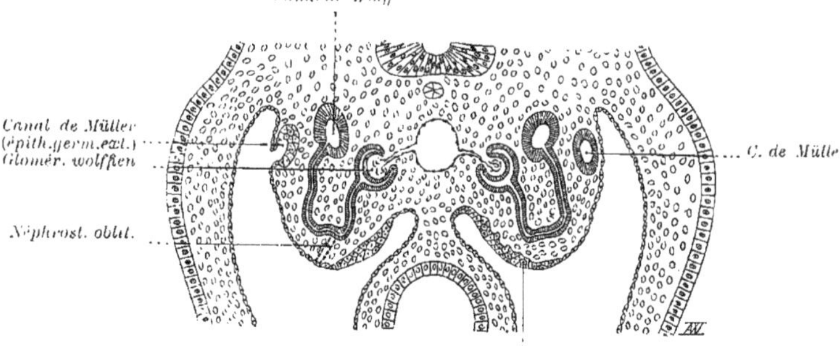

Fig. 207.

devient plus épaisse, plus large. Elle se développe de la façon suivante : les follicules se creusent en leur centre, en même temps que les cellules qui les constituent deviennent cylindriques : on se trouve alors en présence de véritables ampoules spermatiques (fig. 209) dans lesquelles les spermatomères vont donner naissance à des spermatozoïdes.

D'autre part, au milieu de la masse des cordons germinatifs primordiaux s'insinuent des colonnes cellulaires venues du corps de Wolff et qu'on désigne sous le nom de *cordons* ou *canaux génitaux de Hoffmann*. Ces cordons, qui se creusent ensuite d'une cavité, viennent se mettre au contact des spermatomères. Il suit donc de là que les éléments propres du testicule, canaux séminifères, dérivent de l'épithélium germinatif (spermatomères et am-

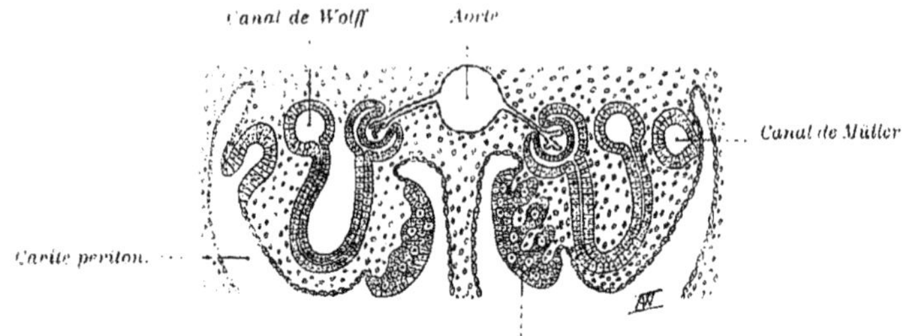

Fig. 208.

poules spermatiques des cordons germinatifs), tandis que les canaux excréteurs dérivent du corps de Wolff (cordons génitaux).

Waldeyer et Kölliker ont démontré, chez les vertébrés supérieurs, la présence de cordons génitaux venus du corps de Wolff et qui pénètrent dans l'ébauche testiculaire. D'autre part Bornhaupt, Egli, Braun, Semon, Mihalkowicz et Janosik ont démontré, chez les reptiles, le poulet et les mammifères, la formation des spermatomères aux dépens de l'épithélium germinatif mâle.

Par conséquent, on est en droit de conclure aujourd'hui que l'élément producteur du spermatozoïde, que la cellule testiculaire dérive chez l'homme des

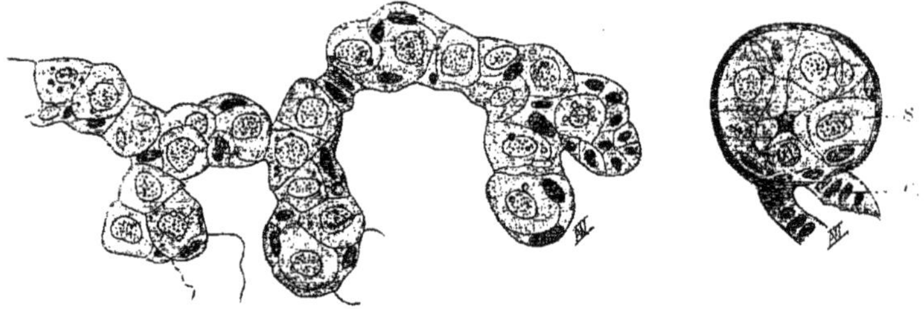

Fig. 209. Fig. 210.

Fig. 209. — Cordons germinatifs primordiaux (embryon d'acanthias de 17 cm. de long), d'après Semper.

Fig. 210. — Ampoule spermatique (embryon d'acanthias de 25 cm. de long), d'après Semper.

S, Spermatomère. — C, Conduit excréteur venant s'aboucher dans l'ampoule spermatique.

cellules de l'épithélium germinatif, tandis que les organes excréteurs du testicule, tubes droits et rete testis, proviennent des canaux wolffiens.

Bibliographie. — Rathke. Beobachtungen und Betrachtungen über die Entwicklung der Geschlechtswerkzeuge bei den Wirbelthieren. *Neue Schriften der naturforsch. Gesellschaft in Dantzig*. t. I. 1825. — Pflüger. *Die Eierstöcke der Säugethiere und des Menschen*. Leipzig. 1863. — Bornhaupt. Untersuchungen über die Entwicklung des Urogenitalsystems beim Hühnchen. *Dissertation*. Dorpat. 1867. — Waldeyer. *Eierstok und Ei*. Ein Beitrag zur Anatomie u. Entwicklungsgeschichte der Sexualorgane. Leipzig, 1870. — HENSEN. Beobachtungen über die Befruchtung und Entwicklung des Meerschweinchens und Kaninchens. *Arch. f. Anatomie u. Physiologie*, 1875. — SEMPER. Das Urogenitalsystem der Plagiostomen und seine Bedeutung für das der übrigen Wirbelthiere. Würzbourg, 1875. — BALFOUR. On the origin and history of the urogenital organe of vertebrates. *Journal of Anat. and Physiol.*, t. X, 1876. — On the structure and development of the vertebrate ovary. *Quart. journ. of. micr. science*, t. XVIII, 1878. — EGLI. Beiträge zur Anatomie u. Entwicklungsgeschichte der Geschlechtsorgane. Zur Entwicklung des Urogenitalsystems beim Kaninchen. *Dissertation*. Bâle, 1876. — BRAUN. Das Urogenitalsystem der einheimischen Reptilien. *Arbeiten aus dem zoolog. Institut in Würzburg*, t. IV, 1877. — Bau und Entwicklung der Nebennieren bei Reptilien. *Arbeiten aus dem zoolog. Institut in Würzburg*, t. V, 1879. — CADIAT. Mémoire sur l'utérus et les trompes. *Journal de l'Anat. et de la Physiol.*, 1884. — GRAF (Ferdinand SPEE). Ueber directe Betheiligung des Ektoderms an der Bildung der Urinierenanlage des Meerschweinchens. *Archiv. f. Anatomie u. Physiologie*. Anat. Abth., 1884. — JANOSIK. Histologisch-embryologische Untersuchungen über das Urogenitalsystem. *Sitzungsbericht d. K. Akad. d. Wissenschaft zu Wien.*, t. XCI, 1885. — MIHALKOWICZ. Untersuchungen über die Entwicklung des Harn- und Geschlechtsapparates der Amnioten. *Internationale Monatschrift f. Anatomie u. Histologie*, t. II, 1885. — FLEMMING. Die ectoblastische Anlage des Urogenitalsystems beim Kaninchen. *Archiv f. Anatomie u. Physiologie*. Anat. Abth., 1886. — SEMON. *Die indifferente Anlage der Keimdrüsen beim Hühnchen und ihre Differenzirung zum Hoden*. Jena, 1887. — HERTWIG. *Traité d'embryologie*. Paris, 1891.

B. LE TESTICULE CHEZ L'ENFANT

Une fois la période de développement terminée, les cellules des tubes séminifères se multiplient par karyokinèse et l'épithélium possède rapidement de nombreuses couches stratifiées.

Les cellules les plus profondes, au contact de la membrane propre du tube, sont petites, avec un noyau bien net en activité (ce sont les futures spermatogonies ou *préspermatogonies*), ou bien ont un noyau au repos pourvu d'un gros nucléole (cellules de Sertoli).

Au-dessus d'elles les cellules deviennent plus volumineuses, ce sont les futurs spermatocytes ou *préspermatocytes*.

Une dernière zone cellulaire plus centrale encore est formée par des petites cellules, futures spermatides ou *préspermatides*.

On ne trouve pas de spermatozoïde dans cette période et les dernières formations cellulaires se désagrègent sans pouvoir arriver à la différenciation définitive qu'on rencontre chez l'adulte. La préspermatogenèse (Prenant) se poursuit ainsi jusqu'au moment de la puberté, coïncidant avec un faible développement de la glande.

C. LE TESTICULE CHEZ LE VIEILLARD

Chez le vieillard la consistance du testicule devient en général un peu moins ferme en même temps que des modifications de structure surviennent dans sa constitution. Desnos surtout les a bien étudiées (*Annales des mal. des org. génit.-urin.*, 1886, p. 72 et suivantes).

L'*albuginée* devient, comme le feuillet pariétal de la vaginale, plus épaisse et présente même parfois une série de plis plus ou moins flexueux. *Le corps d'Highmore* augmente aussi de volume et s'étend surtout dans le sens antéro-postérieur.

[PASTEAU.]

Dans la *substance testiculaire* proprement dite, les *conduits* sont formés d'une série de deux ou trois plans de fibres conjonctives séparés par une couche hyaline, inconstante d'ailleurs. Les *cellules épithéliales*, polygonales près de la paroi et légèrement granuleuses, sont recouvertes par des cellules sphériques, granuleuses également, à contours assez réguliers, puis par des cellules polygonales à prolongements multiples; à l'intérieur des tubes on trouve des spermatozoïdes libres surtout abondants vers le corps d'Highmore.

Le *tissu intercanaliculaire* est formé de fibres moins serrées à direction irrégulières et semées de cellules adipeuses plus ou moins abondantes.

VOIES SPERMATIQUES

Définition. — On donne le nom de voies spermatiques à l'ensemble des canaux d'excrétion du sperme testiculaire.

D'après cette définition même je crois qu'on doit comprendre sous le nom de voies spermatiques l'ensemble de tous les canaux par où passe le sperme, depuis sa sortie des canalicules séminifères jusqu'à son arrivée dans l'urètre postérieur. Cette conception d'ailleurs n'est pas purement physiologique : elle repose également sur l'embryologie. En effet, si les tubes séminifères se développent aux dépens de l'épithélium germinatif, les voies spermatiques sont formées par les tubes du corps de Wolff ou leur canal excréteur.

Les voies spermatiques comprennent donc successivement : les tubes droits, le réseau testiculaire, les cônes efférents, l'épididyme, le canal déférent, les vésicules séminales et canaux éjaculateurs.

TUBES DROITS

Les tubes droits font suite aux lobules du testicule et ne sont que les canaux d'excrétion lobulaire.

Situation. — Ils sont situés à l'intérieur même du testicule, au sommet des loges testiculaires et sont séparés les uns des autres par les origines des cloisons qui limitent les lobules.

Direction. — Contrairement à leurs vaisseaux afférents, ils auraient, suivant Haller, une direction rectiligne qui leur a valu leur nom.

Telle n'est pas cependant l'opinion de Sappey. Il lui a toujours été impossible de constater ce trajet rectiligne des soi-disant tubes droits. Si on les saisit, dit-il, avec les mors d'une pince pour les arracher, l'extrémité que ramène la pince offre 1 ou 2 centimètres d'étendue, ce qui prouverait que dans leur trajet à travers le corps d'Highmore, ils décrivent encore des flexuosités.

Nombre. — Haller admettait qu'il existe une vingtaine de tubes semblables, partant des lobules spermatiques et allant se terminer dans le réseau testiculaire. Lauth estime que leur nombre est beaucoup plus considérable. C'est aussi l'opinion de Sappey; mais il est impossible d'en faire une numération précise.

Dimensions. — Ne mesurant pas plus de 200 à 400 μ ils sont d'une façon générale beaucoup plus étroits que les canalicules séminifères et leur largeur n'excède pas 20 à 50 μ (Mihalkowicz). A ce point de vue, si on les considère sur une coupe, on voit nettement qu'ils ne gardent pas le même calibre dans toute leur étendue. Ils présentent en effet à leur origine une dilatation, véritable ampoule, séparée du canalicule séminifère par une portion plus étroite, véritable col (Stieda). On voit même souvent s'enfoncer dans l'intérieur de l'ampoule un petit amas épithélial issu du canalicule séminifère. Cela tiendrait à ce que dans ce dernier, qui ne possède qu'une lumière très étroite, existe un excès de pression qui tend à chasser au dehors les cellules avoisinantes.

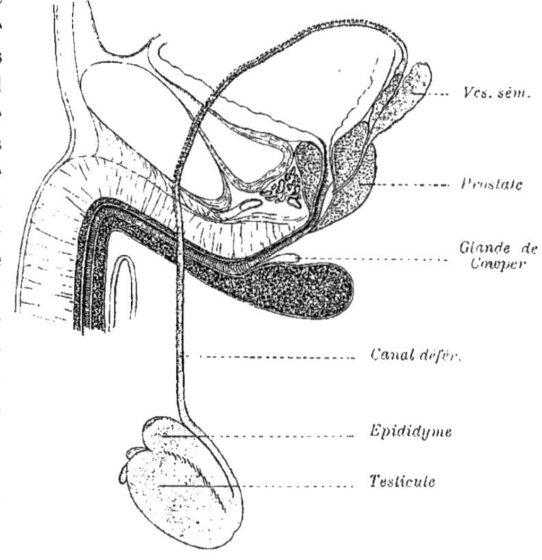

FIG. 211. — Constitution générale des voies spermatiques.

Structure. — Les tubes droits n'ont pas de paroi propre, leur couche épithéliale reposant directement en dehors sur les origines des cloisons intra-testiculaires. Les cellules épithéliales qui les tapissent sont prismatiques et disposées sur une seule couche haute de 25 à 30 μ. La transition se fait donc brusquement entre l'épithélium séminifère et celui du tube droit.

RÉSEAU TESTICULAIRE

Rete vasculosum testis de Haller. — On donne ce nom à un ensemble de canaux plus ou moins irréguliers, anastomosés largement entre eux et situés dans le corps d'Highmore. Le réseau testiculaire reçoit d'un côté par sa partie inférieure et ses faces latérales la terminaison des tubes droits et de l'autre il émet un certain nombre de canalicules (canalicules des cônes efférents) qui sortent du testicule.

Chez l'homme, le réseau de Haller paraît plus spécialement formé d'une série de lacunes de dimensions variables, divisées par des cloisons fibreuses de séparation. Leur dimension varie de 200 à 400 μ. Les mailles qui le composent sont allongées dans le sens du grand axe du testicule (fig. 212) et sur une coupe transversale, on les voit situées dans la moitié inférieure du corps d'Highmore, la partie supérieure étant presque exclusivement réservée aux vaisseaux sanguins et lymphatiques.

Structure. — Les tubes du réseau testiculaire sont comme les tubes droits dépourvus de paroi propre ; ils sont creusés dans l'épaisseur du corps d'Highmore dont le tissu limite leur cavité. Cependant leur face interne est revêtue d'une couche épithéliale. Les cellules qui la composent sont d'ailleurs essentiellement

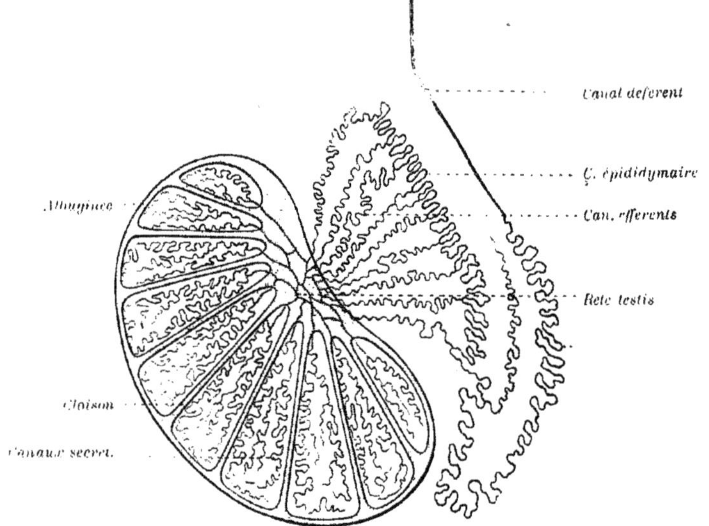

FIG. 212. — Constitution anatomique du testicule et de ses canaux excréteurs.

irrégulières dans leur forme : cylindriques ou cubiques en certaines places, elles se continuent dans d'autres avec des cellules nettement aplaties.

CÔNES EFFÉRENTS

Les cônes efférents sont de petites masses allongées, étendues du bord supéro-postérieur du testicule à la tête de l'épididyme.

Nombre, volume. — Ils sont au nombre de neuf au moins (Huschke) ; de dix à douze pour Sappey ; Haller et Lauth en auraient trouvé jusqu'à trente.

Effilés du côté du testicule, ils s'épaississent un peu pour former une base postéro-supérieure vers la tête de l'épididyme au niveau de laquelle ils se terminent successivement, le canal du premier cône efférent se recourbant en arrière et pouvant être considéré comme l'origine du tube épididymaire.

Tous les cônes efférents sortent de l'albuginée sur une même ligne au niveau du bord postéro-supérieur du testicule ; ils s'adossent les uns aux autres d'avant en arrière et se terminent dans le même ordre au niveau de l'épididyme.

Leur longueur varie de 15 à 25 millimètres.

Constitution anatomique. — Le cône efférent est formé par un seul tube d'une longueur moyenne de 16 centimètres (Huschke), de 25 centimètres (Sappey). Ce tube, à sa sortie du réseau de Haller, est d'abord rectiligne sur une longueur de 6 à 8 millimètres (Sappey), puis il s'infléchit sur lui-même, devient tortueux, se pelotonne et s'enroule de façon à constituer le cône efférent.

Ce tube ne présente pas le même calibre sur toute son étendue, il se rétrécit de son origine à sa terminaison au point que son diamètre initial, étant d'un demi-millimètre au niveau du corps d'Highmore, ne mesure plus qu'un quart de millimètre quand il pénètre dans l'épididyme.

Lauth, Dolbeau, Verneuil, Poirier ont établi l'existence presque constante de dilatations ampullaires sur le trajet des cônes efférents : nous reproduisons le dessin qu'en a donné Poirier (fig. 216).

Dans plus de la moitié des cas, on voit émerger du testicule à la suite des vasa efferentia un conduit borgne, le *vas du rete*.

Les cônes efférents sont recouverts par une expansion fibreuse de l'albuginée testiculaire passant sur l'albuginée épididymaire. Mais, assez souvent, on voit le feuillet viscéral de la séreuse vaginale insinuer un petit cul-de-sac entre les pieds des cônes efférents. Ces petites invaginations séreuses deviennent quelquefois, comme l'a montré Poirier, la cause de certains kystes de l'épididyme.

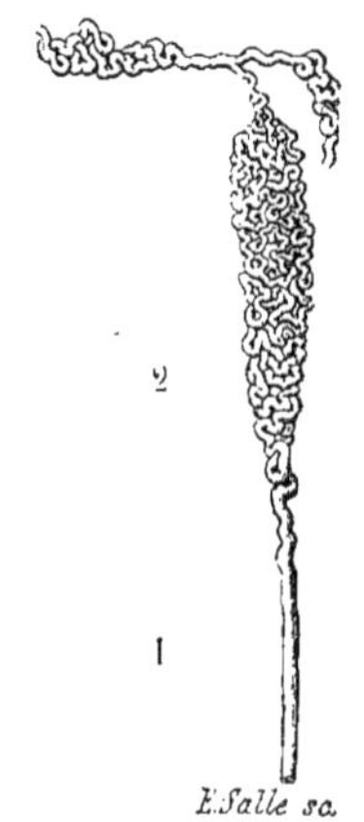

FIG. 213. — Cône efférent et sa terminaison dans l'épididyme (d'après Sappey).

1. Canal efférent. — 2. Cône efférent. — 3. Canal de l'épididyme redressé.

Structure. — Les vaisseaux efférents se composent de deux couches, une externe fibreuse, formée d'éléments fusiformes circulaires probablement de nature musculaire, une interne ou épithéliale, constituée par une seule couche de cellules cylindriques ciliées.

ÉPIDIDYME

Définition. — On donne le nom d'épididyme (en grec ἐπί, sur; δίδυμος, testicule) à un petit organe allongé d'avant en arrière qui se trouve couché sur le bord supérieur du testicule.

Forme, dimensions. — L'épididyme présente une *forme* allongée en massue à grosse extrémité antérieure et à petite extrémité postérieure. Couché sur le bord postéro-supérieur du testicule qu'il recouvre à la manière du cimier d'un casque et auquel il adhère plus ou moins complètement, l'épididyme n'a pas une *direction* absolument rectiligne; il est dans son ensemble un peu concave en bas et en avant.

Les *dimensions* de l'épididyme varient suivant les sujets, mais chez l'homme adulte, on peut établir en moyenne les dimensions suivantes :

Longueur 50 millimètres, correspondant à la longueur testiculaire. — Largeur 10 à 15 millimètres. — Epaisseur 5 millimètres.

Anomalies. — L'épididyme peut être absent (J. Rhodius, Curling), mais le plus souvent il manque en même temps une partie du canal déférent (obs. de Brugnone, J. Hunter, Godard, Münchmeyer, J. Reverdin, etc.).

Configuration extérieure et rapports — On distingue dans l'épididyme trois portions qui sont en allant d'avant en arrière : la tête ou grosse extrémité, le corps ou partie moyenne, et la queue.

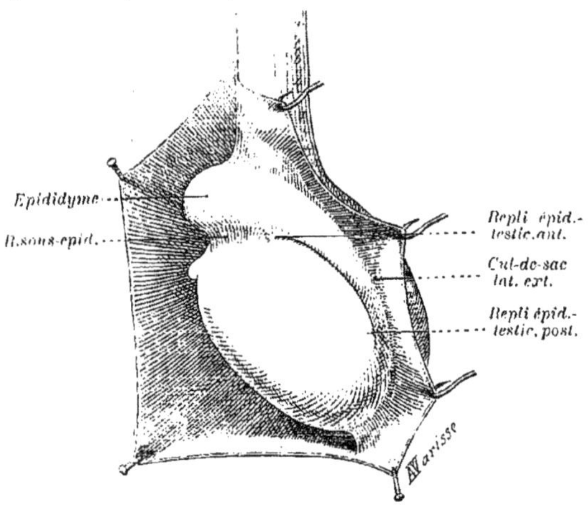

Fig. 214. — Testicule vu par sa face externe, la vaginale ouverte.

La *tête* (globus major de Graaff) a une forme arrondie, globuleuse et régulière. Tantôt elle s'avance jusqu'au niveau du pôle antérieur du testicule qu'elle recouvre (fig. 214) et déborde même parfois, tantôt elle n'atteint pas cette extrémité.

Elle est unie à la zone testiculaire sous-jacente :

1° Par la vaginale qui passe sur elle et l'englobe pour aller se porter sur les faces interne et externe de la glande. Le repli séreux qui réunit la tête de l'épididyme au testicule peut d'ailleurs varier beaucoup dans sa forme et ses dimensions (voy. Tunique vaginale, p. 253).

2° Par une série de canaux sortis du testicule pour se jeter dans la tête de l'épididyme et qui ne sont autres que les canaux efférents étudiés précédemment.

3° Par des tractus conjonctifs plus ou moins serrés.

Poirier (*Revue de Chirurgie*, novembre 1890, et *Congrès international de médecine*, Berlin, 1890) a fait remarquer que chez le nouveau-né l'épididyme est généralement à quelque distance du testicule, le corps étant relié à la glande par un repli fort lâche et la tête complètement libre. — Sur l'enfant de deux ans, la glande et son canal se sont déjà rapprochés ; cependant la tête de l'épididyme est encore libre, non soudée au testicule. — Sur l'adulte la tête de l'épididyme est en général soudée à la glande ; il n'est pas rare de voir des tractus fibreux qui établissent cette adhérence s'étendre au loin sur la glande elle-même, comme le montre la fig. 215. Sur ces constatations anatomiques, Poirier a étayé la pathogénie d'une variété nouvelle de kystes séreux, résultant de la soudure et de l'enclavement du feuillet séreux au niveau de la tête de l'épididyme.

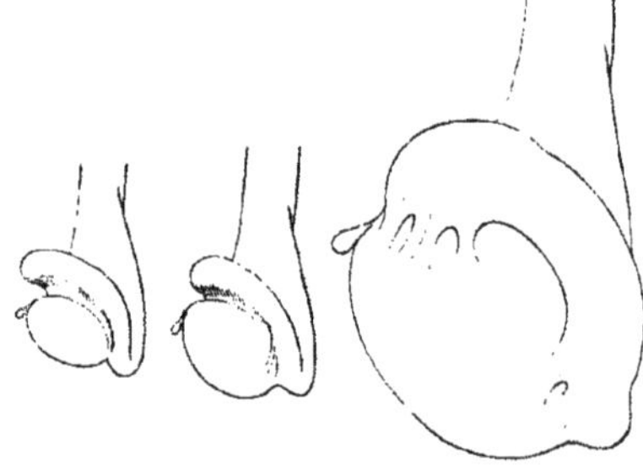

Fig. 215. — L'épididyme chez le nouveau-né, l'enfant et l'adulte (Poirier).

Le *corps* forme la portion la plus étendue de l'épididyme. Triangulaire à la coupe, il présente à étudier trois faces.

1° La *face supérieure* est convexe d'avant en arrière et dans le sens transversal.

2° La *face inférieure* est concave dans les deux sens et répond au bord supérieur du testicule ainsi qu'à une portion de sa face externe, sur laquelle elle empiète en général bien plus qu'on ne le dit ordinairement.

3° La troisième face ou *face interne*, décrite généralement sous le nom de bord interne, est arrondie de haut en bas. Elle se trouve en connexion avec le paquet vasculaire du testicule qui descend perpendiculairement à sa direction et dont les divisions la longent ensuite dans toute son étendue.

Le *bord externe* de l'épididyme, assez effilé, s'avance sur la face externe du testicule, en décrivant une courbe légèrement concave en bas et en dehors.

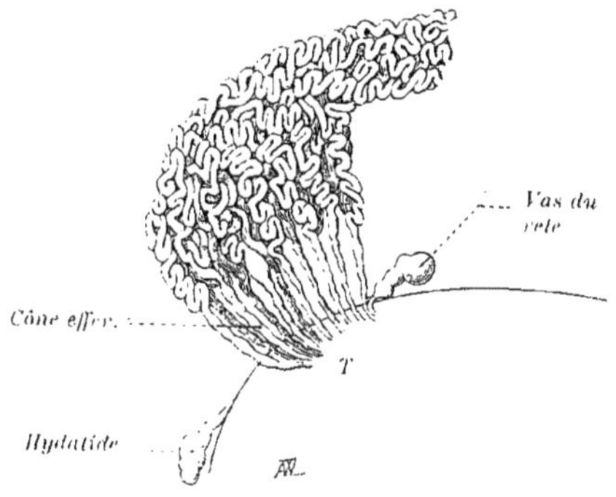

Fig. 216. — La tête de l'épididyme injectée au mercure et le vas du rete (d'après Poirier).

Les rapports du corps de l'épididyme avec la vaginale sont particulièrement intéressants; la séreuse forme au-dessous de lui un *cul-de-sac inter-épididymo-testiculaire*, ouvert en dehors (fig. 214). Le bord externe et la face supérieure de l'épididyme sont également recouverts par le feuillet séreux.

La *queue* de l'épididyme (globus minor de Graaff), située en bas et en arrière, n'atteint pas le pôle inférieur du testicule.

Elle n'est pas allongée en pointe, comme son nom semblerait l'indiquer; elle présente au contraire à peu près les mêmes dimensions transversales que le corps de l'organe, et se continue sans ligne de démarcation bien nette avec l'origine du canal déférent, dont la portion initiale est seulement marquée par un changement complet de direction.

La queue de l'épididyme est intimement unie au testicule sous-jacent par une lame de tissu conjonctif très serré. On a vu d'autre part qu'elle est complètement en dehors de la vaginale et que les rapports respectifs de la queue de l'épididyme, du pôle inférieur du testicule, de la vaginale et du fond des bourses sont maintenus d'une façon fixe par les adhérences intimes du faisceau musculo-conjonctif décrit sous le nom de ligament scrotal.

Constitution anatomique. — L'épididyme est formé par les enroulements d'un canal unique, *canal de l'épididyme*, dans lequel viennent se jeter successivement tous les canaux efférents.

Les enroulements du canal épididymaire sont très compliqués et Lauth, qui a voulu les décrire complètement, divise arbitrairement ces flexuosités en quatre ordres. Les premières, très irrégulières, arrivent à constituer un cordon cylindrique épais de 1 millimètre. Les secondes, formées par les flexuosités du premier cordon, constituent un cordon plus volumineux. Les troisièmes, marquées par l'enroulement des secondes, formeraient une bandelette large de 4 millimètres, épaisse de 2. Les dernières enfin sont constituées par les contours de cette bandelette s'infléchissant régulièrement de dehors en dedans, puis de dedans en dehors. Ces derniers contours transversaux esquissent ce qu'on a désigné improprement sous le nom de lobes de l'épididyme.

[PASTEAU.]

La dissection, après ramollissement du tissu conjonctif qui unit tous les replis, permet d'étendre le canal épididymaire; on constate alors qu'il a une *longueur* assez considérable : 6 m. 30 pour Lauth, 9 m. 40 pour Monro, et pour Sappey 6 mètres en moyenne.

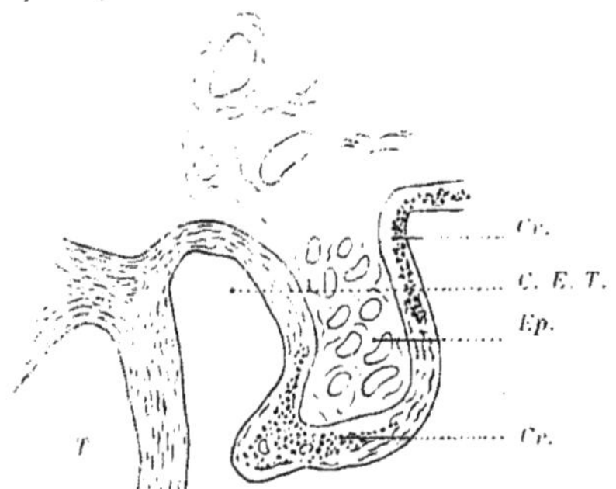

Fig. 217. — Coupe schématique passant un peu au-dessous de la tête de l'épididyme (Barrois).

Le *diamètre* du canal épididymaire est de 350 μ. Il est inégal et pour Lauth diminuerait vers l'origine du canal déférent; Monro, Sappey et Cruveilhier adoptent une opinion contraire.

Structure. — L'épididyme paraît constitué sur une coupe par une série de canaux réunis entre eux par des lames conjonctives denses; ces lames conjonctives se confondent à la surface de l'épididyme en une membrane fibreuse (*albuginée épididymaire*) sur laquelle repose directement la vaginale. Cette albuginée de l'épididyme est plus mince que celle du testicule, mais sa structure est identique. Elle adhère, d'ailleurs, intimement à la seconde au niveau de la tête et de la queue de l'organe; par contre au niveau du corps de l'épididyme elle forme un cylindre complet.

A sa surface, on trouve de place en place, surtout en arrière, des faisceaux musculaires lisses. Ce sont des fibres du crémaster interne qui s'avancent sur la face supérieure de l'épididyme, et jusqu'au niveau de son bord externe (fig. 217 et 218).

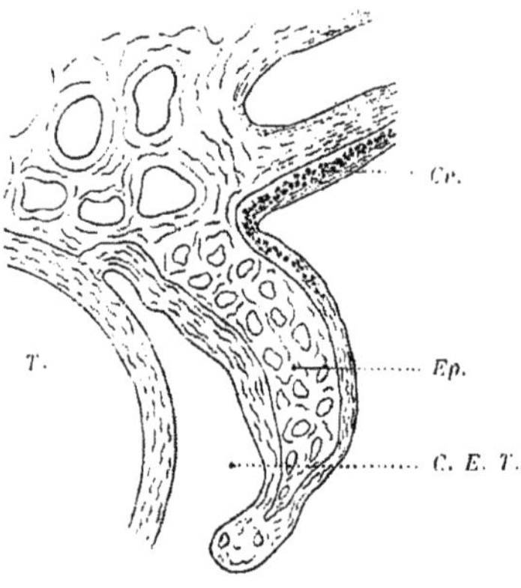

Fig. 218. — Coupe schématique de l'épididyme passant au niveau du corps d'Highmore (Barrois).

T., testicule. — *Ep.*, épididyme. — *C. E. T.* Cul-de-sac inter-épididymo-testiculaire. — *Cr.*, fibres du crémaster interne.

Le canal épididymaire présente lui-même à considérer deux couches : 1° une *couche externe* formée de fibres lisses; son épaisseur augmente au fur et à mesure qu'on s'éloigne du testicule: en effet aux fibres longitudinales qui existent depuis l'originedu conduit s'ajoutent des fibres circulaires au niveau de la queue de l'épididyme.

2° Une *couche interne*, épithéliale, cylindrique ciliée. Les cellules qui la constituent, hautes de 30 à 60 μ, renferment profondément un noyau volumineux et deux granules disposés en diplosome: elles sont munies de cils très longs qui se meuvent d'avant en arrière vers le canal déférent. Les cellules à cils vibratiles sont de temps à autre nettement sécrétrices; dans ces cas, les cils tombent, l'appareil vibratile apparaît à nouveau après la sécrétion (Jeleniewskiz). A la base des cellules ciliées on trouve de place en place quelques cellules plus petites, triangulaires, munies d'un noyau bien apparent et qui constituent des cellules de remplacement (Tourneux et Hermann) (fig. 219).

Chez le vieillard, l'épididyme est souvent atrophié et réduit à un cordon dont le diamètre dépasse à peine celui du canal déférent. Par contre, dans d'autres cas, il peut être augmenté de volume et recouvert par de nombreuses veines qui le cachent presque complètement, pénètrent dans son épaisseur en écartant et en comprimant les tubes épididymaires dont la lumière diminue ou disparaît parfois complètement. Entre ces tubes le tissu conjonctif est parsemé de nombreuses cellules adipeuses (Desnos).

Les *artères de l'épididyme* sont fournies : 1° par l'artère déférentielle qui, ayant longé le canal déférent, aborde l'épididyme par son extrémité postérieure; 2° par la branche épididymaire de l'artère spermatique, branche qui se détache de son tronc d'origine au moment où celui-ci aborde la tête de l'épididyme ou un peu au-dessus; elle se dirige d'avant en arrière et ses branches vont s'anastomoser avec celles de la déférentielle venues en sens inverse.

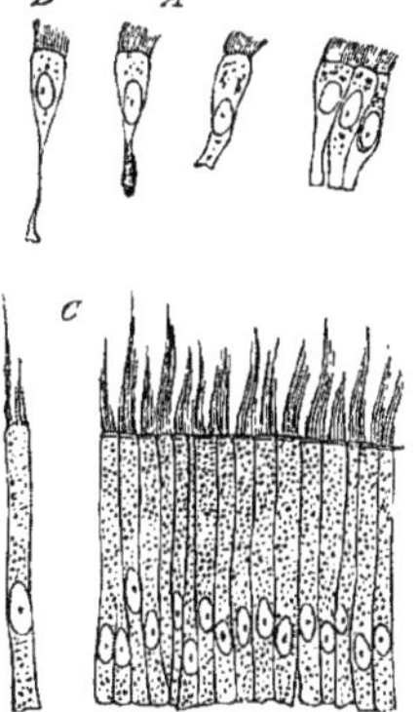

FIG. 219. — Cellules épithéliales à cils vibratiles de l'épididyme de l'homme (grossissement de 100 diamètres). — D'après Kölliker.

A. Cellules des canaux efférents du testicule. — B. Cellules des cônes séminifères. — C. Cellules de la partie initiale du canal de l'épididyme.

CANAL DÉFÉRENT

Le canal déférent, dit *conduit excréteur du testicule*, est un canal qui commence à la queue de l'épididyme pour se terminer au niveau du col de la vésicule séminale.

Trajet, dimensions. — Né dans les bourses qu'il parcourt dans toute leur longueur, il traverse le canal inguinal, pénètre dans le petit bassin, longe d'abord la face latérale de la vessie, puis se recourbe sur sa face postérieure pour atteindre la base de la prostate au niveau de laquelle il se termine.

Sa *longueur* est assez considérable : il mesure chez l'homme adulte 45 centimètres.

Son *diamètre* augmente d'une façon générale depuis son origine jusqu'à sa terminaison. Dans sa partie moyenne il mesure 2 millimètres à 2 mm. 5, sa cavité ne dépassant pas un demi-millimètre. Au niveau de la vésicule séminale, il peut être doublé et même triplé de volume.

Chez le vieillard, le canal déférent a un diamètre bien plus grand et atteint jusqu'à 3 mm. 1/2 et 4 mm. 1/2, ce qui paraît dû à l'hypertrophie de l'élément celluleux et de l'élément musculaire (Desnos).

Forme, consistance. — Régulièrement cylindrique, il augmente surtout de volume dans sa portion rétro-vésicale qui est décrite sous le nom d'*ampoule du canal déférent* (fig. 225). A ce niveau, il est légèrement aplati d'avant en arrière et sa surface montre une série de bosselures plus ou moins irrégulières, séparées par des sillons peu profonds. Henle et Cruveilhier ont d'ailleurs décrit, dans l'épaisseur même des parois de l'ampoule, des *diverticules* en cul-de-sac qui s'étendent parallèlement à l'axe du canal principal et dont on voit nettement la disposition sur les coupes transversales (fig. 221 et 222).

La consistance est partout la même; grâce à l'épaisseur et à la résistance de ses parois, il se présente au doigt qui l'explore sous la forme d'un cordon régulier, tendu, caractéristique.

D'après les recherches de Reclus et de Poirier, on rencontre souvent, sur le trajet même du canal déférent, des diverticules latéraux : ils siègent surtout au-dessus de la queue de l'épididyme et présentent une forme régulièrement sphérique.

Rapports. — Etant donné le trajet compliqué de ce canal, il y a avantage, pour l'étude des rapports, à le diviser en différentes portions qui sont successi-

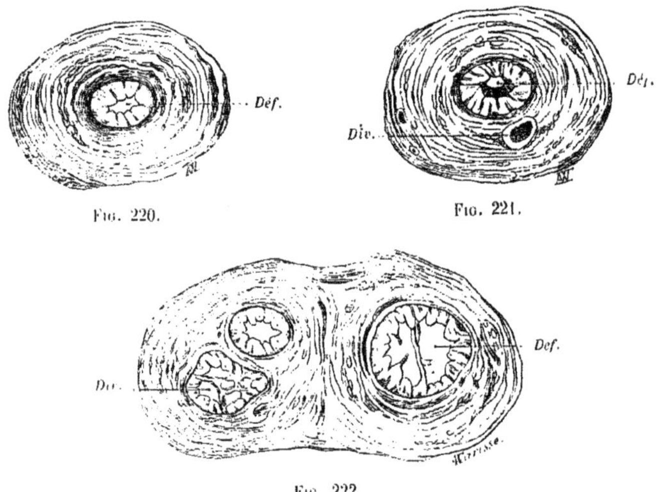

Fig. 220. Fig. 221.

Fig. 222.

Trois sections du canal déférent (d'après Henle).

Fig. 220. — Coupe au-dessus de l'ampoule (coupe d'un canal unique).
Fig. 221 et 222. — Coupes au niveau de l'ampoule.
Div. Coupe d'un diverticule simple ou cloisonné. — *Déf.* Coupe du canal déférent.

vement : la portion scrotale, les portions inguinale et pelvienne. Dans cette dernière, la portion rétro-vésicale, plus particulièrement intéressante, méritera une description détaillée.

1° La *portion scrotale* doit être divisée en deux parties :

a) *Portion testiculaire*. — Le canal déférent naît au niveau du pôle inférieur du testicule, à la partie la plus inférieure des bourses où il continue le canal épididymaire; d'abord assez flexueux, il remonte sur le bord postéro-supérieur du testicule, de bas en haut et d'arrière en avant jusqu'au niveau de la tête de l'épididyme.

Dans toute cette région, longue de 25 à 30 millimètres, il se trouve en rapport avec la face interne de l'épididyme, et les flexuosités qu'il présente dans la première partie de son trajet sont soudées à cet épididyme par un tissu conjonctivo-musculaire assez lâche. Il se trouve d'ailleurs séparé de la face interne de l'épididyme par des artères, branches de la spermatique et par des branches veineuses, origines du faisceau postérieur du plexus veineux spermatique.

Un des points les plus intéressants de ses rapports à ce niveau est que, dans tout son trajet, le canal déférent se trouve en dehors de la vaginale, dont le cul-de-sac de réflexion interne le longe cependant dans ses deux tiers antérieurs; on peut donc l'aborder et le reséquer sans ouvrir la séreuse (A. Cooper).

b) Portion funiculaire. — Arrivé sur la face interne de la tête de l'épididyme ou plus exactement à l'union de la tête avec le corps de l'organe, le canal

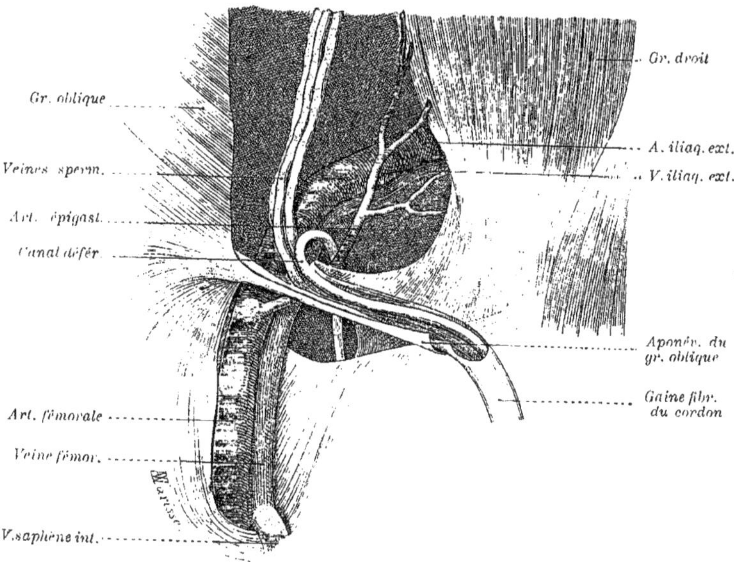

Fig. 223. — Trajet intra-inguinal du canal déférent (d'après Cloquet, modifiée).

déférent s'infléchit en haut en gardant une direction rectiligne et verticale (portion ascendante du canal déférent).

Dans ce trajet funiculaire, il se met en rapport intime avec les branches vasculaires et nerveuses du cordon spermatique; cependant, il en est séparé par une gaine conjonctive à laquelle il doit une mobilité complète.

Les rapports exacts du canal déférent avec les organes du cordon seront étudiés plus loin (voy. Cordon spermatique).

2° *Portion inguinale.* — Depuis l'orifice superficiel du canal inguinal jusqu'à l'orifice profond, le canal déférent est oblique en haut et en dehors, très légèrement en arrière; cependant, sa direction n'est pas absolument celle du canal inguinal, car il s'éloigne de sa paroi inférieure au fur et à mesure qu'il pénètre dans la profondeur.

Dans ce trajet qui mesure 5 à 9 centimètres, il se trouve encore en rapport avec les organes du cordon et par leur intermédiaire avec les parois du canal inguinal : en avant, l'aponévrose d'insertion du grand oblique, en arrière le

[PASTEAU.]

fascia transversalis et le péritoine, en bas l'arcade crurale, en haut les bords plus ou moins accolés du petit oblique et du transverse.

3° La *portion pelvienne* commence à l'orifice profond du canal inguinal. Dans le parcours pelvien, sa direction forme une courbe concave en dedans et en bas, correspondant à son trajet sur la face latérale puis sur la face postérieure de la vessie. Il faut donc décrire une portion latéro-vésicale et une portion rétro-vésicale.

a) La *portion latéro-vésicale* commence à l'orifice profond du canal inguinal, pour se terminer au niveau de l'arrivée de l'uretère dans la vessie. Le canal

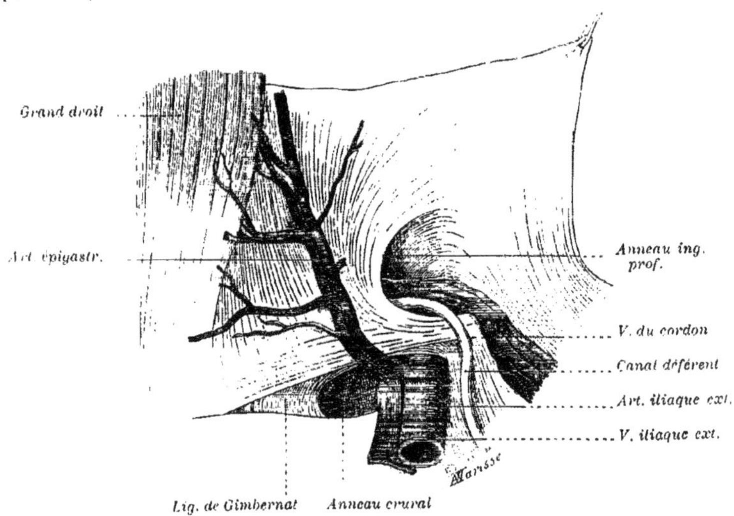

Fig. 224. — Rapports du canal déférent avec l'artère épigastrique (d'après Cloquet).

déférent situé entre le fascia transversalis et le péritoine, puis entre le péritoine et le fascia iliaca, croise d'abord en x l'artère épigastrique; cette artère, née de l'iliaque externe, passe sous le canal déférent pour devenir verticale en dedans de lui, et limite la fossette inguinale externe, en sorte que la courbe à concavité inférieure du déférent repose sur la courbe à concavité supérieure de l'épigastrique. Immédiatement après, le déférent passe en dedans des vaisseaux iliaques externes puis plonge dans le petit bassin et aborde la face latérale de la vessie qu'il parcourt obliquement et avec laquelle ses rapports varient, suivant qu'elle est plus ou moins pleine. A ce niveau, il croise l'artère ombilicale (ou le cordon fibreux qui la remplace chez l'adulte) en passant au-dessus d'elle.

Au moment de s'infléchir sur la face postérieure de la vessie, le canal déférent croise l'uretère à sa terminaison en passant également au-dessus de lui.

b) *Portion rétro-vésicale.* — La direction du canal change là une dernière fois; presque horizontal, il se porte très en dedans, peu en bas et légèrement en avant, pour venir s'accoler au niveau de sa terminaison au canal déférent du côté opposé. Il limite ainsi avec ce dernier un angle ouvert en haut, *angle inter-déférentiel* dont le sommet répond à la base de la prostate.

A la partie externe des canaux déférents se trouvent les vésicules séminales correspondantes; ces vésicules sont obliquement dirigées de façon à atteindre en bas la ligne médiane. L'*angle inter-déférentiel* se trouve donc inscrit dans un angle plus ouvert formé par les vésicules et qu'on peut décrire sous le nom d'*angle inter-vésiculaire*.

Dans cette portion les rapports des canaux déférents avec le péritoine varient encore avec le degré de réplétion de la vessie. Quand elle est vide, le cul-de-sac séreux descend entre les deux canaux déférents qui sont très écartés; quand elle est pleine, les canaux déférents se rapprochent de la ligne médiane, l'angle inter-déférentiel devient moins ouvert et le péritoine se réfléchit plus haut. Suivant la plus ou moins grande réplétion vésicale, il y a 1 à 5 centimètres de canal déférent à découvert (Charpy).

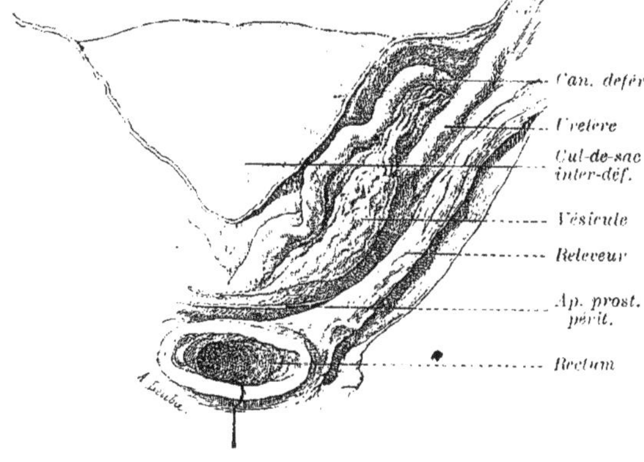

FIG. 225. — Face postérieure de la vessie et cul-de-sac inter-déférentiel.

Dans tout ce trajet, les canaux déférents sont englobés par une masse musculo-conjonctive décrite plus loin sous le nom d'*aponévrose prostato-péritonéale*, par l'intermédiaire de laquelle ils répondent en avant à la face postérieure de la vessie, et, en arrière à la face antérieure de la portion moyenne du rectum, si bien que le doigt introduit par l'anus peut les explorer facilement.

Terminaison. — La terminaison du canal déférent au niveau de la vésicule séminale présente quelques particularités. Au niveau du col de la vésicule, il existe en effet deux orifices: l'un est celui du canal déférent, il est situé en haut et en dedans; l'autre est celui de la vésicule, il est situé en bas. Ces orifices sont disposés de telle sorte que le liquide injecté par le canal déférent passe d'abord dans la vésicule qu'il remplit avant de refluer dans le canal éjaculateur.

Structure. — Sur une coupe, la lumière du canal est très peu marquée par rapport à l'épaisseur de ses parois qui forment les quatre cinquièmes de la surface.

On y rencontre successivement en allant de dehors en dedans:

1° Une *couche conjonctive* semée de fibres élastiques, de ramifications vasculaires et de filets nerveux; cette couche est mince et adhère profondément à la suivante (Sappey);

2° Une *couche musculaire* très développée et qui forme les quatre cinquièmes de l'épaisseur totale de la paroi. Les fibres musculaires, unies entre elles par un tissu conjonctif assez serré, sont disposées sur trois plans, un externe de fibres longitudinales, un moyen de fibres circulaires, un interne de fibres longitudinales : ce dernier plan est le moins développé et manque même en certains points;

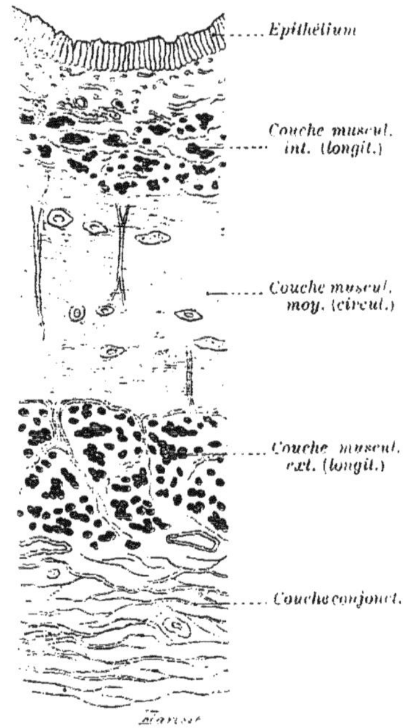

FIG. 226. — Coupe transversale du canal déférent (d'après Henle).

3° Une *couche muqueuse* d'aspect blanchâtre.

Au niveau de la portion terminale, la surface interne devient plissée, irrégulière, par suite de la présence d'aréoles limitées par des plis de hauteur et de dimensions variables (fig. 230); à ce niveau, la couleur de la muqueuse devient plus jaunâtre.

La membrane propre est formée de tissu conjonctif mélangé à des fibres élastiques disposées plutôt transversalement dans la portion externe et longitudinalement dans la portion interne (Cruveilhier).

L'épithélium qui recouvre cette muqueuse est un épithélium cylindrique de 50 à 60 μ de hauteur. Suivant Sappey, cette tunique serait recouverte d'un épithélium de cellules à cils vibratiles; suivant Kölliker, Klein, au contraire, ce seraient des cellules pavimenteuses de 11 à 18 μ de diamètre.

Henle a décrit, dans l'ampoule du canal déférent, quelques formations glandulaires en cæcum, ordinairement dirigées parallèlement les unes aux autres; elles sont discutées d'ailleurs et Kölliker les considère comme de simples dépressions de la muqueuse.

Vaisseaux et nerfs. — Les artères du canal déférent sont formées par la vésiculo-déférentielle, branche du tronc antérieur de bifurcation de l'hypogastrique. Le rameau déférentiel aborde le canal près de sa terminaison et se divise en deux petites artères, l'une descendante qui suit le canal déférent jusqu'au niveau de la prostate, l'autre ascendante ou récurrente qui le suit jusqu'à son origine au testicule où elle s'anastomose avec l'épididymaire. Cette branche descendante fournit de nombreux rameaux qui pénètrent dans la couche conjonctive, puis traversent la musculeuse.

Les *veines*, qu'on retrouve dans la couche conjonctive formant un réseau irrégulier, se jettent soit dans les veines du cordon, soit dans les plexus vésicoprostatiques.

Les *lymphatiques* naissent dans toute l'étendue du canal déférent (Sappey). Ils sont plus développés aux extrémités et particulièrement à l'extrémité terminale.

Les *nerfs* sont fournis par le plexus hypogastrique et se prolongent depuis la terminaison jusqu'à l'origine du canal. Ils sont situés dans la couche celluleuse où ils forment un véritable plexus (Swan). Ils semblent destinés particulièrement à la couche musculaire; on n'a pas pu cependant jusqu'ici leur y décrire de terminaisons bien nettes.

VÉSICULES SÉMINALES

Définition. — Les vésicules séminales sont des réservoirs musculo-membraneux, appendus à la terminaison du canal déférent; pour le plus grand nombre elles seraient destinées à emmagasiner le sperme sécrété par le testicule en attendant l'éjaculation, tout comme la vésicule biliaire emmagasine la bile sécrétée par le foie.

Nombre. — Les vésicules séminales sont au nombre de deux, une droite, une gauche correspondant à chacun des canaux déférents.

Anomalies. — L'absence de la vésicule séminale semble liée à l'absence même de la portion urétrale du canal déférent (Godard). Elle peut être unilatérale (obs. de Bosscha, Parise, Cusco, Godard, par exemple) ou bilatérale (cas de Tenon, Mayer, Parisot, etc.).

La réunion des deux vésicules en une seule poche médiane a été également signalée dans un cas où il existait deux canaux déférents (Deville).

Situation. — Situées dans le petit bassin, en arrière de la vessie, en avant du rectum, en dehors du canal déférent, au-dessus de la prostate à laquelle elles confinent inférieurement, les vésicules séminales occupent une situation à peu près fixe, logées dans un dédoublement de ce tissu conjonctivo-fibreux dense qui constitue l'aponévrose prostato-péritonéale de Denonvilliers. Elles sont piriformes à grosse extrémité supérieure, légèrement aplaties d'avant en arrière et de haut en bas.

Volume. — D'un volume très variable suivant leur état de réplétion et, d'une façon générale, suivant l'activité fonctionnelle des testicules, elles sont comparativement très peu développées chez l'enfant avant la puberté, de même qu'elles diminuent de volume chez les vieillards; chez l'adulte on peut leur considérer une longueur de 5 à 6 centimètres, une largeur maxima de 15 à 20 millimètres, une épaisseur de 8 à 10 millimètres. La droite serait même souvent plus grande que la gauche (Charpy).

La *capacité* varie entre 1 cmc. 5 et 2 cmc. 5 (Charpy).

Direction. — Tous les anatomistes s'accordent à leur donner une direction oblique en bas et en dedans, et un peu en avant, en sorte qu'elles délimitent entre elles un angle (*angle inter-vésiculaire*) dont le sommet confine à la prostate, leurs bases étant séparées par un espace de 7 à 8 centimètres environ. Je dois cependant faire remarquer que souvent les vésicules séminales sont beaucoup plus obliques en dedans qu'on ne semble l'avoir dit jusqu'ici. Il n'est pas rare de les trouver presque horizontales (fig. 227), surtout chez le nouveau-né; cette même disposition se rencontre ordinairement chez le vieillard, par suite de l'augmentation du bas-fond de la vessie. D'autre part, puisqu'elles sont accolées à la face postérieure de la vessie, leur direction varie avec l'état de réplétion de cet organe.

Configuration extérieure. — Étant donnée leur forme de cône légèrement aplati, on peut considérer aux vésicules deux faces, une antérieure, une postérieure; deux bords, un interne, un externe; deux extrémités, une supérieure ou fond, ou base, une inférieure ou sommet, ou col.

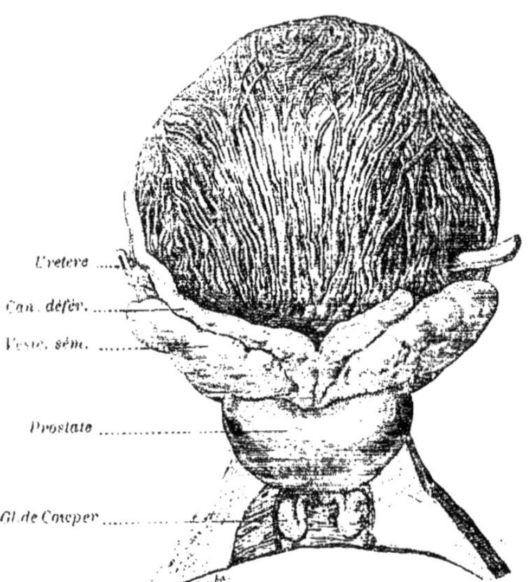

Fig. 227. — Face postérieure de la vessie disséquée et vésicules séminales (d'après Spalteholz).

Rapports. — Quand on cherche à séparer les vésicules des organes voisins, on les trouve comme englobées dans une masse cellulo-musculaire qui les entoure de toutes parts en les maintenant dans leur position. C'est l'*aponévrose prostato-péritonéale de Denonvilliers*.

Elle se compose de nombreuses fibres conjonctives entremêlées de fibres élastiques et d'un réseau plus ou moins développé de fibres musculaires lisses, sur la direction desquelles on peut discuter. On reconnaît cependant que, d'une façon générale, elles sont transversales sur la ligne médiane où elles semblent avoir des rapports de continuité assez marqués avec la base et la face postérieure de la prostate. Il faut noter enfin que dans cette aponévrose prostato-péritonéale on trouve un grand nombre d'artérioles et des veines plus nombreuses encore, particulièrement chez le vieillard, où elles se développent en arrière vers le rectum. On y trouve enfin des ramuscules nerveux qui constituent de véritables plexus.

Au niveau des vésicules, l'aponévrose se dédouble sur le bord interne de celles-ci, la lame antérieure passant entre les vésicules et la vessie, la lame postérieure entre les vésicules et le rectum. Ces deux lames s'accolent à nouveau et se fusionnent au niveau du bord externe des vésicules, auxquelles elles constituent ainsi une gaine complète qui, par sa contraction, peut aider à leur expression.

L'aponévrose prostato-péritonéale est constituée par les deux fascias d'accolement pré- et rétro-vésiculaire. Pour la bien comprendre et interpréter, il est indispensable de relire sa description (voy. Péritoine, t. IV, p. 1043).

Il reste maintenant à donner avec quelques détails les rapports de chacune des parties des vésicules séminales. La *face antérieure* ou *supérieure* convexe dans l'ensemble et irrégulièrement bosselée est accolée au bas-fond de la vessie ; mais si la vessie est vide et contractée, la vésicule peut s'en éloigner notablement en arrière.

La *face postérieure* ou *inférieure*, plus bosselée que la première, répond toujours, quel que soit l'état de réplétion de la vessie, à la partie antéro-latérale de la portion moyenne du rectum sur laquelle elle glisse facilement, par l'inter-

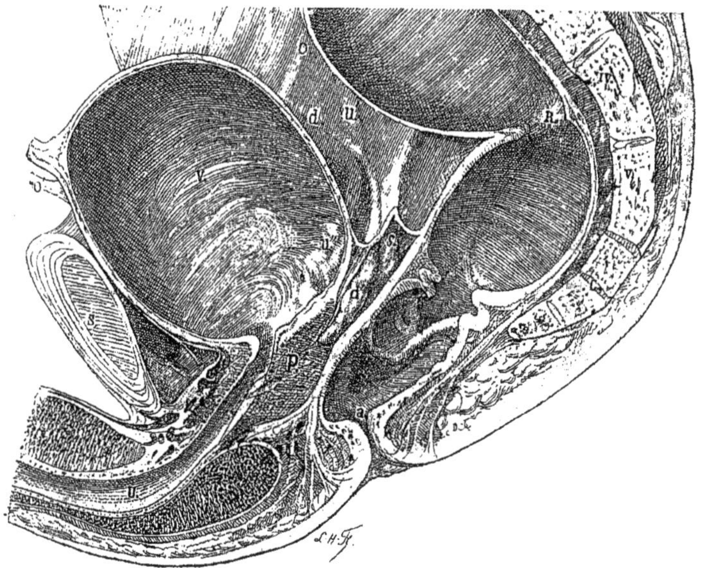

Fig. 228. — Coupe sagittale du bassin (d'après Farabeuf) montrant les rapports de la vésicule séminale.

R. Rectum. — a. Anus. — V. Vessie. — P. Prostate. — U. Urètre. — S. Symphise pubienne. — u. u'. Uretère — O. O' Artère ombilicale. — dd'. Canal déférent. — s. Vésicule séminale.

médiaire d'un tissu cellulo-séreux à larges mailles ; Guelliot (Thèse de Paris, 1882, p. 29) aurait même trouvé dans un cas une véritable bourse séreuse entre les vésicules et le rectum. Tel n'est cependant pas l'avis de quelques anatomistes pour lesquels il existerait une adhérence intime entre les vésicules et le rectum ; Jonesco affirme même que les vésicules séminales se trouvent accolées et fixées à la face antérieure de la gaine fibreuse du dernier segment du gros intestin. Quoi qu'il en soit, le rapport avec la paroi rectale explique la facilité avec laquelle le doigt introduit par l'anus peut explorer les vésicules sur le bas-fond de la vessie.

Le *bord interne* est très oblique en dedans et détermine, avec celui du côté opposé, un angle à sommet inférieur répondant à la partie moyenne de la base de la prostate, *angle inter-vésiculaire* dans l'aire duquel arrivent les canaux déférents, comme il a été dit plus haut, en formant l'*angle inter-déférentiel*.

Le *bord externe* est tellement oblique en dedans qu'il devient presque bord inférieur. Il est très convexe et se trouve en rapport avec un plexus veineux qui se jette en bas dans le plexus prostatique.

L'*extrémité supérieure* ou *base* est très externe; elle est arrondie et répond à la terminaison de l'uretère qui, oblique en bas et en avant, la croise sur un plan plus antérieur. Ses rapports avec le cul-de-sac péritonéal sont intéressants à noter. Le péritoine, en effet, descendu de la face postérieure de la vessie, forme souvent chez l'adulte une ébauche du cul-de-sac vésico-séminal sous forme d'une petite rainure transversale. Puis il passe sur le fond des vésicules et tapisse leur face postérieure sur une longueur de 10 à 15 mm. avant de se recourber en haut sur le rectum pour former le cul-de-sac vésico-rectal ou mieux vésiculo-rectal.

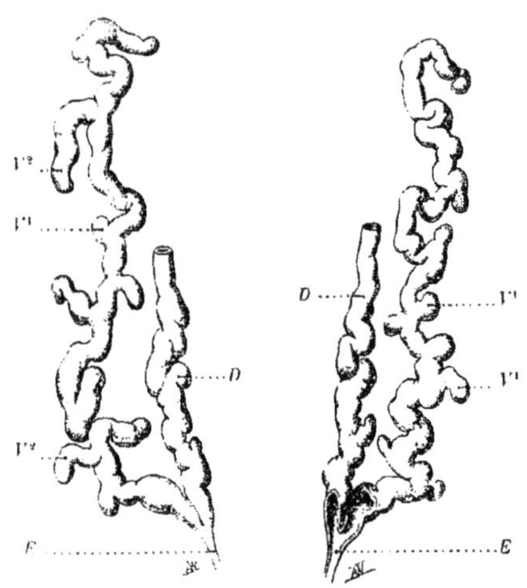

FIG. 229. — Vésicules séminales dont le canal a été déroulé (d'après Sappey).

E, canal éjaculateur. — *D*, canal déférent. — *V*, canal vésiculaire avec ses diverticules en forme d'ampoules (V^1) ou de canaux secondaires (V^2).

Les rapports du péritoine avec la base des vésicules séminales varient d'ailleurs avec l'état de réplétion de la vessie. En général, on peut admettre que la réflexion de la séreuse se fait, si la vessie est vide, à 15 millimètres ou même moins de la base de la prostate; si elle est pleine, à 40 millimètres et plus (Charpy).

L'*extrémité inférieure* ou *sommet*, qui mérite véritablement le nom d'*inféro-interne*, s'allonge en une portion effilée ou *col de la vésicule*. En dehors, elle adhère intimement à la partie moyenne de la base de la prostate et, en dedans, elle s'unit à l'extrémité terminale du canal déférent pour former le conduit éjaculateur.

Constitution anatomique. — Quand on coupe une vésicule séminale, on la trouve toujours formée par une série de *logettes*, séparées les unes des autres par des *cloisons irrégulières* plus ou moins épaisses; sur la surface de chacune d'elles il existe, d'autre part, des ébauches de septum qui limitent des logettes plus petites. Toutes ces loges communiquent les unes avec les autres.

Pour comprendre la formation de tous ces diverticules, il suffit de procéder par dissection au lieu de procéder par coupes. On voit alors que les nombreuses bosselures de la vésicule séminale peuvent être séparées les unes des autres, et qu'à la fin, quand on les a libérées sur une certaine longueur, on se trouve en présence non plus d'une vésicule à proprement parler, mais d'un canal allongé, irrégulier, tortueux, le *canal vésiculaire* (fig. 229 et 230).

Dans chaque vésicule, on peut considérer qu'il existe ainsi un canal long de

10 à 12 centimètres et plus même, dont les enroulements irréguliers et les plicatures multiples expliquent la formation des cloisonnements; parmi ces plicatures, il en est une dont la disposition est loin d'être rare : le tube vésiculaire, après avoir eu une direction ascendante jusqu'au niveau du fond de la vésicule, se plie et redescend plus ou moins parallèlement à lui-même en formant dans son ensemble une espèce d'U renversé très allongé (fig. 230).

Le canal vésiculaire est irrégulier comme calibre, et, à côté de certains points plus larges, il en présente d'autres rétrécis. On peut dire cependant que son diamètre mesure, d'une façon générale, de 6 à 8 millimètres. Il possède de nombreux prolongements latéraux ou diverticules très irréguliers comme forme, direction et longueur. Quelques-uns ne sont que de petites ampoules accolées au canal principal; d'autres mériteraient plutôt le nom de canaux secondaires et atteignent parfois une longueur de 2 à 5 centimètres (fig. 229); leur calibre rappelle celui du canal principal.

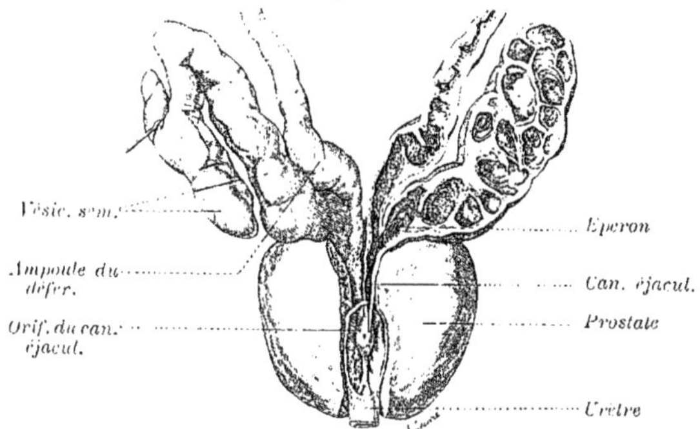

FIG. 230. — Ampoule du canal déférent, vésicules séminales et canaux éjaculateurs. (d'après Spalteholz).

Structure. — La constitution même de la vésicule explique la structure de ses parois. Sur une coupe on trouve :

1° Une enveloppe commune à tous les replis du canal vésiculaire, enveloppe conjonctive semée de fibres musculaires lisses : c'est l'aponévrose prostato-péritonéale;

2° Une gaine conjonctive qui sépare les replis canaliculaires. On y rencontre des vaisseaux et des nerfs;

3° Une couche musculeuse;

4° Une couche muqueuse. Ces deux dernières couches constituent le canal vésiculaire à proprement parler.

La *musculeuse* se présente ici comme dans le canal déférent, mais moins épaisse; elle est composée de trois plans, un externe de fibres longitudinales, un moyen de fibres circulaires, un interne de fibres longitudinales. L'ensemble de ces trois couches forme à lui seul les deux tiers de l'épaisseur du canal.

La *muqueuse* présente des plis et crêtes saillantes analogues à celles qui ont été décrites plus haut dans l'ampoule du canal déférent, mais elles sont ici beaucoup plus hautes, en sorte que, sur une coupe, elles se présentent comme de véritables villosités (Cadiat). Elle est blanchâtre ou brun foncé (Charpy) à cause des granulations de pigment jaune des cellules épithéliales, et recouverte par un épithélium cylindrique chez l'enfant, aplati chez l'adulte; on y a signalé les mêmes glandules que dans l'ampoule du canal déférent (Henle).

Vaisseaux et nerfs. — Les *artères* des vésicules séminales viennent de la vésicale inférieure et de l'hémorroïdale moyenne émanées toutes deux de

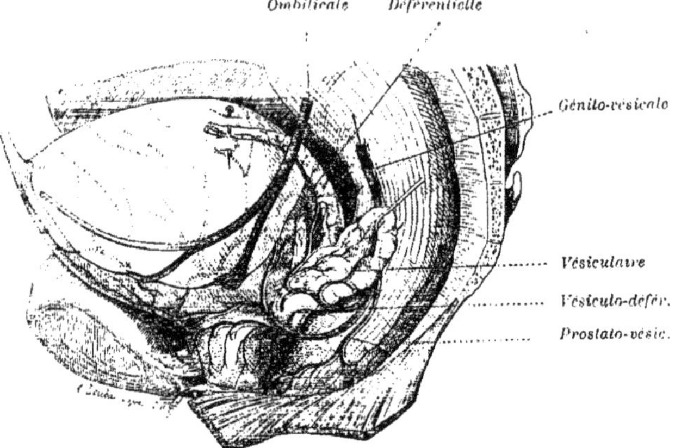

Fig. 231. — Les artères de la vésicule séminale et du canal déférent (artère génito-vésicale typique). D'après Farabeuf.

l'hypogastrique. Un peu avant d'aborder le fond de la vessie, la vésicale inférieure se divise et donne une branche à la vésicule séminale correspondante. Cette artère, ayant pénétré dans la loge musculaire de la vésicule, se colle à

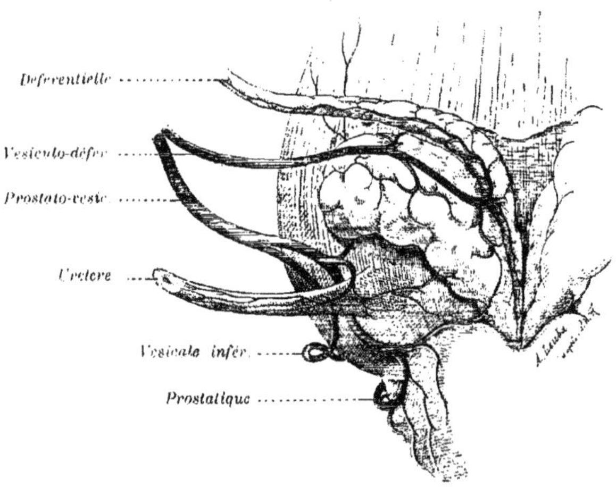

Fig. 232. — Les artères des vésicules séminales, du canal déférent et de l'uretère. D'après Farabeuf.

l'organe au niveau de sa base et descend en serpentant entre les bosselures jusque près du sommet. Les rameaux qu'elle fournit peuvent naître dès l'arrivée de l'artère et se distribuer en partant du fond de la vésicule, mais ils peuvent aussi se détacher plus tard, près de la prostate; ils sont alors récurrents (Farabeuf).

Au niveau du sommet de la vésicule, l'artère vésiculaire fournit, à peu près constamment, un rameau qui monte le long du canal déférent et s'anastomose avec les branches vésiculaires de l'hémorroïdale moyenne.

L'hémorroïdale moyenne fournit ordinairement deux ou trois petits rameaux qui, abordant la vésicule au niveau de son sommet, se ramifient bientôt dans son épaisseur.

Cette disposition des artères de la vésicule est d'ailleurs soumise à des variations nombreuses. Dans un certain nombre de cas, la plupart, dit Farabeuf, la vésicale inférieure serait la source principale. Suivant d'autres anatomistes et Poirier en particulier, la branche vésicale serait insignifiante et la majorité des artères serait fournie par l'hémorroïdale moyenne.

Quoi qu'il en soit, les branches issues de ces vaisseaux traversent la fibreuse et se perdent dans la tunique musculaire et la muqueuse.

Les *veines*, qui suivent un trajet parallèle, se dessinent fortement dans la couche conjonctive et donnent naissance à des troncules qui cheminent dans l'enveloppe commune et vont se jeter dans les plexus veineux qui sont situés sur le bas-fond de la vessie.

Les *vaisseaux lymphatiques* très nombreux, anastomosés à la surface de l'organe, forment, d'après Sappey, deux ou trois troncs qui vont de chaque côté se jeter dans les ganglions du petit bassin situés, l'un sur le côté du plancher pelvien, l'autre au-dessus et en arrière de la vésicule.

Les *nerfs* viennent du plexus hypogastrique; ils se ramifient dans la couche externe. On peut les suivre facilement jusqu'au niveau de la couche musculaire.

CANAUX ÉJACULATEURS

Définition. — On donne le nom de *canaux éjaculateurs* à deux canaux qui, partis du col de la vésicule séminale, s'effilent et se terminent en pointe dans l'urètre, au niveau de la région prostatique.

Dimensions. — Longs de 25 à 30 millimètres, ils forment un cône très allongé dont la base mesure 4 millimètres et le sommet 1 millimètre; leur lumière, d'abord de 1 millimètre, diminue ensuite de moitié.

Direction et rapports. — Obliques d'arrière en avant et de haut en bas environ à 45°, ils sont contenus dans presque tout leur trajet à l'intérieur de la masse prostatique; leur extrémité supérieure cependant se distingue au-dessus de la base de la prostate sur la ligne médiane, au niveau de l'excavation que la glande présente à cet endroit. Plus bas ils s'engagent au fond de ce sillon et pénètrent au sein même du tissu glandulaire.

Dans leur trajet, ils sont d'abord parallèles, accolés l'un à l'autre; mais, au niveau de leur extrémité inférieure, ils s'écartent pour passer de chaque côté de l'utricule prostatique et venir déboucher séparément dans l'urètre.

L'extrémité supérieure commence au niveau du col de la vésicule séminale qu'elle prolonge. C'est là que vient aussi se terminer le canal déférent, au niveau d'un orifice séparé de l'orifice vésiculaire par un petit éperon vertical (voy. fig. 230).

L'*extrémité inférieure* est très petite ; elle est située de chaque côté de l'ouverture de l'utricule prostatique, sur le veru montanum, plus ou moins symétrique par rapport à celle du côté opposé. Cet orifice du canal éjaculateur est difficile à découvrir au milieu des diverticules urétraux et des orifices glandulaires. Cependant, Wirchow a décrit, à ce niveau, une petite valvule muqueuse.

L'abouchement des canaux éjaculateurs peut présenter certaines anomalies de situation. Morgagni, Hyrtl, Dolbeau, les ont vus s'ouvrir dans l'utricule. Cruveilhier cite un cas où, réunis tous deux, ils formaient un canal annexé à l'urètre et s'ouvrant, par un orifice particulier, au niveau du gland.

Structure. — On retrouve ici la même constitution anatomique que dans le canal déférent et les vésicules séminales, dont les canaux éjaculateurs constituent véritablement la terminaison. Les seuls points de différence tiennent aux rapports de ces canaux avec le tissu prostatique.

La *muqueuse* blanchâtre présente d'abord quelques plicatures, vestiges de l'aspect réticulé de la face interne des vésicules. Elle devient plus unie et plus mince au fur et à mesure qu'on se rapproche de l'urètre. L'épithélium est formé de cellules cylindriques. La couche *musculeuse* comprend d'abord trois tuniques dont la moyenne circulaire et les deux autres longitudinales. Mais, dans la traversée prostatique, les deux plans externes se dissocient par suite de la présence de fibres élastiques et de grosses veines anastomosées qui forment comme un *tissu caverneux* destiné à se continuer avec la tunique vasculaire de l'urètre, au niveau de la terminaison des canaux éjaculateurs.

Cette disposition rend le canal éjaculateur isolé en quelque sorte et même mobile jusqu'à un certain point dans le tissu prostatique. Elle se comprend d'ailleurs si l'on se reporte à ce qui se passe chez l'embryon où la prostate n'est pas encore développée complètement : les deux lobes latéraux qui la constituent étant encore isolés, laissent libre en arrière les canaux éjaculateurs et ce n'est que plus tard que ceux-ci sont recouverts par le tissu prostatique avec lequel ils n'affectent pas des rapports intimes.

DÉBRIS EMBRYONNAIRES JUXTA-GÉNITAUX

Il existe autour du testicule (*organes para-testiculaires*) et le long des voies spermatiques une série d'organes embryonnaires dont la présence s'explique facilement par l'étude embryologique. Je reviendrai plus tard sur ce sujet, mais il faut d'abord décrire ces *débris embryonnaires juxta-génitaux* dont la connaissance est le complément indispensable de l'étude de l'appareil sexuel de l'homme.

Parmi eux il en est qui sont directement annexés au testicule, comme l'*hydatide sessile* ; d'autres sont placés près de son bord supérieur, échelonnés le long de l'épididyme (*hydatide pédiculée, corps de Giraldès, vas de Haller, vas du rete*). Enfin le dernier de tous est situé au niveau même de la prostate (*utricule*) et a déjà été décrit complètement avec celle-ci.

Hydatide sessile (Morgagni). — Se rencontrant à peu près chez tous les sujets (Krause), elle est constituée par une sorte d'appendice mou, d'apparence vasculaire, d'aspect jaunâtre, avec une surface lisse qui présente parfois quelques petites bosselures.

Elle naît soit de la tête de l'épididyme, soit du pôle antéro-supérieur du testicule, soit de l'angle formé par l'accolement des deux organes; elle se continue par un canal qui peut être suivi sous la séreuse jusqu'à une terminaison en cul-de-sac ou qui entre en communication avec un des canaux épididymaires. Elle renferme alors un liquide qui peut contenir des spermatozoïdes.

Elle est tapissée par un épithélium cylindrique cilié.

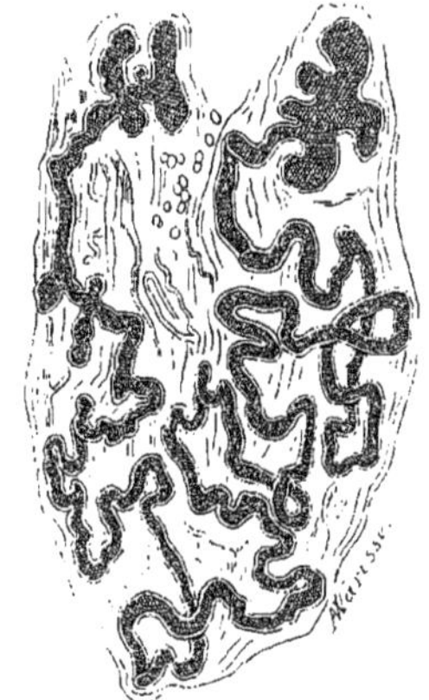

FIG. 233. — Coupe d'un lobule de l'organe de Giraldès (d'après Henle).

Hydatide pédiculée (Morgagni). — Cette formation, inconstante contrairement à la précédente, est constituée par une sorte de petite vésicule appendue à la tête de l'épididyme. Elle est ordinairement large d'environ 2 millimètres avec une sorte de pédicule, inconstant lui aussi, qui s'insère plus ou moins sur l'épididyme. Elle est transparente ainsi que le liquide qu'elle contient et tapissée par un épithélium à cils vibratiles ; par contre, le pédicule est plein et ne semble jamais être en communication avec les canaux séminifères.

Hydatides de l'épididyme. — Disséminées irrégulièrement le long de cet organe, elles forment une série de petites vésicules de volume variable, généralement sessiles et petites ; quelques-unes seulement peuvent être considérées comme des organes embryonnaires, car la plupart des vésicules qu'on a décrites sous ce nom ne sont que des formations pathologiques.

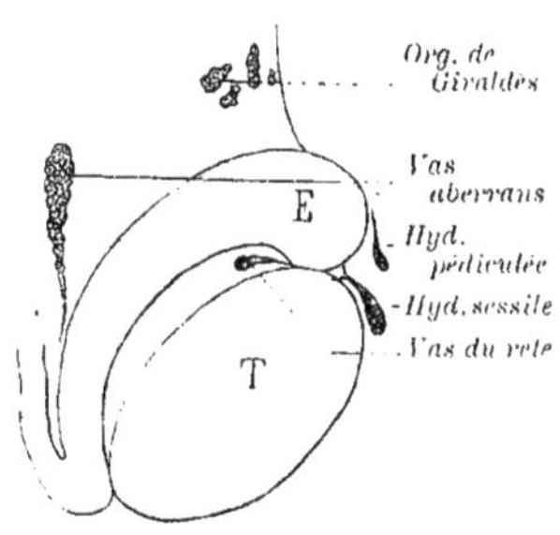

FIG. 234. — Les débris embryonnaires juxta-génitaux (schema).

Corps innominé (Giraldès). — *Synonymie* : **Organe de Giraldès (Kölliker et Cruveilhier), paradidyme (Waldeyer), paraépididyme (Henle).** — Situé au niveau du bord supérieur du testicule entre le canal déférent et le corps de l'épididyme ou un peu plus haut, au-dessus de la tête de l'épididyme, en avant du paquet formé par les veines du cordon (Charpy), il se compose de corpuscules blanc jaunâtre, aplatis, longs de 4 à 8 millimètres et larges de 2 qui ne semblent rattachés à aucun des organes voisins. Chacun de ces corpuscules est composé de tissu conjonctif au sein duquel on trouve un petit renflement kystique ou un canalicule large de 100 à 200 µ, pelotonné sur lui-même et terminé, à ses deux extrémités, par une partie renflée ou lobulée.

Le canal central, qui renferme un liquide transparent, est très vasculaire et tapissé par un épithélium à cils vibratiles.

Vas aberrans de Haller. — *Synonymie* : **Diverticule de l'épididyme (Sappey), appendice (Lauth), conduit déférent borgne (A. Cooper.)** — Ce petit canal est appendu à la partie moyenne ou à la partie terminale de l'épididyme. D'abord rectiligne, il s'épaissit bientôt pour former une petite bandelette qu'on distingue sur l'un des bords de l'épididyme ou le long du canal déférent. Long de 2 à 5 centimètres, il est formé par un canal qui, développé, mesure ordinairement de 6 à 8 centimètres, mais qui exceptionnellement peut

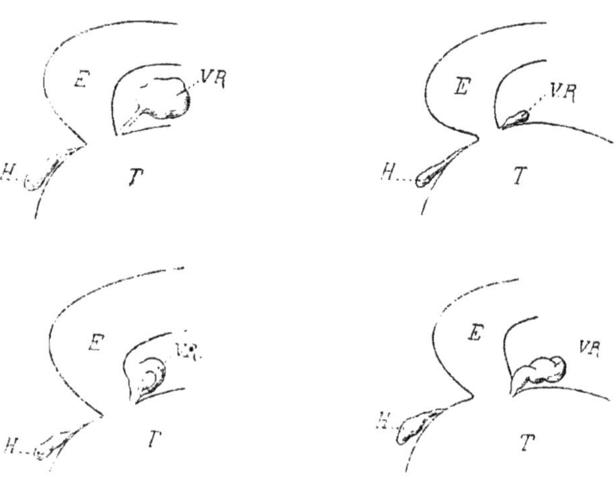

Fig. 235. — Les différentes formes du vas du rete (d'après Poirier).
T, testicule. — E, épididyme. — H, hydatide de Morgagni. — VR, vas de Roth.

atteindre 20 centimètres et plus (Sappey) ou même présenter des ramifications.

Ce diverticule peut manquer ; Lauth ne l'a retrouvé qu'une fois sur trois, Monro une sur quatre. Sappey une sur six. Par contre, on peut en trouver deux et même trois sur le même épididyme (Lauth, A. Cooper).

Vas aberrans du rete. — En 1876, Roth de Bâle publia, dans le *His und Braune's Zeitschrift*, p. 125, une courte note dans laquelle il disait avoir rencontré quatre fois en huit mois des *vasa aberrantia* se détachant du *rete testis*. Depuis, les recherches de Poirier (*Congrès international de médecine*, Berlin, 1890, et *Revue de Chirurgie*, novembre 1890) ont établi l'existence fréquente de ce vas aberrans qu'il a pu injecter 25 fois sur 43 cas, et dont nous pouvons maintenant donner la description. Comme le montre la fig. 235 empruntée au travail de Poirier, le vas du rete se détache immédiatement en arrière du dernier des vasa efferentia ; cependant il peut naître aussi au milieu de ceux-ci. Sa forme est celle d'un conduit dont l'extrémité testiculaire fort effilée se perd dans le rete et dont l'autre extrémité se renfle en un ou plusieurs points et prend ainsi une forme variable.

La longueur varie de 5 à 6 millimètres; elle peut cependant aller jusqu'à 20 millimètres.

La forme varie suivant le nombre et le volume des renflements qu'il présente à son extrémité libre.

La direction est en général parallèle aux vaisseaux efférents, cependant elle peut s'incliner en avant ou en arrière du rete testis.

La structure est analogue à celle des canaux efférents; la muqueuse est recouverte par un épithélium cylindrique à cils vibratiles.

DÉVELOPPEMENT DES VOIES SPERMATIQUES ET DES ORGANES EMBRYONNAIRES JUXTA-GÉNITAUX CHEZ L'HOMME

On a vu dans le chapitre précédent (Développement du testicule) comment se développent les tubes séminifères aux dépens des cellules de l'épithélium germinatif. Il reste à voir maintenant la formation du canal déférent, de l'épididyme et de ses tubes d'origine.

Développement des canaux droits et du réseau testiculaire. — Si l'on se reporte à la description embryologique donnée précédemment de la formation

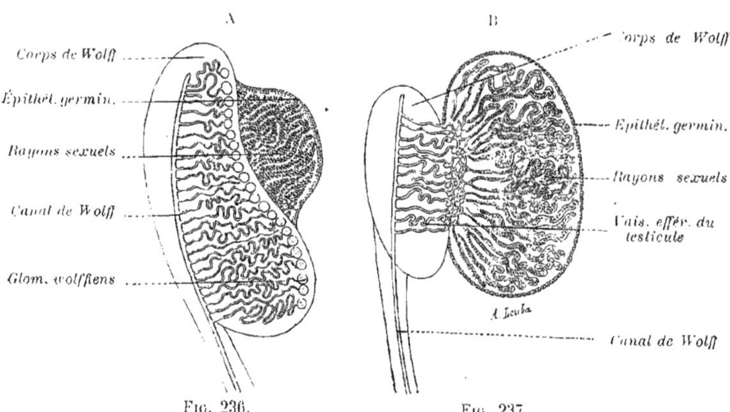

Fig. 236. Fig. 237.

Schéma du développement de l'organe sexuel (d'après Mihalkowicz).
A. Stade indifférent. — B. Organe mâle.

des tubes du testicule, on voit que, dans la glande génitale mâle, il existe des tubes de double origine :

1° Tubes *d'origine épithéliale cœlomique*; ce sont les tubes séminifères ou de sécrétion testiculaire; 2° tubes *d'origine wolffienne*, qui vont s'anastomoser avec les premiers.

Ce sont ces tubes d'origine wolffienne qui constituent dans le testicule les conduits d'excrétion, c'est-à-dire les *tubes droits*, collecteurs du sperme des lobules, et le *réseau testiculaire* qui n'est qu'un lacis anastomotique faisant communiquer les tubes droits entre eux, avant leur sortie du testicule, sous le nom de cônes efférents.

[PASTEAU.]

Développement des cônes efférents et de l'épididyme. — Le corps de Wolff se compose de tubes transversaux segmentaires, fermés secondairement du côté du cœlome et ouverts, secondairement également, dans un long canal (canal du rein céphalique devenant ainsi canal de Wolff) qui est fermé à sa partie antérieure ou supérieure et ouvert finalement à son extrémité postérieure ou inférieure dans la dilatation cloacale. Les tubes segmentaires du corps de Wolff ne persistent pas tous chez l'homme. On peut en effet les diviser en deux portions : 1° partie antérieure ou génitale ; 2° partie postérieure ou urinaire. Les tubes de la partie urinaire disparaissent. Que deviennent les tubes de la partie génitale ?

Par leur extrémité borgne, les tubes de la portion génitale du corps de Wolff prolifèrent et vont, en se soudant aux cordons germinatifs primordiaux,

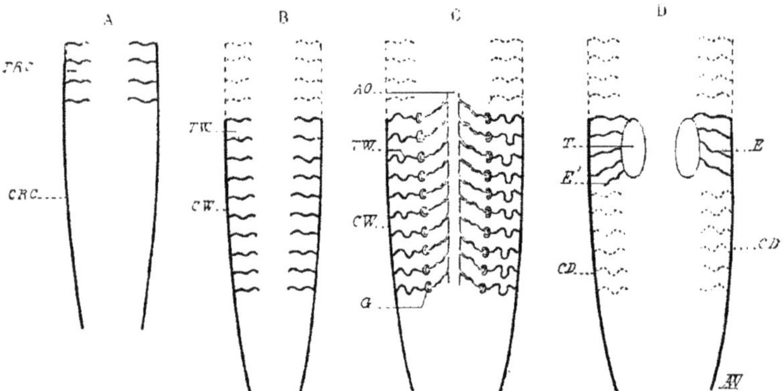

FIG. 238. — Développement de l'épididyme et du canal déférent (schéma imité de M. Duval).

En pointillé les parties qui disparaissent par la suite du développement.

TRC, Tubes du rein céphalique. — *CRC*, Canal excréteur du rein céphalique. — *TW*, Tubes du corps de Wolff (rein primordial). — *CW*, Canal excréteur du corps de Wolff. — *AO*, Aorte. — *G*, Glomérules. — *CD*, Canal déférent. — *T*, Testicule. — *E*, Épididyme — *E'*, Vas de Roth.

sous le nom de canaux ou cordons génitaux, former les tubes droits et le réseau testiculaire, c'est-à-dire les tubes excréteurs intra-testiculaires. Par leur autre extrémité, ils sont abouchés dans le canal de Wolff qui deviendra plus tard le canal déférent. Il suit de là que les tubes segmentaires de la portion génitale du corps de Wolff forment les cônes efférents du testicule, car le pelotonnement du tube constituant le cône est absolument secondaire au point de vue du développement de l'organe.

Le canal de l'épididyme, qui reçoit successivement les canaux des cônes efférents, est donc naturellement formé par l'origine du canal de Wolff. Le pelotonnement du tube épididymaire se fait secondairement comme celui des tubes des cônes, par suite du développement extrêmement considérable en longueur que prend ce canal.

Développement du canal déférent. — Le canal déférent est formé exclusivement par le canal du corps de Wolff (J. Müller). Primitivement il s'abouche dans le cloaque. Plus tard, par suite de la division de ce cloaque en deux parties par le repli périnéal moyen, c'est-à-dire par suite de la formation de l'urètre postérieur, *le canal déférent s'abouche* dans la portion urinaire du cloaque, c'est-à-dire *au niveau de l'urètre profond*, immédiatement au-dessous du pédicule de la vésicule allantoïde, c'est-à-dire *au-dessous de la vessie*.

Le canal déférent, d'abord rectiligne, et ayant une direction qui continue exactement celle de l'épididyme, se dirige d'avant en arrière depuis la région lombaire jusqu'au niveau de la zone génitale externe. Plus tard, par suite de la migration du testicule (voy. p. 265), qui descend de la région lombaire pour venir finalement se placer dans les bourses, l'origine du canal déférent descend également et s'engage, à la suite du testicule auquel il est attaché, dans le canal inguinal et dans les bourses. Son extrémité terminale reste fixée au niveau de l'urètre profond et cela explique la direction si compliquée qu'on trouve à ce canal chez l'adulte.

Développement des vésicules séminales. — Les vésicules séminales se forment à la suite d'une évagination de la paroi du canal déférent, un peu avant son abouchement dans l'urètre.

D'abord apparaît un tube rectiligne; puis, comme toutes les parties des canaux excréteurs du sperme, ce tube s'allonge beaucoup. Comme les tubes des cônes, comme le canal de l'épididyme et l'origine du canal déférent, il forme des sinuosités et finalement se pelotonne sur lui-même, pour constituer la vésicule séminale telle qu'elle a été décrite chez l'adulte.

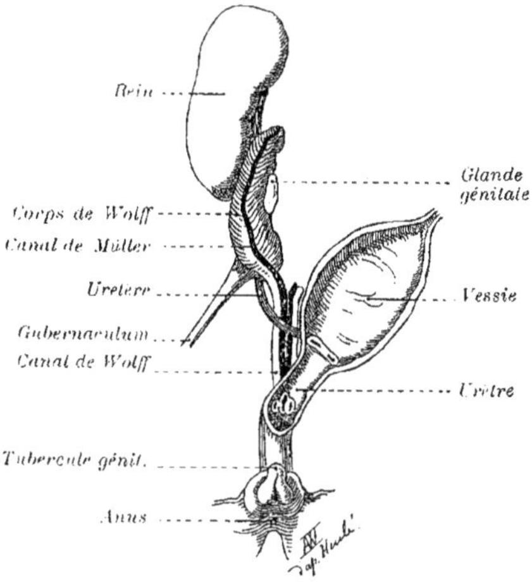

Fig. 238[1]. — Développement du système uro-génital chez l'homme (d'après Henle). — Stade embryonnaire.

D'abord situées avec le canal déférent entre deux lames péritonéales qu'elles soulèvent pour former un véritable ligament large, étendu transversalement au fond du cul-de-sac vésico-rectal, les vésicules séminales se rapprochent ultérieurement de la paroi vésicale par suite de l'accolement des surfaces séreuses du petit cul-de-sac vésico-vésiculaire. Je ne reviendrai d'ailleurs pas ici plus longuement sur ce sujet qui a été suffisamment développé à propos de la constitution et la formation embryogénique de l'aponévrose prostato-péritonéale (voy. t. IV, p. 1019 et 1042).

Chez le nouveau-né, les vésicules sont peu développées relativement; elles augmenten ensuite comme le testicule, surtout au moment de la puberté.

Développement des organes embryonnaires juxta-génitaux. — La présence des débris embryonnaires juxta-génitaux s'explique facilement quand on se reporte aux notions d'embryologie que je viens de rappeler.

On peut les classer d'après leur origine en deux groupes : débris wolffiens et restes du canal de Müller.

1° *Débris wolffiens.* — Le canal de Wolff est presque complètement utilisé par la formation du canal épididymaire et du canal déférent. Sa portion la plus antérieure seule disparait normalement ; quand elle persiste, elle forme un petit appendice annexé à l'extrémité antérieure du testicule et de l'épididyme, appendice qui constitue l'*hydatide pédiculée de Morgagni*.

Les tubes transversaux du corps de Wolff, abouchés normalement d'une part dans le canal de Wolff, d'autre part dans les canaux secréteurs du sperme, peuvent perdre leur connexion à l'une de leurs extrémités. Si la continuité avec les tubes séminifères n'existe plus, il se forme un cul-de-sac plus ou moins long abouché dans le canal épididymaire ou le canal déférent, et qui correspond au *vas de Haller* et aux culs-de-sac qu'on rencontre le long de l'épididyme ou de l'origne du canal déférent. — Si la continuité avec le canal de Wolff n'existe plus, le canal est abouché au rete testis et libre à l'autre extrémité : on a alors le type constitué par le *vas du rete*. — S'il persiste des tubes transversaux qui ne gardent aucun rapport soit avec les tubes testiculaires, soit avec le canal déférent, et dont la cavité reste complètement isolée, on arrive à la formation de l'*organe de Giraldès*.

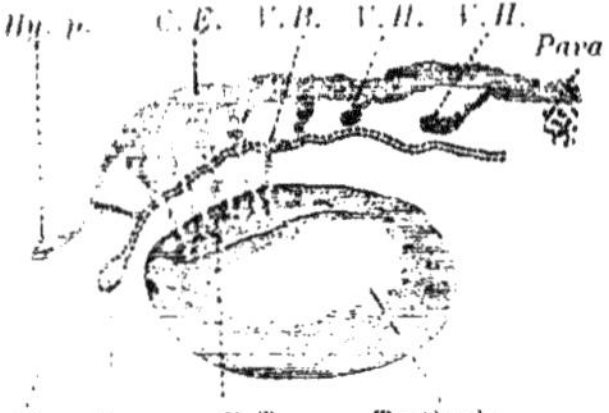

FIG. 238². — Développement des organes embryonnaires juxta-génitaux.

Quant à savoir aux dépens de quelle partie du corps de Wolff (portion génitale ou portion urinaire) se forme tel ou tel organe embryonnaire, on peut admettre que l'organe de Giraldès (paradidyme) vient de la portion urinaire ; de même, pour Hasting, les vasa aberrantia de Haller, à cause même de leur situation au delà du paradidyme, seraient formés aux dépens de la portion urinaire.

Voici d'ailleurs un tableau dans lequel tous ces faits sont réunis.

Canal de Wolff	Canal de l'épididyme. Canal déférent. Canal éjaculateur.
Portion sexuelle (antérieure) du corps de Wolff.	Canaux droits. Rete testis. Vaisseaux efférents. Vasa aberrantia de Roth.
Portion urinaire (postérieure) du corps de Wolff.	Paradidyme (organe de Giraldès). Vasa aberrantia de Haller.

2° *Débris du canal de Müller*. — Le canal de Müller, dont le développement est décrit plus loin complètement, disparaît presque en totalité chez l'homme. Cependant une de ses deux extrémités, l'inférieure, persiste toujours et forme l'*utricule prostatique*. L'autre extrémité formerait l'*hydatide sessile de Morgagni* ; et ceci paraît d'autant plus certain qu'on peut trouver parfois un canal de communication unissant l'hydatide pédiculée (canal de Wolff) avec l'hydatide sessile (canal de Müller) tout comme on trouve parfois chez la femme un canal tubo-parovarien (Kohlmann) qui unit l'époophore (canal de Wolff) à l'embouchure de la trompe (canal de Müller) dans la cavité péritonéale.

CORDON SPERMATIQUE

Définition. — Sous le nom de *cordon spermatique*, ou simplement de *cordon*, on désigne le pédicule allongé qui supporte à son extrémité inférieure le testicule et l'épididyme.

Situation, forme. — Le cordon spermatique présente une forme allongée et vaguement cylindrique. Il part du bord postéro-supérieur du testicule, parcourt les bourses de bas en haut, puis s'engage à l'intérieur du canal inguinal qu'il traverse jusqu'à son orifice profond.

Volume. — Large de 10 mm. dans sa partie moyenne, il s'épanouit un peu à son extrémité inférieure par suite de l'écartement des organes qui le constituent.

Sa longueur est de 14 cm. pour sa partie scrotale et 4 cm. pour sa partie inguinale. Il faut remarquer d'ailleurs que cette longueur varie suivant l'état de relâchement des faisceaux musculaires qui entourent le cordon et des fibres lisses qui entrent dans sa composition. Quant à son diamètre, il présente aussi quelques variétés de volume suivant les individus et cela tient en particulier au volume variable des paquets veineux qu'il contient.

Direction. — A cause même de son trajet, on peut lui considérer deux directions différentes ; d'abord vertical dans sa traversée scrotale, il devient oblique en haut, en dehors et un peu en arrière dans son parcours inguinal.

Rapports. — Formé par les vaisseaux et nerfs qui se rendent au testicule ou qui en sortent, par le canal déférent, les débris du conduit vagino-péritonéal

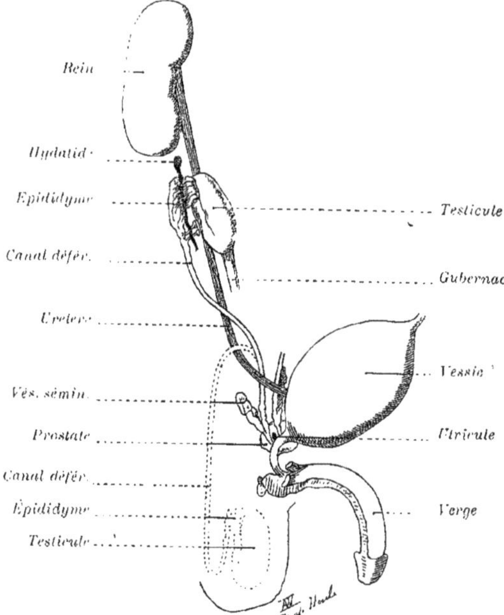

FIG. 238[3]. — Développement du système uro-génital chez l'homme (d'après Henle). — Chez le fœtus mâle.
(En pointillé la place définitive des organes après la descente du testicule dans les bourses.)

et le tissu cellulaire qui englobe tous ces organes, le cordon spermatique se trouve recouvert immédiatement par la tunique fibreuse commune qui lui constitue un véritable étui, depuis son origine au niveau du testicule jusqu'à sa terminaison à l'orifice profond du canal inguinal. Au-dessus de cette enveloppe fibreuse s'étagent les autres tuniques des bourses : crémaster externe, celluleuse, dartos et peau. Les rapports de chacune d'elles ont été étudiés précédemment.

Il faut rappeler cependant que, *dans la portion scrotale*, le cordon, sur lequel est appliquée la lame fibreuse doublée du crémaster externe, est entouré de toutes parts par la couche celluleuse des bourses ; il suit de là que quand cette couche celluleuse est ouverte, l'énucléation du cordon est facile et que dans la castration par exemple on l'attire sans difficulté.

[*PASTEAU.*]

Dans la portion inguinale, le cordon entouré de sa gaine fibreuse, émanée du fascia transversalis, se met en rapport avec les différentes parois du canal (Cf. t. II, p. 485).

La *paroi antérieure*, formée par l'aponévrose d'insertion du grand oblique, en est séparée par une fine couche celluleuse où se trouvent quelques petits vaisseaux et les nerfs abdomino-génitaux dont les branches génitales se mettent

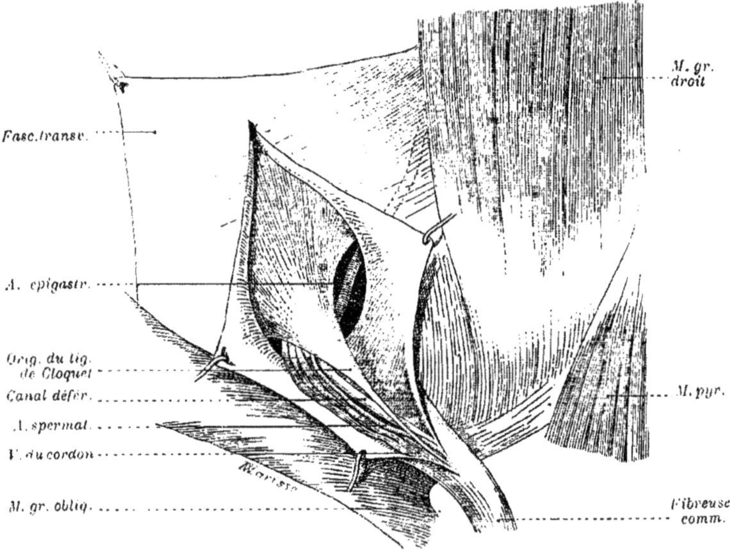

FIG. 238¹. — Le ligament de Cloquet et le cordon spermatique (d'après Cloquet).

en rapport avec le cordon au-dessous du bord inférieur du petit oblique et du transverse. La branche génitale du génito-crural le suit au contraire dans toute la longueur du canal inguinal.

Plus loin en dehors, la paroi antérieure aponévrotique du canal inguinal se trouve doublée par le bord inférieur des muscles petit oblique et transverse et on doit, pour suivre le cordon jusqu'au bout, soit récliner en haut, soit sectionner les bords musculaires plus ou moins séparés par une mince couche celluleuse représentant les gaines d'enveloppe interposées entre ces deux muscles.

La *paroi postérieure* est formée par le fascia transversalis renforcé par des fibres aponévrotiques qui constituent successivement le pilier profond de l'anneau inguinal superficiel (ligament de Colles), puis plus en dehors les ligaments de Henle et de Hesselbach qui recouvrent l'artère épigastrique. Les faisceaux inférieurs du petit oblique et du transverse, après avoir enjambé le cordon spermatique, deviennent tendineux (tendon conjoint) et vont se fixer, en avant de ces formations fibreuses, au bord postérieur de la gouttière crurale et au pubis. En arrière du fascia transversalis existe une lame celluleuse constituée par le tissu cellulaire sous-péritonéal; on peut la diviser en deux couches, une superficielle et une profonde (fascia propria) entre lesquelles chemine l'artère épigastrique.

La *paroi supérieure*, qui ne mérite pas à vrai dire ce nom de paroi, est représentée par les bords plus ou moins accolés des muscles petit oblique et transverse unis en dehors avec le fascia transversalis et en dedans avec le grand oblique.

La *paroi inférieure* est constituée par la rencontre de la bandelette ilio-pubienne avec l'arcade crurale, mais si l'on se porte en dehors, les bords inférieurs des muscles petit oblique et transverse s'unissent à la bandelette ilio-pubienne, si bien que le cordon, au fur et à mesure qu'il s'enfonce dans la paroi abdominale pour atteindre l'anneau inguinal profond, s'écarte de plus en plus de l'arcade crurale, en se portant en haut.

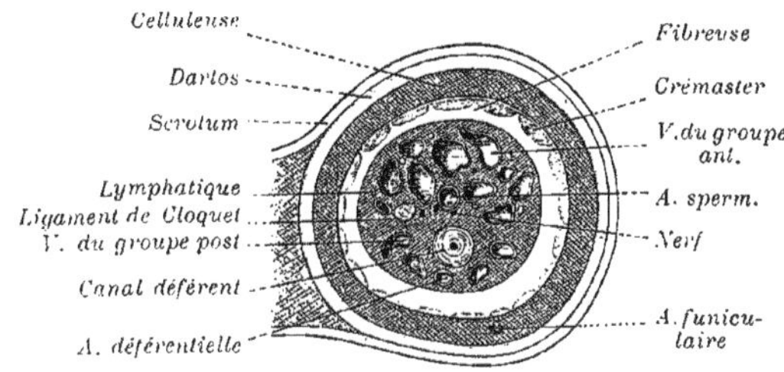

Fig. 238[5]. — Coupe transversale du cordon (schéma).

Constitution anatomique. — Les éléments qui entrent dans la formation du cordon spermatique sont les suivants :

Le canal déférent; les artères spermatique, déférentielle et funiculaire; les veines spermatiques divisées en deux groupes, veines spermatiques antérieures ou plexus pampiniforme et veines spermatiques postérieures; des branches nerveuses : des troncs lymphatiques, qui remontent jusqu'aux ganglions lombaires; une trame cellulo-conjonctive semée de fibres musculaires lisses; les débris embryonnaires parmi lesquels il faut citer surtout le ligament vaginal de Cloquet, reste du canal vagino-péritonéal de l'état fœtal (cf. t. IV, p. 1039).

L'étude de chacun de ces organes a déjà trouvé sa place plus haut. Cependant il reste à étudier leur disposition d'ensemble et les rapports particuliers qu'ils présentent entre eux à ce niveau.

Sur une coupe transversale pratiquée *à la partie moyenne de la portion funiculaire*, le cordon est divisé à l'intérieur de la gaine formée par la fibreuse commune en deux parties, l'une antérieure très volumineuse, l'autre postérieure beaucoup moins développée.

1° La partie antérieure est constituée par un énorme paquet de veines largement anastomosées (veines du groupe antérieur) qui entoure et parfois refoule juste en arrière de lui l'artère spermatique. Il existe de plus de nombreux vaisseaux lymphatiques et des branches nerveuses destinées au testicule, venues du plexus spermatique et du plexus déférentiel. Les organes du groupe antérieur sont enveloppés par un tissu cellulaire lâche semé de lobules graisseux et qui se condense à la périphérie pour leur former comme une petite gaine celluleuse.

2° La partie postérieure est formée par quelques veines (veines du groupe postérieur) beaucoup moins développées que celles du groupe antérieur et qui naissent au niveau de la queue de l'épididyme ; elles entourent le canal déférent sur lequel chemine l'artère déférentielle. Au milieu de ces vaisseaux se

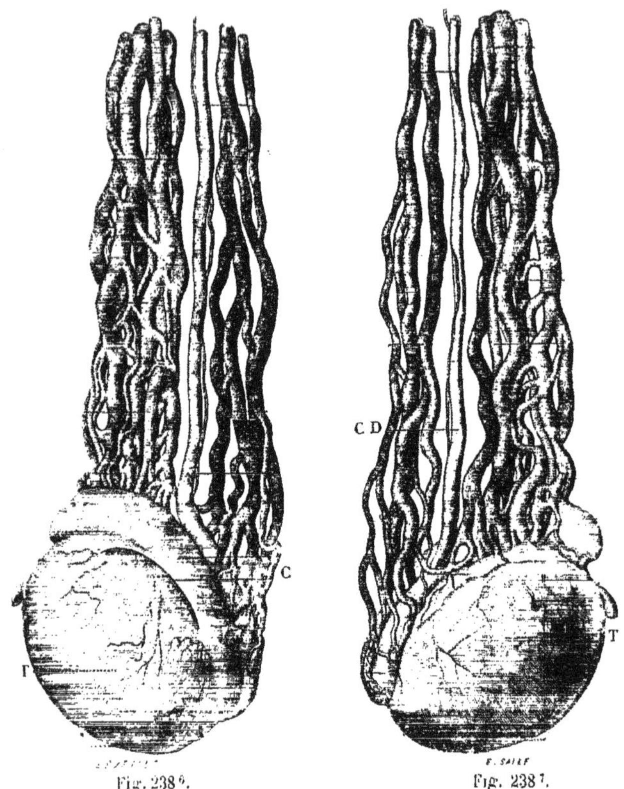

Fig. 238⁶. Fig. 238⁷.

Les veines du cordon (d'après Sappey).

Fig. 238⁶. — Le testicule gauche est vu par sa face externe.

Fig. 238⁷. — Le testicule gauche est vu par sa face interne.

T. Testicule. — *E.* Épididyme. — *C.* Cul-de-sac inter-épidymo-testiculaire. — *CD.* Canal déférent. *AS.* Artère spermatique. — *VSA.* Veines spermatiques antérieures. — *VSP.* Veines spermatiques postérieures.

trouvent de nombreuses fibres musculaires lisses venues du pôle inférieur du testicule et qu'on a appris à connaître précédemment sous le nom de crémaster interne (cf. p. 258).

Au niveau de l'extrémité inférieure du cordon, c'est-à-dire au niveau du testicule, les vaisseaux arrivent en dedans de l'épididyme, les veines du groupe antérieur un peu en arrière de la tête, celles du groupe postérieur en dedans de la queue de l'organe ; quelques-unes, rares d'ailleurs, passent en dehors du canal déférent, la plupart pénètrent dans le testicule en dedans de ce conduit. Là encore l'artère spermatique pénètre dans le bord du testicule, tandis que le canal déférent s'élargit pour aller gagner la terminaison de l'épididyme.

Au niveau de l'extrémité supérieure du cordon à l'orifice profond du canal inguinal, les organes qui le constituent se séparent et s'éparpillent dans des

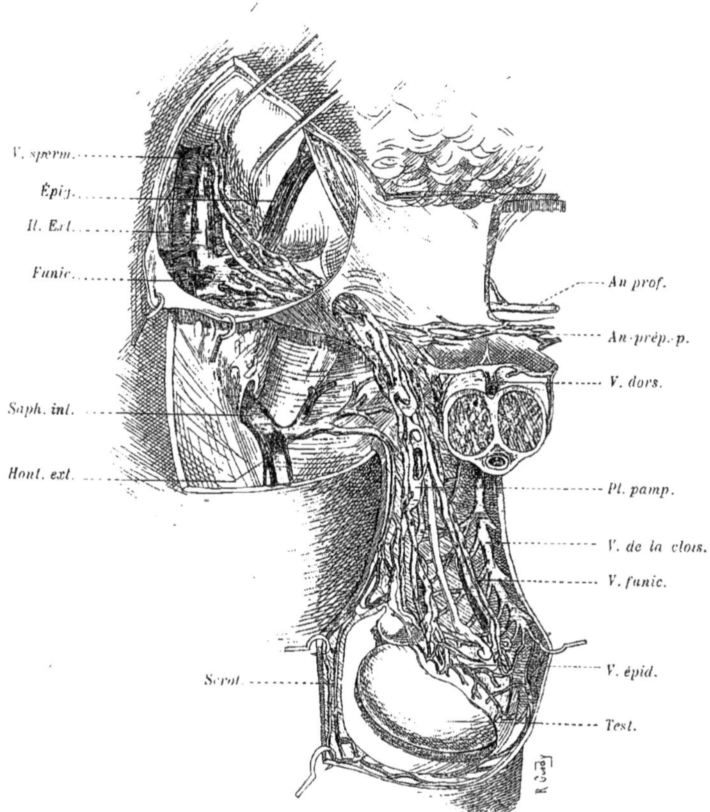

FIG. 238[8]. — Veines du cordon (d'après Ch. Périer).

directions différentes : l'artère funiculaire naît de l'épigastrique ; l'artère déférentielle et le canal déférent plongent dans le petit bassin en formant une crosse qui croise en x la crosse de l'artère épigastrique. Les veines du groupe postérieur (veines funiculaires) se jettent dans la veine épigastrique pour la plupart, quelques-unes cependant gagnent les veines honteuses externes ; les veines du groupe antérieur (plexus pampiniforme) se réunissent en deux troncs puis en un seul pour former la veine spermatique qui remonte vers la région lombaire avec l'artère du même nom et les lymphatiques profonds des bourses.

L'APPAREIL GÉNITAL DE LA FEMME

ANATOMIE DESCRIPTIVE

HISTOLOGIE ET EMBRYOLOGIE

Par H. RIEFFEL

CHIRURGIEN DE L'HOPITAL TROUSSEAU
PROFESSEUR AGRÉGÉ ET CHEF DES TRAVAUX ANATOMIQUES A LA FACULTÉ DE MÉDECINE DE PARIS

L'appareil génital de la femme offre à étudier deux ordres d'organes. Les uns sont ceux de la génération, les autres ceux de la copulation. Les premiers sont représentés par l'*ovaire* (fig. 239, *Ov.*) et les *organes parovariens* (*Par.*), par la *trompe* (*Isth. Pav.*) et par l'*utérus* ou *matrice* (*Cav. cp. cl.*); les seconds par le *vagin* (*Vag.*), la *vulve et ses annexes* (*Pl. Gl.*).

Au point de vue du développement, on les divise en *organes génitaux internes*, comprenant les ovaires, les trompes, l'utérus et le vagin, qui émanent, les premiers de l'épithélium germinatif, les trois autres des canaux de Müller; et en *organes génitaux externes*, dans lesquels ne prend place que la vulve, dérivée, avec ses dépendances, du sinus uro-génital. C'est dans cet ordre que les différentes parties constituantes de l'appareil sexuel méritent d'être envisagées. Pour des raisons que je dirai tout à l'heure, l'ovaire doit, en effet, être étudié avant l'utérus.

Je terminerai mon exposé par la description des *muscles et aponévroses du périnée féminin* et par celle d'un organe qui, bien qu'existant également chez l'homme, n'a cependant de liens plus étroits qu'avec la vie génitale de la femme : j'ai nommé les *mamelles*.

Le plan que j'ai adopté diffère nécessairement un peu de celui qui est suivi dans d'autres parties de cet ouvrage. Les organes sexuels de la femme se modifient, en effet, d'un façon incessante depuis l'enfance jusqu'à la vieillesse. Plutôt que d'enchevêtrer leur histoire anatomique, j'ai cru préférable de consacrer autant d'articles distincts à leur développement embryonnaire et fœtal, à l'étude de leur état adulte, aux transformations qu'ils subissent aux divers âges et pendant la vie sexuelle de la femme.

Chez celle-ci, l'appareil génital a donné lieu, depuis une vingtaine d'années, à un nombre vraiment considérable de travaux, dont j'ai dû tenir compte. Aussi ne faut-il pas s'étonner si ma description diffère, sur plus d'un point, de

1. Cet article est rédigé en partie d'après les notes du cours que j'ai professé à l'École pratique de la Faculté pendant le semestre d'hiver 1898-1899.

celle qui est encore courante dans quelques livres classiques. L'anatomie de l'appareil génital de la femme méritait d'être complètement remaniée et on excusera, pour cette raison, le développement un peu inusité que j'ai dû donner à quelques questions, nouvelles ou controversées. J'ai rejeté à la fin de ce fascicule l'indication des principales sources auxquelles j'ai puisé les éléments de mon travail. Mais cet index, je tiens à le dire, est *fort incomplet*.

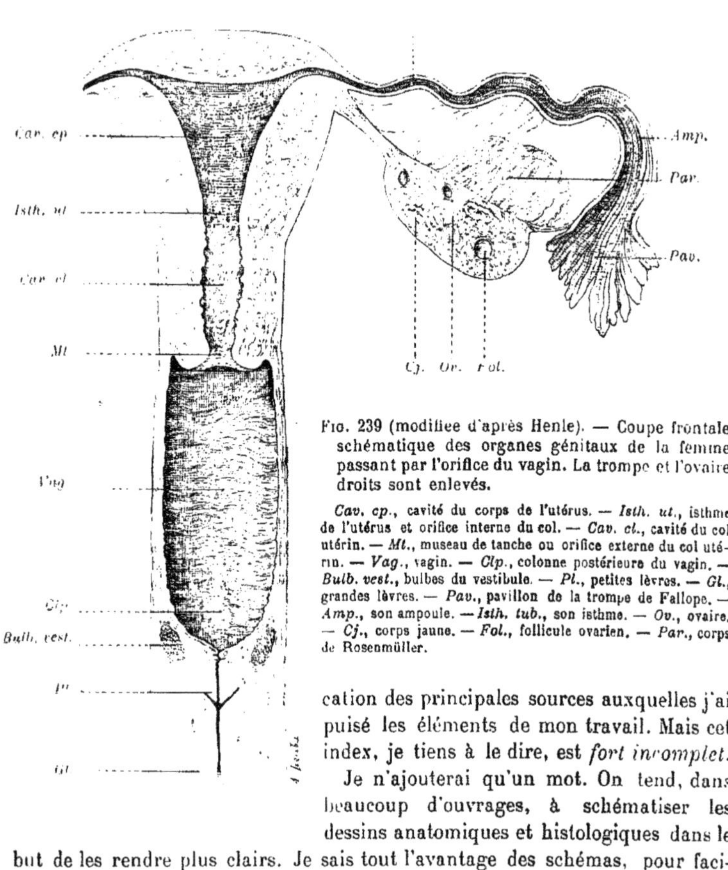

Fig. 239 (modifiée d'après Henle). — Coupe frontale schématique des organes génitaux de la femme passant par l'orifice du vagin. La trompe et l'ovaire droits sont enlevés.

Cav. cp., cavité du corps de l'utérus. — *Isth. ut.*, isthme de l'utérus et orifice interne du col. — *Cav. cl.*, cavité du col utérin. — *Mt.*, museau de tanche ou orifice externe du col utérin. — *Vag.*, vagin. — *Clp.*, colonne postérieure du vagin. — *Bulb. vest.*, bulbes du vestibule. — *Pl.*, petites lèvres. — *Gl.*, grandes lèvres. — *Pav.*, pavillon de la trompe de Fallope. — *Amp.*, son ampoule. — *Isth. tub.*, son isthme. — *Ov.*, ovaire. — *Cj.*, corps jaune. — *Fol.*, follicule ovarien. — *Par.*, corps de Rosenmüller.

Je n'ajouterai qu'un mot. On tend, dans beaucoup d'ouvrages, à schématiser les dessins anatomiques et histologiques dans le but de les rendre plus clairs. Je sais tout l'avantage des schémas, pour faciliter la compréhension des questions difficiles; utiles, indispensables pour l'enseignement, ils ne sauraient tenir une large place dans un traité de ce genre. On ne doit pas habituer les élèves à voir les choses autrement qu'elles ne sont. Aussi, parmi les nombreuses figures que j'ai eues sous les yeux, me suis-je attaché à choisir celles qui m'ont paru allier tout à la fois la clarté et l'exactitude[1].

1. On me reprochera peut-être d'avoir multiplié les renvois aux pages et aux figures. J'ai agi ainsi à dessein, car je partage complètement l'avis du professeur Math. Duval : « Le lecteur est ainsi forcé de feuilleter le volume; il peut en éprouver quelque contrariété, mais il en résultera toujours pour lui un réel profit. »

CHAPITRE PREMIER

OVAIRES[1]

Définition. — Les ovaires sont les glandes sexuelles femelles. Ils constituent, pour beaucoup d'auteurs, les organes sécréteurs, formateurs, producteurs des ovules ou œufs. Une semblable définition n'est pas à l'abri de toute critique. En effet, il est bien démontré que les premiers ovules préexistent à l'ovaire et que celui-ci n'est, pour ceux-là, qu'un lieu de dépôt et d'achèvement. Aussi est-il plus exact de dire avec Math. Duval : « L'ovaire, si on en veut faire une glande, diffère des autres en ce que, passé certaines périodes embryonnaires très primitives, il ne sécrète plus, mais favorise seulement l'évolution d'éléments anatomiques, dont la maturation et l'excrétion se font d'une façon périodique. » « Les ovules, écrit aussi Rouget, ne sont nullement un produit de sécrétion ; ils sont au premier chef des éléments vivants et indépendants, dont l'origine première est en dehors de l'ovaire proprement dit. »

Homologues des testicules, les ovaires (*testes muliebres* de Galien) sont les organes essentiels, caractéristiques de l'appareil génital femelle, et il n'est plus vrai de répéter avec Hippocrate : *Propter uterum mulier condita*. Ce sont, en effet, les seules parties de cet appareil, qui appartiennent en propre à la femme. Lisez les observations de prétendu hermaphrodisme vrai et vous verrez que jamais, au moins dans l'espèce humaine, on n'a noté la coexistence, sur le même individu, d'ovaires et de testicules[2], tandis qu'on trouve représentés les autres éléments du système génital. Ces derniers, d'ailleurs, n'apparaissent dans la série animale et ne se perfectionnent qu'à mesure qu'on s'élève dans l'échelle des êtres : l'ovaire, au contraire, a une existence constante, même s'il est réduit, comme chez quelques invertébrés, à l'épithélium cœlomique. Il n'est donc pas exact, au point de vue anatomo-physiologique, de ranger cet organe au nombre des *annexes de l'utérus*.

En dehors de son rôle prépondérant dans la reproduction, l'ovaire paraît exercer une certaine influence sur l'organisme tout entier. Son parenchyme, comme celui de la thyroïde, de la capsule surrénale, du pancréas, du testicule, donne lieu à une sécrétion interne, ayant une action immédiate sur les phénomènes intimes de la nutrition. Ce serait, en outre, une glande chargée d'éliminer, par le sang menstruel, l'excès des toxines organiques et capable d'influencer les échanges vitaux, en accélérant l'oxydation du phosphore, dont on sait le rôle important dans la nutrition du tissu osseux. Je ne puis que mentionner ici ces faits encore à l'étude (lire dans les traités récents de physiologie et de pathologie : les troubles consécutifs à l'ablation des ovaires, le traitement de l'ostéomalacie par l'oophorectomie double, celui de la chlorose par les injections d'ovaires de brebis, de substance ovarienne desséchée, de suc ovarien, ovaréine, etc., en un mot toute l'opothérapie ovarienne).

J'étudierai d'abord l'anatomie de l'ovaire chez la femme adulte, c'est-à-dire pendant la période de fécondité ; je l'envisagerai ensuite chez l'embryon ; j'exposerai enfin sa structure et j'indiquerai rapidement les caractères qu'il présente chez l'enfant, pendant la grossesse et après la ménopause.

1 All. : *Ovar*, *Eierstock*. — Angl. : *Ovary*. — Ital. : *Ovario, ovaia*. — *Ovarium*, ὠόφορον.

2. On ne saurait, à mon avis, pour renverser cette proposition, tabler sur les faits d'Obolonsky, de Schmorl, qui ont trouvé d'un côté un ovaire, de l'autre un testicule, ni sur ceux de Gast, de Blacker, etc., qui ont observé du même côté un ovaire et un testicule. Les rares examens histologiques qui ont été pratiqués ne sont pas assez probants. (Voy sur ce sujet une bonne thèse de Guericolas.)

[RIEFFEL.]

ARTICLE PREMIER

ANATOMIE DES OVAIRES CHEZ LA FEMME ADULTE

Nombre. — Les ovaires sont au nombre de deux, l'un droit, l'autre gauche. Cette règle ne souffre presque aucune exception dans la série des Vertébrés.

Cependant ils ne sont pas toujours également développés. Il arrive parfois que l'un d'eux s'atrophie dès les premiers jours de la vie embryonnaire ou qu'ils se fusionnent secondairement. Alors l'ovaire est ou paraît unique. Ainsi, chez les cyclostomes, c'est un organe impair, médian; chez d'autres poissons, il est situé à droite. Chez la poule, la grappe ovarique est suspendue par un mésovarium musculaire à la partie supérieure de la cavité abdominale, au côté gauche du rachis. L'atrophie de l'ovaire droit est la règle chez beaucoup d'oiseaux; mais, chez d'autres, notamment chez les rapaces diurnes, les deux glandes génitales présentent des dimensions semblables.

Forme. — Les ovaires de la femme adulte ont la forme d'une amande, d'un ovoïde légèrement aplati, dont on aurait retranché le tiers par une surface de section parallèle au grand axe de l'organe (fig. 240 et 241). Dans des cas plus rares, ils sont cylindriques, polyédriques, fusiformes, triangulaires à angles arrondis, en disque, en croissant, etc. Parfois aussi, ils sont presque ronds comme un galet. En résumé, leur forme est assez variable.

Volume. — Il peut différer suivant le côté considéré, suivant les individus, suivant diverses conditions physiologiques ou pathologiques.

Ainsi le volume de l'ovaire droit est souvent supérieur à celui de l'ovaire gauche (Puech); la différence porte surtout sur les deux petits diamètres. Une particularité inverse existe chez quelques mammifères (jument, brebis), dont la glande sexuelle est plus grosse du côté gauche.

Sur le même sujet, les deux ovaires n'ont pas toujours un volume égal. On cite des cas de petitesse physiologique de ces organes, aptes cependant à remplir leurs fonctions (Puech), et d'autres avec hypertrophie énorme, non morbide, chez des femmes débauchées ou passionnées (Négrier). D'ailleurs, les proportions des ovaires sont très variables d'un sujet à l'autre.

Au moment où s'établit la première menstruation, ils s'accroissent d'une façon assez brusque (Hyrtl). Celui qui est le théâtre de la ponte double parfois de volume, quand l'ovule arrive à maturité; il peut même devenir plus gros, si l'œuf a été fécondé (Rouget). Ces particularités sont dues à l'afflux sanguin et à la saillie formée par l'ovisac. Chez les multipares, les ovaires diminuent de volume, s'il faut en croire Krause et Huschke; ces auteurs soutiennent, contrairement à Weber, que les glandes sexuelles deviennent d'autant plus petites que la femme a eu plus d'enfants.

Il m'a semblé que, d'une manière générale, les ovaires des multipares étaient plus gros que ceux des nullipares et qu'ils diminuaient lentement de volume à partir de 35 à 40 ans.

Poids. Dimensions. — Le *poids spécifique* est de 1,08 pour la substance corticale, de 1,04 pour la substance médullaire (Puech).

Le *poids absolu* de l'ovaire, évalué à 6-8 grammes (Sappey), à 5-10 grammes

(Krause), subit les mêmes variations que le volume et les *dimensions*. Voici quelques mensurations faites chez l'adulte.

	CRUVEILHIER	SAPPEY	WALDEYER	SCHÄFER ET SYMINGTON
Longueur ou diamètre vertical. . .	2,5-4 cm.	38 mm. avec variations de 30 à 50.	3-5 cm.	26 mm.
Largeur ou diamètre antéro-postérieur.	2-3 cm.	18 mm. avec variations de 15 à 22.	1,5-3 cm.	18 mm.
Épaisseur ou diamètre transversal.	7-12 mm.	15 mm. avec variations de 12 à 18.	0,5-1,5 cm.	12 mm.

En chiffres ronds, on peut admettre, chez la vierge comme chez la multipare, pour l'épaisseur 1, la largeur 2 et la longueur 4 centimètres, avec différences de 2 à 4 millimètres, pour les deux premières dimensions, en faveur de l'ovaire droit.

Consistance. — D'abord assez résistants, les ovaires acquièrent à l'époque de la puberté une certaine mollesse, en raison du développement que prennent les systèmes vasculaires sanguin et lymphatique. Ils sont alors rénitents, moins toutefois que le testicule; souvent, à la coupe, s'écoule un peu de liquide, ce qui n'est pas toujours l'indice d'une altération morbide. — Un follicule graafien, dont la rupture est imminente, est fluctuant à la palpation. — La consistance de l'ovaire devient plus ferme à mesure que la femme avance en âge.

Couleur. — « Elle est d'un gris ardoisé, légèrement vineux à de certaines époques, où il est congestionné et qui correspondent au travail de la menstruation, un peu blanchâtre dans l'intervalle » (Gallard). Sa teinte tranche nettement sur celle du péritoine voisin, en raison des particularités structurales, qui seront indiquées plus loin (voy. p. 371).

Aspect extérieur. — L'ovaire de la jeune fille a, sauf rares exceptions (voy. p. 367), un aspect lisse et uni. A partir de la puberté, quelques follicules entrent en activité; ils acquièrent un volume plus considérable et font saillie à la surface de l'organe. Chaque mois, l'un d'entre eux, occupant indifféremment l'ovaire droit ou l'ovaire gauche, arrive à maturité; il expulse son contenu et laisse à sa place d'abord un orifice irrégulier, entouré d'un petit plexus vasculaire, puis une cicatrice. — Les follicules en voie d'accroissement (fig. 240, *Fol.*) forment de légères proéminences blanchâtres, rougeâtres ou bleuâtres; et il me paraît certain que quelques pathologistes, ne tenant pas assez compte de cet aspect, n'ont parfois décrit, comme microkystes ovariques, que des vésicules tout à fait normales, à divers stades de leur développement. Les cicatrices récentes ont une coloration rosée; lorsqu'elles sont anciennes, elles deviennent jaunâtres, blanchâtres, plus rarement brunes ou noirâtres. —

Elles figurent des dépressions irrégulières, de forme variable : linéaire, rameuse, étoilée, sigmoïde, etc. (fig. 240, *Cic.*, et fig. 241).

Ces modifications ont pour effet d'imprimer à la surface de l'ovaire un aspect tourmenté ; ses deux faces et son bord libre se couvrent d'anfractuosités, de rugosités, d'autant plus nombreuses qu'on se rapproche davantage de la ménopause. C'est ainsi que, sur des femmes jeunes, on voit encore des zones lisses et unies alterner avec des parties inégales et irrégulières (Sappey); vers l'âge de 40 ans, l'ovaire offre sur toute son étendue un aspect fendillé et crevassé. Parfois il a quelque ressemblance avec la surface du cerveau (*Ovarium gyratum*, Abel).

Puisque, à chaque époque menstruelle, une nouvelle cicatrice se forme sur l'un des ovaires et que ces cicatrices sont indélébiles, on pourrait, à priori, supposer que leur nombre permet de calculer approximativement l'âge du sujet. Il n'en est rien. Leur quantité n'est pas égale à celle des déhiscences folliculaires. En effet, dans les premières années qui suivent l'établissement de la menstruation, elles sont susceptibles de s'effacer, particularité à retenir au point de vue médico-légal (Puech). En outre, il arrive que des cicatrices voisines se fusionnent. Enfin, certaines encochures fœtales peuvent persister chez l'adulte (p. 360) et simuler des dépressions linéaires, comme celles qui résultent de la rupture des vésicules ovariennes.

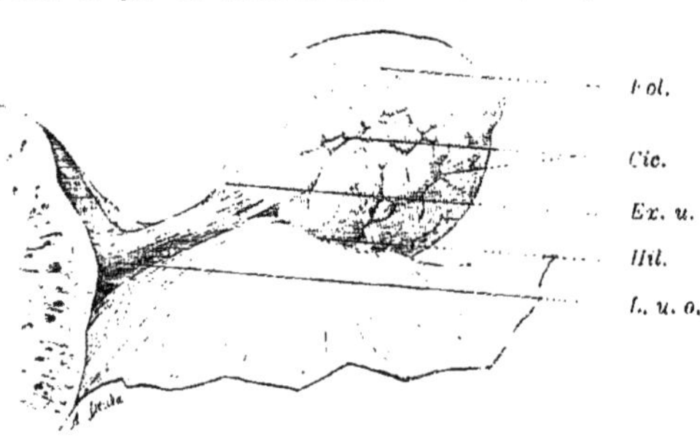

Fig. 240. — Ovaire de femme adulte, vu d'arrière, avec des cicatrices (*Cic.*) et des saillies folliculaires (*Fol.*).

Hil., son hile ou bord adhérent ; *Ex. u.*, son pôle utérin ; *L. u. o.*, ligament utéro-ovarien.

Situation. Direction. — L'excavation pelvienne est divisée par un repli musculo-séreux en un compartiment antérieur, vésical, et un postérieur, rectal. Ce repli, contenant l'utérus dans son dédoublement, constitue les ligaments larges, qui seront décrits plus loin (p. 452). Des deux feuillets de ces ligaments, l'un est dit antérieur, l'autre postérieur. Il importe de faire remarquer que, si une semblable dénomination est, à la rigueur, admissible pour un sujet en décubitus dorsal, elle cesse de l'être *dans l'attitude anatomique, quand la femme est supposée dans la station droite et qu'on donne au bassin son orientation précise* (voy. cet ouvrage tome Ier, p. 201). Les ligaments larges, au moins dans leur partie juxta-utérine, sont alors horizontaux ou ne s'inclinent que faiblement en bas et en arrière. Le feuillet antérieur devient inférieur, le postérieur supérieur. Je les appellerai feuillet antéro-inférieur, feuillet postéro-supérieur.

La situation des organes du petit bassin n'est pas fixe et immuable. Elle est influencée, non seulement par les attitudes de la femme, mais par l'état de vacuité ou de réplétion de la vessie et du rectum, ainsi que par d'autres conditions, qui seront examinées chemin faisant (voy. surtout p. 444). Elle diffère parfois aussi sur le vivant et sur le cadavre, chez la vierge et chez la multipare.

Enfin il n'est pas de région où les processus inflammatoires altèrent à un égal degré les rapports réciproques des organes. Il est assez rare de rencontrer dans nos amphithéâtres des sujets sains, dont le bassin se prête à une étude anatomique précise. Toutes ces particularités méritent d'être prises en considération par celui qui veut se rendre un compte exact de la topographie des viscères pelviens chez la femme.

C'est pour les avoir négligées qu'on se heurte à des assertions contradictoires, touchant la situation, la direction et les rapports des ovaires. (Consulter à cet égard une bonne revue générale de Benaroieff.)

Voici l'opinion de la plupart des auteurs. Les ovaires sont placés dans le compartiment postérieur de l'excavation pelvienne (*cavum rétro-utérin*), en arrière de la trompe et du ligament rond, en avant du rectum, dont les séparent sou-

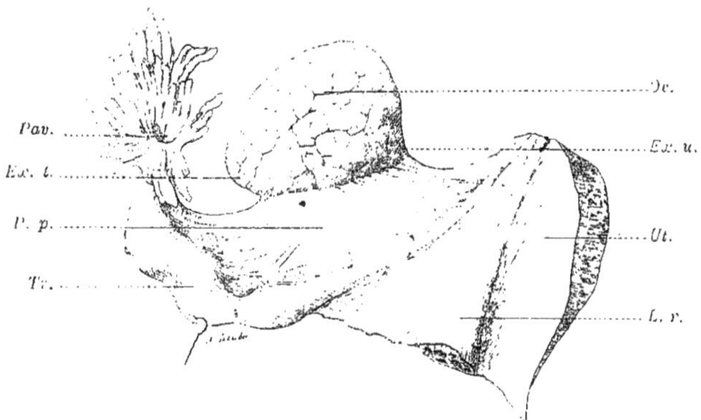

Fig. 241. — Ovaire et oviducte droits, vus d'avant, extraits du bassin et étalés (femme adulte).

Ov., ovaire avec ses cicatrices. — *Ex. u.*, son extrémité utérine. — *Ex. t.*, son pôle tubaire. — *Tr.*, trompe. *Pav.*, pavillon. — *Ut.*, utérus. — *L. r.*, ligament rond. — *P. p.*, poche péritonéale de l'ovaire (artificielle).

vent des anses grêles. Ils sont rarement symétriques et le gauche est, en général, sur un plan un peu antérieur à l'ovaire droit.

D'après Cruveilhier, Huschke, Sappey, Luschka, Henle, leur grand axe est transversal et on doit leur distinguer : deux faces, l'une antéro-supérieure, l'autre postéro-inférieure; deux bords, antérieur ou adhérent, postérieur ou libre; deux extrémités, l'une externe, tubaire, l'autre interne, utérine. Cette orientation est encore admise par beaucoup d'auteurs classiques, même par ceux qui font des réserves, touchant la direction précise de l'ovaire. Elle est certainement inexacte et on ne peut, à l'état normal, décrire à cet organe une face antéro-supérieure et une face postéro-inférieure qu'en le supposant extrait de la cavité pelvienne, étalé avec la trompe et les ligaments larges (fig. 241 et fig. 314, à gauche).

D'autres anatomistes assignent aux ovaires une direction plus ou moins oblique. Hasse, dans ses premières recherches remontant à 1875, avait pensé que leurs grands axes se portaient obliquement en arrière, en dedans et un peu en bas et qu'ils se coupaient derrière l'utérus. Pour Schultze et Olshausen, ils se croisent, au contraire, en avant de la matrice; ces gynécologues admettent donc une obliquité inverse et considèrent comme extrémité antérieure de l'ovaire celle qui reçoit l'attache du ligament utéro-ovarien (fig. 240, *L. u. o.*). Debierre partage une opinion semblable. Charpy écrit : « Chez la femme impare il est de règle, le sujet étant couché, de trouver les ovaires presque verticaux, un peu obliques toutefois et inclinés en avant l'un vers l'autre ; sur le sujet debout, ils occupent une situation horizontale et antéro-postérieure. »

Ces quelques citations suffisent pour montrer que la direction et la position de l'ovaire constituent des questions d'anatomie encore controversées. Certes, on doit reconnaître qu'il existe, même à l'état normal, de nombreuses variations individuelles; que les ovaires jouissent d'une assez grande mobilité. J'estime cependant qu'il est possible d'atteindre à une certaine précision, mais à condition de tenir compte de l'âge des sujets, de l'attitude (femme debout ou couchée), de la direction de l'utérus, de l'état de nulli- ou de multiparité, etc.

Parmi les positions que peut occuper l'ovaire à l'état normal, il en est une qu'on doit, avec Waldeyer, désigner sous le nom de *situation typique ou primaire*. C'est la plus commune. Je l'envisagerai tout d'abord; puis j'indiquerai quels sont, avec une semblable situation, les rapports et les moyens de fixité de l'ovaire. J'étudierai ensuite les variations de position physiologiques et pathologiques.

A. **Situation et direction typiques.** — *Chez la vierge et la nullipare, lorsque l'utérus présente son antéversion et son antéflexion normales* (voy. p. 441), *qu'il est exactement médian, qu'on suppose le sujet en position anatomique, c'est-à-dire dans la station droite et le bassin avec son inclinaison habituelle, alors le grand axe de l'ovaire est sensiblement vertical*, ainsi que l'ont démontré les recherches concordantes de His, Gegenbaur, Waldeyer, Ranney, Vallin, Symington, Cunningham, etc. J'ai fait moi-même plusieurs dissections, dans le but de contrôler les assertions de ces auteurs. L'une d'entre elles a été très fidèlement reproduite dans la figure ci-contre (fig. 242).

L'ovaire, dans les conditions énoncées ci-dessus, est à peu près vertical; dans des cas assez rares (fig. 242), il est un peu oblique en arrière; plus souvent, il se porte légèrement en bas, en avant et en dedans. Il est appliqué contre la paroi latérale de l'excavation pelvienne, un peu en arrière du diamètre transversal de celle-ci, et beaucoup plus près du contour du détroit supérieur qu'on ne pourrait le croire de prime abord. On le trouve (fig. 242) dans l'angle que forme le bord interne du psoas avec les vaisseaux hypogastriques ou, si l'on préfère, dans la bifurcation de l'artère iliaque primitive.

B. **Rapports de l'ovaire en situation primaire**[1]. — De l'orientation précédente résulte qu'il faut, dans les conditions sus-indiquées, envisager à

[1] Avant d'étudier les rapports de l'ovaire et de la trompe, le lecteur fera bien de parcourir les pages dans lesquelles j'expose plus loin (pages 451 à 456) l'anatomie des ligaments larges.

l'ovaire deux faces, externe et interne, deux bords, antérieur et postérieur, deux extrémités, supérieure et inférieure.

1° **Face externe** (Face postéro-inférieure des auteurs). — On peut encore l'appeler **pariétale**, parce qu'elle regarde la paroi latérale de l'excavation pelvienne. Elle se trouve directement en contact avec la séreuse qui tapisse cette paroi et, par son intermédiaire, elle affecte des rapports importants, faciles à

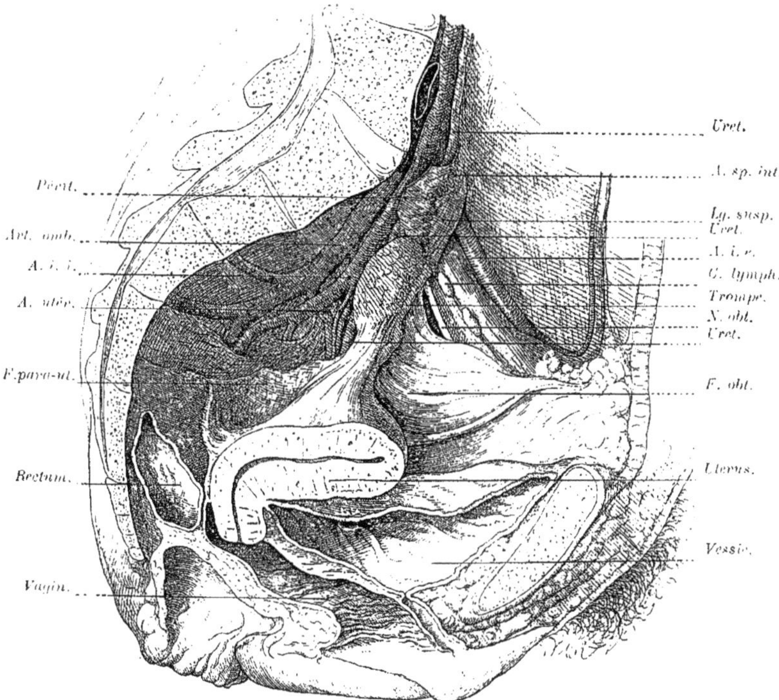

Fig. 242. — Coupe médiane et antéro-postérieure du bassin d'une femme adulte.

L'utérus est abaissé et très rapproché du coccyx. L'anus est béant, le vagin ouvert, la vessie très étalée, pour les raisons indiquées p. 446. Une partie de la trompe est réséquée. Le péritoine est enlevé en avant et en arrière du ligament suspenseur de l'ovaire, pour montrer les organes sous-jacents. L'ovaire est en place.

constater sur la figure 243, dessinée d'après un sujet sur lequel j'ai enlevé le péritoine, pour rendre visibles les organes sous-jacents. D'autres figures (ainsi celles de Waldeyer, Nagel, Fredet) reproduisent des dispositions semblables, mais non identiques, car les rapports des organes, qui contribuent à limiter la fosse ovarienne, ne sont pas toujours exactement les mêmes.

Parfois la séreuse pariétale ne présente aucun accident de surface. Mais, dans des cas bien plus nombreux, elle se déprime légèrement, de façon à loger l'ovaire dans une petite niche, dite *fosse ovarique* (*fossa ovarii*), généralement appelée fossette de Krause (1841) ou de Claudius (1865) : bien à tort cependant, car Krause n'en fait aucune mention et Claudius décrit, sous ce nom, une tout autre formation (p. 352).

Pour bien voir la fosse ovarique (suivre sur les fig. 242 et 243), il faut rabattre en avant le mésosalpinx et l'ovaire lui-même; on l'aperçoit alors, sur

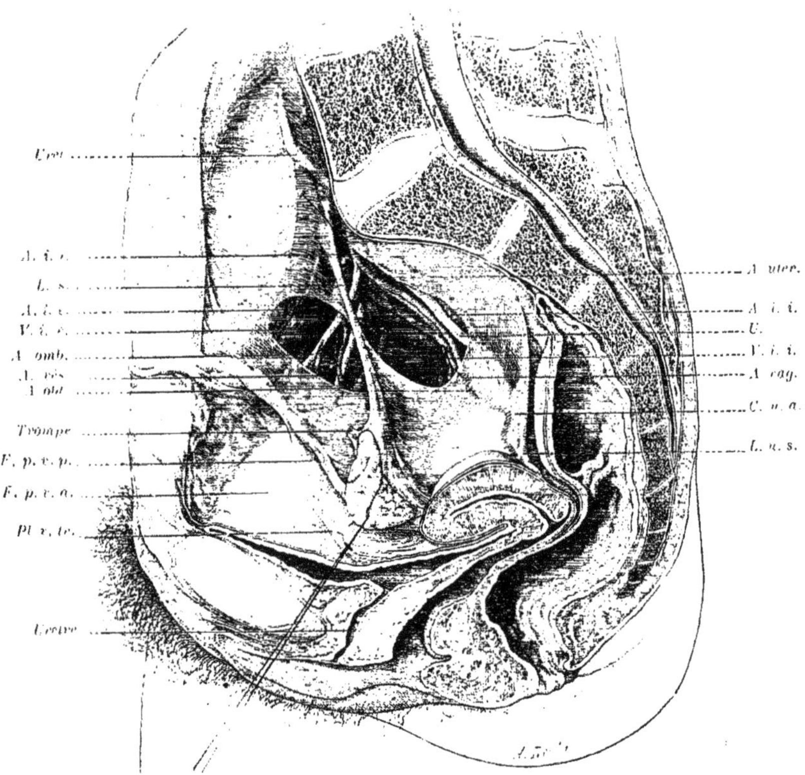

Fig. 243. — Coupe médio-sagittale du bassin d'une jeune femme.

Le péritoine a été enlevé pour montrer la disposition des organes en avant (fosse obturatrice, p. 456) et en arrière (fosse ovarique) du ligament suspenseur de l'ovaire (*L. s.*). L'ovaire (*Ov.*) a été extrait de sa fosse, renversé et attiré fortement en bas. La trompe a été coupée et le pavillon retranché. La vessie est manifestement altérée et considérablement hypertrophiée. La figure ne renseigne donc en aucune façon sur la situation et la direction du conduit utéro-vaginal. Le point *C. u. a.* marque l'entrecroisement de l'uretère et de l'artère utérine. On voit le nerf obturateur descendant au-dessous de l'artère vésicale supéro-latérale (*A. vés.*). J'ai disséqué très minutieusement cette pièce, en ayant soin de conserver aux organes leurs connexions réciproques. L'uretère seul, au point où il est marqué par la lettre *U*, a été un peu récliné en arrière. Il n'est donc pas, comme le représente la figure, en arrière, mais en dedans de l'artère utérine.

la partie postéro-supérieure de la paroi pelvienne latérale, dans la bifurcation iliaque. Les auteurs lui assignent des limites un peu différentes. Ce sont, pour Vallin et Nagel, en arrière les vaisseaux iliaques internes et l'uretère, en haut le nerf obturateur et la veine iliaque externe, en avant l'insertion du feuillet postéro-supérieur du ligament large sur la paroi pelvienne, en bas la portion initiale des artères utérine, obturatrice et ombilicale (émanées de l'hypogastrique séparément ou par un tronc commun) et leurs veines satellites. Cette disposition me paraît moins fréquente que la suivante, décrite par His, Waldeyer, Hammerschlag. Pour Waldeyer en particulier, la fosse ovarique est circonscrite : « en haut et en avant par l'artère ombilicale, en arrière par l'uretère et l'artère utérine. Comme l'ovaire a une forme sensiblement elliptique, il ne saurait être question de limite supérieure ou inférieure; en haut, en effet, les reliefs de l'uretère, des artères ombilicale et utérine s'unissent par un angle assez aigu, dans lequel se loge le pôle supérieur de l'ovaire. En bas, la fosse s'efface, car l'artère ombilicale s'écarte de l'utérine et de l'uretère. La terminaison inférieure de la fosse coïncide approximativement avec l'insertion pariétale du ligament large. »

Les différences peu importantes que je viens d'indiquer s'expliquent sans peine si l'on songe, d'une part, que le point d'insertion des collatérales sur le tronc de l'hypogastrique est susceptible de varier d'une façon assez notable (voy. *Angéiologie*, tome II, p. 784); d'autre part, que l'uretère ne descend pas toujours en avant de l'iliaque interne, mais quelquefois entre cette artère et la veine correspondante. Le plus souvent, la fosse ovarique m'est apparue comme une dépression péritonéale, une gouttière angulaire mal bornée à sa partie inférieure, mais bien circonscrite en avant et en haut par la veine iliaque externe ou le nerf obturateur, en arrière par une veine utérine, l'artère utérine et l'uretère.

Cette fosse, *qui n'a d'ailleurs aucun rôle dans la fixation de l'ovaire*, est loin d'avoir toujours un aspect et des dimensions identiques.

a) Souvent, en raison du rapprochement des organes qui la limitent, elle se réduit à une dépression minime et aplatie. Alors l'ovaire n'y est logé que d'une façon très imparfaite; sa face externe seule, et non plus sa périphérie, entre en relation avec quelques-uns des organes qui bordent la fosse : dans ces cas, il est habituel que celle-ci soit comprise entre la veine iliaque externe et l'artère hypogastrique et que la face pariétale de l'ovaire soit en rapport avec l'uretère et le paquet vasculo-nerveux obturateur. Quelle que soit, du reste, l'étendue de la fosse, le nerf obturateur, venu de son angle supérieur, croise toujours plus ou moins la face externe de l'ovaire (névralgie obturatrice dans les ovarites), puisqu'il descend à la rencontre des vaisseaux obturateurs, qui suivent une direction ascendante.

b) Dans d'autres circonstances, la loge ovarienne devient plus profonde et plus large; elle peut atteindre 4 centimètres dans le sens vertical, 1 1/2 à 2 dans le sens antéro-postérieur. Waldeyer l'a même vue former une véritable niche telle que la face interne de l'ovaire ne dépassait pas le niveau de la paroi pelvienne. Il semble, dans ce cas, que les organes qui la limitent aient été écartés les uns des autres. L'ovaire, par l'intermédiaire du péritoine, se met alors en contact, non avec la paroi osseuse (partie moyenne du rebord supérieur du cotyle d'après Waldeyer), mais avec le muscle obturateur interne et son aponévrose, dont il est séparé toutefois par une couche graisseuse, épaisse d'un centimètre au moins. Cette graisse, qui lui forme coussinet, renferme d'avant en arrière (voy. fig. 242 et 243) (femme supposée debout) quelques ganglions lymphatiques, le nerf obturateur, l'artère ombilicale, une artère vésicale supéro-latérale, branche de celle-ci, l'artère obturatrice, la veine obturatrice; elle communique directement avec le tissu adipeux, qui remplit l'espace intermédiaire au contour de la grande échancrure sciatique et au bord supérieur du muscle pyramidal, et qui contient, dans sa partie postéro-supérieure, les vaisseaux fessiers et le nerf fessier supérieur. On a argué de cette disposition (Schillbach, Waldeyer, Routier, Garré) pour expliquer la hernie ischiatique de l'ovaire; mais celle-ci est si exceptionnelle que quelques écrivains (P. Berger) contestent son existence.

On s'est demandé si la fosse ovarienne avait une existence autonome, analogue à celle d'autres fossettes péritonéales. Nagel soutient qu'elle est déterminée par la pression de l'ovaire, tendant à s'insinuer entre les organes qui la constituent. Tel n'est pas l'avis de Waldeyer. Il fait remarquer qu'elle s'observe également, bien qu'à peine dessinée, dans le sexe masculin, qu'elle préexiste à la descente des glandes sexuelles, enfin qu'elle persiste, même quand l'ovaire occupe une situation anormale. Celui-ci ne crée donc pas la fossette, mais il l'exagère lorsqu'il y est contenu.

Cette loge ovarienne ne doit pas être confondue avec des dépressions analogues, nommées fossette préovarienne, fossette rétro-ovarienne, poches péritonéales de l'ovaire.

La *fossette préovarienne* (p. 456 et fig. 247, *F. préov.*) est limitée en avant par le ligament rond, en haut par les vaisseaux iliaques externes, en arrière par le mésosalpinx (portion ascendante de la trompe) et le hile de l'ovaire (fig. 243). Dans les cas très exceptionnels d'*antéposition*, l'ovaire occupe cette fossette. C'est sans doute un déplacement congénital que favorise une trop grande brièveté de la trompe et du ligament propre de l'ovaire (Waldeyer).

Sappey a décrit une fossette *rétro-ovarienne*, formée par la continuité de la lame postérieure des ligaments larges avec la face antérieure des ligaments utéro-sacrés. L'ovaire serait, d'après Sappey, suspendu au-dessus de cette fossette dans l'état de vacuité de la vessie et y reposerait immédiatement dans l'état de plénitude. Cela me paraît inexact (voy. p. 351).

Enfin, on a appelé *poches péritonéales de l'ovaire*, tantôt (voy. fig. 241, *P. p.*) une gouttière angulaire ouverte en haut, interceptée en avant par l'aileron moyen, en arrière par l'aileron postérieur du ligament large, tantôt une dépression, située entre le mésovarium et le mésométrium (voy. fig. 314, à gauche). Ainsi comprises, ces poches n'existent pas, à mon avis, quand l'ovaire occupe sa situation primaire. Mieux vaut n'en plus parler, car elles n'ont aucune signification.

2° **Face interne** (ou antéro-supérieure des auteurs). — Tournée en dedans et faiblement en avant vers le centre de l'excavation pelvienne, elle est moins convexe et (Kölliker) un peu plus étroite que la face externe. Elle mérite d'être appelée face **tubaire** (Krause); c'est en effet avec la trompe de Fallope qu'elle affecte ses rapports essentiels.

Lorsqu'on ouvre l'abdomen et qu'on enlève prudemment les anses intestinales, on n'aperçoit pas d'emblée l'ovaire : cela est très important à spécifier. Quand on a soin de ne rien déranger, que cet organe présente la situation et la direction étudiées ci-dessus, que le bassin a son inclinaison normale, voici ce qu'on observe :

On voit, de l'angle supéro-latéral de l'utérus, se détacher et se porter presque horizontalement en dehors deux cordons : le ligament utéro-ovarien (fig. 244, *L.*) et la trompe de Fallope (fig. 244, *T*). Au moment où le premier atteint son insertion sur le pôle inférieur de l'ovaire, la seconde change de direction d'une façon assez brusque, pour remonter tout le long du hile jusqu'au pôle supérieur de cet organe. Arrivée à ce niveau, elle se recourbe en arrière et en bas; son pavillon (*P*), avec la portion adjacente du mésosalpinx, vient s'appliquer sur la face interne et sur le bord postérieur de l'ovaire. Hasse, Waldeyer, Vallin, Martin insistent sur ce point, qui est bien décrit en ces termes par Pierre Delbet : « A l'état normal, la trompe n'est pas située en avant de l'ovaire, mais bien en arrière de lui. L'aileron moyen ou mésosalpinx, très long dans sa partie externe, donne à la trompe une grande mobilité. Lorsqu'on prend soin de laisser les organes en place, on trouve d'une façon constante l'infundibulum et le pavillon repliés en arrière, en rapport avec la lame postérieure du ligament large, et le mésosalpinx rabattu avec la trompe forme un pli aigu, qui masque l'ovaire. Ce dernier est encapuchonné et, pour le voir, il faut relever la trompe et redresser le pli du mésosalpinx ». Bouilly

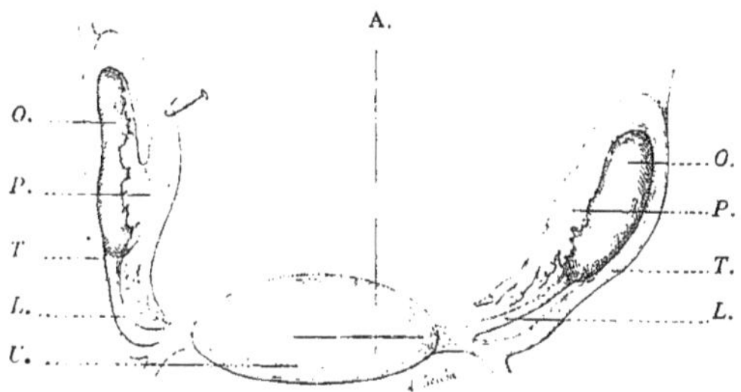

Fig. 244 A. — Rapports réciproques de l'ovaire et de la trompe (His).
Les annexes suspendues au ligament ovaro-pelvien. Le fond de l'utérus (*U*) est dévié à droite de la ligne médiane.

(cité par Vallin) a constaté cette disposition sur le vivant. Je l'ai également rencontrée au cours de plusieurs laparotomies.

Néanmoins, ces rapports réciproques ne sont pas toujours identiques. Il m'a semblé que, dans le plus grand nombre des cas, le crochet tubaire ne remontait pas jusqu'au pôle supérieur de l'ovaire (fig. 244 B). D'autres fois il l'atteint (fig. 244 A). Enfin, dans des circonstances rares, j'ai vu, de même que Vallin, l'oviducte s'incurver, devant le hile, en *S* italique très allongée (fig. 244 C). Ainsi la trompe, avec son mésosalpinx, forme, dans certains cas, un rideau qui masque presque entièrement la face interne de l'ovaire. Dans d'autres, au contraire, le rideau est incomplet; il en est ainsi, lorsque la trompe est plus courte et le mésosalpinx moins étendu; alors les parties de l'ovaire, laissées à découvert, entrent en contact à gauche avec le côlon pelvien, à droite avec les circonvolutions de l'iléon et, parfois, avec l'appendice vermiforme.

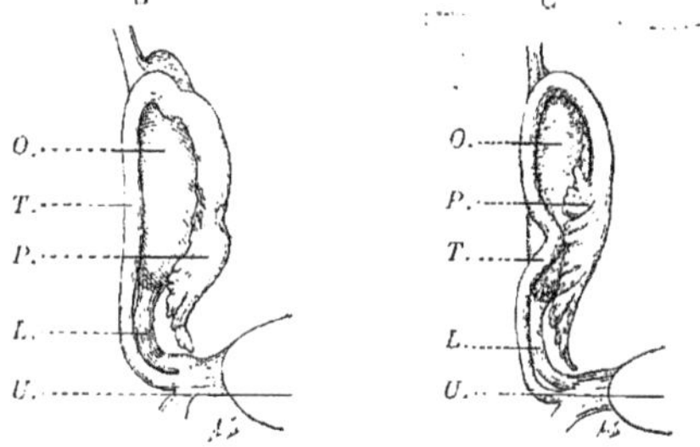

Fig. 244 B et C.—Variations des rapports de l'anse tubaire et de l'ovaire. B (His) et C (Rieffel).

Un dernier rapport à noter est celui que la face tubaire de la glande génitale affecte avec les vaisseaux de la trompe et avec la partie de l'époophoron, contenus dans le segment du mésosalpinx rabattu sur l'ovaire (p. 400 et fig. 314).

De l'encapuchonnement de l'ovaire par le péritoine qui entoure spécialement l'ampoule tubaire, résulte la formation d'une *bourse ovarienne* (ne pas confondre avec la prétendue poche péritonéale) (p. 342 et fig. 241). Cette bourse entoure l'ovaire (fig. 245) en haut, en arrière, en bas, en dehors et aussi partiellement en dedans. Elle est donc incomplète chez la femme et ne représente pas une cavité close. Parfois cependant elle est plus développée, simulant une capsule séreuse péri-ovarienne, qui ne communique plus que par un point, voisin de l'orifice tubaire, avec la grande cavité péritonéale. Il n'en est pas de même chez beaucoup de mammifères, en particulier chez certains carnivores et rongeurs (Milne Edwards, E. Zuckerkandl), où l'ovaire est réellement inclus dans une poche totalement fermée, « constituée aux dépens du péritoine et présentant dans sa disposition une fixité, qui est assurée par un véritable appareil ligamenteux ».

3° **Bord antérieur** (*Margo rectus, mesovaricus*). — Sensiblement rectiligne, à peu près vertical, ce bord regarde un peu en haut et en dehors. C'est de lui que partent les deux extrémités de l'ovaire, ainsi que les ligaments, qui le rattachent à l'utérus et au pavillon tubaire. On l'appelle encore soit **bord adhérent**, parce qu'à son niveau le mésoarium se continue avec le feuillet postéro-supérieur du ligament large; soit **hile** ou **base**, car c'est par lui que pénètrent et sortent les vaisseaux et nerfs de l'ovaire. Je viens de dire que le hile, appliqué d'un côté contre le péritoine pariétal, était en rapport, par le côté opposé, avec la portion ascendante de la trompe; il n'est donc pas visible, quand les organes sont en place.

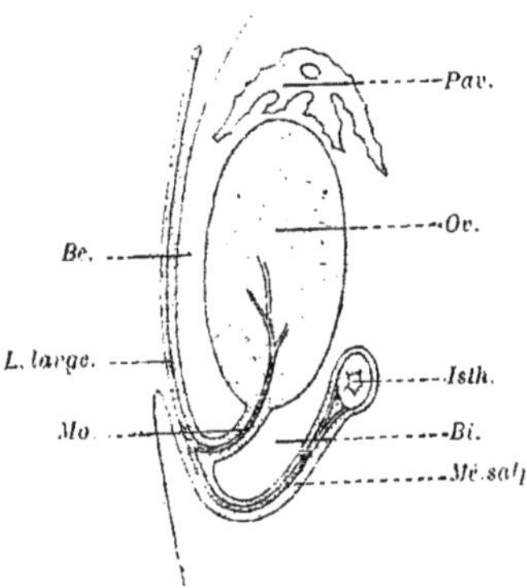

Fig. 245. — La bourse ovarienne avec sa partie interne *Bi* et sa partie externe *Be*, séparées par le mesovarium *Mo* (His).

4° **Bord postérieur ou libre** (*Margo convexus*). — Plus épais que le bord adhérent, il est, en général, régulièrement arrondi, parfois cependant sinueux (Henle). Il ne s'incline pas seulement en arrière, mais en dedans et en bas, vers la ligne médiane, vers le rectum, dont il reste toutefois à une certaine distance. Il est à 20 ou 25 millimètres en avant et en dedans de l'interligne sacro-iliaque, un peu en avant d'un plan frontal passant par le promontoire. Par son versant interne, il répond au morceau frangé de la trompe et parfois aux circonvolutions grêles; par son versant externe, il entre en rapport, par l'intermédiaire du péritoine pariétal, avec l'uretère, qui le longe dans presque toute son étendue (fig. 242).

Cette connexion est la plus fréquente; mais je rappelle que, dans certains cas, l'uretère descend dans le bassin en arrière du tronc antérieur de l'artère hypogastrique.

Ce bord postérieur est décrit par quelques anatomistes sous le nom de bord supérieur; il ne devient réellement supérieur qu'après extraction des organes hors de la cavité pelvienne ou tension et étalement artificiels du ligament large (voy. fig. 314, à gauche).

5° **Extrémité supérieure** (externe des auteurs). **Pôle supérieur ou tubaire.** — Cette extrémité se dirige en haut, ou en haut et un peu en arrière. Elle est épaisse, *arrondie* (*extremitas obtusa*) (*Ex. t.*, fig. 241), parfois séparée du reste de l'organe par un léger rétrécissement (Henle) ou envahie par quelques languettes de la frange tubo-ovarienne (fig. 246). Elle est placée un peu au-dessous de la ligne innominée, à 1 centimètre du bord inféro-interne de la veine iliaque externe et se trouve un peu au-dessus d'un plan transversal, passant par la partie postérieure du fond de l'utérus en antécourbure. Son versant interne affecte avec la trompe des rapports un peu variables, que j'ai précisés tout à l'heure; son versant externe s'applique, en général, exactement entre le nerf obturateur et l'uretère, là où celui-ci touche l'artère hypogastrique (fig. 242 et 243).

6° **Extrémité inférieure** (interne des auteurs) ou **utérine**. — Dirigée en bas et un peu en avant, elle est, suivant Huschke, chez les vierges, presque aussi arrondie que le pôle supérieur; mais, le plus souvent, on la voit graduellement *s'amincir* (*extremitas acuta*), pour se continuer avec le ligament utéro-ovarien (*Ex. u.*, fig. 240 et 241). Cette extrémité touche presque le plancher du bassin, sans cependant l'atteindre (Waldeyer); elle reste à 2 centimètres au moins au-dessus et en avant du bord supérieur du muscle pyramidal et du tronc du grand nerf sciatique.

C. ***Moyens de fixité de l'ovaire en situation primaire.*** — Comment l'ovaire est-il maintenu dans la situation que je viens d'indiquer? La plupart des auteurs lui décrivent quatre ligaments, qu'ils placent presque sur le même plan au point de vue de leur rôle fixateur. Mais les ligaments tubo- et utéro-ovariens, insérés par leur extrémité opposée à des organes éminemment mobiles, ne sauraient être destinés à un pareil usage. Si l'on considère que l'ovaire est, pour ainsi dire, libre et flottant dans le bassin, suspendu contre la paroi pelvienne latérale, on ne doit reconnaître comme véritables ligaments fixateurs que deux d'entre eux, le mésoarium et le ligament supérieur ou lombaire.

1° **Mésoarium ou mésovarium**[1]. — La lame postéro-supérieure du ligament large, arrivée en regard du bord antérieur ou adhérent de l'ovaire, semble se dédoubler, comme pour l'entourer. Toutefois, fait capital, sur lequel j'aurai à insister plus loin (p. 370), le péritoine ne le recouvre point, de sorte que l'ovaire est, avec l'orifice abdominal de la trompe, le seul organe, qui fasse directement saillie dans la cavité de la séreuse abdominale. Autrement dit, le repli péritonéal, détaché de la lame postéro-supérieure du ligament large (*Mésov.*, fig. 313), vient, par ses deux feuillets, *s'insérer et finir* sur le hile, aux deux lèvres duquel ceux-ci s'attachent, interceptant entre eux des fibres lisses, du tissu conjonctif, des vaisseaux et des filets nerveux. C'est à ce repli péritonéal qu'on donne le nom d'*aileron postérieur du ligament large* ou mieux de *mésovarium*, car ce dernier ne constitue proprement que le segment moyen de cet aileron (voy. p. 452 et fig. 314). On pourrait l'appeler aussi *ligament antérieur de l'ovaire*, pour lequel il constitue, bien réellement, un moyen de fixité. Car, d'une part, il est très court et permet seulement à cet organe de se mouvoir « comme un volet autour de ses gonds » (Vallin). D'autre part, si

1. Il est quelquefois appelé *ala vespertilionis*. Je ne me servirai jamais de ce terme, d'autant qu'il prête à l'équivoque. En effet, plusieurs auteurs désignent, et avec plus de raison, sous ce nom le mésentère de la trompe. D'autres enfin appliquent ce mot au ligament large tout entier.

le ligament large, dans son segment juxta-utérin, participe aux mouvements de la matrice, il n'en est pas de même pour son segment juxta-pariétal, duquel se détache le mésovarium ; il suffit, en effet, chez une vierge ou une nullipare, de considérer la ligne d'insertion de la lame postérieure du ligament large sur la paroi pelvienne latérale, pour constater que cette ligne se laisse assez difficilement déplacer. En d'autres termes, le péritoine adhère d'une façon assez intime aux plans sous-jacents au niveau du point où, du ligament large, il se réfléchit pour tapisser l'aponévrose pelvienne. On comprend que cette particularité contribue, d'une manière indirecte, à fixer l'ovaire dans la situation qu'il occupe.

Pour compléter l'histoire du mésovarium, il reste à indiquer son orientation, son mode de continuation avec le péritoine utérin et le mésosalpinx. Ces points seront exposés plus loin (p. 452).

2° **Ligament supérieur ou suspenseur de l'ovaire** (fig. 242 et 243, *L. S.*). — Ce ligament porte des noms bien différents, depuis que Rouget l'a signalé comme *ligament rond supérieur* ou *lombaire*. C'est le *ligament infundibulo-pelvien* de Henle, le *cordon vasculaire ovarien* de Charpy, le *ligament lombo-ovarien* de Testut, *ilio-ovarien* de Durand. Pierre Delbet et Gegenbaur disent *ovaro-pelvien*, parce qu'il est principalement destiné à l'ovaire. On pourrait aussi, afin d'indiquer sa situation par rapport à cet organe, le dénommer *ligament supérieur de l'ovaire*. His et Waldeyer, pour spécifier son rôle dans le maintien de la glande sexuelle au-dessus du plancher pelvien, l'ont appelé à juste titre *ligament suspenseur de l'ovaire*. J'emploierai de préférence ces trois derniers termes au cours de ma description.

Pour comprendre le mode de constitution de ce ligament, quelques remarques préalables sont nécessaires. On sait que les vaisseaux utéro-ovariens ou spermatiques internes, venant de la région lombaire, croisent, à un moment donné, le détroit supérieur du bassin, pour pénétrer dans l'angle supéro-externe du ligament large. Sur la plus grande partie, mais surtout dans la moitié inférieure de leur trajet, ils sont accompagnés de fibres conjonctives et de fibres lisses, qui leur constituent une véritable gaine. Enfin tous ces éléments sont recouverts par le péritoine lombo-iliaque, qui descend dans l'excavation pelvienne et qui, en passant sur eux, se soulève, constitue ainsi un repli plus ou moins accusé. Ce repli, joint aux éléments vasculaires et conjonctifs, n'est autre que le ligament supérieur ou suspenseur de l'ovaire (voy. la note au bas de la page 453).

Celui-ci, chez l'homme, est étalé et aplati ; le nom de rond supérieur de Rouget ne lui convient que chez quelques animaux. Dans des cas morbides, il s'élargit parfois d'une façon considérable et forme un gros pédicule, difficile à lier dans l'extirpation de certains kystes ovariques.

Envisagé dans son ensemble, il se dirige obliquement en bas et en dedans, entre le fascia iliaca et le fascia propria du péritoine, à peu près parallèle à l'uretère, en avant duquel il est placé (fig. 242 et 243). Arrivé au détroit supérieur, il s'applique d'abord sur l'artère, puis sur la veine iliaque externe. « L'angle aigu, formé par le ligament et les vaisseaux, est assez aigu, de sorte que l'artère est croisée en un point plus postérieur que la veine. Le point de croisement se fait à la face libre de ces vaisseaux, le ligament passant au-dessus d'eux, de sorte que le paquet vasculaire iliaque semble traverser la base du ligament » (Durand). Celui-ci pénètre dans le bassin un peu en avant de la symphyse sacro-iliaque, descend ensuite pour former, sur une longueur de 2 centimètres, le bord supéro-externe du ligament large (p. 447 et fig. 314, à gauche), entre la trompe et la paroi latérale du pelvis. Vallin estime que le ligament infundibulo-pelvien droit est 4 fois sur 5 postérieur au gauche ; cet auteur veut expliquer ainsi pourquoi le bord latéral droit de l'utérus est plus relevé que le gauche, pourquoi l'ovaire droit est ordinairement sur un plan postérieur au gauche. Pour ma part, je n'ai pu constater cette particularité. Mais je dois faire remarquer que le grand axe de l'ovaire prolonge (fig. 242), pour ainsi dire, la direction de son ligament suspenseur. Autrement dit, une ligne biovarique passe au moins à 2 centimètres derrière le diamètre transversal de l'excavation pelvienne et derrière le corps utérin en antéflexion. Il en résulte que l'ovaire, non fixé par des adhérences, doit nécessairement, lorsqu'il est augmenté de volume, que le mésovarium et le ligament suspenseur sont relâchés, tomber dans le cul-de-sac de Douglas.

Étudié dans sa texture, le ligament supérieur de l'ovaire offre à considérer le paquet vasculo-nerveux, les fibres conjonctives et musculaires, enfin le péritoine.

a) L'artère spermatique interne (*A. sp. int.*, fig. 242) occupe en général la base du ligament, entourée de veines, de lymphatiques, de nerfs, qui sont disséminés en avant et autour d'elle. Ce sont les vaisseaux et, plus spécialement, les veines qui forment la masse essentielle du ligament (Nagel).

b) Les fibres conjonctives, irrégulièrement disposées, sont très abondantes. Quant aux éléments musculaires lisses, leur nombre, assez considérable chez l'enfant et la jeune fille, paraît diminuer chez l'adulte.

Ces éléments sont ainsi décrits par Rouget : « Les faisceaux musculaires, au lieu d'être, comme chez les animaux, condensés en ruban, sont étalés en membranes et, au lieu de marcher isolément à distance du cordon vasculaire, ils le traversent, l'enveloppent, montent avec lui vers la paroi lombaire, se perdant graduellement dans le fascia propria, par l'intermédiaire duquel ils se fixent à la paroi postérieure du tronc. Un certain nombre de ces faisceaux s'irradient dans le feuillet postérieur du ligament large et se portent en dedans vers l'utérus (faisceaux internes); d'autres, soulevant le péritoine en forme de pli, s'infléchissent en dehors à la hauteur de l'ovaire et s'attachent au pavillon (faisceaux externes), tandis que le plus grand nombre (faisceaux moyens), accompagnant les vaisseaux jusqu'au hile de l'ovaire, en partie semblent pénétrer dans le parenchyme de la glande, en partie traversent le bulbe érectile et, continuant leur trajet dans l'aileron de la trompe, vont se perdre dans l'enveloppe contractile de ce conduit. »

c) Ces différents éléments, vasculaires, lamineux et musculaires, sont cachés sous le péritoine qui, de la fosse iliaque, descend dans l'excavation pelvienne, soit pour tapisser les parois latérales de celle-ci, soit pour former les vastes replis, nommés ligaments larges. Je montrerai plus loin (p. 453) comment le ligament suspenseur de l'ovaire prend part à la formation de ces replis, comment il se continue avec le mésosalpinx, comment, en raison de sa saillie, il contribue à limiter les fossettes latéro-pelviennes (voy. p. 456). Qu'il me suffise de dire ici qu'au moment de sa réflexion sur le détroit supérieur, le péritoine, au niveau du ligament suspenseur, présente un certain nombre de replis d'importance très secondaire, bien visibles chez la nouveau-née et l'enfant, mais s'effaçant en général chez l'adulte. Ces replis offrent, d'ailleurs, une disposition assez variable. Ce sont, à gauche, le *ligament colo-pelvien* et surtout le *ligament infundibulo-colique* (Voy. *Splanchnol.*, 1er fasc., p. 346); à droite la *plica genito-enterica* (Treitz, Paltauf, Waldeyer) qui, du méso de l'appendice vermiforme ou du péritoine qui entoure la fin de l'iléon, se porte vers le bord supérieur du ligament large. Ce repli me paraît identique avec le *ligament appendiculo-ovarien* de Clado. Cet auteur le croit presque constant et lui attribue une certaine valeur, en raison des communications lymphatiques qu'il établit entre l'ovaire et l'appendice vermiculaire. Cela est certainement fort exagéré. Barnsby n'a jamais pu mettre en évidence les anastomoses entre les lymphatiques ovariens et appendiculaires. Pas plus que Martin et Barnsby, je n'ai, tout au moins chez l'adulte, vu le ligament avec les caractères que Clado lui assigne.

Il m'a semblé nécessaire de décrire avec quelques détails le ligament supérieur de l'ovaire, car il joue un rôle important, qui n'a pas suffisamment été mis en relief. Il maintient cet organe contre la paroi pelvienne latérale et mérite bien son nom de suspenseur. Il s'oppose à son abaissement, tout en permettant des oscillations dans le sens antéro-postérieur. Chez une nullipare dans des conditions normales, on peut, en effet, difficilement amener l'ovaire au contact du plancher pelvien, tandis qu'on réussit assez aisément à lui faire décrire un mouvement, qui le porte vers la paroi abdominale. Si je n'ai pas adopté le mot infundibulo-pelvien, usité par la plupart des auteurs actuels, c'est que ce ligament contribue bien plus à fixer l'ovaire que la trompe et Pierre Delbet dit à juste titre : « Quand on saisit le pli vasculaire entre les doigts et qu'on tire dessus, c'est toujours l'ovaire qui est soulevé le premier. Le pavillon ne vient qu'ensuite, entraîné seulement par le ligament qui le réunit à l'ovaire. »

3° **Ligament de l'ovaire** (Sappey), **ovarien, utéro-ovarien; ligament propre de l'ovaire.** — Situé dans le tiers interne de l'aileron postérieur du ligament large, ce ligament (fig. 240, *L. u. o*, fig. 247 et 314) s'insère à l'angle supérieur de la matrice, au-dessous et un peu en arrière de la trompe. De ce point, il se porte à peu près horizontalement en dehors, pour devenir légèrement ascendant, au moment où il approche du pôle inférieur de l'ovaire, sur lequel il se fixe, en se continuant plus spécialement avec le bord antérieur de celui-ci. C'est un cordon arrondi, long de 2 cm. 1/2 à 3 cm. 1/2, un peu plus large à son attache ovarienne (5 mm.) qu'à son insertion utérine (3 mm.) Il comprend dans sa constitution des vaisseaux, des fibres conjonctives, enfin des fibres lisses qui, de la face postérieure de l'utérus, gagnent le hile de l'ovaire. Parmi ces fibres, Grohe décrit un fascicule spécial, sous le nom de *tensor* ou *adductor tubæ (ovarii)*; il dépasserait le hile pour aller au pavillon tubaire. Le péritoine, qui est appliqué sur ces éléments, leur adhère d'une façon intime.

Les anciens faisaient du ligament utéro-ovarien le canal excréteur de la glande génitale femelle (*vas ejaculatorium seminis muliebris*) : erreur reconnue par de Graaf, qui montra son rôle comme moyen de fixité de l'ovaire. — Toutefois il importe de noter qu'il ne contribue nullement à maintenir cet organe contre la paroi pelvienne. Bien qu'il soit très résistant, très difficile à allonger, il ne saurait, par suite de sa direction et de ses attaches, avoir une telle action. Son but essentiel est de s'opposer à l'écartement de l'ovaire et de l'utérus, d'associer les mouvements de ces deux organes. Nous verrons dans un instant que, d'une part, les déviations de celui-ci modifient la direction de celui-là; d'autre part, on comprend que des ovaires hypertrophiés puissent influencer la position de la matrice.

4° **Ligament de la trompe** (Sappey), **tubo-ovarien** (Richard), **infundibulo-ovarique** (Henle). — Ce ligament, de l'orifice abdominal de la trompe, se porte au pôle supérieur de l'ovaire ou, plus exactement, à l'extrémité supéro-externe du bord adhérent de cet organe. On peut tout aussi bien le considérer comme une petite partie du ligament suspenseur. Il représente une lame peu épaisse (fig. 246), sur le bord libre, tranchant (Henle) de laquelle est fixée, par sa face péritonéale, la frange ovarique, c'est-à-dire la plus développée des

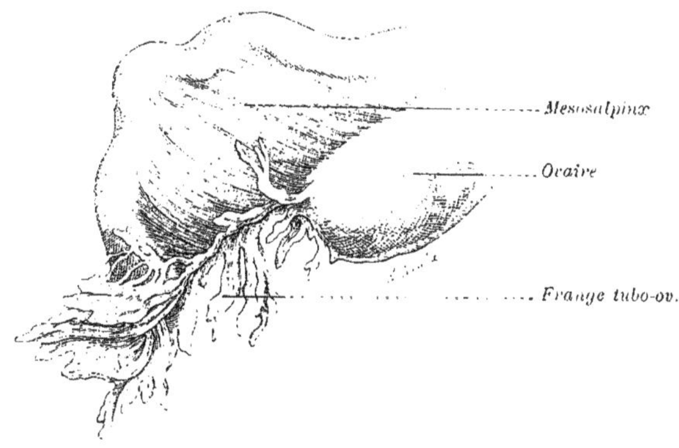

Fig. 246. — Frange tubo-ovarienne, soutenue par le ligament tubo-ovarien (Henle).
Cette frange est pourvue de nombreuses franges secondaires, dont quelques-unes atteignent l'ovaire.

franges du pavillon tubaire. Je ne fais que signaler ici ce ligament, qui appartient surtout à l'étude de l'oviducte et du ligament large (voy. p. 411 et 453).

Remarquons seulement qu'en raison de sa laxité et de sa ténuité, il ne saurait constituer un moyen de fixité pour l'ovaire; il n'a d'autre destination que de servir de tuteur à la frange de Richard, d'empêcher tout écartement entre l'ovaire et l'orifice abdominal du pavillon. Il a, sans doute, un rôle important dans l'ovulation, car, rapprochant cet orifice de l'ovaire, il assure le passage de l'œuf dans la trompe.

D. ***Variations de situation physiologiques.*** — Tout ce que je viens de dire s'applique plus spécialement aux ovaires en situation typique ou primaire. Mais il ne faudrait pas s'attendre à les rencontrer toujours dans une telle position contre la paroi pelvienne latérale. Bien au contraire. Ils sont, en effet, susceptibles d'occuper plusieurs *situations secondaires*, déterminées par divers facteurs, qui interviennent d'une façon isolée ou combinée. L'orientation de l'utérus joue dans l'espèce le rôle capital.

1° L'utérus, bien qu'étant en antéversion et en antéflexion (voy. p. 442), occupe rarement d'une façon exacte le plan médio-sagittal du corps. Le plus souvent, sa situation est extra- ou paramédiane. Cette situation est dite *paramédiane droite* ou *gauche* (p. 440), suivant que son fond s'incline à droite ou à gauche de la ligne médiane. Supposons, pour fixer les idées, une situation paramédiane droite. L'ovaire droit affecte alors la position et les rapports que j'ai indiqués plus haut (p. 339 à 345) et peut même atteindre, par son pôle supérieur, la veine iliaque externe; à gauche au contraire, le ligament utéro-ovarien, tirant sur l'extrémité inférieure, tend à abaisser légèrement l'ovaire

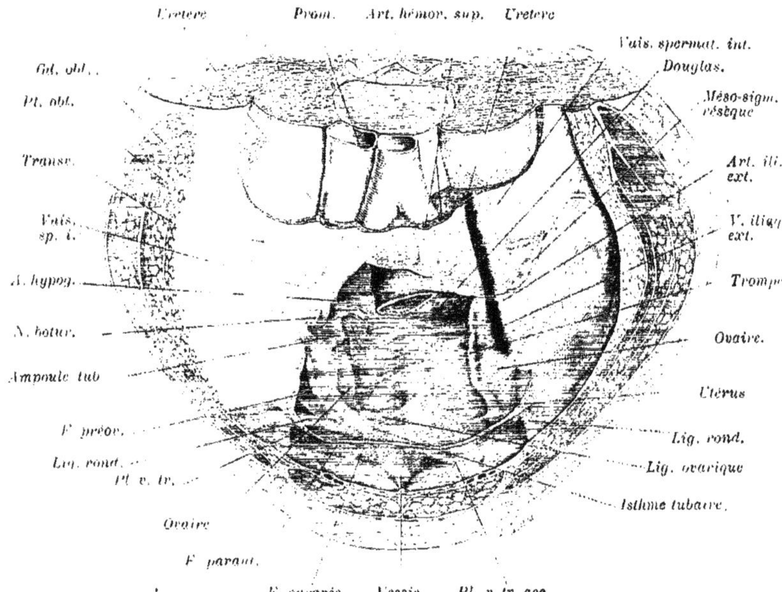

Fig. 247. — Les organes pelviens d'une vierge de 16 ans, vus d'en haut, avec leur couverture séreuse. L'utérus est en position paramédiane gauche (Waldeyer).

(His) et surtout lui imprime (fig. 244 A, côté droit) cette direction oblique en avant et en dedans, considérée comme habituelle par Schultze et Kölliker. Toutefois, il ne s'abaisse pas en masse, retenu qu'il est en haut et en arrière à la paroi pelvienne latérale. Cherchez, comme l'indique Waldeyer, à déplacer en dedans l'ovaire avec la trompe qui le recouvre. « Vous reconnaîtrez qu'il se laisse écarter jusqu'à un certain point, mais seulement en tournant autour d'un axe longitudinal, qui passe par son hile et unit le ligament suspenseur au ligament ovarique. Le point où le ligament suspenseur aborde le pôle supérieur de l'ovaire constitue toujours le point le plus fixe de cet organe. »

Quoi qu'il en soit, en raison de cette nouvelle direction, la face tubaire ou interne de l'ovaire tend à devenir postéro-supérieure, la face externe à quitter la fosse ovarienne, le mésovarium à se placer obliquement, de façon à limiter avec l'aileron moyen du ligament large une poche péritonéale (p. 342). En même temps, l'ovaire soulève le mésosalpinx et s'échappe partiellement sous lui ; il cesse donc d'être complètement recouvert par le rideau tubaire et affecte avec l'intestin un contact plus étendu.

Tels sont donc la direction et les rapports nouveaux de l'ovaire gauche avec une situation paramédiane droite de l'utérus. Ils appartiendront, au contraire, à l'ovaire droit, si le fond de la matrice se dévie à gauche de la ligne médiane. Et, avec Waldeyer et His, je conclurai d'une façon générale : *L'ovaire, situé du côté vers lequel s'incline le fond d'un utérus en antécourbure normale, conserve sa direction verticale le long de la paroi latérale du bassin; du côté opposé, il tend, au contraire, à devenir oblique en bas, en avant et en dedans et à se rapprocher du plancher pelvien.* Cette modification, ainsi que le fait remarquer His, n'est pas seulement imputable à la traction exercée sur l'ovaire par le ligament qui le rattache à l'utérus. La pression intestinale intervient pour sa part. Du côté où l'ovaire reste vertical, elle contribue encore à l'appliquer contre la paroi pelvienne; du côté opposé, au contraire, elle élève la tension du ligament utéro-ovarien et exagère ainsi l'obliquité de l'ovaire.

2° Dans des cas fréquents, l'*utérus*, que son fond reste ou non médian, *se redresse dans le bassin ou se renverse en arrière vers le rectum.* Ces différentes attitudes sont temporaires ou permanentes. *Temporaires*, elles se rattachent à la distension vésicale. « A mesure, dit Vallin, que la vessie se remplit, l'ovaire tourne autour de son insertion au détroit supérieur. Un peu oblique en avant, il devient bientôt vertical et même oblique en arrière dans la distension extrême du réservoir urinaire. » D'après quelques expériences que j'ai faites sur le cadavre, ces changements sont insignifiants. Si l'utérus se redresse en restant exactement sur la ligne médiane, les ovaires paraissent à peine bouger de place. Il en est de même dans la situation paramédiane de la matrice, pour l'ovaire répondant au côté vers lequel s'incline le fond de l'utérus. Le pôle antéro-inférieur de l'autre glande génitale se porte un peu en arrière, tout en restant en avant d'un plan frontal, mené par le pôle supérieur.

Les rétroversions *permanentes* (bien que non pathologiques) de l'utérus, telles qu'on les observe sur beaucoup de cadavres, modifient davantage la direction des ovaires. D'après plusieurs auteurs, ils se déplacent en masse en arrière, se créent une nouvelle fossette plus postérieure, entre l'artère hypogastrique et l'uretère (Waldeyer), entre ce vaisseau et la veine correspondante, se rapprochent du sacrum et peuvent même arriver au contact de la paroi rectale (Charpy). Souvent, dans ce cas, ils s'éloignent un peu du plan du détroit supérieur; leur face externe recouvre complètement l'uretère. Si le fond de l'utérus est en même temps incliné d'un côté, le grand axe de l'ovaire du côté opposé devient oblique en bas, en arrière et en dedans; son extrémité utérine se place en arrière d'un plan frontal, passant par l'extrémité tubaire; l'ensemble de l'organe paraît tourner autour d'un centre fixe, situé au point où le ligament suspenseur croise le détroit supérieur du bassin. Il va sans dire que tous ces changements de position entraînent des modifications dans la direction des ligaments de l'ovaire.

3° L'état de vacuité ou de réplétion du *rectum* et du *côlon pelvien* exerce-t-il quelque influence sur la situation de la glande génitale? C'est un point qui n'a pas été suffisamment étudié. Néanmoins on peut supposer avec quelque vraisemblance que, dans l'état de distension, le côlon pelvien est susceptible de repousser un peu l'ovaire gauche en avant, surtout si le fond de l'utérus est incliné à droite de la ligne médiane.

4° L'*attitude du corps* a-t-elle quelque action sur l'orientation de l'ovaire? Plusieurs auteurs le pensent. Certes, sur le cadavre, on voit souvent cet organe ainsi que la matrice, modifier sa direction, obéissant en cela aux lois de la pesanteur et alors il arrive, en raison de l'affaissement du plancher pelvien, de la perte de toute tonicité, que l'utérus se renverse en arrière et entraîne l'ovaire (p. 446).

Mais, sur la femme vivante, il faut admettre, avec Schultze et Olshausen, que la position du corps a une influence très faible, sinon nulle, sur la situation des ovaires. Je ferai remarquer ici que quelques opinions, en apparence contradictoires, émises par divers anatomistes et gynécologistes sur la direction normale des ovaires, s'expliquent sans peine, si l'on tient compte de l'attitude du sujet. Le grand axe de l'ovaire, sensiblement vertical dans la station debout, devient antéro-postérieur sur une femme examinée en décubitus dorsal; l'angle supérieur de la fosse ovarienne est alors postérieur.

5° J'ai surtout, dans les lignes qui précèdent, visé l'étude des ovaires chez les vierges et les nullipares. Les grossesses et les *accouchements* répétés sont loin de modifier toujours la direction, les rapports et les moyens de fixité de ces organes. Mais, dans d'autres cas, l'appareil ligamenteux utéro-tubo-ovarien se relâche, l'involution des organes du petit bassin s'étant accomplie d'une façon incomplète. Les ovaires, plus lourds, tendent alors, en général, à s'abaisser, en glissant sur le plan incliné que leur forment la paroi pelvienne et la lame postéro-supérieure du ligament large. Cet *abaissement physiologique* est si commun chez les multipares, que la situation prise par l'ovaire dans ces conditions a été longtemps considérée comme la plus commune de toutes. Il ne remplit plus la loge que j'ai décrite sous le nom de fosse ovarienne (p. 340); celle-ci est vide. Il occupe alors la dépression que Claudius nomme *fossa ovarii*. Cette *fossette de Claudius* se trouve limitée en avant par l'uretère et l'artère utérine, en arrière par le bord du sacrum; elle est creusée, dit cet auteur, « au sein du tissu cellulo-graisseux qui, au bord supérieur du muscle pyramidal, remplit l'espace destiné au passage des vaisseaux fessiers et du nerf fessier supérieur ». Aussi, pour qu'une hernie ischiatique de l'ovaire soit seulement possible, je crois, contrairement à Waldeyer, que cet organe doit d'abord quitter sa fosse interiliaque pour occuper la fossette de Claudius. Dans cet abaissement physiologique, ce n'est plus le bord libre, mais le hile de l'ovaire qui entre en rapport avec l'uretère; sa face externe affecte des connexions avec les ganglions iliaques internes (ou mieux sacrés latéraux) et les branches postérieures des vaisseaux hypogastriques; sa face interne se rapproche du rectum et cesse d'être aussi parfaitement recouverte par le pavillon tubaire. On comprend que, de l'abaissement physiologique aux situations pathologiques, aux déplacements douloureux, il n'y ait qu'un pas, et il est souvent franchi.

E. **Variations de situation pathologiques.** — Ces déplacements, lorsqu'ils sont acquis, (je parlerai plus loin des déplacements congénitaux), dépendent souvent d'*adhérences*, qui immobilisent les ovaires. Dans d'autres circonstances, ils sont imputables à un relâchement de l'appareil ligamenteux (hernies inguinales accidentelles, crurales, obturatrices et même ombilicales). Lorsqu'ils augmentent de volume, les ovaires conservent d'abord leur forme et leur situation; puis ils tendent à s'abaisser et à se rapprocher de la ligne médiane. C'est seulement dans ces conditions et jamais à l'état normal (contrairement à Hasse), qu'ils peuvent entrer en contact avec la face postérieure de l'utérus (Waldeyer).

Les chutes pathologiques ont été distinguées par Sänger en partielle ou latérale et totale ou postérieure (cette dernière constituant seule le vrai prolapsus), suivant que l'ovaire descend jusqu'aux replis utéro-sacrés ou jusqu'au plancher du cul-de-sac de Douglas.

Il faut mentionner enfin l'*élévation* des ovaires, leur situation dans le grand bassin: cette attitude, normale dans le jeune âge (p. 362), est presque toujours morbide chez l'adulte et dépend d'un rétrécissement du pelvis, du refoulement par une tumeur voisine, etc.

F. ***Exploration des ovaires.*** — D'après ce que j'ai dit plus haut, on comprend que les ovaires doivent être cherchés, non en pleine excavation, mais contre les parois postéro-latérales de celle-ci. La femme étant dans le décubitus dorsal et les parois abdominales relâchées, on introduit dans le vagin l'index droit ou gauche, suivant qu'on veut explorer l'ovaire droit ou gauche. Le doigt vaginal (souvent deux doigts sont nécessaires) est poussé d'abord dans le cul-de-sac postérieur, puis s'attache à refouler les tissus, en se tenant à égale distance du bord utérin et de la paroi latérale du bassin. En même temps, l'autre main déprime les téguments de l'abdomen, à peu près sur le milieu d'une ligne allant de l'épine iliaque antéro-supérieure à la symphyse pubienne, et reconnaît le bord interne du psoas, rendu plus apparent par une légère flexion de la cuisse. C'est à côté et en dedans du bord de ce muscle qu'on réussira à sentir l'ovaire, parfois à le saisir entre la main abdominale et le doigt vaginal. Néanmoins la palpation bimanuelle est loin de donner toujours des renseignements précis, en raison de la distension de l'intestin, de l'épaisseur des parois du ventre. Beaucoup de gynécologistes affirment que l'exploration de l'ovaire gauche est plus facile que celle de son congénère, par suite de son plus grand éloignement de la symphyse sacro-iliaque (Freund), de l'appui que lui fournit le rectum (Olshausen), de l'inclinaison du fond de l'utérus à droite (Portal).

Pour ma part, je n'ai, pas plus que Waldeyer et Martin, été frappé par la situation plus antérieure de l'ovaire gauche (p. 347) et je n'ai pas remarqué que la matrice fût plus souvent en position paramédiane droite que gauche (p. 442).

D'après Charpy, les ovaires en situation typique sont plus aisés à reconnaître par le rectum que par le vagin. Chéreau soutenait même la supériorité de la palpation rectale. Mais celle-ci n'est nécessaire que si, pour différentes raisons, l'examen vaginal est impossible ou ne fournit que des données incertaines.

Ajoutons enfin que les ovaires des multipares se prêtent, en général, mieux à l'exploration que ceux des nullipares; ils sont, en effet, souvent abaissés, rapprochés du rectum et du fond du cul-de-sac de Douglas.

ARTICLE DEUXIÈME

LES OVAIRES CHEZ L'EMBRYON ET LE FOETUS

Je ne suivrai pas, pour les ovaires, l'ordre habituel, qui consiste à exposer l'histologie d'un organe immédiatement après sa description anatomique. Il est, en effet, indispensable de connaître d'abord leurs caractères chez le fœtus, si l'on veut comprendre la structure complexe qu'ils offrent chez l'adulte. Je m'en tiendrai toutefois aux notions essentielles, et je renvoie le lecteur, pour les compléments embryologiques, à l'appareil urinaire et aux autres chapitres de mon exposé. En effet, c'est d'une part à propos des organes urinaires qu'on doit décrire le corps de Wolff, dont les relations sont si étroites avec l'appareil génital; d'autre part, on ne peut bien saisir certains détails du développement de l'ovaire, la formation de ses ligaments musculo-séreux par exemple, qu'en les étudiant corrélativement avec celui des organes para-ovariens (p. 404), de la trompe (p. 422) et de l'utérus (p. 524).

[RIEFFEL.]

J'examinerai successivement les caractères histologiques et morphologiques des ovaires chez le fœtus, en les comparant en quelques mots à ceux des testicules. Je m'occuperai ensuite de leur pseudo-migration et de leurs anomalies congénitales.

I. Développement histologique. — On sait que, chez l'embryon humain au cours du deuxième mois (fig. 248), on trouve, de chaque côté du rachis et du mésentère primitif, deux corps, faisant chronologiquement suite au pronéphros ou rein précurseur. Ces corps, d'existence transitoire chez les vertébrés supérieurs, et dont il ne subsiste que quelques traces (voy. p. 405), sont les *mésonéphros*, *reins primitifs* ou *primordiaux*, *reins d'Oken* chez les

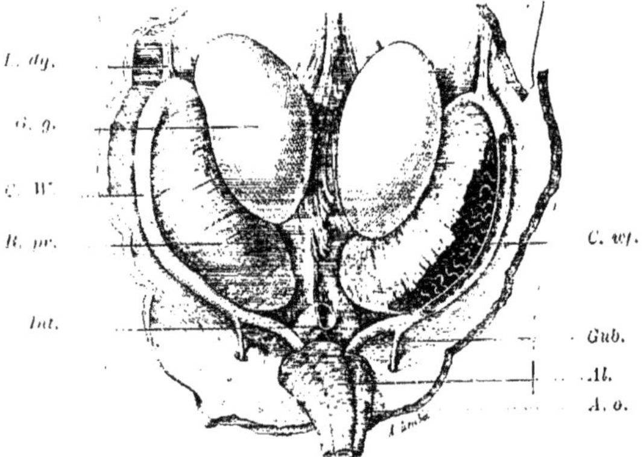

Fig. 248. — Corps de Wolff et glande génitale. Embryon humain de 17 mm. de long (Kollmann).

L. dg., ligament diaphragmatique. — *G. g.*, glande génitale. — *C. W.*, canal de Wolff. — *R. pr.*, rein primitif. — *Int.*, intestin. — *A. o.*, artère ombilicale. — *Al.*, canal allantoïdien. — *Gub.*, gubernaculum de Hunter. — *C. wf.*, canalicules wolffiens.

vivipares, *corps de Wolff* chez les ovipares. C'est ce dernier terme qui est le plus usité. Ils figurent deux masses prismatiques, triangulaires, effilées à leurs extrémités et qui, naissant très haut derrière le cœur et les bourgeons pulmonaires, passent en avant du rein et se terminent dans la région pelvienne. (*R. pr.*, fig. 248 et 250). D'origine mésodermique, ils sont intimement accolés en arrière, par une large base, à la paroi postérieure du tronc et sont en rapport en dedans avec le rachis, l'aorte et la veine cardinale inférieure. Ils sont rétro-péritonéaux et leur surface libre fait, dans la cavité du cœlome, une saillie très vasculaire, dite *bandelette* ou *éminence uro-génitale*, *germe uro-génital* ou *masse cellulaire intermédiaire*. Ils sont constitués par un stroma embryonnaire, au sein duquel on trouve une série de canalicules étagés de haut en bas, dits *canalicules wolffiens*, *canalicules segmentaires*, *néphridies* (fig. 248, *C. wf*). J'aurai (p. 404) à revenir sur ces canalicules. Qu'il me suffise pour l'instant de dire que, tapissés d'un épithélium cylindrique, ils sont formés de deux segments, profond et superficiel. Le *segment profond ou contourné* se termine par un corpuscule de Malpighi qui, semblable à ceux du rein futur, comprend une partie vasculaire, vrai glomérule (recevant son sang de l'aorte et le déversant dans la veine cardinale inférieure) et une partie épithéliale, véritable capsule, revêtue d'un épithélium cylindrique peu élevé. Les *segments superficiels* ou *rectilignes* des canalicules cheminent sous la face externe du corps de Wolff, sur laquelle ils déterminent une série de stries transversales; ils vont en dehors se jeter dans un long canal excréteur, dit *canal de Wolff* (fig. 248, *C. W.*) qui, préexistant d'ailleurs au mésonéphros, débouche dans le cul-de-sac allantoïdien (voy. fig. 397 A et B). Ce canal. chez l'embryon humain (Kollmann) de 10 à 12 millimètres, n'est pas visible, quand on regarde l'éminence uro-génitale par sa partie antérieure; il est, en effet, situé à la partie postéro-externe de celle-ci.

L'épithélium qui recouvre le corps de Wolff est presque partout aplati, plus élevé cependant que celui des parties voisines. Mais, en deux points, il présente,

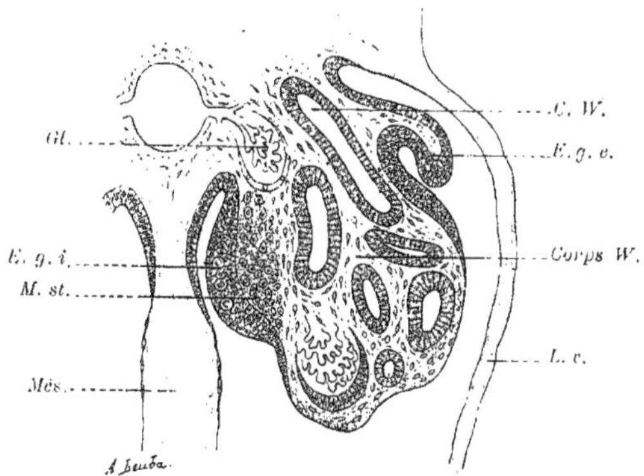

Fig. 249. — Coupe transversale de l'éminence uro-génitale. Embryon de poulet à la fin du 4e jour de l'incubation (Waldeyer).

Gl., glomérule du corps de Wolff. — *C. W.*, canal de Wolff. — *Més.*, mésentère. — *L. v.*, lame ventrale (paroi latérale de l'abdomen). — *E. g. i.*, épithélium germinatif interne avec ovules primordiaux. — *M. st.*, stroma mésodermique du corps de Wolff. — *E. g. e.*, épithélium germinatif externe. A ce niveau, on remarque un pli qui, pour beaucoup d'auteurs, donne naissance au canal de Müller.

dès la 4e semaine chez l'embryon humain (Wendeler), de profondes modifications, qui lui ont fait donner le nom d'*épithélium germinatif*. Celui-ci, entrevu par Borsenkow, mieux décrit par Bornhaupt, a été surtout étudié par Waldeyer, dont les recherches fondamentales sur l'ovaire ont été le point de départ de tous les travaux ultérieurs.

L'épithélium germinatif est formé de cellules longues et cylindriques, qui constituent à la surface du corps de Wolff deux larges bandes. L'une est externe (fig. 249, *E. g. e.*) (*épithélium germinatif externe*); c'est, selon la plupart des embryologistes, l'origine du *canal de Müller* (voy. plus loin, p. 421), qui se développe un peu après la glande génitale. L'autre est interne, bien plus marquée; c'est l'*épithélium germinatif interne*[1] (fig. 249, *E. g. i.*). vrai épithélium,

1. Il existe, à ce point de vue, quelques différences de nomenclature. Certains auteurs désignent sous le nom d'épithélium germinatif l'ensemble du revêtement épithélial du corps de Wolff; d'autres n'appliquent ce mot qu'à l'épaississement interne, au niveau duquel se forme l'organe sexuel.

germinatif, et ses cellules sont dites *cellules germinatives*; qu'elles soient mâles ou femelles, la distinction est impossible.

Les seules transformations, qui vont m'occuper dans ce chapitre, sont celles qui portent sur l'épithélium germinatif interne. Dès le 5e jour de l'incubation chez le poulet, au début de la 5e semaine sur l'embryon humain, il s'épaissit, se dispose en deux ou trois assises d'apparence irrégulière. En même temps, on voit apparaître dans son épaisseur des éléments plus volumineux, sphériques (fig. 249, *E. g. i.*), munis d'un protoplasme abondant, finement granuleux et d'un gros noyau arrondi, pâle, dans lequel on distingue nettement un réseau chromatique (Nagel). Ces éléments sont les *ovules primordiaux* (Waldeyer), *ovoblastes* (Cadiat) ou les *grandes cellules sexuelles* (Mihalkovics)[1].

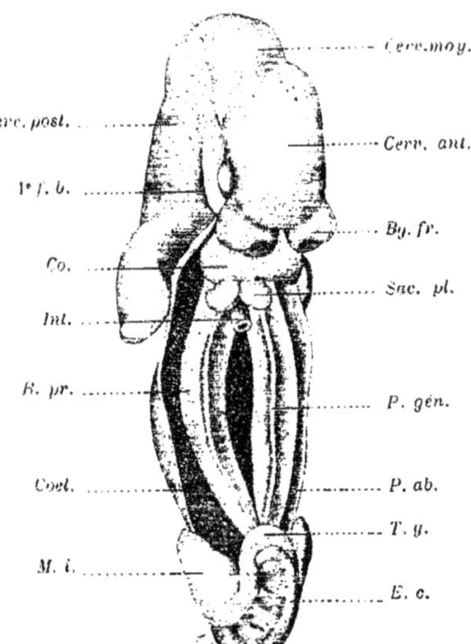

Fig. 250. — Embryon humain de la 5e semaine. Ablation de la paroi antérieure du tronc; corps de Wolff à nu (Kollmann).

Cerv. ant., moy., post., cerveaux antérieur, moyen et postérieur. — *1e f. b.*, première fente branchiale. — *Bg. fr.*, bourgeon frontal. — *Co.*, cœur. — *Sac. pl.*, sac pulmonaire. — *Coel.*, cœlome. — *P. ab.*, paroi abdominale latérale. — *M. i.*, ébauche du membre inférieur. — *R. pr.*, rein primitif. — *Int.*, intestin.

L'épithélium germinatif repose directement sur le *stroma mésodermique* du corps de Wolff, qui est constitué par des cellules embryonnaires (fig. 249, *M. st.*), de forme étoilée, et par des globules sanguins, non encore renfermés dans des vaisseaux. Ce stroma, lui aussi, prolifère d'une façon très active et ce double processus, portant à la fois sur le stroma et sur l'épithélium germinatif, détermine l'apparition, à la face interne du corps de Wolff, d'un *pli génital* (fig. 250, *P. gén.*), qui bientôt devient saillie allongée, fusiforme, connue sous les noms de *bourrelet germinatif* ou *génital*, *éminence génitale* ou *sexuelle*. Celle-ci paraît occuper la partie moyenne (Kollmann) ou la moitié supérieure (Tourneux) du rein primitif. Mais on sait que celui-ci s'atrophie rapidement, à tel point qu'il a, pour ainsi dire, disparu dès le 50e jour chez l'homme (Coste);

1. Je conserve à regret cette seule dénomination d'ovule, consacrée par l'usage. En réalité, si l'on compare l'ovogenèse et la spermatogenèse, on doit, dans le développement de l'œuf, distinguer une période précoce, pendant laquelle les cellules sexuelles se multiplient par mitose. Ces éléments petits sont les *ovogonies* (Boveri). Ensuite elles augmentent de volume et forment les grosses cellules renfermées dans les follicules de de Graaf classiques : *ovocytes* (Boveri). Au moment de la maturation, après expulsion de 1 ou 2 globules polaires, la cellule mûre est l'*ovule* ou *œuf mûr*. Ces termes ont une haute signification au point de vue de la fécondation. En effet, il convient, avant tout, de faire ressortir dans l'évolution de l'œuf : 1° la *période de multiplications équationnelles* (*ovogonies*); 2° la *période d'accroissement de volume* (*ovocytes*); 3° la *période de multiplications réductionnelles* (maturation et *ovule*). Voy. à cet égard : Hertwig, Prenant, P. Bouin et M. Bouin.

il en résulte que, au début de la 6e semaine (Wendeler), l'éminence génitale atteint presque le volume du corps de Wolff.

Vers la même époque, les limites, qui étaient très nettes entre l'épithélium germinatif et le stroma sous-jacent, tous deux en voie de prolifération, s'effacent. Ils paraissent se pénétrer réciproquement et, dans ce processus qui dure longtemps, on peut, avec Hertwig, distinguer deux stades répondant, le premier à la formation des cordons de Valentin-Pflüger, le second à la naissance des follicules.

1° Les éléments de l'épithélium germinatif (soit cellules germinatives pures, soit déjà ovules primordiaux ou mieux *ovogonies*), se multipliant sans cesse, s'enfoncent dans l'épaisseur du stroma mésodermique et constituent ainsi des cordons irréguliers, bosselés, parfois reliés entre eux par des travées latérales. Ces cordons sont dits (fig. 251) *cordons* ou *tubes de Valentin* (1838), *Billroth*

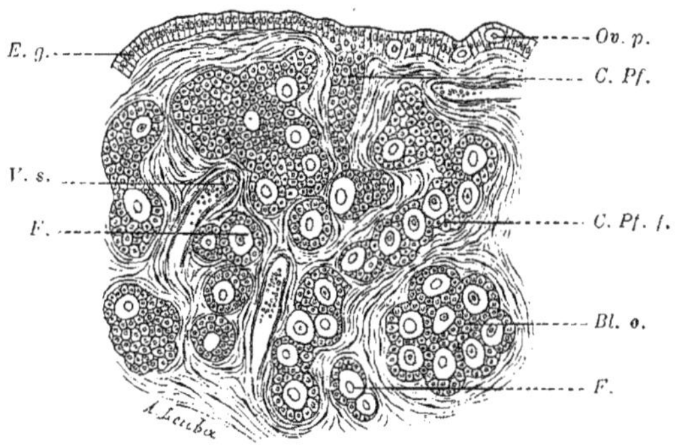

Fig. 251. — Partie d'une coupe sagittale de l'ovaire d'une nouveau-née (Waldeyer).

E. g., épithélium germinatif. — *Ov. p.*, ovules primordiaux situés dans cet épithélium. — *C. Pf.*, cordons de Pflüger. — *C. Pf. f.*, l'un de ces cordons et *Bl. o.*, un bloc ovulaire en voie de transformation en follicules. — *F.*, follicule jeune isolé. — *V. s.*, vaisseaux sanguins.

(1856), *Pflüger* (1863) (*C. Pf.*). Le mot cordon est préférable à celui de tubes, puisqu'il s'agit de boyaux pleins.

Le stroma, lui aussi, ne reste pas indifférent; il continue à proliférer, poussant des prolongements, qui s'insinuent entre les cordons de Pflüger. Il en résulte plusieurs modifications. D'une part, ces cordons s'étranglent, prennent un aspect ramifié, moniliforme. D'autre part, la prolifération du tissu conjonctif embryonnaire étant surtout active dans les couches les plus profondes, quelques cordons sont séparés de leurs connexions primitives et constituent les *blocs ovulaires* (*Bl. o.*, fig. 251), les *nids d'ovules* (Eiballen de Waldeyer), entourés de travées celluleuses, dont l'ensemble forme les *casiers ovulaires* (Eifächer de Pflüger). Ces casiers sont séparés ou communiquent les uns avec les autres. L'ovaire prend ainsi sur une coupe un aspect caverneux, alvéolaire.

Mais déjà on peut, dans les cordons de Pflüger (*C. Pf. f.*) et les nids d'ovules, distinguer deux espèces de cellules : Il en est qui grossissent, dont le noyau devient vésiculaire; ce sont les *ovules primordiaux* nés, comme ceux de la surface, par simple transformation des cellules germinatives. D'autres restent petites, mais se multiplient d'une façon très active : ce sont les *cellules folliculeuses*, futures *cellules de la granulosa*.

2° Tel est l'état de l'ovaire vers la fin du 2e mois. A ce moment, le tissu embryonnaire vasculo-conjonctif commence à se développer rapidement; il pénètre sous forme de tractus fins, qui semblent partir du corps de Wolff et du futur hile de l'ovaire, dans les cordons et les blocs, les segmente en amas de plus en plus petits et cette fragmentation ne cesse qu'après leur division en corps arrondis, qui sont les *follicules primordiaux* ou *embryonnaires* (*F*, fig. 251), dont chacun ne renferme plus qu'un seul ovule, entouré d'une couche de cellules folliculeuses et d'un cercle vasculaire (Clark).

Il ne faudrait pas croire que ces deux stades se succèdent l'un à l'autre; ils s'enchevêtrent. Autrement dit, tandis que le morcellement se poursuit dans la profondeur, on assiste, pendant toute la durée de la vie fœtale, à la formation de nouveaux cordons de Pflüger, qui sont égrénés au fur et à mesure. Ce sont ces invaginations successives de l'épithélium germinatif qui, jointes au développement du stroma conjonctivo-vasculaire, déterminent l'accroissement du volume de l'ovaire chez le fœtus. Il faut ajouter qu'en raison de cet accroissement, les follicules déjà différenciés et ceux en voie de formation sont de plus en plus reportés vers la périphérie, tandis que la région profonde de l'ébauche ovarique est constituée par du tissu conjonctif et des vaisseaux. Ainsi on pourra distinguer à l'ovaire deux parties : la première est l'écorce, la seconde la moelle (p. 372).

Et, en raison de la marche même du processus, on comprend que les formations ovariques les plus jeunes soient aussi les plus superficielles, tandis que les plus anciennes sont les plus profondes. Aussi His distingue-t-il, déjà au 4e mois, une zone de blocs ovulaires voisine de la surface et une zone de follicules proche de la substance médullaire. Wendeler décrit, à l'ovaire humain de la fin du 5e mois fœtal, plusieurs zones, en allant successivement de la surface vers la profondeur : 1° zone constituée par l'épithélium germinatif, qui limite l'organe du côté de la cavité abdominale; 2° zone caractérisée par des cellules épithéliales germinatives ou en voie de transformation en ovules, cellules dont le noyau offre de nombreuses figures caryocinétiques; 3° zone semblable, mais dans laquelle on n'observe plus de phénomènes de division indirecte; parmi les ovules, les uns prennent leurs caractères définitifs, les autres sont détruits et disparaissent; 4° zone de follicules primordiaux; 5° zone épaisse de tissu lamineux et vasculaire.

Origine des éléments de l'ovaire. — Nous verrons plus loin (p. 374) que l'ovaire se compose d'un stroma conjonctivo-musculaire, au sein duquel on trouve des follicules, constitués par l'ovule, un epithélium et des enveloppes conjonctives.

1° La *substance médullaire*, le *stroma de l'écorce* et *l'enveloppe celluleuse du follicule* (thèques externe et interne) proviennent manifestement du stroma du corps de Wolff.

2° L'accord est également unanime touchant l'origine des *ovules primordiaux*. Ils dérivent, par simple transformation, des cellules superficielles ou invaginées de l'épithélium germinatif. Mais subissent-ils des modifications ultérieures? Ce sont là des points encore à l'étude.

Balfour, van Beneden, ont vu des ovules fusionnés en un syncytium, c'est-à-dire en une masse protoplasmique polynucléaire. Ce syncytium donnerait naissance à un seul ovule définitif. Weissmann prétend que, de ces noyaux multiples, un seul persiste pour devenir vésicule germinative, tandis que les autres disparaissent.

Une autre question est la suivante : « Les ovules primordiaux, une fois différenciés dans l'épithélium germinatif, se multiplient-ils par division? Waldeyer et surtout Nagel soutiennent que, quand une cellule épithéliale s'est transformée en ovule primordial, son but est atteint, elle ne se multiplie plus. Kölliker, van Beneden, Semper, Balfour pensent au contraire que les ovules primordiaux se multiplient et donnent des nids d'ovules semblables à eux-mêmes » (Renaut). Cette dernière opinion paraît actuellement prévaloir.

3° Le débat reste ouvert tout entier relativement à l'origine des *cellules folliculeuses*, qui formeront la granulosa (p. 370). Sans parler de l'hypothèse de His, qui les dérivait des cellules migratrices, de celle de Harz, qui en faisait une dépendance de l'ovule invaginé dans le stroma, trois théories comptent actuellement des partisans :

a) Pour Waldeyer, Hertwig, Nagel, Coert, elles émanent, comme les ovules, des cellules germinatives; ni le stroma du corps de Wolff, ni la paroi des canalicules wolffiens ne prennent la moindre part à leur formation.

b) Foulis, s'appuyant sur certaines analogies morphologiques entre les cellules folliculeuses et les cellules étoilées du stroma conjonctif, soutient, au contraire, que les premières dérivent des secondes et viennent entourer l'ovule, après atrophie préalable des cellules germinatives qui, primitivement, étaient placées à son contact immédiat. Cette opinion, qui paraissait abandonnée, vient d'être reprise par Wendeler (1898) : à l'aide du mélange de Flemming (chromo-osmio-acétique), il n'a vu, sur les blocs, au début de leur transformation en follicules, que de grands éléments ovulaires et des tractus cellulaires fins qui, appliqués immédiatement sur ceux-ci, semblaient émaner de la paroi conjonctive des casiers ovulaires.

c) La troisième théorie exige, pour être comprise, plus de développements. Dès 1874, Waldeyer et Romiti avaient signalé, au niveau du hile et dans la moelle de l'ovaire de divers animaux, la présence de cordons et de tubes épithéliaux pleins, décrits ensuite sous les noms de *cordons médullaires* par Kölliker, de *rayons segmentaires* par Max Braun, de *rayons sexuels* par Mihalkovics. Le mode de formation de ces cordons, dont l'importance est surtout grande pour l'évolution de la glande génitale mâle, est encore controversée. Ce sont, pour Egli, Rouget, Janosik, Winiwarter, des bourgeons pleins, qui se détachent de la face adhérente de l'épithélium germinatif. D'après Schulin, ce sont des prolongements du stroma, s'avançant de la profondeur vers la surface en traînees de cellules fusiformes. Selon Mihalkovics, ils ne dérivent qu'indirectement de l'épithélium germinatif. Celui-ci « fournit des œufs primordiaux qui s'enfoncent dans le stroma; arrivés là, ils disparaissent en tant que grandes cellules sexuelles, mais par voie de division et de différenciation sur place, en donnant naissance à des éléments, qui sont, par le fait, d'origine épithéliale et qui s'agencent sous forme de cordons pleins, indépendants de l'épithélium germinatif » (Nicolas). Suivant Schmiegelow, les rayons sexuels se constituent par autodifférenciation du stroma et n'ont de connexion ni avec cet épithélium, ni avec les canalicules wolffiens.

Enfin l'opinion la plus plausible est celle que défendent Braun, Waldeyer, Hoffmann, Weldon, Semon, Hertwig, Tourneux. Les cordons médullaires sont une dépendance du rein primitif, dont on sait les relations étroites avec la glande génitale. Ils se développent par bourgeonnement de la paroi externe des corpuscules malpighiens du corps de Wolff. Munis à leur origine (c'est-à-dire près du corps de Wolff) d'une lumière et tapissés de cellules cylindriques, ils deviennent ensuite pleins, gagnent, en s'accroissant, la base du pli génital, se ramifient, s'unissent entre eux, forment réseau et marchent à la rencontre des cordons de Pflüger, pénètrent dans leur intervalle et remontent, à une hauteur variable, vers la surface de l'ovaire (fig. 257 B, *C. s.*).

Quelle est la signification de ces rayons sexuels? Kölliker, Rouget, Semper, Tourneux, etc., insistent sur ce fait qu'ils se confondent de bonne heure avec les cordons de Pflüger et prétendent qu'ils donnent naissance aux cellules folliculaires, que Waldeyer fait naître de l'épithélium germinatif et Foulis du stroma ovarien. La chose paraît assez difficile à admettre. En effet si, chez quelques mammifères (chatte, souris, etc), les rayons prennent réellement une part importante à la constitution de la substance médullaire de l'ovaire, chez d'autres (brebis, truie) ils ne pénètrent que jusqu'à la base de cet organe et restent toujours à distance des cordons de Pflüger. Nagel me paraît être dans le vrai, lorsqu'il écrit : « il est inadmissible qu'une formation aussi importante que les follicules primordiaux puisse naître de plusieurs façons chez des espèces voisines ». Chez la femme, en particulier, les rayons médullaires ne dépassent guère le mésovarium et nous verrons plus loin qu'il est rationnel de les considérer, avec Waldeyer, comme les vestiges de la portion sexuelle du corps de Wolff (p. 406).

II. Développement macroscopique et migration. — Vu à la loupe, l'ovaire est visible, dès le début de la 6e semaine, sous forme d'un organe ovoïde, appliqué par une large base sur la face antéro-interne du corps de Wolff (suivre sur la fig. 252 A, B, C). Il tend à faire une saillie de plus en plus marquée dans la cavité péritonéale, à mesure que le rein primitif s'atrophie et, à la 8e semaine, il ne lui paraît plus rattaché que par un pédicule conjonctivo-musculo-vasculaire. Ce pédicule est le futur mésovarium ou méso-oophoron. L'organe génital présente à ce moment une forme allongée ou prismatique, à trois faces et deux extrémités. La face dorsale est reliée par le mésovarium à la paroi abdominale postérieure. La face antéro-interne regarde l'intestin; la face externe est tournée vers les canaux de Wolff et de Müller. Des deux extrémités, la supérieure ou proximale est arrondie; l'inférieure ou distale, plus mince, effilée : la première est placée entre la trompe et la capsule surrénale, la seconde affleure la corne utérine.

La configuration de l'ovaire est surtout facile à apprécier sur une coupe transversale. Celle-ci a un aspect tantôt triangulaire, tantôt réniforme. Elle

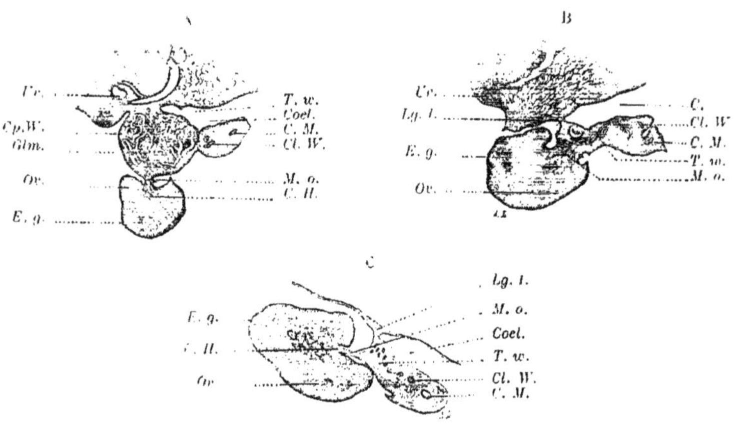

Fig. 252. (D'après Mihàlkovics.)

Section transversale de la région lombaire d'un embryon femelle de 3 cm. 1/2 à son extrémité distale (A) et proximale (B). En C, section analogue sur un embryon de 4 cm. 2 de long.

Ur., uretère. — Coel., cœlome. — E. g., épithélium germinatif. — Ov., ovaire. — C. M., canal de Müller. — Cl. W., canal de Wolff. — Lg. l., ligament large. — M. o., mésovarium. — C. H., corps d'Highmore (hile). — T. w., tubes wolffiens. — Glm., glomérule du corps de Wolff. — Cp. W., corps de Wolff.

simule, si l'on préfère, une lame d'une certaine épaisseur, dans laquelle on peut reconnaître deux couches, l'une superficielle ou parenchymateuse, l'autre profonde ou vasculaire. Cette apparence persiste pendant toute la vie fœtale; c'est seulement à la naissance que, par une espèce d'enroulement, de reploiement, la première de ces couches devient externe, la seconde interne. — La couleur de l'ovaire embryonnaire est d'un gris jaunâtre. Sa surface, d'abord lisse, apparaît, à partir du 4e mois, irrégulière, granuleuse; on y remarque des incisures, des encoches plus ou moins profondes et, dès le 6e, des facettes dues à la pression des organes voisins, en particulier de l'intestin rempli de méconium.

Relativement gros, les ovaires n'ont cependant pas toujours les mêmes dimensions chez les fœtus du même âge. Parfois le droit est un peu plus volumineux. Voici quelques chiffres de H. Meyer :

	Longueur.	Épaisseur.
A la 8e semaine	2 millim.	1 millim.
A la 20e semaine	12 —	5 —
A la naissance	18 —	7 —

Les points les plus importants concernent la situation, la direction et la migration des ovaires.

Au début, ces organes sont presque verticaux, parallèles à la colonne rachidienne, séparés des canaux de Wolff et de Müller par le mésonéphros (fig. 248);

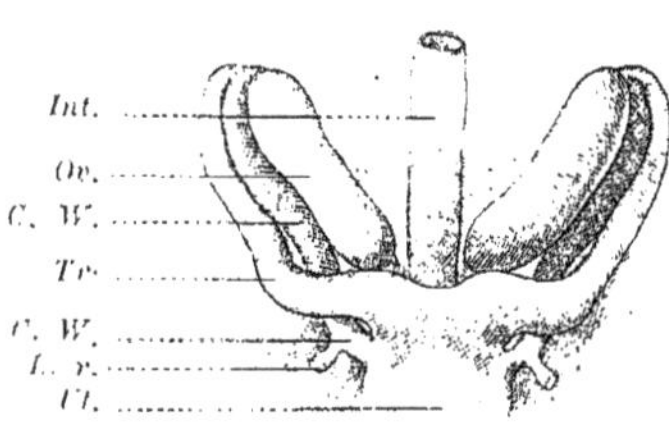

Fig. 253. — Organes génitaux internes d'un embryon femelle de la 2e moitié du 3e mois (Wendeler).

Entre les ébauches tubaire (*Tr.*) et ovarique (*Ov.*) est le canal de Wolff (*C. W.*), encore nettement reconnaissable. Au-dessous de son entrecroisement avec le canal de Müller (*Tr*), il pénètre dans la paroi de l'utérus (*Ut.*). — *L.r.*, ligament rond, inséré sur le canal de Wolff. — *Int.*, intestin.

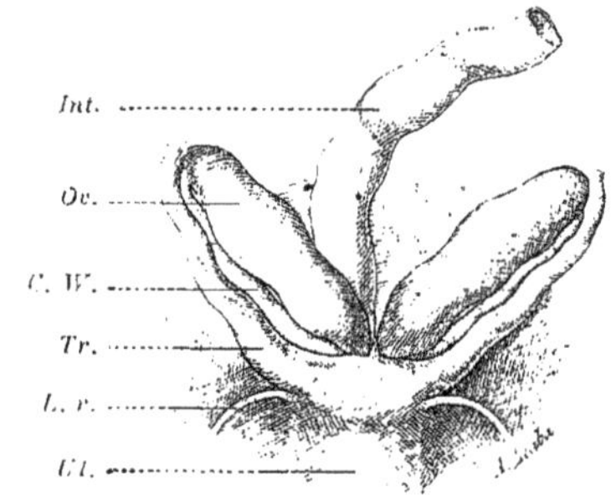

Fig. 254. — Organes génitaux internes d'un embryon humain au début du 4e mois (Wendeler).

Entre l'ovaire et la trompe, on reconnait encore le canal de Wolff. — Même légende que dans la précédente figure.

ils remontent à ce moment très haut dans le ventre et atteignent l'ébauche cardiaque. Ils gardent toute la vie cette position lombaire chez les oiseaux et les vertébrés inférieurs. Mais, chez l'homme, dès le commencement du 3e mois, ils semblent s'abaisser (fig. 253 et 254), tandis que leur extrémité supérieure s'écarte de la ligne médiane, en même temps que le canal de Müller (future trompe utérine) et les restes du rein primitif (je dis les restes, puisque cet organe s'atrophie à une période très précoce de la vie embryonnaire). Les ovaires, avec les trompes, paraissent exécuter un mouvement de rotation autour de l'angle supéro-latéral de l'utérus, se placent transversalement, d'abord à ce point volumineux que, d'une part (fig. 255) ils atteignent la paroi abdominale latérale, d'autre part touchent la face postérieure de l'utérus; dès le 5e mois, ils sont au-dessous de la crête iliaque. A partir du 6e, leur situation est bien définie et facile à suivre sur les fig. 255 et 256. Celles-ci nous montrent, en arrière de l'ouraque et des artères ombilicales, le fond de l'utérus occupant le grand bassin. De chaque côté de la matrice partent les trompes, déjà pour-

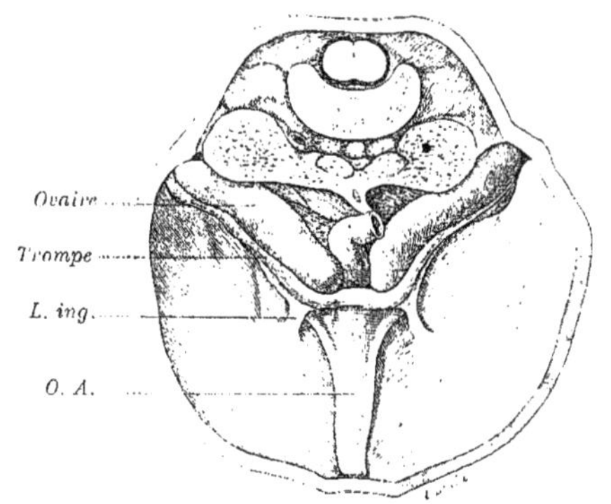

Fig. 255. — Organes pelviens d'un embryon humain femelle vers la fin du 5e mois (Nagel).

O. A., ouraque flanqué des deux artères ombilicales. — *L. ing.*, ligament rond utérin.

vues d'un mésosalpinx, sur lequel reposent les ovaires, en direction frontale, sans être toutefois coiffés, comme chez l'adulte, par ce repli séreux. Le pôle externe de l'ovaire est placé dans la fosse iliaque; son pôle interne, un peu plus élevé que le précédent, affleure le détroit supérieur; le corps de l'organe se trouve sur le muscle psoas et sur les vaisseaux iliaques externes. — De l'ovaire droit part un pli péritonéal, qui va vers le cæcum ou l'appendice vermiforme; de l'ovaire gauche, un pli analogue se porte vers le côlon pelvien.

Suivant Hertwig et Duval, les ovaires pénètrent dans l'excavation au cours du 9e mois intra-utérin. Pour Charpy, au contraire, ils restent, en général, à cheval sur le détroit supérieur jusque vers la 10e année. Ces opinions diverses prouvent que ces organes atteignent, à une époque un peu variable, la fosse ovarienne, préformée dans une certaine mesure. Il est des cas où, dès le 8e mois, ils sont dans le petit bassin (Hammerschlag). Les quelques recherches que j'ai faites concordent avec les données de Nagel, de Debierre et de Wendeler : j'ai presque toujours, sur des fœtus à terme, trouvé les ovaires encore dans le grand bassin, au contact du détroit supérieur, parfois à cheval, pour ainsi dire, sur les artères ombilicales. — C'est dans le cours de la première, de la deuxième année, quelquefois même plus tard (8e à 10e année), qu'ils prennent leur situation définitive.

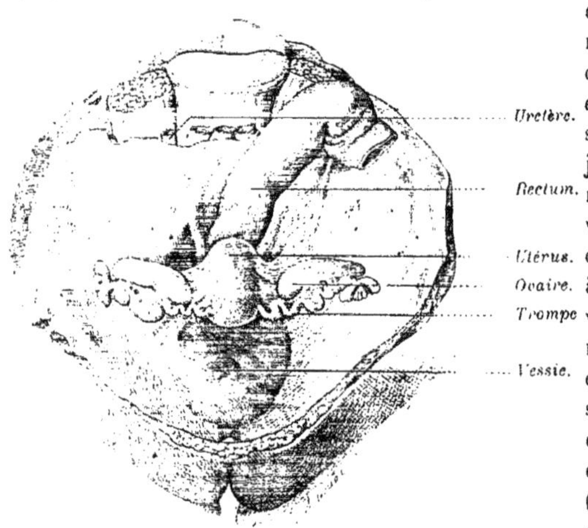

FIG. 256. — Organes pelviens du fœtus femelle au moment de la naissance (Boullard).

Les ovaires paraissent donc accomplir une migration, une véritable descente; mais il faut bien s'entendre sur la valeur de ce mot. Et, disons-le de suite, cette descente n'est qu'apparente. Il s'agit là d'un processus encore assez mal connu. On s'accorde, avec Kölliker, à en placer la cause, d'une part dans l'inégalité d'accroissement des organes génitaux internes et de la paroi abdominale, d'autre part dans la fixation relative de ces organes. Voyons donc le rôle de ces deux facteurs.

Je n'indiquerai pas ici les relations complètes du péritoine avec l'ovaire; car, pour être comprises, elles nécessitent la connaissance préalable du canal tubo-utérin et des ligaments larges (voy. p. 323). Il me suffira de dire que ovaires et trompes s'approprient une partie du mésentère wolffien (fig. 348), pour en faire leur propre méso (mésovarium, mésosalpinx); que ce méso est assez long pour que la glande génitale et les conduits de Müller ne soient plus que très lâchement unis à la paroi abdominale postérieure, dès l'époque, très précoce, où le corps de Wolff s'est atrophié. En outre, les canaux de Müller (futures trompes) contractent, dès le début, des adhérences intimes avec les ovaires, et les mouvements des deux organes sont solidaires; or ces canaux, bientôt réunis (futur utérus), fusionnés dans le cordon génital (voy. p. 313) avec le conduit de Wolff, viennent s'implanter sur le plancher pelvien, qui immobilise leur extrémité inférieure. Ces deux conditions, faible union des ovaires avec la paroi abdominale d'une part, fixation des canaux de Müller d'autre part, permettent de comprendre pourquoi les glandes sexuelles ne suivent pas le mouvement ascensionnel de la paroi du tronc, lorsque celle-ci commence à s'allonger très notablement, de bas en haut. Et il importe de noter que l'accroissement de cette paroi dans le sens longitudinal s'effectue avec bien plus de rapidité que celui des ovaires et de l'appareil tubo-utérin. (C'est un fait analogue qui se passe entre la moelle épinière et la colonne rachidienne). Il en résulte que ceux-ci paraissent s'abaisser, alors qu'en réalité, ils ne modifient guère leur situation. Si l'ovaire s'éloigne du cœur, s'il semble quitter la région lombaire, cela tient à ce que le cœur s'élève, à ce que la région lombaire s'allonge et remonte, pour ainsi dire, au-dessus de la glande génitale. A mesure que cette croissance en hauteur s'accentue, les ovaires correspondront à des points de plus en plus bas de la cavité abdomino-pelvienne et, dès le 5ᵉ mois, ils occupent le grand bassin, placés au même niveau que l'ovaire des carnassiers adultes (Cannieu).

Il faut se demander aussi pourquoi, d'abord verticaux, ces organes affectent ensuite une direction horizontale, avant de reprendre leur situation verticale définitive. Peut-être une certaine influence revient-elle au rein qui, en se développant, les repousse graduellement en dehors. Mais le rôle essentiel appartient encore à la paroi abdominale, qui s'accroît non seulement en hauteur, mais aussi en largeur. Ainsi il arrive que l'ovaire paraît décrire un mouvement de rotation autour de son extrémité distale et, s'il n'est pas attiré tout entier en dehors, cela tient à deux raisons : d'abord au mésovarium, dont la mobilité augmente de bas en haut, puis à l'union solide que l'organe génital contracte, dès le début, avec les canaux de Müller fusionnés et maintenus sur la ligne médiane. Ainsi l'ovaire, vers le 8ᵉ mois, se place transversalement, reposant par sa moitié externe sur la fosse iliaque, tandis que sa moitié interne est à l'entrée du petit bassin. Après la naissance, le pelvis gagne rapidement non seulement en hauteur, mais en largeur; la paroi latérale de l'excavation déborde l'ovaire, qui, naturellement, vient occuper la fosse interiliaque, dans laquelle il est poussé par la traction de ses ligaments et la pression des viscères abdominaux. Je n'ai point remarqué que l'ovaire gauche « fût en avance dans son mouvement de descente », comme le veut Puech. Et ce qui prouve bien que cette descente n'existe pas, au sens réel du mot, c'est la façon dont se comportent les autres viscères pelviens. Voyez l'utérus, la vessie, les artères ombilicales : eux aussi sont d'abord, vers le 4ᵉ mois, dans le grand bassin, et cependant il est évident qu'on ne saurait leur attribuer une migration active. S'ils paraissent plonger dans l'excavation pelvienne, cela tient, non à ce qu'ils restent stationnaires dans leur évolution, mais à ce que celle-ci se fait moins vite que l'accroissement du bassin en largeur et en hauteur.

J'ai à dessein omis de parler d'un organe que j'étudierai plus loin (p. 523), le gubernaculum de Hunter, qui s'étend de l'extrémité inférieure de l'ovaire vers la région inguinale où il s'insère. C'est un repli d'abord uniquement séreux, puis doublé de fibres lisses, transformation du ligament inguino-mésonéphrique. A ce gubernaculum, on a voulu accorder une part prépondérante dans la migration des ovaires, en assimilant son rôle à celui qu'il jouerait dans celle du testicule. S'il a une influence, elle est très limitée et ne peut se faire sentir que tout à fait au début. Il agit, sans doute, comme le plancher pelvien, par la fixité relative qu'il assure à l'extrémité inférieure de la glande génitale. Mais ce rôle cesse de bonne heure; le ligament rond utérin ne pourrait, en effet, qu'attirer l'ovaire vers la région inguinale et c'est là un déplacement pathologique. Et, comme le dit Soulié, chez l'embryon femelle, « l'allongement du ligament rond, sans être accompagné d'un déplacement de son extrémité inférieure, permet à l'ovaire de remonter dans la cavité abdominale. C'est ainsi que la distance de l'ovaire à l'orifice inguinal interne, qui n'est que de 1 millimètre sur le fœtus du 3ᵉ mois, s'élève à 11 millimètres, vers la fin du 8ᵉ mois. Remarquons, en plus, qu'au moment où devrait se produire la descente (à partir du 7ᵉ mois), le fond de l'utérus est déjà constitué, chez le fœtus humain femelle, et que le ligament rond s'insère, par son extrémité supérieure, à l'union de cet organe avec la trompe, ce qui rendrait son action à peu près inefficace. La migration de l'ovaire se fait donc de bas en haut et peut être assimilée à l'ascension temporaire qu'on constate chez le fœtus mâle du 5ᵉ mois. » (Soulié, Tourneux.)

III. **Ovaire et testicule.** — Il est bien évident que l'ovaire et le testicule sont des formations homologues, naissant au même point sur l'éminence uro-génitale (fig. 257 A.) et paraissant présenter d'abord une structure identique, jusque vers la 7ᵉ ou 8ᵉ semaine. Cette période est dite *stade indifférent* (Valentin, Remak), de *bisexualité*, *d'hermaphrodisme pri-*

mitif[1], stade pendant lequel on rencontre, que l'embryon évolue vers le type mâle ou femelle, des ovules primordiaux, un stroma et des cordons sexuels (fig. 257 A, *C. s.*). Mais bientôt les différences s'accusent. Macroscopiquement le testicule s'épaissit, s'élargit, s'arrondit; l'ébauche ovarienne reste mince, plus allongée et conserve plus longtemps sa direction verticale.

Microscopiquement, on a cru reconnaître des différences très précoces. Dès le 5e jour de l'incubation chez le poulet, Waldeyer aurait vu l'épithélium germinatif moins épais chez l'embryon mâle; Wendeler prétend que, sur celui-ci, les premiers ovules, invaginés dans le stroma, sont, dès la 5e semaine (embryon humain), plus volumineux.

Quoi qu'il en soit, chez le mâle, l'épithélium germinatif diminue très rapidement en hauteur; il perd ses propriétés particulières (fig. 257 C, *E. g.*) et, au-dessous de lui, le stroma se développe en une tunique albuginée. Cet épithélium ne devient cependant pas un véritable péritoine; la séreuse vaginale diffère de celui-ci par plusieurs caractères, qui la rapprochent de l'épithélium ovarien adulte (Frankl). Mais comment prennent naissance les canalicules séminifères, auxquels font suite les canaux droits et le rete testis, canalicules dans lesquels on trouve deux ordres d'éléments, les cellules de soutien et les cellules sémi-

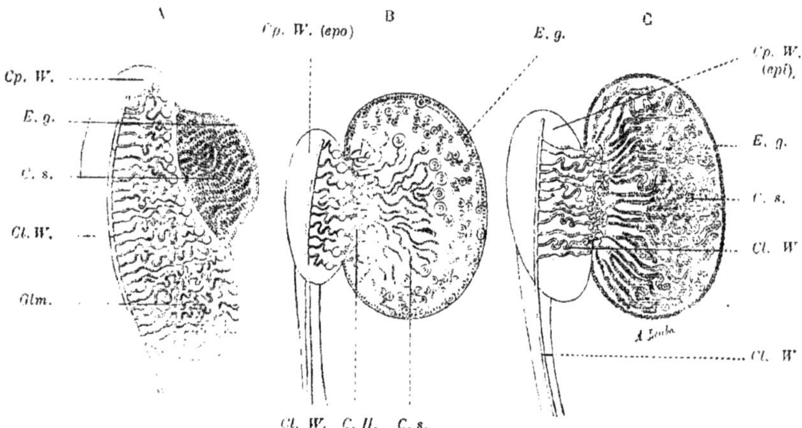

Fig. 257. — Schéma du développement de l'organe sexuel (Mihàlkovics).

A. *Stade indifférent.* — B. *Organe femelle.* — C. *Organe mâle.*

Cp. W., corps de Wolff avec l'époophoron (*épo*) et l'épididyme (*épi*). — *Cl. W.*, canal de Wolff. — *C. s.*, rayons sexuels. — *Glm.*, glomérules wolffiens. — *C. H.*, corps d'Highmore (réseau ovarien). — *E. g.*, épithélium germinatif. — *V. eff.*, tubes ou cônes efférents du testicule.

nales? La question est plus obscure encore que pour l'ovaire. Waldeyer, Kölliker avaient pensé d'abord qu'ils dérivaient des néphridies (p. 354), opinion abandonnée même par leurs auteurs. On répète encore presque partout que les cordons de Pflüger ne s'étranglent pas chez le mâle comme chez la femelle et qu'ils forment les canalicules séminifères. Les cellules séminales dériveraient des ovules primordiaux (spermatogonies), donc de l'épithélium germinatif, les cellules de soutien des canalicules wolffiens (Max Braun, Rouget, Tourneux). On tend actuellement à admettre (Semper, Balfour, Hoffmann, Mihalkovics, Janosik, Hertwig), que les cordons de Pflüger, formés par invagination des ovules primordiaux, s'étranglent également et se convertissent en corpuscules, qui simulent des follicules. Ceux-ci à leur tour, par des processus compliqués (voy. *Testicule*), donnent naissance chez les sélaciens aux ampoules, chez les vertébrés supérieurs aux tubes séminifères. Les canalicules wolffiens (rayons sexuels), qui prennent part à la constitution de la substance médullaire de l'ovaire, ne concourent qu'à l'édification des voies excrétrices du sperme, c'est-à-dire des tubes droits et du rete testis (Hertwig); ils n'entreraient que secondairement en communication avec les canalicules séminifères.

1. Cette question est actuellement fort discutée. On se demande si l'embryon à ses débuts est réellement hermaphrodite ou si, dès la pénétration du spermatozoïde dans l'ovule, le sexe se trouve rigoureusement déterminé. D'après les recherches les plus récentes portant sur les animaux inférieurs, la seconde opinion semble prévaloir.

IV. **Anomalies des ovaires.** — A l'étude embryologique se rattachent quelques notions relatives aux anomalies congénitales des ovaires. Celles-ci, rares en général, peuvent porter sur le nombre, la forme, le volume, la situation.

1° *Anomalies de nombre.* A. Par défaut. *a) Absence des deux ovaires.* — C'est une lésion primitive, sans doute liée à un vice originel de développement, c'est-à-dire une aplasie. Elle coïncide en général, pour ne pas dire toujours (Rouget), avec des malformations de tout l'appareil génital. Souvent les fœtus qui en sont porteurs ne sont pas viables.

b) Absence de l'un des ovaires. — Il s'agit dans ces cas plutôt d'une atrophie. Autrement dit, l'organe, d'abord bien développé, disparaît totalement ou en partie, par suite d'un processus morbide secondaire qui, survenant au cours de la vie fœtale (péritonite avec brides, torsion des annexes, etc), détermine fréquemment des adhérences de l'ovaire à l'épiploon ou à l'intestin (Braun). Cette anomalie, plus commune à gauche, ne trouble guère les fonctions génitales; les organes sexuels ne subissent presque jamais, la corne et la trompe utérines du côté correspondant assez rarement, un arrêt dans leur évolution embryonnaire.

B. Par excès. — Ces intéressantes anomalies ont été englobées sous les noms d'*ovaires accessoires, succenturiés, surnuméraires*, mots qui cependant ne sont pas exactement synonymes.

Signalés par Waldeyer, ils ont été bien étudiés par Puech, de Sinéty et Beigel, puis dans plusieurs mémoires (Sippel, Thumim, Winckel, Falk, Engström, etc.). Ils ne sont

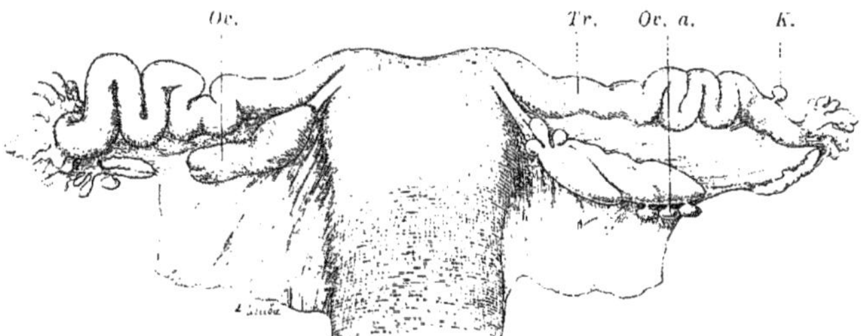

Fig. 258. — Trompe, ovaires et utérus d'une nouveau-née (Waldeyer).

Ovaires accessoires (*Ov. a.*) au nombre de 6, trois vers chaque extrémité de l'ovaire principal. — En *K.*, petit kyste tubaire.

pas communs et on les rencontre dans la proportion de 4 pour 100. Leur siège est variable; on peut les observer à droite ou à gauche, quelquefois des deux côtés à la fois. Ils occupent plusieurs points. Souvent, ce sont des corps du volume d'un grain de mil, d'un petit pois ou même d'une cerise, appendus à l'organe principal (Waldeyer, Winckel, de Sinéty, Sänger), au niveau du hile, sur la ligne de Farre. Parfois ils jouissent d'une indépendance plus complète et sont disposés en une région quelconque du ligament large, tout à fait isolés ou rattachés aux parties voisines par des tractus, qui rappellent les ligaments utéro-et tubo-ovariens (Grohe, Chiari, Mangiagalli, Kocks, Bassini, Sippel, Frank, etc.). Enfin l'anomalie peut devenir plus parfaite encore; un véritable troisième ovaire se rencontre, coexistant avec une trompe accessoire; autrement dit, il y a d'un côté une vraie duplicité de l'appareil tubo-ovarien (Keppler, Falk). D'autres fois, l'ovaire accessoire existe seul, relié à la matrice par un ligament propre. Généralement ces organes surnuméraires ont une situation latérale par rapport à l'utérus; souvent aussi ils sont en dedans et en arrière de l'ovaire principal (Olshausen). Dans un cas de Winckel, l'organe succenturié était en avant, dans le repli vésico-utérin; dans celui de Rosenstein, il occupait une position rétro-péritonéale.

Arrondis ou ovalaires, pédiculés ou plus souvent sessiles, ces corps sont en nombre variable. Quelquefois il y en a plusieurs et Waldeyer (fig. 258) en a compté jusqu'à 6, disséminés en plusieurs points. Leur nombre est d'ailleurs en raison inverse du volume. Fréquemment il n'y en a qu'un; ces derniers cas ont été décrits comme ovaires triples.

Les ovaires surnuméraires peuvent être le point de départ de tumeurs (dermoïdes (Stolz) ou autres), susceptibles d'occuper les sièges les plus divers, d'être soit libres dans le bassin, soit incluses dans le ligament large ou le mésocôlon iliaque (Bassini). Dans un cas intéressant de Thumim, il existait, tout à fait indépendant de la cavité pelvienne, un kyste ovarique remplissant l'hypocondre droit. Disons aussi que, par ces ovaires accessoires, on a prétendu expliquer la persistance possible de la menstruation après l'opération de Battey.

Leur structure doit être minutieusement déterminée à l'aide du microscope, afin de ne pas les confondre avec des fibromes ou des kystes minuscules. Elle n'est pas toujours identique. Tantôt ils sont constitués par un tissu ovarien, avec ou sans follicules primordiaux; tantôt ils ne renferment que des cordons de Pflüger. On y a trouvé un corps jaune fécondé (Thumim) ou un follicule de de Graaf fraîchement rompu (Kocks). Il en est enfin, dont l'aspect est absolument lisse; sur d'autres, on note des tractus cicatriciels, qui se prolongent dans l'intérieur de l'organe accessoire.

Dans le mode de formation des ovaires surnuméraires, il y a lieu d'établir des distinctions :

a) Les uns (*ovaires d'apparence double*) ne sont guère dignes de ce nom et représentent une division secondaire d'un ovaire primitivement unique (fig. 259), que cet étranglement se fasse avec une certaine régularité ou sans ordre. Puech a pensé que la pression exercée par le gros intestin, distendu et remplissant la fosse iliaque droite, suffisait pour fragmenter l'ovaire correspondant. Plus souvent (Ruppolt, Sippel), ce sont des reliquats de péri-

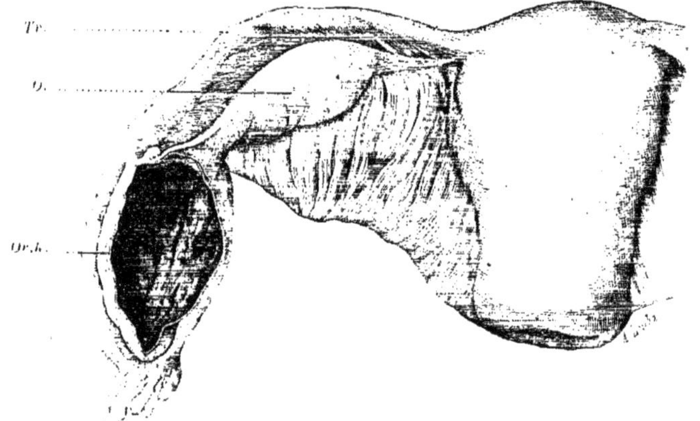

FIG. 259. — Une partie de l'ovaire gauche étranglée (*Ov. k.*) et atteinte de dégénérescence kystique (Winckel).

tonite fœtale (brides, adhérences, torsion), qui déterminent ces apparences de duplicité d'un ovaire, dont les deux parties peuvent être réunies par un ligament interovarien (Winckel, Lumniczer). On cite même des cas (de Sinéty) dans lesquels des cloisons conjonctivo-vasculaires traversaient toute l'épaisseur de l'organe. Le pédicule de ces faux ovaires succenturiés a toujours un aspect cicatriciel, tandis que le hile est blanc, lisse, mince, dans les vrais ovaires surnuméraires (Winckel, Falk, Rosenstein).

b) Ceux-ci résultent d'un trouble primitif du développement embryonnaire. Leur mode de formation est encore hypothétique. On peut supposer qu'au cours de la migration, des parcelles de tissu ovarien sont séparées de l'ébauche principale et s'accroissent pour leur compte, en restant fixées, en un point quelconque du ligament large, sur l'organe principal ou à son voisinage immédiat (ce sont les *ovaires accessoires* ou *succenturiés*). D'autre part, Waldeyer, Beigel, Sedgwick Minot, Renaut ont montré que les cellules germinatives ne sont pas toujours limitées à l'éminence génitale; ils ont vu des cellules analogues à des ovules en des points variables de la cavité péritonéale, sur le mésentère et dans l'épaisseur même du canal de Wolff. Il semble naturel d'admettre que de tels éléments aberrants soient l'origine des *vrais ovaires surnuméraires*. Mais c'est là une pure hypothèse, à laquelle, quoi qu'en dise Neumann, on ne saurait accorder grand crédit. En effet, ces éléments germinatifs, lorsqu'ils siègent en dehors de la zone sexuelle, paraissent avoir une existence éminemment transitoire et ne donnent jamais naissance à des ovules primordiaux.

2° ***Anomalies de forme et de volume*** —. Peu de chose à en dire. On observe parfois une atrophie congénitale, uni- ou bilatérale, coïncidant en général avec une malformation de l'utérus. Cette atrophie peut n'être qu'apparente, en ce sens que l'organe est apte à fonctionner (de Sinéty, Siredey). Plus souvent elle est réelle, caractérisée par la disparition des ovules et des follicules primordiaux. On connaît aussi des exemples de segmentation des ovaires; ceux-ci paraissent bi-, tri- ou multilobés, grâce à des encoches fœtales (p. 330) plus ou moins profondes, qui persistent chez l'adulte..

3° *Anomalies topographiques.* — On a vu très exceptionnellement l'ovaire placé tout entier en avant de la trompe, ou retenu, sans doute par des adhérences de péritonite fœtale, au-dessous du rein, sur le muscle psoas (ectopie lombaire ou iliaque). Un peu plus fréquentes, bien que rares d'une façon absolue, sont les *hernies* de l'ovaire. C'est uniquement vers la région inguinale que se font les déplacements congénitaux de ces organes. Ils s'arrêtent à l'anneau inguinal interne, ou traversent tout le canal et peuvent même plonger dans la grande lèvre, accompagnés d'un diverticule péritonéal (canal de Nück).

On a pensé expliquer ces hernies par une descente anormale, rappelant la migration testiculaire. Deneux attribuait une influence prépondérante aux fibres lisses qui auraient joué, par rapport à l'ovaire, le rôle du gubernaculum testis. On a admis aussi (Charpy) une insertion vicieuse du ligament rond utérin sur l'ovaire et Cousins, en 1895, invoquait encore une brièveté anormale de ce ligament. Toutes ces hypothèses partaient de cette donnée que le gubernaculum de Hunter forme primitivement un cordon, allant en ligne droite de l'ovaire au canal inguinal et ne contractant que des adhérences *secondaires* avec la corne utérine. Cette donnée est actuellement reconnue fausse (fig. 348 B et p. 520). « Le raccourcissement du ligament rond ne peut qu'abaisser la corne utérine correspondante et l'isthme tubaire; l'ovaire suit seulement le déplacement de ces organes. » (Kossmann).

Il est d'ailleurs un fait dont il faut tenir grand compte : c'est que les ovarioncies sont souvent bilatérales, accompagnées de hernie de la trompe ou du canal de Müller, et qu'elles coïncident, dans nombre de cas, avec des malformations de l'appareil génital (utérus bicorne ou bipartite, hypoplasie de la matrice ou du vagin, pseudo-hermaphrodisme, etc). Il est donc permis de supposer qu'elles relèvent d'un trouble embryologique, qui a eu pour effet de maintenir soit l'utérus tout entier, soit l'une de ses cornes, près du canal inguinal; l'ovaire, seul ou avec la trompe, est secondairement refoulé dans l'épaisseur de ce canal, sans que la brièveté anormale du ligament rond intervienne d'une façon directe dans le déplacement.

ARTICLE TROISIÈME

LES OVAIRES DE LA NAISSANCE A LA PUBERTÉ

Anatomie. — *Forme. Aspect extérieur.* Primitivement allongés, rubanés, les ovaires, pendant l'enfance, croissent surtout en hauteur et en épaisseur. Ils prennent ainsi, dès le milieu de la 2e année, une forme ovalaire. Ils sont d'abord munis de dépressions, de sillons, d'encoches, qui persistent parfois, mais en général s'effacent par la suite; peu à peu leur surface devient lisse et régulière, sans aucune cicatrice. Ils ont, surtout chez la nouveau-née, un aspect miroitant, granuleux au toucher, dû en partie (Nagel) à la pauvreté de la zone parenchymateuse en tissu conjonctif.

Consistance. Couleur. En raison de ce fait, ils sont d'abord d'une consistance molle et se moulent, pour ainsi dire, sur les organes voisins. Ils ont une couleur gris rosé, plus foncée à la surface (Waldeyer), car les vaisseaux transparaissent sous une pseudo-albuginée d'une extrême minceur.

Dimensions. Elles augmentent très peu pendant la première enfance. A 5 ou 6 ans, les ovaires ont 25 mm. de long, 9 de large et 8 d'épaisseur.

Poids. Il est, pour Puech, chez la nouveau-née, de 50 à 60 centigrammes; chez l'enfant, de 2 à 3 grammes; à l'âge de la puberté, de 4 à 5 grammes.

Situation. J'ai indiqué plus haut (p. 362) cette situation. Je la résume en disant qu'à la naissance les ovaires et les trompes sont toujours au-dessus du plan du détroit supérieur (fig. 256) et qu'ils se trouvent au-dessous de lui dans les premières années, sans qu'on puisse à cet égard arriver à une détermination plus rigoureuse. C'est à ce moment qu'ils prennent leur direction verticale et sont poussés dans la fosse ovarienne par leur propre poids et par la pression intestinale.

Histologie. — On a vu (p. 358) que, pendant toute la durée de la vie fœtale, se font des invaginations de l'épithélium germinatif, amenant la production de nouveaux cordons de Pflüger et de nouveaux follicules primordiaux. A quel moment cesse cette activité formatrice de l'épithélium germinatif? Il semble bien démontré que, chez certains animaux (cheiroptères, carnassiers, reptiles), elle persiste, bien qu'affaiblie, jusqu'à l'âge adulte (Stratz). En est-il de même chez la femme? Peut-être, selon Math. Duval. Koster, Paladino, Falcone, affirment avoir constaté, sur les ovaires de filles pubères et de femmes mortes en couches, la présence de blocs ovulaires. Koster et Paladino soutiennent même que ce processus d'invagination de l'épithélium germinatif, avec production incessante de follicules, se poursuit pendant toute la vie. Waldeyer, Flaischlen, Slavianski, Malassez, Nagel prétendent, au contraire, que Koster et Paladino ont été induits en erreur par les modifications, qui s'opèrent parfois à la surface des ovaires atteints d'inflammation chronique (soudure partielle des sillons tapissés d'épithélium ovarique). Du reste, presque tous les auteurs admettent, jusqu'à plus ample informé, que, *chez la femme, il ne se fait plus, à partir de la naissance, aucune néoformation d'ovules et de follicules* et que l'épithélium germinatif se réduit à une couche unique, qui est l'épithélium de revêtement de la glande génitale.

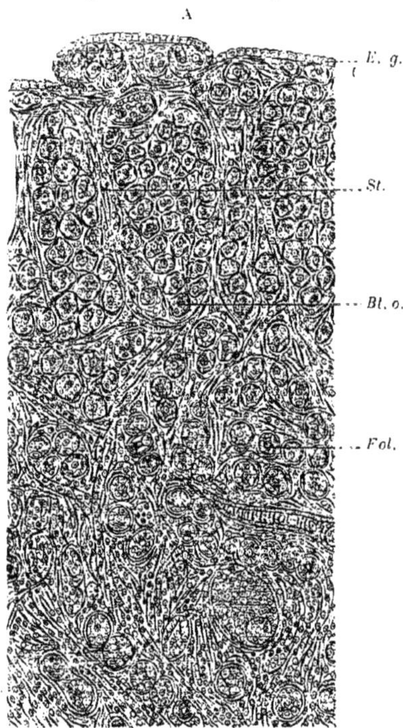

Fig. 260. — Substance corticale de l'ovaire : A, d'une enfant nouveau-née ; B, d'une enfant de trois jours, C, d'une enfant de 21 mois (voy. page suivante) (Meyer).

E. g., épithélium germinatif. — *St.*, stroma. — *Bl. o.*, blocs ovulaires. — *Fol.*, follicules primordiaux.

Mais l'ovaire infantile se modifie d'une façon progressive pour arriver à l'état adulte. On voit, en étudiant les figures 260 A, B et C, empruntées à Meyer, les ovules et les follicules primordiaux s'individualiser rapidement, à tel point qu'à la fin de la 2e année, on ne rencontre plus guère de cordons de Pflüger et de blocs ovulaires que dans la région la plus superficielle de l'écorce. Ils disparaissent bientôt d'une façon définitive et, chez les enfants de 3 ans, on ne trouve plus que des follicules.

Deux autres phénomènes s'accomplissent. L'un, surtout marqué au moment et quelque temps après la naissance (Bischoff, Négrier, Raciborsky, Slavianski, de Sinéty), consiste dans ce fait que quelques follicules s'accroissent, peuvent

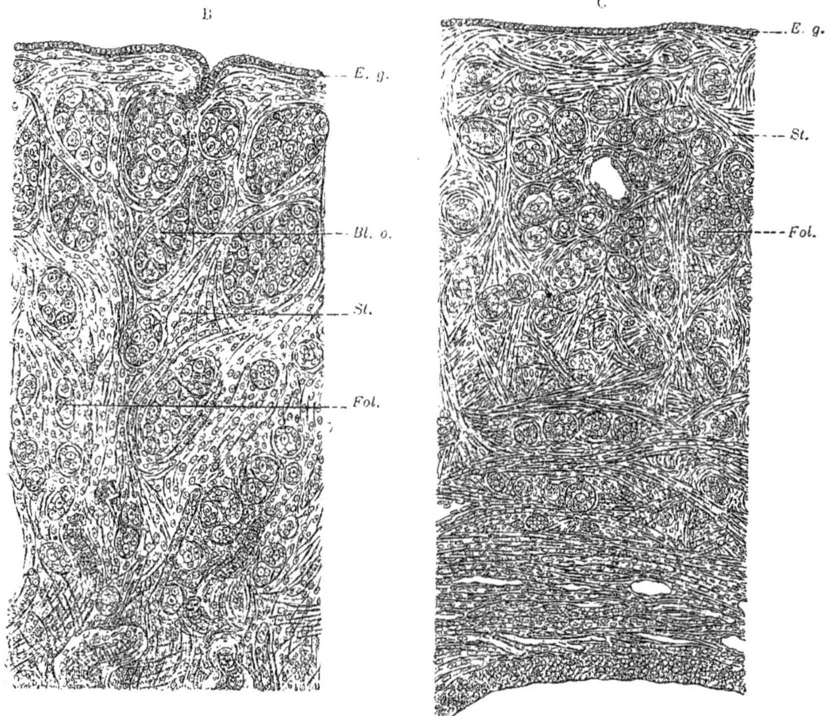

Fig. 260 (voy. la légende à la page précédente).

même former des vésicules saillantes à la surface de l'organe; mais ils n'arrivent pas à déhiscence[1], ne laissent pas de cicatrices et « sont arrêtés par la dégénérescence à un stade quelconque, alors même qu'ils ont déjà la taille d'un follicule mûr » (Renaut), à moins qu'ils ne deviennent pathologiques (Meyer). Le second phénomène est plus important : il réside dans la destruction incessante des follicules primaires. Déjà commencée pendant la vie intra-utérine, elle marche à pas rapides chez l'enfant à tel point que le nombre des ovisacs primordiaux diminue d'une façon considérable et de plus en plus marquée à mesure qu'on approche de la puberté. Ce processus envahit tout d'abord

1. Ce point est discuté. Ainsi, pour Nagel, de tels follicules peuvent expulser leurs œufs, mais ceux-ci ne sont pas fécondables.

[RIEFFEL.]

la couche profonde de l'ovaire, qui devient alors la zone vasculo-conjonctive de l'adulte, car les vaisseaux et le tissu lamineux se substituent aux follicules résorbés, dont on ne trouve plus trace dans cette zone à partir de l'âge de 8 à 10 ans (Henle). Bientôt la couche superficielle de l'ovaire devient le siège de changements semblables; le stroma s'y forme, arrivant jusqu'au dessous de l'épithélium, écartant les follicules qui subsistent ou prenant la place de ceux qui disparaissent. Ainsi, chez la jeune fille, les ovisacs se réduisent à une ou deux assises au sein de la zone parenchymateuse. Les éléments conjonctifs prennent progressivement le dessus sur les éléments épithéliaux; la consistance de l'ovaire, d'abord assez molle, devient plus ferme; les deux couches qui, chez le fœtus, avaient une texture sensiblement uniforme, se différencient de plus en plus et acquièrent les caractères que je vais maintenant étudier dans tous leurs détails chez la femme adulte.

ARTICLE QUATRIÈME

STRUCTURE DE L'OVAIRE CHEZ LA FEMME ADULTE

Sur une coupe, l'ovaire de la femme, pendant la période sexuelle, est constitué par deux substances : l'une *centrale* ou spongieuse, qui en forme la presque totalité, les 7/8 au moins (Sappey); l'autre *périphérique*, qui entoure la précédente comme une écorce, sauf au niveau du hile. Toutefois, il ne faut pas croire qu'on puisse nettement distinguer ces deux substances et les séparer l'une de l'autre; elles sont intimement unies. Elles ne diffèrent que par la présence exclusive des follicules et des corps jaunes dans la couche corticale, par la disposition des vaisseaux et des nerfs dans la couche médullaire. A côté de ces deux substances, il faut étudier la prétendue enveloppe, réduite à un simple épithélium, puis les vaisseaux et les nerfs.

I. Épithélium ovarien. *De la prétendue enveloppe fibreuse ou albuginée de l'ovaire.*

Jusqu'à une époque assez récente, on admettait que l'ovaire présentait une enveloppe séreuse. Waldeyer a définitivement démontré qu'il occupe *une situation extra-péritonéale*, qu'il semble, pour ainsi dire, avoir fait hernie à travers une fente du péritoine.

Déjà la simple inspection à l'œil nu révèle, au niveau du hile, l'existence d'une ligne blanchâtre, rectiligne, dentelée ou sinueuse, parfois appelée *ligne de Farre*. Cette ligne marque nettement le point où finit le péritoine (y compris la couche celluleuse sous-séreuse); elle circonscrit toute la base de l'ovaire. En deçà de cette ligne est le mésovarium (c'est-à-dire le péritoine), avec son aspect lisse et brillant; au delà, l'ovaire avec sa teinte mate et opaque. « La séreuse ne s'arrête cependant pas au point précis où commence l'ovaire; elle recouvre une petite portion du hile. On arrive à isoler facilement par dissection le péritoine environnant, mais on est toujours arrêté au niveau de cette ligne marginale, non par une adhérence plus intime du péritoine aux tissus sous-jacents, mais bien par l'absence, la fin du péritoine » (Rouget).

Voilà donc un point bien établi : *le péritoine ne recouvre pas l'ovaire.* Cet organe a-t-il cependant une membrane enveloppante propre? Celle-ci a été longtemps admise et on la décrit encore dans quelques ouvrages, en la comparant à l'albuginée du testicule. Ainsi comprise, elle doit être formellement niée. Elle n'existe pas, en tant que tunique distincte, disséquable, et n'est, en réalité, que la couche superficielle, condensée, de la substance corticale (voy. p. 373).

La seule membrane d'enveloppe est représentée par l'épithélium ovarien. Celui-ci comprend une couche unique de cellules cylindriques, peu élevées, disposées en mosaïque, et se distingue à première vue de l'endothélium plat du péritoine. Ces cellules adhèrent peu au stroma ovarien et sont facilement enlevées par le raclage. Elles offrent des dimensions, qui varient à peine de l'enfance à la vieillesse : 15 μ de long sur 6 μ de large. Leur protoplasma est finement granuleux; leur noyau, 4 μ, est très volumineux, mais contient rarement un nucléole (Waldeyer).

Ces cellules sont garnies, à l'état normal, de cils vibratiles chez beaucoup d'animaux inférieurs. L'épithélium cilié n'existe pas chez la femme et chez les vertébrés supérieurs. Je cite, comme très exceptionnels, les faits mentionnés par de Sinéty et Flaischlen qui, sur des ovaires de femme frais et sains, ont vu, au milieu des éléments cylindriques, quelques cellules ciliées. Kossmann considère celles-ci comme des éléments aberrants de l'épithélium tubaire.

Comment s'établit la transition entre l'épithélium péritonéal et l'épithélium ovarique? La plupart des auteurs s'accordent à dire, avec Waldeyer, qu'elle s'opère, chez la femme, brusquement au niveau de la ligne de Farre. Cependant, d'après d'Antin, la démarcation ne serait pas aussi nettement tranchée entre la forme cylindrique et la forme aplatie; l'épithélium cylindrique ou cubique de l'ovaire diminuerait graduellement de hauteur en s'approchant du hile. « Ses noyaux deviennent ronds, puis s'aplatissent parallèlement à la surface; les contours cellulaires s'agrandissent progressivement avant d'acquérir le type endothélial pur. » Toutefois, dans cette question de transition entre les deux variétés d'épithélium, il faut tenir grand compte des différentes espèces animales.

II. **Substance centrale** ou **médullaire**. **Portion bulbeuse** (Sappey); **zone vasculaire** (Waldeyer) (fig. 261).

Cette substance, de consistance assez molle et spongieuse, a une coloration rouge à sa partie centrale, en raison des nombreux vaisseaux, surtout veineux, qui s'y distribuent. A mesure qu'on approche de la périphérie, cette teinte s'éclaircit et se confond avec celle de la substance corticale. La couleur varie, du reste, avec le degré de réplétion vasculaire; c'est ainsi qu'elle devient plus foncée au moment de la ponte ovulaire, dans certaines congestions pathologiques, etc.

La substance médullaire est constituée :

1° Essentiellement par des *vaisseaux et nerfs* qui, pénétrant par le hile, rayonnent dans toute l'épaisseur de l'organe. Les vaisseaux, en particulier les artériels, se distinguent par leur aspect serpentin, leur calibre, leur richesse en éléments élastiques et musculaires (Henle);

2° Par des *fibres élastiques*, qui forment de fins réseaux périvasculaires, périnerveux, et sont plus abondantes chez les femmes pares que chez la vierge (Sappey, Woltke);

3° Par des *fibres conjonctives* très nombreuses, disposées autour des vaisseaux en gros faisceaux radiés;

4° Par des *fibres musculaires lisses*. Celles-ci, d'après Rouget, représentent, avec les vaisseaux, la partie principale de la moelle, et sont plus abondantes chez les poissons, les reptiles et les oiseaux que chez les mammifères, plus chez ceux-ci que chez l'homme (Klebs, Grohe). Quelques-unes d'entre elles seraient spéciales à l'ovaire; mais la plupart ne font que pénétrer par le hile et proviennent des fibres lisses, renfermées dans le mésovarium, dans les ligaments pelvi- et utéro-ovariens. Tandis que, pour Rouget et Sappey, ces éléments sont irrégulièrement disséminés et entre-croisés dans toute la moelle, d'autres auteurs (Aeby, His, Henle, Waldeyer) soutiennent qu'ils accompagnent seule-

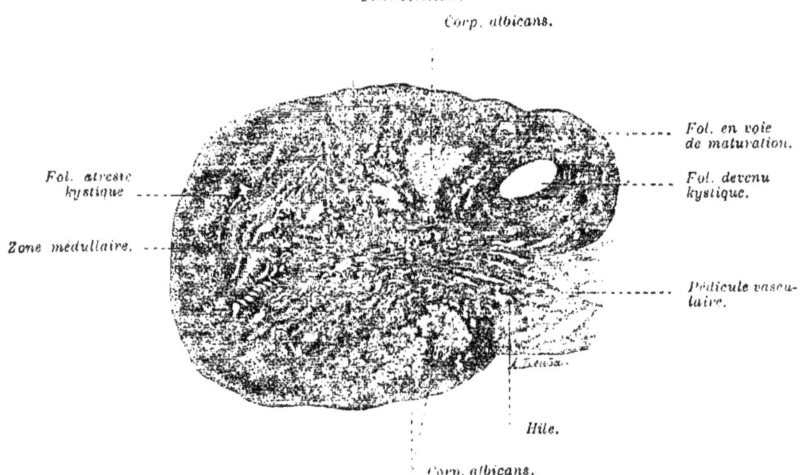

Fig. 261. — Coupe transversale de l'ovaire d'une femme adulte (Wendeler).

ment les gros vaisseaux, en particulier les artères d'un certain calibre, en leur formant de véritables gaines.

5° Enfin quelquefois on trouve dans le hile la terminaison des *cordons médullaires* (voy. p. 359 et fig. 257, *C. s.*), simulant des culs-de-sac glandulaires, tapissés d'un épithélium cylindrique (Gebhard) (voy. aussi p. 406).

III. Substance périphérique, corticale. Portion glanduleuse. Couche ovigène (Sappey) ou mieux ovigère (Math. Duval); zone parenchymateuse (Waldeyer) (fig. 261).

Bien qu'elle soit réduite à une mince lame qui entoure, *sauf au niveau du hile*, toute la moelle, la substance corticale n'en constitue pas moins la partie essentielle, le véritable parenchyme de l'ovaire, parce qu'elle contient les éléments nobles, caractéristiques, c'est-à-dire les ovules et les follicules. Considérée dans son ensemble, elle a une couleur blanche ou gris clair, une consistance ferme, un aspect homogène. Son épaisseur, de 1 millimètre presque partout (Sappey), peut, chez les jeunes femmes, atteindre 2-3 millimètres à la partie moyenne du bord libre (Waldeyer). C'est une coque qui recouvre les deux faces, les deux extrémités et le bord convexe; c'est elle qu'on a faussement appelée, jusqu'aux travaux de Sappey et de Schrön (1862-1863), l'albuginée, la tunique propre ou fibreuse de l'ovaire.

Avant de décrire, avec les nombreux détails qu'elle comporte, la couche ovigère, je répète qu'on ne doit pas s'attendre à rencontrer, sur une coupe, une scission nette entre la moelle et l'écorce. Au contraire, les deux zones parenchymateuse et vasculaire se continuent l'une avec l'autre d'une façon insensible. Aussi beaucoup d'auteurs, surtout à l'étranger, ne font-ils, entre elles, aucune distinction. Ils considèrent seulement à l'ovaire deux parties : d'un côté, les ovules et les follicules; de l'autre, un stroma, en englobant sous ce nom tous les autres éléments constitutifs de l'organe (écorce et moelle). Pour ma part, je distinguerai, dans la couche corticale, le *stroma ovarien*, dans lequel se trouvent disséminés les *follicules aux divers stades de leur évolution*. Après avoir étudié le stroma et les follicules, je devrai décrire les *transformations* que subissent ces derniers et, en particulier, les *corps jaunes*.

§ I. *Stroma ovarien.* — Envisagé chez la femme pendant la période génitale, le stroma ovarien est peu vasculaire; il est essentiellement constitué par des fibres conjonctives et des éléments cellulaires.

1° Les *fibres conjonctives* sont les unes *intrinsèques*, les autres *extrinsèques*. J'appelle intrinsèques celles qui appartiennent en propre à la substance corticale et extrinsèques celles qui ne font que s'y terminer, après avoir traversé la zone médullaire.

a). Les premières forment, immédiatement au-dessous de l'épithélium ovarien, une couche d'autant plus nette, plus dense et plus développée que la femme avance en âge. Les fibres qui la constituent, disposées en réseaux entre-croisés, donnent ainsi à la surface de l'ovaire son aspect blanc, luisant et l'apparence de tunique albuginée.

b). Les irradiations conjonctives de la substance médullaire longent surtout les vaisseaux et viennent en définitive se confondre avec les fibres précédentes. Elles sont, suivant Krause et Abel, accompagnées par d'assez nombreuses fibres élastiques et ont été décrites à tort par Förster comme des éléments musculaires lisses. Ceux-ci font totalement défaut dans la substance corticale (Waldeyer, de Sinéty).

2° Les *éléments cellulaires* du stroma ovarien sont peu abondants dans la couche sous-épithéliale; ils sont d'autant plus nombreux qu'on approche davantage de la moelle et siègent de préférence au voisinage des vaisseaux. Ils se présentent sous l'aspect de cellules arrondies, polyédriques, fusiformes, ou irrégulières avec prolongements pénétrant dans les intervalles des cellules voisines.

Leur nature a été fort discutée. La plupart des auteurs, après Waldeyer, soutiennent que ce sont simplement des cellules conjonctives plus ou moins modifiées. D'après Rouget et Klebs, les éléments fusiformes et à prolongements filiformes seraient de nature musculaire, opinion qui semble devoir être définitivement rejetée (Winiwarter). Selon Schäfer, les polyédriques et les irréguliers, souvent de couleur jaunâtre, alignés de préférence le long des vaisseaux, devraient être comparés aux cellules interstitielles du testicule. Quoi qu'il en soit, on admet, à l'heure actuelle, que la plupart, sinon toutes les cellules du stroma ovarien, sont conjonctives et dérivent du type fusiforme.

Telle est, en dehors des terminaisons vasculo-nerveuses, la structure de ce stroma[1]. Au point de vue de sa texture, on peut dire, mais d'une façon absolument schématique, que les fibres conjonctives sont plutôt distribuées dans les parties superficielles, les cellules dans les zones profondes de la couche corticale. D'ailleurs cette répartition paraît subir, avec l'âge, des variations assez importantes. Tandis que les cellules sont remarquablement abondantes et distinctes chez la jeune fille, les fibres prennent le dessus à mesure que la femme vieillit. En général, d'après Waldeyer, on compte, chez les femmes jeunes, trois couches conjonctives superposées, à fibres parallèles, intermédiaires à l'épithélium ovarien et à la première zone des follicules.

§ II. **Follicules ovariens** ou **ovisacs** (Barry). — Mais, ce qui caractérise essentiellement la substance corticale de l'ovaire et la distingue de la médullaire, c'est la présence, dans son épaisseur, de corps, d'abord solides, puis vésiculaires, appelés *follicules ovariens* ou *ovisacs*, destinés à loger l'*œuf* ou *ovule femelle*. Ces follicules, d'abord microscopiques, subissent une série de transformations, qui modifient l'aspect de l'ovaire aux différents âges. Chez l'enfant, à partir de 4 à 5 ans environ, il n'existe encore, sauf exceptions assez rares (p. 369), que des vésicules très petites, invisibles à l'œil nu ; ce sont les *follicules* ou *ovisacs primordiaux*. A l'approche de la puberté, un certain nombre d'entre eux se développent ; ce sont les *follicules en voie d'accroissement*. Enfin, on sait qu'en général, à chaque menstruation[2], un de ces follicules se rompt ; il est arrivé à son stade d'évolution parfait ; c'est l'*ovisac mûr* ou *à maturité*. Je n'ai pas à décrire ici le processus physiologique de l'ovulation. Ce qu'il faut savoir, c'est que, sur une coupe d'ovaire, les follicules primordiaux sont en immense majorité ; on en rencontre, en outre, quelques-uns en voie de maturation et 1, 2, 3 seulement (nombres variables d'ailleurs, suivant les espèces animales) arrivés à maturité.

L'ovule, les ovisacs et leurs transformations sont actuellement bien connus. Cependant plusieurs points restent en litige. Peu de sujets d'ailleurs ont autant passionné les histologistes et les embryologistes. Aussi ne saurait-on s'imaginer le nombre considérable de mémoires qui ont été écrits et paraissent presque journellement sur ces questions. J'essaierai d'en tenir compte dans la mesure du possible ; mais je dois dire que j'ai pris, comme bases de mon exposé, les publications françaises de Balbiani, de de Sinéty, Van Beneden, Mathias Duval et Renaut, les monographies allemandes de Waldeyer, Schottländer, Wendeler et Nagel, les travaux anglais de Foulis, Balfour et Minot. J'ajoute aussi que les descriptions s'appuient sur des recherches faites moins sur la femme que sur les mammifères.

Siège. — En général, les follicules sont répandus dans toute l'épaisseur du stroma ovarien ; mais, chez la femme pubère, on les rencontre plus spécialement dans la couche profonde de ce stroma. Ils forment rarement plus de deux rangées. D'après His, les follicules primordiaux occupent surtout la partie périphérique de l'écorce (*zone corticale* ou *des follicules primordiaux*) ; ceux qui sont plus développés sont plus éloignés de la surface (*zone sous-corticale*) ; enfin les ovisacs parvenus à déhiscence siègent encore un peu plus profondément (*zone des follicules parfaits* de His). Ils semblent donc, à mesure qu'ils s'accroissent, se rapprocher de la moelle. Toutefois il ne faut pas

1. Plato décrit quelques vésicules adipeuses dans l'ovaire de la chatte et de la souris.
2. Je dis à dessein « en général, à chaque menstruation » ; car on sait bien, de nos jours, que la déhiscence des ovisacs se produit indépendamment de toute menstruation et qu'elle peut se faire sous l'influence de toutes les causes qui amènent une congestion du parenchyme ovarique.

s'attendre à rencontrer cette superposition schématique. La régularité des zones est interrompue, méconnaissable pour une foule de raisons : phénomènes de transformation des follicules ; envahissement, par les ovisacs mûrs de toute l'épaisseur de la couche corticale, à tel point que, d'une part, ils font saillie à la surface de l'ovaire, d'autre part dépriment la substance médullaire; présence et de caillots sanguins et de corps jaunes à divers degrés de leur évolution (fig. 261); enfin anomalies fréquentes dans la régression et l'atrophie des ovisacs, d'où cavités kystiques, noyaux fibreux, etc.

Nombre. — Suivant Sappey, un ovaire renferme à lui seul 300 000 follicules. Ce chiffre demande à être expliqué. Il ne peut s'appliquer qu'aux ovisacs primordiaux et à l'ovaire des fillettes de deux à trois ans, alors que le développement fœtal paraît terminé. A cet âge, en effet, les ovisacs apparaissent innombrables sous le microscope. Mais, déjà dans l'enfance, bien des follicules, avec leur contenu, sont, par des processus que j'indiquerai plus loin (p. 386), détruits sans arriver à maturité et ce travail de destruction se poursuit pendant toute la durée de la vie génitale de la femme, de telle sorte que les ovisacs sont d'autant moins abondants qu'on approche davantage de la ménopause. Henle, sur une jeune fille de dix-huit ans, n'a trouvé que 36000 follicules primordiaux. Waldeyer dit que, des 100 000 follicules qu'on rencontre dans les ovaires de nouveau-nées, il n'en reste que 30 à 40000, au moment où s'établit la menstruation. Ce chiffre concorde avec celui de Heyse, qui en a compté 35 000 dans les deux ovaires d'une jeune fille de dix-sept ans. Enfin, d'après Olshausen, le nombre, non plus des follicules primordiaux, mais des ovisacs visibles à l'œil nu, ne dépasse guère, sur une femme adulte, 50 à 100 pour chaque ovaire. Ce chiffre est plus élevé chez la plupart des mammifères.

Volume. Forme. Dimensions. — Les follicules primordiaux sont microscopiques et leurs dimensions varient de 0 mm. 03 à 0 mm. 01. Ils sont régulièrement arrondis. Ils conservent cette forme, lorsqu'en s'accroissant ils deviennent visibles à l'œil nu. Ils sont alors comparables à un grain de mil, à un petit pois. Enfin ceux dont la rupture est imminente acquièrent le volume d'un grain de raisin, d'une cerise et ont souvent un diamètre de 1 à 2 centimètres ou même davantage. Ce sont ces follicules mûrs qui ont été vus d'abord par Regnerus de Graaf, en 1672; ce sont aussi les seuls qui méritent d'être appelés *follicules de de Graaf*, bien qu'on décrive parfois sous ce nom tous les follicules ovariens, quel que soit leur degré de développement. Ces follicules mûrs constituent aussi les *capsules* ou *vésicules ovariennes*; ils se présentent, en effet, sous l'aspect de vésicules tendues, plus ou moins translucides, remplies de liquide, proéminant d'une façon variable à la surface de l'ovaire. Ils conservent, d'ailleurs, chez la femme, leur forme arrondie, tandis que, chez quelques mammifères, ils deviennent irréguliers.

Rapports. — Les follicules primordiaux sont tassés les uns contre les autres au point de se toucher quelquefois. Ils sont séparés par les éléments lamineux du stroma, auxquels ils semblent adhérents. Les follicules visibles à l'œil nu et les follicules mûrs n'offrent pas de telles adhérences ; ils se laissent, au contraire, facilement énucléer, en raison du développement de leurs réseaux vasculaires périphériques, tant lymphatique que sanguin (His).

Structure. — Pour bien comprendre la structure assez complexe des follicules ovariens, il convient de les envisager successivement à l'état primordial, puis au cours de leur accroissement, enfin lorsqu'ils sont arrivés à maturité.

A. *Follicule primordial* (fig. 262). — L'ovisac primaire ou primordial a été découvert par Barry en 1838, mais n'a été vu sur l'ovaire humain adulte qu'en 1867 par Kölliker. Il peut être considéré comme une sphère, plongée au sein d'un réseau cellulaire. A cette sphère j'étudierai une enveloppe et un contenu. La première est étroitement appliquée sur le second et il n'y a pas de cavité.

1° L'ENVELOPPE[1] est plus connue sous le nom d'*épithélium du follicule primordial* ou *membrane granuleuse primitive*. Elle est formée par une série de cellules plates ou fusiformes, d'un diamètre de 6 à 9 μ, pourvues d'un protoplasme abondant, de noyaux allongés et aplatis. Ces cellules sont disposées sur une *seule couche* (fig. 262, *Granulosa*) et ressemblent à celles du stroma ovarien dont, ainsi que je l'ai dit (p. 359), quelques auteurs les font dériver.

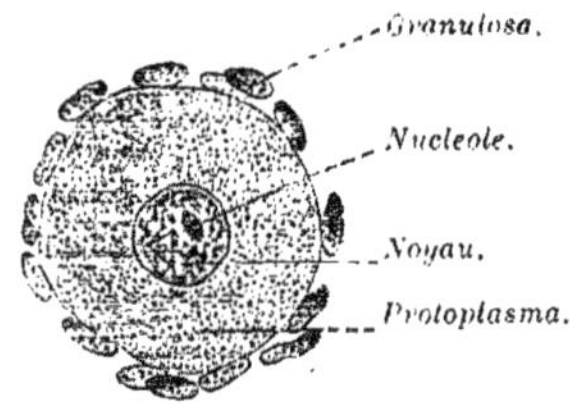

FIG. 262 (en partie d'après Nagel). Follicule primordial.

2° LE CONTENU est représenté par une grosse cellule, appelée *œuf*, *ovule primordial*, et mieux *oo-* ou *ovocyte* (voy. note p. 356). Celui-ci est régulièrement arrondi et offre des dimensions oscillant entre 10-20 μ (Duval), entre 35-69 μ (Nagel.) Ces variations sont imputables aux modes d'examen (état frais, coupes durcies) et aux différences individuelles. Mais il importe de noter que l'ovule primordial a les mêmes dimensions, qu'il s'agisse d'une nouveau-née ou d'une femme adulte. Tous les histologistes sont d'accord sur ce point. Seul Schottländer prétend qu'il augmente légèrement de volume, tant que la croissance du sujet n'est pas terminée.

On peut trouver 2 à 3 œufs dans le même follicule. Le fait est fréquent chez les animaux (Rabl, Bouin, Loyez, etc.) et chez l'enfant, mais il est bien exceptionnel chez l'adulte. Ces follicules polyovulaires sont produits, selon Bouin, « par l'emprisonnement, dans la théca conjonctive, d'un certain nombre d'ovogonies lors du cloisonnement des tubes de Pflüger au début de la période de préovogénèse ».

Dans l'ovocyte, il faut considérer les éléments suivants :

a) *L'enveloppe n'existe pas* et le protoplasma cellulaire est directement en contact avec l'épithélium folliculaire.

b) Le *protoplasma*[2], comme dans les autres cellules, est constitué par une *substance fondamentale* (Van Beneden) claire ou *hyaloplasma*, et par un réseau filamenteux bien visible ou *spongioplasma*. Le protoplasma n'offre donc, dans l'ovule primordial de la femme, aucun caractère distinctif; il n'en est pas de même chez les oiseaux (His) où, dès l'origine, on y distingue des granulations deutoplasmatiques, très réfringentes.

1. J'emploie, dès à présent, le mot enveloppe, par analogie avec les transformations ultérieures. Mais, à ce stade du développement, il est inexact, car le follicule n'a pas encore de paroi propre.

2. Je ne puis, à propos de l'ovule, entrer dans tous les détails de la constitution générale des cellules, détails qu'il importe de bien connaître, pour suivre toute ma description. Je ne saurais mieux faire, pour ces généralités, que de renvoyer le lecteur au remarquable *Précis d'Histologie* de Math. Duval.

c) Le *noyau* de l'ovule primordial est toujours central et mesure 10 à 32 μ (Nagel.) Il est, suivant Klebs, limité du côté du protoplasma par une membrane à double contour. Dans le noyau, on reconnaît nettement une *trame réticulée* (*charpente nucléaire, chromatine, substance, filaments chromatiques*) et des *nucléoles*. Ajoutons qu'on a signalé chez les mammifères (Blanc, Rabl, Eismond) des ovules à deux ou plusieurs noyaux. La chose, suivant Renaut et de Boinville, n'est pas rare dans les ovules de fœtus et d'individus très jeunes.

d) Parmi les nucléoles, il en est un qui se distingue par son volume, sa forme arrondie, sa réfringence, son aspect jaunâtre, son affinité pour les matières colorantes. Ce *nucléole principal* a une situation un peu variable, tantôt centrale, tantôt et plus souvent périphérique. Cette dernière serait toujours, selon Pflüger, la position primitive. A côté du nucléole principal (future tache germinative), on rencontre, aux points d'entrecroisement des filaments chromatiques, de petits amas variables en forme et en volume : ce sont les *nucléoles accessoires* ou *paranucléiniens*.

B. *Follicule en voie d'accroissement.* — Les follicules qui s'accroissent subissent, pour arriver à maturité, une série de modifications successives, portant sur l'enveloppe et sur le contenu (Suivre sur les fig. 263 et 264).

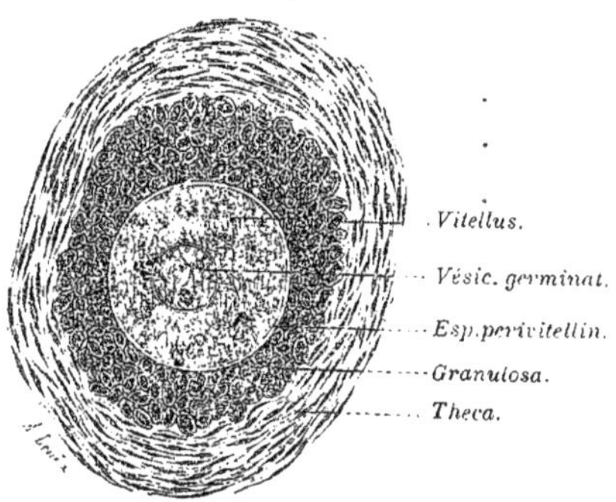

FIG. 263. — Follicule en voie d'accroissement provenant de l'ovaire d'une femme de 31 ans (Nagel).

1° MODIFICATIONS DE L'ENVELOPPE. — C'est seulement à partir du moment où l'ovisac s'accroît que l'épithélium folliculaire lui forme une enveloppe complète et devient la *membrane granuleuse* ou *granulosa*[1]. On voit d'abord les cellules, qui étaient fusiformes et aplaties, grossir et devenir *cubiques* (fig. 263), avec noyau ovoïde ou arrondi. En même temps, elles augmentent de nombre par simple caryocinèse, sans que ni l'ovule, ni les cellules conjonctives ambiantes ne prennent, contrairement à ce qu'admettait Balbiani, la moindre part à ce processus de multiplication (Waldeyer, Van Beneden, Balfour, Flemming). En un mot, l'épithélium qui, sur l'ovisac primaire, était réduit à une seule couche, devient *stratifié* et offre plusieurs assises qui, d'abord, restent intimement appliquées sur l'ovule.

Mais, dès que l'épithélium est formé de trois à quatre couches, un phénomène important se produit. On y voit apparaître — soit simultanément sur plusieurs points comme chez beaucoup de mammifères, soit sur un seul, ainsi chez la femme — un espace en forme de fente, résultant du refoulement et de l'écartement des cellules par un liquide (*liqueur du follicule, liquor folliculi*, je l'appellerai par abréviation *liquor*), qui devient de plus en plus abondant. Aussi la fente

1. Ce nom vient sans doute de l'aspect granuleux que présente cette membrane, vue à un faible grossissement (Waldeyer).

acquiert-elle progressivement une plus grande largeur ; elle arrive à faire le tour du follicule, sauf au point où siège l'ovule. En raison de cet épanchement de liquide, l'ovule, qui était d'abord central, se trouve de plus en plus refoulé vers la périphérie, et arrive ainsi à faire partie intégrante de la paroi folliculaire. Il en résulte aussi que le liquor représentera proprement le contenu de l'ovisac. Mais (fig. 264) l'ovule n'est pas à nu ; il est constamment recouvert par plusieurs couches de cellules épithéliales, de sorte qu'on a pu distinguer une *granuleuse pariétale* et une *granuleuse ovulaire*. Au point occupé par l'ovule, les deux granuleuses se réunissent, d'où résulte le *cumulus* ou *disque proligère* (ou *ovigère* ou *oophore*). Ce mot cumulus n'est pas très heureux. Il implique un épaississement limité de l'épithélium folliculaire, qui n'existe pas toujours (Paladino, Toupet *in* thèse Luquet, Gastel).

D'où provient le *liquor*? Suivant Math. Duval, ce sont les cellules de la granuleuse qui « élaborent un liquide albumineux qu'elles versent dans leurs interstices ». His et Waldeyer admettent une liquéfaction de ces cellules, à laquelle Luschka ajoute, avec raison, un second facteur : la transsudation du sérum hors des vaisseaux périfolliculaires. On tend aujourd'hui à croire que, parmi les cellules de la granulosa (surtout pariétale et aussi, pour Paladino, ovulaire), il en est un certain nombre, appelées par Nagel *cellules nourricières*, dont le protoplasma se gonfle, se liquéfie, mais sans subir la transformation graisseuse, tandis que le noyau est détruit par chromatolyse ou par atrophie simple (Schottländer). Ainsi prennent naissance de grands espaces interépithéliaux, d'un aspect brillant ; ces espaces constituent les *vacuoles épithéliales* de Flemming dont l'existence, déjà entrevue par Bischoff, puis par Call et Exner, est confirmée par Waldeyer et Nagel. Ces vacuoles, qui simulent des gouttelettes claires, hyalines, font, à un moment donné, partie intégrante de la granulosa ; elles sont d'autant plus nombreuses et plus largement répandues dans cette membrane qu'on approche davantage de la maturité. Il va sans dire qu'elles ne se présentent pas toutes sous le même aspect et qu'on rencontre des cellules à divers stades de ce processus de liquéfaction.

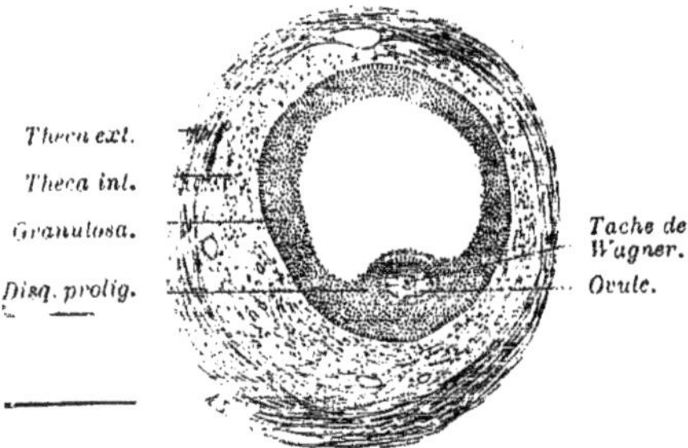

FIG. 264. — Follicule en voie d'accroissement provenant d'une enfant de 8 ans (Stöhr).

Voilà les modifications qui se produisent du côté de la face interne de la granulosa et dans son épaisseur. Voici celles qui s'opèrent à sa face externe. La couche du stroma ovarien, voisine du follicule, entre en prolifération et de cette façon se constitue (fig. 263) une enveloppe conjonctive (*theca folliculi* de von Baer), dans laquelle on peut distinguer deux *couches*, l'une *externe*, riche en fibres, pauvre en vaisseaux (fig. 264 et 265, *theca externa*), l'autre *interne*, très abondante en cellules rondes et fusiformes, traversée par de nombreux vaisseaux capillaires (fig. 264 et 265, *theca interna*). Entre cette dernière et la granulosa, différents auteurs admettent une troisième membrane, dite *basale* ou *vitrée*.

2° MODIFICATIONS DE L'OVULE. — L'œuf augmente progressivement en volume et, dès qu'il a atteint ses dimensions définitives, il paraît s'encapsuler ; autrement dit, il s'entoure d'une membrane appelée *zone pellucide*, dont son protoplasma reste cependant séparé par un petit espace périovulaire ou mieux *périvitellin.*

En effet, le protoplasma de l'ovule s'appelle le *vitellus*. Suivant Math. Duval, « c'est une masse de protoplasma réticulé; mais les mailles de ce réseau renferment, en quantité plus ou moins grande, des produits d'élaboration de la cellule; on donne à ces produits le nom de *deutoplasma* ou *lécithe* de l'œuf. Chez les mammifères, ce deutoplasma est très peu abondant et se réduit à quelques granulations, formées soit de graisse, soit de corpuscules albumineux particuliers ». Les œufs de ce genre sont dits *oligolécithes* et l'œuf humain est particulièrement pauvre en matériaux lécithiques; aussi est-il à l'état frais très transparent (Renaut).

Nagel décrit plus complètement et d'une façon un peu différente le protoplasma ou *vitellus de formation* (Reichert) ou *principal* (His), et le deutoplasma ou *vitellus nutritif* ou *accessoire*. « C'est seulement, écrit-il, quand la zone pellucide est formée et a acquis une certaine épaisseur, qu'on remarque — et toujours d'abord au milieu de l'œuf — l'apparition d'éléments vitellins (deutoplasma). La transformation du protoplasma en deutoplasma progresse du centre vers la périphérie. Le deutoplasma refoule de plus en plus le noyau ou vésicule germinative vers la périphérie de l'ovule. Jamais on ne rencontre la vésicule dans le deutoplasma; ils se comportent l'une par rapport à l'autre comme eau et huile. Finalement tout le protoplasma ovulaire est converti en deutoplasma et ne subsiste qu'à la périphérie sous l'aspect d'une mince couche, dans laquelle est renfermée la vésicule germinative. On peut donc se representer l'ovule comme une sphère de deutoplasma, entourée d'une fine coque de protoplasma. Cette formation des éléments vitellins chez l'homme s'explique par ce fait que l'ovule attire à lui, par voie de diffusion, les matériaux nutritifs que fournit l'épithélium folliculaire. Ces matériaux sont d'abord assimilés par le protoplasma de l'ovule, qui acquiert ainsi le volume qu'il doit prendre. Dès lors, commence l'apparition des éléments vitellins et, comme ils se montrent d'abord, d'une façon constante, au centre de l'ovule, il faut les considérer comme un produit de l'activité propre de celui-ci. Autrement dit, c'est l'ovule qui élabore en deutoplasma les matériaux qu'il emprunte à l'épithélium folliculaire, ainsi que l'admettent, du reste, Gegenbaur, Eimer, Korschelt, Van Beneden, Kölliker, pour différentes espèces animales ».

A côté du noyau on a trouvé, chez divers animaux et aussi chez la femme, un corps de signification encore très obscure, mais qui disparaît dès que l'épithélium folliculaire est constitué par plusieurs couches. C'est le *corps vitellin* de Balbiani (Henneguy), signalé d'abord par Wittich (1845), Carus et Ranvier, décrit aussi sous le nom de *noyau vitellin* ou *vésicule embryogène*. Suivant Renaut, à qui j'emprunte ces détails, c'est un corps arrondi ou ovalaire, placé à côté du noyau et un peu plus coloré que le protoplasma environnant. Pour Henneguy, il provient de la vésicule germinative et paraît formé par de la substance nucléolaire. « C'est un organe ancestral qui, avec les éléments nucléolaires de la vésicule germinative, correspond au macronucleus des infusoires, le micronucleus étant représenté par le réseau chromatique, prenant seul part aux phénomènes de fécondation. Balbiani l'assimile à un centrosome et en fait le centrosome de l'ovule. Mais on ne sait même pas si l'ovule est pourvu d'un centrosome » (Sobotta, Renaut). Mertens et surtout van der Stricht considèrent, au contraire, le noyau vitellin comme un centre qui tient sous sa dépendance la genèse du deutoplasma (*idiozome* de Meves). Gurwitsch en fait une véritable sphère dans le sens de van Beneden, formée d'une masse de plasma, nettement séparée du cytoplasme voisin.

C. ***Follicule adulte ou à l'état de maturité.*** — Dans le follicule mûr, il faut considérer successivement la *membrane d'enveloppe* ou *paroi*, renfermant en un point l'*ovule*, et le *contenu* ou *liquor folliculi*.

1° Paroi. — A cette paroi, on est d'accord pour reconnaître, de dehors en dedans, trois couches ou tuniques : *externe*, *lamelleuse* ou *fibreuse; moyenne* ou *vasculaire; interne* ou *granuleuse*. En outre, pour bien des observateurs, on rencontre une 4e couche, *basale* ou *vitrée*, intermédiaire aux couches moyenne et interne. Je rappelle que le mot *theca folliculi* s'applique à l'ensemble des tuniques externe et moyenne.

α). *Couche externe* ou *tunique fibreuse* (*theca externa*). — Elle se compose de fibres conjonctives, la plupart disposées en strates concentriques[1]; elle est assez dense et blanchâtre, très rétractile (Henle), ressemblant beaucoup au stroma ovarien, dont elle se distingue cependant par son plus grand nombre d'éléments cellulaires (de Sinéty). Elle renferme les gros vaisseaux sanguins et lymphatiques du follicule, qui s'y ramifient avant de pénétrer dans la couche sous-jacente (His, Paladino). La thèque externe a quelque analogie avec la membrana propria des canalicules seminifères (Waldeyer).

Henle, s'appuyant sur ce fait que la tunique fibreuse s'isolait assez difficilement du stroma, mais se séparait sans peine de la thèque interne, avait admis que la première seule était une dépendance du stroma et que la seconde dérivait de la granuleuse. L'observation de Henle est contredite par Paladino; celui-ci décrit de gros plexus vasculaires, qui isolent la theca externa et le stroma voisin D'autre part, tout le monde admet aujourd'hui, avec Waldeyer, que les deux couches de la theca folliculi viennent du stroma ovarien.

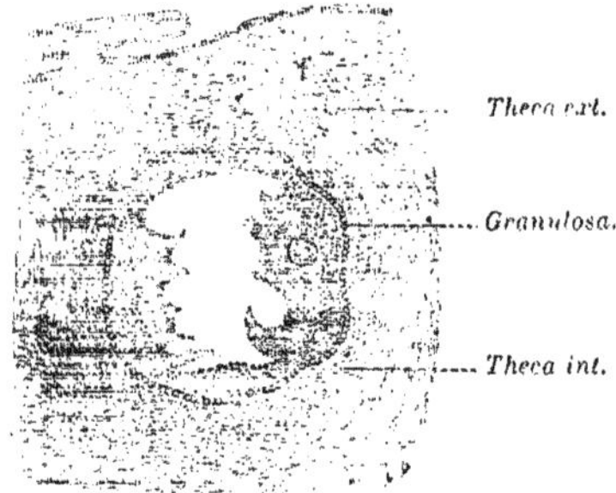

Fig. 205. — Follicule graafien, immédiatement sous-cortical (Pfannenstiel). J'ai fait représenter cette figure pour montrer que toutes les coupes de l'ovisac n'atteignent pas l'ovule. En effet, sur cette figure l'ovule est invisible.

β). *Couche moyenne* ou *tunique vasculaire*[2] (*theca interna*). — Cette couche est très molle, très vasculaire, plus rouge et moins rétractile que la précédente. Elle a, comme celle-ci, une épaisseur de 85 μ (Gastel). Suivant Slavianski et de Sinéty, elle offre une structure réticulée, semblable au tissu caverneux des ganglions lymphatiques. A vrai dire, elle se compose surtout de tissu conjonctif embryonnaire. de cellules, quelques-unes fusiformes, peut-être cellules interstitielles (Mac Leod, van Beneden), la plupart rondes ou semblables à celles de la granulosa, dont elles ne diffèrent que par leurs plus grandes dimensions et leur moindre affinité pour les réactifs colorants (Pfannenstiel). Ces cellules rondes ne conservent, d'ailleurs, pas toujours le même aspect. « Plus on approche du stade de la maturité complète, plus deviennent nombreuses et grandes les cellules arrondies de la theca interna. En même temps, leur protoplasma s'infiltre de granulations fines, brillantes, ressemblant à de la graisse; ainsi la tunica interna prend une couleur uniformément jaunâtre, qu'on voit transparaître sur des follicules mûrs non ouverts » (Nagel). Ces cellules, suivant le rôle qu'on leur attribue, ont été décrites sous des noms différents : ce sont les *cellules de l'oarinle* de Ch. Robin, les *lipochromes* de Krukenberg, les *cellules à lutéine* de Benckiser, les *cellules lymphatiques* de Slavianski, Nagel et Paladino. Renaut les nomme *cellules de la thèque interne* ou *cellules*

1. Pour Renaut, les faisceaux conjonctifs sont entre-croisés dans deux directions principales, l'une parallèle à l'équateur de la sphère, l'autre méridienne, les deux pôles du follicule étant l'un le point d'attache de l'œuf, l'autre le futur point de rupture ou stigma. Zschokke croit que, chez certains animaux (vache), la *theca externa* renferme aussi des fibres lisses circulairement disposées.

2. Cette couche est souvent dite *tunica propria* de Henle. J'éviterai d'employer ce terme, car il prête à confusion. En effet, beaucoup d'histologistes appellent *membrana propria* (Waldeyer) la couche basale ou vitrée.

interstitielles de l'ovaire. Pour cet histologiste, elles sont disposées dans les mailles et à la surface des fibres conjonctives, spécialement au voisinage immédiat des capillaires, que souvent elles engainent. Elles sont arrondies, polyédriques ou fusiformes, isolées ou en amas. « Des cellules analogues se montrent en plus ou moins grand nombre dans le stroma de l'ovaire chez certains mammifères (femmes, chattes). Les unes et les autres sont des cellules conjonctives transformées en vue de la nutrition des follicules. Elles servent d'intermédiaires entre les vaisseaux sanguins et l'épithélium folliculaire et élaborent les matériaux destinés à ce dernier » (Renaut). Dans un récent travail, Rabl admet aussi que les cellules interstitielles ne sont pas des éléments spéciaux, mais simplement des cellules hypertrophiées du stroma. On a voulu aussi les comparer aux cellules déciduales de l'utérus (p. 539).

Ajoutons que la theca interna reçoit de la couche fibreuse les vaisseaux, qui se ramifient dans son intérieur; ils forment des plexus capillaires sanguins très développés, des espaces et de riches réseaux lymphatiques (His), qu'on peut suivre jusqu'au contact de l'épithélium folliculaire (Renaut).

γ). *Couche intermédiaire interne. Membrane basale ou tunique vitrée.* — Cette membrane fait encore l'objet de discussions. Contestée par Benckiser, elle a été décrite d'abord chez les oiseaux par Kölliker, Waldeyer, van Beneden. On pensait qu'elle appartenait exclusivement à l'ovisac de ces animaux. « Tous les auteurs, écrit encore Gastel en 1891, sont d'accord pour en nier l'existence chez les mammifères ». C'est une erreur. On la décrit actuellement chez la plupart d'entre eux et même chez la femme (Rabl). Slavianski prétend qu'elle est constituée par une seule assise de cellules endothéliales. Les autres observateurs la disent mince, amorphe, sans structure. Elle ne semble visible que sur les follicules d'un certain volume et son apparition serait contemporaine de celle de la zone pellucide (Waldeyer). Cette tunique vitrée est de provenance conjonctive, d'après Toupet, Wagner, Schottländer et Limon; elle est au contraire, pour Waldeyer et Nagel, une émanation de la granulosa. Les récentes recherches ont remis en question l'existence de la membrane vitrée. Wendeler, par exemple, la conteste. Il n'a pu, que sur de gros follicules en voie d'atrésie, voir à la face interne de la tunique vasculaire, entre elle et la membrane granuleuse, une formation hyaline, qui ne serait qu'un produit de dégénérescence de l'assise la plus profonde de la theca interna.

δ). *Couche interne* ou *tunique épithéliale. Membrane granuleuse* (*granulosa*). *Épithélium folliculaire. Couche celluleuse* (Coste). *Épendyme du follicule* (Arnold). — La granulosa est formée par des cellules épithéliales stratifiées. Celles qui recouvrent immédiatement la tunique vitrée et la surface de l'ovule affectent le type cylindrique; celles qui occupent les couches moyennes sont plutôt polyédriques; enfin les plus rapprochées du centre de l'ovisac sont aplaties (Waldeyer), ou étoilées (Kölliker), ou avec prolongements anastomosés en réseau (Paladino). Celles qui forment la granuleuse pariétale sont réunies à celles de la granuleuse ovulaire par des traînées épithéliales, plus ou moins nombreuses, irrégulièrement disposées. Ces traînées constituent les *retinacula de Barry.*

Enfin, à mesure qu'on approche davantage de la maturité, on trouve, au sein de la granulosa, un nombre croissant de *grandes cellules* à protoplasma clair et de *vacuoles épithéliales*.

Au niveau du disque proligère, on voit de bonne heure les cellules s'infiltrer de granulations graisseuses (Nagel). Je rappelle que le disque renferme l'ovule et que celui-ci a toujours une situation périphérique.

Pour Paladino, Toupet et Luquet, dont l'opinion n'a pas prévalu, la description précédente est inexacte : l'ovule occuperait toujours le centre de l'ovisac; il ne serait repoussé en dehors que dans les conditions pathologiques. Selon ces auteurs, les granuleuses pariétale

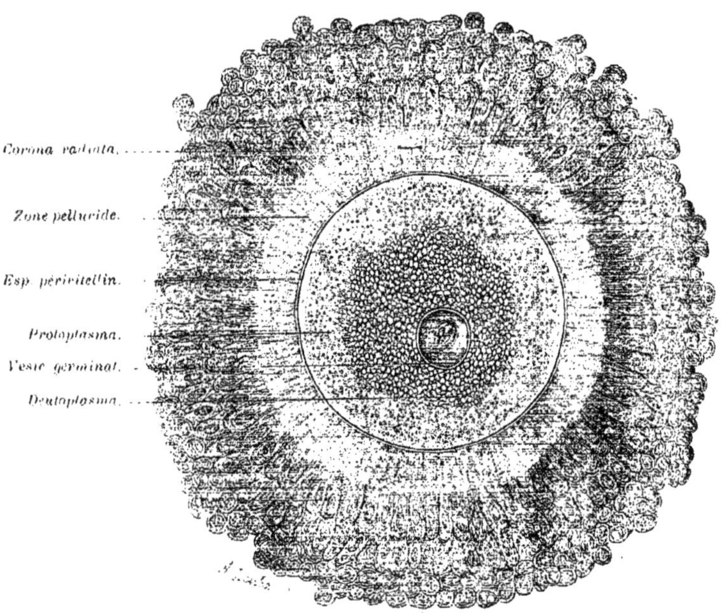

Fig. 266. — Ovule de l'ovaire d'une femme de 30 ans, étudié à l'état frais dans le liquide folliculaire. La partie du vitellus qui contient la vésicule germinative est tournée vers l'observateur ; on voit donc distinctement de haut en bas sur cette vésicule, qui est située sur le deutoplasma (Nagel).

et ovulaire, que nous avons vues réunies au niveau du disque proligère, seraient absolument indépendantes et l'ovule serait tout entier entouré d'une couche de liquor.

2° Ovule[1]. — L'ovule de la femme ressemble beaucoup à celui des autres mammifères, exception faite pour les monotrèmes (sauf cependant, d'après Devez, chez le *didelphis cancrivora*). Il est même remarquable qu'arrivé à son complet développement, il offre des dimensions presque identiques, indépendantes de la taille de l'individu. L'ovule de la lapine mesure en moyenne 180 μ, celui de la femme 200 μ. Ceux de la souris et de l'éléphant ont à peu près le même volume (Duval). Ils sont donc encore visibles à l'œil nu.

L'ovule, ainsi que je l'ai dit, siège dans le cumulus ovigère; mais quelle est la place de celui-ci par rapport à l'ovisac et à l'ovaire? Si l'on distingue

1. On appelle souvent *œuf ovarien* l'ovule avec sa zone pellucide et l'épithélium ovulaire.

au follicule un pôle superficiel, tourné vers la surface, et un pôle profond, regardant le hile de l'ovaire, on admet, contrairement à Coste et Périer, que le cumulus et, par suite, l'ovule occupent le pôle profond, tandis que le pôle superficiel correspond à la future bande stigmatique invasculaire (voy. p. 387).

Cette opinion, émise par Pouchet et Schrön, a été généralement adoptée. Néanmoins, il existe de nombreuses variations (Cruveilhier, Henle). Si le cumulus se trouve, le plus souvent, dans le fond de l'ovisac, il est cependant des cas fréquents, dans lesquels il apparaît à la surface de celui-ci sous l'aspect d'une petite tache blanc jaunâtre (Waldeyer, Wendeler). — Ajoutons que, d'après les recherches les plus récentes, l'ovule n'occupe pas une situation fixe; il peut, en raison de l'espace périvitellin, se mouvoir librement dans la zone pellucide.

L'ovule, arrivé à son plein développement, offre les caractères d'une vraie cellule, à laquelle on étudie une *enveloppe propre* ou *pellucide*, un *protoplasma* ou *vitellus*, séparés par un petit *espace périvitellin*, enfin un *noyau* avec *nucléoles*. En outre, à la face externe de la zone pellucide, les éléments du disque proligère forment à l'ovule une enveloppe adventice surajoutée; c'est l'*enveloppe épithéliale* ou *épithélium ovulaire* (Suivre sur la figure 266).

α). *Épithélium ovulaire. Corona radiata.* — Ce n'est, en somme, qu'une partie de la granulosa. Si on l'envisage ainsi séparément, c'est parce que les cellules qui la constituent et qui sont immédiatement appliquées sur l'œuf, en lui fournissant une enveloppe épaisse de 20-30 μ, présentent une disposition un peu spéciale. Elles sont étagées en 2 à 3 couches régulières, qui paraissent affecter une direction radiée, d'où le nom de *corona radiata*, donné par Bischoff à cette enveloppe (fig. 266). Toutes ces cellules, de forme allongée et cylindrique, sont intimement adhérentes les unes aux autres; peut-être sont-elles réunies par des filaments, dont l'ensemble constitue le *réseau interépithélial* de Paladino.

Schottländer admet l'existence de ce réseau, qui jouerait un certain rôle dans la nutrition de l'ovule et se prolongerait jusque dans l'intérieur de la zone pellucide. « L'extrémité périphérique des cellules de la corona radiata est arrondie et fait saillie dans la cavité folliculaire; l'extrémité ovulaire est pourvue de prolongements coniques effilés, qui s'implantent (*cellules en clous*) dans la zone pellucide » (Renaut).

β). *Zone pellucide* (von Baer, 1827). *Membrane vitelline*[1]. *Oolemme. Chorion de l'œuf.* — Cette zone me paraît, par quelques auteurs, réunie à la partie profonde de la *corona radiata* sous le nom de *zone striée, striated membrane*. Très épaisse, 20 μ, hyaline, élastique, transparente, lisse sur son bord interne, inégale sur son bord externe (Renaut), elle offre, en effet, un aspect *strié radiairement* (Duval), perpendiculairement à la surface, aspect signalé d'abord par Remak (lapine) et Quincke (femme), et admis par tous les observateurs (Holl seul décrit une striation concentrique, parallèle à la surface). Cette striation n'est pas constante; elle n'existe qu'une fois sur 3 (von Sehlen) et ne serait visible que sur des œufs frais (Sobotta).

La zone pellucide paraît se confondre avec les cellules de la granulosa, à laquelle elle est intimement unie par les prolongements de celles-ci. Beaucoup d'auteurs estiment, avec Cruveilhier et Henle, que ces dernières cellules offrent du côté de leur base, appliquée sur

1 Quelques auteurs (Luschka, Reichert, Pflüger) admettent que zone pellucide et membrane vitelline sont deux choses distinctes. Celle-ci serait formée, sur l'ovule mûr, par condensation de la couche la plus superficielle du vitellus.

la zone, un bourrelet strié, qui détermine l'aspect radié de l'oolemme. Lindgreen, Schäfer etc., prétendent que la striation résulte de l'existence de canalicules poreux, qui permettent l'arrivée des sucs nutritifs et, pour Retzius, le protoplasma ovulaire serait même uni aux cellules de la granulosa par des fibrilles, qui traversent ces canalicules (fig. 267).

Ces fibrilles existent-elles? Niées jusqu'à une époque récente, on tend de plus en plus à admettre (Wagener, Flemming, Paladino, Kolossow) que la zone pellucide est réellement traversée, peut être essentiellement constituée par des prolongements ramifiés et anastomoses des cellules de l'épithélium ovulaire, qui déterminent l'apparence striée et portent à l'ovule des sucs nutritifs. Comment alors expliquer que la zone soit lisse sur sa face ovulaire[1]? Ce point appelle de nouvelles recherches.

Mais que faut-il penser des *canalicules poreux*? Ont-ils bien une existence réelle? Oui, chez les insectes, les poissons osseux, les reptiles, chez lesquels on a même reconnu nettement la présence d'un orifice plus grand, qui mène directement au vitellus et qui, depuis Keber, porte le nom de *micropyle*. Mais, malgré les constatations faites par Pflüger chez les chattes, par Holl sur un embryon humain, *les auteurs les plus compétents s'accordent à nier l'existence d'un micropyle dans la zone pellucide de l'ovule de la femme*; ils rapportent les fentes qu'on a pu voir quelquefois à un artifice ou à un vice de préparation[2].

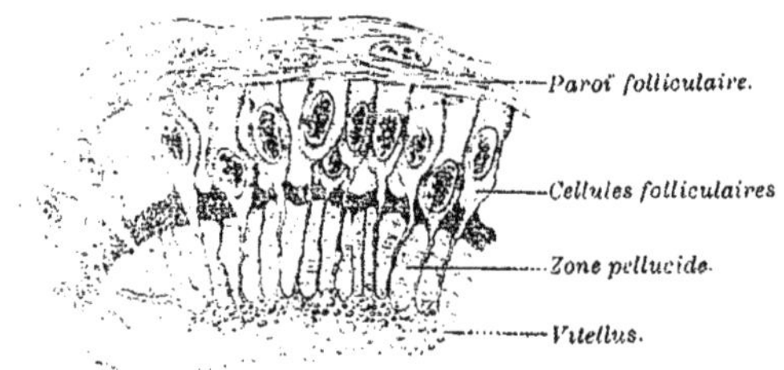

FIG. 267. — Région marginale d'un follicule. — Grosses fibres intercellulaires, qui traversent la zone pellucide et établissent des communications entre le vitellus et le protoplasma des cellules de la granulosa (Retzius).

La présence ou l'absence d'un micropyle paraît entraîner des qualités un peu différentes de la zone pellucide. Chez quelques animaux, la zone, pourvue d'un micropyle infundibuliforme, est résistante et impénétrable. Quand celui-ci fait défaut, elle semble constituée par une substance protéique molle, qui laisse passer les spermatozoïdes et les microbes (Math. Duval).

On n'est pas tout à fait d'accord sur l'origine de la zone pellucide. Ranvier, Frey Waldeyer, Nagel, Renaut, etc. en font un dérivé de l'épithélium folliculaire; les éléments de celui-ci se souderaient et leurs plateaux striés s'uniraient pour déterminer l'aspect radié de la membrane vitelline. — Rouget soutient que celle-ci est conjonctive. — Pour Foulis, Paladino, la paroi de l'ovule se formerait par condensation de la partie superficielle du vitellus. Duval aussi considère que « l'ovule se sécrète peu à peu une membrane vitelline à laquelle est peut-être surajoutée une couche produite par les cellules de la granulosa. » Et il ajoute : « Van Beneden a observé des cas où un ovisac renfermait deux ovules juxtaposés, se comprimant réciproquement, sans interposition de cellules de la granuleuse au niveau de leur surface de contact; et cependant, dans ce cas, la membrane vitelline se produit sur tout le pourtour de chacun des deux ovules, c'est-à-dire même dans la région où, n'étant point en contact avec des cellules de la granuleuse, ils ne peuvent rien recevoir d'elle, ce qui indiquerait bien que la membrane vitelline provient uniquement de l'ovule lui-même. » En résumé, deux théories restent en présence pour expliquer l'origine de la zone pellucide : soit aux dépens de la granulosa, soit aux dépens de l'ovule.

γ). *Espace périvitellin.* — Cet espace, très réduit, 1,3 μ (Nagel), sépare la zone du vitellus (fig. 266). Bischoff l'a décrit chez les mammifères. Dans beaucoup de traités, il n'est ni mentionné, ni figuré. Je le trouve cependant représenté par Math. Duval (*Précis d'Histologie*, fig. 46), qui l'attribue à une très légère rétraction du vitellus. Selon Nagel, cet espace existe sur l'œuf longtemps avant la maturité. Sobotta et Holl contestent vivement son existence.

1. Van Beneden, Balfour (si j'ai bien compris leurs écrits), signalent même en dedans de la zone pellucide une mince membrane, qui entourerait et isolerait le vitellus; je ne la trouve pas mentionnée par Waldeyer, Nagel, Duval (à moins qu'il ne s'agisse de l'espace périvitellin?)

2. Il ne faut être aussi catégorique pour contester les canalicules poreux, dont Waldeyer, qui fait autorité en la matière, affirme l'existence dans la membrane vitelline, chez beaucoup de mammifères.

δ). *Vitellus.* — On attribue, en général, au vitellus de l'ovule, renfermé dans un follicule mûr, les caractères qui lui appartiennent dans l'ovule au sein d'un follicule en voie d'accroissement. Cependant, dans un récent travail, Nagel lui consacre la description suivante :

Le vitellus d'un ovule, contenu dans un ovisac à maturité, présente, d'après cet auteur, deux zones, l'une périphérique, l'autre centrale.

a) La *zone périphérique* ou *protoplasmique* (fig. 266) comprend, à son tour, deux segments, dont le plus externe est clair, le plus interne finement granuleux. Dans le premier, le deutoplasma n'a pas encore commencé à se former ; dans le second, on assiste à l'apparition des éléments vitellins; mais ceux-ci restent en minorité, comparativement à la masse du protoplasma.

b) La *zone centrale* ou *deutoplasmique* (fig. 266) ne contient pas, chez l'Homme, d'éléments bien déterminés. Elle se compose de petits grumeaux et de granulations, dont les unes réfractent fortement les rayons lumineux, dont les autres ont un aspect « mat et brillant » ; mais il est impossible de différencier les parties constituantes, contrairement à ce qui a lieu chez beaucoup de mammifères et chez les animaux inférieurs, où le vitellus de nutrition est très abondant, par exemple chez le poulet.

Suivant von Baer, His, Waldeyer, van Beneden, Hensen, le deutoplasma des animaux renferme : de l'albumine (protagon, His), de la graisse, de l'oléine, de la margarine, de la cholestérine, de la cérébrine, du glucose (Lehmann), des sels de potasse et d'acide phosphorique, du chlorure de sodium, du fer et de la silice.

ε). *Noyau* ou *vésicule germinative de Purkyné* (1825). — Décrit d'abord dans l'œuf d'oiseau par cet auteur, puis par Coste (1833) dans celui des mammifères, le noyau, dont le diamètre atteint 25 à 27 μ (Nagel), 35 à 50 μ (Duval), se présente, à première vue, sous un aspect caractéristique, avec sa forme arrondie, sa teinte claire et brillante, sa ligne de double contour. Il est toujours excentrique, situé en dehors de la zone de deutoplasma dont la masse, sans cesse croissante, paraît le refouler de plus en plus vers la périphérie. Sa structure est celle que j'ai indiquée plus haut (p. 353).

ζ). Le *nucléole* ou *tache germinative* a été découvert par Wagner (1837) chez le hanneton. Son histoire est encore très obscure. Chez les mammifères, Duval en signale deux de 5 μ de diamètre; Nagel n'en décrit qu'un, dont les dimensions varient entre 4 et 8 μ, en raison des mouvements amiboïdes qu'il présente pendant plusieurs heures, lorsqu'on l'examine dans le liquide folliculaire frais. Chez les batraciens, les poissons, on peut rencontrer jusqu'à 100 nucléoles (Duval) ; mais, suivant Waldeyer, la tache germinative n'existe, dans les follicules mûrs, que chez les mammifères ; chez tous les autres vertébrés, elle disparaît, en se résolvant en corpuscules granuleux et en globules brillants. En somme, toute cette question des nucléoles est à reprendre; car on ne s'accorde ni sur leur nombre, ni sur leur structure, ni sur leur signification.

3° Liquor folliculi. — Le liquide, qui augmente à mesure qu'on approche de la déhiscence, est transparent, un peu jaunâtre, faiblement alcalin. Traité par les agents fixateurs, il forme une masse granuleuse (Renaut). C'est une sérosité qui, pour tous les auteurs, serait riche en paralbumine (pseudo-mucine). Se basant sur des recherches très récentes, Pfannenstiel prétend qu'il ne contient ni paralbumine, ni métalbumine.

§ III. *Transformations des ovisacs.* — Je crois utile d'insister un peu sur cette question difficile et encore discutée, d'autant que beaucoup d'ouvrages n'en donnent qu'un aperçu trop rapide, suranné ou incompréhensible.

Les ovisacs subissent deux ordres de transformations : ils *s'atrésient* ou deviennent *corps jaunes*.

A-) **Follicules atrésiés ou abortifs** ou *faux corps jaunes* de Beigel, Schauta, Paladino.

Si l'on réfléchit à l'énorme quantité de follicules primordiaux qu'on rencontre dans l'ovaire[1], au petit nombre de ceux qui subissent l'évolution normale et complète, c'est-à-dire la transformation en corps jaunes après expulsion de l'ovule, si l'on considère enfin que les ovisacs disparaissent entièrement après la ménopause, il faut en conclure que la majorité d'entre eux doit être incessamment détruite. Il en est réellement ainsi et ce processus de destruction se poursuit depuis la naissance jusqu'à la fin de la vie génitale avec une intensité variable, mais ininterrompue. La plupart s'atrésient, lorsqu'ils sont encore à l'état rudimentaire ou d'ovisac primordial, sans doute par fragmentation du noyau en grains chromatiques (*chromatolyse*), par transformation de ce noyau en une masse qui prend vivement les couleurs acides d'aniline (*pycnose*), puis par dégénérescence kystique, graisseuse, hyaline ou pigmentaire (Slavianski, Henneguy, Beigel, Paladino, Stratz). Bouin attache une importance particulière à la condensation chromatique (pycnose), qui serait l'indice pathognomonique de la régression folliculaire. Dans les plaies expérimentales de l'ovaire, les ovisacs disparaissent par le processus de l'atrésie simple (Maximow).

Mais d'autres follicules acquièrent, avant d'avorter, un certain développement, pouvant, chez l'oiseau par exemple, présenter le volume d'une noisette ou d'une noix (Waldeyer). Il en est même qui offrent tous les caractères de l'ovisac à maturité et qui se transforment, sans laisser échapper l'ovule, d'abord en corpuscules brillants, jaunâtres, dans lesquels on peut parfois distinguer une membrane plissée, puis en petites masses d'un tissu conjonctif fibrillaire. Ces petites masses ont été appelées par Beigel et Schauta *faux corps jaunes* (mot qui prête à confusion); elles siègent de préférence (Schäfer) dans les parties profondes de la couche ovigère. On appelle encore *follicules abortifs* les follicules qui se flétrissent sans arriver à déhiscence.

Les processus de leur formation (englobés sous le nom d'*atrésie, atrophie, oblitération folliculaire*, de *catalyse* (Gegenbaur), mots qui n'expliquent rien) ne sont pas encore bien connus. On a admis que la zone pellucide, très hypertrophiée, comprime le noyau et le convertit en un amas de corpuscules brillants et de cristaux de carbonate; la tache germinative disparaît la première (Olshausen, Strahl). Gegenbaur, Ruge attribuent un grand rôle aux cellules migratrices, qui pénètrent dans l'œuf et se livrent à des actions phagocytaires. Pour Slavianski et Spiegelberg, la transformation en corps jaune d'un ovisac, qui n'a pas expulsé son contenu, dépend essentiellement « d'une dégénérescence graisseuse de la granulosa, au milieu de laquelle on peut retrouver l'ovule plus ou moins altéré ». Sans prononcer le mot de dégénérescence graisseuse, H. Virchow, Lindgreen, Petitpierre, Janosik insistent sur la pénétration des cellules de la granulosa, au travers de la zone pellucide, dans l'intérieur même de l'œuf. Schottländer admet également cette pénétration de l'épithélium folliculaire, qui subirait des modifications analogues à celles qui se produisent dans l'ovisac déhiscent. Schottländer prétend, en outre, que l'œuf se liquéfie par dégénérescence graisseuse et albumineuse, que le noyau se détruit par atrophie ou par chromatolyse, que la theca interna, par sa prolifération, finit par remplir la perte de substance et qu'il se forme, en définitive, une petite *cicatrice* de tissu conjonctif fibrillaire. En somme, ajoute Schottländer, « les métamorphoses terminales de l'atrésie folliculaire sont absolument comparables à celles des vrais corps jaunes ».

Hoelzl arrive à des conclusions analogues. Dans un intéressant travail, il décrit avec soin les différences que présentent les transformations régressives, suivant que le follicule est déjà pourvu d'une theca interna ou en est encore privé. Il insiste sur la dégénérescence graisseuse de la granulosa, sur la néoformation des capillaires, sur l'apparition de leucocytes en grande quantité. Il critique vivement le mot cicatrice, employé par Schottländer; il interprète l'évolution tout entière comme un processus, non de régression, de cicatrisation, mais d'assimilation et de régénération aux dépens des cellules du stroma ovarien.

Hoelzl, après van Beneden, applique à la genèse des corps jaunes la même conception qui, adoptée par Nagel, est combattue par Wendeler.

1. Kölliker écrit que 29 ovules sur 30 meurent, sans parcourir le cycle complet de leur évolution physiologique. Ce chiffre est certainement au-dessous de la réalité.

B-) Corps jaunes (*corps jaunes vrais* de Beigel et Schauta). Dans l'évolution normale et complète, le follicule de de Graaf se rompt, en laissant échapper l'ovule et se transforme en *corps jaune* (*métoarion* de Raciborsky; *oariule* de Ch. Robin). Il a été bien décrit pour la première fois par Coste. Malpighi (1685) l'avait vu, mais le considérait comme la glande qui préside à la sécrétion de l'œuf.

On le définit, en général, avec Ch. Robin : organe transitoire, qui succède à la rupture de l'ovisac. Cette définition n'est pas exacte. En effet : d'une part, le corps jaune se forme par une modification de l'ovisac, qui débute avant la déhiscence; d'autre part, un ovisac pourrait devenir corps jaune, sans avoir expulsé son contenu.

Il est classique de distinguer les *faux corps jaunes* ou *corps jaunes de la menstruation* (*corpus luteum spurium*) et les *vrais corps jaunes* ou *corps jaunes de la grossesse* (*corpus luteum verum*), suivant qu'ils succèdent à un follicule, dont l'ovule expulsé n'a pas ou a été fécondé. — Leopold étudie des *corps jaunes typiques* et des *corps jaunes atypiques* : les premiers sont ceux qui se forment, quand l'ovulation coïncide avec le moment de la congestion menstruelle; pour les seconds, l'ovulation est remplacée par une hyperémie ovarique quelconque, amenant l'éclatement de l'ovisac.

Suivant Beigel et Schauta, ces notions ne méritent pas d'être conservées. En effet, les deux ordres de corps jaunes évoluent de la même façon et présentent toujours une structure identique; c'est là le fait capital. Qu'ils diffèrent par leur volume et la rapidité de leurs transformations, en ce sens que les corps jaunes vrais acquièrent de plus grandes dimensions et persistent plus longtemps, la chose est certaine. Mais c'est une notion contingente, d'autant plus négligeable qu'il est des cas nombreux, dans lesquels les corps jaunes de la menstruation offrent un volume aussi notable que ceux de la grossesse et qu'il devient dès lors impossible de les différencier. Tous deux méritent donc, en raison du processus intime de leur production, d'être rangés dans une même catégorie, les *vrais corps jaunes*. Et, pour Beigel et Schauta, le mot *faux corps jaune* doit s'appliquer non aux corps jaunes de la menstruation, mais aux formations déterminées par l'atrésie folliculaire. Cette nouvelle distinction, toute rationnelle qu'elle paraisse, n'a pas prévalu jusqu'à présent. Il est certain que le mot de faux corps jaunes, choisi par Beigel, n'est pas heureux. Il vaut mieux les nommer *follicules atrésiés ou abortifs*. Mais, d'autre part, il est incontestable (Kölliker, Waldeyer) qu'on ne doit plus reconnaître qu'une espèce de corps jaunes et qu'il faut définitivement abandonner la différenciation si tranchée qu'on avait établie entre ceux de la grossesse et de la menstruation.

A l'histoire des corps jaunes se rattachent plusieurs questions connexes, que j'envisagerai successivement, dans le but d'en faciliter la description.

1° *Phénomènes qui précèdent la rupture de l'ovisac.* — a) A *l'œil nu*, on voit l'ovisac augmenter de volume et proéminer de plus en plus à la surface de l'ovaire. Au niveau de la saillie qu'il forme, paraît un point ou une tache pâle, transparente, *macula pellucida*, *stigma*, *tache* ou *bande stigmatique invasculaire*. Ce stigma, point où va se faire la déhiscence, est réduit à une mince couche conjonctive, qui sépare l'épithélium folliculaire de l'épithélium ovarien, car la theca interna manque (Renaut). Les vaisseaux, hypertrophiés sur tout le reste de l'ovisac, font défaut ou sont rudimentaires au stigma; ils semblent avoir été refoulés et constituent une petite couronne périmaculaire.

b) *Au microscope*, on constate une série de transformations simultanées.

Les *cellules de la theca interna*, que j'ai mentionnées plus haut (p. 380) sous le nom de *cellules à lutéine*, prennent un développement considérable. Elles augmentent de volume et tout à la fois se multiplient, d'abord dans les couches les plus voisines de la membrane vitrée. Elles ne tardent pas à détruire celle-ci et forment une série de végétations irrégulières, très vasculaires, qui diminuent la cavité du follicule.

Sur la *granulosa*, tant pariétale qu'ovulaire, les cellules, pour les uns, sont frappées par la dégénérescence adipeuse, pour les autres, se tuméfient et se chargent de graisse et de lutéine. (Voy. plus loin : *Mécanisme de la formation des corps jaunes*, p. 391). Quoi qu'il en soit, l'ovule se mobilise et se sépare du cumulus proliger. La cavité ovulaire est envahie par les grosses cellules à lutéine, remplies d'un protoplasma abondant, granuleux, qui donne à l'ovisac encore fermé un reflet jaunâtre. Dès ce moment, il est impossible de faire, au milieu de ces amas cellulaires, la part qui revient à l'épithélium folliculaire et à la thèque interne.

Du côté de l'*ovule*, le deutoplasma devient de plus en plus abondant; il finit par se substituer totalement au protoplasma. La vésicule germinative occupe une position tout à fait excentrique.

L'œuf, qui présente ces caractères, constitue, pour Waldeyer, l'*œuf prêt*. Cet auteur distingue, en outre : *a*) l'*œuf mûr* : c'est celui dans lequel la vésicule germinative offre des changements spéciaux et a déjà poussé un ou deux globules polaires (note, p. 356), qui apparaissent dans l'espace périvitellin; *b*) l'*œuf fécondable* : c'est celui dans lequel ces changements sont accomplis. Les œufs de cette dernière catégorie ne se rencontrent plus dans l'ovaire; ils sont dans la trompe.

2° *Pourquoi et comment se fait la rupture de l'ovisac ?* Le pourquoi, je n'en parlerai pas, et je renvoie aux livres de physiologie pour l'étude des rapports (ou mieux de l'indépendance relative) de l'ovulation et de la menstruation.

Le comment? A cet égard, plusieurs opinions ont été émises :

a) Klebs, Sappey, Rouget ont décrit dans la theca des fibres lisses, dont la contraction amènerait l'éclatement du follicule. C'est faux, car cette tunique ne contient pas d'éléments musculaires.

b) Pendant longtemps, on a admis que le liquide intrafolliculaire, par sa quantité croissante, provoquait la rupture. Rindfleisch prétendait que la granulosa produit une matière colloïde, qui s'ajoute au liquor primitif, et Rokitansky voulait que ce liquor fût susceptible de se gonfler. Pfannenstiel a réfuté cette opinion, qui est définitivement abandonnée.

c) La plupart des auteurs se sont ralliés à la théorie de Waldeyer, d'après laquelle l'accumulation des cellules à lutéine et le développement considérable des vaisseaux (Spiegelberg), surtout dans la thèque interne, déterminent une augmentation de la pression intrafolliculaire. Le liquor est progressivement refoulé vers le stigma qui, tendu à l'excès, se rompt. Je dois cependant dire que quelques auteurs récents (Gerlach, Sobotta), tout en attribuant à ces causes l'accroissement de la pression intrafolliculaire, font encore intervenir l'augmentation quantitative du liquor.

3° *Phénomènes concomitants de la rupture.* Au moment de la déhiscence, le liquor s'échappe, pour être rapidement résorbé; l'ovule est expulsé, en entraînant de nombreux éléments de la granuleuse. Paladino prétend même — ce qui n'est point exact — que celle-ci est éliminée tout entière. L'orifice de rupture est allongé ou arrondi et atteint souvent un millimètre de diamètre (Leopold, Mironoff).

En même temps se produit dans le follicule un petit épanchement sanguin, qui a été très discuté, puisque Coste le considérait comme exceptionnel, que Pouchet et Valentin le déclaraient constant. Il semble que, lorsque la rupture a lieu en dehors de la période menstruelle, l'hémorragie fait défaut et le follicule ne contient qu'un liquide filant, gélatiniforme. Dans les conditions habituelles, on rencontre de grandes différences, suivant les espèces animales. Chez la femme tout au moins (Cornil), l'hémorragie paraît constante; elle peut même être assez abondante et, dans certains cas (Rollin), entraîner la mort. Le sang provient des vaisseaux voisins, très développés, de la theca interna (Kreis, etc.).

Les parties de l'ovisac restées en place vont contribuer, dans une proportion variable, à la formation du corps jaune, dont il faut envisager successivement les caractères macroscopiques et microscopiques, le mode de production et l'évolution.

4° *Caractères macroscopiques des corps jaunes.* En se rompant, le follicule déchire aussi le tissu ovarique voisin de lui et ainsi le corps jaune est notablement plus large que l'espace occupé par l'ovisac primitif (Fœrster). Quoi qu'il en soit, il reste un caillot central, qui ne paraît pas adhérer à la cavité qui le contient. La tunique fibro-élastique (theca externa) tend à revenir sur elle-même et, de concert avec le bourgeonnement des vaisseaux capillaires, détermine le reploiement des membranes internes (fig. 208). Celles-ci forment alors une lame plissée, jaunâtre, qui augmente graduellement en épaisseur, devient très vasculaire et se laisse assez aisément énucléer du stroma. On ne tarde pas à voir le caillot se rétracter et les circonvolutions de la lame plissée arrivent à se fusionner. Leur développement est parfois tel, suivant Cruveilhier, que, trop à l'étroit dans la tunique externe rétractée, elles font hernie à travers le stigma et représentent une masse arrondie, qui peut égaler ou surpasser le volume de l'ovaire. En général cependant, l'hypertrophie de la lame jaunâtre n'est pas aussi prononcée; on voit seulement les circonvolutions se disposer de telle sorte qu'elles adhèrent entre elles et oblitèrent la cavité du follicule.

Ainsi se forme un corps qui, chez la femme, est d'abord rouge (*corpus rubrum*), puis prend une couleur gris ou brun jaunâtre. Ses dimensions sont variables. J'ai déjà dit que les corps jaunes de la grossesse étaient presque toujours plus volumineux (1 1/2 à 2 centimètres et même davantage) que ceux de la menstruation. Cela est dû, pour Rabl, à ce qu'ils renferment tous, à leur premier stade, un espace rempli de liquide et des cellules à lutéine plus grandes. Il faut également tenir compte de l'hypertrophie et de la congestion que la grossesse imprime à l'ensemble de l'appareil génital (His, Hoelzl).

Dès le 12e jour quand il n'y a pas eu fécondation, à partir du 5e ou 6e mois seulement quand il y a grossesse, ce corps jaune entre dans la phase régressive, qui marche bien plus rapidement dans le premier que dans le second cas. Peu à peu, il diminue de volume et change de couleur. On le voit devenir jaunâtre, puis blanc grisâtre (*corpus fibrosum*), se convertir en un petit tubercule blanchâtre (*corpus albicans* ou *candicans*) (fig. 261), dont la centre offre parfois un aspect caverneux; enfin il se réduit à une bande hyaline, a laquelle fait place une cicatrice rugueuse, irrégulière, apparente à la surface de l'ovaire (fig. 240).

5° *Caractères histologiques des corps jaunes.* Au début, on peut distinguer au corps jaune deux parties : centrale et périphérique. Le *centre* est constitué par le caillot, auquel sont mêlées des cellules de la granulosa, mortes et désagrégées. Ce caillot ne tarde pas à se convertir en un noyau, qui contient les restes du pigment sanguin plus ou moins modifié, en général à l'état granuleux, mais parfois aussi sous forme de cristaux d'hématoïdine. Pour Rabl, ces cristaux se voient seulement quand le pigment a été préalablement dissous. Bientôt le centre du corps jaune, d'abord mou (Foerster), devient plus ferme, car il est envahi et finalement constitué par une série de filaments conjonctifs blanchâtres, développés aux dépens de la theca externa.

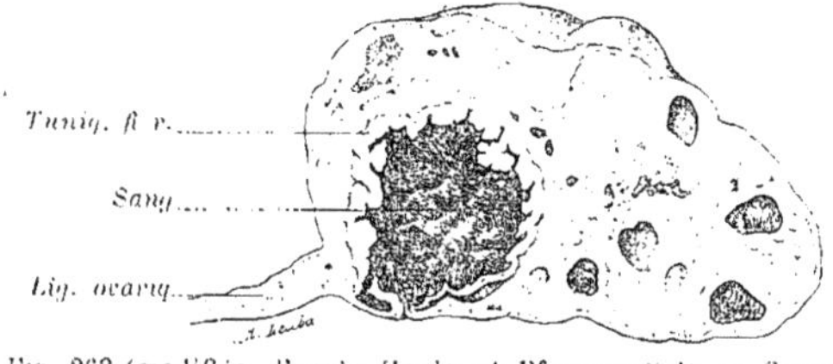

Fig. 268 (modifiée d'après Henle et Pfannenstiel). — Corps jaune de la menstruation. — Çà et là, coupes de follicules.

Autour du centre, est disposée la membrane gaufrée, gris jaunâtre, qui forme la *partie périphérique.* Cette membrane renferme de grosses cellules : ce sont les cellules à lutéine ou *cellules du corps jaune.* Elles sont variables, polymorphes : il en est qui sont polygonales, comme les cellules hépatiques (Waldeyer); d'autres sont pâles, finement granulées, souvent avec arêtes ou prolongements (Luquet) qui, çà et là, se continuent avec des fibres conjonctives (Paladino). Elles ont une teinte jaune vitelline. Leur contenu est graisseux et coloré, selon Ch. Robin, Virchow, par l'hématoïdine du sang; pour Thudichum, Preyer, par un pigment spécial, la *lutéine,* qui présente trois raies d'absorption dans le bleu, l'indigo, le violet et cristallise en rhombes rouges. La lutéine se trouve, pour Waldeyer et Sobotta, dans les cellules à l'état de granulations d'un jaune clair, solubles dans l'alcool. Mais elle ne détermine pas seule leur coloration particulière; il faut attribuer une part aux molécules graisseuses, qu'elles renferment.

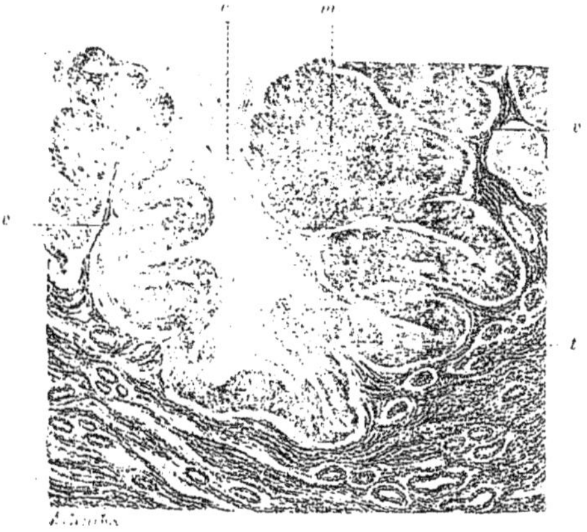

Fig. 269. — Corps jaune de la femme, ancien, fibreux et atrophique (Cornil).

On voit la membrane gaufrée *m* et le tissu central *c* ; « l'apparence lobulée, végétante du corps jaune est complètement conservée; des prolongements coniques du tissu fibreux de l'ovaire *t* la pénètrent, mais seulement dans ses plis périphériques. Ces cônes villeux sont formés de tissu conjonctif avec des cellules parfaitement vivantes et des vaisseaux capillaires *v*, émanés des vaisseaux du stroma ovarien. Tous les éléments cellulaires et vasculaires de ce dernier (*t*) sont parfaitement colorés et vivants, tandis que la partie centrale *c* et la couche propre du corps jaune *m* restent absolument incolores, lorsqu'on les a teintées par les réactifs colorants du noyau. On voit aussi que la substance propre du corps jaune *m* ne présente plus de vaisseaux capillaires; que la circulation sanguine s'arrête à sa limite externe, dans les cônes cellulo-vasculaires qui s'enfoncent entre les plis. » (Cornil).

Les cellules à lutéine sont l'élément caractéristique de la partie périphérique du corps jaune. On y trouve, en outre, des leucocytes, des cellules conjonctives jeunes et des vaisseaux sanguins très développés.

Ceux-ci forment, entre les éléments cellulaires et de concert avec eux, de gros prolongements papillaires, qui pénètrent dans le caillot et finissent par se fusionner. His admet aussi la présence de vaisseaux lymphatiques, contestés par Buckel et Exner.

L'attention n'a guère, jusqu'à l'heure actuelle, été attirée sur la manière dont se comporte l'épithélium ovarien au niveau du stigma. Dans Waldeyer seulement, je lis : « D'après mes dernières recherches sur des chiennes, l'épithélium ovarien fait défaut à la surface des corps jaunes frais ; mais il plonge très profondément au niveau de la déchirure folliculaire, entre le stroma ovarien et la périphérie du corps jaune ».

Au fur et à mesure que le noyau sanguin se résorbe, on voit se faire la prolifération de grandes cellules anastomotiques sur les filaments fibrineux du caillot et se développer des néocapillaires (Cornil). Il arrive un moment où les parties périphérique et centrale se confondent ; le corps jaune ne paraît plus alors constitué que par des cellules à lutéine, aux-

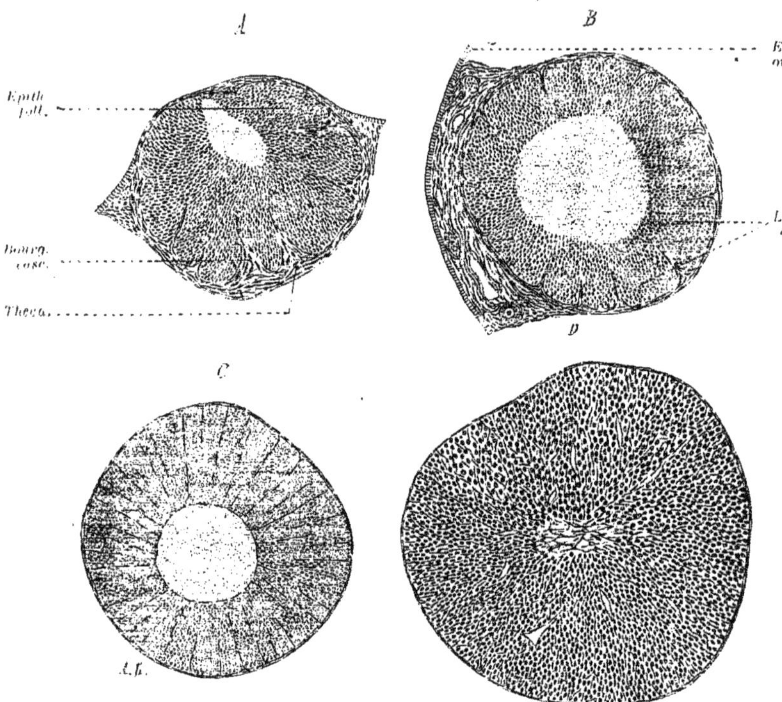

Fig. 270. — Formation des corps jaunes d'après la conception de Sobotta. Quatre stades successifs chez la souris.

A. Bourgeonnement vasculaire de la theca interna dans l'épithélium folliculaire hypertrophié.

B. Les bourgeons vasculaires convergent vers une cavité centrale. Entre eux, les cellules folliculaires, qui se multiplient rapidement, paraissent disposées en colonnes. Au milieu de ces cellules, on trouve des leucocytes.

C. Stade plus avancé : les colonnes sont maintenant plus étroites et les trabécules plus nombreuses.

D. La cavité centrale est occupée à présent par un tissu conjonctif gélatineux ; les trabécules, en s'anastomosant, détruisent l'agencement columnaire des cellules à lutéine.

quelles se mêlent des leucocytes, et par de nombreux vaisseaux sanguins, engainés de cellules conjonctives (Pfannenstiel, Cornil). A ce stade, les artères forment un beau réseau périphérique, duquel part une veine centrale relativement volumineuse.

Ce processus amène l'oblitération totale de la cavité folliculaire et, à partir de ce moment, le corps jaune entre dans sa phase régressive. Le rôle des cellules à lutéine est terminé ; elles perdent leur volume, leur couleur et meurent, quelquefois par transformation pigmentaire (Rabl, Kreis), plus souvent par dégénérescence graisseuse et destruction moléculaire (Waldeyer). Leurs produits de désagrégation sont représentés par des masses hyalines. Celles-ci sont progressivement morcelées (voy. la légende de la fig. 269) par un tissu jeune conjonctivo-vasculaire qui, de toutes parts, pénètre dans leur intérieur.

Récemment encore, on considérait (Olshausen) les *corpora fibrosa* comme le résultat d'une régression anormale, due à la résorption incomplète de l'épanchement sanguin et à la transformation, en un nodule fibreux, de la fibrine pénétrée par des néo-capillaires. Il n'en est rien. Le corps jaune est fibreux tant que le caractère conjonctif y prédomine; il prend le nom d'*albicans* (fig. 261), quand il s'est converti en une masse amorphe, entourée seulement d'une theca un peu condensée (Chrobak et Rosthorn).

Telle est l'évolution habituelle. Mais elle souffre quelques anomalies. Il est des cas dans lesquels, au lieu d'un corpus albicans, on observe un *corpus nigrum*, par transformation spéciale de l'hématine. — Il arrive assez souvent aussi qu'au centre du corpus albicans on voie persister des cristaux d'hématoïdine, qui lui donnent un aspect jaune miroitant (Virchow). — W. Williams a vu des calcifications du corps jaune. — Parfois, loin de régresser, il subit une dilatation kystique (*kystes du corps jaune, kystes de Rokitansky*). — D'autres fois, l'orifice de rupture du follicule ne se ferme pas et, au travers de lui, fait hernie la masse des cellules en voie de prolifération : *ectropion du corps jaune* (Gebhard). — Enfin on connaît des *abcès du corps jaune*, le gonocoque (Langer, Menge) pénétrant dans l'ovisac au moment de la déhiscence.

6° *Mécanisme de la formation des corps jaunes.* Négrier, Henle, Paterson, Chandelux avaient pensé que le corps jaune se formait par métamorphose du sang épanché, sans aucune participation des membranes du follicule. Beigel suppose que le rôle essentiel revient à la prolifération de la tunique vitrée qui, pour lui comme pour Slavianski, serait constituée par des cellules endothéliales. Ces théories sont universellement rejetées.

A considérer la structure des corps jaunes, on voit que deux éléments entrent dans leur édification : d'une part un stroma conjonctif très vasculaire, de l'autre de volumineuses cellules (à lutéine).

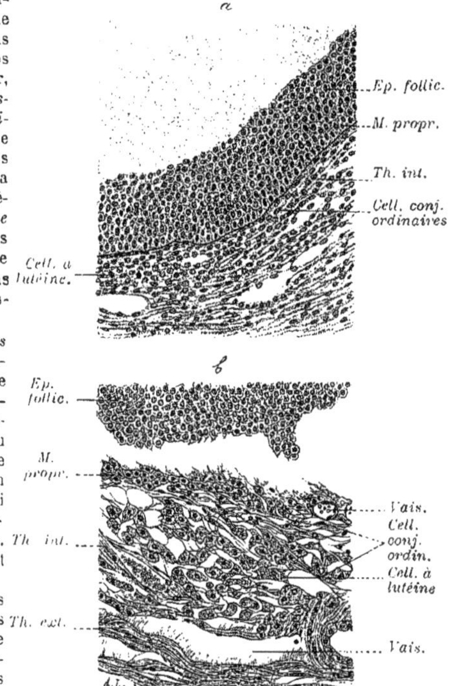

Fig. 271. — Formation des corps jaunes d'après la conception de Clark.

a. Follicule jeune en voie de développement, sur lequel on aperçoit les premières transformations des cellules conjonctives ordinaires en cellules à lutéine. La membrana propria (*M. propr.*) ou vitrée est visible et forme une limite nette entre les cellules de la granulosa (*Ep. follic.*) et la paroi du follicule.

b. Follicule peu avant sa déhiscence. Les cellules de la theca interna possèdent maintenant tous les caractères, qui les ont fait désigner sous le nom de cellules à lutéine. Le long de la membrana propria se trouvent de nombreuses cellules conjonctives. Çà et là, entre les cellules à lutéine, on voit quelques cellules conjonctives jeunes, qui se développent le long des fibres reticulées. Pendant le durcissement de la préparation, les cellules épithéliales se sont séparées de la theca interna.

1. Pour le *stroma*, il ne paraît pas douteux qu'il ait pour origine principale un bourgeonnement de la theca interna, dont les éléments conjonctifs, accompagnés de vaisseaux, traversent la masse des cellules à lutéine et contribuent également à la formation du noyau central. Il est probable que la theca externa prend part aussi à la constitution de la charpente conjonctive. Quelques auteurs font même jouer un rôle à la granulosa et aux leucocytes migrateurs.

2. L'origine des *cellules à lutéine* est bien plus controversée et, actuellement encore, elle n'est pas définitivement établie. Voici les théories émises à cet égard.

a) Les cellules proviennent exclusivement d'une prolifération des éléments de la granulosa (Bischoff, Pflüger, Call et Exner, Schulin, Waldeyer, Wagener, Abel, Toupet, etc.). Pfannenstiel, sans se prononcer catégoriquement, penche vers cette manière de voir.

Dans deux mémoires, dont l'un tout récent, Sobotta a étudié la formation des corps jaunes chez la souris et la lapine (voy. fig. 270 *A* à *D*). Il soutient, avec la dernière énergie, la naissance des cellules à lutéine par simple hypertrophie (et non hyperplasie) des éléments de la granulosa. Il insiste sur l'importance d'examiner non des corps jaunes adultes, mais des corps jaunes en voie de formation. Il montre que le développement de la theca et des vaisseaux ne commence que lorsque les cellules de la granuleuse sont déjà en plein accroissement. Il ne nie pas cependant le rôle des cellules de la theca interna, mais elles seraient destinées à former les cloisons conjonctives qu'on rencontre dans l'intérieur du corps jaune et peut-être à fournir les matériaux de nutrition nécessaires à l'accroissement des éléments de la granulosa. Enfin les leucocytes, immigrant de la périphérie vers le centre du follicule, contribuent, pour leur part, à édifier le noyau conjonctif central du corps jaune. La théorie de Sobotta, défendue également par Rabl, Stratz, Honoré et Van Beneden, Belloy, Renaut, Cornil, se résume en ces mots : le *corps jaune est une formation épithéliale*. C'est la même formule qu'adoptent Mingazzini et Giacomini dans leurs études sur les reptiles, les amphibies et les oiseaux.

b) *Le corps jaune est une formation conjonctive.* — Les cellules spéciales dépendent d'un épaississement de la theca interna, dont les éléments se multiplient et s'hypertrophient (de Baer, Coste, Valentin, Henle, His, Spiegelberg, Van Beneden, Kölliker, Gegenbaur, de Sinety, Benckiser, Schottländer, Paladino, Nagel, Minot, Wendeler, Bühler), sans que l'épithélium folliculaire, qui dégénère et disparaît, prenne aucune part à ce processus. Cette théorie a été récemment reprise par Clark (1898) et Doering dans des travaux postérieurs à ceux de Sobotta. Ils font dériver les cellules du corps jaune (suivre sur la fig. 271) des éléments de la theca interna. Ceux-ci, à leur tour, naîtraient par transformation des cellules fixes du tissu conjonctif renfermées dans cette theca. Les recherches de P. Bouin sur les faux corps jaunes plaident aussi en faveur de cette manière de voir.

7° *Rôle des corps jaunes.* — Le rôle des corps jaunes est encore peu connu. On pense (Waldeyer, Clark) qu'ils entretiennent dans l'ovaire les conditions normales de circulation et de tension. « En effet, si le riche réseau vasculaire qui entoure l'ovisac à maturité persistait après la déhiscence, il se développerait un tissu télangiectasique ; si, d'autre part, la formation des corps jaunes était comparable à un simple processus cicatriciel, tel qu'il succède à un traumatisme, le parenchyme ovarique serait vite étouffé et incapable de remplir ses fonctions » (Chrobak et Rosthorn). Prenant et son élève Limon font remarquer que, constitués essentiellement par un épithélium et des vaisseaux sanguins, les corps jaunes ressemblent aux glandes à sécrétion interne et qu'ils ont peut-être une fonction glandulaire en rapport avec la sécrétion interne de l'ovaire. Pour Cohn, cette sécrétion aurait pour effet de préparer la muqueuse utérine à l'implantation de l'œuf. Cette théorie est combattue par Sobotta.

ARTICLE CINQUIÈME

VAISSEAUX ET NERFS DE L'OVAIRE

1. Artères. — Dix à quinze branches artérielles abordent l'ovaire par le hile ; elles émanent (fig. 272) : 1° de la branche tubo-ovarienne de l'artère spermatique interne, branche qui donne deux à trois rameaux au pôle tubaire de l'organe ; 2° de la branche ovarienne de la même artère, qui fournit à la moitié supérieure de l'ovaire 4 à 5 rameaux (*artères ovariennes longues*) ; 3° enfin et surtout de la branche ovarique de l'artère utérine[1], qui est le vaisseau essentiel (Cruveilhier) et apporte le sang par 6 à 8 rameaux (*artères ovariennes courtes*) à la plus grande partie de la glande génitale. J'indiquerai plus loin comment toutes ces artères se comportent dans le ligament large, leur trajet, les anastomoses qu'elles échangent (voy. p. 498 ; voy. aussi t. II, p. 792).

Les artères de l'ovaire sont hélicines ; déjà enroulées en tire-bouchon dans le

[1] Huschke dit avoir souvent observé « une longue et forte anastomose qu'une branche de l'artère rénale envoie à l'artère utérine de l'ovaire. Cette artère, souvent plus grosse que la spermatique interne, naît de la rénale, marche transversalement en dehors, cachée entre la base de la capsule surrénale et l'extrémité supérieure du rein, court sur la face antérieure du rein, près de son bord externe, descend sur le psoas, et pénètre dans la partie la plus externe du ligament large de la matrice, sans croiser l'uretère ; là, elle s'unit à l'artère utérine de l'ovaire ».

mésovarium et dans le hile, elles conservent cette disposition au sein de l'organe. On les voit se diviser dans la couche médullaire à laquelle elles donnent cet aspect, qui lui a valu le nom de zone vasculaire. Aux confins mal dessinés des deux substances, les artérioles forment des arcades incomplètes et irrégulières, se disposent en un beau réseau et émettent des branches qui se résolvent rapidement en capillaires dans la zone parenchymateuse. Riches en éléments contractiles, elles se distribuent essentiellement aux follicules et aux corps jaunes, d'après les modes ci-dessus décrits (p. 378, 381 et 390), et sont, chez l'adulte, assez rares dans la prétendue albuginée, alors qu'elles sont au contraire, chez l'embryon (Nagel), très abondantes dans la couche sous-épithéliale et autour des cordons de Pflüger.

II. **Veines.** — Des réseaux capillaires partent des veines qui, convergeant

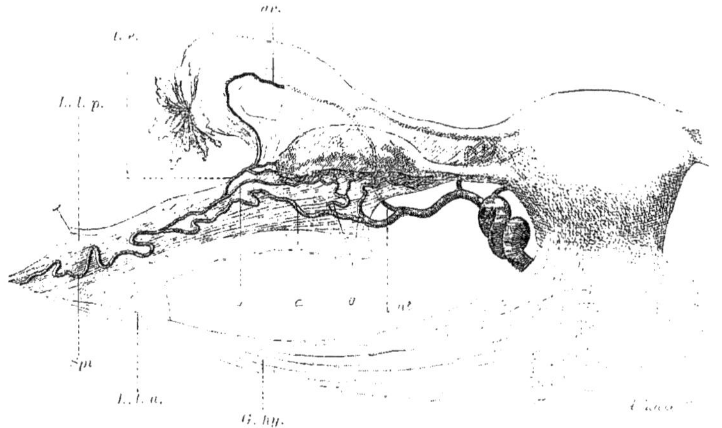

Fig. 272. — Terminaisons des artères spermatique interne et utérine. Vue par la face postérieure; organes étalés (d'après Fredet).

G. hy., gaine hypogastrique. — *L. l. a.*, *L. l. p.*, lames antérieure et postérieure du ligament large. La spermatique interne (*spi.*) se divise en : 1° une *artere tubaire externe* (*t. e.*), qui donne deux rameaux à l'ovaire 2° une *artere ovarienne* (*o*); 3° une *artère anastomotique* (*a*). L'utérine, en dehors des branches pour le fond de l'utérus, émet : 1° une *artère tubaire interne* (indiquée par un pointillé); 2° une *artère tubaire moyenne* (indiquée par erreur *A. ut.*), qui s'anastomose avec la précédente et avec la tubaire externe en *ar.*; une *artere anastomotique* (*a*), unie à plein canal avec celle de la spermatique interne. C'est l'anastomose dite *sous-* ou *préovarienne*, de laquelle partent deux arteres ovariennes (*o*).

vers le centre de l'ovaire, grossissent rapidement, sont, elles aussi, flexueuses, spiroïdes et, plus encore que les artères, accompagnées de nombreuses fibres lisses, irrégulièrement disposées. Quelques-unes de ces fibres sont directement appliquées sur la paroi vasculaire; la plupart remplissent les mailles des plexus veineux. Ceux-ci forment deux couches, l'une en avant, l'autre en arrière des artères. Dans le hile, dans le mésovarium, dans la partie voisine du ligament large (fig. 273 et 337), les veines se réunissent, donnant naissance à un réseau extrêmement développé, qui peut, sur de bonnes injections, presque atteindre le volume de l'ovaire (Rouget), et qui est formé par des veines de 1/2 à 3 mm. de diamètre. Ce réseau, accompagné de nombreux éléments lisses a été assimilé par Jarjavay, Rouget et Traer à un véritable organe érectile et décrit par eux sous le nom de *corps spongieux* ou *bulbe de l'ovaire* (ne pas confondre avec la substance bulbeuse de Sappey, p. 371). Les veines efférentes de ce bulbe se jettent les unes dans les veines utérines, les autres dans les veines spermatiques internes (voy. t. II, p. 995 et 1050).

III. Lymphatiques. — « Ils naissent par des capillaires et des espaces irréguliers, limités par un endothélium typique, clos de toutes parts, autour des follicules. Les follicules en voie de croissance sont souvent entourés par un sinus lymphatique sur une partie de leur circonférence » (Renaut). La plupart des auteurs admettent, contrairement à His et à Polano, que les absorbants ne pénètrent ni au sein de la theca interna ni dans le corps jaune. Les lymphatiques proprement dits, très nombreux, forment des réseaux très serrés à la limite des zones corticale et médullaire. Dans cette dernière, ils se rassemblent en six à huit (Bruhns), en neuf (Polano) troncs, qui cheminent en compagnie des vaisseaux sanguins, surtout des veines (Olshausen). Arrivés au hile, quel est leur trajet ? Ce point n'est pas parfaitement élucidé. Pour Mascagni, ils s'unissent aux lymphatiques de la trompe et du fond de l'utérus, et tous ensemble, se réfléchissant de bas en haut, se jettent dans les glandes lombaires moyennes ou supérieures. Poirier admet, lui aussi, une anastomose (fig. 339) entre les lymphatiques utérins et ovariques; toutefois elle se ferait, non dans la région ovarienne, mais à un niveau élevé, en regard du corps de la 5e vertèbre lombaire. Bruhns conteste l'existence de toute anastomose et Polano la considère comme très exceptionnelle.

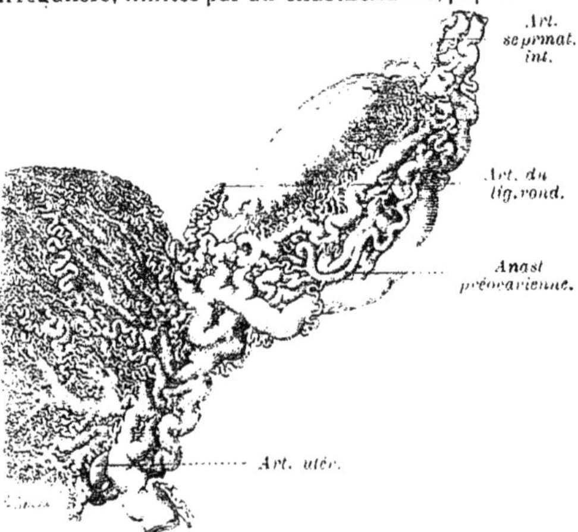

FIG. 273. — Une moitié du « corps érectile » de l'uterus et de l'ovaire, un mois environ après l'accouchement, d'après une préparation par corrosion. On voit les veines enlaçant les artères correspondantes (Rouget).

Pour Sappey et Poirier, les troncs lymphatiques, au nombre de 5 à 6, « accompagnent les vaisseaux utéro-ovariens, passent en avant de l'uretère et se jettent, ceux du côté gauche dans 2 ou 3 ganglions placés au-devant de l'aorte, un peu au-dessous du hile rénal, ceux du côté droit dans un groupe ganglionnaire un peu moins élevé », contre le tronc de la veine cave (fig. 339). Ces lymphatiques seraient pauvres en valvules, d'où possibilité d'une circulation rétrograde (Poirier). Bruhns enfin écrit que les absorbants de l'ovaire aboutissent à des ganglions, au nombre de 6 à 10, étagés de la bifurcation de l'aorte jusqu'aux artères émulgentes.

IV. **Nerfs.** — Déjà décrits par Willis (1680) et par Walter (1783), les nerfs de l'ovaire sont encore imparfaitement connus. Ils viennent du plexus ovarique, dépendant lui-même, d'après Frankenhäuser, des ganglions spermatiques, du second ganglion rénal et du plexus mésentérique supérieur. A ce plexus sympathique, spermatique interne, se mêlent quelques rameaux, qui accompagnent l'artère utérine (fig. 359, 30 à 32). Constitués, presque en totalité, par des fibres amyéliniques, les filets, assez nombreux au hile, se divisent rapidement, dans l'intérieur de l'organe, suivant le mode dichotomique, forment des réseaux très serrés dans la moelle et irradient vers l'écorce, dans laquelle ils s'agencent en épais plexus sous-épithéliaux (Mandl).

Au point de vue de leur terminaison, on peut distinguer :

a. Des *nerfs vasculaires et moteurs*, destinés aux parois des vaisseaux et aux éléments lisses; ce sont les plus nombreux et ils sont admis par tous les auteurs (voy. Vallet, *Revue générale*).

b. *Terminaisons nerveuses libres* au sein du stroma conjonctif et jusque sous l'épithélium ovarien (de Vos, etc.).

c. Des *nerfs folliculaires*. Il est bien démontré que les ovisacs, spécialement ceux d'un certain volume, sont entourés de plexus nerveux très délicats; mais les filets pénètrent-ils dans l'intérieur des follicules? Luschka, Elischer ont entrevu, Riese, Herff, Ganfini décrivent des fibres, qui se prolongent au travers des deux thèques jusque dans la granulosa, entre les cellules de laquelle elles se terminent. Markowitin aurait même suivi quelques tubes variqueux jusqu'à l'ovule. Mais d'autres auteurs contestent énergiquement la pénétration des nerfs dans l'intérieur des ovisacs, c'est-à-dire dans l'épithélium folliculaire (Retzius, Mandl, Vedeler, Gawronsky, Mme Winterhalter). La question de l'origine des fibres sensitives et réflexes de l'ovaire est donc encore bien obscure.

Un dernier point est en litige : existe-il dans cet organe des cellules nerveuses? Riese, Gawronsky, de Vos, ne se prononcent pas; mais Mme Winterhalter en décrit un grand nombre dans la zone vasculaire; elles seraient polymorphes, avec prolongements ramifiés sur les parois artérielles; leur ensemble est parfois désigné sous le nom de *ganglion ovarien* ou *ganglion de Winterhalter*. Ce serait un véritable ganglion sympathique, qu'il ne faut pas confondre avec un autre ganglion, dont il est question plus loin (p. 511).

ARTICLE SIXIÈME

L'OVAIRE APRÈS LA MÉNOPAUSE

A partir de la fin de la vie génitale, les ovaires subissent une atrophie progressive jusqu'à l'extrême vieillesse.

Configuration. — Ils se réduisent dans toutes leurs dimensions (fig. 274), surtout en hauteur et en épaisseur. Si leur volume peut parfois être comparé à celui d'une noisette (Olshausen), plus souvent ils ressemblent à un petit galet ou même sont remplacés par une plaque fibro-vasculaire, qu'on a peine à trouver sur le ligament large (Kisch). Leur poids tombe peu à peu à 2 grammes ou même moins. Leur aspect est d'abord celui d'un corps gris jaunâtre, raboteux, analogue à un noyau de pêche (Raciborsky, Krieger); mais, vers 70 ans, ils redeviennent lisses (Charpy). Leur consistance est ferme, voire même dure, pierreuse et souvent ils sont incrustés de concrétions calcaires. A cet état, on ne peut plus guère admettre qu'ils puissent être le siège d'une sécrétion interne.

Structure. — Les précédentes modifications se produisent d'une façon graduelle. Il en est de même de celles qu'on constate dans la structure des ovaires.

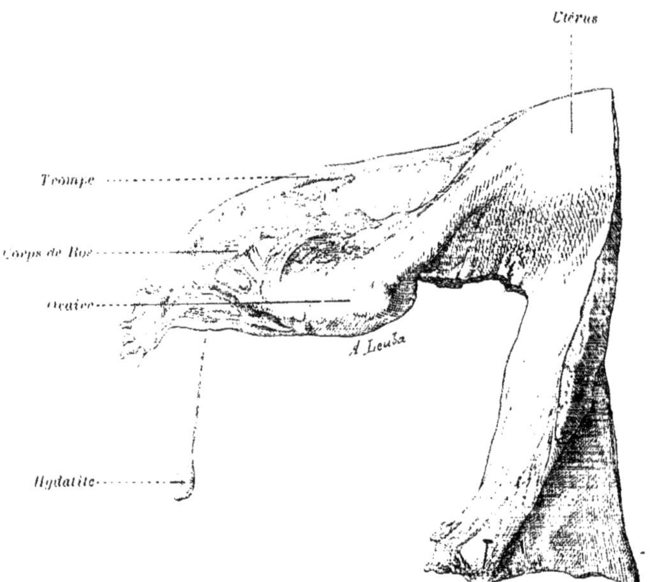

FIG. 274. — Modifications séniles des annexes de l'utérus.

Elles consistent essentiellement en un développement du stroma conjonctif, en une régression des éléments cellulaires et des follicules graafiens.

Immédiatement au-dessous de l'épithélium ovarien, qui conserve ses caractères ordinaires chez la vieille femme ou disparaît en quelques points (Ostroschkewitsch), on trouve une zone conjonctive de plus en plus épaisse (fig. 275), *véritable albuginée*, sur laquelle on peut compter 4 à 5 assises (Waldeyer). Des fibres élastiques existent, en assez grande quantité, autour des follicules oblitérés ou des corps fibreux (Woltke).

La *couche parenchymateuse*, d'une teinte blanc jaunâtre, cesse d'exister, en ce sens que ses éléments caractéristiques, les ovisacs, sont détruits par dégénérescence graisseuse de la granulosa et de l'ovule, par transformation vésiculeuse de la cavité folliculaire et néoplasie de tissu conjonctif, qui finit par convertir l'ovisac en une masse fibreuse (Kisch). Les restes des follicules et des corps jaunes atrophiés se présentent sous divers aspects : corpuscules arrondis, corps fibreux ou kystes (fig. 275, *C. f.*). Ces derniers, d'après Sappey, affectent trois formes : 1° vésicules blanches à face interne recouverte de plis irréguliers ; 2° vésicules en chou-fleur ; 3° petits kystes transparents, sans plis ni saillies.

On s'est demandé à partir de quel moment on ne trouvait plus de follicules dans l'ovaire. D'après Waldeyer, ils ont disparu 4 ans après la ménopause. Hensen pense qu'on rencontre encore assez longtemps des ovules, mais qu'ils n'arrivent pas à maturité. Löwenthal, Leopold et Mironoff affirment même avoir vu, sur des ovaires de vieille femme, des follicules et des corps jaunes frais et Kisch estime que la ponte périodique continue encore un

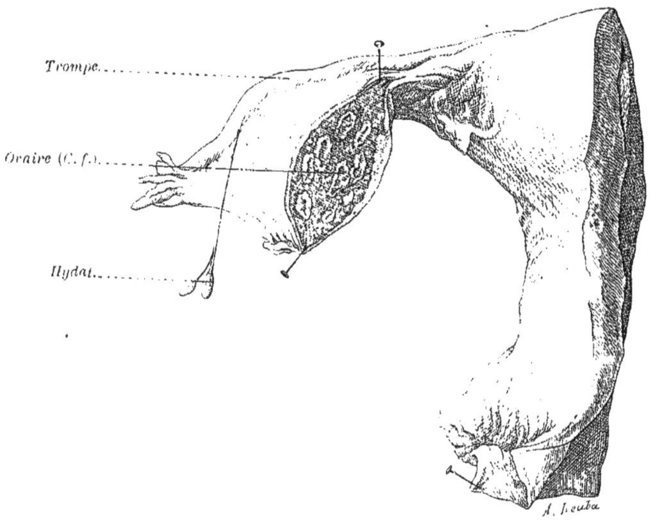

Fig. 275. — Modifications séniles des annexes de l'utérus.

certain temps après la disparition des règles. Si l'on a voulu expliquer ainsi quelques cas de grossesses tardives, on doit cependant admettre que, en règle générale, on voit cesser du même coup l'ovulation et la menstruation. Lorsque, dans l'âge avancé, l'épithélium germinatif se met à proliférer et qu'on assiste à la formation de pseudo-follicules, il s'agit toujours, selon Amann, de phénomènes d'ordre pathologique.

La *zone vasculaire* prend une coloration gris jaunâtre. Elle est constituée par quelques fibres lisses, mais surtout par un tissu fibrillaire, pauvre en cellules, d'autant plus dense qu'on approche davantage du centre de l'organe. Les vaisseaux subissent des altérations caractéristiques de l'ovaire sénile ; ils sont atteints, les artères en particulier, d'inflammation chronique, pouvant aller jusqu'à l'oblitération de leur lumière. Wendeler et Ostroschkewitsch insistent aussi sur la dégénérescence hyaline des petits vaisseaux. Celle-ci, se produisant surtout à la limite des zones corticale et médullaire, envahit volontiers le tissu conjonctif voisin et provoque la formation de foyers scléreux, transparents, analogues aux corpora fibrosa et aux corpora albicantia.

ARTICLE SEPTIÈME

L'OVAIRE PENDANT LA GROSSESSE ET APRÈS L'ACCOUCHEMENT

Chez la femme enceinte, les ovaires paraissent plus volumineux, surtout celui qui porte le corps jaune vrai. Ils s'élèvent progressivement avec le fond de l'utérus, auquel ils sont fixés par un ligament et se placent sur les côtés de cet organe; en même temps celui du côté gauche est porté en avant, en raison de l'inclinaison de la matrice à droite. Leur pôle inférieur devient interne ou même supérieur; leur pôle externe ou tubaire est plus fixe, maintenu qu'il est par le ligament suspenseur contre le détroit supérieur. Néanmoins, les ovaires finissent par s'en éloigner. Ils arrivent ainsi, dans les deux derniers mois de la grossesse, à occuper la partie inférieure de la région lombaire, à être en regard du disque, qui unit les 4e et 5e vertèbres lombaires (Waldeyer).

Après la parturition, ils reprennent vite leur situation ordinaire (Schultze, Webster). Au 3e jour, on les trouve dans les fosses iliaques, où ils restent assez souvent fixés par des adhérences pathologiques. Dès le 5e, ils sont au-dessus de l'entrée de l'excavation. Au 15e jour, l'ovaire gauche a réintégré sa position dans sa dépression de la paroi pelvienne latérale; le droit n'y revient qu'un peu plus tard.

La structure de ces organes n'offre rien à noter et on n'est pas fixé sur la valeur des grosses cellules rondes, polygonales ou fusiformes, que Schnell dit avoir vues dans l'albuginée de l'ovaire des femmes enceintes. On trouve une très grande quantité de vésicules en voie d'atrésie, des cellules à lutéine hyperplasiées (Seitz), tandis que le travail de maturation folliculaire est temporairement arrêté. Cela ne veut pas dire que l'activité des ovaires soit totalement suspendue. Mais on ne connaît aucun cas où un ovisac mûr se soit rompu, ait expulsé son ovule au court de la grossesse (Cosentino). — Ajoutons enfin qu'on a décrit (Schmorl, Kinoshita), à la surface de l'ovaire et du péritoine pelvien (face antérieure de l'utérus, cavité de Douglas), des végétations déciduales, sous forme de nodules conjonctifs sous-endothéliaux, qui disparaissent ou se calcifient après l'accouchement.

CHAPITRE II

ORGANES PAROVARIENS

CORPS DE ROSENMÜLLER, PAROOPHORON, CANAL DE GARTNER, etc.

Sous le nom de *parovariens* ou *paraovariens*, on est convenu de décrire de petits organes, placés au voisinage de l'ovaire : cela n'implique nullement qu'ils aient une structure identique ou analogue à celle de la glande génitale femelle. Le terme est, d'ailleurs, mal choisi, car nous verrons que le mot parovaire sert précisément à désigner l'une de ces formations. Il vaudrait mieux, en raison de leur situation, les appeler dans leur ensemble *organes intertubo-ovariens*. Ce sont des vestiges embryonnaires, des *débris du canal et du corps de Wolff*. On ne leur connaît aucun rôle physiologique. En revanche, ils ont une certaine importance pathologique, qui justifie la description assez étendue que je vais en donner.

Ces résidus fœtaux[1] sont au nombre de deux : l'un, plus développé, constitue l'*époophore*, *époophoron* ou *corps de Rosenmüller*; le second, très réduit, d'une existence éminemment transitoire, est dit *paroophore* ou *paroophoron*. Nous leur rattacherons une étude très résumée du *canal tubo-parovarien* et du *canal de Gartner*.

Historique. — Il est possible qu'on doive rapporter à l'époophoron les phrases consacrées par Morgagni et Santorini aux *plexus nervei in ligamentis tubarum*. Mais les premiers observateurs qui l'indiquent avec précision sont Wrisberg et Rosenmüller. Celui-là signale, sous le terme de *corps pampiniforme*, un amas de canalicules et de vaisseaux renfermés dans le mésosalpinx. Celui-ci, en 1803, le décrit exactement comme un *corpus conicum*, d'où le nom, qui lui est resté, de *corps ou pyramide de Rosenmüller*. Toutefois les recherches les plus parfaites, non seulement sur l'époophore, mais aussi sur les autres organes parovariens, sont dues à Kobelt, Follin, Banks, Waldeyer, Roth, Tourneux. Elles ont été complétées par des investigations plus récentes sur les terrains histologique et embryologique (Recklinghausen, Popoff, Nagel, Kossmann, Ampt, Gebhard, Hiller, etc.)

Moyens d'étude. — Pour étudier avec fruit les organes parovariens et, en particulier, l'époophoron, on choisira de préférence une enfant, dont le ligament large est transparent, peu chargé de graisse, vierge de toute lésion inflammatoire. On l'extrait du bassin avec l'utérus et ses annexes. Il suffit de tendre, de placer entre l'œil et la lumière le mésosalpinx, c'est-à-dire le repli péritonéal intermédiaire à l'ovaire et à l'ampoule tubaire, pour apercevoir quelques canalicules du corps de Rosenmüller (Follin). On en prendra une notion plus approfondie, en l'étalant sur sa face postérieure et en enlevant avec prudence le feuillet antérieur du ligament large. Il n'est pas difficile de réussir une bonne injection des tubes parovariens et on en facilitera la dissociation après macération dans l'eau acidulée (Tourneux).

I. EPOOPHORE OU CORPS DE ROSENMÜLLER[2].

Situation. Forme. Rapports. — Le corps de Rosenmüller n'apparaît pas toujours avec la même netteté. Lorsqu'il est bien développé, il se présente, dans son ensemble, comme un corps aplati, triangulaire ou étalé en éventail, placé dans le mésosalpinx. La base du triangle, large de 2 à 2 centimètres et demi, est tournée vers la trompe; le sommet, fortement tronqué, regarde le hile de l'ovaire. L'époophore occupe la partie externe du mésosalpinx et se trouve exactement entre le pôle supérieur de l'ovaire, la frange tubo-ovarique et l'ampoule de Henle (fig. 276 et 277). Sa *face antérieure* répond au feuillet correspondant du ligament large ; sa *face postérieure* est toujours séparée du feuillet postéro-supérieur par les vaisseaux ovariques afférents et efférents (voy. fig. 276). Sa *base*, supérieure, représentée par le canal longitudinal, est parallèle à la trompe, dont elle reste à une certaine distance. Son *sommet* se met en contact avec l'extrémité tubaire de l'ovaire ou pénètre dans le hile de celui-ci.

La situation que je viens d'indiquer est celle qu'occupe le corps de Rosen-

1. Il est, au sujet de la nomenclature de ces organes, une très regrettable confusion, commise par un grand nombre d'auteurs. C'est ainsi que le mot *parovaire* (que j'éviterai d'employer) sert souvent à désigner le paroophoron. Rien n'est moins exact. Le *parovaire*, c'est *l'époophoron* : qui dit *kystes parovariens*, entend parler de *kystes du corps de Rosenmüller*. Il convient, une fois pour toutes, d'adopter la terminologie si précise e si justifiée de Waldeyer, à qui nous devons les mots *époophoron* et *paroophoron*.
2. Epovarium (His). — Allemand : *Nebeneierstock*.

müller, lorsqu'on a déplissé et redressé le mésosalpinx. Toutefois il importe de bien spécifier que, en raison de la disposition de l'anse tubaire (p. 313), une grande partie de l'époophoron se trouve en réalité appliquée sur la face interne de l'ovaire et que la base de l'organe (le canal collecteur) est verticale et non transversale (fig. 314).

Dans ceux des kystes parovariens, qui ont leur point de départ dans le corps de Rosenmüller, la tumeur, en se développant, écarte l'ovaire et la trompe. Dans les cas types, on voit la glande génitale en contact par sa moitié supéro-externe avec le kyste, tandis que l'oviducte est placé en écharpe sur lui. Le mésosalpinx se déplisse et la tumeur, bien que munie souvent d'un pédicule, appartient au groupe des kystes inclus entre les deux feuillets péritonéaux du ligament large.

Configuration extérieure. — Envisagé dans ses détails, le corps de Rosenmüller est comparable à un peigne, dont le dos est représenté par un *canal collecteur* (*canal longitudinal* de *l'époophore*), les dents par une série de *canalicules* (*ductuli transversi*) qui se jettent, au nombre de 8 à 20, dans le conduit principal.

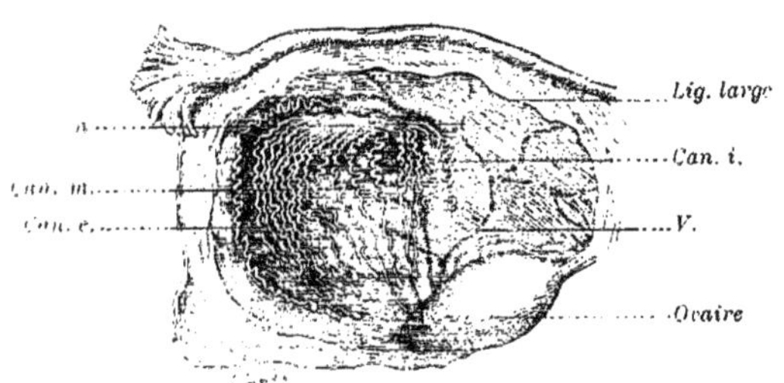

Fig. 276. — L'organe de Rosenmüller chez une enfant d'un an (Follin).
Can. i. Can. m. Can. e. Canalicules internes, moyens et externes.

1° Le *canal principal* (*Can. long.*, fig. 277) est le plus souvent droit; il se termine en cæcum à ses deux extrémités, sauf exceptions rares, dont il sera question plus loin. C'est la partie du corps de Rosenmüller qui se présente à l'observateur avec le moins de netteté. Souvent le canal principal est incomplet, formé de plusieurs tronçons; parfois il est difficile à suivre, au moins chez l'enfant, en raison du mode d'abouchement des canalicules (fig. 276, *a*).

2° Les *canalicules transversaux* ou *accessoires* ont une longueur de 1 à 2 centimètres, quelquefois davantage. Leur diamètre moyen est 0 mm. 3 à 0 mm. 5 (Henle). Comparables à un fil à coudre, ils sont peut-être un peu plus épais chez la multipare que chez l'enfant (Ballantyne).

Dans le jeune âge (fig. 276), on les voit, sensiblement parallèles, décrire des sinuosités très élégantes, moins marquées à leur extrémité ovarique qu'à leur extrémité tubaire. Leur calibre est assez régulier; cependant, déjà chez les nouveau-nées, ils portent parfois de petits diverticules latéraux (Giraldès, Recklinghausen). Quelques-uns s'anastomosent entre eux (Ampt). Ils débouchent à peu près à angle droit dans le canal principal; cependant il n'est pas rare de voir les plus extrêmes se perdre dans le tissu cellulaire du ligament large. Par leur extrémité opposée, ils se comportent d'une façon variable et qui mérite d'être notée. Les plus externes se terminent par un petit renflement dans le ligament large (fig. 276, *Can. e*); les autres s'arrêtent à l'entrée du hile ovarique; mais souvent on en voit, quelques-uns tout au moins, pénétrer, à une profondeur variable, dans la substance bulbeuse de l'ovaire; ils peuvent même (et c'est la règle chez la chienne, la vache) traverser presque toute l'épaisseur de cet organe, représentant ainsi une partie des cordons sexuels (p. 359).

Chez l'adulte (fig. 277), la disposition n'est plus aussi régulière; le corps de Rosenmüller semble plus largement étalé ; ses canalicules paraissent opaques.

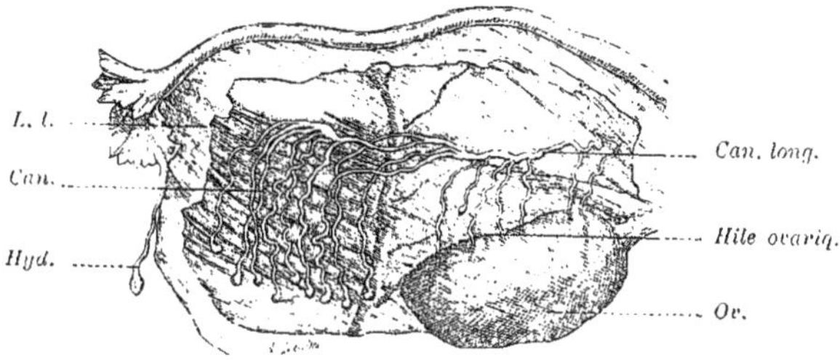

Fig. 277. — L'organe de Rosenmüller chez une femme de 50 ans (Follin).

se renflent çà et là, tendent à devenir plus rectilignes ou décrivent des coudes brusques. Souvent ils sont interrompus sur divers points de leur trajet. L'organe tout entier cesse d'être moins visible, parce qu'il est enfoui au sein d'un ligament large, fréquemment épaissi, graisseux, altéré par l'inflammation. D'après Tourneux, l'époophore suit le développement général de l'individu et ne commence à s'atrophier qu'après la ménopause. Follin le dit soumis aux mêmes influences que les autres annexes de l'utérus ; en effet, après l'accouchement, il l'a trouvé rouge, tuméfié, avec vaisseaux sanguins se répandant en grand nombre entre les canalicules et sur leurs parois.

Configuration intérieure. — Les canalicules latéraux et le canal principal possèdent une lumière ; ils contiennent, jusqu l'âge avancé (Waldeyer), un liquide clair, coagulable par l'acide acétique. Parfois ils sont oblitérés en quelques points par des détritus cellulaires.

Structure. — Elle fait encore l'objet de sérieuses controverses. On leur distingue deux tuniques.

1° *Tunique externe.* — Elle est essentiellement conjonctive. Renferme-t-elle des fibres lisses ? Celles-ci, niées par Recklinghausen, Popoff, Kossmann, sont admises par Tourneux, Pfannenstiel, Switalski, etc. Henle, Ampt, Gebhard, Watson décrivent même, chez la nouveau-née, une couche circulaire, souvent doublée, chez l'adulte, d'une couche plus interne, longitudinale (fig. 278). Pour quelques histologistes, ces éléments contractiles n'appartiennent pas en propre à la paroi des canalicules, mais dépendent du ligament large.

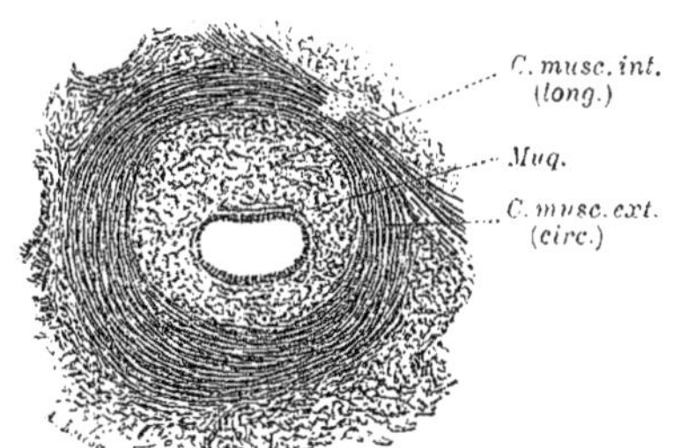

Fig. 278. — Coupe transversale d'un tube parovarien (Gebhard).

[RIEFFEL.]

2° *Tunique interne.* — Elle porte des cellules épithéliales cylindriques, disposées sur une seule couche et garnies de cils vibratiles (Janosik, Nicolas, Gebhard, etc.). Ceux-ci manquent par places (Becker, Nagel) et disparaissent toujours après la naissance (Wichser). Pour Popoff et Switalski, l'épithélium est cylindrique simple chez le fœtus, cubique chez l'enfant.

Ajoutons que le corps de Rosenmüller reçoit d'assez nombreux ramuscules artériels, qui lui sont fournis par l'arcade tubaire (Richard) ou mieux par la branche terminale antérieure, tubaire, de l'artère utérine (fig. 272, *A. ut.*).

II. PAROOPHORE[1].

L'existence du paroophore est discutée. Chez le fœtus et l'enfant, jusqu'à la fin de la première année, il est bien visible à l'œil nu. Plus tard, il fait, d'après Tourneux et Wichser, complètement défaut, tandis que, pour Valenti, on le rencontre aussi sur l'adulte. Ricker l'a même trouvé sur deux femmes âgées.

Placé en dedans du corps de Rosenmüller, plus ou moins près de l'angle tubaire de la matrice, entre les deux feuillets du ligament large (tiers interne du mésosalpinx), il représente un corpuscule brunâtre ou jaunâtre, assez mal limité, composé de grains allongés, qui renferment un pigment jaune. Ces grains sont parfois disposés chez le fœtus en deux groupes, dont l'un est contigu à la partie inférieure du corps utérin ; l'autre est placé plus en dehors, au point d'union du mésovarium et du mésosalpinx (Switalski). Pour Aschoff, ils sont appendus aux dernières ramifications de l'artère spermatique interne et seraient placés, non près de l'angle tubaire de la matrice, comme le prétend Waldeyer, mais au-dessus du pôle tubaire de l'ovaire. Ils paraissent, sous le microscope, formés les uns de glomérules (fig. 279) analogues à ceux du corps de Wolff, les autres de canalicules étroits, anastomosés çà et là (Henle, Waldeyer). Ces grains, lorsqu'ils atteignent l'utérus, occupent le tissu sous-séreux (Recklinghausen) de celui-ci, en compagnie de petits diverticules du canal de Wolff (Klein). On s'explique ainsi le développement possible de certains adénomyomes, myomes kystiques ou kystes uniloculaires de l'utérus, sur lesquels Recklinghausen et Pick ont particulièrement attiré l'attention (*adénomyomes méso-néphriques*). La structure du paroophoron a été peu étudiée. Elle soulève les mêmes discussions que celle de l'époophore. D'après Tourneux, ses vésicules ou tubes sont tapissés par une couche d'épithélium cylindrique vibratile et, dans leur liquide, on trouve des concrétions de phosphate de chaux, des cristaux de cholestérine et des gouttelettes graisseuses. Switalski admet que les tubes ramifiés du paroophoron sont garnis d'un épithélium cylindrique simple, entouré de deux couches musculaires.

III. CANAL TUBO-PAROVARIEN

Le canal collecteur de l'époophoron se termine en cæcum à ses deux extrémités. Dans des cas très exceptionnels, il n'en est pas ainsi et son extrémité supérieure ou externe s'allonge (Roth) en un petit conduit, passé sous silence par la plupart des auteurs et dit *canal tubo-parovarien* (fig. 280, *C. t. p.*). Sui-

1. Parovarium de His. — All. : *Beieierstock.*

vant Kollmann, on le voit, après avoir enlevé le feuillet antérieur du ligament large, partir à angle droit du corps de Rosenmüller et déboucher dans l'extrémité terminale de la trompe ou de la frange tubo-ovarienne, établissant ainsi une communication directe de ce corps avec la cavité péritonéale. Il est revêtu d'un épithélium vibratile.

IV. CANAL DE MALPIGHI-GARTNER

Dans d'autres circonstances, rares aussi, mais un peu mieux étudiées, c'est au contraire par son extrémité inférieure que le canal longitudinal de l'époophore se prolonge, à une distance variable, en un conduit qui, lorsqu'il est bien développé, descend, après avoir reçu les canalicules du paroophore, tout contre le bord externe de la matrice et sur la paroi antéro-latérale du vagin, accompagné par le rameau ovarique de l'artère utérine, analogue de la déférentielle de l'homme (Toldt). Ce canal est dit *canal de Gartner*, du nom de l'anatomiste danois qui l'a bien décrit en 1822 chez la truie ; mais il s'appellerait, à plus juste titre, le *canal de Malpighi*, car cet auteur l'a signalé dès 1681 chez la vache (Negrini, Ferraresi). C'est, en effet, sur ces animaux qu'il atteint son évolution la plus parfaite et on peut le voir déboucher, de chaque côté de la ligne médiane, à l'extrémité antérieure du vestibule du vagin, près du méat urinaire, ainsi que l'affirment Klein, Van Ackeren, Bullinger, contrairement à Dohrn et Nagel.

Chez la femme, on compte les cas dans lesquels l'anomalie se présente avec une telle netteté. Klein, Groschuff disent bien avoir vu, sur une fillette nouveau-née, le conduit s'ouvrir à l'hymen et, sur des adultes, Koeberlé, Recklinghausen ont, il est vrai, constaté son abouchement dans la partie inférieure du vagin. Il chemine alors dans la couche musculaire (Rieder) ou immédiatement en dehors de la muqueuse (Dohrn) de ce conduit. Mais presque toujours, sinon toujours, il s'atrophie de très bonne heure à ce niveau et il n'est pas permis d'expliquer par sa persistance la pathogénie de la plupart des kystes des parois antéro-latérales du vagin (Meyer, Vassmer, etc.).

En général, même lorsqu'il est bien développé, le canal de Malpighi-Gartner est réduit à son segment utérin. On le voit pénétrer dans la paroi de la matrice à la hauteur du fond (Beigel) ou de l'isthme (Dohrn, Breus, Kossmann) ou entre ces deux points (Maudach). Il se rapproche d'autant plus de la muqueuse utérine qu'on descend plus bas et atteint ainsi la portion sus-vaginale du col. Souvent alors, il disparaît et c'est seulement dans des cas assez rares qu'il se dévie en dehors (R. Meyer, Thumim, etc.), pour se perdre dans la partie la plus élevée du museau de tanche et du cul-de-sac latéral du vagin. Les productions kystiques siégeant à ce niveau sont ainsi les seules pour lesquelles on puisse invoquer sa persistance.

Ordinairement rectiligne, quelquefois flexueux, il est d'abord étroit, cylindrique, mais s'élargit de haut en bas et présente, en regard de la portion sus-vaginale du col, une dilatation irrégulière dite *ampoule du canal de Gartner*, qui serait l'homologue de l'ampoule du déférent. De cette dilatation (*canal principal*), allongée dans le sens sagittal, se détachent d'étroits diverticules (R. Meyer, Gebhard, Maudach), qui, à leur tour, se prolongent par de véritables tubes glandulaires. Ceux-ci, enfouis dans le myométrium ou s'enfonçant vers la muqueuse, sont le point de départ de certains adénomyomes cervicaux.

D'ailleurs les canaux de Gartner qui, sur une coupe transversale, flanquent le canal de Leuckart (voy. fig. 287), ne sont pas toujours continus et perméables dans toute l'étendue de leur trajet utérin ; assez souvent, ils sont fragmentés en tronçons pleins ou creux. Ils sont formés par un épithélium cylindrique ou cubique simple non vibratile, que doublent des fibres musculaires (Follin), visibles dans la partie supérieure du canal (Meyer). Ces fibres sont tantôt clairsemées (Nagel, Rieder), tantôt disposées sur deux couches, longitudinale externe et circulaire interne (Burckhardt) ou même sur trois, une moyenne annulaire comprise entre deux assises longitudinales (Maudach, R. Meyer).

V. DÉVELOPPEMENT ET HOMOLOGIE DES ORGANES PAROVARIENS

Je ne saurais, à propos des organes parovariens, entrer dans l'étude complète du système wolffien. Je me contente de rappeler que son ébauche primitive se présente sous l'aspect d'un long tube, dit *canal de Wolff*, qui s'ouvre d'abord dans la partie antérieure de la cavité pleuro-péritonéale, descend en dehors des prévertèbres et débouche dans le sinus urogénital. Ce canal se produit par invagination de l'épithélium cœlomique; il est donc d'origine mésodermique[1]; mais, dans sa partie postérieure, il s'accroît d'une façon autonome, poussant, pour ainsi dire, d'avant en arrière, en formant d'abord un cordon plein, puis un tube creux. L'orifice antérieur pleuro-péritonéal et l'extrémité correspondante du canal de Wolff ne tardent pas à s'atrophier et ce conduit « ne subsiste plus que depuis la future région dorsolombaire jusqu'à son ouverture postérieure » (Duval). En même temps, l'épithélium cœlomique donne naissance à des invaginations tubulaires, *canalicules wolffiens* (*C. w.*, fig. 248), qui d'abord s'ouvrent dans la cavité pleuro-péritonéale par un orifice dit *néphrostome* (Semper); mais celui-ci s'oblitère presque aussitôt, tout au moins chez les vertébrés supérieurs. Les canalicules sont encore dits *segmentaires*, car il n'y en a qu'un par néphrostome (voy. p. 354). Ils s'étagent d'avant en arrière et débouchent dans le canal de Wolff; en même temps ils émettent chacun un diverticule creux, qui marche vers la ligne médiane, se dilate à son extrémité profonde pour former, de concert avec une artériole (*gl.*, fig. 249) émanée de l'aorte, un *glomérule*.

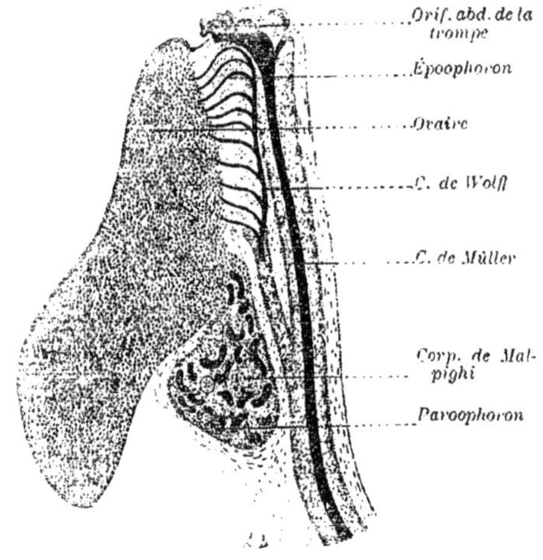

Fig. 279. — Organes génitaux internes d'un embryon humain femelle de 9 cm. de long (Waldeyer).

Le corps de Wolff se constitue ainsi et acquiert son maximum de développement sur un embryon de 22 centimètres, c'est-à-dire entre la 6e et la 7e semaine (Peters); il est formé, à côté d'un stroma vasculaire, par les canalicules (voy. leur structure, p. 354) qui, d'une part, naissent par un glomérule, d'autre part, se jettent dans le canal de Wolff. Le mésonéphros commence à s'atrophier de bonne heure par son extrémité proximale, alors qu'il

1. Cependant des recherches récentes (Flemming, Kollmann, van Wighe, Keibel) paraissent indiquer que, chez les sélaciens, chez quelques mammifères et, en particulier, chez l'homme, l'ectoderme participe à la formation du canal de Wolff.

continue à s'accroître par son extrémité distale. Au moment où apparaît sur lui l'éminence génitale (voy. p. 356 et fig. 248), on peut lui distinguer deux portions ou régions : supérieure et inférieure (fig. 279).

La portion *supérieure, génitale ou sexuelle*, plus petite, est formée de canalicules simples, étroits, qui perdent rapidement leurs capsules et leurs glomérules, pour entrer en relation avec la glande génitale, dans laquelle ils pénètrent.

La portion *inférieure, rénale ou urinaire*, est caractérisée par ce fait que, des canalicules primitifs, se détachent des ramifications secondaires et tertiaires et que les glomérules de leur extrémité profonde prennent un grand développement. Il convient d'ajouter que, contrairement à ce qui a lieu dans la portion sexuelle, les canalicules s'atrophient rapidement et que les glomérules persistent assez longtemps, puisqu'on les retrouve jusqu'au 5e mois fœtal (Peters).

Au moment où le rein définitif (métanéphros) apparaît, le corps de Wolff cesse de remplir un rôle physiologique. Certaines de ses parties s'atrophient rapidement. D'autres s'adaptent à des fonctions nouvelles et ces transformations diffèrent chez l'homme et chez la femme.

1° Canal de Wolff. — Dans le sexe masculin, il persiste et devient, à sa partie supérieure, canal de l'épididyme, à sa partie inférieure canal déférent ou spermiducte. Chez la femme, au contraire, où le canal de Müller remplit les fonctions de conduit excréteur de la glande génitale, le canal de Wolff régresse en grande partie. Ordinairement sa partie supérieure seule est conservée et forme le canal longitudinal du corps de Rosenmüller. Il peut arriver cependant que l'atrophie ne soit pas aussi complète. On en rencontre alors des vestiges sur le côté de l'utérus et R. Meyer en a effectivement trouvé en ce point 22 fois pour 100 chez l'adulte. Enfin, dans des cas très exceptionnels, le canal de Wolff persiste dans sa presque totalité sous le nom de canal de Malpighi ou de Gartner. Cette dernière anomalie est parfois bilatérale. Chez la vache (Röder), elle est plus commune à gauche. On a admis (Rieder) que le contraire avait lieu chez la femme, en raison de la régression plus rapide du canal de Wolff du côté gauche (Dohrn), comprimé par l'intestin. Ce n'est pas exact, puisque Maudach ne l'a toujours trouvé qu'à droite, lorsque l'anomalie était unilatérale.

On a voulu (Kocks, Wassilieff) assimiler le bout distal des canaux de Wolff aux canaux para-urétraux de Skene (voy. p. 600 et 630). Mais c'est à tort. Ainsi Groschuff et Klein ont montré que ces glandes sont les homologues de la glande prostatique de l'homme[1]; ils ont pu, sur une fillette de quatre mois et demi, suivre d'une part les canaux de Wolff depuis le vagin jusqu'à l'hymen, d'autre part ceux de Skene dans le septum urétro-vaginal. D'ailleurs ces derniers conduits ont un développement, un siège particuliers et ils existent d'une façon pour ainsi dire constante (Tourneux, Van Ackeren).

Que devient l'extrémité proximale du canal de Wolff? La question est plus difficile à résoudre et reste actuellement bien obscure. Peut-être intervient-elle dans la formation d'une hydatide (voy. p. 430). Quant au canal tubo-parovarien, représente-t-il une anastomose anormale du canal de Wolff et du conduit de Müller? Doit-on le considérer comme la persistance d'un canalicule du pronéphros, d'un néphrostome (Roth) ou n'est-il que l'extrémité supérieure du canal de Wolff (Mihalkovics)? On n'en sait rien.

2° Portion urinaire du corps de Wolff. — Cette portion s'atrophie dans les deux sexes, mais d'une façon bien plus complète chez la femme. Chez celle-ci, elle se réduit au *paroophoron*, organe éminemment transitoire; chez l'homme, elle forme le *paradidyme* ou *organe de Giraldès*, qui persiste pendant toute la vie.

1. Dans un travail plus récent, Disselhorst prétend que ces glandes ne représentent pas une prostate féminine, mais qu'elles sont l'analogue des glandes de Littre chez l'homme.

3° **Portion sexuelle du corps de Wolff.** — Chez l'homme, les canalicules qui la constituent restent, par une de leurs extrémités, en communication avec le canal de Wolff, devenu spermiducte et canal principal de l'épididyme. Par leur extrémité opposée, ils se modifient et entrent en communication (fig. 257 C) avec les tubes séminifères de la glande génitale mâle; ils forment ainsi essentiellement *l'épididyme* et, d'une façon plus précise, les canaux droits, le rete testis et les cônes efférents, enfin (peut-être aussi) l'hydatide pédiculée de la tête de l'épididyme. Il faut ajouter que quelques canalicules wolffiens ne conservent pas de connexions aussi parfaites : les uns (*vasa aberrantia de Roth*) se séparent du canal de Wolff et restent seulement en communication avec le réseau testiculaire. C'est précisément l'inverse qui se produit pour les *vasa aberrantia de Haller* ou *canaux déférents borgnes*. L'opinion que je viens d'indiquer est celle de Tourneux.

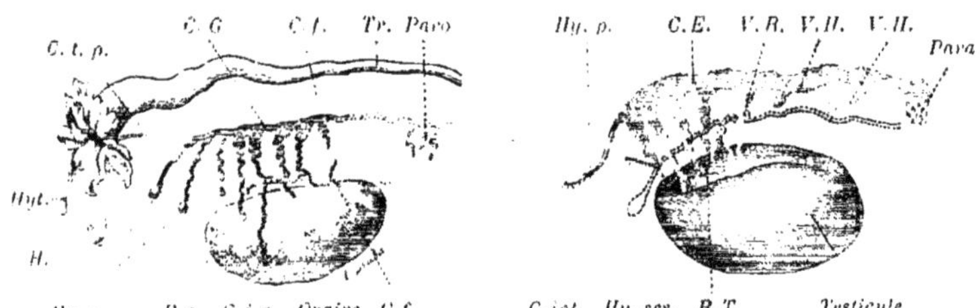

FIG. 280. — Schema des homologies des dérives wolffiens (*en bleu*) et müllériens (*en noir*) dans les deux sexes (Pasteau et Rieffel).

Il est plus exact cependant de dire, avec Hertwig, que les canaux déférents borgnes dépendent de la portion urinaire, en raison de leur siège voisin du paradidyme.

La portion sexuelle du corps de Wolff, si bien conservée chez l'homme, s'atrophie au contraire d'une façon considérable chez la femme. Elle est représentée par les canalicules transversaux de l'époophoron. Nous avons déjà indiqué (p. 359 et fig. 257) leur transformation embryonnaire en rayons sexuels dans la théorie de Kölliker et Waldeyer. Plus tard ils perdent souvent toute connexion avec le tissu ovarien et ce n'est guère que chez certains animaux, notamment chez la brebis, la chèvre, la vache, qu'on peut décrire un *rete ovarii*, formé par la convergence et les anastomoses des canalicules transversaux (Tourneux). Chez la femme, ils restent, dans bien des cas, à distance de l'ovaire; cependant Bühler aurait vu, sur des fœtus de neuf mois, des culs-de-sac parovariens se prolonger jusque sous la substance corticale de cet organe. V. Franqué prétend même que l'un d'eux, en y pénétrant et en se dilatant, peut être l'origine d'un kyste de l'ovaire d'une nature particulière. Les canalicules les plus externes sont parfois le point de départ d'une ou de plusieurs hydatides pédiculées (voy. p. 430 et fig. 280, *Hy. p.*).

Est-il enfin besoin de dire que les organes parovariens occupent primitivement, eux aussi, la région lombaire et qu'ils se déplacent, à mesure que les ligaments larges se développent (voy. fig. 255, 290 et fig. 348, *Cp. W*, *Epo* et *Pao*) et que l'appareil tubo-ovarien prend sa situation définitive dans l'excavation pelvienne?

Le tableau suivant (voy. fig. 280) résume l'homologie des dérivés wolffiens :

	MALE	FEMELLE
Canal de Wolff. .	En haut : canal de l'épididyme. (*C. E.*). . . . . . . En bas : canaux déférent et éjaculateurs.	Canal collecteur ou longitudinal de l'époophore (*C. G.*). Exceptionnellement canal de Gartner.
Portion urinaire du corps de Wolff (glomérules surtout). .	Paradidyme ou organe de Giraldès (*Para*). . . . . Vasa aberrantia de Haller (*V. H.*).	Paroophore (*Paro*). Id.
Portion sexuelle du corps de Wolff. Canalicules	Les uns complets, formant, du testicule vers le canal. . . . . . . — Les tubes droits. . . Le rete testis. (*R. T.*). . . Les cônes efférents. .	Canalicules intra-ovariens (chez la brebis seulement) (*C. i. o.*). Rete ovarii (chez brebis, vache) (*R. o.*). . Canalicules transversaux ou efférents, existant en général seuls chez la femme . . . — Époophore ou corps de Rosenmüller.
	Les autres incomplets. . . . . . — Vasa aberrantia de Roth. (*V. R.*) . .	Canalicules fragmentés sans connexion avec le canal collecteur (*C. f.*). . . . . .

(Pour la question des hydatides, voyez p. 429.)

CHAPITRE III

TROMPES UTÉRINES OU DE FALLOPE[1]

Il est, de chaque côté de l'utérus, un canal musculo-membraneux, qui conduit l'ovule depuis l'ovaire jusque dans la matrice. Ces canaux, que Galien nommait *vasa spermatica*, furent comparés par Fallope à une trompe d'airain (*tuba uteri*). Riolan les appela *tubæ Fallopianæ*, nom qu'elles ont conservé. Ces anatomistes ignoraient toutefois leurs véritables fonctions; c'est seulement de Graaf qui en fit les organes vecteurs des ovules et les nomma *oviductes*[2]. Il convient cependant d'ajouter que ce n'est pas leur seul rôle et

1. All. : *Eileiter, Tube, Muttertrompete.* — Angl. : *Fallopian tube.* — Ital. *Tuba di Falloppio.* — Σάλπιγξ, d'où le mot salpingite, inflammation de la trompe.
2. Ce terme est surtout usité en anatomie comparée.

qu'ils conduisent aussi les spermatozoïdes, puisque la fécondation s'opère en général dans le tiers externe de la trompe de Fallope.

J'étudierai successivement ces organes chez la femme adulte, chez le fœtus et l'enfant, dans la vieillesse et pendant la grossesse.

ARTICLE PREMIER

ANATOMIE DES TROMPES UTÉRINES CHEZ LA FEMME ADULTE

Leurs différentes parties. — Les trompes s'étendent de l'angle supéro-externe de la cavité utérine vers l'ovaire et la paroi pelvienne latérale. Elles commencent dans la matrice par un orifice très fin, *orifice utérin* (*ostium*

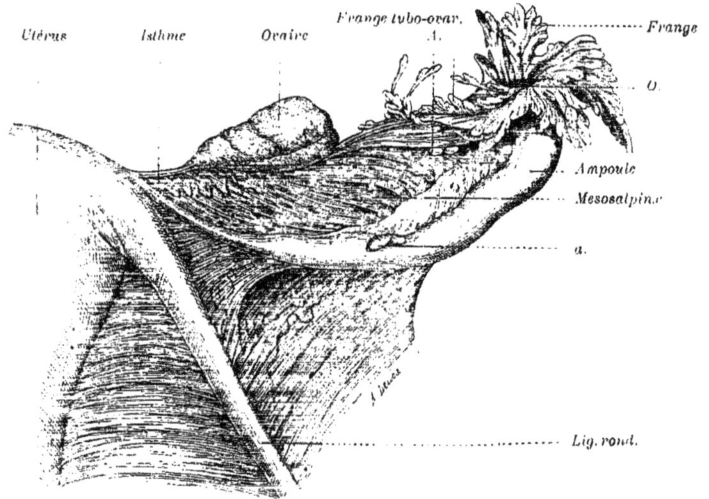

Fig. 281. — La trompe gauche, vue par sa face antérieure, après étalement sur une plaque de liège et insufflation. En *A*, *a*, petits kystes pathologiques (Richard).

uterinum), parcourent un court trajet dans la paroi de cet organe, *portion interstitielle*, *intra-utérine*, *intra-pariétale*, *intra-murale*, pénètrent ensuite dans l'aileron moyen du ligament large, en formant un canal, d'abord assez étroit et rectiligne, dit *isthme tubaire* ou *isthme de Barkow*, puis plus large, contourné, nommé *ampoule tubaire* ou *ampoule de Henle*. Celle-ci se termine par une extrémité évasée et irrégulièrement découpée : c'est le *pavillon*, *entonnoir*, *infundibulum*, *morceau frangé*, au fond duquel apparaît, lorsqu'on le déplisse, un orifice dit *abdominal* (*ostium externum*). Nous aurons à décrire ces différentes parties (fig. 281). On nomme parfois *corps* de la trompe l'ensemble de l'isthme et de l'ampoule.

Longueur. — Elle varie de 6 à 20 centimètres. En moyenne, elle est de 12 centimètres, la longueur de l'index environ. Souvent il existe, d'un côté à l'autre, une différence de 1 centimètre, portant indistinctement sur l'une d'entre elles, suivant Henle; au profit de la droite, d'après Ballantyne et Williams. Si, malgré ces dimensions, elles peuvent être logées dans l'espace, large à peine de 4 centimètres, qui sépare la paroi pelvienne de l'utérus, c'est qu'elles se replient, décrivent des courbures constantes, c'est-à-dire indépendantes de leur revêtement péritonéal. Déroulées, elles s'allongent de 3 à 4 centimètres (Charpy). Elles sont, en général, un peu plus courtes chez les femmes jeunes et chez les nullipares que chez les multipares (Richter).

J'ai mesuré un certain nombre de trompes d'adultes. Je trouve, en moyenne, en comptant le pavillon étendu et en suivant les courbures, une longueur de 14 centimètres, dont 1 centimètre pour la portion interstitielle, 3 pour l'isthme, 8 pour l'ampoule et 2 pour le pavillon; mais il faut ajouter que les deux segments du corps se continuent presque toujours l'un avec l'autre sans démarcation précise. Dans des cas morbides, on a vu les trompes mesurer 30 centimètres et même davantage.

Calibre. — Pour en prendre une notion exacte, il faut les insuffler modérément. On constate alors qu'à leur naissance sur l'utérus elles forment un tube étroit et régulièrement cylindrique, tube qui s'élargit pour acquérir, dans sa moitié externe, le calibre d'une forte plume d'oie. Ainsi le diamètre extérieur, de 3 à 4 millimètres d'abord, en atteint 5 à 6 vers le milieu du trajet, 7 à 9 un peu avant l'orifice abdominal (Ballantyne). La transition entre les deux portions, c'est-à-dire entre l'isthme et l'ampoule, se fait en général d'une façon graduelle, souvent cependant (Henle) d'une manière assez brusque.

Les trompes constituent un canal éminemment dilatable, ainsi que le prouvent diverses conditions pathologiques (hémato- et pyo-salpinx, grossesses tubaires); cette propriété appartient toutefois d'une façon presque exclusive au segment ampullaire.

Direction. — *Considérées en elles-mêmes*, après avoir été extraites du bassin, elles sont sensiblement rectilignes dans leur tiers interne. Dans les deux tiers externes, elle décrivent des flexuosités : *circonvolutions tubaires*. Ces inflexions sont coupées de bosselures et de sillons; elles varient en nombre et en étendue; cependant, en général, elles sont d'autant plus accusées que la femme est plus jeune. Elles s'exagèrent souvent à l'état morbide et persistent après insufflation, pendant la grossesse, etc. Elles sont des plus marquées chez certains animaux (lapines, cobayes).

Considérées par rapport aux autres organes du bassin, les trompes de Fallope se portent, disait-on récemment encore (Cruveilhier, Richard, Sappey), à peu près horizontalement en dehors, parallèles au grand axe de l'ovaire; parvenues à la partie moyenne de cet organe, elles s'infléchissent en bas, en arrière et en dedans, pour se rapprocher de l'extrémité interne de l'ovaire.

J'ai déjà fait pressentir, en étudiant ce dernier organe, que ces notions, classiques autrefois, devaient être modifiées et que la direction des oviductes dépend essentiellement de celle de l'utérus (voy. p. 343 et fig. 244).

A. En supposant d'abord l'*utérus médian avec son antécourbure normale et la femme debout*, il faut, avec His et Waldeyer, considérer aux trompes trois portions :

1° *Portion horizontale*. Elle s'étend, presque transversale ou à peine oblique en arrière, de l'angle supéro-externe de la matrice vers l'extrémité inférieure de l'ovaire, et chemine le long du plancher pelvien, parallèlement au ligament utéro-ovarien.

2° *Portion ascendante*. Elle commence au pôle inférieur de l'ovaire, où elle se continue à angle droit avec la précédente, et remonte ainsi verticalement le long de la paroi pelvienne jusqu'au pôle supérieur de la glande génitale.

3° *Portion descendante*. Elle se continue au niveau de ce pôle, à angle très aigu, avec le segment précédent et se replie en arrière, en bas et un peu en dedans.

La portion horizontale correspond sensiblement à la région cylindrique de la trompe, c'est-à-dire à l'isthme de Barkow. L'ampoule de Henle et le pavillon représentent les deux autres portions. Celles-ci décrivent ainsi autour de l'ovaire une anse (*anse tubaire*) à deux branches (*branche ascendante* et *branche descendante*) et dont le sommet répond au point où le ligament suspenseur de l'ovaire passe dans le ligament large (voir fig. 244 A, B, C).

B. On comprend, sans que j'aie besoin d'insister davantage, les *variations imprimées à la direction des trompes* par les conditions que j'ai examinées plus haut à propos de l'ovaire (voy. p. 349 et suiv.). Ainsi, lorsque la matrice est en situation para-médiane droite, par exemple, la moitié externe de l'oviducte gauche tend à s'écarter de la paroi pelvienne et à se placer obliquement, comme la face correspondante de l'ovaire. Dans l'antéflexion utérine, l'isthme de Barkow se porte obliquement en haut, en arrière et en dehors. Quand la matrice est abaissée, la trompe devient ascendante, etc., etc.

C. *Variations pathologiques*. — La direction se modifie, lorsque l'appareil tubo-ovarien ou la trompe seule occupent une situation anormale. En dehors de la fixation par des adhérences inflammatoires, du refoulement par une tumeur voisine, notons ici, à titre de déplacements acquis : les hernies inguinales et crurales (Lejars), que l'oviducte soit seul ectopié, ou accompagné de l'utérus et de l'ovaire. On connaît aussi quelques cas de salpingocèles obturatrices, ischiatiques et ombilicales. On comprend les changements subis par la trompe dans les torsions et les prolapsus de la matrice. Dans la rétroflexion de cet organe, l'isthme est d'abord seul modifié dans sa direction ; mais bientôt la portion ampullaire est, elle aussi, avec l'ovaire, attirée en arrière et en bas par le ligament tubo-ovarien. Dans l'inversion de la matrice, les trompes sont placées dans l'entonnoir formé par le segment invaginé.

D. *Exploration des trompes*. — Elle se pratique comme celle de l'ovaire. Mais les oviductes sont difficiles à sentir à l'état normal. Le pavillon et l'ampoule, placés contre la paroi pelvienne, sont trop mous pour qu'on puisse les reconnaître au palper. Quand l'abdomen est dépressible, on peut explorer plus aisément l'isthme, qui chemine transversalement au-dessus du plancher pelvien.

Moyens de fixité et mobilité. — A. La trompe occupe le bord supérieur de l'*aileron moyen* du ligament large et, par ce repli péritonéal, elle est rattachée à la paroi latérale et au plancher du pelvis (voy. p. 453). Il s'en faut toutefois que ses divers segments offrent la même fixité ou une égale mobilité. L'isthme est relativement fixe et obéit seulement aux mouvements de l'utérus ; son méso est court. L'ampoule et le pavillon sont, au contraire, solidaires de l'ovaire, et c'est surtout à eux que s'applique le mot d'Aran : « La trompe partage la fortune de l'ovaire. » Ils se déplacent donc comme ce dernier. Mais, en outre, ils jouissent d'une mobilité propre, qui est très étendue et qui résulte de la disposition de leur revêtement péritonéal. On nomme parfois plus spécialement *mésosalpinx* le segment du ligament large qui s'insère à l'ampoule tubaire. Son étude sera faite plus loin (p. 455). Pour l'instant, il me suffit de dire qu'il représente un repli séreux, long, mince, privé de fibres musculaires lisses (Waldeyer), véritable voile qui, rabattu sur la face interne de l'ovaire, laisse à l'ampoule et surtout au pavillon une grande mobilité, sans qu'on soit cependant autorisé à admettre que ces parties flottent librement dans l'excavation pelvienne.

Ainsi la situation de la trompe est subordonnée à celle de la matrice et de l'ovaire. Aussi, d'après ce que j'ai dit plus haut (voy. p. 351), n'est-il pas exact, à mon avis, d'écrire : que « les trompes se portent en arrière, quand le réservoir urinaire se dilate; que, dans ce cas, elles se couchent sur les ovaires, qui eux-mêmes se couchent sur les ligaments utéro-sacrés...; qu'elles s'abaissent quand les anses intestinales remplies de matières fécales pèsent sur elles: qu'elles se déplacent en avant, quand ces mêmes anses s'amassent dans le cavum rétro-utérin ».

B. La partie externe de la trompe est rattachée aux parties voisines, notamment à l'ovaire, par un certain nombre de ligaments, déjà en partie connus. Ce sont :

1° Le *ligament infundibulo-colique* (voy. *Splanchnol.*, 1er tirage, p. 346).

2° Le *ligament infundibulo-pelvien*, mieux nommé suspenseur de l'ovaire (voy. p. 346), pour marquer qu'il contribue bien plus à fixer l'ovaire que la trompe.

3° Le *ligament infundibulo-ovarique* ou *tubo-ovarien*. Aux notions précédemment exposées (voy. p. 349), il convient d'ajouter ce qui suit : Ce ligament forme le bord externe du mésosalpinx et offre, sur un ligament large étalé, une longueur de 5 centimètres, en mesurant la distance de l'orifice abdominal de la trompe au pôle supérieur de l'ovaire. C'est sur lui qu'est fixée la frange ovarique de Richard (voy. p. 453).

Il est constitué par des éléments conjonctifs. La plupart des auteurs y décrivent aussi, après Luschka et Erbstein, un fascicule contractile (*musculus attrahens tubæ*), qui aurait pour rôle de soutenir la frange ovarique. Henle nie son existence. Je répète que ce ligament n'est nullement un moyen de fixation efficace de l'oviducte et qu'il sert uniquement à maintenir le contact du pavillon et de la glande génitale.

Conformation extérieure et rapports. — 1° **L'ostium utérin**, arrondi, d'un diamètre de 1 mm. environ, impossible à cathétériser sur le vivant[1], est même difficilement visible sur le cadavre et souvent bouché par un mucus assez épais. Il n'est pas extensible. Pour ces raisons, les liquides injectés dans l'utérus ne pénètrent presque jamais dans le péritoine.

2° **La portion interstitielle**, d'un diamètre de 1,2 mm., est rectiligne ou un peu concave en bas, et se dirige en haut et en dehors. Elle est séparée de la paroi utérine par une couche conjonctive. Dans cette portion se développe la variété de grossesse tubaire dite interstitielle.

La description précédente de l'ostium utérin et de la portion interstitielle est surtout vraie chez la multipare. Mais, chez la nullipare, on voit, sur l'organe incisé, que le segment intramural, analogue de la corne utérine des animaux, simule un entonnoir ouvert (fig. 298) vers la cavité de la matrice; le point le plus étroit du canal tubaire, qui est l'ostium utérin chez la multipare, se trouve, chez la nullipare, à quelques millimètres plus loin et non exactement à la partie supéro-latérale de la cavité de la matrice. (Richard.)

1. Ce cathétérisme n'a été exécuté d'une façon incontestable qu'une fois sur le vivant (cas de Floeckinger).

3° **L'isthme de Barkow** forme un cordon assez dur, presque inextensible, d'un diamètre de 3 à 4 mm. Il se détache de l'angle supéro-latéral de la matrice, au-dessus et un peu en arrière du ligament rond qui s'en écarte à angle aigu, au-dessus et un peu en avant du ligament ovarien qui lui est parallèle, mais en est séparé par les vaisseaux tubo-ovariques. Chez la nullipare, il émerge de niveau avec le fond de l'utérus, qui le déborde, au contraire, chez les multipares (fig. 297 et 311). Il occupe la partie tout antérieure de la fosse para-utérine (p. 457) et entre en rapport en avant avec le vagin, en arrière avec les circonvolutions grêles ou le côlon pelvien.

4° **L'ampoule de Henle** diffère de l'isthme par son volume plus notable (diamètre moyen de 7 mm.), sa moindre consistance, sa grande extensibilité. On peut facilement y introduire une forte sonde ou la lame des ciseaux (Henle). Elle est un peu aplatie dans le sens transversal et ses parois sont appliquées l'une contre l'autre. Elle occupe la fosse obturatrice de Waldeyer (voy. p. 456). Ses rapports ont été étudiés plus haut avec la face tubaire de l'ovaire (voy. p. 342). Je me contente de rappeler que la branche ascendante de l'ampoule s'élève en avant du hile de l'ovaire, que le sommet de l'anse remonte à une hauteur variable, plus ou moins près du pôle supérieur de la glande génitale (fig. 244, A, B, C), que la branche descendante s'applique, de haut en bas, sur la veine iliaque externe, les vaisseaux spermatiques internes, enfin surtout sur la face interne et le bord libre de l'ovaire.

On sait que les rapports de celui-ci avec l'oviducte sont un peu variables. Quand le mésosalpinx est très ample, l'ovaire est tout entier recouvert et on n'en voit que la partie la plus inférieure. Il n'en est plus de même quand ce méso est plus court, que la trompe est moins longue et que l'ovaire lui-même est abaissé.

Par leur face opposée, l'ampoule et le pavillon entrent en connexion, à droite avec l'intestin grêle, à gauche avec l'anse sigmoïde.

5° **L'orifice externe ou abdominal** s'aperçoit lorsqu'on déplisse le pavillon. Dirigé en arrière et en bas, il fait communiquer la cavité de l'ampoule avec celle du péritoine. Il est extensible; aussi son diamètre, généralement de 2, 3, peut-il être facilement porté à 5 ou 6 mm. Pour Ballantyne et Williams, il est béant après la mort, tandis que, sur la femme vivante, il est clos. Il semble, vu extérieurement, répondre à un rétrécissement normal, au moins dans le jeune âge (*le col tubaire* des anatomistes anglais).

On a même décrit à ce niveau un véritable sphincter dont l'existence est très problématique. D'ailleurs, en incisant la trompe, on trouve à peine le point où siégeait l'ouverture (Farre).

6° **Le pavillon ou infundibulum** a des rapports analogues à ceux de la branche descendante de l'ampoule; il est donc en contact avec la face interne et le bord postérieur de l'ovaire. Mais il faut répéter qu'il constitue la partie la plus mobile de l'oviducte, qu'il peut toucher l'uretère ou le rectum. Il représente un entonnoir inséré par son sommet sur l'orifice abdominal; sa face externe, péritonéale, est lisse; sa face interne est inégale. Enfin sa base ou circonférence, environ large de 2 cm., est découpée en languettes, qui semblent présenter des morsures (*morsus diaboli* des anciens. Ces languettes (voy. fig. 246, 281 et 292) constituent les *franges* (*fimbriæ*, *laciniæ*).

Pour les étudier, il faut examiner le pavillon sous l'eau. Elles sont loin d'offrir toujours le même développement et diffèrent par leur aspect, leur forme, leurs dimensions. Dans des cas assez rares, elles sont à peine dessinées et la base du pavillon paraît simplement crénelée ou festonnée. Plus souvent on les voit, au nombre de 12 à 15, atteignant une longueur de 10 à 15 mm., se disposer comme une corolle, dont les feuilles sont superposées en deux (Henle) ou plusieurs (fig. 293) couches. Elles sont plissées et couvrent généralement l'orifice abdominal, au moins chez les vierges et les nullipares (Huschke). Considérées isolément, elles sont lancéolées, parfois filiformes ou ovalaires. Il n'est pas rare d'en rencontrer, qui soient percées d'orifices anguleux ou arrondis (fig. 246). Leurs bords sont rarement unis, ordinairement échancrés. Parfois ils sont lisses au toucher, parfois au contraire parsemés de nodules ou de petits kystes.

Parmi les franges, il en est une qui se distingue de toutes les autres par sa longueur (2,5 à 3 cm.), sa largeur, son aspect triangulaire, les nombreuses

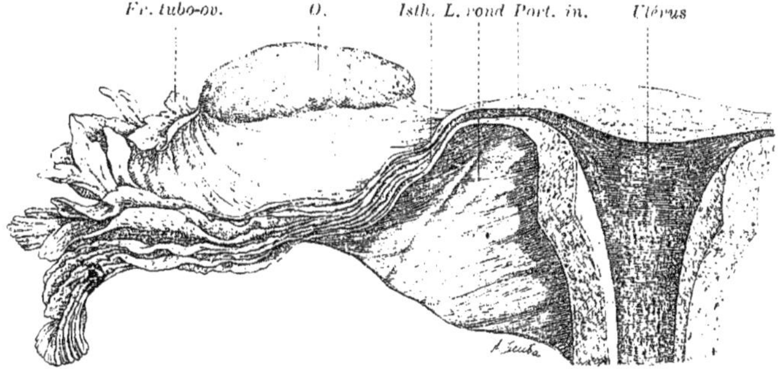

Fig. 282. — Trompe droite, fendue sur toute sa longueur, chez une femme multipare (Richard).

franges secondaires dont elle est pourvue (fig. 246, 281 et 282), et surtout par ses rapports particuliers. C'est la *frange tubo-ovarienne, frange ovarique, frange de Richard*. Lorsqu'on la regarde sur une trompe en place, on la voit appliquée contre la face interne de l'ovaire et remonter presque verticalement vers le pôle tubaire ou supérieur de cet organe auquel elle est rattachée (fig. 244 et 314). Pour bien la considérer, il faut l'examiner sur un mésosalpinx étendu et déplissé. On voit alors qu'elle est fixée dans une véritable gouttière que lui offre le bord libre du ligament infundibulo-ovarien, qu'elle présente une rainure (Deville) correspondant à cette gouttière (fig. 246 et 292) et qu'elle affecte avec l'extrémité supérieure de l'ovaire des rapports un peu variables. Tantôt elle l'atteint et l'épithélium vibratile, qui la tapisse à sa face interne, se continue directement avec l'épithélium ovarien. Plus fréquemment toutefois, un pareil contact n'a pas lieu : il reste, entre le sommet de la frange et l'extrémité de la glande génitale, un espace de 1 cm. environ, qui forme la terminaison du bord libre du mésosalpinx, et qui est uniquement occupé par le ligament tubo-ovarien. Ce ligament conserve toutefois son apparence en gouttière ; il est tapissé, pour Waldeyer, par le péritoine, tandis que, suivant Richard, il prend un aspect muqueux ou se couvre, selon Morau, de traînées d'épithélium vibratile.

D'après Richard, la frange tubo-ovarienne n'est pas constante, même chez l'adulte. Chez la jeune fille, elle manque toujours ou, pour mieux dire, ne se prolonge pas jusqu'à l'ovaire.

Configuration intérieure. — Lorsqu'on incise la trompe sur toute sa longueur, on voit que sa face interne, débarrassée du mucus jaune rougeâtre qui la recouvre, a une *couleur* rosée, plus pâle, plus blanche que la muqueuse utérine. Cette dernière est, en outre, lisse, polie, percée d'une foule d'orifices glandulaires. Sur l'oviducte, il n'y a pas de pertuis semblables et on est immédiatement frappé par de nombreux plis longitudinaux, la plupart parallèles à l'axe du conduit. Nulle part, on ne rencontre de valvule, rappelant celle que Wharton y décrivait à tort.

Les *plis tubaires* (fig. 282) apparaissent dans la portion intra-utérine, sous

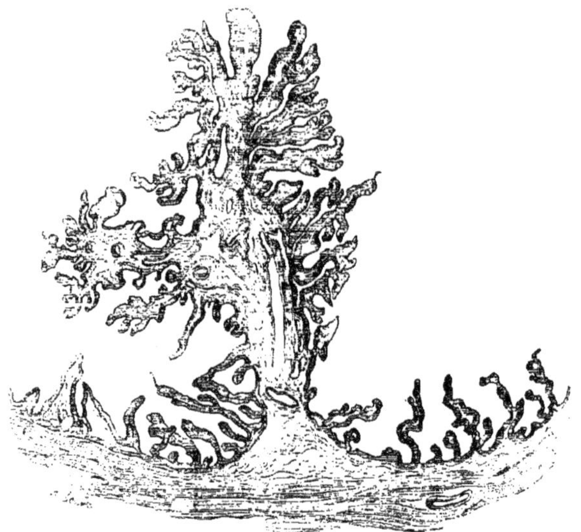

Fig. 283. — Un des plis tubaires principaux, formé au centre par un tissu fibrillaire dense, prolongement du chorion muqueux (Henle).

La surface du pli est garnie de nombreux plis secondaires et tertiaires, filiformes ou coniques sur une coupe transversale, et interceptant des diverticules irréguliers. Tous les replis ne sont pas aussi développés; il en est qui sont très bas, réduits presque à l'épithélium. « Ce que Pouchet appelait le *mucus infranchissable*, mucus qui devait s'opposer à la progression des spermatozoïdes, n'est autre que l'épithélium adossé des plis. »

forme de 2, 3 petites crêtes, qui se prolongent dans l'isthme comme *plis principaux* (Martin). Ils deviennent graduellement plus saillants, se multiplient, à mesure qu'on avance vers l'orifice abdominal. Ainsi, dans l'isthme, ils sont au nombre de 5 à 6, se touchent déjà par leurs faces, mais s'effacent encore par la distension (Luschka); la lumière du canal est, sur une coupe transversale, comparable à une fente étoilée. Dans l'ampoule, ils prennent un développement considérable et se hérissent de *plis secondaires* et *tertiaires* (fig. 283). Tandis que quelques-uns s'élèvent à peine au-dessus du niveau de la muqueuse, d'autres atteignent la paroi opposée à celle sur laquelle ils prennent naissance (Henle). Ne disparaissant plus par la distension, ils remplissent ainsi la cavité du canal et donnent à l'ampoule, sur une section transversale, un aspect compliqué, rappelant celui de l'arbre de vie du cervelet.

En raison de leur pénétration réciproque, il ne reste entre eux que des fentes étroites, dont l'ensemble constitue le *labyrinthe tubaire* (fig. 285). Par accolement intime de quelques plis, certaines fentes peuvent même s'isoler; la lumière de l'ampoule paraît alors formée par une série de canalicules étroits plus ou moins parallèles, se terminant peut-être çà et là en cul-de-sac.

Les plis se continuent sur le pavillon, mais ils ne sont plus aussi élevés ni aussi régulièrement disposés dans le sens longitudinal. D'après Richard, « ils se prolongent sur le ligament tubo-ovarien pour y constituer les franges, dont ce ligament est presque toujours orné ».

L'*épaisseur* de la paroi tubaire, de 2 à 3 mm. en moyenne, diminue de l'extrémité utérine vers l'extrémité ovarienne.

ARTICLE II

STRUCTURE DES TROMPES UTÉRINES

Dans la structure des trompes, il faut envisager successivement les tuniques constituantes, les artères, les veines, les lymphatiques et les nerfs.

A) **Tuniques constituantes.** — L'oviducte est formé de dehors en dedans par quatre tuniques : séreuse, sous-séreuse, musculeuse et muqueuse.

1° *Tunique séreuse.* — Elle dépend du péritoine du ligament large qui fournit à l'organe une enveloppe complète, sauf sur le bord par lequel pénètrent et sortent les vaisseaux (fig. 313).

2° *Tunique sous-séreuse* ou *tunique adventice de la trompe.* — C'est un tissu cellulaire lâche, qui permet à la trompe elle-même de glisser sous le péritoine qui la tapisse. Il renferme les vaisseaux et les nerfs d'un certain calibre, ainsi que quelques fibres lisses longitudinales (Henle) et des fibres élastiques (Tourneux et Herrmann). Aux deux extrémités de l'oviducte, il est moins développé; aussi l'adhérence de la séreuse est-elle plus intime à la partie interne de l'isthme et plus encore sur le pavillon.

3° *Tunique musculaire.* — D'aspect blanchâtre, de consistance assez dense, elle est formée par des fibres lisses qui, plexiformes d'après de Sinéty et Mandl, sont, pour la plupart des auteurs, disposées en deux couches, l'une externe longitudinale, l'autre interne circulaire. Épaisse de 1 à 2 mm. environ, elle devient d'autant plus forte qu'on se rapproche davantage de l'utérus. Sur l'isthme, elle constitue à elle seule la plus grande partie de la paroi, et la couche annulaire est plus serrée, plus puissante que la couche longitudinale (fig. 284). Sur l'ampoule, les deux assises ont sensiblement la même épaisseur (Orthmann). La musculature du pavillon a été peu étudiée et on admet en général que les faisceaux sont dissociés, clairsemés, la plupart longitudinaux ; quelques-uns d'entre eux, ainsi que je l'ai déjà dit, se prolongent, pour quelques auteurs, jusqu'au pôle supérieur de l'ovaire (*musculus attrahens tubæ*). D'après Tourneux et Herrmann, les fibres longitudinales ne participent pas à la constitution du pavillon et les fibres circulaires s'arrêtent à l'orifice abdominal, en formant un petit anneau sphinctérien. En dedans, vers la matrice, la couche circulaire paraît se confondre avec la musculature de l'utérus, mais d'une façon peu précise ; les faisceaux longitudinaux se continuent manifestement avec les fibres superficielles du fond de l'utérus et se répandent surtout sur le côté de la trompe le plus voisin du bord libre du ligament large (Luschka).

Cette continuité des éléments lisses, tubaires et utérins, est admise par tous les auteurs. Et cependant la dissection démontre que la tunique musculaire de l'oviducte conserve son

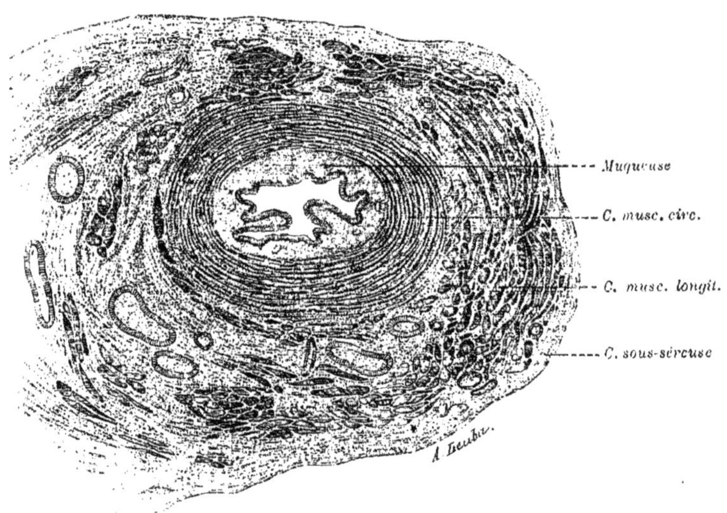

Fig. 284. — Coupe transversale de la trompe au voisinage de l'orifice utérin (Orthmann).

indépendance et même sa mobilité (Henle) dans son trajet intra-pariétal et qu'elle est séparée de la paroi utérine par une couche celluleuse. Comment concilier ces deux choses ?

3° *bis. Tunique sous-muqueuse.* — Malgré l'opinion de Bandl et de Rauber, cette tunique est niée par la majorité des histologistes. Entre la couche musculaire circulaire interne et la muqueuse, on rencontre presque toujours des fibres lisses longitudinales (Cruveilhier, Henle, Waldeyer), qui manquent dans le segment externe de la trompe. Ces fibres n'ont aucun intérêt, du moins chez la femme ; il n'y a pas plus lieu de les assimiler à une muscularis mucosæ, comme le veulent Grünwald, Frey, Gegenbaur, Böhm et Davidoff, que d'en faire, avec Pick, Ballantyne et Williams, une couche spéciale appartenant à la tunique musculaire, qui comprendrait alors une membrane annulaire, limitée par deux strates longitudinaux.

Ajoutons que Jones décrit d'une façon bien plus compliquée la musculature de la trompe ; à côté des deux couches fondamentales, il admet en dehors d'elles deux assises de fibres obliques sous-péritonéales, en dedans d'elles deux assises sous-muqueuses, circulaire et longitudinale.

Enfin Buchstab a récemment étudié le *tissu élastique* des trompes. Celui-ci est d'autant plus développé qu'on approche de la muqueuse. Il augmente surtout à la puberté et constitue des réseaux, qui entourent les faisceaux musculaires et les vaisseaux.

4° *Tunique muqueuse.* — Elle comprend : a) un *chorion*, formé par un tissu conjonctif, assez serré sur l'isthme, devenant d'autant plus lâche, réticulé, plus vasculaire qu'on approche davantage du pavillon. Dans l'épaisseur de ce tissu qui forme la charpente des plis, constitués uniquement par la muqueuse, Henle décrit des lacunes lymphatiques. On y rencontre aussi de nombreuses cellules rondes, auxquelles on fait actuellement jouer un certain rôle dans le développement des grossesses extra-utérines; b) un *épithélium cylindrique à cils vibratiles*, dont les cellules, de 15 à 20 μ (Nagel), disposées sur une seule couche, deviennent plus hautes vers l'orifice abdominal. Le mouvement des cils, malgré l'avis contraire de Frommel, est dirigé vers l'utérus (Hofmeier). C'est à ce courant vibratile et non au péristaltisme de la trompe qu'appartient la part essentielle dans la progression des ovules (Pinner, Heil, Lode).

Souvent des cellules migratrices infiltrent la bordure épithéliale (Trèche). Nicolas insiste sur la présence fréquente, dans les cellules épithéliales tubaires, de noyaux accessoires et de grains colorés par le violet de méthyle. Chez la lapine, etc., on a trouvé, à maintes re-

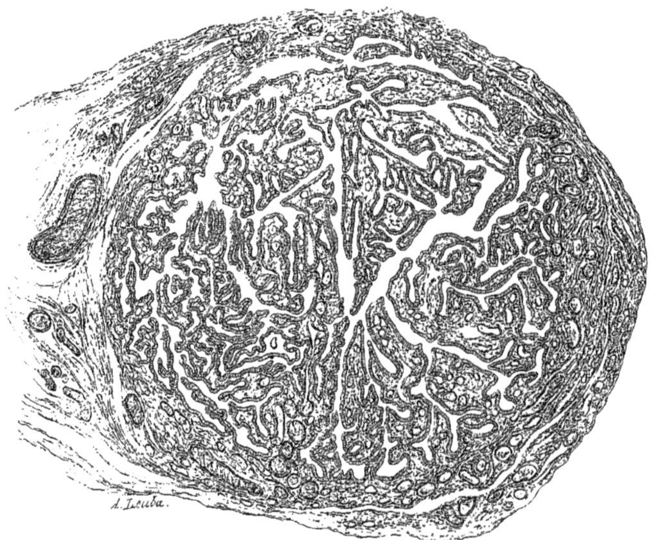

Fig. 283. — Coupe transversale de la trompe au voisinage de l'orifice abdominal. Plis de la muqueuse très nombreux et fortement ramifiés; tunique musculaire très mince, mais riche en vaisseaux (Orthmann).

prises, outre les cellules ciliées, des éléments clavi- ou piriformes, d'autres arrondis. Chez la femme, Frommel, Chrobak et Rosthorn, parlent aussi d'éléments non ciliés et leur attribuent la valeur de glandes unicellulaires. Ces éléments, d'après Voinot, occupent les plis des segments ampullaire et isthmique. P. Bouin et Limon prétendent même que la moitié interne de la trompe est presque exclusivement revêtue de *cellules non ciliées*, « qui présentent tous les signes d'une activité sécrétoire très marquée ».

La muqueuse tubaire se continue en dedans avec la muqueuse utérine, dont elle diffère par les caractères indiqués plus haut (voy. p. 414) et par l'absence de glandes. En dehors, elle augmente graduellement d'épaisseur, de telle sorte qu'à partir de la fin de l'ampoule, elle joue le rôle prédominant dans la texture de la paroi. Elle revêt toute la face interne des franges, sous forme d'une membrane rouge, et se continue sur leur face externe (Henle, Tourneux

[RIEFFEL.]

et Herrmann) ou sur leur bord avec le péritoine plus blanc, au niveau d'un liséré un peu sinueux. J'ai dit plus haut (voy. p. 413) comment l'épithélium vibratile de la trompe s'unit à l'épithélium ovarien, soit directement (Richard, Morau), soit par transition insensible (Pouchet), soit par l'intermédiaire de l'endothélium péritonéal (Waldeyer), suivant que l'extrémité de la frange tubo-ovarienne atteint ou non le pôle supérieur de la glande génitale. Il n'est pas rare de voir les éléments vibratiles s'étaler sur la partie voisine du ligament large.

Si l'on jette un coup d'œil d'ensemble sur la *texture* de la trompe, on remarquera, ainsi que le note judicieusement Henle, que la division en isthme et ampoule, basée sur les différences de calibre et de trajet, est aussi justifiée par les particularités histologiques. L'isthme a les caractères d'un conduit excréteur musculaire. L'ampoule (avec le pavillon) est au contraire formée d'un tissu spécial, qui permet de conclure à une fonction spéciale, à celle d'un *receptaculum seminis*. En effet, les éléments contractiles ne jouent qu'un rôle secondaire ; ils manquent même totalement, d'après Ballantyne, dans certaines franges et la paroi est essentiellement formée par la muqueuse richement vascularisée.

Existe-t-il des glandes dans la muqueuse tubaire? Elles semblent démontrées chez les batraciens, certains poissons (Leydig, Dutilleul, Debierre) et chez quelques mammifères (Bland Sutton). Hennig, Bland Sutton, Ballantyne, les admettent aussi chez la femme, au moins dans le jeune âge. Mais ce n'est là qu'une apparence : les plis de l'ampoule en imposent, en effet, aisément pour des villosités arborescentes, pour des glandes en tubes simples ou ramifiées. — En réalité, les *invaginations* glandulaires ne sont pas une formation normale de la muqueuse tubaire.

B) **Artères.** — Les artères de la trompe, dont l'origine et le trajet m'occuperont plus loin (p. 498 et 499), se distinguent, l'organe étant étalé, en :

1° *Artère tubaire externe* ou *tubo-spermatique* (*t. e.*, fig. 272) qui, née de l'artère spermatique interne, pénètre dans le mésosalpinx en avant de la frange ovarienne et remonte le long de celle-ci, en fournissant à toutes les autres franges un rameau particulier (fig. 286). Elle se termine au niveau de l'ampoule en s'unissant à plein canal avec la tubo-utérine;

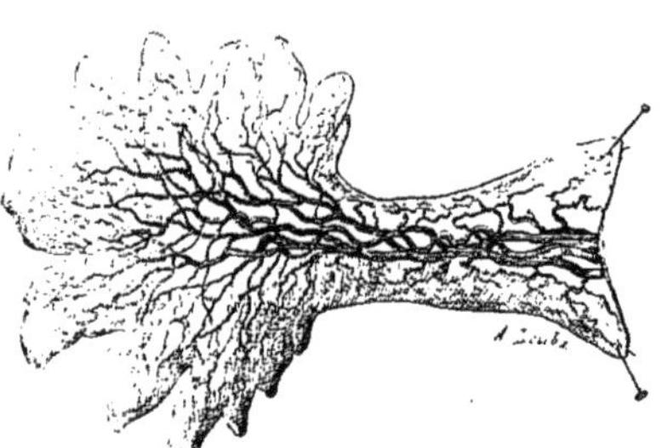

Fig. 286. — Ramifications artérielles et veineuses sur le pavillon de l'ampoule tubaire chez la femme (Rouget).

2° *Artères tubaires internes.* — Une ou plusieurs d'entre elles vont à la portion interstitielle : l'une d'elles, plus développée, est l'*artère tubaire interne principale* ou *tubo-utérine* (pointillé, fig. 272), qui passe devant le ligament de l'ovaire, remonte vers la partie interne de l'isthme et s'incurve en dehors pour s'anastomoser avec l'artère tubaire externe, en formant l'*arcade sous-tubaire*.

3° Dans bien des cas, il existe une *artère tubaire moyenne* ou *tubo-utéro-spermatique* (*a. ut.*, fig. 272), qui naît de l'utérine un peu plus en dehors.

remonte en avant de l'ovaire et se divise en deux branches anastomosées l'une avec la tubaire externe, l'autre avec la tubaire interne. Il existe alors deux arcades sous-tubaires juxtaposées (fig. 272).

L'arcade, qu'elle soit simple ou double, chemine le long du bord adhérent de la trompe et donne des rameaux flexueux, qui pénètrent au sein de l'organe. L'oviducte est richement vascularisé, surtout au niveau du pavillon. Dans toute sa longueur, il faut particulièrement noter l'abondance du réseau sous-péritonéal et du réseau muqueux. De ce dernier, des ramuscules se terminent dans les plis tubaires. Les artérioles de l'oviducte ont une paroi relativement épaisse et riche en fibres lisses.

C) **Veines.** — Elles suivent un trajet analogue, mais non identique à celui des artères. Il existe principalement de beaux réseaux au sein de la tunique musculaire et sous le péritoine. Les arcades veineuses sous-tubaires sont plus développées que les artérielles et plus richement anastomosées, constituant souvent de véritables plexus. En dernière analyse, les veines de l'oviducte se terminent d'une part dans les veines spermatiques internes, de l'autre dans les utérines (fig. 337). Quelques veinules efférentes de la partie juxta-utérine de la trompe s'unissent à celles du ligament rond et communiquent avec les veines épigastriques.

D) **Lymphatiques.** — Leur origine dans les tuniques muqueuse et musculaire est encore peu connue; elle n'offre sans doute rien de particulier. On a décrit aussi des fentes lymphatiques dans les plis ampullaires (Henle) et dans les franges (Martin). Les troncs efférents, au nombre de 2 ou 3, côtoyent le bord supérieur du ligament large, s'unissent au réseau du hile ovarien et remontent vers les ganglions lombaires (Poirier, Bruhns), après s'être jetés dans les lymphatiques du fond de l'utérus (fig. 339).

E) **Nerfs.** — Ces nerfs, la plupart satellites des vaisseaux, sont nombreux. Ils appartiennent au plexus ovarique, qui donne surtout à l'ampoule, et au plexus utérin, qui se distribue à la partie interne de l'oviducte. Les rameaux émanés de ce dernier plexus proviennent, les uns des filets ascendants du ganglion cervical (fig. 359, 33), les autres du ganglion (p. 511) formé près du fond de la matrice par ces filets et par les nerfs ovariques (Frankenhäuser). Leurs trajet et terminaisons ont été étudiés par Herff, Gawronsky, Jacques. Les fibres de Remak, qui les constituent, entourent d'abord en arc le pourtour de la trompe et forment sous le péritoine un *plexus* dit *fondamental* (Jacques), duquel partent des filets radiés. Ceux-ci émettent des fibrilles latérales, qui s'épuisent dans la tunique musculaire (*plexus intra-musculaire* de Jacques, *zones circulaires* de Gawronsky); ils se portent ensuite vers la muqueuse, dans le chorion duquel ils se divisent en fibrilles fines et variqueuses (Jacques), et se terminent au-dessous des cellules épithéliales (Jacques) ou dans leur intervalle (Gawronsky). Gawronsky, Schäfer décrivent au sein de la paroi tubaire des cellules ganglionnaires multipolaires, qui n'ont pas été vues par Jacques.

ARTICLE III

DÉVELOPPEMENT ET ANOMALIES DES TROMPES UTÉRINES

Tandis que, chez l'homme, c'est le canal de Wolff qui représente le conduit excréteur de la glande génitale, chez la femme, au contraire, ce rôle appartient au canal de Müller, dont le segment supérieur forme les trompes, tandis que les segments moyen et inférieur donnent naissance à l'utérus et au vagin. J'indiquerai ici le mode de formation du canal de Müller, puis les modifications que subit son segment supérieur pour devenir la trompe définitive.

I. — CANAL DE MÜLLER

Trajet et rapports. — Ce canal, découvert en 1830 par J. Müller, paraît à l'extrémité supérieure du corps de Wolff, un peu après le canal de Wolff, sous l'aspect d'un petit infundibulum, bien visible déjà sur l'embryon humain de 13 millimètres (Nagel). Cet entonnoir s'ouvre par sa base dans la cavité cœlomique; par son sommet, il s'enfonce dans le stroma du rein primitif, en s'accroissant de haut en bas, de façon que, chez l'embryon de 24 millimètres (fin du deuxième mois), il affleure l'extrémité inférieure du corps de Wolff, et que, chez celui de 28 millimètres, il atteint (fig. 397 B) le canal uro-génital (Tourneux).

On peut lui considérer deux segments : l'un supérieur ou proximal, l'autre inférieur ou distal.

1° *Le segment supérieur* est celui qui occupe l'épaisseur du corps de Wolff. Rappelons ici (voy. p. 354) que ce corps forme dans le cœlome une saillie dite *bandelette* ou *éminence uro-génitale* (fig. 249), et qu'il simule une pyramide triangulaire; la face postérieure de celle-ci est adhérente, appliquée sur le rein, l'interne regarde le mésentère primitif et loge l'organe génital, l'externe enfin est striée transversalement. Ces deux dernières faces se réunissent par un bord antérieur dit *arête ventrale* du corps de Wolff, particulièrement importante à connaître. En effet, cette arête se traduit à la surface du mésonéphros par un pli (*pl. t.*, fig. 348 A), *pli tubaire* de Mihalkovics, qui règne jusqu'à son extrémité inférieure. Si l'on pratique une section transversale de ce pli, on voit que dans son épaisseur cheminent les canaux de Müller et de Wolff. Le premier de ces conduits n'est séparé, à sa face antérieure ou ventrale, de l'épithélium cœlomique que par une mince couche mésodermique. Du côté dorsal, il est en intime connexion avec le canal de Wolff, et cette connexion se poursuit jusque dans le sinus uro-génital, mais avec des variations qu'il faut spécifier.

Le pli tubaire paraît[1] contourner en spirale le corps de Wolff, de telle sorte que, situé d'abord à sa face externe, il se place ensuite à sa partie antérieure, puis à sa face interne, en s'accolant et enfin en se confondant avec celui du côté opposé. Les canaux de Wolff et de Müller suivent un trajet analogue. Mais celui-ci, qui est d'abord en dehors et en avant de celui-là, semble le contourner

1. Je dis : paraît : car, en réalité, le mésonéphros tout entier subit une torsion qui porte en avant sa face externe.

de telle façon qu'en atteignant le *pli uro-génital* (fig. 341), c'est-à-dire l'extrémité inférieure effilée du corps de Wolff, il se trouve en dedans de lui.

2° Le *segment inférieur* s'étend du point où le canal de Müller quitte le mésonéphros jusqu'à son embouchure. Il est alors accolé au canal de Wolff, qui se trouve à son côté antéro-externe, et forme avec lui le *cordon uro-génital*. Il y a donc deux cordons uro-génitaux, qui sont bientôt adossés sur la ligne médiane (fig. 287) et dont j'étudierai plus bas (p. 513) les transformations ultérieures.

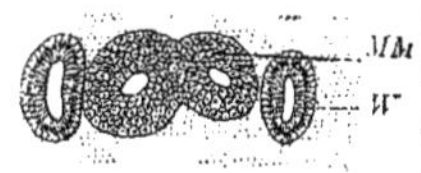

FIG. 287. — Coupe transversale du cordon genital. (Tourneux et Legay.)

MM, canaux de Müller fusionnés. *W*, canal de Wolff.

Comment s'accroît le canal de Müller? — Ce canal est tapissé d'un épithélium cylindrique élevé, qui ne laisse d'abord qu'une faible lumière centrale. Celle-ci n'existe pas d'emblée et le conduit s'allonge de haut en bas sous forme d'un cordon solide, dont les cellules se multiplient. Cependant, pour Wiedersheim (recherches sur la tortue), l'accroissement se ferait aussi par invagination et prolifération d'éléments émanés de la surface épithéliale du pli tubaire.

Origine du canal de Müller. — Voici un point d'embryologie encore fort discuté et plusieurs théories sont en présence. Je n'indiquerai que les deux principales :

1° La plus ancienne compte au nombre de ses partisans Bornhaupt, Egli, Waldeyer, Mihalkovics, Braun, Gasser, Janosik, Nagel, Wendeler, Russell, etc., et admet que le canal de Müller naît d'une façon tout à fait indépendante, *sans aucune participation du conduit de Wolff, aux dépens de l'épithélium germinatif externe* (*E. g. e.*, fig. 249). Celui-ci s'invagine entre le canal de Wolff et l'épithélium cœlomique et se sépare de la surface, de la même façon que le tube neural s'isole de l'ectoderme. On pensait autrefois que tout le conduit de Müller se formait par un « reploiement épithélial successif se propageant de proche en proche ». Actuellement on suppose que l'involution épithéliale donne naissance uniquement au segment proximal de ce conduit, puisque l'épithélium germinatif fait défaut du côté de l'extrémité caudale de l'embryon. Aussi le segment distal se développe-t-il par un autre mécanisme, à savoir par prolifération de la pointe solide de l'infundibulum müllerien.

2° Chez les sélaciens, il est démontré que *le canal de Müller est une dépendance du canal de Wolff*. On voit (Semper, Hoffmann, Rabl) celui-ci, sur une coupe transversale, prendre une forme en sablier, s'étrangler et se subdiviser en deux tubes, dorsal et ventral. Le tube dorsal reste canal de Wolff (il s'appelle désormais *canal de Leydig*) et reçoit les canalicules urinaires. Le tube ventral devient canal de Müller par le processus suivant. La paroi du conduit excréteur primitif s'épaissit et s'isole; la séparation commence à peu de distance de l'extrémité antérieure et se poursuit en arrière jusqu'à l'embouchure dans l'intestin. Le canal de Müller s'approprie le segment antérieur du canal primitif, segment qui s'ouvre dans la cavité pleuro-péritonéale par un entonnoir, tapissé d'épithélium vibratile. Cet entonnoir devient l'orifice abdominal de la trompe.

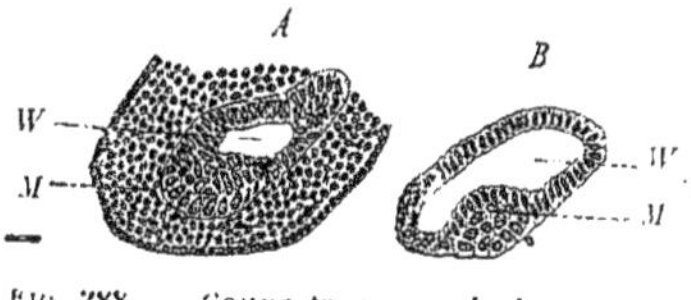

FIG. 288. — Coupe transversale des conduits de Wolff (*W*) et de Müller (*M*), sur un embryon humain femelle de 21 mm. en *A*, et un embryon mâle de 22 mm. en *B* (Nagel).

Le canal de Müller en voie de développement est atteint près de son extrémité.

Or, d'après Balfour, Minot, Tourneux, Taalman Kip, Gregg Wilson, Gemmill, les choses se passent chez les amniotes comme chez les anamniens, et ainsi, chez les vertébrés supérieurs (Burger chez la lapine, Klein et Groschuff chez la femme), le canal de Müller comprend deux segments : « Un segment supérieur, représentant l'extrémité proximale du canal excréteur du pronéphros, prolongé par le canalicule le plus élevé, et un segment inférieur, provenant de l'allongement du segment supérieur, aux dépens de la paroi du canal de Wolff » (Tourneux). — Je dois cependant faire remarquer que les défenseurs de la première théorie (Waldeyer, Nagel) objectent que, malgré les connexions très étroites (fig. 288), le canal de Müller ne renferme aucun des éléments épithéliaux du conduit de Wolff.

Destinée du canal de Müller. — Les canaux de Müller offrent d'abord une disposition identique, que l'embryon évolue vers le type mâle ou vers le type femelle. Mais ils ne tardent pas à subir de profondes modifications. Chez l'homme, ils s'atrophient d'une façon complète, sauf à leurs extrémités, qui donnent naissance, la supérieure à l'*hydatide* (fig. 280, *Hyd. ses.*) *non pédiculée de Morgagni*, l'inférieure, par fusion avec celle du côté opposé, à l'*utricule prostatique* ou *vagin mâle*[1]. Chez la femelle au contraire, ils persistent tout entiers. Leur segment inférieur devient *canal utéro-vaginal*, dont le développement sera étudié plus loin. Le segment supérieur est l'origine de la trompe de Fallope, la limite entre les deux segments étant marquée par le point où le ligament génito-inguinal sous-croise les canaux de Wolff et de Müller. Ce dernier détail sera exposé avec l'embryologie du ligament large (voy. p. 525).

II. — DÉVELOPPEMENT DE LA TROMPE JUSQU'A LA PUBERTE

La partie supérieure du canal de Müller ne se transforme pas tout entière en oviducte. Son extrémité antérieure (voy. fig. 290), qui s'étend d'abord très loin en avant dans le ligament diaphragmatique du corps de Wolff, s'atrophie et, au-dessous d'elle, se constitue, pour Hertwig (dont l'opinion est toutefois combattue par d'autres embryologistes), une nouvelle ouverture, qui devient l'*ostium abdominal* de la trompe. Celui-ci n'est donc plus, à ce moment, le néphrostome le plus élevé du rein précurseur. (*Pav.*, fig. 290.)

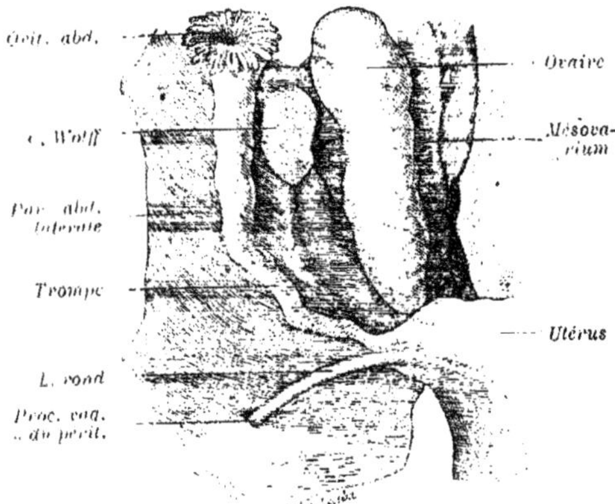

FIG. 289. — Trompe et ovaire droits au debut du 3e mois fœtal (Kollmann).

A. Au point de vue HISTOLOGIQUE, la trompe représente d'abord un tube limité par un épithélium cylindrique élevé. Autour de ce tube, on peut, dès le 5e mois (Nagel), reconnaître le chorion muqueux et la couche circulaire de la tunique musculaire, nés aux dépens d'éléments mésodermiques fusiformes, groupés tout autour du tube épithélial. « Plus tard les éléments épithéliaux du corps de Wolff disparaissent, à l'exception de ceux qui sont l'origine de l'époophoron et du paroophoron ; les éléments conjonctifs, au contraire, persistent et forment (Mihalkovics), avec le revêtement péritonéal (épithélium cœlomique) du mésonéphros, le ligament large et la couche externe de la paroi tubaire, dans laquelle se développent ensuite des fibres musculaires longitudinales,

1. Très exceptionnellement (Lockwood, etc.), on a constaté chez l'homme la persistance presque totale du conduit müllerien, sous forme d'un cordon, qui accompagnait l'uretère, puis le déférent jusqu'à l'épididyme. On sait d'ailleurs que, chez les tritons et les crapauds mâles (Debierre), les conduits de Müller se retrouvent toujours à côté du canal de Wolff.

en connexion immédiate avec la tunique musculaire externe de la paroi utérine et avec le stratum musculaire du ligament large. » (Nagel.)

Déjà, au 4e mois fœtal, la muqueuse tubaire est plissée. Les cils apparaissent sur l'épithélium à une époque encore discutée : au 3e (Wendeler), au 5e (Nagel), au 7e mois (Wolff) fœtal, seulement à la fin de la grossesse (Becker, de Sinéty, Popoff).

La différenciation du conduit tubaire en ses tuniques constituantes ne se produit pas d'emblée sur toute son étendue ; elle est plus précoce sur l'extrémité ovarienne que vers l'extrémité utérine et se fait progressivement de haut en bas.

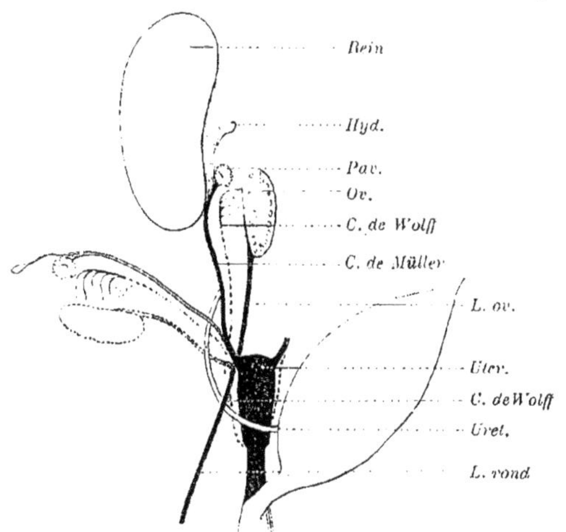

Fig. 290. — Schéma du développement des organes génitaux internes femelles. Organes qui persistent (lignes pleines) et organes qui s'atrophient (lignes ponctuées). Situation initiale et situation après la descente apparente (Hertwig).

B. Au point de vue MACROSCOPIQUE, l'oviducte se développe d'une façon assez lente. Il descend d'abord verticalement ou un peu obliquement en dedans (fig. 289) et se trouve placé en dehors de l'ovaire et des résidus wolffiens. Il accomplit avec ceux-ci la migration apparente (voy. fig. 253, 254, 255 et 256), qui les amène dans le petit bassin. Ainsi la trompe a déjà à la naissance sa situation définitive, à l'exception de son extrémité externe, qui est encore dans la fosse iliaque et ne contracte que progressivement ses rapports avec la glande génitale.

L'ostium abdominal est d'abord lisse et uni. Les premières franges n'apparaissent guère que vers le 4e mois. Mais elles restent très petites pendant toute la vie intra-utérine et la tubo-ovarienne ne prend ses caractères qu'après la naissance. Elles sont produites par la pénétration irrégulière de l'épithélium cœlomique épaissi dans le tissu sous-jacent du ligament diaphragmatique du corps de Wolff (Wendeler). Elles manquent chez les vertébrés inférieurs et chez les mammifères aquatiques.

L'oviducte figure primitivement un conduit rectiligne; puis il devient flexueux sur toute sa longueur, à tel point qu'il ressemble à un tire-bouchon. Ses replis atteignent leur maximum de développement dès la 32e semaine selon Freund, au 6e mois pour Martin, dans le dernier mois de la grossesse d'après Nagel. Quoi qu'il en soit, ces courbures, parfois inégalement dessinées des deux côtés (Schæffer, Popoff), s'atténuent après la naissance, et le déplissement s'opère d'une façon graduelle à partir de l'extrémité utérine (*Tr.*, fig. 292).

[RIEFFEL.]

Ce processus se poursuit jusqu'à la puberté (Blumreich); il est sans doute en rapport avec l'élargissement du bassin osseux.

Les particularités relatives à la nature et au mode de production de ces courbures caractéristiques des trompes fœtale et infantile sont encore mal élucidées. L'oviducte n'est pas un conduit réellement rectiligne; mais, dès l'origine, alors qu'il est encore canal de Muller, il décrit une demi-spire autour du canal de Wolff (Nagel, Blumreich) et cette disposition se poursuit même sur la corne uterine et jusque dans le sinus uro-génital (Dohrn). C'est l'exagération de cette disposition qui donne lieu, suivant Freund et Williams, aux flexuosités tubaires. Celles-ci seraient ainsi régulièrement agencées, décrivant 6 1/2-7 1/2 tours de spire. La raison de cette torsion doit être cherchée dans la descente de l'appareil tubo-ovarique et dans ce fait que le canal de Müller, en progressant, rencontre sur son chemin des obstacles qu'il est obligé de tourner. Tout autre est l'opinion de Nagel. Celui-ci ne conteste pas l'existence de la demi-spire primitive, sur laquelle d'ailleurs il a le premier attiré l'attention; mais elle n'a rien à voir avec les sinuosités ultérieures, qui sont de simples plis plus ou moins prononcés. Ces derniers sont analogues « à ceux qu'on observe sur tout tube élastique, placé dans un espace relativement trop restreint », et s'expliquent par une inégalité d'accroissement. On sait d'ailleurs que la trompe est intimement unie à l'ovaire par un double feuillet péritonéal; comme elle s'allonge plus rapidement que celui-ci, elle se plisse; il peut même se produire une véritable rotation hélicoïdale, si la différence de longueur entre l'oviducte et le mésosalpinx se prononce davantage. (Blumreich.)

III. — ANOMALIES DES TROMPES.

Elles méritent d'être étudiées et figurées avec un certain soin, en raison de leur intérêt en gynécologie.

A. ***Anomalies par défaut de développement.*** — Je mentionnerai ici :

1° *L'absence totale et bilatérale*, coïncidant avec une aplasie de l'utérus et même de l'ensemble de l'appareil génital.

2° *L'absence d'une seule trompe*, ordinairement combinée à celle de la moitié correspondante de la matrice. Ces malformations s'expliquent par une aplasie de l'un ou des deux canaux de Müller.

3° *L'état rudimentaire, uni- ou bilatéral*, se rencontrant en général avec un utérus fœtal ou infantile et se traduisant, suivant les cas, par différentes lésions : *a*) par l'oblitération de l'oviducte sur toute ou partie de son étendue; *b*) par des rétrécissements parfois consécutifs à des brides péritonéales et portant, le plus souvent, sur l'orifice abdominal; *c*) par la persistance de la gouttière infundibulaire primitive (Wendeler); *d*) par le développement défectueux des franges, leur réduction à l'état de languettes rares et charnues (Popoff).

B. ***Anomalies par excès de développement.*** — Ce sont les plus curieuses. Elles se présentent sous différents aspects :

1° **Orifices tubaires anormaux ou accessoires.** — Ils s'observent dans la proportion de 1 sur 6 (Richard), sur 16 (Sappey), sur 100 (Waldeyer), au nombre de 1 à 3 sur la même trompe (Richard). Sänger en a compté jusqu'à 5, Ferraresi 6, Waldeyer 13. Ordinairement unilatéraux, voisins de l'ostium abdominal, ils peuvent cependant siéger sur toute l'étendue de l'ampoule et notamment à son contour supérieur (*O. a.*, fig. 294) ou au sommet d'une des coudures (Luschka, Edebohls). Ils sont garnis de franges plus ou moins développées et tapissées à leur face interne par un épithélium cilié. Ils peuvent très exceptionnellement (cas de Sänger) permettre la fécondation lors d'oblitération du pavillon principal. Ces orifices surnuméraires communiquent toujours, d'après Richard, avec le canal de la trompe et, si l'on y introduit un stylet, celui-ci sort par l'ostium abdominal ou utérin, suivant la direction qu'on lui donne (fig. 291, 292, 293). Dans un cas, Richard a vu l'orifice accessoire divisé en deux par une valvule muqueuse, qui s'opposait au cathétérisme dans les deux sens (*v.*, fig. 293).

Cette anomalie s'explique sans peine, si l'on admet, avec Balfour, que le conduit de Müller se forme par des involutions épithéliales multiples, qui s'unissent dans la profondeur et qui, toutes, sauf une (origine de l'ostium abdominal normal), perdent leur communication avec la cavité pleuro-péritonéale. Il suffit de supposer la persistance de plusieurs communications analogues pour comprendre les orifices accessoires. Mais ces données ne concordent guère avec les notions embryologiques actuelles. On tend de nos jours à croire : 1° que les orifices, voisins de l'ostium normal, naissent par une irrégularité dans la formation ou dans l'occlusion de l'invagination infundibulaire primitive (M. Duval, Amann); 2° que les orifices, situés sur le trajet de l'oviducte, résultent de l'union anormale, en un ou plusieurs points, de l'épithélium des canaux de Wolff et de Müller (Nagel).

De ces ouvertures, il faut distinguer, à mon avis, celles que Rokitansky a décrites sur le trajet de la trompe et qui sont irrégulières, dépourvues de franges. Elles n'ont rien à voir avec le développement. Elles se produisent d'une façon progressive par amincissement de la paroi tubaire, hernie de la muqueuse et enfin perforation.

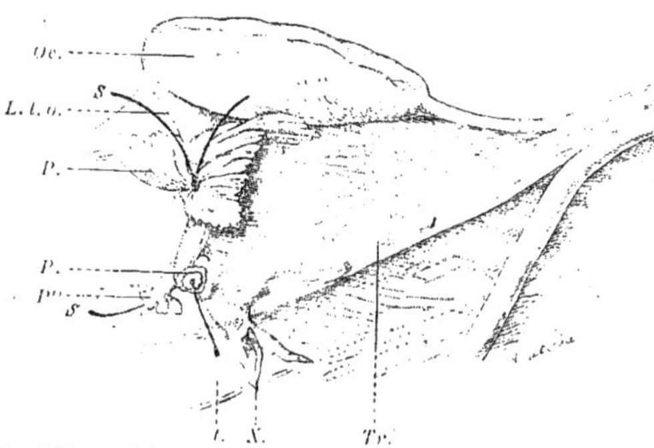

Fig. 291. — Orifices et pavillons tubaires accessoires (Richard).

Sur cette trompe droite, provenant d'une jeune fille de 15 ans, non réglée, on voit un pavillon terminal (*P*) avec deux pavillons accessoires (*P'* et *P''*), dont les orifices conduisent dans le canal tubaire (S, *S* et *t*). Il existe, en outre, en *X* un petit pavillon, formé de deux franges, mais sans ouverture de communication avec la trompe. Sur cette figure, on remarquera en outre : 1° les sinuosités du corps de la trompe (*Tr*); 2° le ligament tubo-ovarien (*L. t. o.*) dépourvu de toute frange.

Williams signale des diverticules de la paroi tubaire, allant jusqu'au péritoine et non visibles à l'extérieur. Il est difficile de dire s'il s'agit, dans l'espèce, d'une lésion congénitale ou accidentelle.

2° **Pavillons et trompes accessoires** (*parasalpinges de Kossmann*). — Ces anomalies ont acquis récemment une certaine importance pathologique, qui m'oblige à les décrire avec quelques détails. En effet, elles sont intéressantes pour la pathogénie non seulement des tumeurs du ligament large, mais aussi des grossesses ectopiques (Henrotin et Herzog), puisqu'on a vu celles-ci se développer à l'extrémité d'un de ces pavillons accessoires.

Fréquence. — Elle paraît plus grande que celle des orifices anormaux. Waldeyer parle d'une proportion de 5 sur 30. Kleinhans a rencontré ces anomalies, uni- ou bilatérales, 19 fois sur 57 cas.

Siège. — A cet égard, je distinguerai les deux variétés suivantes :

1° *Les pavillons tubaires accessoires*, qui s'insèrent sur la trompe elle-même et occupent parfois le voisinage de l'orifice abdominal ou l'isthme de Barkow, mais surtout la portion ampullaire (*X*, fig. 291).

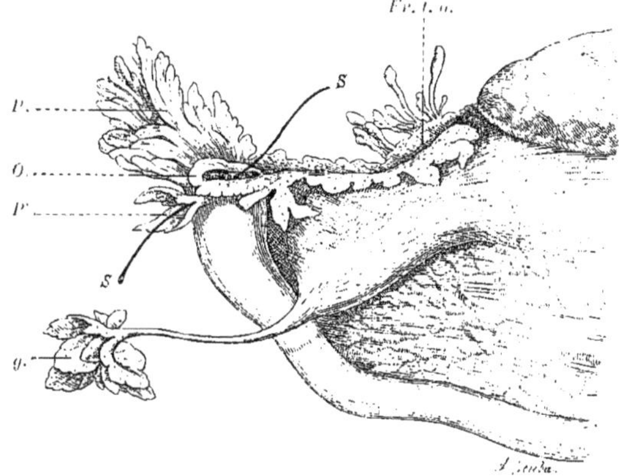

Fig. 292. — Pavillon paratubaire accessoire (Richard).

Sur cette trompe droite, provenant d'une femme adulte, on voit, à quelques millimètres au-dessous du pavillon normal (*P*), un petit pavillon accessoire (*P'*), formé seulement de deux franges. La sonde (*S*, *S*) entre par l'orifice normal *O*. et sort par l'orifice anormal. En *g*, est un appendice que Richard considère comme une frange tubaire pédiculée. On voit aussi la frange tubo-ovarienne (*Fr. t. o*), avec son sillon extrêmement marqué.

2° *Les pavillons paratubaires accessoires*, fixés non sur l'oviducte lui-même, mais en un point variable du mésosalpinx (*P. a. f.*, fig. 294).

Configuration. — Ce sont, si l'on veut, des pavillons en miniature, car leur forme rappelle celle du pavillon principal. Leur longueur varie de quelques millimètres à 2-3 centimètres. Les uns sont minces, effilés, les autres plus développés. Ils sont uniques ou multiples (2-5), simples d'habitude, exceptionnellement ramifiés (Godart). Leur extrémité frangée est supportée par un pédicule tantôt solide, tantôt creux; jamais cependant, même en cas de pavillon tubaire accessoire, la lumière ne communique avec celle de la trompe principale : c'est un point mis en évidence par les recherches concordantes de Kossmann, Kube et Kleinhans. Le développement des franges est variable et paraît en rapport avec la configuration du pédicule. Ainsi Kossmann écrit : « On rencontre des trompes accessoires

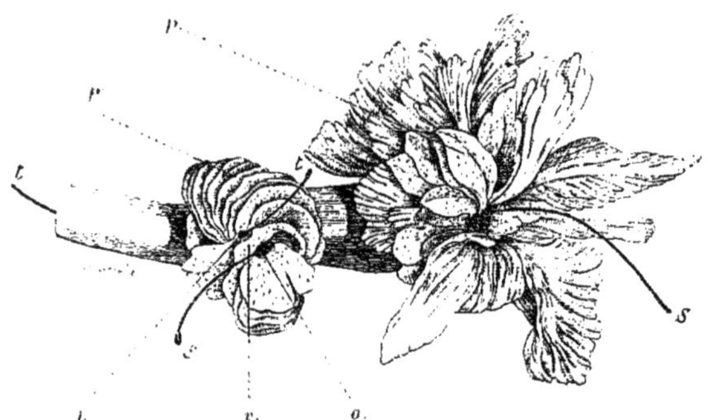

Fig. 203. — Pavillon tubaire accessoire (Richard).

Sur cette trompe provenant d'une femme qui venait de faire une fausse couche de six semaines, on distingue, à côté du pavillon normal extrêmement riche en franges (P), un deuxième pavillon (P'). Celui-ci offre deux orifices a et b), séparés par une valvule (v) de la muqueuse, valvule qui se prolonge dans l'intérieur du canal tubaire. Un stylet S, S, introduit par l'orifice abdominal, sort par l'orifice a; un autre stylet tt, poussé par l'utérus, sort par l'orifice b.

avec et sans lumière; jamais elles ne s'ouvrent dans la trompe principale, mais parfois elles communiquent avec la cavité abdominale. Dans ce dernier cas, il existe toujours une couronne de franges; mais celles-ci peuvent également garnir une trompe accessoire sans lumière. » Il n'est pas rare que toute communication avec la cavité abdominale fasse défaut

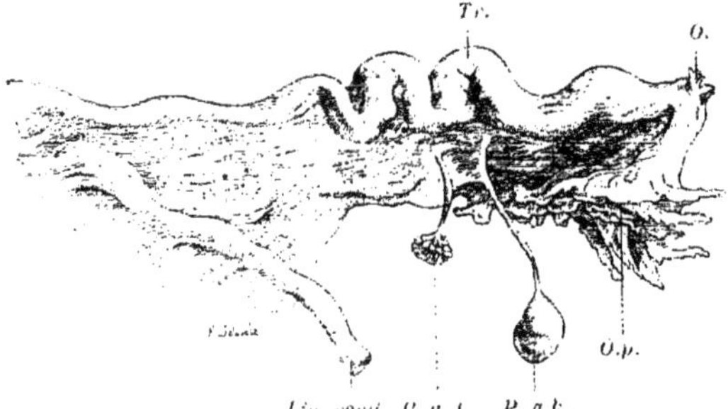

Fig. 204. — Trompe d'une nouveau-née, avec un orifice tubaire accessoire (O. a.) et deux trompes accessoires, l'une avec extrémité frangée (P. a. f.), l'autre fermée et kystique (P. a. k.) (Kleinhans).

(fig. 204, P. a. k.) et que les trompes, dites *atrétiques* (Kossmann), soient distendues par un épanchement séreux (hydroparasalpinx). Ces parasalpingites kystiques sont tapissées à leur face interne d'un épithélium vibratile; elles sont consécutives à une oblitération primitive de l'ostium abdominal de la trompe accessoire dépourvu de franges, ou à la soudure et à l'atrophie secondaire de celles-ci. (Kossmann.)

Structure. — Elle est analogue à celle du pavillon principal, quand l'organe surnuméraire présente une lumière. Dans le cas contraire, l'infundibulum proprement dit disparaît; à sa face interne, on ne trouve nul épithélium vibratile et les fibres lisses circulaires sont très clairsemées dans la tunique moyenne. Parfois, à la base d'un pédicule surtout musculo-vasculaire, il existe des amas de vésicules adipeuses.

Origine. — On a pensé que les pavillons accessoires ne constituaient qu'un degré plus avancé de la malformation, qui donne d'abord naissance aux orifices anormaux, et qu'ils étaient passibles des mêmes interprétations. Nagel les explique par une répétition du processus d'invagination de l'épithélium cœlomique. Waldeyer n'émet aucune théorie précise. Il fait cependant remarquer qu'on trouve parfois sur le péritoine, qui recouvre les organes génito-urinaires de l'embryon, des orifices infundibuliformes, comparables à des néphrostomes. D'après lui, les trompes et les orifices accessoires, ainsi qu'une partie de ces néphrostomes, seraient des formations parentes. Longtemps avant ces auteurs, Rokitansky avait défendu une autre opinion; il voulait que les trompes accessoires fussent d'origine wolffienne et il les considérait comme des canalicules du parovarium (corps de Rosenmüller) modifiés. Cette théorie n'a plus guère de partisans et, depuis les recherches

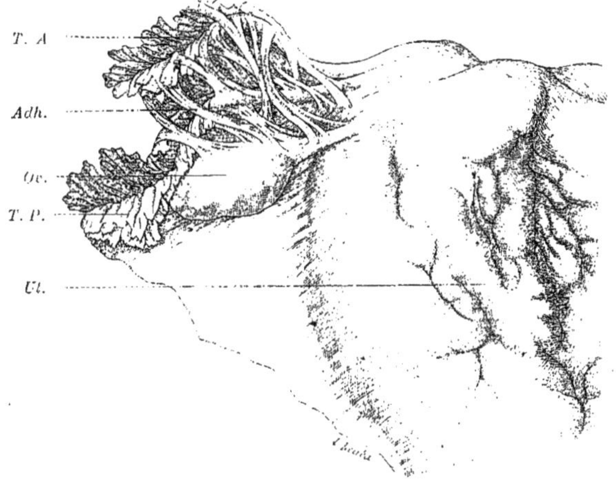

Fig. 295. — Double trompe (d'après Péan).

On voit une partie de l'utérus *Ut.*, farcie de fibromes interstitiels. Il n'existe qu'un ovaire *Ov.* et deux trompes, principale *T. P.* et surnuméraire *T. A.* — *Adh.*, adhérences pathologiques.

de Kossmann, dans le détail desquelles je ne puis entrer ici, on tend à attribuer une origine müllérienne aussi bien aux orifices qu'aux pavillons accessoires. Cependant le dernier mot est loin d'être dit sur cette question encore fort obscure.

3° **Trompes surnuméraires ou doubles.** — Dans ces cas très rares, il existe du même côté deux trompes, avec un seul ou deux ovaires (Keppler, Falk, Péan, Pick). L'organe anormal, plus ou moins rudimentaire, est néanmoins toujours orné de franges (fig. 295). Dans des cas de ce genre, il faut admettre une ébauche tubaire primitivement double et, de fait, Wendeler et Nagel ont vu, sur de jeunes embryons humains, deux conduits de Müller du même côté.

C. ***Anomalies de configuration.*** — On a décrit : la *brièveté anormale* (Sims), la *torsion en spirale* (Robinson), l'*occlusion congénitale de l'orifice abdominal* (Haultain). Plus souvent, on voit des trompes garder *le type fœtal*; elles sont très flexueuses, incomplètement cloisonnées et prédisposent, d'après Freund, à la grossesse extra-utérine, à la rétention des sécrétions muqueuses ou purulentes. Cet auteur considère cette disposition comme un arrêt de développement. Wendeler, au contraire, prétend la rapporter à un retard dans l'accroissement des ligaments utéro-ovarien et infundibulo-ovarien, combiné à un allongement exagéré du ligament infundibulo-pelvien.

D. ***Anomalies topographiques.*** — 1° Les unes sont imputables, suivant Kleinhans, à un développement défectueux de l'utérus, et alors la trompe a une insertion, une direction, une situation variables; 2° Les autres se rattachent à un trouble dans la descente de l'appareil tubo-ovarien. *a*) En cas d'arrêt de migration, on peut trouver la trompe dans la région lombaire, plus ou moins verticale, et parfois séparée de l'utérus (Puech), ou dans la fosse iliaque interne, à cheval sur le détroit supérieur. *b*) En cas de vice de migration, l'oviducte se place derrière la paroi abdominale antérieure ou sort par le canal inguinal. Les hernies inguinales congénitales de la trompe sont rares; elles s'accompagnent en général d'un déplacement analogue de l'ovaire; mais elles existent aussi (Cruveilhier, Courty, Schultz, Launay, Wiart, etc.) à l'état de pureté.

ARTICLE IV

LES TROMPES SÉNILES

Les trompes participent à l'involution sénile, qui atteint l'ensemble de l'appareil génital. Ainsi elles tendent à devenir rectilignes (fig. 274 et 275); leurs flexuosités s'effacent, la paroi s'amincit, le pavillon se flétrit, les franges se renflent parfois en massue et s'infiltrent de carbonate de chaux (Popoff). Mais les modifications histologiques ne sont pas faciles à apprécier, en raison des ressemblances qu'affectent l'atrophie simple et les résidus d'altérations inflammatoires (Wendeler). Aussi l'accord n'est-il pas encore près de se faire.

Les cellules épithéliales perdent rapidement leurs cils (Voinot); elles deviennent plus basses, cubiques, puis pavimenteuses; elles manquent parfois par places (Schnaper) et forment bouchon (Ballantyne et Williams). Toutes les tuniques sont envahies par un tissu conjonctif de nouvelle formation, qui devient de plus en plus dense. Dans la muqueuse, cette prolifération se traduit par le développement de végétations, qui remplissent une grande partie de la lumière de l'oviducte et arrivent à l'oblitérer, notamment dans la région de l'isthme, par accolement et fusion des plis muqueux. L'ampoule perd son aspect labyrinthique (Grusdew, Schnaper). La sclérose étouffe progressivement les autres éléments. Ainsi, à partir de 45 ans, les fibres élastiques diminuent et, dans les trompes séniles, on n'en trouve plus que quelques-unes sous le péritoine (Buchstab). Le calibre des vaisseaux se rétrécit et leur tunique adventice s'épaissit (Grusdew). La tunique musculaire de la trompe s'atrophie. Cependant, d'après Grusdew et Schnaper, il n'est pas exact de prétendre, avec Ballantyne et Williams, que la couche de fibres longitudinales disparaisse d'une façon complète dans l'âge avancé.

ARTICLE V

LES TROMPES PENDANT LA MENSTRUATION ET LA GROSSESSE

A. L'état des trompes pendant la période cataméniale est encore très incomplètement connu, et on discute en particulier sur la question de la *menstruation tubaire*. On tend à croire que la muqueuse de l'oviducte est le siège de modifications (Wendeler, Bond) analogues à celles de la muqueuse utérine, mais moins prononcées, et qu'elle fournit une petite part du sang menstruel. Dans quelques cas, on a pu directement surprendre l'écoulement sanguin (Hofmeier, Terrillon, Landsberg, Thomson) ou constater (Landau et Rheinstein) l'infiltration hémorragique de la trompe. Cependant bien des gynécologistes (Sänger, Wehle, Fritsch, Strassmann, etc.) considèrent qu'il ne s'agit pas là d'un processus physiologique, mais d'hémorragies morbides, de salpingorragies.

B. Pendant la grossesse utérine normale (la seule dont j'entends parler), les trompes subissent des modifications anatomiques et histologiques.

1° *Macroscopiquement*, elles s'hypertrophient d'une manière assez notable; elles paraissent s'allonger, tout en restant flexueuses. (Cependant Janot soutient que les flexuosités disparaissent chez la femme enceinte.) Leur point d'insertion n'a plus lieu à l'angle supéro-externe de la matrice: il est reporté à l'union du tiers antérieur et des deux tiers postérieurs des faces latérales de cet organe et en même temps à la jonction du quart supérieur et des trois quarts inférieurs. Ce fait est dû à ce que l'ampliation de l'utérus se produit surtout aux dépens de la paroi postérieure et du fond. Les trompes suivent la matrice dans ses changements topographiques; ainsi elles s'élèvent dans l'hypogastre, vers la fosse iliaque, puis dans les régions lombaires, en pendant sur les côtés de l'utérus, tout en conservant sensiblement leurs rapports avec l'ovaire. Après l'accouchement, elles réintègrent graduellement leur situation, à moins d'être retenues par des adhérences.

2° *Microscopiquement*, toutes les couches constituantes de la trompe s'épaississent; leurs systèmes vasculaires, lymphatique et sanguin, prennent un riche développement (Frommel, Grusdew, Mandl). Pour Ch. Robin et Janot, l'épithélium perd ses cils vibratiles, ce qui est contesté par Frommel, Mandl, Thomson, Grusdew, etc. Ces derniers auteurs admettent une hypertrophie des cellules musculaires. On signale aussi l'augmentation de volume des plis muqueux principaux, d'où résulte pour les uns (Frommel) un élargissement, pour d'autres (Janot) un rétrécissement de la lumière tubaire. Les cellules du stroma, particulièrement celles qui sont voisines de l'épithélium, paraissent gonflées, leur noyau est arrondi, vésiculeux; elles prennent quelquefois, mais non d'une façon constante, le caractère des cellules déciduales (Mandl, Thomson, Gœbel). Cette particularité a même été constatée dans une grossesse extra-utérine (Both).

« Après l'accouchement, l'épithélium et les plis sont le siège d'une désagrégation complète, qui se manifeste par la présence dans la trompe d'un amas irrégulièrement composé de cellules de tissu conjonctif, englobant, dans leurs intervalles, des lambeaux plus ou moins grands d'épithélium. Il existe donc une véritable *caduque tubaire* bien différente cependant, au point de vue histologique, de la caduque utérine (Fochier *in* Thèse Janot). »

APPENDICE AUX CHAPITRES II ET III

DES APPENDICES PÉDICULÉS PARATUBAIRES OU HYDATIDES DE MORGAGNI

J'ai, avec intention, séparé la question des hydatides de l'étude des organes intertubo-ovariens et de la trompe, car cette question est encore très obscure et appelle de nouvelles recherches. On la trouve exposée par les auteurs de façons très différentes.

On rencontre souvent (voy. fig. 274, 275, 277, 280, 290, 292, 294 et 314), dans le tiers externe du mésosalpinx, près de l'oviducte, des vésicules supportées par un pédicule relativement long et qu'on doit distinguer, d'après leur point d'insertion, en deux catégories. Ce sont : l'hydatide vraie de Morgagni et les appendices du ligament large.

1° ***Hydatide pédiculée vraie de Morgagni.*** — Ce terme doit désigner exclusivement les vésicules suspendues à l'une des franges du pavillon; ce sont des « kystes frangés », renfermant un liquide clair et formés d'une mince paroi conjonctive que recouvre un épithélium, cilié pour Fleischl, Ballantyne et Williams, pavimenteux selon Klub et Kölliker.

On n'en observe en général qu'une, d'où son nom de *hydatide terminale*. Kobelt pensait qu'elle naît de l'extrémité supérieure du canal de Müller, non utilisée pour la formation de l'oviducte et Hertwig partage encore cette opinion (voy. fig. 290). Waldeyer admet que la partie proximale de l'infundibulum s'enroule sur elle-même et limite ainsi un cul-de-sac, qui peut totalement se fermer (*Hy. t.*, fig. 280). Nagel prétend, au contraire, que l'hydatide terminale n'a rien à faire avec le conduit de Müller, mais qu'elle représente l'extrémité supérieure, un peu dilatée, du canal de Wolff. Enfin, pour Kölliker et Kossmann, elle est indépendante du développement et constitue, quand elle existe, une formation pathologique, une lymphangiectasie.

Au point de vue de sa fréquence, l'hydatide de Morgagni se rencontre une fois sur cinq, d'après Luschka, plus souvent, disent Ballantyne et Williams, chez le fœtus (20 0/0) que chez l'adulte (8 0/0). Cruveilhier, Sappey, Henle, Waldeyer, Hennig, Debierre, Rauber admettent aussi son existence et décrivent son insertion soit sur la frange tubo-ovarienne, soit sur une frange quelconque du pavillon. Roth et Kossmann la disent au contraire excessivement rare; enfin, dans un récent travail, Rossa la nie d'une façon absolue et montre qu'on est induit en erreur par un examen superficiel. Ce qu'on a décrit comme hydatide terminale n'est qu'une frange un peu longue et déformée ou un appendice, dont le pédicule, tout en cheminant au contact immédiat du pavillon, s'insère en réalité sur le ligament large. D'après

[*RIEFFEL*.]

ce que j'ai vu, je me range (*H.*, fig. 280) à cette dernière opinion. D'ailleurs, une telle hydatide manque chez beaucoup de mammifères, même très voisins de l'Homme (Fischer).

2° *Appendices vésiculeux ou pédiculés du ligament large.* — Par contre, on observe d'une façon incontestable sur le ligament large, spécialement dans la région du corps de Rosenmüller, des appendices, qu'on a également, mais à tort, nommés hydatides de Morgagni. Ils sont assez communs, particulièrement dans l'âge avancé, et existent dans la proportion de 1 sur 5 (Rossa). Ils occupent surtout la région intermédiaire au pavillon et au pôle supérieur de l'ovaire et sont presque constamment implantés sur le feuillet antérieur et inférieur du mesosalpinx. Ce serait même là, pour Ballantyne et Williams, pour Kossmann, Rossa, leur siège exclusif. Cependant Kobelt, Roth et d'autres auteurs en citent des exemples sur la lame postérieure du ligament large.

Ainsi que l'ont indiqué Rokitansky, Roth et Rossa, ils se présentent sous trois aspects différents.

1° A l'état d'*appendices frangés*, dont le pédicule se termine par un bout renflé, muni de quelques franges, mais sans qu'il y ait à proprement parler d'infundibulum.

2° A l'état d'*appendices infundibulaires*, c'est-à-dire ressemblant au pavillon normal et s'ouvrant dans la cavité abdominale (*g.*, fig. 292).

3° A l'état d'*appendices kystiques*, dont le pédicule, long parfois de trois centimètres, porte une vésicule grosse comme un grain de millet, un pois, un haricot. Cette vésicule est tantôt remplie par un liquide clair (*P. a. k.*, fig. 294), tantôt flasque, affaissée, quand celui-ci s'est échappé.

Plusieurs variétés de ces pseudo-hydatides de Morgagni peuvent exister d'un seul ou des deux côtés de l'utérus. Elles ont une paroi celluleuse, riche en vaisseaux sanguins, et sont tapissées à leur face interne par un épithélium très souvent vibratile, parfois cubique ou pavimenteux.

Leur mode de production est loin d'être élucidé. Pour Kobelt, Follin, Rokitansky, Henle, elles dépendent des canalicules du corps de Rosenmüller, particulièrement des plus externes (*Hy. p.*, fig. 280). Ceux-ci, en se dilatant, forment d'abord un petit kyste intra-ligamentaire qui, ultérieurement, se pédiculise et figure une vésicule. Celle-ci paraît située contre le morceau frangé et en a sans doute souvent imposé pour l'hydatide dite terminale. Luschka et Hennig pensent que ces appendices se constituent parfois aux dépens de l'extrémité proximale du canal de Wolff (fig. 280). Enfin Roth et Gegenbaur les considèrent, non comme des productions secondaires, mais comme des arrêts de développement. Ce seraient des nephrostomes qui auraient persisté, « des résidus d'unions segmentales multiples entre le rein primitif et le cœlome ».

Tout autre est l'opinion de Kossmann et Ampt. Ils attribuent à ces appendices une origine non wolffienne, mais müllérienne. Ils les assimilent à des trompes accessoires, des canaux de Müller accessoires (*P. a. f.* et *P. a. k.*, fig. 294), réduits à leur segment initial et n'ayant pas atteint le sinus uro-génital. Ils expliquent par des modifications secondaires (adhérence, atrophie des franges) l'aspect divers des formations pédiculées du ligament large.

Rossa, qui a consacré à cette question un important mémoire, distingue les appendices kystiques et les appendices ouverts. Les premiers dépendent de l'époophoron et se produisent soit pendant la vie fœtale par pédiculisation et dilatation de quelques tubes, soit chez l'adulte par usure du feuillet antérieur du ligament large et apparition à l'extérieur de kystes, d'abord sessiles et cachés. Quelques formations kystiques seraient des franges pédiculées, renfermant des cellules épithéliales. Quant aux appendices ouverts, Rossa tend à les expliquer par la théorie de Roth, par un éclatement des vésicules (Rokitansky) ou à en faire des involutions pathologiques de l'épithélium cœlomique (Peters). A côté de toutes ces variétés, on peut rencontrer sur le mesosalpinx des franges isolées et allongées. On voit qu'en définitive Rossa attribue à tous les appendices pédiculés à la fois une origine wolffienne et une origine mullérienne.

Gebhard enfin n'admet ni l'une ni l'autre de ces origines. Il fait dépendre tous les appendices mamelonnés, frangés, en rosette ou kystiques, de l'épithélium germinatif. Celui-ci peut s'invaginer, être pincé à la surface du corps de Wolff, dont l'aspect, sur une coupe transversale, n'est pas lisse et régulier, ainsi que le figurent la plupart des auteurs, mais au contraire inégal et anfractueux.

En raison de l'obscurité qui règne sur leur embryogénie, on conçoit qu'il est, pour ainsi dire, impossible d'indiquer l'homologie de toutes les hydatides. Ceux qui acceptent l'existence de l'hydatide terminale de la trompe y voient l'analogue de l'hydatide sessile, ou de l'hydatide pédiculée de l'homme, suivant qu'ils la considèrent comme l'extrémité proximale du conduit de Müller ou du canal de Wolff (fig. 280). Quant aux vésicules hydatiformes de Roth implantées sur le ligament large, beaucoup d'auteurs continuent (sans doute à tort) à assimiler la plupart d'entre elles aux appendices qu'on rencontre parfois sur l'épididyme (Vasa aberrantia de Haller et de Roth).

CHAPITRE QUATRIÈME

UTÉRUS OU MATRICE[1]

L'utérus est l'organe destiné à recevoir des trompes l'ovule fécondé,[2] à le loger et à le nourrir pendant son développement, enfin à l'expulser quand il est arrivé à maturité. Chez les oiseaux, les batraciens, les reptiles, les poissons, l'ovule porte avec lui les matériaux destinés à sa nutrition. Aussi ces espèces animales sont-elles privées de matrice. Celle-ci n'existe que chez les mammifères.

Par suite de ses fonctions[2], l'utérus subit, plus encore que les autres parties constituantes de l'appareil génital, de profondes modifications. Aussi, fidèle au plan que je me suis tracé, étudierai-je tout d'abord cet organe à l'état de vacuité chez la femme adulte (vierge, nullipare et multipare). J'indiquerai ensuite son mode de développement et je le suivrai de la naissance à la puberté. Un court paragraphe sera consacré à l'utérus sénile. J'envisagerai enfin les changements de la matrice pendant la menstruation et la grossesse; mais je n'en mentionnerai que les points essentiels, car leur étude complète ressortit à l'anatomie obstétricale.

ARTICLE PREMIER

ANATOMIE DE L'UTÉRUS A L'ÉTAT DE VACUITÉ

§ 1. CARACTÈRES MORPHOLOGIQUES.

Il importe, pour la description de l'utérus, d'adopter un ordre un peu particulier. Il faut, en effet, connaître la plupart de ses détails anatomiques, avant de pouvoir étudier avec fruit sa situation et sa direction. On verra, en outre, presque partout, des différences apparaître entre l'utérus des vierges et des nullipares d'un côté, celui de la femme qui a eu un ou plusieurs enfants d'un autre côté. Il convient, dans tout notre exposé, de poursuivre cette distinction.

Forme. — L'utérus normal de la femme est un organe impair qui, chez *la vierge et la nullipare*, présente une forme conoïde à sommet tronqué inférieur, qu'on a comparée à celle d'une poire tapée, d'une gourde (Richet), d'un sablier (Henle). Sur la surface de ce cône aplati dans le sens frontal, on note, à peu près à égale distance de la base et du sommet, un léger étranglement, plus

1. All. *Gebärmutter, Mutter, Fruchthälter.* — Angl. *Uterus, Womb.* — Ital. *Utero, Genitura.* — Μήτρα, ὑστέρα.

2. En dehors de ces fonctions, l'utérus est certainement, en raison de sa richesse en éléments nerveux, une partie constituante importante de l'organisme tout entier.

marqué en avant et sur les côtés qu'en arrière. Cet étranglement se nomme l'*isthme de l'utérus*; il divise l'organe en deux parties fondamentales, l'une supérieure ou *corps*, l'autre inférieure ou *col*. Le corps[1] de l'utérus a seul une forme conoïde ou triangulaire, aplatie dans le sens antéro-postérieur. Le col figure un segment cylindroïde, un peu renflé à sa partie moyenne; aussi l'a-t-on comparé à un barillet.

Chez la *multipare*, la distinction persiste entre le corps et le col. Mais le corps devient globuleux, l'extrémité inférieure du col tend à s'étaler : ainsi l'utérus tout entier, moins régulier, un peu asymétrique, ressemble plutôt à deux cônes inégaux, adossés par leur sommet tronqué, qui répond à l'isthme. Il faut ajouter que celui-ci est souvent moins accusé et qu'il siège toujours au-dessous de la partie moyenne de l'utérus.

Configuration extérieure. — La matrice, en la supposant totalement isolée de ses connexions, après l'avoir désinsérée du vagin, après l'avoir débarrassée, autant que faire se peut (fig. 311 et 312), de son revêtement péritonéal, offre à considérer une face antérieure, une face postérieure, deux bords latéraux, un bord supérieur et trois angles, dont deux supéro-externes, l'autre inférieur répondant au sommet du cône utérin. On peut aussi, et c'est ainsi que je procéderai, envisager successivement la configuration du corps et celle du col.

A. ***Corps de l'utérus*** — 1° Sa **face antérieure**, plane ou à peine convexe chez la vierge et la nullipare, plus bombée chez la multipare, offre parfois une légère dépression (*impression vésicale*) qui, pour Henle, est peut-être une simple altération cadavérique, pour Farabeuf, résulte de l'habitude que prend la matrice de s'aplatir contre le réservoir urinaire.

2° La **face postérieure** est lisse comme la précédente, mais toujours convexe, bien qu'à un degré différent, chez les nullipares et les multipares. Elle offre souvent sur la ligne médiane une *crête* mousse (Meckel, Sappey) qui, plus accusée sur les sujets jeunes, n'atteint pas le fond et s'exagère dans les déviations postérieures de l'utérus (Le Dentu). Sur cette face se marquent parfois aussi, suivant Depaul, les empreintes des circonvolutions intestinales.

3° Les **bords latéraux** sont difficiles à isoler en raison des nombreux vaisseaux qui y pénètrent. Considérés dans le sens antéro-postérieur, ils sont épais, arrondis et offrent deux lèvres, antérieure et postérieure, et un interstice. Dans le sens vertical, ils sont un peu concaves de haut en bas chez la nullipare, convexes chez la multipare.

4° Les **angles latéraux**, *angles supéro-externes de l'utérus*, *angles tubaires*, donnent insertion aux trompes de Fallope, un peu au-dessous et en avant aux ligaments ronds, un peu au-dessous et en arrière aux ligaments de l'ovaire (fig. 311 et 312). Ils sont nettement accusés chez la vierge, mais s'arrondissent et s'effacent chez la multipare. Il ne faut pas les confondre avec les *angles sous-tubaires* de l'utérus, nom donné à l'angle formé par la rencontre du bord latéral de cet organe avec le contour inférieur de la trompe (fig. 301 et 317, *A. S. T.*).

1. Quelques auteurs ont désigné, avec Kohlrausch, sous le nom de corps la partie qui est immédiatement adhérente au péritoine.

4° L'angle **inférieur** du corps se confond avec l'isthme, rétrécissement bien marqué chez la nullipare, tandis que, chez la multipare, ainsi que je l'ai déjà dit, les limites entre le corps et le col tendent à disparaître.

5° C'est sur le **bord supérieur** que s'impriment les différences les plus profondes entre la matrice de la nullipare et de la multipare. Ce bord, plus souvent désigné sous le nom de *base* ou **fond de l'utérus**, est, chez la vierge, rectiligne ou à peine convexe, parfois aigu, presque tranchant sur une certaine étendue (Henle); il est de niveau avec l'insertion des trompes, qu'il ne dépasse pas, ou à peine de 2 millimètres (fig. 297), et se sépare nettement des bords latéraux par l'angle aigu supéro-externe. Chez la multipare, au contraire, il est fortement arrondi dans le sens antéro-postérieur et d'autant plus convexe dans le sens transversal que la femme a eu plus d'enfants; il dépasse alors de 1 centimètre l'insertion des trompes (fig. 301) et se continue par un angle arrondi avec le bord externe. Quelques gynécologistes, surtout à l'étranger, divisent, chez la multipare, le corps utérin en deux parties, l'une *corps proprement dit*, placée au-dessous, l'autre *fond*, située au-dessus de la ligne intertubaire.

B. **Col de l'utérus** (*angle inférieur de l'utérus* de quelques auteurs). — Envisagé indépendamment de ses connexions avec le vagin (voy. p. 448 et fig. 310), il offre peu de détails à noter. Il suffira de faire remarquer ici que sa **face antérieure**, légèrement convexe, présente parfois, à sa partie supérieure, une crête mousse, qui se continue sur la voûte vaginale et serait constante, d'après Sänger, dans les rétrodéviations congénitales; que sa **face postérieure** est un peu plus convexe, dépourvue de toute saillie semblable à celle de la face correspondante du corps; que ses **bords latéraux** sont arrondis et épais; que son **extrémité supérieure** se continue avec le corps utérin.

L'**extrémité inférieure** seule mérite une étude plus attentive. Encore appelée *museau de tanche* (*os tincae*), terme qui ne convient que chez la femme pare, elle forme un cône tronqué, percé à son sommet d'un orifice, dit *orifice externe du col*, qui est l'entrée de la cavité utérine, et qui est limité par deux lèvres, dites *lèvre antérieure* et *lèvre postérieure*, la première ordinairement plus épaisse que la seconde. Ces lèvres s'unissent latéralement par deux angles arrondis ou aigus, dits *commissures droite et gauche du col*. Chez la vierge, l'orifice est petit, circulaire ou mieux un peu elliptique à grand axe transversal (fig. 296); il est bordé, moins par des lèvres proprement dites que par un bourrelet périphérique et, en raison de son aspect lisse et uni, de sa fermeté élastique, il offre au toucher une sensation comparable à celle qu'on obtient en appuyant la pulpe du doigt sur le lobule du nez (Dubois). — Il n'est pas démontré que le coït, même souvent répété, diminue la consistance du col et lui donne une teinte plus rosée. — Chez les primipares, le col est moins pointu, moins ferme; son orifice simule nettement une fente transversale de 3 à 4 millimètres de largeur, en général bordée par deux lèvres et prolongée, à son extrémité gauche, par une ou deux petites incisures en rapport avec la fréquence de la position occipito-iliaque gauche antérieure du fœtus. — Chez la multi-

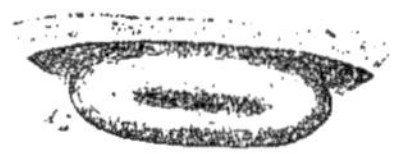

Fig. 296. — Orifice externe du col chez une fille vierge de 15 à 16 ans (Guyon).

[RIEFFEL.]

pare, il peut advenir, à titre d'exception, que l'extrémité inférieure du col conserve les caractères qu'il offrait chez la nullipare. Mais ordinairement l'orifice est élargi, béant, mesurant presque 1 cm. 1/2 dans le sens transversal et admettant quelquefois la moitié de la phalange unguéale. Entaillées par plusieurs échancrures, les lèvres deviennent inégales, bosselées, de couleur violacée; parfois elles paraissent éversées. « Si la femme a eu 8 à 10 enfants, il semble que le col soit absorbé par le corps; il est remplacé par un large orifice, entouré de tubercules et de dépressions de toutes dimensions, disposition qui donne au doigt une sensation analogue à celle du cancer » (de Sinéty).

Les caractères morphologiques du col sont importants au point de vue pratique. Ainsi la disposition en cône très allongé, pointu, en museau de taupe (Sims), en groin de tapir (Ricord) est une cause fréquente de stérilité. Les accouchements seuls ou l'extraction de gros polypes donnent au col les signes de la multiparité, fait à retenir au point de vue médicolégal. Cependant il faut savoir que, chez quelques nullipares, on a pu (Penrose, Heil) trouver sur le côté gauche du col une incisure, sans doute congenitale.

Consistance. — En dehors des particularités mentionnées pour le museau de tanche, l'utérus a une consistance variable sur le cadavre ou sur le vivant. Pendant la vie, il est assez mou, dépressible et offre à l'orifice interne une certaine flexibilité, plus marquée chez la vierge que chez la nullipare, chez celle-ci que chez la multipare. Après la mort, il devient plus ferme, rigide; mais il reprend quelque souplesse par l'injection vasculaire ou par l'immersion dans l'eau chaude.

Poids. — Le poids moyen de l'utérus nullipare est de 40 grammes, avec variations de 32 à 50; celui de l'organe multipare de 55 grammes, avec oscillations entre 48 à 70. Cependant Krause et Henle disent avoir vu, sur des femmes ayant eu plusieurs enfants, des matrices normales, qui pesaient jusqu'à 120 gr. Le *poids spécifique* du tissu utérin est chez la vierge de 1,052 (Huschke).

Dimensions. — Sappey les étudie chez la vierge, chez la nullipare et chez la multipare; mais il est permis de confondre l'utérus des vierges et celui des femmes qui n'ont pas eu d'enfants, car les différences sont très minimes, sans intérêt pratique. Il faut envisager d'abord les dimensions totales, puis les dimensions respectives du corps et du col.

1° *Dimensions totales.* — Voici le résultat des mensurations faites par différents auteurs :

		SAPPEY	HENLE	WALDEYER	RIEFFEL[1]
Longueur ou diamètre vertical ou axe de l'utérus	Vierges et nullipares.	60mm	60-80mm	65mm	60mm
	Multipares.	68mm	90-100mm	75mm	70mm
Largeur mesurée entre les deux trompes ou diamètre transversal.	Vierges et nullipares.	38mm	30-50mm	35-40mm	40mm
	Multipares.	43mm	55-65mm	40-50mm	45mm
Épaisseur ou diamètre antéro-postérieur	Vierges et nullipares.	22mm	20-30mm	25-30mm	20mm
	Multipares.	26mm	30-35mm	30mm	30mm

1. J'ai pratiqué ces mensurations, à l'aide du compas d'épaisseur, sur 10 nullipares et 10 multipares, après avoir isolé, aussi exactement que possible, le bord latéral de l'utérus.

2° *Dimensions respectives du corps et du col :*

			SAPPEY	HENLE	WALDEYER	RIEFFEL
Longueur.	Vierges et nullipares.	Corps	30-34 mm		40 mm	35 mm
		Col	26-30 mm		25 mm	25 mm
	Multipares.	Corps	46 mm		45 mm	45 mm
		Col	22 mm		30 mm	25 mm
Largeur.	Vierges et nullipares.	Corps en haut.	38 mm	40-50 mm	35-40 mm	40 mm
		Isthme		20-25 mm		20 mm
		Col à sa partie moyenne.	30 mm			25 mm
	Multipares.	Corps en haut.	43 mm	55-65 mm	40-60 mm	45 mm
		Isthme				30 mm
		Col à sa partie moyenne.	30 mm			30 mm
Épaisseur.	Vierges et nullipares.	Corps	22 mm	20-30 mm	25-30 mm	20 mm
		Col	22 mm	15-25 mm		20 mm
	Multipares.	Corps	26 mm	30-35 mm	30 mm	30 mm
		Col	26 mm			25 mm

On voit en somme que, chez la nullipare, le corps forme un peu plus de la longueur totale, tandis que, chez la femme qui a eu des enfants, il en représente les deux tiers. Le col, dans les deux cas, conserve sensiblement les mêmes dimensions; néanmoins, chez la multipare, il perd souvent un peu de sa longueur. Richet a fait remarquer, ce qui est vrai surtout chez la multipare (Guyon), que le diamètre transversal diminue ou augmente en même temps que le diamètre vertical et qu'il mesure à peu près la moitié de celui-ci.

Configuration intérieure. — Vient-on à sectionner l'utérus suivant son grand axe, de l'orifice externe du col vers le fond, dans le sens sagittal ou frontal, on reconnaît qu'il est creusé d'une cavité, aplatie dans son ensemble d'avant en arrière, *canal utérin*, et comprenant deux parties : la *cavité du corps* et la *cavité du col*, réunies par une portion intermédiaire, appelée *isthme de Calza* ou *orifice interne du col*, par opposition à l'orifice externe, dont nous connaissons déjà les caractères. J'examinerai ces différentes parties d'abord chez la vierge et la nullipare, puis chez la multipare.

A. ***Cavité utérine de la vierge et de la nullipare.*** — 1° **Cavité du corps.** — Sa *forme* est celle d'un canal triangulaire, aplati d'avant en arrière, de telle sorte que les deux *parois*, distinguées en *antérieure* et *postérieure*, sont en contact parfait et ne sont séparées que par un peu de mucus; ainsi la cavité, sur une coupe transversale, simule une simple fente linéaire (fig. 309 et 323). Ces parois sont sensiblement planes et tout à fait lisses; elles offrent parfois une faible dépression triangulaire ou, chez la vierge, un petit raphé (Hagemann), indice de la dualité primitive de la matrice (*R.*, fig. 297). Elles se continuent l'une avec l'autre suivant une ligne, qui reproduit assez fidèlement le contour marginal extérieur du corps utérin. Cependant le *bord supérieur (F.)* ou *base* de la cavité est un peu convexe en dedans; les *bords latéraux (B. L.)*, longs de 25 mm. environ, présentent une disposition semblable, mais plus accusée et, pour parler plus exactement, ils sont d'abord très obliques, puis verticaux. Dans leur portion oblique, ils interceptent, avec le bord supérieur, un segment triangulaire, dont le sommet externe, très aigu, dit *angle supéro-externe de la cavité utérine*, se continue avec le canal tubaire par l'ostium utérin déjà étudié (p. 411) et offre de petits plis muqueux (*pl.* fig. 298), qui se continuent avec ceux de l'oviducte. Ce segment infundibuliforme est le vestige de la séparation de l'utérus en deux cavités ou *cornes*. (*C*, fig. 297 et *A*, *B*, fig. 300). Guyon le nomme *portion cératine* (κεράτινος, cornu, qui a des cornes); elle est caractéristique de l'utérus de la femme impare. Par leur partie presque verticale, les bords latéraux limitent un espace semblable, mais moins aigu, plus allongé, qui se continue avec l'orifice interne et qui est décrit par Guyon sous le nom de *portion intermédiaire aux deux cavités*[1].

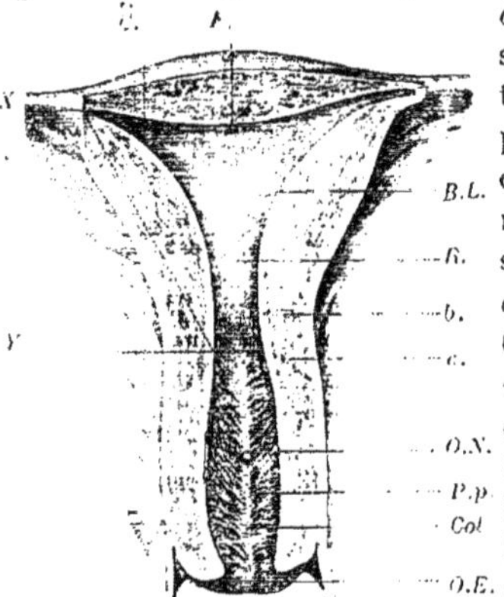

FIG. 297. — Cavités de l'utérus vierge, face postérieure (grandeur nature). — Arbre de vie très nettement dessiné. Œufs de Naboth (Guyon, Rieffel).

2° Cavité du col ou canal cervical. — La cavité cervicale diffère de celle du corps en ce qu'elle constitue une cavité réelle (fig. 297 et 309), fusiforme, un peu renflée à sa partie moyenne, légèrement aplatie dans le sens antéro-postérieur et souvent remplie par un bouchon muqueux. Ses *parois antérieure* et *postérieure* ne sont plus lisses, mais remarquables par une série de plis, d'inégalités, dont l'ensemble constitue l'*arbre de vie*, la *lyre*, et dont la disposition est la suivante. On voit les parois occupées, dans leur tiers moyen, par deux saillies longitudinales, dites *axes* ou *colonnes principales* de l'arbre de vie, qui sont « assez larges pour mesurer la moitié de la cavité du col » (Guyon). Celles-ci ne sont pas exactement médianes : celle de la paroi postérieure (*P. p*, fig. 297) se porte un peu à gauche, celle de la paroi antérieure, en général plus marquée, légèrement à droite et toutes deux se dévient d'autant plus qu'on remonte davantage. Dans le tiers inférieur du col, elles disparaissent assez brusquement « pour être remplacées par des plis, qui se joignent alors d'un côté à l'autre ou bien se terminent par un simple pli longitudinal, qui continue l'axe de l'arbre de vie, en se rapprochant peu à peu de la ligne médiane inférieurement » (Guyon). Dans le tiers supérieur du col, le relief qu'elles forment cesse d'une façon assez abrupte à l'entrée de la cavité du corps. Des colonnes principales partent (fig. 299, *P. p. s.*), à droite et à gauche, des plis, dits *plis palmés*, obli-

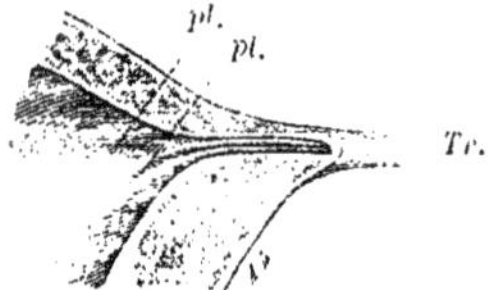

FIG. 298. — Partie de la figure précédente (Guyon).

Orifice de la trompe (*Tr.*) ouvert et étalé pour faire voir les plis longitudinaux (*pl.*).

1. Quelques auteurs, qui n'ont certes pas lu la thèse de Guyon, disent qu'il appelle ainsi l'orifice interne du col ou l'isthme. La phrase suivante lève tous les doutes : « La portion intermédiaire commence au-dessous de la portion vestibulaire ou tubaire de l'utérus et se continue avec l'orifice interne. » (Thèse, p. 32.)

quement ascendants, curvilignes, ramifiés, parfois anastomosés entre eux et pourvus de bords tranchants, en partie dentelés, entre lesquels on aperçoit de nombreux orifices glandulaires et souvent de petites vésicules miliaires ou lenticulaires, blanchâtres ou brunâtres. Celles-ci sont connues sous le nom d'*œufs de Naboth* (*O. N.*, fig. 297); elles sont tantôt sessiles, tantôt pédiculées, tantôt enfin s'enfoncent dans la profondeur du tissu du col. De la disposition de l'arbre de vie, il résulte que les parois du col, au lieu de s'adosser, s'emboîtent d'autant plus exactement qu'on se rapproche davantage de l'orifice interne et que, sur une coupe transversale, la lumière de la cavité cervicale ressemble à une ∞ allongée.

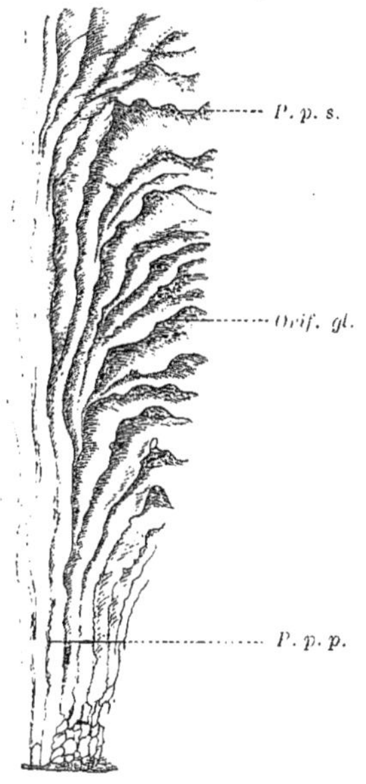

FIG. 299. — Plis palmés de la cavité cervicale (Henle).

Les *bords latéraux* de la cavité sont concaves, regardant en dedans et en bas. A leur niveau viennent mourir les plis palmés, qui ne se continuent pas d'une paroi à l'autre, mais s'entre-croisent.

3° **Orifice interne du col ou isthme utérin interne.** — Cet orifice n'est pas un simple rétrécissement linéaire; c'est un véritable *défilé*, un anneau d'une certaine étendue, qui fait communiquer les deux cavités (*b. a.* fig. 297). Aplati d'avant en arrière, il est totalement rempli par les colonnes principales de l'arbre de vie, qui conservent leur situation respective. Les plis palmés, au contraire, ne s'y prolongent pas. L'orifice interne du col est la partie la plus étroite du canal utérin; il admet à peine une plume de corbeau ou une sonde de 3 mm. de diamètre. Aussi éprouve-t-on toujours un temps d'arrêt à ce niveau dans le cathétérisme sur le vivant. Sur le cadavre, on passe avec bien plus d'aisance. Ce point de résistance répond à l'isthme externe, qu'on décrit à la jonction du corps et du col.

4° **Capacité et dimensions.** — La *capacité* de la cavité utérine impare est, suivant Sappey, de 2 à 3, d'après Guyon de 2 à 5 cm. cub.

L'*épaisseur* des parois, un peu plus notable pour la postérieure que pour l'antérieure, est en moyenne de 10 à 15 mm. au corps, de 8 à 10 au col. Elle est un peu moindre à l'embouchure des trompes, où elle n'atteint que 8 mm. (Sappey).

Les *dimensions* ont fait l'objet de nombreuses mensurations, car elles ont une grande valeur pratique. La longueur totale de la cavité est de 55 mm. dont 25 appartiennent au corps, autant au col et 5 à l'isthme. La largeur ou diamètre transversal est de 24 mm. entre les deux trompes; elle diminue rapidement de haut en bas et atteint 4 mm. (Sappey) à l'isthme, 8 à la partie moyenne du col. Enfin, l'épaisseur ou diamètre antéro-postérieur est minime; elle est de 2-3 mm. à l'isthme.

Il va sans dire que ce ne sont là que des moyennes, et il ne faudrait pas croire, par exemple, qu'un utérus, long de 5 centimètres seulement, ne fût pas apte à fonctionner.

B. ***Cavité utérine de la multipare.*** — 1° **Cavité du corps.** — Elle conserve, comme chez la nullipare, une forme triangulaire, mais est moins régulière; elle est limitée par des bords latéraux qui sont plus longs (28 mm. en moyenne), et qui, disent un grand nombre d'auteurs, sont rectilignes ou

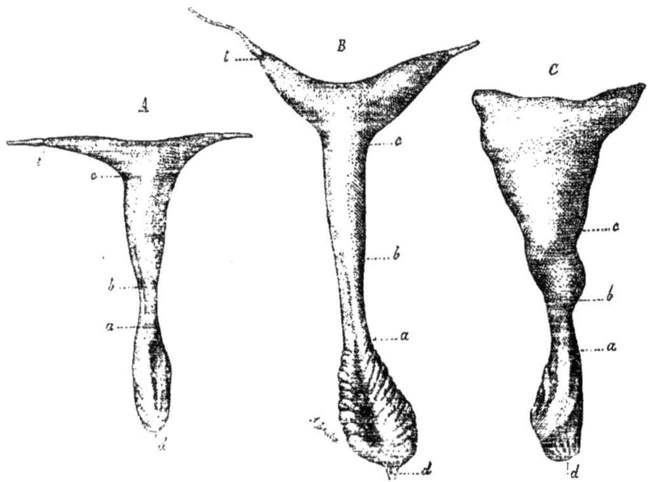

Fig. 300. — Moules de la cavité utérine (grandeur nature) (d'après Guyon).

A. Moule de la cavité de l'utérus d'une fille vierge de 17 ans. — *c*, cornes de l'utérus, portion cératine du corps. — *cb*, segment inférieur du corps. — *ba*, isthme. — *ad*, col avec l'empreinte des arbres de vie et la dépression latérale de la colonne. — *t*, trompes, léger rétrécissement au point de jonction de leur cavité avec celle du corps.

B. Moule nullipare, 42 ans. Les mêmes lettres répondent aux mêmes divisions Les cornes sont plus longues et le segment supérieur du corps plus développé. Il y avait une atrésie très marquée de l'orifice externe.

C. Moule de la cavité de l'utérus multipare représenté fig. 301 ; forme triangulaire de la cavité du corps ; élargissement et déformation des cornes utérines ; élargissement du segment inférieur du corps, qui se confond avec elles et n'est distinct qu'en *cb*. — *ab*, isthme. — *ad*, col avec double dépression.

même curvilignes à convexité externe. Cela n'est pas exact : ils restent convexes en dedans et, si l'on s'en rapporte aux moulages de Guyon, de Hagemann et de Mauclaire, voici l'expression de la vérité : « La cavité s'est élargie ou du moins les cornes utérines sont en quelque sorte descendues, s'appropriant et élargissant le segment inférieur du corps, si bien que, si, de l'extrémité des cornes de l'utérus, vous menez, chez la vierge, une ligne droite (*X. Y.*, fig. 297 et 301) qui rejoigne l'orifice interne, vous avez à peu près la forme de la cavité multipare; la corne utérine n'a donc pas disparu, elle s'est élargie. Il y a descente, *élargissement* des cornes de l'utérus aux dépens de la cavité intermédiaire, trait caractéristique de la cavité multipare » (Guyon).

2° **Cavité du col.** — Elle perd sa forme régulière et simule un cône à base inférieure; les arbres de vie conservent leur disposition, mais paraissent plus grossiers, moins élégants; ils n'atteignent jamais l'orifice externe du col (Guyon). Souvent même ils manquent sur tout le tiers inférieur de celui-ci.

3° **Orifice interne du col.** — Il constitue un défilé (*b. a.*, fig. 301) moins bien limité, moins long et plus large que chez la vierge; il reste cependant fermé par l'emboîtement réciproque des deux colonnes principales des arbres de vie.

4° **Capacité et dimensions.** — La *capacité* de la cavité utérine multipare est évaluée par Guyon de 5 à 8, par Sappey de 3 à 5 cm. cubes seulement.

L'*épaisseur* des parois atteint en moyenne 15 mm. au col, 20 pour le corps; elle est donc un peu supérieure à celle des parois de la cavité nullipare.

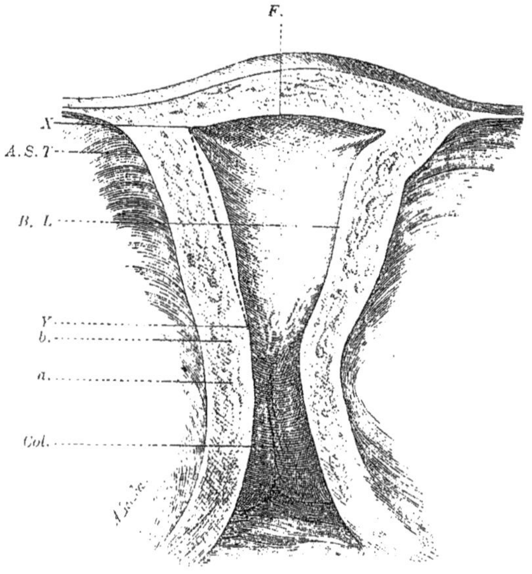

FIG. 301. — Cavité de l'utérus multipare, grandeur nature (Guyon).

Forme triangulaire du corps; plis de la trompe s'irradiant dans les angles supéro-latéraux; colonne double de l'arbre de vie.

Dimensions. — Chez la femme qui a eu des enfants, la cavité du corps s'allonge, mais non pas autant qu'on pourrait le croire et l'organe a toujours une tendance à reprendre ses dimensions primitives (Tillaux); ainsi Hansen a trouvé, 12 semaines après l'accouchement, une cavité utérine de même longueur chez la femme unipare et chez la multipare. — La longueur totale est de 60 à 65 mm., dont 20 à 24 pour le col, 3 à 5 pour l'isthme et le reste pour le corps. La largeur a augmenté, spécialement pour le corps, et le diamètre intertubaire mesure 30 à 35 mm. (Waldeyer). Le diamètre maximum antéro-postérieur est de 12 mm. (Guyon).

§ II. — POSITION (SITUATION ET DIRECTION) DE L'UTÉRUS

J'aborde maintenant les points difficiles de l'étude anatomique de l'utérus, je veux dire sa statique et sa topographie. Peu de questions ont été le sujet d'aussi ardentes controverses et, actuellement même, l'accord n'est pas fait. Plus de cinquante mémoires, arrivant souvent à des conclusions opposées, ont été écrits sur ce point spécial. Aussi m'abstiendrai-je de toute esquisse historique et j'exposerai, telle que je la conçois, la statique de l'utérus dans le petit bassin.

Pour plus de clarté, il importe de s'expliquer tout d'abord sur un certain nombre de termes courants en anatomie gynécologique.

On sait que l'axe de l'excavation pelvienne est curviligne (voy. t. I, p. 211)

[RIEFFEL.]

et qu'il se tient à égale distance des parois de celle-ci. Je ne saurais donc, pour le dire de suite, comprendre l'opinion des auteurs qui prétendent que la matrice est rectiligne et que son axe se confond avec l'axe curviligne du petit bassin (Bandl). Mais passons. Supposons d'abord que l'axe de l'utérus se confonde avec celui de l'excavation pelvienne et qu'il occupe sur ce dernier une longueur déterminée. Que la matrice monte ou descende tout entière en suivant cet axe, on dit qu'il y a *élévation* ou *abaissement*. Qu'elle se porte en masse en avant ou en arrière de cet axe, on dit qu'elle est en *antéposition* ou en *rétroposition*. Qu'elle subisse enfin dans son ensemble un mouvement de translation à droite ou à gauche, son axe restant parallèle à celui de l'excavation, elle est en *latéroposition*, nommée, suivant le côté, *dextro*-ou *sinistro- (lævo) position*.

Admettons maintenant que l'utérus soit suspendu dans le petit bassin et qu'il oscille autour d'un axe transversal passant par l'isthme. Il peut arriver que les deux extrémités de l'organe tournent en sens inverse autour de cet axe et, suivant que le fond se porte en avant ou en arrière, on dit qu'il y a *antéversion* ou *rétroversion*. Que l'organe décrive un semblable mouvement autour d'un axe de suspension antéro-postérieur, il se met en *latéroversion*, *droite* ou *gauche*, suivant que la base de l'utérus se porte à droite ou à gauche de la ligne médio-sagittale. On parle aussi, dans ces cas, d'une *situation para-* ou *extra-médiane droite ou gauche*; mais la valeur de ce terme doit être définie. Je n'en fais pas, comme Charpy, par exemple, le synonyme de la position excentrique ou de la latéroposition; je l'emploie uniquement pour désigner les cas dans lesquels le fond de la matrice est en dehors du plan médio-sagittal, que l'utérus soit d'ailleurs en latéroposition, en latéroversion ou en latéroflexion. Si le fond n'est pas exactement dans un plan frontal, mais est tourné d'un côté ou de l'autre, on dit qu'il y a *torsion*, nommée *dextro-* ou *sinistro-torsion*, selon que la face antérieure de l'organe regarde la moitié droite ou gauche de l'excavation pelvienne.

Il est enfin des changements, qui atteignent non seulement la situation, mais aussi la forme de l'utérus; ce sont les *flexions*, dans lesquelles l'axe du corps fait un angle avec celui du col. Suivant que cet angle est ouvert en avant ou en arrière, il y a *antéflexion* ou *rétroflexion*. On comprend aussi l'existence possible d'une *latéroflexion droite* et *gauche*.

Il est à peine besoin de faire remarquer que plusieurs de ces positions peuvent s'associer, et c'est en réalité ce qui se produit le plus souvent.

Ces notions préliminaires étant bien saisies, quelles sont la direction et la situation précises de l'utérus? Pour répondre à ces questions, il faut se placer dans des conditions identiques, ne pas oublier que la matrice, en contact en haut avec des anses grêles, se continuant en bas avec le vagin et le périnée, est interposée entre deux organes (vessie, rectum), dont la capacité est soumise à d'incessantes variations. Il convient aussi de tenir compte de l'influence de la pesanteur, de la pression intra-abdominale, de la conformation du bassin osseux. Il faut enfin rechercher si la position de l'utérus est identique sur le cadavre et sur la femme vivante, chez la vierge et chez la multipare. En pesant toutes ces considérations, deux propositions doivent, à mon avis, être placées en tête de cet exposé :

1° *L'utérus est un organe éminemment mobile*, dans des limites que je préciserai plus loin. Toute diminution, toute suppression ou, au contraire, toute exagération de cette *mobilité physiologique* est un fait morbide.

2° *Il n'y a pas une, mais des positions normales de l'utérus*. Toutefois il n'est pas permis de se contenter d'une formule aussi générale, et j'ajoute de suite avec Waldeyer : *il y a une position normale, typique ou primaire, de l'utérus et il y a des positions normales secondaires.*

Entrons à présent dans le détail. J'examinerai d'abord l'utérus de la vierge ou de la nullipare vivante, dans la station debout, le bassin ayant son inclinaison normale, la vessie et le rectum étant vides ou à peu près. J'indiquerai ensuite les modifications imprimées par des grossesses antérieures. Puis, après avoir présenté les arguments qui plaident en faveur d'une situation typique, primaire, je rechercherai les causes qui sont susceptibles de modifier cette attitude; enfin je parlerai de l'utérus cadavérique.

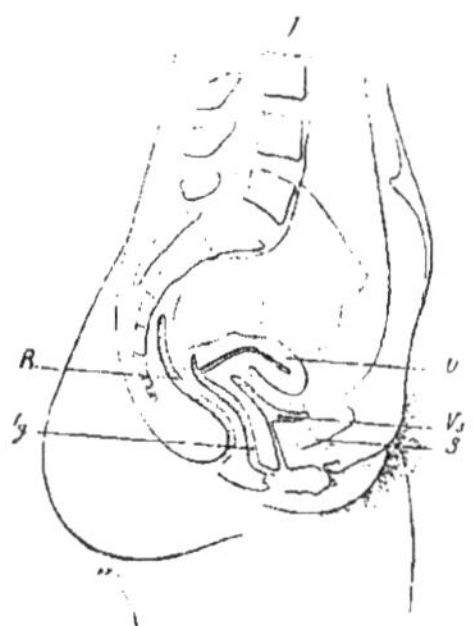

Fig. 302. — Situation normale de l'utérus chez la vierge (Schultze).

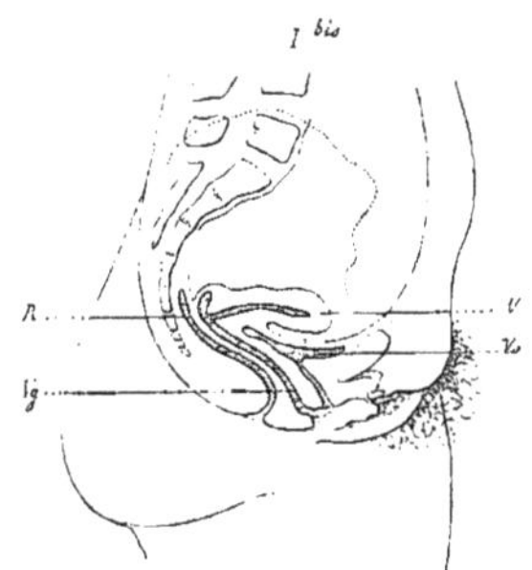

Fig. 303. — Situation normale de l'utérus chez la multipare (Schultze).

a) **Situation et direction typiques de l'utérus.** — *Sous le nom de position primitive, type ou normale primaire, je désigne la situation et la direction qu'affecte l'utérus chez la femme vivante, vierge ou multipare, considérée dans la station debout, le bassin ayant son inclinaison et ses dimensions habituelles, le plancher pelvien sa configuration et sa résistance physiologiques, enfin la vessie et le rectum étant vides ou à peu près.*

Ainsi envisagé, l'utérus tout entier est en *antécourbure* : autrement dit, il *est à la fois antéversé et antéfléchi*. Il est en antéversion : cela signifie que son axe ne se confond pas exactement avec celui de l'excavation pelvienne, que sa base se porte en avant, son col en arrière de ce dernier. Le col se trouve ainsi un peu plus rapproché de la paroi postérieure que de la paroi antérieure du petit bassin; il regarde le coccyx et son axe est à peu près perpendiculaire à celui du vagin. L'utérus est en outre antéfléchi : autrement dit, l'axe du corps mobile fait avec celui du col moins mobile un angle de 100° à 120°; ainsi l'axe du corps est à peu près horizontal et le fond, qui n'atteint pas alors le plan du détroit supérieur, est à quelques centimètres derrière la symphyse pubienne (fig. 302 et 321).

Cette opinion de l'antécourbure normale est celle que défendaient déjà Velpeau, Boullard, Verneuil, Aran ; elle a été soutenue depuis par Virchow, Panas, Schultze, Waldeyer, Bardeleben, Nagel, Pierre Delbet, etc. Je la considère actuellement comme la mieux fondée, d'après les constatations que j'ai pu faire au cours de plusieurs laparotomies et d'après les examens cadavériques que j'ai pratiqués; mais, dans ce dernier cas, il y a lieu d'établir des restrictions que j'indiquerai plus loin.

Chez la *multipare*, la matrice tend, pour Schroeder et Testut, à se placer dans l'axe de l'excavation pelvienne. La chose doit être rare, si elle existe. Souvent, dans les conditions ci-dessus définies, elle occupe une situation analogue à celle qu'elle offre chez la nullipare. Dans d'autres circonstances (Winckel), peut-être plus communes, les axes du col et du vagin se rejoignent à angle aigu et l'utérus tout entier est presque horizontal (fig. 303). L'antéflexion tend à se transformer en une antéversion pure. Il est probable que le relâchement des parois abdominales, chez les femmes qui ont eu plusieurs enfants, n'est pas étranger à cette nouvelle position de la matrice.

Telle est donc la situation exacte, fondamentale (Merkel), de l'utérus. Je répète expressément, pour bien me faire comprendre, que cette attitude n'est vraie qu'autant que les réservoirs rectal et vésical ne sont que peu ou prou distendus et qu'il faut que l'organe soit *mobile*, qu'il puisse être redressé, porté en rétroversion, par exemple, par un cathéter introduit dans sa cavité. Pour mieux rendre ma pensée, j'ajoute que l'antécourbure normale devient pathologique, dès que l'organe est fixé dans cette position d'une façon immuable. Je reviendrai plus loin sur cette notion de première importance.

En dehors de cette direction capitale, l'utérus peut être exactement médian. Mais il ne l'est pas toujours ; souvent il est *extra-* ou *para-médian*. Il est parfois en latéroposition, plus souvent droite que gauche (Henle). Fréquemment son fond s'incline à droite ou à gauche ; les uns (Cruveilhier, Velpeau, Bardeleben) admettent plutôt la latéroversion droite, les autres (Webster, Waldeyer) plutôt une inclinaison à gauche. Il semble que la chose soit assez indifférente.

On parle aussi d'une légère *torsion* normale, notamment d'une *dextrotorsion*, qui porte en avant l'angle gauche de la matrice, en raison de la présence à gauche du côlon pelvien (Cruveilhier, Hyrtl), de la « brièveté congénitale relative de la partie postérieure du ligament large gauche » (Küstner). Cette torsion, lorsqu'elle existe, est toujours insignifiante, plus négligeable encore que la latéroversion. En pratique, la seule chose importante, c'est l'antécourbure, dont j'aurai exclusivement en vue les modifications dans les pages suivantes.

b) ***Arguments qui militent en faveur de l'antécourbure considérée comme situation primaire.*** — Ces arguments sont de plusieurs ordres et Waldeyer rappelle les principaux :

1° Il y a d'abord les constatations anatomiques et les biopsies. Il est certain que, sur les femmes saines, sans passé pelvien, notamment chez les nullipares, on trouve très souvent l'utérus dans cette situation typique. Elle existait sur tous les sujets examinés par Waldeyer. Je l'ai vue également dans plusieurs dissections sur des cadavres pris au hasard (fig. 242 et 243). Schultze s'est assuré de son existence sur le vivant par des palpations répétées et à l'aide d'instruments minutieusement construits, introduits dans la cavité utérine. Certes, l'utérus n'occupe pas toujours une pareille attitude. On le trouve parfois, sur le vivant et surtout sur le cadavre, couché dans la concavité sacrée. Mais on n'est pas autorisé pour cela (voy. p. 446) à nier l'antécourbure normale et à considérer, par exemple, la rétroversion légère comme la position la plus commune.

2° Chez les mammifères, dont l'utérus ressemble à celui de la femme, il est en antécourbure (Bland Sutton, Musée de Londres).

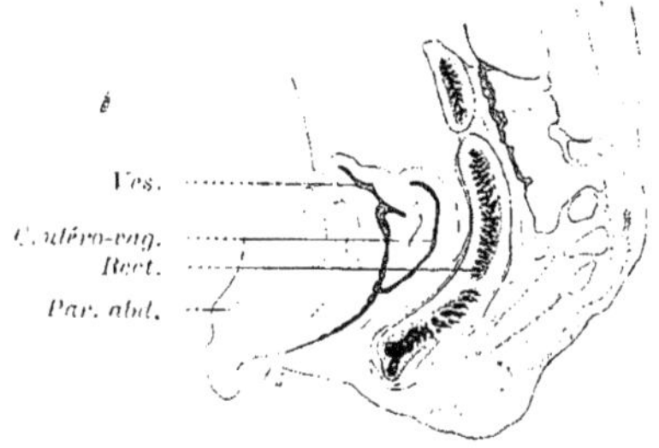

Fig. 304. — Coupe verticale et antéro-postérieure du bassin d'un embryon humain femelle de 6 cm. (Nagel).

3° Boullard (fig. 256) et Nagel (fig. 304 et 305), ont montré que déjà, chez le fœtus, il existe une antéversion et une antéflexion, qui augmentent jusqu'à la puberté.

Cette antécourbure est la conséquence du mode de développement du cordon génital. Sur un embryon humain de 13 mm., on voit déjà les canaux de Wolff et de Müller décrire un arc en bas et en avant. Même courbure du cordon de Thiersch, sur lequel on distingue en outre une coudure, répondant au futur orifice externe du col. Sur des embryons de 6 à 12 cm. apparaît enfin une inclinaison particulière du cordon génital, dont le segment supérieur (futur corps de l'utérus) devient horizontal. Cette dernière inflexion angulaire siège dans la région du futur orifice interne du col. Enfin, sur des fœtus de la 2e moitié de la grossesse, Nagel a toujours trouvé l'utérus en antécourbure. Mais il ne faudrait pas prétendre que ce fût là une position constante : en effet, on a vu, rarement il est vrai, mais incontestablement la matrice du fœtus en rétroposition ou en rétroversion (Ruge, Kölliker.)

4° L'utérus, quand il se développe au cours de la gestation, reste en antécourbure, tant qu'il est dans le petit bassin; c'est un point reconnu par la plupart des accoucheurs et mis en évidence par un grand nombre de figures (Joessel, *in* Waldeyer; planches 2, 3, 4 du bel atlas de Sellheim). D'autre part, après la parturition, la matrice reprend son attitude typique (Credé, Dohrn). La figure 306, empruntée à un travail de Demelin fait dans un tout autre but, le démontre très nettement.

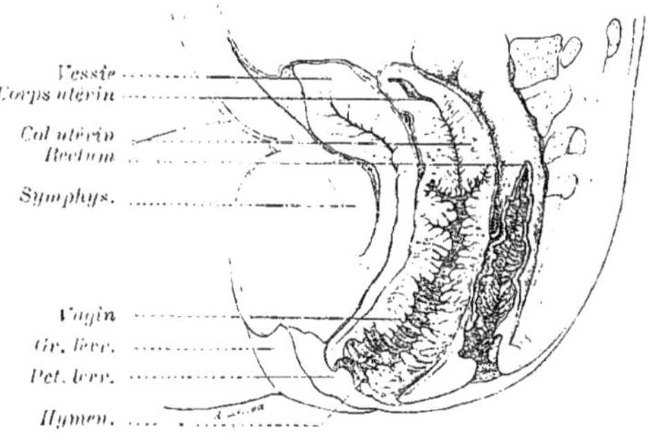

Fig. 305. — Coupe médio-sagittale du bassin d'un fœtus femelle de 7 mois (Nagel).

5° On pourrait, par la radiographie, déterminer la direction du canal utérin. Mais les femmes se prêtent difficilement à cet examen. Dans un cas où il a pu le pratiquer, Tintrelin a trouvé la matrice en antécourbure, le fond tout près de la symphyse pubienne.

6° Il me semble qu'un cas particulier, observé par Testut, vient également à l'appui de l'antécourbure normale. Sur le cadavre congelé d'une fille de 28 ans, cet auteur a vu l'utérus fortement renversé en arrière, le cul-de-sac vésico-utérin rempli par de l'intestin grêle. La pièce fut déposée dans un bassin rempli d'alcool. Le lendemain, l'utérus avait spontanément changé de position ; les anses intestinales, devenues libres après la décongélation, étaient remontées à la surface du liquide. L'utérus s'était incliné peu à peu vers la vessie et son axe était sensiblement parallèle à celui de l'excavation.

c) *Causes qui modifient la situation primaire. Des situations normales secondaires.* — Sous *le nom de situations normales secondaires, je désignerai toutes celles que peut prendre l'utérus, sans être gêné dans son fonctionnement et sans entraver celui des organes voisins.* Ces situations sont très variables. ainsi que le fait prévoir la grande mobilité physiologique de la matrice. Elles dépendent de différents facteurs, que je vais maintenant discuter.

1° *Influence de la vessie* (fig. 307). — L'utérus, en situation primaire, est

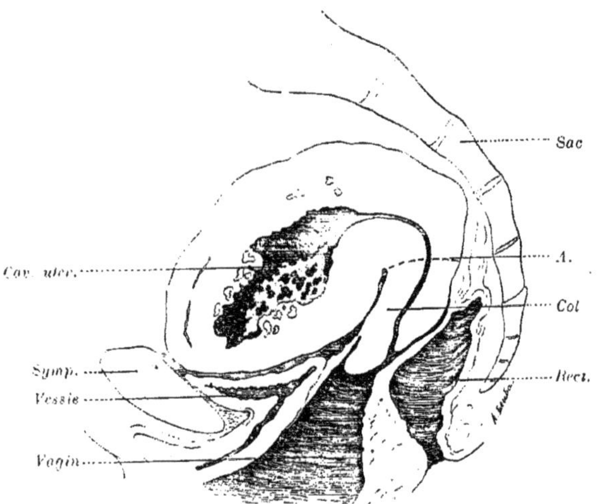

Fig. 306. — Coupe antéro-postérieure du bassin d'une nouvelle accouchée. Le péritoine recouvre une partie de la face antéro-supérieure du vagin. En *A*, emplacement de l'orifice interne du col (Bar et Demelin).

en contact immédiat avec la face postérieure du réservoir urinaire, sur lequel il repose comme sur un coussin d'eau (Waldeyer) ; ce fait explique pourquoi la vessie est parfois creusée d'une légère *impression utérine* (Bardeleben). — Lorsqu'elle se remplit, elle relève l'utérus d'une façon insensible, sans qu'à aucun moment le contact cesse d'exister entre les deux organes ; elle le redresse. L'angle de flexion de la matrice diminue et son axe peut se confondre avec celui du détroit supérieur ou de l'excavation pelvienne. En même temps le col se rapproche légèrement de la symphyse des pubis. — Dans son état de distension extrême, la vessie porte l'utérus tout entier en rétroversion et en rétroposition ; elle peut le refouler jusque dans la concavité du sacrum. Il me semble même que, dans ce cas, la matrice doive subir une élévation passagère.

2° *Influence du rectum.* — La réplétion de la partie supérieure de l'ampoule rectale déplace tout le col en avant et souvent un peu à droite (Winter) et augmente l'antéversion (Pierre Delbet). Si le bol fécal occupe toute la partie inférieure de l'intestin, l'utérus se met tout entier en antéposition et en élévation. Il est facile, chez les femmes constipées, de reconnaître ce déplacement.

Cependant il faut bien dire que la réplétion du rectum, toujours passagère à l'état normal, n'influence guère la situation de la matrice; en effet, avant d'agir sur celle-ci, il faut que le rectum, en se distendant, chasse tout d'abord les anses grêles, accumulées entre lui et l'utérus.

3° *Influence simultanée de la vessie et du rectum* (fig. 308). — La réplétion simultanée de ces deux réservoirs provoque une élévation et un redressement notables de l'utérus, dont l'axe devient presque parallèle à celui du détroit supérieur.

4° *Influence de la configuration et de l'inclinaison du bassin osseux.* —

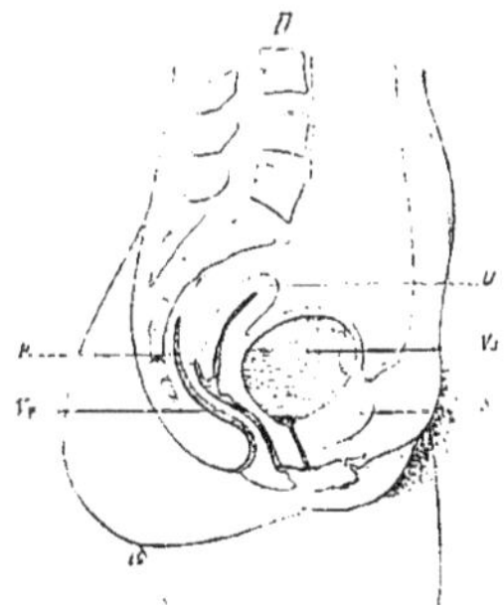

Fig. 307. — Situation de l'utérus dans l'état de réplétion de la vessie (Schultze).

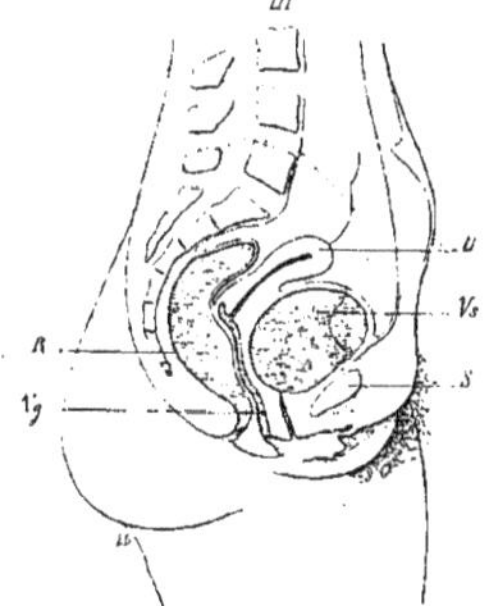

Fig. 308. — Situation de l'utérus dans l'état de réplétion de la vessie et du rectum (Schultze).

Quand le bassin osseux est étroit, les viscères qu'il contient ont moins de place pour s'y loger, et la matrice tend à se relever. C'est tout ce qu'on peut actuellement admettre sur ce point, qui appelle de nouvelles recherches. En tout cas, il ne me paraît pas exact de dire, avec Tschaussow, que « tout bassin étroit entraîne l'antéversion, tout bassin large la rétroversion ».

Quant à l'inclinaison du pelvis, elle exerce une action certaine sur l'orientation de l'utérus; plus elle est prononcée, plus cet organe tend à prendre une direction horizontale.

5° *Influence de la pesanteur et de l'attitude du sujet.* — Elle est à peine appréciable, s'il faut en croire Küstner. Chez la femme debout, le fond s'abaisse davantage, la portion vaginale s'élève légèrement. Chez la femme couchée, c'est l'inverse qui a lieu. Il n'est pas démontré que le décubitus sur un côté puisse imprimer à l'utérus un mouvement latéral.

6° *Influence de la respiration et de la pression abdominale.* — Cette pression joue un grand rôle et, à elle seule, elle suffit pour maintenir la flexion antérieure de l'organe. Elle est presque supprimée dans la position genu-pectorale, aussi voit-on la matrice se placer en élévation. Dans la station droite, au contraire, l'utérus descend un peu. Enfin, quand la pression devient négative, il peut remonter très haut dans la cavité abdominale, tandis que le vagin se remplit d'air (Schroeder). — On connaît aussi l'influence des mouvements respiratoires; elle est faible à la vérité, mais se traduit cependant par des oscillations faciles à apprécier au fond du vagin. Ainsi, à chaque inspiration, le col est légèrement incliné en arrière vers le sacrum, tandis que le corps tombe un peu en avant vers le pubis. Un fait inverse a lieu dans l'expiration. La sonde utérine permet de démontrer ces oscillations.

7° *Influence du plancher pelvien. Utérus sur le cadavre.* — On a dit, et la chose est vraie, que l'utérus sur le cadavre est presque toujours en rétroversion (Charpy). Mais on a voulu, de cette constatation, conclure que cette attitude indiquait la position normale de l'utérus (Henke), même sur le vivant. La chose n'est pas exacte. D'ailleurs, il est des cas où, même après la mort, on voit, sur des corps congelés, l'utérus en antécourbure, mais en même temps abaissé et rapproché de la colonne sacro-coccygienne. La raison de ce fait réside dans le plancher périnéal (tissu cellulo-fibreux, aponévroses, muscles) qui, pendant la vie, agit très efficacement par sa tonicité et sa contractilité, et joue, ainsi que nous le verrons plus loin, un rôle important, prépondérant peut-être, dans la statique utérine. Sur le cadavre, le périnée est dans un état de relâchement, qui se traduit par un aplatissement et une béance de l'anus, par un élargissement de la partie supérieure du vagin (fig. 242 et 243). Mais d'autres conditions interviennent après la mort : tels sont l'arrêt de la circulation, les modifications du parenchyme utérin et des organes voisins, qui perdent leurs propriétés physiologiques, puis les changements de la pression intra-abdominale, etc[1]. Alors l'utérus lourd obéit à l'action de la pesanteur; il tombe dans la partie la plus déclive du bassin, c'est-à-dire dans la concavité sacro-coccygienne, chez les sujets qui reposent dans le décubitus dorsal. Et cette chute se produit d'autant plus aisément que l'intestin, distendu par des gaz, remonte vers les régions supérieures de l'abdomen (Schroeder), tandis que, sur le vivant, il n'y a aucun vide dans le bassin (Sielski); la femme eût-elle la tête en bas, l'intestin n'en toucherait pas moins l'utérus (Hart). Le fait est important à noter; il montre que l'incision du ventre, dans une laparotomie, en permettant l'accès de l'air, peut instantanément supprimer les contacts et modifier les rapports.

Pour toutes ces raisons, il est oiseux de chercher, d'après les constatations cadavériques seules, à résoudre le problème suivant : Quelle est la direction normale de l'utérus? Ainsi posée, cette question n'a aucun intérêt. Le seul point pratiquement utile est de fixer sa position sur le vivant, comme j'ai essayé de le faire plus haut.

8° On cite encore quelques *influences accessoires*. Je mentionne uniquement l'état de réplétion sanguine, surtout des plexus veineux si développés du petit bassin. On admet généralement que la distension vasculaire amène une pseudo-érection de l'organe (Rouget) et diminue l'antéflexion.

On voit, en somme, que, s'il existe une situation primaire de l'utérus, il ne faut pas s'attendre à le rencontrer toujours dans une telle position; il obéit à différentes influences qui s'allient, suivant les circonstances, pour modifier sa forme et sa direction. Il peut ainsi momentanément perdre son antécourbure

1. Le rôle de tous ces facteurs est bien mis en lumière par les expériences de Ziegenspeck, instituées comparativement avant et après la mort sur le même sujet.

et occuper des situations normales secondaires, d'autant mieux, je le répète encore, que l'utérus est éminemment mobile, s'adaptant aux variations de capacité des autres viscères pelviens.

d). **Situations pathologiques.** — Mais toute situation normale devient pathologique, si l'utérus n'obéit plus aux divers facteurs qui le déplacent d'une façon temporaire, si sa mobilité tout entière ou celle du corps sur le col est soit exagérée, soit au contraire diminuée, supprimée (Duncan, Virchow). Il en est ainsi même de l'antécourbure congénitale ou acquise. La rétroversion, la rétroposition, la latéroposition sont des situations normales secondaires, mais qui cessent de l'être, dès qu'elles gênent le fonctionnement des organes voisins ou troublent celui de l'utérus.

Ainsi modifiées, elles constituent des *déviations et des déplacements* de l'utérus. Mais il en est d'autres qui sont toujours d'emblée des lésions pathologiques. Telles sont : 1° la *combinaison de la rétroflexion et de la rétroversion*, car elle entraîne des difficultés dans la menstruation et des accidents dans les premiers mois de la grossesse ; 2° les *torsions sur l'axe*, souvent compliquées d'atrésie du canal utérin ; 3° le *prolapsus* seul ou combiné à l'antéflexion, etc. ; 4° l'*inversion* ou invagination du fond dans la cavité utérine.

En dehors de ces déviations, la matrice peut subir d'autres variations pathologiques dans sa situation. Il en est ainsi dans les *hernies* ou *hystérocèles* (crurales, inguinales ou même ombilicales et obturatrices).

§ III. — FIXATION ET SUSPENSION DE L'UTÉRUS.

Il ne suffit pas de connaître les situations que peut occuper l'utérus à l'état normal. On doit se demander comment il est maintenu dans sa position, comment il y retourne, lorsqu'il en est momentanément dévié. A première vue, il semble, en effet, à peu près flottant et comme en équilibre (Richet) dans l'excavation pelvienne, prêt à obéir à toutes les forces qui cherchent à le déplacer. Certes il offre une grande mobilité, puisqu'il peut, sans notable douleur, être attiré à la vulve, élevé à mi-hauteur de l'ombilic, attiré contre la symphyse pubienne, refoulé dans la concavité sacrée.

Cette mobilité a cependant des limites physiologiques, et il convient de rechercher ici quels sont ses moyens de fixité. Dans l'étude de cette question si difficile de la statique utérine, qui n'a pas encore reçu de solution définitive, et sur laquelle le désaccord reste profond aussi bien entre les anatomistes qu'entre les gynécologues, j'envisagerai tout d'abord la disposition des agents, susceptibles de maintenir l'utérus dans sa position ou de l'y ramener. Je rechercherai ensuite la part qui revient à chacun d'entre eux, au point de vue physiologique.

A. — ÉTUDE ANATOMIQUE

L'utérus est intimement uni au *vagin* et, par son intermédiaire, au *plancher pelvien*. Le col adhère en avant à la *vessie* ; il est entouré, notamment sur les côtés, par un tissu cellulaire dense, et abordé par des *vaisseaux*, qui sont compris dans une *gaine* conjonctivo-musculaire résistante. En arrière, il est en connexion avec le *rectum* et le *sacrum* par les ligaments dits *utéro-sacrés*. Voilà pour le col. Quant au corps, il est pourvu d'un revêtement péritonéal, qui lui adhère intimement et forme le *périmétrium*. Les deux feuillets de celui-ci se réunissent sur les côtés de l'utérus en une double lame séreuse, les *ligaments larges*, dans l'épaisseur desquels on trouve les *ligaments ronds*.

Dans beaucoup d'ouvrages, même très récents, on n'étudie, sous le nom de moyens de fixité de l'utérus, que ses six ligaments (larges, ronds et utéro-sacrés). C'est bien à tort, ainsi que nous le verrons, et les autres connexions de la matrice que je viens de signaler ont, à mon sens, une valeur autrement importante[1]. Je les examinerai donc en suivant l'ordre dans lequel le lecteur les comprendra avec le moins de difficulté.

I. Connexions de l'utérus et du vagin. — L'union du vagin et de l'utérus, nés tous deux, chez l'embryon, par différenciation d'un même conduit, est des plus intimes; elle est assurée par les nombreux éléments conjonctifs, musculaires et élastiques, qui passent de l'un dans l'autre. La continuité des deux organes n'est pas linéaire; elle se fait sur une longueur de 5 millimètres environ. C'est ce qu'on appelle l'*insertion* du vagin sur le col. Celle-ci a lieu à peu près à la partie moyenne du col, qui est ainsi divisé en deux portions, tout à fait différentes dans leurs rapports : la *portion supérieure* ou *sus-vaginale*, située entre l'isthme et la zone d'insertion; l'autre, *inférieure*, *sous-* ou *intra-vaginale* (*portio* des auteurs étrangers), au-dessous de cette zone. Toutefois l'union n'est pas exactement perpendiculaire au grand axe du col; elle se fait suivant un plan oblique en bas et en avant. En arrière, l'insertion précise passe à la jonction des tiers supérieur et moyen du col; en avant, au contraire, à celle des tiers moyen et inférieur. Il en résulte que les deux portions n'ont pas la même étendue : la sus-vaginale est plus haute en avant, la sous-vaginale en arrière. La portion sus-vaginale mesure en avant 15 millimètres, en arrière 5 à 8 millimètres. La portion intra-vaginale, qui seule est directement accessible à l'exploration digitale, mérite d'être étudiée avec plus de précision. Elle figure dans son ensemble un moignon conique, dont on aurait retranché le sommet par une section oblique en haut et en arrière. Les deux lèvres qui la constituent sont diversement conformées (fig. 309). Ainsi l'antérieure, longue à peine de 5 à 7 millimètres, paraît un simple relief de la paroi vaginale; le cul-de-sac qui la sépare de celle-ci a une minime profondeur. Au contraire, la lèvre postérieure peut être aisément circonscrite à l'aide du doigt; elle atteint une longueur de 18 milli-

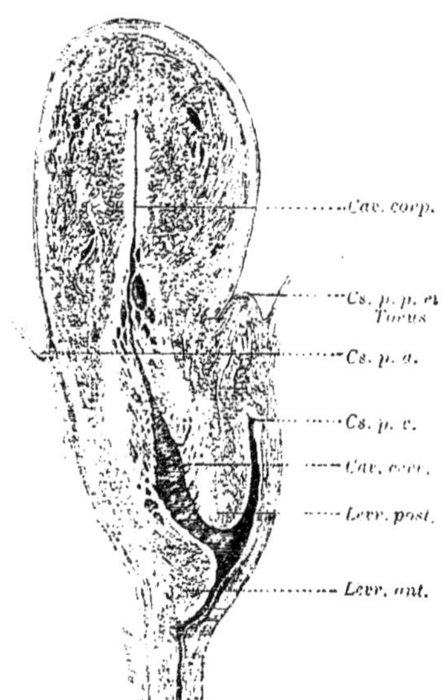

Fig. 309. — Coupe médio-sagittale de l'utérus redressé et de la partie supérieure du vagin (Henle).

1. La pathologie prouve bien que c'est ainsi qu'on doit envisager cette difficile question. Quelles sont, en effet, les femmes chez lesquelles on observe les prolapsus génitaux ? Ce sont, ainsi que le dit Bouilly : « Celles qui présentent un orifice vulvo-vaginal agrandi, un corps périnéal détruit ou atonique, des parois vaginales trop amples, un utérus trop long, un tissu cellulaire pelvien lâche et atrophié, des ligaments utérins mous et allongés. »

mètres (Henle). Mais, d'autre part, il est très important de savoir, au point de vue pratique, qu'en raison de la direction du col, qui regarde le coccyx, la lèvre antérieure (fig. 321) descend bien plus bas que la postérieure et forme la première saillie que rencontre le doigt enfoncé dans le vagin.

Je compléterai plus loin (voy. *Rapports*, p. 480) cette description du col utérin. Mais, au point de vue spécial qui m'occupe pour l'instant, je dois encore noter d'une part que les axes du vagin et du col se croisent à angle presque droit, d'autre part que le museau de tanche n'est pas réellement séparé, comme semblent l'indiquer les figures dessinées pour la clarté des descriptions, des parois vaginales par un espace circulaire; celles-ci sont, au contraire, appliquées sur lui et l'embrassent étroitement. Il résulte de toutes ces particularités que la terminaison inférieure du col repose immédiatement sur la paroi postérieure du vagin, qui lui donne ainsi un point d'appui. Waldeyer fait même remarquer qu'au point de contact, cette paroi est un peu épaissie et forme un véritable coussin pour le museau de tanche. Il note, en outre, que ce point répond précisément à celui où le rectum change de direction et que cet organe vient ainsi, dans une certaine mesure, renforcer l'appui vaginal du col utérin (fig. 321).

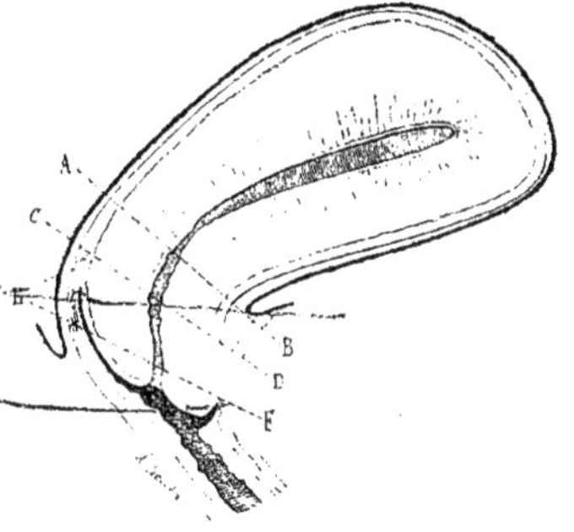

FIG. 310. — Les 3 segments du col (d'après Schrœder).

Le col n'est pas toujours exactement placé au centre même du vagin. Il occupe parfois une position excentrique, son axe croisant à angle aigu le plan médio-sagittal. Alors le doigt explorateur heurte, non le sommet de la lèvre antérieure, mais l'une des faces latérales du col. Cela tient en général à l'inclinaison totale de la matrice (latéro-position ou latéro-version); mais, dans d'autres circonstances, le corps de l'utérus est exactement médian, symétrique; le col seul présente cette disposition anormale, s'expliquant sans doute par une implantation vicieuse, oblique, du vagin.

La plupart des gynécologistes se contentent de la division en portions sus- et sous-vaginales. D'autres, à l'exemple de Schroeder, réclament une plus grande précision et distinguent 3 parties. Menons, en effet (fig. 310), 3 lignes perpendiculaires à l'axe du col, passant la première AB par l'orifice interne, la seconde CD par l'insertion vaginale postérieure, la troisième EF par l'insertion vaginale antérieure. On divise ainsi le col en 3 segments : 1° le *segment supérieur* (entre AB et CD) tout entier sus-vaginal; 2° le *segment intermédiaire* (entre CD et EF) sus-vaginal en avant, intra-vaginal en arrière; 3° le *segment inférieur* au-dessous de EF, tout entier intra-vaginal, comprenant la moitié inférieure de la lèvre postérieure et toute la lèvre antérieure.

II. Connexions de l'utérus et du péritoine. — Le péritoine, sur lequel j'aurai à revenir plus loin (p. 478), en quittant la face postérieure de la vessie, passe sur la face antérieure de l'utérus, qu'il aborde en général au niveau de l'isthme (fig. 309, *Cs. p. a.*, et 310). De ce point, il remonte pour tapisser très exactement la face antéro-inférieure, le fond de l'organe, la face postéro-supérieure du corps, la portion sus-vaginale de la face postérieure du col, et descendre enfin sur le tiers supérieur du vagin, qu'il revêt sur une longueur de 15 à 20 millimètres, avant de se réfléchir sur la face antérieure du rectum (fig. 243). On appelle spécialement *périmétrium* la partie du péritoine viscéral pelvien qui tapisse la matrice, et les inflammations limitées à celui-ci se nomment périmétrites. La séreuse, en contact avec les portions de l'utérus que je viens d'énumérer, ne recouvre donc pas les régions suivantes : la face antérieure et les bords latéraux du col, tous les bords latéraux du corps de l'utérus. En tous ces points, nous verrons s'insinuer du tissu conjonctif et musculaire, contenant les éléments vasculaires et nerveux.

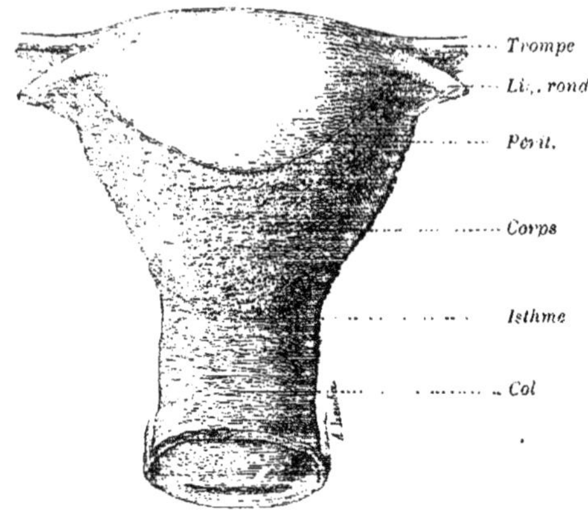

FIG. 311. — Face antérieure de l'utérus. Connexions avec le péritoine. Les 3 zones d'adhérence (Rieffel).

Toutefois, il existe des variations qu'il importe de connaître. Il est rare que le péritoine, chez les nullipares, descende en avant au-dessous du niveau de l'orifice interne du col; la chose est plus commune chez les multipares (Courty, Debierre), où souvent il revêt une partie de la face antéreure du col. Sappey, dont Demelin (fig. 306) et Franqué ont confirmé les assertions, dit qu'il n'est pas rare de voir le cul-de-sac vésico-utérin affleurer la partie moyenne ou inférieure du col et que, dans certains cas même, il s'abaisse sur l'origine de la paroi antérieure du vagin. En arrière, on observe aussi des différences, mais qui sont plutôt individuelles, sans doute congénitales, et dépendent, moins que les précédentes, de l'état de nulli- ou de multiparité. Ainsi, il advient parfois que le péritoine se réfléchisse en arrière, sur la ligne médiane (fig. 309, *Cs. p. p.*) très haut vis-à-vis de l'utérus, et qu'il descende, au contraire, sur les côtés, jusqu'à son niveau habituel, de sorte que la ligne de réflexion, au lieu d'être rectiligne, simule une échancrure ouverte en bas, un V renversé (Λ). Parfois, c'est une disposition inverse qui se présente, et la ligne figure un V. Souvent aussi, d'après Barnes, le cul-de-sac vagino-rectal est plus profond à gauche chez les multipares.

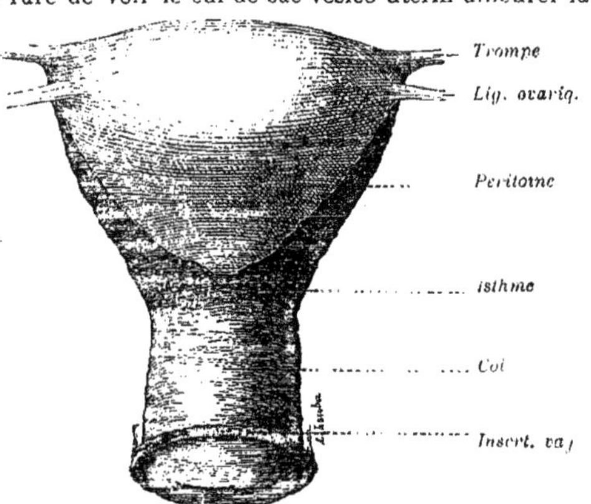

FIG. 312. — Face postérieure de l'utérus. Connexions avec le péritoine. Les 3 zones d'adhérence (Rieffel).

Il est de la plus haute importance de préciser l'*adhérence* du périmétrium avec le parenchyme utérin proprement dit. A cet égard, le péritoine est loin de se comporter de la même façon sur toute l'étendue de la matrice. Dans la région cervicale et sur la partie inférieure du corps, il peut être soulevé en plis à l'aide de la pince et se laisse facilement décoller, en raison de l'interposition d'un tissu cellulaire lâche. Mais celui-ci disparaît dans le segment supérieur du corps et, sur le fond, le périmétrium change de caractère : il revêt l'aspect d'une délicate membrane, très mince, à surface lisse et brillante, transparente, qu'il est tout à fait impossible de séparer de l'utérus, à moins de la déchirer et d'enlever une partie de la couche musculaire sous-jacente. En disséquant de bas en haut le péritoine, on reconnaît que l'adhérence devient d'autant plus intime qu'on s'approche davantage du fond de l'utérus; ainsi, tout d'abord, il suffit du dos du scalpel ou du doigt pour réaliser le décollement; plus haut, il faut se servir du tranchant du scalpel; encore plus haut, si l'on veut continuer, on troue à chaque instant la séreuse. On pourrait donc, à ce point de vue, reconnaître trois zones : l'inférieure, où le décollement du périmétrium s'opère pour ainsi dire tout seul; la moyenne[1], où il est plus difficile, mais encore réalisable; la supérieure enfin, où il est absolument impossible. L'union des zones moyenne et supérieure n'a pas lieu à la même hauteur sur les faces vésicale et intestinale de l'utérus; elle est plus intime sur cette dernière et toujours plus prononcée sur la ligne médiane que sur les côtés. Ainsi la ligne d'union antérieure (fig. 311) figure un segment de cercle ou un croissant, dont les deux pointes se trouvent vis-à-vis de l'attache des ligaments ronds et dont la convexité répond à la partie moyenne du corps utérin. La ligne d'union postérieure ressemble plutôt à un angle, dont le sommet est appliqué sur la partie inférieure du corps, immédiatement au-dessus de l'isthme, et dont les branches se portent vers l'insertion des ligaments ovariques (fig. 312).

Ces notions n'ont pas seulement un grand intérêt pour le chirurgien qui, d'un seul coup de doigt, sépare vessie et matrice, s'il incise la séreuse en bon lieu. Elles sont importantes aussi au point de vue de la fixité et de la mobilité de l'utérus. La moitié supérieure de celui-ci étant indissolublement liée au périmétrium, il en résulte que l'organe tout entier suit les mouvements du péritoine pelvien. Attirez en avant la vessie, vous verrez tout d'abord se déplisser le cul-de-sac vésico-utérin, le péritoine décollable se tendre. Puis vient un moment où l'utérus s'incline en avant, en raison des adhérences indissolubles du périmétrium avec le fond et le corps de l'organe. Je dirai plus loin l'importance de ce mouvement, dans l'exécution duquel beaucoup d'auteurs font intervenir, à tort selon moi, une action des ligaments ronds (voy. p. 474).

III. Ligaments larges. — Bien qu'ils appartiennent tout autant et, plus peut-être, à l'ovaire, à la trompe et aux organes inter-tubo-ovariens, c'est habituellement avec l'utérus qu'on présente l'histoire de ces ligaments. Le moment est venu de les étudier dans leur ensemble et d'éclaircir quelques points restés sans doute obscurs au cours des précédentes descriptions (p. 336, 345, 410).

On comprend aisément leur mode de formation. Les feuillets péritonéaux, qui tapissent les faces vésicale et intestinale de l'utérus, s'adossent sur son

1. Cette zone moyenne est indiquée sur les figures 311 et 312 par un travail irrégulier et grenu.

bord externe en un repli qui, de chaque côté, se prolonge jusqu'à la paroi pelvienne latérale. Ce repli est ainsi constitué par deux *lames* ou *feuillets*, l'un antéro-inférieur, l'autre postéro-supérieur, qui s'unissent à leur partie supérieure par un bord tranchant, étendu du fond de l'utérus à la ligne innominée ; ils s'écartent au contraire, à leur partie inférieure et à leur partie externe. Ils représentent, avec l'utérus, une cloison qui divise le petit bassin en ses deux compartiments, vésical et rectal.

Pour étudier les ligaments larges et bien en saisir la constitution, il convient d'abord de les examiner d'une façon isolée, je veux dire après les avoir étalés et avoir relevé l'utérus, en lui donnant une orientation dans le sens frontal. Mais cette disposition est artificielle et ne renseigne en aucune façon sur leur topographie précise. Celle-ci est passée sous silence par tous les auteurs, si j'en excepte Waldeyer et Nagel ; elle est cependant de première importance pour l'étude des rapports des viscères pelviens. Après l'avoir indiquée, je dirai quelques mots de la structure et du contenu des ligaments larges.

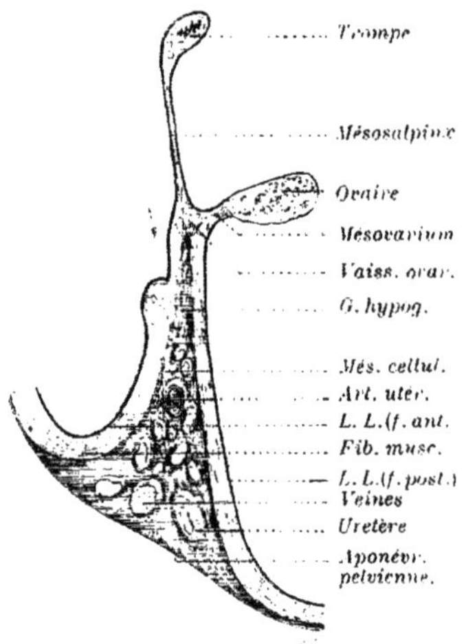

Fig. 313. — Coupe sagittale schématique du ligament large etalé et redressé.

A) *Étude du ligament large étalé* (fig. 313) — α) **Ses faces et ses bords.** — Chacun des ligaments larges représente une lame quadrilatère, dite *aile* ou *aile principale droite et gauche*, à laquelle on considère deux faces et quatre bords.

1° La *face antérieure* est formée par le feuillet qui, de la face correspondante de l'utérus, se porte à la paroi latérale du petit bassin. Ce feuillet n'est pas uniformément étalé; il est un peu soulevé par le ligament rond sous-jacent, auquel il constitue ainsi un petit méso, dit *aileron antérieur* ou *funiculaire*. Celui-ci, toutefois, entoure rarement le ligament d'une façon complète; il figure, quand il est bien développé, un repli triangulaire à base utérine, à sommet tourné vers le détroit supérieur.

2° La *face postérieure* est plus accidentée. Le feuillet dorsal qui la constitue est, en effet, soulevé de dedans en dehors (fig. 314, côté gauche) par le ligament ovarique, par l'ovaire et par le ligament infundibulo-ovarique. Il forme ainsi un repli secondaire, dit *aileron postérieur* ou *ovarique*, qui intercepte, avec la lame postérieure principale du ligament, une poche que j'ai déjà signalée (voy. p. 342). Toutefois les organes, charpente de cet aileron, se comportent d'une façon très particulière. Aussi faut-il, avec Henle, le subdiviser en trois segments :

a) Le *segment interne*, qui forme un vrai méso séreux au ligament ovarique ;

b) Le *segment moyen* n'est autre que le *mésovarium* (fig. 313, 314 et p. 345), mince repli péritonéal interrompu au niveau de la ligne de Farre;

c) Le *segment externe* « ne contient que des vaisseaux et une partie de l'époophore; il se comporte comme un ligament tendu entre la pointe externe de l'ovaire et l'orifice abdominal de l'oviducte. C'est le ligament infundibulo-ovarique, sur le bord libre et tranchant duquel est fixée la frange ovarique par sa surface péritonéale. » (Henle). Au niveau de ce segment externe de l'aileron postérieur, le péritoine, comme sur le mésovarium, subit une interruption variable suivant l'étendue de la frange de Richard (voy. les détails, p. 389); on peut dire aussi que les deux feuillets du mésovarium se prolongent sur les bords de la frange ovarienne.

3° Le **bord interne** ou **utérin** répond au point où les deux lames du ligament large s'écartent pour envelopper la matrice, renfermant entre elles les vaisseaux et nerfs utérins, le canal de Gartner et le paroophoron, quand ils existent.

4° Le **bord externe** ou **pariétal** est celui où les deux lames du ligament se séparent pour se porter, l'une en avant, l'autre en arrière, et se continuer avec le péritoine, qui revêt la paroi latérale de l'excavation pelvienne. Ce bord est situé à peu près à 2 centimètres en arrière du diamètre transversal du détroit supérieur, un peu en avant de l'artère hypogastrique; il repose sur l'aponévrose qui recouvre les muscles obturateur interne et releveur anal et vient, à la partie supérieure, se continuer avec le bord adhérent du ligament suspenseur[1] de l'ovaire, en passant sur le psoas et les vaisseaux iliaques externes. A ce niveau pénètre, par ce bord, dans le ligament large, le pédicule vasculaire supérieur ou utéro-salpingo-ovarien. Aussi ce bord, peu mobile, assez adhérent (p. 346), est-il parfois dit *hile externe du ligament large*. Il se continue par un angle arrondi avec le bord inférieur du ligament.

5° Le **bord inférieur** ou **base** repose, mais à distance, sur le plancher pelvien (fig. 313), dont il est séparé par une couche cellulo-musculo-fibreuse (paramétrium, gaine hypogastrique, etc.); il répond à peu près à la ligne biischiatique (Cruveilhier). Les deux feuillets s'écartent aussi pour se porter l'un en avant, l'autre en arrière. Mais ils ne se réfléchissent pas au même niveau. Le péritoine descendant en arrière jusque sur la paroi du vagin, n'atteignant au contraire en avant que l'isthme utérin, on comprend que la lame postérieure soit bien plus étendue que l'antérieure. Ce bord représente le hile le plus important du ligament large, *hile inférieur* ou *basal*, par lequel pénètrent, venant d'arrière, les vaisseaux utérins, les vaisseaux vaginaux, l'uretère, dont les trajets précis seront indiqués plus loin (p. 480 et 496).

6° Le **bord supérieur, libre** ou **faîte** du ligament large n'est autre que la ligne d'union des deux lames de celui-ci. On le désigne souvent sous le nom d'*aileron moyen*, *supérieur* ou *tubaire*, pour marquer qu'il contient essentiellement la trompe. En réalité sa disposition est assez complexe. Admettons d'abord qu'il ne présente nulle interruption. On pourrait alors le comparer à une corde tendue du fond de l'utérus au détroit supérieur, corde formée par la trompe et son pavillon, que prolongent en dehors les vaisseaux spermatiques internes et les fibres musculaires qui les accompagnent. Sur cette corde, jetons un linge, dont la partie antérieure descende en avant, et dont la

1. J'entends ici désigner le point où se rejoignent les deux feuillets péritonéaux, qui entourent les vaisseaux spermatiques internes et les faisceaux musculaires décrits p. 347. Ceux-ci sont proprement le ligament suspenseur. Le péritoine, qui les recouvre, devrait porter un nom spécial. Waldeyer l'appelle *mesoderma suspensorium*.

partie postérieure tombe en arrière. La première est la lame antérieure du ligament large; la seconde, c'est la lame postérieure, interrompue, nous le savons, sur l'ovaire et sur le ligament qui le rattache au pavillon. Au contact de la paroi pelvienne, les deux lames se reploient en avant et en arrière: en haut, en passant sur le détroit supérieur pour gagner la fosse iliaque, elles se relèvent, tendent à se placer dans le prolongement l'une de l'autre et recouvrent le fascia iliaca, en ne formant plus qu'un petit soulèvement, un méso triangulaire, sur les vaisseaux spermatiques internes, méso qui renferme les éléments musculo-conjonctifs du ligament dit suspenseur de l'ovaire, en raison de sa fonction, ovaro- ou infundibulo-pelvien, si l'on tient

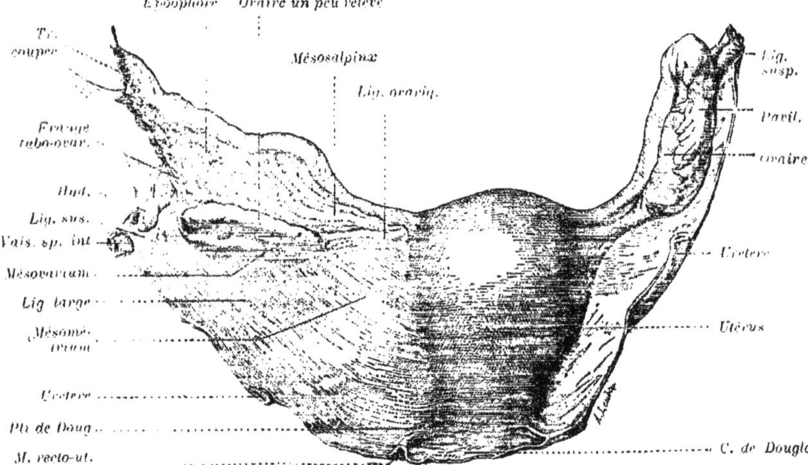

FIG. 314. — Utérus, trompes et ovaires, vus par leur face postérieure (Spalteholz).
Du côté gauche, le ligament large est étalé; à droite, il est en place.

compte de son trajet (p. 346). Mais ce qui complique les choses, c'est que la trompe ne reste pas tout entière sous-péritonéale; par son orifice abdominal, elle perfore la lame séreuse postérieure très près du bord libre du ligament large. Ainsi ce bord est divisé en deux segments: l'un, bien plus long, *segment tubaire*, embrasse l'oviducte, est, comme lui, d'abord rectiligne, transversal dans la région de l'isthme, puis se contourne dans la région ampullaire; l'autre, long de 2 centimètres, compris entre le pavillon et le détroit supérieur, *segment tubo-pariétal*, renferme les éléments musculo-cellulo-vasculaires du ligament suspenseur de l'ovaire et se continue avec le bord libre du revêtement péritonéal de ce ligament.

β) **Vue d'ensemble.** — Pour prendre une bonne vue d'ensemble du ligament large étalé, il faut l'examiner par sa face dorsale (fig. 314). On voit alors que l'aileron ovarique, inséré par son bord adhérent sur la lame péritonéale postérieure, permet de diviser le ligament large en deux territoires, l'un supérieur ou *mésosalpinx*, l'autre inférieur ou *mésométrium*.

Le mésométrium, ou mésentère de l'utérus, est le segment le plus considérable; de forme irrégulièrement quadrilatère, il accapare pour lui tout le bord interne, toute la base et la presque totalité du bord externe du ligament large. Le mésosalpinx, ou mésentère de la trompe, figure une lame triangulaire, allongée dans le sens transversal : son sommet est à la corne utérine; son bord inférieur s'unit au bord supérieur du mésométrium (aileron postérieur); son bord supérieur se confond avec le faîte du ligament large; enfin sa base est représentée par la partie supérieure du bord pariétal de celui-ci. A ce niveau, le bord externe du ligament n'est pas, comme sur le mésométrium, large, étalé; il est, sur le mésosalpinx, mince, étroit, réduit à une insertion linéaire. D'autres caractères (p. 458) distinguent ces deux territoires. Pour l'instant, il suffit de dire (fig. 314) que le mésométrium est résistant, épais, peu mobile, riche en éléments musculaires et en tissu conjonctif; que le mésosalpinx apparaît, au contraire, sous l'aspect d'un voile sans consistance, membraneux, flottant, au travers duquel on aperçoit les vaisseaux et les résidus wolffiens (p. 400) et que les deux feuillets séreux qui le constituent sont presque au contact, séparés tout au plus par une mince couche celluleuse lâche et par des fibres musculaires clairsemées, réparties en certains points.

B) ***Étude du ligament large en place*** (fig. 314, côté droit). — Telle est la configuration générale du ligament. Mais un certain nombre de détails sont masqués par la situation très particulière qu'il occupe. Pour la comprendre, notons d'abord plusieurs points : adhérent d'une part à l'utérus, il obéit nécessairement, au moins dans sa moitié interne, aux déplacements de cet organe; uni, d'autre part, au pédicule vasculaire supérieur qui, relativement fixe sur la paroi pelvienne (voy. p. 346), se trouve en arrière d'un plan frontal passant par le fond de la matrice, le ligament large devra former une cloison oblique en arrière et en dehors; enfin le mésosalpinx étant, avec la trompe qu'il renferme, supposés tous deux étalés, bien trop large pour pouvoir être contenu dans le petit bassin, doit nécessairement se replier pour s'y loger. Ce reploiement se fait au niveau d'un plan vertical fictif, passant par l'extrémité externe de l'ovaire et il s'opère d'arrière en avant, en raison de la pression exercée par les anses grêles. Ainsi on est amené à décrire au ligament large deux segments, l'un *juxta-utérin, interne* ou *horizontal*, l'autre *ovario-tubaire, externe* ou *vertical*.

1° *Segment interne*. — S'étendant du bord utérin à la paroi pelvienne, il comprend la plus grande partie du mésométrium et cette portion du mésosalpinx, qui revêt l'isthme de Barkow. Dans l'antécourbure normale de la matrice et la vessie étant vide, ce segment du ligament large est presque horizontal ou à peine oblique en bas et en arrière, et ses *deux faces* (femme supposée debout) *doivent être dites inféro-antérieure et supéro-postérieure*. (Elles sont antérieure et postérieure sur le sujet en décubitus dorsal.) Entre ses deux lames, sensiblement parallèles au plancher pelvien, cheminent, également horizontaux, l'isthme tubaire et le ligament utéro-ovarien. La face ventrale de ce segment s'applique immédiatement contre la vessie vide sans interposition d'intestin; la face dorsale est, au contraire, recouverte par des anses grêles, qui appuient sur elle comme sur la face correspondante de l'utérus et auxquelles elle sert, pour ainsi dire, de plateau de soutien, comme fait le mésocôlon transverse vis-à-vis de l'estomac (Waldeyer). Il en résulte que toute cette partie du ligament large présente une concavité postérieure et figure une lame tendue, qui contribue, jusqu'à un certain point, à maintenir la matrice en situation primaire au contact de la vessie. Il va sans dire que les choses se modifient, lorsque le réservoir urinaire se remplit : alors la lame peut devenir concave en sens contraire et, sans jamais quitter le contact de la vessie, elle se relève, en suivant le mouvement exécuté par l'utérus.

C'est surtout après avoir donné au ligament large sa vraie situation qu'on reconnaît la différence d'étendue de ses deux lames constituantes. L'antérieure est presque moitié moins haute que la postérieure : aussi l'artère utérine, l'uretère, etc., sont-ils moins compris dans la base même du ligament, c'est-à-dire intermédiaires à deux feuillets péritonéaux, que placés uniquement sous le feuillet postérieur, entre lui et le plancher pelvien. Il apparaît clairement ainsi, d'ailleurs l'embryologie le démontre, que le ligament large, c'est-à-dire le méso péritonéal, n'a rien à voir avec le pédicule vasculaire inférieur, mais est uniquement destiné au cordon des vaisseaux spermatiques internes.

2° *Segment externe.* — Il comprend une minime partie du mésométrium et la presque totalité du mésosalpinx. Fixé, pour ainsi dire, par sa terminaison externe au détroit supérieur, obligé, par son extrémité opposée, de suivre le segment interne du ligament large, il va se disposer verticalement, s'appliquer contre la paroi pelvienne latérale. Ainsi l'ovaire devient vertical, l'ampoule de Henle et, avec elle, la partie moyenne du bord libre du ligament large prennent une direction semblable, d'où découlent les rapports précédemment exposés (p. 343 et 410, fig. 244 et 314). En même temps, la partie terminale du pavillon avec son méso se rabat en arrière et en dedans, contribuant à l'encapuchonnement de l'ovaire. Et, ainsi que le dit très bien Waldeyer, « le mésométrium cesse comme formation à *deux* feuillets au niveau de la paroi pelvienne latérale, son feuillet postérieur se continuant largement avec le péritoine pariétal et avec le mésovarium. Ce feuillet postérieur devient feuillet interne du mésosalpinx, tandis que le feuillet externe de celui-ci n'est autre que le prolongement immédiat du feuillet antérieur du mésométrium. » Ai-je enfin besoin de dire que tout ce segment externe du ligament large est maintenu dans sa situation par le ligament suspenseur de l'ovaire, et qu'il n'obéit que très incomplètement aux mouvements du segment juxta-utérin?

Waldeyer, qui a consacré d'importants travaux à toutes ces questions, a proposé une division topographique de la paroi latérale de l'excavation pelvienne, adoptée depuis par la plupart des auteurs. C'est ici le lieu de la faire connaître. En considérant cette paroi, recouverte de son péritoine, on y voit un certain nombre de dépressions, plus ou moins larges, plus ou moins profondes, qui se succèdent ainsi d'avant en arrière :

1° La *fosse paravésicale* (fig. 247), limitée en dedans par la vessie, en dehors par la paroi pelvienne antéro-latérale, en arrière par le ligament rond (canal déférent chez l'homme). Cette fosse, quand la vessie est vide, est traversée par le *repli vésical transverse* (fig. 243 et 247, *Pl. v. tr.*), pli de réserve pour la distension de cet organe, duquel se détache parfois un pli secondaire (fig. 247, *Pl. v. tr. acc.*). Ce repli divise la fosse paravésicale en *fosse paravésicale antérieure* (fig. 243, *F. p. v. a.*) et *fosse paravésicale postérieure* (fig. 243, *F. p. v. p.*).

2° La *fosse obturatrice*, triangulaire, intermédiaire au ligament rond en avant, à la veine iliaque externe en haut, à l'uretère en arrière (fig. 242, *F. obt.*). Elle est divisée par la branche ascendante de l'anse tubaire et le ligament suspenseur de l'ovaire en deux parties, la *fosse préovarienne* (fig. 243 et 247) et la *fosse ovarique* (fig. 243).

3° La *fosse hypogastrique*, située entre l'uretère et le bord externe du sacrum (fig. 247).

4° La *fosse para-utérine* (fig. 242, 243 et 247), plus antérieure, interposée à l'uretère et au bord latéral de l'utérus et dont le fond est formé par la lame postéro-supérieure du segment interne du ligament large. Cette fosse me paraît identique avec la fossette rétro-ovarienne de Sappey (p. 250).

C) ***Organes contenus dans le ligament large.*** — Parmi ces organes, que je ne fais qu'énumérer ici, les uns nous sont déjà connus, les autres seront étudiés plus loin. En dehors de l'ovaire, qui occupe une place spéciale et n'est qu'appendu au feuillet postérieur, ce sont, dans le mésosalpinx : la trompe, les vaisseaux spermatiques internes, artériels et veineux, les lymphatiques et les nerfs qui les accompagnent, enfin les résidus wolffiens; dans le mésométrium : les vaisseaux utérins et vaginaux, leurs nerfs et lymphatiques satellites, l'uretère[1]. Nous y trouvons aussi du tissu cellulaire plus ou moins modifié, dont j'indiquerai plus bas la disposition (p. 466).

On a rencontré parfois dans les ligaments larges des *capsules surrénales aberrantes*, de même qu'on les connaît en d'autres régions (épididyme, etc.); la chose n'a pas lieu de surprendre, si l'on songe aux rapports intimes que ces corps affectent à leur origine avec le système génito-urinaire (p. 360). Il peut advenir (et le fait s'observe dans 6 pour 100 des cas (R. Meyer) chez le fœtus et l'enfant) que des fragments de ces organes soient entraînés avec les glandes génitales, et qu'ils participent à la migration apparente de celles-ci. Aussi sont-ils toujours proches du bord libre du ligament large, voisins de l'ovaire, sous-péritonéaux. Ils sont généralement réduits à l'état de nodules microscopiques ou à leur couche corticale (Chiari, Marchand, Dagonet, etc); parfois cependant (Pilliet et Veau, Rossa), on peut y distinguer leurs deux substances constituantes. Des tumeurs, développées aux dépens de ces capsules aberrantes, peuvent en imposer pour un kyste ovarique (Peham).

D) ***Constitution du ligament large.*** — J'arrive à un point de cette étude sur lequel il importe de s'expliquer clairement, sous peine de tomber dans de regrettables confusions. Deux lames forment essentiellement les ligaments larges et, entre elles, se rencontre, en dehors des organes que j'ai nommés il y a un instant, une quantité variable de tissu cellulo-fibreux et de tissu musculaire lisse.

1° ***Lames constituantes du ligament large.*** — Ces lames, assez résistantes, puisqu'elles supportent, sans se rompre, une pression de près de 2 atmosphères, ont, à leur surface, l'aspect du péritoine pariétal; elles sont lisses en général, portant parfois une ou quelques hydatides (voy. p. 430). Ces lames comprennent dans leur texture deux feuillets, unis d'une façon indissoluble, l'un superficiel ou séreux, l'autre profond ou musculaire lisse.

a) Le *feuillet séreux* n'offre rien de particulier dans sa structure, si ce n'est qu'à sa face profonde, notamment dans le mésométrium, il est doublé d'un réseau de faisceaux fibreux épais et résistants (Renaut). Çà et là, sur le mésosalpinx, on a pu exceptionnellement (v. Franqué) trouver des îlots d'épithélium cylindrique élevé ou pavimenteux stratifié.

b) Le *feuillet musculaire* est formé par des fibres lisses, principalement transversales (fig. 317, *F. M. L.*), émanation des couches superficielles anté-

1. Il est, à mon avis, exagéré d'y faire rentrer aussi, avec Balp, les artères ombilicale, hémorroïdale moyenne, obturatrice, ischiatique, honteuse interne et fessière avec les veines correspondantes, puis le nerf sciatique, le nerf lombo-sacré et le nerf obturateur. Parmi ces organes, les uns côtoyent le bord externe du ligament, les autres sont recouverts par son feuillet postérieur. C'est aller un peu loin que de dire qu'ils sont situés dans l'épaisseur du ligament.

rieure et postérieure de l'utérus. En certains points, elles ont une direction spéciale ou se groupent en faisceaux, qui s'isolent plus ou moins du feuillet péritonéal. Ainsi, en avant, elles convergent toutes vers le ligament rond. En arrière, elles contribuent à former le ligament ovarien, les éléments contractiles de la substance médullaire de l'ovaire, etc. (p. 347). Nous les retrouverons aussi, entrant dans la constitution des ligaments utéro-sacrés et utéro-lombaires. Pour le ligament infundibulo-ovarique, j'ai déjà dit que Henle n'a pu déceler (p. 411), dans leur charpente, de fibres lisses, admises, au contraire, par Luschka, Heyken, etc.

2° ***Tissu interposé aux lames.*** — Si l'on écarte les deux lames ou qu'on pratique une coupe sagittale du ligament large étalé, on reconnaît (fig. 313) que celui-ci présente l'aspect d'un triangle à sommet supérieur, à base inférieure très obliquement coupée en bas et en arrière. On s'assure du même coup que ses deux segments se comportent d'une façon très diverse. Le supérieur, mésosalpinx, est mince en raison de l'accolement très intime des deux lames, entre lesquelles n'existent interposés qu'un peu de tissu cellulaire lâche et des éléments musculaires clairsemés, dont quelques auteurs (Waldeyer, Heyken) contestent même l'existence (abstraction faite, bien entendu, de ceux qui entrent dans la constitution des ligaments ovarique, suspenseur, etc.). L'accolement des deux lames est si parfait que les injections diverses (Bichat, König, Schlesinger, Charpy, Rosthorn) n'y passent jamais.

Tout autre apparaît le tissu intermédiaire aux deux lames du mésométrium. Il y a là de nombreuses fibres musculaires lisses et un tissu cellulaire nettement différencié, ayant à remplir une double fonction : il enveloppe et isole les organes, il soutient l'utérus. Dans son ensemble, il forme sur la coupe un triangle inscrit dans le triangle supérieur, c'est la gaine vasculaire, la gaine hypogastrique, que je décrirai dans un instant.

Donc, au point de vue de la texture musculo-conjonctive, il faut, dans le ligament large, distinguer deux parties bien différentes : la supérieure, c'est le *ligament large proprement dit*, vrai méso péritonéal, renfermant dans son épaisseur le cordon vasculaire ovarien ; l'autre, inférieure, répond à ce qu'on décrit sous le nom de *base du ligament large*. Cette dernière doit en être définitivement distraite et rattachée au tissu cellulaire pelvien sous-séreux, d'autant mieux que les lames péritonéales sont très incomplètes et ne méritent guère d'être assimilées à un méso. Cette distinction, pleinement justifiée par l'anatomie comparée (Tintrelin), a autre chose qu'un intérêt anatomique. Nous verrons, en effet, certains auteurs attribuer un grand rôle au ligament large dans la fixation de l'utérus, en y faisant rentrer et la partie supérieure et la partie inférieure. D'autres, mieux inspirés, lui refusent ce rôle, en n'appelant ligament large que la partie supérieure et en rattachant à d'autres formations tout le tissu cellulo-fibreux de la base du ligament. C'est donc plus loin que j'exposerai ce que quelques anatomistes décrivent encore sous le nom de *couche cellulo-vasculaire, de cavité* du ligament large.

IV. Ligaments ronds de l'utérus. — Ces ligaments, dits *cordons sus-pubiens* par Chaussier, *ligaments inguino-pubiens* par Henle et Farabeuf, sont encore quelquefois nommés *ronds antérieurs* pour les distinguer des ligaments ronds postérieurs de Rouget, qui ne sont autres que les ligaments utéro-lombaires. Ils s'étendent des angles latéraux de l'utérus vers le canal inguinal qu'ils traversent, pour s'épanouir à la base des grandes lèvres. Leur longueur varie de 12 à 15 centimètres (Tillaux) et n'est pas constamment la même des deux côtés. Chaussier prétendait à tort que le droit était toujours plus court que le gauche. Du volume d'une plume de corbeau, ils mesurent de 4 à 7 millimètres de diamètre à leur partie moyenne, 3 seulement à leur entrée dans le canal inguinal (Beuttner). Ils sont plus épais chez les multipares (Sellheim). Les ligaments ronds ne sont pas ronds (Kelly). Ils ne sont sensiblement cylindriques qu'à leur partie moyenne ; près de l'utérus, ils sont aplatis; à leur extrémité opposée, ils s'effilent et s'épanouissent en éventail. Leur direction est subordonnée à celle de l'utérus. Ainsi, quand celui-ci est en antéflexion prononcée, ils remontent directement en dehors et font un coude assez brusque à leur entrée dans le canal inguinal. Ordinairement ils se portent en bas, en dehors et en avant, en décrivant un trajet curviligne. Jamais, en effet, ils ne sont tendus sur le cadavre. Ils ont une couleur rouge pâle. Ils offrent d'ailleurs une assez grande variabilité dans leur développement et, si Beurnier les a vus supporter des poids de 600 grammes, Lanz (cité par Eisler) une charge de 5 kilogrammes, quelques chirurgiens les ont déchirés, rien qu'en essayant de les attirer par l'orifice inguinal externe.

Au point de vue des *rapports*, je distinguerai, avec Waldeyer, au ligament rond 5 portions : utérine, intra-ligamentaire, iliaque, inguinale et pré-inguinale, les trois premières formant le segment intra-pelvien, les deux autres le segment extra-pelvien du ligament.

1° *Portion utérine.* Elle s'insère non pas, comme la trompe, à l'angle supéro-externe de la matrice, mais un peu au-dessous, sur le bord latéral de celle-ci. Longue de 1 centimètre environ, cette portion est mal limitée, assez large, confondue avec les faisceaux musculaires qui, du corps utérin, irradient dans les ligaments larges. Elle n'est pas saillante sous le péritoine et descend en avant de la branche supérieure de l'artère utérine.

2° *Portion intra-ligamentaire.* Elle soulève le feuillet antéro-inférieur du ligament large, dont elle forme l'aileron antérieur (p. 452 et fig. 313). Celui-ci figure un petit méso, qui sépare (fig. 247) les fosses obturatrice et para-vésicale; il est situé en avant et en dedans de la trompe et de l'ovaire, en arrière et en dehors de la vessie. Sur ce parcours, le ligament rond est presque horizontal, « repose dans la base du ligament large et se porte vers le point d'entre-croisement des vaisseaux utérins avec l'uretère, puis sur ces vaisseaux, sur l'artère et les veines vésico-vaginales » (Waldeyer), sur les vaisseaux et nerf obturateurs, sur le cordon de l'artère ombilicale, qu'il croise sous un angle variable avec la situation de l'utérus et l'état de la vessie.

3° *Portion iliaque.* Oblique en haut et en avant, cette portion reste toujours immédiatement sous le péritoine. Elle est croisée par la terminaison du repli vésical transverse (fig. 243 et 247) et recouverte par les anses intestinales. A partir du détroit supérieur, elle passe à angle aigu sur le muscle psoas, la veine et l'artère iliaques externes, le nerf génito-crural, l'union du fascia iliaca et du fascia transversalis. Enfin, avant d'entrer dans l'anneau inguinal profond, auquel elle adhère d'une façon assez intime, elle décrit, comme le déférent chez l'homme, une courbe à concavité interne qui embrasse l'anse à concavité supérieure des vaisseaux épigastriques.

4° *Portion inguinale.* Elle traverse le canal dans toute son étendue. Elle est longée en dehors par le nerf spermatique externe ou rameau génital du nerf génito-crural. Les vaisseaux spermatiques externes ou funiculaires sont d'abord à sa partie inférieure, puis à sa partie externe. Le ligament rond est également accompagné par le muscle crémaster externe et par un petit prolongement du fascia transversalis, qui recouvre sa partie supérieure.

Si l'on fend le canal inguinal (fig. 315), ainsi qu'il convient de le faire dans l'opération d'Alquié-Alexander (raccourcissement extrapéritonéal des ligaments

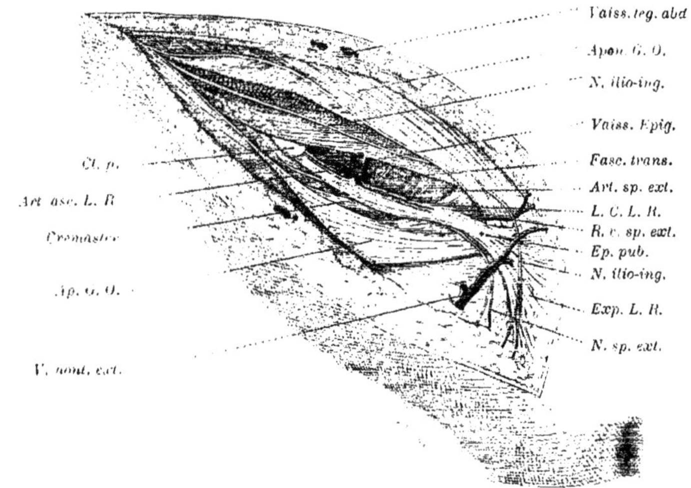

Fig. 315. — Le ligament rond, legèrement recline en bas, pendant sa traversee inguinale (en majeure partie d'après Waldeyer).

ronds), on rencontre, sous l'aponévrose du grand oblique, le nerf ilio-inguinal souvent réuni au grand abdomino-génital, puis les fibres des petit oblique et transverse. Au-dessous de ces fibres, on en voit d'autres, suivant Beurnier, « formant un faisceau musculaire particulier ou faisceau inguino-pubien, divisé en deux fascicules. A la partie externe, ce faisceau se condense pour aboutir à un petit tendon, qui s'insère à la face supérieure de l'arcade crurale, un peu en dehors de sa partie moyenne; en dedans, il part de l'épine pubienne pour aboutir à la paroi inférieure du canal inguinal. » Cette disposition, décrite par Beurnier, n'est pas toujours nette et, dans bien des cas, on tombe de suite, après avoir relevé le bord inférieur des muscles petit oblique et transverse, sur le ligament rond, appliqué contre le fascia transversalis, au travers duquel transparaissent les vaisseaux épigastriques. Il est séparé de l'arcade crurale par des lobules graisseux, accumulés surtout dans la moitié inférieure du canal et décrits parfois sous le nom de *bouchon d'Imlach.* D'après Beurnier, ce bouchon « est allongé dans le sens de l'arcade, tout près d'elle, au-dessous et un peu en avant du ligament ». J'ai vu plus souvent une boule adipeuse bien limitée par-dessus le ligament, se laissant attirer par l'orifice inguinal externe et se prolongeant vers la grande lèvre. A l'extrémité opposée du canal, une autre particularité attire l'attention (fig. 315, *Cl. p.*), c'est le petit cul-de-sac que forme le péritoine au niveau du pli semi-lunaire du fascia transversalis. Ce cul-de-sac qui, vu par la cavité abdominale, constitue la fossette inguinale externe, n'entoure pas circulairement le ligament à son entrée dans le trajet inguinal ; il n'en revêt que les parties antérieure et supérieure. Il est assez adhérent ; cependant il est possible de le décoller du ligament sans le déchirer.

Chez le fœtus, il n'en est pas de même et le péritoine se prolonge jusqu'à la grande lèvre sous le nom de *canal ou diverticule de Nück*. Mais, de bonne heure, il régresse et, au 8e mois fœtal (Waldeyer), il n'a plus qu'un centimètre de long. Il ne tarde pas à s'oblitérer d'une façon complète. Zuckerkandl, sur des nouveau-nées, ne l'a vu que 4 fois sur 19, 3 fois des deux côtés, et une fois seulement à gauche. Mais, très exceptionnellement, le canal persiste chez l'adulte (Féré, Sachs), permettant la formation d'hydrocèles, de kystes ou de hernies inguinales congénitales. Ajoutons que Duplay, Beurnier, Debierre contestent d'une façon absolue son existence, même chez le fœtus.

5° *Portion préinguinale.* — Elle est d'une étude difficile car, très souvent, déjà dans la moitié interne du canal inguinal, le ligament se dissocie en nombreux filaments, dont il est malaisé de poursuivre les terminaisons. Lorsqu'il reste bien développé, ce qui est particulièrement le cas chez les femmes jeunes et fortes, il apparaît, entre les deux piliers, oblique ou presque vertical (Eisler), généralement flanqué d'une ou de deux veines spermatiques externes. Il est recouvert à ce niveau par une mince lamelle celluleuse (fascia crémastérien, fascia de Cooper) qui, s'insérant au pourtour de l'anneau, le sépare en bas du nerf spermatique externe, en avant de la branche vulvaire du nerf ilio-inguinal et des ramifications pubiennes des vaisseaux honteux externes. Mais, presque aussitôt, il s'éparpille. Le fait, ainsi que je viens de le dire, a lieu souvent déjà dans le canal inguinal et plusieurs de ses fascicules profonds se terminent sur les parois fibreuses du canal ; l'un d'eux s'unit constamment au ligament de Colles (fig. 315, *L. C. L. R.*). La plupart des fibrilles s'épanouissent à la racine de la grande lèvre, difficiles à suivre au milieu du tissu cellulo-graisseux. Les unes se perdent dans ce tissu ou se confondent avec le derme cutané de cette région. D'autres (*Exp. L. R.*) se dévient en haut vers le mont de Vénus ou en dehors vers l'aine. Enfin il y a quelques attaches profondes, se faisant au périoste du pubis, à la symphyse et à l'aponévrose pectinéale.

Exceptionnellement le ligament prend une direction et des insertions vicieuses. Dans 4 pour 100 des cas, Edebohls l'a vu, aussitôt après son entrée dans l'orifice inguinal interne, au lieu de se porter en bas et en dedans dans le canal, se courber brusquement en dehors derrière le muscle transverse, pour se fixer à la moitié externe du ligament de Fallope et à la partie voisine du fascia transversalis.

Envisagé dans sa *structure*, le ligament rond se compose d'un axe conjonctivo-élastique, entouré d'une gaine musculaire. Celle-ci est formée de fibres lisses et de fibres striées, qui n'ont pas toujours la même disposition. Les premières émanent de la musculature superficielle de la face antérieure de l'utérus ; elles longent surtout le bord supérieur du ligament (Schiff) et s'étendent, en général, jusqu'au détroit supérieur, parfois jusque dans le canal inguinal (Henle). Les secondes naissent, pour une petite part, de l'épine du pubis et de la paroi inférieure du canal inguinal (Sappey) ; la plupart (toutes peut-être : — Rouget, Debierre) dépendent des muscles petit oblique et transverse (muscle crémaster externe); elles aussi sont surtout nombreuses sur le contour supérieur du ligament et remontent avec lui jusqu'au voisinage de l'artère iliaque externe (Rainey, Schiff, Kölliker), exceptionnellement jusque près de l'utérus, formant alors une seconde gaine, qui enveloppe les éléments lisses. Aussi les fibres contractiles du ligament rond sont-elles homologues à la fois des muscles crémaster externe et interne (Henle). Quant à la portion préinguinale, elle est exclusivement conjonctivo-élastique. Enfin, depuis l'utérus jusqu'à l'anneau inguinal interne, le ligament rond a une enveloppe péritonéale, très imparfaite aux deux extrémités, presque complète à la partie moyenne, où la séreuse lui forme un véritable mésentère, plus marqué chez les multipares.

De l'épigastrique se détache une petite artère, d'un demi-millimètre de calibre (Luschka), c'est l'artère funiculaire ou spermatique externe (*Art. sp. ext.*, fig. 315); elle traverse le canal inguinal avec le ligament rond et se perd dans le mont de Vénus et les grandes lèvres. Quelques-uns de ses rameaux ou l'un d'entre eux, désigné souvent sous le nom d'*artère du ligament rond*, remonte dans l'axe de celui-ci (*Art. asc. L. R.*, fig. 315) et se porte vers l'utérus en s'anastomosant avec l'utérine (p. 498). Elle est accompagnée par plusieurs *veines*, qui apparaissent à la surface du ligament, s'anastomosent entre elles et communiquent d'une part avec les veines utérines, d'autre part avec celles du pénil et des grandes lèvres. Parmi ces veines munies de valvules, dont le bord concave regarde le pli de l'aine, la principale (Sappey) se jette dans l'origine de la veine iliaque externe ou dans l'une des épigastriques; les autres traversent le canal inguinal et vont en définitive se terminer dans la crosse de la saphène interne. On peut noter, avec Farabeuf, que le péritoine et les fibres lisses du ligament rond sont tributaires du système hypogastrique (artère et veines utérines), tandis que les éléments striés reçoivent leur sang de l'artère épigastrique et le déversent dans les veines satellites de celle-ci.

Le ligament renferme aussi des *lymphatiques*, qui se jettent dans les ganglions iliaques et inguinaux internes.

Le *nerf spermatique externe* ou *rameau génital du génito-crural* anime ses fibres striées. Ses fibres lisses reçoivent des filets du *plexus utérin*.

V. Ligaments utéro-sacrés et ligaments utéro-lombaires. — C'est uniquement pour me conformer à l'usage que je décris ces ligaments postérieurs de l'utérus, dont la première étude est due à Mme Boivin. Mais, dès à présent, il y a lieu d'établir des réserves sur leur autonomie et de dire qu'ils ne sont que des parties artificiellement isolées, plus développées il est vrai, d'une large membrane aponévrotique (voy. p. 467).

Vient-on à écarter l'utérus du rectum, on aperçoit, un peu au-dessus du cul-de-sac séreux utéro-vagino-rectal, deux replis semi-lunaires, un peu obliques en haut, en arrière et en dehors, dont les bords, concaves et tranchants, regardent le centre de l'excavation pelvienne; ces replis, qui existent aussi chez l'homme, s'appellent *plis de Douglas*, *recto-utérins* ou *semi-lunaires* (*R. Dg.*, fig. 316). Ils sont déterminés par la charpente fibro-musculaire qu'ils renferment et qui constitue les ligaments utéro-sacrés (*L. u. s.*, fig. 243 et 316).

En les disséquant après ablation du péritoine, qui leur adhère sans interposition d'une couche graisseuse sous-séreuse (Ziegenspeck), on les voit naître de la face postérieure de l'utérus, immédiatement au-dessous de l'isthme (Aran). Ils se portent obliquement en haut et en arrière, parallèles à l'axe du vagin, perpendiculaires à celui du col, côtoient les parties latérales du rectum et atteignent le sacrum. A leur origine utérine, ils s'unissent l'un à l'autre, formant, en arrière de l'isthme, un petit bourrelet transversal, surtout bien marqué quand il est recouvert de la séreuse : c'est le *ligament de J.-L. Petit* ou *torus uterinus de Krause* (fig. 309). Étudiés sur une coupe frontale, ils ont une forme triangulaire, à sommet interne et à base externe. Le sommet n'est autre que la section du bord tranchant qui, avec celui du côté opposé, subdivise en deux étages l'excavation recto-utérine. La face inférieure, qui regarde fortement en arrière, forme le toit du Douglas et recouvre un peu le rectum. La face antéro-supérieure est en rapport avec les anses intestinales qui reposent sur elle. La base se continue, sans démarcation aucune, avec la masse fibro-musculaire sous-jacente à la lame péritonéale postérieure du ligament large (fosse para-utérine, p. 457 fig. 242, 243, *L. u. s.*, et 247). Quant à leur extrémité postérieure, étalée en éventail, qui représente l'insertion fixe, elle ne peut être bien comprise qu'en analysant la constitution du ligament. En le dissociant, on reconnaît qu'en dehors de quelques artérioles de l'hémorroïdale moyenne, de veinules satellites, de lymphatiques vagino-rectaux et de filets nerveux sympathiques, il renferme deux ordres d'éléments : des fibres lisses et des fibres conjonctives.

a) Les *fibres lisses* sont les unes intrinsèques, les autres extrinsèques. Les premières, décrites par Luschka et Ziegenspeck, sont clairsemées et forment une sangle, un demi-anneau, allant d'une extrémité postérieure à l'autre, sans adhérer à l'utérus. Les secondes, bien plus nombreuses, ne sont qu'une émanation des fibres superficielles postérieures de la matrice et du vagin, ainsi que des éléments contractiles sous-séreux du ligament large. Toutes ces fibres forment les petits *muscles recto-utérins* (*muscles rétracteurs de l'utérus* de Luschka). Ils ne doivent pas être nommés utéro-sacrés : aucune fibre ne va jusqu'au sacrum. Presque toutes, en effet, se perdent sur les côtés du rectum; quelques-unes se mêlent aux gaines des plexus veineux pelviens.

b) Les *fibres conjonctives et élastiques* sont intimement mélangées aux précédentes; mais elles s'étendent manifestement plus loin. Il en est, qui se confondent avec la gaine fibreuse du rectum ; la plupart ont une attache osseuse. Celle-ci se fait sur la face antérieure du sacrum, immédiatement en dedans des 2e, 3e et 4e trous sacrés ; en haut, les ligaments se perdent au voisinage de la symphyse sacro-iliaque, et il n'est pas toujours possible de préciser leur terminaison. Cela n'a pas lieu de surprendre, puisqu'ils ne sont qu'une partie, la plus résistante, il est vrai, de l'aponévrose sacro-recto-génitale (p. 468).

Ainsi constitués, les ligaments recto-utéro-sacrés, avec les plis séreux de Douglas, figurent deux rubans aplatis, qui ne se présentent pas toujours sous le même aspect. Quand l'utérus occupe sa situation normale, ils sont falciformes, séparés par une distance de 3 centimètres environ, et se perdent en arrière. Vient-on à les pincer entre les doigts, ils s'évanouissent (Pierre Delbet). Quand on attire fortement l'utérus en bas et en avant, ils se tendent, se rapprochent, sans arriver au contact : on peut alors les sentir à l'aide du doigt introduit dans le vagin ou le rectum.

Il advient, dans certains cas, que quelques fibres, soit musculaires, soit conjonctives, plus développées, remontent de l'isthme vers le promontoire, et déterminent la formation d'un repli péritonéal, comme font plus bas les ligaments utéro-sacrés. Ces fibres ont été décrites sous le nom de *ligaments utéro-lombaires* (Huguier), ou *ronds postérieurs* (Rouget), et les replis sont les *replis utéro-lombaires*, situés en dehors et au-dessus des plis de Douglas. Pour Vallin, Waldeyer, ils peuvent coexister avec les ligaments utéro-sacrés et diviser ainsi l'excavation recto-utérine en trois compartiments superposés. D'après ce que j'ai vu, je partage plutôt l'avis de Pierre Delbet : ils remplacent les replis de Douglas, mais ne coexistent pas avec eux.

On comprend d'ailleurs que tous ces ligaments, qui ne sont que des parties artificiellement isolées d'une forte lame cellulo-fibreuse sous-péritonéale,

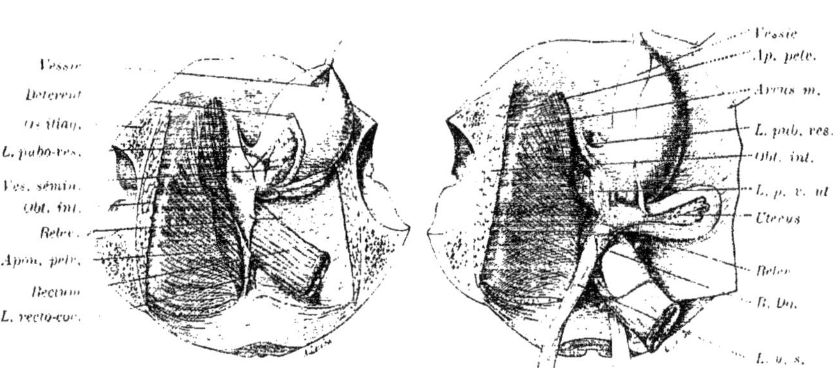

Fig. 316. — Rapports du releveur coccy-périnéal avec les viscères pelviens dans les deux sexes (Farabeuf).

puissent offrir de nombreuses variantes dans leur disposition. On note parfois l'absence de toute saillie, permettant de décrire un repli de Douglas ou un repli utéro-lombaire; dans d'autres cas, le cul-de-sac de Douglas paraît asymétrique, limité d'un côté par un repli utéro-sacré, de l'autre par un repli utéro-lombaire.

VI. Connexions de l'utérus avec le rectum et la vessie. — Les connexions de l'utérus avec le rectum s'établissent essentiellement par les fibres lisses et conjonctives recto-vagino-utérines que je viens d'étudier.

Quant à la vessie, son union avec la matrice se fait au niveau du cul-de-sac péritonéal et de la face antérieure du col. Le cul-de-sac est doublé par quelques éléments musculaires, allant de la face antérieure de l'utérus vers la face postérieure de la vessie; on en a isolé les plus médians sous le nom de *muscles vésico-utérins*; parfois ils soulèvent de chaque côté la séreuse, d'où formation d'un *pli vésico-utérin* ou *repli antérieur* de Douglas. Nous verrons dans un instant (p. 469) comment il faut les comprendre.

Plus bas, le col utérin et le bas-fond de la vessie sont réunis, sur une étendue de 15 millimètres, par une couche celluleuse, plus ou moins dense, traversée par de nombreuses veines et par l'uretère, au moment où il passe au-dessus du cul-de-sac antéro-latéral du vagin. Sur la ligne médiane, l'union était lâche entre la vessie et la paroi cervico-vaginale ; sur les côtés, elle est bien plus intime, assurée par des tractus fibreux et musculaires, qui se fusionnent avec la gaine urétérale et la tunique adventice des plexus veineux vésico-vaginaux.

VII. Connexions de l'utérus avec le périnée. — Ces connexions ne sont pas directes et, en aucun point, l'utérus ne contracte d'adhérences immédiates avec les aponévroses et les muscles du périnée. Une semblable union s'établit au contraire avec le vagin, mais surtout avec le rectum et l'urètre ; je l'étudierai plus loin. Je montrerai alors comment le releveur de l'anus devient

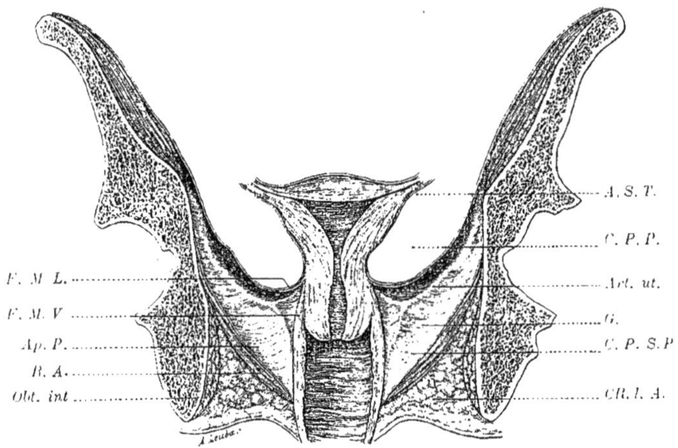

FIG. 317. — Coupe vertico-transversale demi-schématique du bassin et du plancher pelvien chez la femme (imitée de Luschka).

indirectement un des moyens de fixation les plus essentiels du conduit utéro-vaginal (p. 548 et 647). Je me contente, pour l'instant, de mettre sous les yeux du lecteur une belle planche (inédite) de Farabeuf, relative aux rapports du releveur coccy-périnéal avec les viscères pelviens (fig. 316). En l'étudiant, on acquerra de ces rapports une bonne vue d'ensemble et on reconnaîtra sans peine l'analogie des dispositions chez l'homme et chez la femme.

VIII. Connexions de l'utérus avec le tissu cellulaire sous-péritonéal. Sangles vasculaires. Gaine hypogastrique. Aponévroses sacro-recto-génitale et ombilico-vésicale. — On pourrait, à la rigueur, ranger ces connexions dans celles qu'affecte la matrice avec le plancher pelvien. Cependant elles sont si capitales qu'elles méritent d'être mises en relief. Leur étude n'est pas facile. Celle que je vais présenter est attaquable et contestable à plus d'un point de vue; mais je ne puis, dans un ouvrage de ce genre, entrer dans toutes les discussions que comporte mon sujet. Je chercherai plutôt à schématiser et à rendre clairs les points les plus essentiels.

[RIEFFEL.]

Sur une coupe vertico-transversale du petit bassin (fig. 317), on peut distinguer, de chaque côté, trois cavités superposées : la supérieure est la cavité péritonéale (*C. P. P.*) ; l'inférieure constitue la cavité sous-cutanée, fosse ischio-rectale ou ischio-anale (*C. R. I. A.*) ; la moyenne, qui nous intéresse immédiatement, est la cavité sous-péritonéale (*C. P. S. P.*), intermédiaire à la séreuse et au releveur anal (*R. A.*), recouvert par l'aponévrose pelvienne (*fascia pelvis, Ap. P.*)[1]. Cette cavité, ainsi qu'on le voit, présente la forme d'un triangle curviligne, dont les deux côtés sont supérieur et inférieur, dont le sommet se porte en dehors vers la paroi pelvienne latérale, et dont la base répond au col utérin et à la partie supérieure du vagin. Cette cavité se prolonge en arrière sur les côtés du rectum, en avant sur les parties latérales et antérieure de la vessie, et on la rencontre, bien marquée, sur toutes les coupes latéro-sagittales de la région. Sur une section médio-sagittale, elle paraît interrompue par la vessie, le col utérin, le vagin et le rectum. Celle du côté droit communique avec celle du côté gauche par les espaces ménagés entre ces organes.

Cette cavité sous-péritonéale est remplie par du tissu cellulaire différencié ; elle est traversée par des artères allant à la vessie, à l'utérus, au vagin, au rectum, par de gros réseaux veineux, entourés de gaines conjonctivo-musculaires, par des lymphatiques, par des nerfs plexiformes, enfin par l'uretère.

Le tissu cellulaire, dis-je, est un tissu différencié. En effet, s'il ressemble sur certains points au tissu lamineux lâche, sans résistance, s'il forme des réseaux dans l'intervalle desquels sont accumulés des lobules graisseux, il prend, au contraire, sur d'autres, les caractères du tissu conjonctif de soutènement. Il perd sa graisse, ses faisceaux se condensent, deviennent fibreux et affectent une direction déterminée. Ils ne paraissent plus disposés sans ordre, mais offrent de véritables insertions, se faisant d'une part aux organes de l'excavation pelvienne, et, dans l'espèce, particulièrement en dedans, au col utérin et au vagin, d'autre part à l'aponévrose pelvienne et à la face profonde du péritoine. Ce tissu de soutien, en bien des points, notamment sur les côtés de l'utérus, se stratifie, paraît formé de lames superposées, qu'infiltrent çà et là des éléments musculaires lisses, qu'on observe dans cette région aussi bien chez l'homme que chez la femme. Autour des artères, il s'épaissit et s'agence en gros tractus fibroïdes ; il fournit aux veines d'épaisses gaines conjonctivo-musculaires. En outre, les vaisseaux, l'uretère, les nerfs, qui traversent la cavité sous-péritonéale, ne sont pas disposés, vis-à-vis du tissu cellulaire, d'une façon quelconque.

Si l'on envisage l'ensemble des vaisseaux et des nerfs du petit bassin par rapport à l'aponévrose pelvienne, on doit dire que les premiers sont situés *en dedans*, les seconds *en dehors* d'elle. Par conséquent, les vaisseaux viscéraux (vaginaux, utérins, etc.), à l'inverse des vaisseaux pariétaux (fessiers, ischiatiques, etc.), n'ont pas besoin de la perforer. Un fait inverse a lieu pour les nerfs sacrés, dont les branches, allant à l'utérus et au vagin, devront donc traverser de dehors en dedans l'aponévrose pelvienne, envisagée comme une lame simple, unique. Toutefois, ce fascia ne se laisse pas seulement perforer, il donne à ces organes de véritables enveloppes : telles sont, pour les vaisseaux pariétaux, les gaines fibreuses des vaisseaux fessiers et ischiatiques ; telles sont,

1. Je désigne sous ce nom, suffisant pour l'instant, l'ensemble des lames aponévrotiques qui ferment le périnée du côté de la cavité pelvienne. Nous verrons cependant plus loin qu'elles sont fort complexes (p. 666).

pour les nerfs viscéraux, les gaines qui, en se ramifiant, viennent se mêler au tissu cellulaire de la cavité sous-péritonéale du petit bassin.

Ce n'est pas tout encore. Les vaisseaux sont donc primitivement en dedans de l'aponévrose pelvienne et appliqués sur elle, le tissu cellulaire différencié les séparant du péritoine. Mais, pour parvenir à leur destination, ils sont obligés, à un moment donné, de quitter le contact de l'aponévrose (fig. 317, *Art. ut.*); ils ne traversent pas simplement la couche conjonctive; ils la soulèvent et s'en coiffent (fig. 317, *G. H.*) : « Sur l'avant d'un petit bateau immobile, dit Farabeuf, attaché par l'autre bout à la rive, mettez le pied, l'arrière s'élèvera, et vous verrez sortir de l'eau, chargée de toutes les herbes tombées dessus, l'amarre

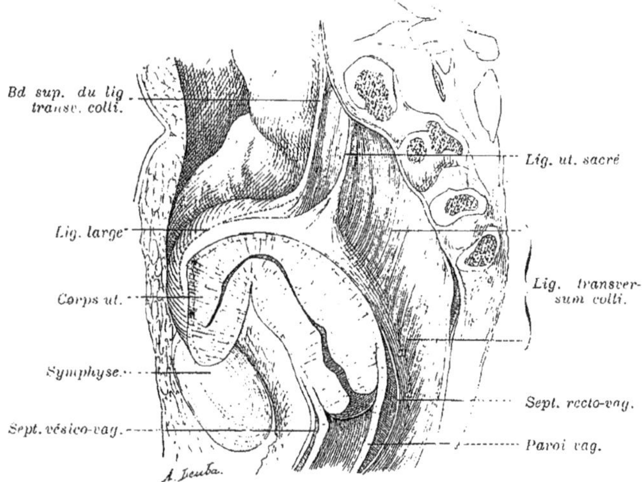

Fig. 318. — Coupe vertico-médiane du bassin d'un fœtus de 8 mois (Mackenrodt).
La ligne pointillée indique l'union des ligaments larges coupés avec les annexes. Le péritoine est enlevé.

tout à l'heure immergée. » « Ainsi il en est des vaisseaux des viscères qui, suspendus de la paroi aux organes, faisant saillie au-dessus du fond de l'excavation pelvienne, semblent avoir soulevé des filaments, des lamelles, les éléments d'une couverture imparfaitement tissée, là aponévrose, ici toile d'araignée » (Cerf). Cette couverture représente « le mésentère à la fois suspenseur et nourricier » (Petit) des viscères pelviens.

Entrons à présent dans les détails et voyons comment cette lame celluleuse se comporte par rapport à l'utérus.

1° *En arrière*, elle s'épaissit d'une façon considérable, quoique inégalement, et prend un aspect musculo-aponévrotique. Elle constitue l'*aponévrose postérieure du ligament large* de Jarjavay, les *utero-sacral cellular process* de Savage, l'*aponévrose sacro-recto-génitale* de Pierre Delbet. C'est sans doute aussi la majeure partie du *ligament transverse* ou *large du col* de Mackenrodt (*ligamentum transversum colli*) (fig. 318); c'est enfin le *segment pelvi-recto-génital de l'aponévrose ombilico-pelvienne* de P. Petit. Cette lame est interrompue nécessairement en son milieu par le passage du rectum. Il y a donc deux aponévroses, droite et gauche, inégalement développées suivant les sujets. Pierre Delbet en a donné une description si parfaite, que je n'hésite pas à la transcrire textuellement. Ces aponévroses sont placées presque verticalement, se rapprochant à leur extrémité inférieure comme les feuillets d'un livre entr'ouvert, dont le dos serait en bas. Elles convergent, en outre, un peu d'arrière en avant. En arrière, elles s'insèrent sur l'os, en avant sur les viscères.

Les attaches postérieures se font sur le sacrum et le coccyx, suivant une ligne oblique en bas et en dedans, immédiatement en dedans des trous sacrés antérieurs et sur les bords latéraux du coccyx. Les insertions se font, particulièrement chez l'enfant, sur les disques intermédiaires aux vertèbres sacrées; chez l'adulte, sur les lignes rugueuses qui les représentent. Quand l'aponévrose est faible, on ne trouve entre ces faisceaux que des fibres peu résistantes. Quand elle est bien développée, il existe, au-devant des corps vertébraux, entre les disques situés au-dessus et au-dessous, des sortes d'arcades fibreuses, sous lesquelles passent les anastomoses qui vont des veines sacrées aux veines intrarachidiennes, les trous sacrés étant en dehors, les veines sacrées antérieures en dedans de l'aponévrose. Les plus forts trousseaux naissent entre la 2e et la 3e ou la 3e et la 4e vertèbres sacrées. Les fibres se comportent différemment suivant leur origine. Les supérieures se dirigent obliquement en avant, en bas et en dedans; un certain nombre s'arrêtent sur le rectum; d'autres continuent leur trajet pour gagner l'utérus. Peut-être y a-t-il des fibres accessoires allant du rectum à l'utérus. Les fibres qui arrivent à celui-ci ne se comportent pas toutes de la même façon. Les plus élevées passent derrière lui, en formant un relief (*torus uterinus*) (fig. 309) sur la paroi postérieure, et paraissent se continuer avec celles du côté opposé; ce relief est à 15 ou 30 millimètres au-dessus de l'orifice externe du col. Des fibres qui viennent immédiatement au-dessous, les unes passent encore derrière l'utérus, les autres passent sur les bords du col, y adhèrent et se continuent, du moins en partie, jusqu'à la vessie, se confondant là avec les fibres d'un autre feuillet aponévrotique. Les fibres qui naissent de la partie inférieure du sacrum, généralement moins résistantes, se portent vers le rectum en s'inclinant du côté où il l'est lui-même, et certaines d'entre elles, après avoir contourné le rectum, gagnent le dôme vaginal qu'elles fixent. Farabeuf attache grande importance à ces fibres sacro-vaginales; ce sont elles qui maintiennent la direction du vagin. Les fibres coccygiennes, souvent plus résistantes, se jettent sur le rectum. Leur bord inférieur se confond au-devant du coccyx avec les fibres de l'aponévrose pelvienne; en outre, les deux aponévroses recto-sacro-génitales semblent se continuer par leur bord inférieur.

A la partie supérieure, les fibres les plus élevées de l'aponévrose, quelquefois très minces, naissent de l'aileron du sacrum, au niveau du détroit supérieur (décrites isolément comme ligaments utéro-lombaires); au-dessus, elles se continuent avec les fibres du fascia iliaca. Cette aponévrose, lorsqu'elle a perdu son point d'insertion sacré, paraît se replier en avant, si bien qu'elle recouvre l'iliaque interne, puis ses branches viscérales; ses fibres se continuent en dehors avec celles du fascia iliaca et vont se jeter en dedans sur le col de l'utérus (Pierre Delbet).

2° ***En avant***, les fibres conjonctives et musculaires se disposent moins nettement en une membrane continue; je la désigne cependant, d'une façon synthétique, sous le nom d'*aponévrose antérieure du ligament large*, mais en faisant remarquer qu'elle est moins régulièrement tissée, que ses attaches et sa provenance sont bien moins évidentes que pour l'aponévrose postérieure.

On y reconnaît d'abord, venant peut-être du pubis, à coup sûr de la partie antérieure de l'aponévrose pelvienne, des fibres sagittales, contenant de nombreux éléments contractiles; elles côtoyent les côtés de la vessie et se jettent sur les parties latérales du col utérin et surtout du vagin (Farabeuf). Ce sont ces fibres (fig. 316, *L. p. v. ut.*) pubo-vésico-vagino-utérines (*vesico-vaginal cellular process* de Savage, segment *pelvi-vésico-génital de l'aponévrose ombilico-pelvienne* de P. Petit), qu'on a isolées sous le nom de ligaments vésico-utérins; en réalité, elles se prolongent en dehors et se continuent avec d'autres fibres, plus latérales, qui naissent de l'arcus tendineus (aponévrotique, p. 686) jusqu'aux vaisseaux iliaques internes, et se confondent en ce point avec l'aponévrose postérieure et la gaine hypogastrique. A ces fibres, s'en mêlent enfin d'autres, émanant de la partie postéro-inférieure de l'aponévrose ombilico-vésicale. Toutes ensemble se portent vers le col utérin et la partie latérale du vagin.

Il est difficile de dire si tous les tractus, qui entrent dans la constitution de l'aponévrose antérieure du ligament large, proviennent de l'aponévrose ombilico-vésicale, comme le soutiennent plusieurs anatomistes. Pierre Delbet estime qu'elle n'est pas une formation indépendante, mais un épaississement de l'aponévrose pelvienne supérieure, située au point où le feuillet ombilico-vésical vient se jeter sur elle. Cette lame, pour lui, est formée de trois parties : 1° en avant par les ligaments antérieurs de la vessie, l'arcus tendineus fasciæ pelvis; 2° de chaque côté de la vessie par d'épais tractus fibreux, plus ou moins confondus avec l'aponévrose pelvienne; 3° entre la vessie et l'utérus par les ligaments vésico-utérins.

Alph. Guérin et ses élèves, Lebec et Lallement, la font dépendre du fascia propria du péritoine. Ils pensent qu'au moment où la séreuse se réfléchit de bas en haut pour se mouler sur le ligament large, ce fascia se divise en deux lames, dont l'une vient former la paroi antérieure du ligament, et dont l'autre se continue horizontalement, pour constituer la base résistante de celui-ci. Ils considèrent ainsi que le ligament large est hermétiquement fermé, qu'il est séparé du tissu cellulaire pelvien par un feuillet du fascia propria; enfin qu'il renferme une cavité parfaitement close. Ainsi formulée, cette conception ne peut plus être admise.

« Gubaroff décrit, sous le nom de mésentère cellulaire du ligament rond (fig. 313), une cloison conjonctive, qui s'étend de la base du ligament large en bas au ligament rond en haut, du bord utérin en dedans à la paroi pelvienne en dehors. » (Fredet.) Elle guide, dans le procédé d'Altucheff et Snéguireff, pour la découverte de l'artère utérine (voy. la flèche, fig. 313), qui lui est adhérente. P. Petit la mentionne, sous le nom de cloison sous-funiculaire, comme une lame qui descend obliquement en avant et en dehors, au contact du versant antérieur de la gaine hypogastrique viscérale dont elle émane. Je ne comprends pas l'utilité d'une pareille distinction. Cette cloison me semble un feuillet artificiellement isolé soit de la gaine hypogastrique, soit de l'aponévrose antérieure du ligament large, feuillet se prolongeant entre les lames séreuses du ligament large vrai. D'autre part, il est certain qu'en incisant le péritoine entre le ligament rond et la trompe, on arrive dans la profondeur sur l'artère utérine. Mais je n'ai pas remarqué que ce mésentère cellulaire fût un repère particulièrement précieux pour la mise à nu de ce vaisseau.

3° *Sur les côtés*, la couche celluleuse se modifie également d'une façon particulière, constituant une formation interprétée assez différemment par les auteurs et désignée sous le nom de *paramétrium* (Virchow), *ligaments cardinaux* de l'utérus (Kocks), *gaines vasculaires* (Charpy), *gaine hypogastrique* (Pierre Delbet), *utero-iliac process* (Savage), *partie antérieure du ligament transverse du col* (Mackenrodt), *tunica vasorum uteri* (Merkel), etc.[1]. Elle correspond à la région souvent étudiée sous le nom de *base du ligament large.*

Il est aisé d'en saisir la constitution, si l'on comprend les particularités que j'ai signalées, il y a un instant, touchant les rapports de la couche celluleuse avec les vaisseaux. D'abord simple lame « couvre-vaisseaux » contre la paroi latérale du bassin, elle s'élève de plus en plus à mesure que les vaisseaux utérins s'éloignent du plancher pelvien, et acquiert, au niveau du bord de la matrice et de la partie supérieure du vagin, une hauteur notable. De plus, elle se replie en avant et en arrière des vaisseaux (fig. 318 et 319), formant une espèce de toit à deux versants, antérieur et postérieur, qui doublent respec-

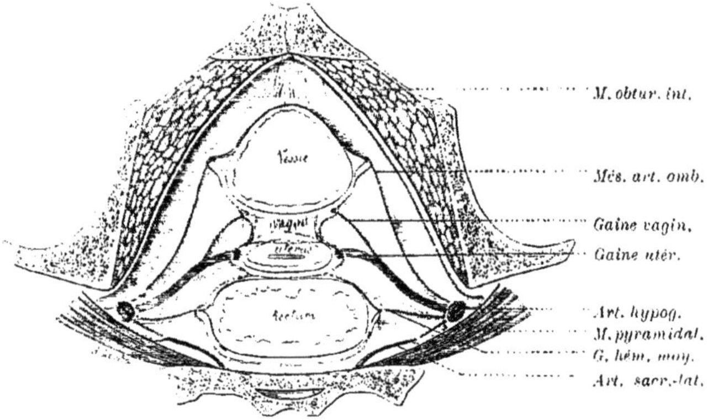

FIG. 319. — Schéma de la gaine hypogastrique vue d'en haut chez la femme.

tivement, mais sans y adhérer, les feuillets péritonéo-musculaires correspondants du ligament large proprement dit[2]. Cette lame à deux versants renferme dans son épaisseur du tissu cellulaire lâche, aréolaire, extensible et perméable, entrecoupé toutefois de quelques tractus fibreux plus résistants. Mais, à sa surface, elle se condense d'une façon assez uniforme, acquiert l'aspect d'une aponévrose, qui se continue en arrière, depuis le col utérin jusqu'à la symphyse sacro-iliaque, avec l'aponévrose recto-sacro-génitale. Elle forme ainsi une véritable gaine, qui entoure l'artère utérine, les veines utérines, lymphatiques et nerfs. C'est la gaine dite des vaisseaux hypogastriques, renfermant en un mot le pédicule vasculaire inférieur de la matrice. Et qu'on n'oublie pas que ces vaisseaux, ce tissu cellulo-fibreux, intimement unis entre eux, adhèrent aussi étroitement au col utérin et aux culs-de-sac latéraux du vagin : on comprend alors comment ces vaisseaux ainsi renforcés contribuent puissamment à la fixation de l'utérus. Il faut ajouter que les faisceaux fibreux et musculaires lisses, à mesure qu'ils paraissent s'élever au-dessus de l'aponévrose pelvienne, ne s'en isolent pas, ne perdent pas contact avec elle;

1. Ces expressions ne sont pas toutes heureusement choisies. Sans doute, elles ne sont pas exactement synonymes. Mais elles désignent des formations assez analogues pour que je puisse les considérer comme telles.

2. On comprend ainsi comment P. Petit dit ce ligament formé de 3 plis emboîtés : 1° un *pli péritonéal*; 2° un *pli musculaire lisse*, indissolublement lié au précédent ; c'est le *peaucier* du ligament large, constituant par son sommet le ligament rond ; 3° un *pli celluleux*.

incessamment de nouveaux rubans s'en détachent qui se mêlent aux précédents.

Ce n'est pas tout : de cette gaine principale en partent d'autres secondaires, commandées par la direction des vaisseaux. C'est ainsi qu'il en existe pour les vaisseaux vaginaux, vésicaux, hémorroïdaux moyens, pour les plexus veineux énormes de cette région (fig. 319). L'uretère, selon la plupart des auteurs, perfore la gaine hypogastrique; il m'a paru, au contraire, que le tissu cellulaire lui fournissait une enveloppe très dense, impossible à séparer et du canal rénal et des veines qui l'accompagnent.

On voit ainsi clairement, je pense, que le ligament large comprend deux parties très distinctes : la supérieure, purement séreuse, vrai méso péritonéal ne renfermant entre ses lames qu'un peu de tissu cellulaire sans caractères particuliers; l'inférieure, qui est la base, la gaine hypogastrique. C'est cette dernière, qu'avec beaucoup d'anatomistes, nous distrayons de l'étude du ligament large lui-même.

Si nous l'envisageons dans son ensemble et plus spécialement les tractus qui accompagnent les vaisseaux utérins, nous voyons que cette gaine simule une cloison placée verticalement dans l'épaisseur du ligament large supposé étalé. Cette cloison s'épaissit de dehors en dedans et de haut en bas, de sorte qu'elle atteint son maximum de développement au niveau des bords de l'utérus et du vagin, ainsi que du plancher pelvien. Vient-on à pousser dans la gaine hypogastrique une injection avec des masses diverses, on y reconnaît l'existence d'une véritable cavité prismatique et triangulaire, limitée en avant par l'aponévrose antérieure du ligament large, en arrière par l'aponévrose postérieure, en bas par l'aponévrose pelvienne (Pierre Delbet). Cette cavité toutefois n'est pas virtuelle, préformée; elle renferme du tissu aréolaire, qui se laisse infiltrer, distendre par les liquides artificiels ou pathologiques (sérosité, sang, pus). Elle ne se prolonge jamais dans le mésosalpinx (ligament large proprement dit). Elle est largement ouverte en dehors, de telle sorte que les abcès de la gaine hypogastrique peuvent fuser en arrière vers la fesse par la grande échancrure sciatique, en haut vers la fosse iliaque interne en remontant le long des vaisseaux iliaques internes, en avant vers la cuisse en sautant par-dessus le psoas ou en suivant les vaisseaux obturateurs. En dedans, la gaine hypogastrique aboutit au col de l'utérus et aux culs-de-sac latéraux du vagin; le tissu cellulaire qui la remplit se continue avec les tissus pré- et rétro-cervicaux, avec les couches conjonctives périvésicale et périrectale.

4° On voit en somme qu'il existe, sous le péritoine du petit bassin et au-dessus de l'aponévrose pelvienne, un *vaste système continu de fibres conjonctives* denses, résistantes, qui, mélangées à des éléments musculaires lisses, naissent de tout le pourtour du détroit supérieur, convergent vers le col utérin et la partie supérieure du vagin. Ce système, dont la continuité n'est pas facile à démontrer, dont le développement est d'ailleurs sujet à des variations individuelles considérables, s'appelle en avant l'aponévrose antérieure du ligament large, en arrière l'aponévrose postérieure, réunies sur les côtés par la gaine hypogastrique et les gaines secondaires, notamment vaginale et urétérique, qui s'en détachent. Les fibres de ce système, considérées au point de vue de la fixation de la matrice, se ramènent toutes en définitive à deux directions : antéro-postérieure et transversale.

On peut autrement envisager les éléments conjonctifs que j'ai étudiés plus haut (qu'on les nomme fibreux, aponévrotiques, musculaires lisses, peu importe), et les considérer, avec Freund, comme se condensant tout particulièrement autour des bords latéraux du corps de l'utérus jusqu'au départ des annexes, autour du col utérin et de la partie supérieure du vagin. Ces éléments acquièrent leur maximum de développement à l'isthme utérin, autour duquel ils forment, pour ainsi dire, un cylindre creux, constitué par un tissu conjonctif dense, blanc brillant, cylindre duquel partent, comme autant de rayons ou de piliers, des expansions fibreuses se dirigeant en dehors, le long de la base du ligament large, en avant autour de la vessie, en arrière de chaque côté du rectum. En bas, des prolongements se portent dans la partie supérieure des cloisons vésico- et recto-vaginales. En haut, s'élève le tissu cellulaire du ligament large, qui monte, en s'amincissant, vers la trompe, le ligament ovarien et le ligament rond, et offre une limite très irrégulière, en raison de l'inégalité de profondeur des diverticules interceptés par les deux feuillets musculo-séreux du ligament large (Winter). Cette conception de Freund est assez répandue parmi les gynécologistes allemands, qui nomment *paramétrium* le tissu cellulo-fibreux latéro-cervical avec ses prolongements (*paramétrium antérieur* et *postérieur* de Schultze). Ce mot paramétrium a peut-être quelques avantages en pathologie; en revanche, il n'est pas bon au point de vue anatomique, car il semble désigner une formation ou une région (peut-être *espace pelvi-rectal supérieur* de Richet) spéciale à la femme. Or, dans les deux sexes, elle correspond à la gaine des branches pelviennes de l'artère hypogastrique.

La connaissance précise de ces tractus fibreux qui, de la portion cervicale de l'utérus, rayonnent de toutes parts vers la paroi pelvienne, est assez récente. Cruveilhier cependant avait déjà entrevu leur importance et dit que l'aponévrose périnéale supérieure « émet des tractus ou même de vraies gaines fibreuses, dont la disposition varie avec la direction des vaisseaux. Ces gaines s'élèvent à une certaine hauteur le long de l'utérus et cessent avec les vaisseaux qu'elles accompagnent. » Après lui, Jarjavay et Aran en ont donné de bons aperçus. Richet, lui aussi, décrit des lames élastiques résistantes, qui, au lieu de s'élever du plancher du bassin, s'étendraient des parois latérales de celui-ci aux flancs de l'utérus et formeraient, pour les vaisseaux et les nerfs, une sorte de cloison verticale dans l'épaisseur du ligament large. Parmi les recherches les plus complètes, il faut citer celles de Farabeuf, Pierre Delbet, Freund, Mackenrodt, Rosthorn. Tous ne s'accordent pas sur les détails. Ainsi on se demande si ces tractus fibreux, antéro-postérieurs et transversaux, qui forment l'aponévrose du ligament large, ne sont que des dépendances du fascia endo-pelvien, qui se scinde en plusieurs feuillets interrompus, s'ils ont, au contraire, une existence autonome avec des points d'insertions pariétaux particuliers, s'ils reconnaissent à la fois l'une et l'autre origine. Loin de moi la pensée de vouloir résoudre cette question, secondaire en somme. Mais j'incline à croire que ces aponévroses, que cette gaine hypogastrique, que le parametrium, etc., ne sont tous que des transformations de la lame conjonctive sous-péritonéale de l'excavation pelvienne, qui s'adapte à sa fonction ultérieure. Chez le fœtus, en effet, on n'observe tout d'abord qu'un tissu cellulaire de remplissage et cependant, on reconnaît déjà chez lui les rapports particuliers des vaisseaux hypogastriques avec l'aponévrose pelvienne. A un autre point de vue, on peut se demander comment est formée la gaine hypogastrique. La plupart des auteurs, avec Pierre Delbet, nous la montrent constituée en arrière par l'aponévrose recto-sacro-génitale, en avant par la partie postéro-inférieure de l'aponévrose ombilico-vésicale, en haut par la convergence de ces deux feuillets, en bas par l'aponévrose périnéale supérieure. J'ai admis, au contraire, que cette gaine était formée par le tissu cellulaire modifié des vaisseaux utérins et vaginaux et que, à ce niveau, venaient se rencontrer les deux aponévroses antérieure et postérieure du ligament large. Pierre Delbet est d'ailleurs obligé lui-même de reconnaître « que la partie postérieure de l'aponévrose ombilico-vésicale ne présente plus, à ce niveau, la netteté d'un feuillet et devient fort irrégulière ». Peu importe d'ailleurs au point de vue pratique. J'ai essayé de décrire en un tableau d'ensemble la lame fibro-musculaire sous-péritonéale, pour montrer sa continuité sur tout le plancher pelvien ; mais je tiens à spécifier que cette continuité est un peu théorique et qu'on ne peut, pour ainsi dire, jamais en faire la démonstration d'une façon mathématique.

B. — ÉTUDE PHYSIOLOGIQUE

Le problème de la statique utérine est, à l'heure actuelle, encore incomplètement résolu. Il est évident, *a priori*, que toutes les formations, que tous les organes, en rapport de continuité avec la matrice, doivent contribuer à sa fixation. Il en est ainsi du plancher pelvien, du vagin, de la vessie, du péritoine, des ligaments, etc., et on a tour à tour accordé à tel ou tel d'entre eux une influence primordiale ou prépondérante.

Je voudrais tout d'abord me demander s'il est exact de dire, ainsi que la chose est écrite dans beaucoup d'ouvrages d'anatomie : « l'utérus est maintenu en place par six ligaments : larges, ronds et utéro-sacrés », auxquels on ajoute parfois les vésico-utérins.

A cet égard, les avis sont assez partagés. Ainsi, tandis que, selon Fehling, Fritsch, ils n'ont aucune valeur pour la fixation de l'utérus en antécourbure, nous voyons, au contraire, beaucoup d'auteurs (Aran, Sappey, etc.) leur accorder une haute importance. Schultze parle d'une « action harmonique » des ligaments utéro-sacrés et des ligaments ronds ; les premiers, rétracteurs, devraient attirer le corps en arrière au niveau de l'orifice interne du col ; les seconds avec les vésico-utérins agiraient en sens inverse. Schröder, au contraire, conteste l'influence des ligaments vésico- et recto-utérins sur la situation du corps de la matrice, puisqu'ils s'attachent au col ; il considère uniquement les ligaments larges et les inguino-pubiens comme moyens de fixité. Hodge, Küstner prétendent que les vrais agents de soutènement sont les ronds et les utéro-sacrés : Gerlach fait même des premiers des ligaments d'arrêt.

Pour élucider cette question, prenons chacun des ligaments en particulier. Il convient d'abord d'éliminer les utéro-sacrés et les vésico-utérins, qui, pour les raisons indiquées plus haut, ne peuvent être considérés d'une façon isolée, et font partie de la vaste lame musculo-aponévrotique sous-péritonéale. Restent donc les ligaments ronds et les ligaments larges.

Aux premiers, on attribue le rôle suivant : ils suspendent l'utérus (Aran), mais surtout ils maintiennent le fond en avant et le ramènent vers la symphyse pubienne, quand la vessie se vide (Sappey, Debierre), agissant tout à la fois par leur élasticité et leur contractilité. En faveur de cette action, on fait valoir que le raccourcissement de ces ligaments a guéri plus d'une rétroflexion utérine, que leur excitation électrique détermine une légère inclinaison de la matrice en avant (expériences de Sherrington sur des chattes, de Spiegelberg sur une femme décapitée de 27 ans). Küstner remarque qu'on ne saurait, de leur trajet curviligne et de leur relâchement apparent, conclure qu'ils n'exercent aucune influence sur la situation de l'utérus, car, en réalité, ils ne sont pas placés sous le péritoine et dans le canal inguinal comme dans un tube creux, mais sont, millimètre par millimètre, fixés à leur revêtement séreux, au muscle petit oblique et à son aponévrose.

Tous ces arguments ne me semblent pas péremptoires. Déjà la direction de ces ligaments indique qu'ils ne sauraient agir sur la situation de l'utérus et, en particulier, sur l'antéversion du fond de l'organe. On peut répondre à Küstner qu'ils sont à peine tiraillés dans le prolapsus artificiel de la matrice (Legendre et Bastien), qu'ils ne s'allongent pas dans les rétroversions (Ziegenspeck), qu'on peut porter l'utérus vers le sacrum, sans qu'ils subissent la moindre tension (Mackenrodt). Les raisons physiologiques et opératoires n'ont aucune valeur. Enfin, si Pierre Delbet et Pichevin prétendent que les ligaments ronds peuvent seuls ramener en avant le fond de l'utérus, quand la vessie se vide, je leur répondrai qu'à mon avis, le mécanisme de ce mouvement n'exige nullement l'intervention de ces ligaments, mais s'explique d'une façon très simple par les connexions particulières du périmétrium avec le réservoir urinaire (p. 451). Ajoutons qu'au cours de plusieurs laparotomies, Mackenrodt a coupé les deux ligaments ronds à 2 centimètres de leur insertion postérieure, a porté fortement la matrice en arrière, a bourré entre elle et la vessie des anses intestinales; l'utérus se redressait spontanément. Je crois donc, avec Tillaux, que les ligaments ronds ne remplissent qu'un rôle de fixation très secondaire, et qu'ils ne sauraient faire obstacle aux divers déplacements. Ils n'ont guère qu'une signification embryologique (Mackenrodt). Mais il faut bien spécifier qu'il s'agit de l'utérus normal et vide; car, pendant la grossesse et à l'état pathologique, ils entrent en jeu d'une façon très active.

Le rôle des ligaments larges semble avoir été déterminé d'une façon un peu théorique. Ainsi, pour Sappey, ils s'opposent aux anté- et surtout aux rétro-déviations. « Quand, dit-il, la vessie se remplit, l'utérus se renversant en arrière, la lame antérieure se tend; dans l'état de vacuité de la vessie, c'est la postérieure qui l'empêche de tomber en avant. Leur action est donc très grande, mais seulement chez les jeunes filles et les jeunes femmes, car les grossesses répétées les allongent, l'extrémité supérieure de l'utérus devient mobile et presque flottante. » Richet veut qu'ils luttent contre les flexions sagittales et les latéro-déviations. En sectionnant l'un d'eux verticalement, l'utérus tombe, selon Schwartz, du côté opposé. Plusieurs de ces assertions sont très contestables, car elles s'appuient sur des données actuellement reconnues inexactes, touchant la direction et la situation normales de l'utérus. En outre, il faut bien définir le ligament large, n'entendre sous ce nom que son segment supérieur et en distraire toute la base, c'est-à-dire la gaine hypogastrique. Ainsi limité, il n'a certainement qu'une faible action sur le maintien de l'utérus; son orientation d'ailleurs le démontre. Il représente avant tout un méso péritonéal, renfermant des vaisseaux et des fibres lisses et formant un moyen de fixité, bien moins pour la matrice que pour ses annexes (ovaire et trompe). Je n'irai pas jusqu'à prétendre que son rôle soit nul, puisqu'on a pu observer des prolapsus utérins après la castration bilatérale (Fredet), c'est-à-dire après section du cordon vasculaire ovarien, de la sangle supérieure. J'admets que, par son élasticité, il contribue à maintenir le fond de la matrice sur la ligne médiane. Mais, si l'on songe à la grande mobilité de l'utérus, à la possibilité de le porter en rétroversion, sans que les ligaments larges se tendent, on comprendra qu'on ne saurait, en dehors de la grossesse et des états morbides, leur accorder, pas plus qu'aux ligaments ronds, un rôle de tout premier ordre dans la statique utérine.

La question se pose de tout autre façon. Il suffit de réfléchir un instant, d'examiner n'importe quelle figure de la région (fig. 243, 321, etc.) pour voir que la *fixation de l'utérus se fait essentiellement au niveau du col et que le corps, infiniment plus mobile, n'est maintenu en place que d'une manière passive.* Je vais m'expliquer en exposant successivement ces deux côtés du problème.

1° *Suspension et fixation du col.* — Nous avons vu que, de la portion sus-vaginale du col, de la partie voisine du vagin et des bords latéraux du corps utérin, naissaient des expansions celluleuses, élastiques et musculaires, représentant dans leur ensemble une membrane, ici toile d'araignée, là feutrage épais, qui se porte de toutes parts vers le détroit supérieur, pour prendre des insertions à l'aponévrose pelvienne. Cette *membrane cervico-vagino-pelvienne, aponévrose cache-vaisseaux* (Farabeuf), *enveloppe-viscères, soutien-viscères* (Petit), est puissamment renforcée en certains points. Autour du col et du vagin, elle se condense en une masse (*paramétrium* des Allemands), de laquelle partent en avant les fibres pubo-vésico-cervico-vaginales, en arrière les fibres utéro-vagino-sacrées, fibres qu'on a isolées en ligaments ou aponévroses. Sur les parties latérales, la gaine hypogastrique (ligaments cardinaux, etc.) représente un épaississement analogue ; c'est, en outre, une sangle élastique, en raison des vaisseaux et nerfs qu'elle renferme. Il semble donc, en faisant abstraction des fibres intermédiaires, que le col utérin, fixé de toutes parts à la toile cervico-pelvienne, soit en outre, maintenu par quatre cordages, deux antéro-postérieurs (fibres *pubo-vésico-utéro-vagino-recto-sacrées* de Farabeuf), deux latéraux (fibres *utéro-vagino-vasculo-pelviennes*), sans qu'on puisse nettement affirmer que ce soient les premiers, ainsi que le soutiennent Farabeuf et Pierre Delbet, ou les seconds, au dire de Mackenrodt, Rosthorn, Fredet, qui soient les plus puissants. En vertu de leur disposition, ils tiennent le col en état d'équilibre, suspendu dans le bassin, et agissent réciproquement comme antagonistes les uns des autres. Je dis suspendu et non fixé ; en effet, s'ils sont très résistants, ils sont cependant extensibles et élastiques et permettent une certaine mobilité du col, indispensable au bon fonctionnement physiologique. Veut-on connaître leur force, il est facile de l'apprécier en exerçant des tractions sur la matrice. Si l'on attire le col vers la vulve, on sent la partie postéro-latérale de la lame aponévrotique et spécialement les faisceaux nommés ligaments utéro-sacrés[1], rétracteurs ou suspenseurs de la matrice, se tendre très énergiquement et limiter le mouvement de descente. Si on les coupe, celle-ci s'abaisse davantage ; elle reste néanmoins retenue, dans une certaine mesure, d'une part par la gaine hypogastrique, de l'autre, non par les ligaments larges, mais par l'adhérence intime du péritoine au parenchyme utérin.

Fredet indique bien le degré de résistance du pédicule hypogastrique. Il le doit « non seulement aux vaisseaux enchevêtrés qui le constituent, mais surtout aux nerfs très nombreux et très solides (Farabeuf) qu'il renferme. En raison de la courbe décrite par son bord libre, il maintient l'utérus tout en lui permettant des flexions. Plus long que le cordon vasculaire utéro-ovarien,

1. Ces ligaments ont encore une autre action, mise en lumière par P. Delbet. Lorsqu'ils sont « distendus, le col de l'utérus devra se porter en arrière et en haut. Ainsi, lorsque le rectum plein repousse sur les côtés les aponévroses qui l'entourent, celles-ci, dont la courbure est alors augmentée, doivent tendre à rapprocher leurs deux points d'insertion, c'est-à-dire à attirer le col de l'utérus en arrière ; mais, comme le rectum distendu s'oppose aux mouvements de l'utérus dans ce sens, il en résulte que celui-ci devra s'élever. Je pense que c'est là le mécanisme de l'élévation de l'utérus due à la réplétion de l'ampoule rectale » (Pierre Delbet).

il tolère aussi un certain déplacement de l'utérus vers le bas, quand le cordon tubo-ovarien est coupé. Il n'empêche pas non plus le déplacement de l'utérus vers le haut ». Toutefois il ne faut pas, comme Ziegenspeck, accorder à la traction élastique des vaisseaux pelviens une trop grande influence sur la situation du col, ainsi que le montrent les expériences de Mackenrodt. La part essentielle revient non aux vaisseaux et aux nerfs eux-mêmes, mais aux tractus rubanés, élastiques et musculaires de la gaine hypogastrique.

Le rôle important de la lame de suspension cervico-vagino-pelvienne, à la fois résistante et extensible, est encore démontré par la pathologie. C'est ainsi qu'elle s'indure dans certaines paramétrites (Schauta), est privée de sa souplesse et immobilise la matrice. Ai-je besoin de rappeler, d'autre part, qu'après certaines cellulites pelviennes, elle perd toute cohésion et que l'utérus se déplace consécutivement? (Emmet.)

Tout cet appareil de suspension, qu'il soit constitué par du tissu cellulaire sous-séreux différencié ou qu'il soit une dépendance directe de l'aponévrose pelvienne, vient, en dernière analyse, prendre sur celle-ci ses insertions fixes. On comprend ainsi comment le fascia pelvis devient un organe de soutènement très important (Henle) des viscères du petit bassin, d'autant qu'il fournit des gaines à quelques-uns d'entre eux, adhère solidement aux autres et se prolonge dans l'épaisseur des muscles du périnée (fig. 418).

On dit souvent que le vagin est un moyen de soutien pour l'utérus. Ainsi énoncée, cette proposition n'est pas acceptable. « La vérité est que les deux organes, utérus et vagin, sont associés et que ce sont les mêmes agents qui fixent à la fois l'un et l'autre. » (Pierre Delbet.) La gaine hypogastrique se prolonge en effet sur les vaisseaux vaginaux. La lame fibreuse cervico-pelvienne est aussi vagino-pelvienne; elle émet, en avant et en arrière, des prolongements qui pénètrent dans les cloisons vésico- et recto-vaginales et qui soutiennent le vagin. Mais c'est sur les côtés surtout que l'adhérence est étroite et solide. Aussi les parois latérales de ce conduit ne se touchent-elles jamais et ont-elles bien moins de tendance au prolapsus que les parois antérieure et postérieure.

Mais un autre élément, prépondérant même (Farabeuf), intervient dans la fixation du vagin et du col utérin, c'est le *muscle releveur coccy-périnéal*. Il forme, sans prendre sur eux aucune insertion, une sangle puissante dont nous verrons plus loin la disposition précise. C'est seulement au-dessous que s'établissent les adhérences entre le vagin et l'aponévrose moyenne ou uro-génitale, puis entre la vulve et les plans les plus superficiels du périnée. En se basant sur l'ensemble de ces connexions, on peut dire que le *périnée tout entier* est un puissant moyen de soutènement du col utérin. Hohl a bien essayé de combattre ces propositions : enlevant sur un cadavre le vagin et le périnée, il n'a pas vu l'utérus changer de place. De pareilles expériences ne sont guère démonstratives et ne sauraient en aucune façon infirmer les innombrables observations cliniques, montrant les prolapsus utérins succédant aux ruptures du périnée et de la paroi vaginale. Chacun sait l'importance, pour la statique pelvienne, d'une bonne configuration du vagin et d'un périnée élastique et solide, à tel point que Bell et Duncan ont fait du tonus vaginal le facteur déterminant de la situation normale de l'utérus. Et Bouilly, dont personne ne saurait contester la haute compétence, dit excellemment : « Pour que le périnée remplisse activement son rôle de plancher, il doit présenter une résistance et une tonicité telles que le vagin ne soit qu'une cavité virtuelle, qu'il existe un contact parfait et constant entre les parois vaginales antérieure et postérieure. Le soutien est encore mieux assuré, quand l'orifice vaginal est fermé et froncé, et quand le plan de la paroi vaginale postérieure se relève vers la fourchette, de manière qu'il y ait une obliquité marquée de la fourchette vers le vagin de haut en bas et d'avant en arrière. Dans ces conditions, l'effort, la pression abdominale appliquent plus intimement l'une contre l'autre les parois vaginales antérieure et postérieure, font bomber le périnée, sans que la muqueuse du vagin ait tendance à faire saillie à l'orifice vulvaire. »

On a été si loin que quelques auteurs, Winckel par exemple, n'insistent pas seulement sur la musculature périnéale pour la fixation du col utérin et du vagin, mais parlent aussi du coussinet adipeux de la vulve, des fesses et des cuisses, qui contribuent à fermer celle-ci ; que Duplay et Chaput prétendent placer dans les éléments de la vulve le point capital de l'étiologie des prolapsus génitaux. Il y a là certainement exagération ou vice d'interprétation. Il n'en est pas moins vrai que tous ces auteurs, frappés surtout par les faits cliniques, ont, à juste titre, mis en relief le rôle du périnée comme organe de soutènement des viscères pelviens et en particulier du col utérin.

J'ai peu de chose à dire des autres connexions du col. Je rappellerai seulement le coussinet que lui forment la paroi vaginale postérieure et le coude du rectum (p. 449). La cloison vésico-utérine (Arx) a également une certaine importance, nous en connaissons suffisamment le mode de constitution (paramétrium antérieur, faisceaux pubo-vésico-cervico-vaginaux), et je ferai remarquer que l'utérus, en raison de ces adhérences, suit très exactement les mouvements du bas-fond et de la paroi postérieure du réservoir urinaire. Le bas-fond vésical, en particulier, uni à la partie antéro-supérieure du col, est certainement important au point de vue de la fixation. Aran en faisait même le « vrai organe sustentateur antérieur ».

2° *Fixation et suspension du corps.* — Le corps occupe une position indifférente ; il obéit *passivement* aux mouvements du col, par l'intermédiaire duquel il est fixé, sans qu'il soit nécessaire d'invoquer l'intervention d'aucune action ligamenteuse (Penrose). Il suit la direction curviligne que lui imprime la partie supérieure du col, tourne autour de l'isthme, bien que le fait ait été récemment contesté (Kocks, Küstner), et est maintenu en antéversion-flexion par son propre poids, par la pression intra-abdominale (Mackenrodt), par l'adhérence particulière du périmétrium. Peut-être faut-il aussi faire intervenir, d'une part la configuration de la matrice dont le col est épais, dont le corps est mince au contraire, au moins chez le fœtus (Kölliker), d'autre part l'action des ligaments utéro-sacrés (Schultze, Waldeyer). Martin, Schrœder, Doléris attribuent aux propriétés du parenchyme utérin lui-même un certain rôle pour expliquer la forme coudée, fléchie de l'utérus. Pour ma part, je n'y crois guère, et tout le monde sait qu'une matrice, extraite du bassin, se redresse instantanément.

L'utérus s'applique naturellement sur la vessie vide et, celle-ci étant soutenue à son tour par le fascia pelvis et le releveur (voy. *Vessie*), on voit qu'indirectement le corps de l'organe est supporté par le plancher périnéal. Il est maintenu dans cette attitude par la pression abdominale, qui s'exerce particulièrement sur son fond et sur sa paroi postérieure. La lame dorsale du ligament large, sur laquelle appuient les anses intestinales, est tendue et contribue aussi à la fixation (voy. les flèches, fig. 321).

On comprend enfin que la pression intra-abdominale, quand elle subit de brusques variations ou des déplacements dans le sens de son action, doive influencer d'une façon défavorable la statique utérine. Il en est ainsi chez les femmes, dont la vessie et le rectum restent trop longtemps distendus. L'utérus est alors redressé et la pression, au lieu d'agir sur la paroi postérieure, exerce son poids sur le fond et tend directement à chasser l'organe dans l'axe du vagin, circonstance éminemment prédisposante aux prolapsus utérins. C'est seulement dans ces conditions, c'est-à-dire quand l'utérus cesse d'occuper sa situation primaire, que les ligaments larges interviennent sans doute comme moyen de suspension.

§ IV. — RAPPORTS DE L'UTÉRUS.

Après les détails que j'ai exposés dans les précédents paragraphes, il reste peu de choses à dire sur les rapports de l'utérus. Il faut examiner ceux qu'il contracte avec les organes voisins et ceux qui s'établissent à distance avec le squelette pelvien.

§ I. ***Rapports avec les organes voisins.*** — I. **Corps.** — 1° ***Sa face antéro-inférieure*** ou ***vésicale*** entre en contact avec la face postérieure de la vessie (consulter les fig. 242, 302, 303 et 321) par l'intermédiaire du cul-de-sac vésico-utérin, dont j'ai indiqué plus haut la situation habituelle et les variations (p. 450). Ce cul-de-sac, dont le fond est limité par les *plis vésico-utérins* ou *semi-lunaires antérieurs*, est dit *espace antérieur de Douglas*. Il affecte, lorsque le réservoir urinaire est vide, l'aspect d'une fente antéro-postérieure et *n'admet jamais d'anses intestinales*. Il est serré, contigu, par son plancher, sur la ligne médiane, au tissu conjonctif précervical et, sur les parties latérales, aux fibres pubo-vésico-vagino-cervicales (ligaments vésico-utérins), qui parfois soulèvent légèrement la séreuse. Dans l'état de vacuité de la vessie, le cul-de-sac est scindé en deux parties, antérieure et postérieure, par un petit pli du péritoine, qui s'élève sur la face utérine du réservoir urinaire. Ce repli, haut de 5 à 10 mm. (fig. 243 et 247, *Pl. v. t.*), est le *repli vésical transverse* : il se dirige vers le détroit supérieur et traverse la fosse para-vésicale (fig. 243), en se subdivisant parfois en un pli principal et un pli accessoire (fig. 247, *Pl. v. t. acc.*). Il est des cas où ce repli est tout entier reporté en avant de la matrice (fig. 243). Celle-ci repose alors sur la région de la vessie intermédiaire au repli et à l'angle vésical[1]. Quand le réservoir urinaire se dilate, l'utérus, à l'état normal, reste constamment en contact intime avec lui, je ne saurais trop le répéter. Le cul-de-sac ne s'élargit pas, ne reçoit pas d'intestin. Seule, son orientation se modifie, puisqu'il devient alors vertical ou même oblique en

1. On appelle *angle vésical* le point au niveau duquel se rencontrent en arrière les deux faces de la vessie vide. Il est reçu dans l'angle de flexion de l'utérus et coïncide, en général, chez l'adulte, avec l'endroit où la séreuse quitte le réservoir urinaire pour remonter sur la matrice.

bas et en avant, à mesure que l'utérus est redressé et reporté en arrière (fig. 307 et 308).

2° La *face supéro-postérieure* ou *intestinale* est tapissée par le péritoine, qui descend jusque sur le vagin (voy. plus haut, p. 450), en formant un cul-de-sac, qui reste à 6 cm. de l'anus. C'est l'*excavation* ou *espace postérieur de Douglas*, dont le fond, présentant souvent un aspect criblé (*lamina cribrosa* de Zuckerkandl), est doublé d'un tissu épais, fibro-élastique, que traversent des veines. Tandis que la séreuse adhère au vagin et à l'utérus, au moins sur une certaine hauteur (fig. 243 et 321), elle se laisse très aisément décoller du rectum. Cette excavation utéro-vagino-rectale est divisée par les plis utéro-sacrés en deux étages, dont le supérieur, bien plus spacieux, est l'*excavation recto-utérine* ou *cavité supérieure de Douglas* ; l'autre, inférieur, réduit à un diverticule en doigt de gant, haut de 3 à 4 cm., constitue le *cul-de-sac vagino-rectal* ou *arrière-fond de Douglas*, souvent dit, par abréviation, *le Douglas*. Parfois cependant, cette séparation, qui existe aussi chez l'homme, manque ; il en est ainsi, quand les replis de Douglas font défaut. Enfin la subdivision du cul-de-sac rétro-utérin peut aussi être réalisée par les ligaments utéro-lombaires (voy. p. 464).

Quel que soit l'état de la vessie et du rectum, on ne voit jamais, à l'état normal, d'intestin s'insinuer dans l'arrière-fond de Douglas, au-dessous des plis utéro-sacrés; vagin et rectum se touchent par l'intermédiaire de leur revêtement séreux. Quand la vessie est vide, on trouve entre le rectum et l'utérus des anses grêles ou du côlon pelvien. A mesure qu'elle se distend, l'intestin est chassé et, dans l'état de dilatation extrême du réservoir urinaire, l'utérus se met au contact immédiat du rectum. Il en est de même quand ce dernier est rempli, bien que la situation occupée par la matrice ne soit pas la même dans les deux cas (p. 445, fig. 307 et 308). En raison de ces rapports, on comprend que les communications pathologiques de l'utérus (fistules utéro-intestinales) puissent se faire avec des segments très différents du tube intestinal (Petit).

Les variations du cul-de-sac de Douglas[1] ont un certain intérêt pratique. Elles ne sauraient être prévues. Elles remontent sans doute à la période fœtale, sont contemporaines de l'apparition du vagin et dépendent de l'union plus ou moins intime du péritoine avec l'extrémité distale du cordon génital (Nagel). On peut admettre aussi un défaut d'oblitération du cul-de-sac primitif qui, descendant entre les canaux de Müller et l'intestin terminal, s'étend jusqu'au cloaque (fig. 395, *C. p. D.*). Ces anomalies, qui sont peut-être un symptôme d'infantilisme chez la femme (Freund), se traduisent en général par un allongement ou une subdivision du Douglas. Il peut être scindé en trois fossettes (Kaufmann). Tandis qu'à l'état normal, il n'atteint pas le plancher pelvien, on le voit souvent alors soit s'abaisser, ne rester qu'à un centimètre du vestibule vaginal, soit former, surtout latéralement, un ou plusieurs diverticules, qui s'enfoncent dans l'épaisseur du releveur coccy-périnéal (Zuckerkandl, Ziegenspeck), peuvent s'isoler, donner lieu à la formation de kystes ou être le point de départ de hernies périnéales (labiales postérieures).

De semblables hernies s'observent surtout en arrière de l'utérus; mais elles peuvent également se faire par les parties latérales de l'excavation vésico-utérine, quand la matrice est en rétro-déviation.

3° Le *fond*, dont l'orientation varie suivant l'état de la vessie, est ordinairement recouvert par des anses grêles, quelquefois par le côlon pelvien. Souvent l'épiploon descend jusqu'à lui. Dans l'antéversion flexion de la matrice, le fond est à 1 bon centimètre (Waldeyer) au-dessus et en avant de l'insertion tubaire.

1. Pour plus de détails, voy. dans ce traité *Splanchnologie*, t. IV, 1er tirage, p. 359 et suiv.

4° Les *bords latéraux* donnent attache par leurs lèvres, antérieure et postérieure, aux lames correspondantes du ligament large. L'interstice, épais, est en rapport avec le tissu cellulaire de la gaine hypogastrique, les artères, veines, etc., dont nous verrons plus loin la disposition. Le long de ces bords latéraux, on peut rencontrer les vestiges du paroophoron et du canal de Gartner.

II. **Col.** — A) La *portion sus-vaginale* répond parfois en totalité par sa *face antérieure* au péritoine (p. 450). Plus souvent, dans presque toute son étendue, elle est unie à la face postéro-inférieure de la vessie par un tissu cellulaire, un peu plus dense sur les parties latérales que sur la ligne médiane. Ce tissu, dans lequel on trouve aussi des artérioles et surtout des veines (p. 503), se laisse cependant aisément décoller. Ces rapports sont de la plus haute importance aux points de vue pathologique et opératoire (propagation du cancer utérin à la vessie, fistules vésico-utérines, hystérectomie, cure des fistules vésico-vaginales par glissement, etc.).

La *face postérieure* de la portion sus-vaginale forme la paroi antérieure de l'arrière-fond de Douglas.

Les *bords latéraux* répondent au tissu de la gaine hypogastrique.

Pour compléter ces rapports, il faudrait encore examiner avec détails deux points relatifs aux connexions du col avec les vaisseaux et avec l'uretère.

1° En ce qui concerne les *rapports vasculo-nerveux*, ils seront mieux compris, quand j'aurai décrit les vaisseaux et nerfs de l'utérus (p. 496, 506 et 509). Pour le moment, disons que le col, enclavé dans le plancher pelvien (fig. 363), paraît s'enfoncer entre les réseaux veineux si développés de la région, notamment entre les plexus utéro-vaginaux, qui sont en avant de lui, et les plexus vésico-vaginaux, qui occupent ses parties latérales. Remarquons aussi que l'artère utérine, primitivement à distance du col, l'aborde par le côté, à la hauteur de l'orifice interne.

2° Les *rapports de l'uretère et de l'utérus* sont étudiés au chapitre *Uretère* de ce traité, où sont reproduites quelques-unes de mes figures. Je rappelle que ce conduit, après avoir quitté la paroi pelvienne (fig. 243, 363 et p. 317), sur laquelle il affecte des connexions un peu variables avec l'artère hypogastrique, ne pénètre pas, comme on l'écrit souvent, dans l'épaisseur du ligament large, mais se porte sous la lame postérieure de ce repli séreux. Dans son trajet oblique en bas, en avant et en dedans, il se rapproche graduellement de l'utérus et décrit une courbe un peu ascendante, en sous-croisant le ligament rond (Glantenay). Il se place d'abord sur les côtés, puis en avant du col, contractant ainsi avec lui des relations étroites, qui n'ont pas lieu de surprendre, puisque l'uretère débouche, au début de la vie embryonnaire, dans le canal de Wolff, dont nous verrons les rapports étroits avec le canal de Leuckart (fig. 397).

Il croise le bord externe du col, un peu au-dessous de son orifice interne, se rapproche progressivement de la ligne médiane, s'applique contre le cul-de-sac antéro-latéral du vagin sur une longueur de 1 cm. (Nagel), et atteint la paroi vaginale antérieure au niveau de l'orifice externe du col. Dans ce trajet, il est placé dans l'épaisseur du tissu cellulaire latéro-cervical (fig. 325), auquel se mêlent des fibres lisses et des veines. On trouve (suivre sur le schéma, fig. 320) notamment en dehors de lui le plexus vésico-vaginal, en dedans de lui le plexus utéro-vaginal. Ce dernier a deux veines efférentes principales, dites utérines : l'antérieure (*V. ut. ant.*) passe en avant de l'uretère, dont elle est séparée par la crosse de l'artère utérine ; la postérieure (*V. ut. post.*), qui n'est pas constante, chemine en arrière de l'uretère. Ce segment terminal du conduit rénal, qui est successivement para-utérin, para-vaginal, juxta-vaginal (Petit), est, depuis l'embouchure vésicale jusqu'au delà du point d'entre-croisement avec l'artère utérine, entouré d'une gaine épaisse de 1 mm., confondue avec la paroi des plexus veineux voisins (Pantaloni). Cette gaine n'est pas uniquement celluleuse (fig. 320, côté droit). On voit, en effet, remonter de la vessie sur l'uretère des fibres lisses longitudinales, séparées de la musculature propre de ce conduit par un espace injectable, vraie gaine lymphatique, remplie d'un tissu cellulaire lâche, qu'on peut suivre sur une étendue de 4 cm. (Waldeyer).

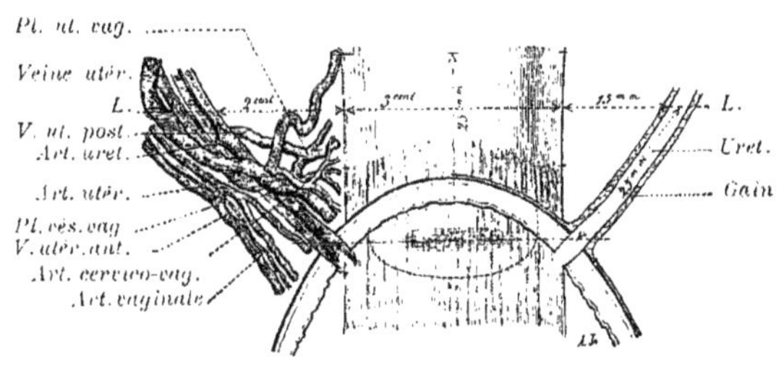

FIG. 320. — Schéma des rapports de l'uretère avec le col utérin et les vaisseaux.

L. L. ligne passant un peu au-dessous de l'isthme utérin. Les striations longitudinales indiquent la paroi vaginale, le pointillé le contour du museau de tanche. La flèche verticale 25 mm. marque la longueur du col.

L'uretère est surtout intimement uni aux veines qu'il entourent, à tel point que la dissociation de tous ces canaux est très difficile. Il se laisse plus aisément séparer des artères avoisinantes, parmi lesquelles il faut noter : 1° l'artère utérine (fig. 320 et 333) ; 2° sa branche cervico-vaginale, qui chemine en dedans de lui ; 3° un rameau vaginal, qui naît parfois de l'utérine et passe en arrière de lui (Nagel) ; 4° l'artère vésico-vaginale ou vaginale proprement dite, qui longe son côté externe.

La distance qui, un peu au-dessous de l'isthme utérin, sépare l'uretère du bord du col, a été évaluée à 1 (Luschka, Waldeyer), 1 1/2 à 2 (Ricard, Pantaloni, Broeckaert), à 2 cm. 1/2 (Freund et Joseph). Tous ces chiffres peuvent être exacts et les mensurations diffèrent un peu, suivant la position de l'utérus et l'amplitude du bassin. Je dois cependant dire que je n'ai jamais rencontré une distance supérieure à 18 mm., quand la matrice est exactement médiane. Mais assez souvent, ainsi qu'on le sait, l'utérus (p. 442) n'occupe pas une telle situation et l'un des uretères peut se rapprocher du col. C'est le plus souvent celui du côté gauche et il est des cas où, avec Faytt, on ne le trouve qu'à 6 ou 8 mm. du col, tandis que le droit en est éloigné par une distance de 25 à 30 mm. Plus rarement, c'est ce dernier qui est le plus voisin du col.

Quoi qu'il en soit, au niveau de l'isthme utérin, ils sont séparés par un intervalle de 7 cm. Mais, en descendant, ils convergent : ils sont ainsi à 4 cm. l'un de l'autre vis-à-vis de l'orifice externe du col, à 2 cm. 1/2 à leur terminaison, la vessie étant considérée à l'état de vacuité. L'embouchure des uretères répond à l'union du 1/3 supérieur et des 2/3 inférieurs du vagin.

Notons encore que, après avoir croisé le col, ils se placent dans le tissu cellu-

[RIEFFEL.]

laire précervical, réduit à une mince couche, intermédiaire au bas-fond vésical et à la paroi antérieure du vagin, sur laquelle ils sont intimement appliqués. D'autre part, un peu plus haut, le col adhère à la partie postéro-inférieure de la vessie. Il en résulte qu'en abaissant fortement la matrice avec une pince de Muzeux, fixée dans le museau de tanche, on attire aussi les segments terminaux des uretères placés devant le col et qu'une incision malencontreuse du cul-de-sac antérieur du vagin les blessera presque fatalement. Ricard a insisté, à juste titre, sur l'importance de ces rapports dans la pratique de l'hystérectomie vaginale et dans la pose des ligatures à la base des ligaments larges.

B) La *portion vaginale* ou *museau de tanche* ne m'arrêtera pas longtemps. J'ai déjà indiqué son orientation (p. 441), la disposition des culs-de-sac vaginaux autour de lui (p. 448), la configuration de ses deux lèvres (p. 433), dont l'antérieure, plus courte, descend néanmoins plus bas que la postérieure et se présente la première au doigt du chirurgien, lorsque la vessie est vide. On comprend que les rapports se modifient (fig. 307 et 308), quand le réservoir urinaire et le rectum sont distendus. Non seulement le col s'élève ou s'abaisse; mais les deux lèvres se placent au même niveau. Si l'utérus est porté dans la concavité sacrée, la postérieure peut même descendre plus bas que l'antérieure. Le museau de tanche apparaît alors dans l'axe du vagin et cesse de s'appuyer sur la paroi postérieure de celui-ci.

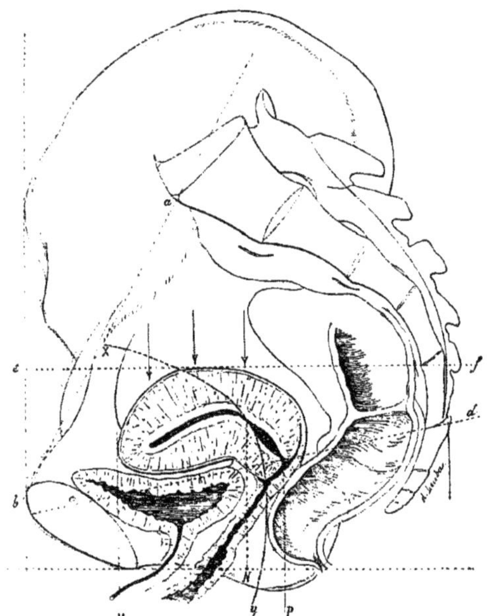

Fig. 321. — Rapports de l'utérus avec le squelette, schéma.

§ II. ***Rapports avec le squelette.*** — En supposant l'utérus en situation primaire, l'orifice externe du col se trouve à peu près à l'intersection de l'axe de l'excavation pelvienne (fig. 321, *xy*) avec une ligne *cd* qui, du quart supérieur de la symphyse pubienne, se porte vers l'articulation sacro-coccygienne. A vrai dire, l'orifice est un peu en arrière de ce point; il est donc légèrement plus rapproché de la paroi postérieure du petit bassin, à 3 cm. en avant de la pointe du sacrum. Il est, en outre, d'après Waldeyer et Winter, dans un plan frontal passant par les deux épines sciatiques. Il m'a semblé qu'il était placé un peu en avant de ce plan, ainsi que je l'ai représenté sur cette figure minutieusement construite.

Le fond ne dépasse pas le plan du détroit supérieur (*ab*); il ne l'atteint même pas et se cache derrière la face postérieure de la symphyse pubienne, dont il reste éloigné par une distance de 20 à 25 millimètres.

Le point le plus déclive de l'utérus, c'est-à-dire la lèvre antérieure du col, est au niveau du tiers supérieur de la symphyse et des dernières vertèbres coccygiennes, ainsi que le dit Waldeyer. Suivant cet anatomiste, le point culminant de la matrice répondant, non au fond, mais à la paroi postérieure du corps, coïncide avec un plan horizontal, mené par la 4e vertèbre sacrée. Je l'ai trouvé, en général, un peu plus bas, sur une ligne transversale *ef*, menée par la crête d'union des deux dernières pièces du sacrum.

Waldeyer indique encore les particularités suivantes, que confirme en partie mon schéma : un fil à plomb, tombant de l'orifice interne du col, traverse le périnée un peu en arrière de son milieu (*N*); un autre fil, passant par l'orifice externe, pénètre dans le quart postérieur du périnée (*P*). Enfin, pour Waldeyer, une perpendiculaire, abaissée par la partie antérieure du fond, rencontre le milieu de la cloison urétro-vaginale. D'après mon schéma, elle arrive bien plus en avant (*M*).

Il est évident que toutes ces données n'ont qu'une valeur approximative, puisque l'utérus est en mouvement pour ainsi dire incessant (Casini), qu'il n'occupe pas toujours exactement la ligne médiane, que l'angle de flexion de son corps n'est pas constamment le même, etc. Il n'est pas besoin de faire remarquer que la réplétion de la vessie, celle du rectum et des anses rétro-utérines modifient les relations de la matrice avec le squelette. Quand elle est redressée et en élévation, elle peut affleurer, mais non dépasser le plan du détroit supérieur. Enfin il est bon de noter que la plupart des figures nous montrent l'utérus trop bas et trop en arrière ; il en est sans doute ainsi même sur les remarquables schémas de Schultze (fig. 302 et 303), sur lesquels l'étendue de la portion rétro-urétrale du triangle vésical est exagérée. « Cette manière de représenter la vessie a conduit Schultze à rejeter le col de l'utérus beaucoup trop en arrière. En effet, sur les figures 5 et 6 de son *Traité des déviations utérines* (p. 18 et 19 de la traduction française), l'orifice externe du col est placé à 27 mm. sur l'une, à 30 mm. sur l'autre, de la fourchette. Or, les figures sont à un peu moins du tiers de grandeur nature (il est facile de le voir en se repérant sur le diamètre promonto-pubien). Si on multiplie par 3 les chiffres que je viens d'indiquer, on trouve que, sur le vivant, l'orifice externe du col serait à 8 ou 9 cm. de la fourchette. Le col normal serait difficilement accessible à un doigt ordinaire ; c'est là une exagération manifeste » (Pierre Delbet).

C. ***Exploration de l'utérus.*** — En dehors de l'examen au spéculum, à l'hystéromètre, l'exploration de l'utérus se pratique par le palper bimanuel. L'index introduit dans le vagin, le bord radial en avant, reconnaît la lèvre antérieure, puis le cul-de-sac antérieur. En tournant ensuite légèrement la main en supination, on sent l'orifice du col et, en déprimant la paroi vaginale postérieure, on explore le cul-de-sac correspondant. La main abdominale, étant placée à trois travers de doigt environ au-dessus de la symphyse, refoule la paroi de haut en bas et d'avant en arrière. L'utérus se trouve ainsi fixé entre la main abdominale et le doigt vaginal ; on acquiert, par ce procédé, des notions suffisantes sur la situation, la forme, le volume, la consistance, la sensibilité, la mobilité des faces antérieure et postérieure du corps et du col de la matrice. Dans l'exploration des culs-de-sac latéraux, il faut se servir pour le droit de l'index droit, pour le gauche de l'index gauche.

Ajoutons que, lorsque l'abdomen est ouvert, on aperçoit uniquement le corps et une petite partie de la face postérieure du col. Le segment sus-vaginal antérieur est caché par la vessie et le reste du col fait saillie dans le vagin.

ARTICLE DEUXIÈME

TUNIQUES CONSTITUANTES DE L'UTÉRUS A L'ÉTAT DE VACUITÉ

Trois tuniques forment l'utérus : péritonéale, musculaire et muqueuse.

I. **La tunique péritonéale ou périmétrium** nous est déjà connue. Nous savons (p. 449) qu'elle ne revêt qu'une partie de l'organe, sous forme d'une membrane assez mince (0 mm. 06), un peu plus épaisse sur le fond. Sa structure n'offre aucun point particulier, si ce n'est qu'à sa face profonde existent d'assez nombreuses fibres élastiques.

II. **La tunique musculaire, muscle utérin ou myométrium**, constitue, pour ainsi dire, tout l'organe. Elle se présente, sur des coupes longitudinales ou transversales, comme un tissu de couleur gris rougeâtre, d'apparence plutôt fibreuse que musculaire, de consistance très ferme, un peu moindre toutefois sur le vivant, en raison de la réplétion vasculaire.

Au point de vue de sa *structure*, le myométrium, en dehors de la grossesse, est constitué par des *cellules* et des *fibres lisses*, très réduites dans leurs dimensions (40 à 60 μ) et variables dans leur aspect. D'une manière générale, elles sont plus petites dans le col que dans le corps; elles diminuent aussi de volume à mesure qu'on approche de la muqueuse. Je ne sache pas qu'on ait signalé jusqu'à présent des éléments contractiles striés dans une matrice non gravide (voy. plus loin p. 535).

Les fibres utérines se groupent en petits faisceaux que séparent des *travées conjonctives*, plus développées dans les zones juxta-muqueuses. Dans les espaces interfasciculaires existent enfin des *fibres élastiques* ondulées. (Pick).

Considéré dans sa *texture*, le muscle utérin présente une disposition très complexe; les fibres s'enchevêtrent et s'agencent d'une façon qui est encore très incomplètement élucidée. On peut répéter, avec Sappey et Pichevin, que la formule de la texture musculaire de l'utérus nous fait encore défaut. Sans doute, nous connaissons les points fondamentaux. Mais les types du fœtus, de l'enfant, des animaux, de la femme en dehors de la grossesse et pendant la gestation, ne sont pas encore exactement superposables. Les travaux les plus importants (Mme Boivin et Dugès, Pajot, Hélie et Chenantais, Sappey, Kreitzer, Acconci, Sobotta, Bayer, Ruge, Keiffer, Fieux, Frarier, etc.) se contredisent sur plusieurs points essentiels.

J'envisagerai successivement la musculature du corps et celle du col sur l'utérus *non* gravide.

A) ***Musculature du corps.*** — On y distingue, comme sur la plupart des viscères creux, trois couches de fibres lisses. Mais cette division est un peu artificielle, car ces fibres ne se groupent pas, dans chaque assise, suivant une direction bien déterminée.

1° La ***couche principale ou moyenne***, qui forme au moins les deux tiers de l'épaisseur totale (fig. 322), répond au *stratum vasculare* de Kreitzer. Elle est essentiellement plexiforme, constituée par des fascicules longitudinaux, obliques et surtout circulaires, qui s'entre-croisent dans tous les sens et qui sont séparés par des fibres élastiques assez nombreuses (Woltke). Mais ce qui la caractérise, c'est la présence de nombreux vaisseaux, la plupart veineux, qui donnent à cette couche une teinte plus foncée (fig. 323 et 324, *Str. vasc.*), de sorte qu'on la distingue, à première vue, sur la coupe transversale d'un utérus multipare, sous l'aspect d'une bande épaisse, comprise entre deux zones limitantes assez minces, pâles, traversées par des vaisseaux plus fins. Les fascicules contractiles se disposent en partie autour des vaisseaux en anneaux incomplets, qui adhèrent intimement aux parois veineuses, mais sont séparés des divisions artérielles par une mince couche lamineuse.

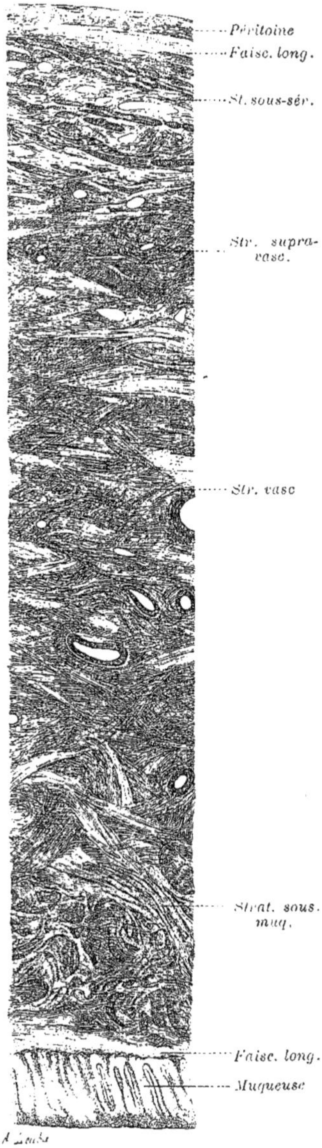

Bien que le stratum vasculaire soit inextricable, les fibres d'une direction déterminée sont cependant prédominantes en certains endroits. Ainsi elles sont surtout annulaires vers le fond de l'organe et au niveau de l'orifice interne. En ce dernier point, elles constituent un épaississement, traversé par des veines et désigné sous le nom *d'anneau basal* par Kreitzer, de *sphincter interne du col* par Müller, Sappey et Gegenbaur.

La couche principale du myométrium est limitée à l'utérus : autrement dit, *elle ne fournit aucune expansion aux ligaments larges* et à leur doublure musculaire. En revanche, elle se continue largement en bas dans le col et forme en grande partie, au moins par sa moitié superficielle, la couche musculaire externe du vagin (fig. 317, *F. M. V.*).

Péritoine
Faisc. long.
St. sous-sér.
Str. supra-vasc.
Str. vasc
Strat. sous-muq.
Faisc. long.
Muqueuse

FIG. 322. — Coupe d'ensemble de la paroi utérine (Henle).

2° La *couche externe* est constituée par des faisceaux, la plupart longitudinaux ou obliques, auxquels se mêlent cependant des fibres circulaires en grand nombre. Ce qui la différencie de la précédente, ce n'est donc nullement la direction des éléments musculaires. Mais, d'une part, elle renferme des vaisseaux d'un calibre bien moindre; d'autre part, *elle se prolonge sur les ligaments larges*, sur les ligaments ronds et ovariens, sur la trompe, sur les muscles vésico- et recto-utérins.

Dans cette couche, Kreitzer a distingué deux strates :

a) Le *stratum subserosum* (fig. 322 et 323), consistant en fibres longitudinales, qui s'étendent sur la face antérieure, le fond et la face postérieure du corps et se perdent dans une lamelle fibreuse au niveau de l'isthme.

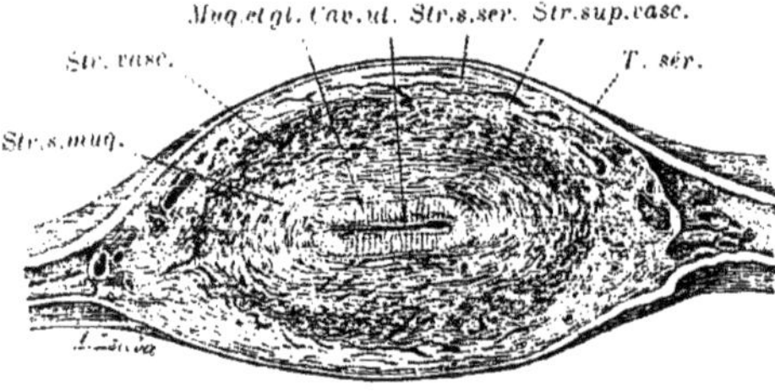

Fig. 323. — Section transversale du corps de l'utérus (modifiée d'après Waldeyer).

b) Le *stratum supravasculare* (fig. 322, 323, 324), placé au-dessous du précédent, formé de bandes longitudinales ou circulaires, qui se perdent dans le stratum vasculaire.

Comme éléments constituants de cette couche externe, il importe de nommer les *fibres élastiques*. Nulle part, dans le corps utérin, elles n'acquièrent un plus haut développement et se confondent avec les tractus élastiques sous-péritonéaux.

(On a considéré les faisceaux longitudinaux de la couche musculaire externe comme homologues du ligament recto-vésical de l'homme. Contrairement à Schatz, Kreitzer le regarde comme un vestige de l'allantoïde, se portant de l'intestin postérieur sur la vessie.)

3° La *couche interne* est diversement décrite par les observateurs. Suivant Fieux, « on y distingue surtout des faisceaux circulaires de petites dimensions, à parois connectives très minces et dont la régularité n'est troublée que par le passage de quelques faisceaux longitudinaux en petite quantité et de petite dimension ». Kreitzer signale dans cette couche, qu'il nomme *stratum submucosum*, d'une part des faisceaux de force très différente se croisant dans les sens les plus divers, d'autre part une mince assise longitudinale, de laquelle des fascicules pénètrent entre les glandes de la muqueuse (fig. 322 à 325).

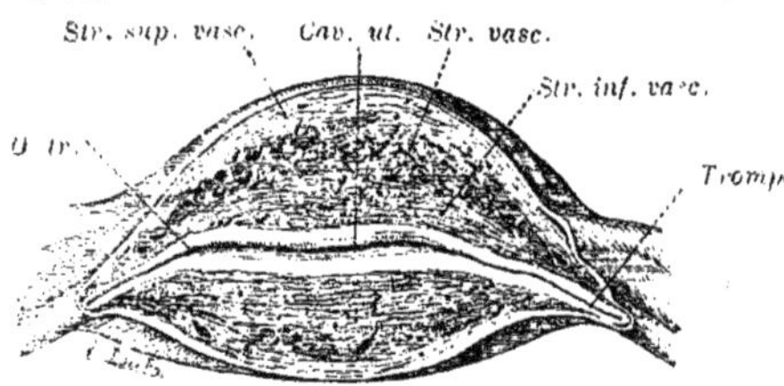

Fig. 324. — Section transversale du fond de l'utérus passant par les orifices des trompes, *O. tr.* (Waldeyer).

Je crois qu'il serait préférable de rattacher à la couche moyenne (sous le nom de *stratum infra-vasculaire*, fig. 324) la plupart des faisceaux circulaires ou obliques du stratum sous-muqueux, dans lequel on rencontre de fins vaisseaux et de ne décrire, comme couche interne, que la mince assise longitudinale, qui double partout la muqueuse non seulement du corps, ainsi que le pense Bayer, mais aussi du col, selon Kreitzer, Henle, Nagel. Toutefois on ne doit pas, avec quelques classiques (ainsi Schäfer et Thane), l'assimiler, en y faisant rentrer une grande partie du stratum vasculaire, à une muscularis mucosæ, car elle fait corps avec le reste du myométrium et ne jouit pas d'une activité propre. Il existe bien, sous cette couche ainsi comprise (stratum sous-muqueux plus une partie du stratum vasculaire), un véritable plan de ramifications artérielles et veineuses (J. Williams). Mais ce n'est pas suffisant pour admettre chez la femme une muscularis mucosæ, distinction qui est, au contraire, très justifiée chez la plupart des mammifères (fig. 326, *Musc. m.*).

Il convient d'ajouter que, dans le stratum sous-muqueux, les faisceaux musculaires ne sont séparés que par du tissu conjonctif et *qu'on n'y trouve pas trace d'éléments élastiques* (Woltke).

B) ***Musculature et texture du col.*** — La musculature du col, moins épaisse que celle du corps, a une disposition encore plus discutée.

a) Pour Kreitzer, Henle, Tourneux et Herrmann, Waldeyer, les fibres se groupent de telle façon que les circulaires occupent presque exclusivement la couche moyenne, les longitudinales les couches externe et interne (fig. 325).

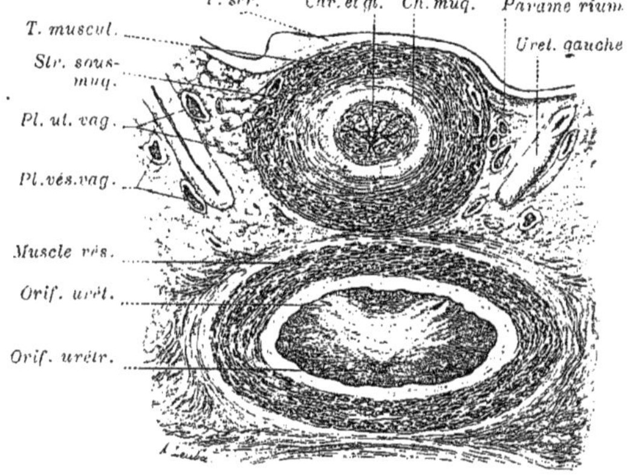

Fig. 325. — Coupe transversale du col utérin et de la vessie (Waldeyer).

La couche moyenne, la plus puissante, descend jusque dans les lèvres en y formant le *sphincter externe du col*. Elle ne représente pas, comme au corps, un fort stratum vasculaire ; elle est moins compacte, traversée par du tissu cellulaire lâche et abondant (Waldeyer).

La couche longitudinale externe est faible et incomplète, réduite à quelques fascicules qui, en arrière, se perdent dans la lèvre utérine postérieure, en avant ne descendent pas aussi bas et pénètrent dans la paroi vaginale.

La couche longitudinale interne comprend, en dehors du stratum sous-muqueux, des tractus qui plongent entre les fibres circulaires.

b) Keiffer admet aussi la richesse du col en éléments contractiles, mais les envisage d'autre façon. D'après lui, le vagin forme au moins la moitié de la musculature du col, le reste étant une dépendance des fibres circulaires du corps. « Les faisceaux venus du vagin fournissent non seulement des fibres longitudinales dans le museau de tanche, mais aussi des faisceaux radiés ayant pour effet de dilater les orifices. »

En résumé, pour les précédents auteurs, le parenchyme du col est avant tout musculaire et ne renferme que quelques fibres conjonctives et élastiques. Tout autre est l'opinion d'Acconci, de Dührssen, de Dittel, de Fieux.

c) Acconci, Dittel insistent surtout sur la présence des *éléments élastiques* et d'un *tissu conjonctif dense* qui, mêlés en grand nombre aux éléments contractiles, donnent au col une consistance supérieure à celle du corps. Tandis que les fibres lisses prédominent au centre le long du canal cervical, les fibres élastiques et conjonctives sont surtout abondantes dans la moitié externe du col.

Dührssen précise davantage. Envisageant particulièrement la portion intra-vaginale du col, il dit que la paroi du vagin y pénètre en se divisant en deux segments : l'interne, contigu au canal cervical, se compose de fibres lisses et de tissu conjonctif; l'externe ou périphérique est formé de tissu conjonctif et surtout de fibres élastiques, agencées d'une façon caractéristique. Elles constituent un premier et riche réseau immédiatement sous l'épithélium pavimenteux du museau de tanche, puis un second réseau, qui n'apparaît que vers la puberté et s'étale autour des vaisseaux, pour cesser là où commence la musculature lisse.

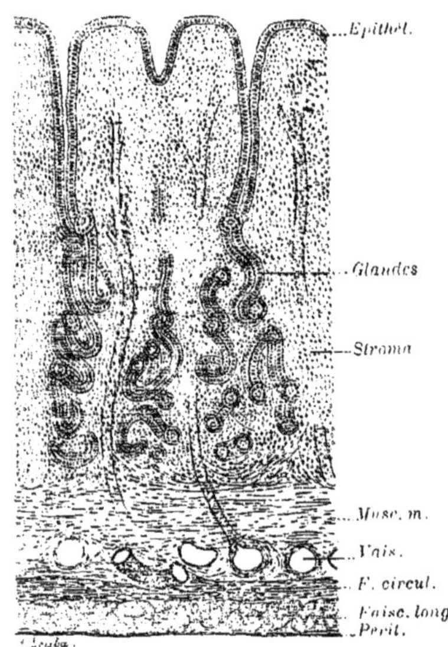

Fig. 326. — Section vertico-transversale de la paroi d'une corne utérine de la lapine (Schäfer).

d) Fieux, ayant étudié le col par le procédé de Taënzer, à l'orcéine acide, conteste l'existence des faisceaux élastiques, au moins en aussi grand nombre que ne l'admet Acconci. Il considère que les *éléments conjonctifs* entrent pour une part prépondérante dans la texture du col et il a cherché à les différencier des éléments musculaires par la méthode de Van Gieson, à la fuchsine acide picriquée.

D'après Fieux, le *segment sus-vaginal* est formé : α) dans sa moitié externe par des faisceaux lisses, dont quelques-uns circulaires, mais dont la plupart sont longitudinaux et vont tous se perdre dans la paroi du vagin; β) dans sa moitié interne, par du tissu conjonctif assez serré, dont les fibres, entre-croisées en tous sens, se terminent par un réseau délicat au contact de la muqueuse. Le *segment intra-vaginal* ne contient plus trace de faisceaux musculaires; « il n'y a sous la couche épithéliale que du tissu conjonctif dont les faisceaux s'entrecroisent et entourent quelques vaisseaux de calibre moyen. En plein cœur du museau de tanche, rien encore que du tissu conjonctif, qui se continue sans mélange de faisceaux contractiles jusqu'au niveau de la muqueuse intracervicale » (Fieux).

e) Frarier a récemment repris l'étude de la texture du col. Il nie le sphincter du col utérin. Mais, contrairement à Fieux, il admet l'existence de nombreux faisceaux musculaires longitudinaux, aussi bien dans la portion sus-vaginale que dans le museau de tanche. A ceux-ci se mêlent quelques tractus contractiles, circulaires et obliques. Le col contient enfin, pour Frarier, du tissu conjonctif et quelques fibres élastiques.

On voit, en somme, que la texture de l'utérus non gravide de la femme est encore bien mal connue. Si le corps est incontestablement formé en majeure partie de faisceaux contractiles, le col, au contraire, est pour les uns essentiellement musculaire; pour d'autres, il se distingue par sa grande richesse en éléments élastiques; pour d'autres enfin, par la prédominance des fibres conjonctives. Cette question est à reprendre.

Chez les animaux (fig. 326), la disposition est bien plus simple et le myométrium comprend deux couches bien distinctes, l'une externe longitudinale faible, l'autre interne circulaire très développée (Sobotta, Keiffer). Nous verrons plus loin si l'embryologie permet d'établir un rapprochement entre la texture chez la femme et chez les autres mammifères et de dégager un type général de la musculature utérine.

III. **La tunique muqueuse ou endométrium** a été méconnue jusqu'aux travaux de Coste et Ch. Robin, car elle est très mince, s'altère très rapidement après la mort; ses éléments pénètrent dans le myométrium, en sorte que les limites entre les tuniques musculaire et muqueuse sont mal dessinées et ne peuvent être fixées qu'à l'aide du microscope. Il faut examiner successivement la muqueuse du corps et celle du col.

A) *Muqueuse du corps.* — Au point de vue de son *trajet*, elle revêt uniformément toute la cavité du corps. Elle se continue avec la muqueuse tubaire d'une façon insensible (voy. p. 346) et avec la muqueuse du col, au niveau de l'orifice interne, par une ligne festonnée. Sa *couleur* est d'un gris rosé. Son *épaisseur*, exagérée par Coste et Robin, est au maximum de 1 mm. 1/2; elle diminue vers le fond et le col, où elle ne dépasse pas 1 mm. Sa *résistance* est faible et elle paraît formée d'un tissu mou, d'une consistance spongieuse. Sa *surface interne* est constamment recouverte d'une mince couche de liquide visqueux, grisâtre; elle apparaît, lorsqu'on a chassé celui-ci, lisse, sans aucun pli, criblée de pertuis glandulaires. Par sa *surface externe*, elle adhère d'une manière intime, inséparable, à la couche musculaire interne. *Il n'y a pas de sous-muqueuse.*

Structure. — La muqueuse corporéale est formée (fig. 327) de deux couches, un épithélium et un chorion. Elle comprend en outre des glandes, ainsi que des éléments vasculo-nerveux (pour ceux-ci, voy. plus loin, p. 501 et 512).

1° L'*épithélium* est constitué par une rangée unique de cellules cylindriques hautes de 25 à 30 μ, garnies de cils vibratiles et munies d'une membrane basale. Leur protoplasme, finement et uniformément granuleux, *prend bien les matières colorantes; le noyau, arrondi ou ovalaire, occupe la partie moyenne de la cellule* (fig. 330, *a*). Les cils ont été contestés par quelques auteurs (Trèche) chez l'adulte; c'est qu'ils tombent rapidement, sont rarement visibles sur des pièces conservées dans l'alcool ou la liqueur de Müller; mais ils sont constants sur une muqueuse fraîche. Contrairement à l'opinion ancienne, leur mouvement se fait de haut en bas, des trompes vers le col (Cornil et Ranvier,

Tourneux et Herrmann, Hofmeier, Liedig, Mandl, etc.), et paraît ainsi entraver la marche des spermatozoïdes.

2° Le *chorion*, encore dit *stroma* ou *tissu interglandulaire*, est essentiellement et exclusivement conjonctif; les fibres lisses qu'on y décrit quelquefois (Chrobak, Boldt) ne sont que les derniers prolongements de la tunique musculaire. Il se compose, en effet, d'un fin réseau de fibrilles conjonctives, aux points d'entre-croisement desquelles existent des cellules plates, étoilées ou fusiformes. Dans les mailles du réseau sont disséminées une immense quantité de cellules, étroitement tassées les unes contre les autres.

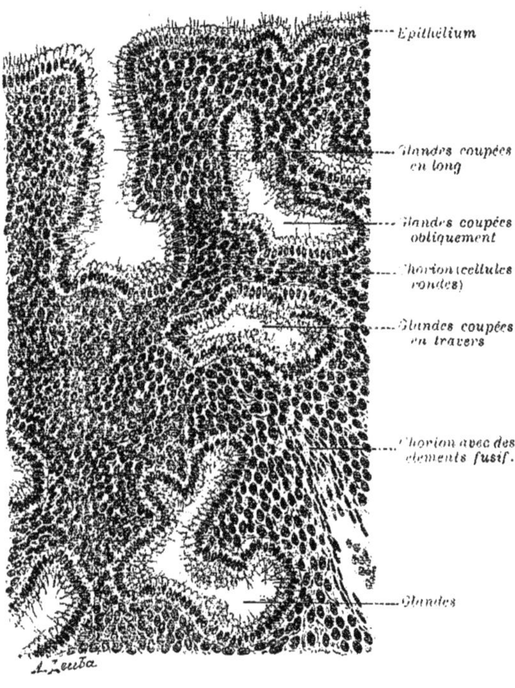

Fig. 327 (modifiée d'après Abel). — Muqueuse du corps utérin. On a représenté les cils vibratiles, mais il faut bien savoir qu'ils manquent sur les pièces durcies par les procédés habituels.

Ces cellules, du volume d'un leucocyte environ, sont la plupart arrondies ou ovoïdes; quelques-unes deviennent fusiformes autour des glandes et dans la couche profonde de la muqueuse. Le contour de ces éléments est difficile à apercevoir sur des préparations durcies par les procédés habituels, car le noyau en remplit la presque totalité (anciennes cellules embryoplastiques de Ch. Robin). On voit ainsi que le stroma a les caractères du tissu adénoïde; et de fait, quelques auteurs (Pryor, Paton, Broesike, etc.) ont voulu assimiler la muqueuse corporéale à un organe lymphoïde. C'est peut-être aller trop loin (Ries).

3° Les *glandes de la muqueuse du corps*, signalées par Sharpey, Weber et Ch. Robin, ont quelque analogie avec celles de Lieberkühn; toutefois elles sont moins serrées que sur l'intestin grêle. Elles sont un peu plus abondantes vers la base de l'utérus, deviennent courtes et plus rares vers la trompe, dans la portion interpariétale de laquelle elles cessent d'exister. Ce sont des glandes *tubuleuses* simples, assez souvent bifurquées. Elles s'ouvrent à la surface par un orifice quelquefois visible à l'œil nu. Leur lumière est d'ailleurs assez variable, ici fort étroite, là au contraire plus large. Elles traversent perpendiculairement ou obliquement toute l'épaisseur de la muqueuse, en plongeant souvent même, par leur fond, dans la tunique musculaire. Suivies à partir de leur embouchure, elles sont en général d'abord rectilignes, puis sinueuses. Il faut se rappeler ces dispositions, ainsi que la bifurcation assez fréquente de leur cul-de-sac terminal, quand on examine (fig. 327) des coupes de la muqueuse, perpendiculaires à sa surface ; on pourrait, en effet, aisément croire à une altération hyperplasique des glandes (Abel).

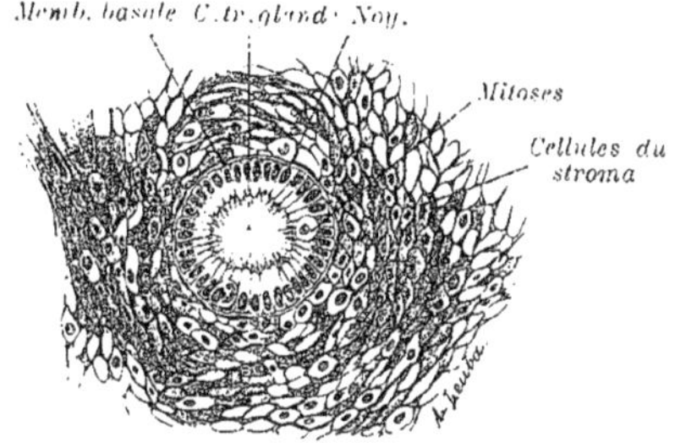

Fig. 328[1]. — Coupe transversale d'une glande de la muqueuse du corps utérin de la femme, vue à un très fort grossissement (Nagel).

Ont-elles une *paroi propre*? Contestée par Leydig, Tussenbroek et Mendès de Léon, elle n'existe, d'après Henle, Frey, Leopold, que dans la partie superficielle. Möricke, Ellenberger, Nagel l'ont démontrée sur toute l'étendue du tube glandulaire comme une membrane conjonctive, parsemée de noyaux allongés et aplatis (fig. 328). *L'épithélium* est semblable à celui de la muqueuse ; il est cylin-

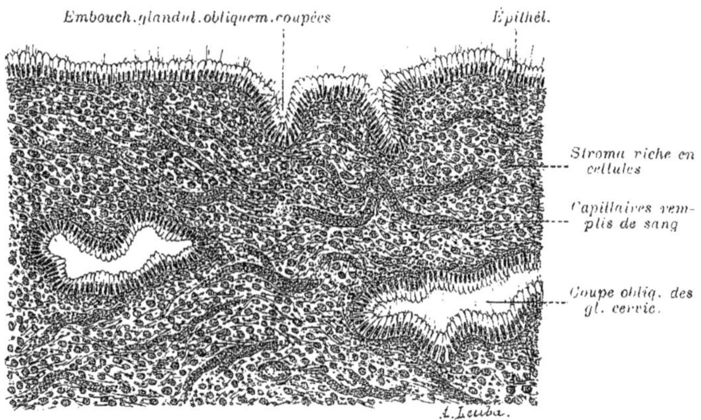

Fig. 329. — Muqueuse du canal cervical (Abel). — Même remarque que pour la figure 327.

drique simple, garni de cils, qui se meuvent sans doute du fond vers l'embouchure (Nylander, Lott, Kundrat, Möricke, Wolff) ou, tout au moins, empêchent la pénétration, dans l'intérieur du tube sécrétoire, de particules solides (Brun). Entre ces cellules épithéliales, il en est quelques-unes, probablement éléments de remplacement, plus grosses, riches en protoplasma et munies d'un noyau arrondi ou présentant des mitoses (fig. 328).

1. Cette figure, de même que quelques autres que j'ai empruntées au livre de Nagel, par exemple les figures 263 et 266, ont été, de la part de Wendeler, l'objet d'une critique des plus acerbes. Aussi avais-je d'abord hésité à les conserver. Mais, après une conversation que j'ai eue en août 1900 avec Waldeyer, je les maintiens, car cet éminent anatomiste a lui-même examiné et contrôlé les préparations et les dessins de Nagel.

Les glandes du corps paraissent fournir une très minime quantité d'un mucus faiblement alcalin, demi-transparent, qui lubrifie la surface de la muqueuse et « tient en suspension des cellules cylindriques plus ou moins déformées, des leucocytes, plus rarement des cellules ciliées bien conservées » (Tourneux et Herrmann). Il importe toutefois de noter que les glandes corporéales ne sont pas de vrais organes de sécrétion, la nature de leurs épithéliums le démontre déjà. Ce sont, avant tout, comme le remarque judicieusement Launois, des réserves de l'épithélium de la muqueuse, assurant ses rénovations menstruelle et post-gravidique.

B) ***Muqueuse du col.*** — Puisque le col s'étend de l'orifice interne à l'insertion vaginale, il y a lieu d'examiner successivement la muqueuse du canal cervical, celle du museau de tanche et leur zone d'union.

1° **Muqueuse du canal cervical.** — Elle ressemble à celle du corps, dont elle se distingue toutefois par sa *coloration* plus pâle, sa plus grande *épaisseur* (1 mm. 1/2 au moins), sa résistance plus notable. Par sa *surface externe*, elle se confond aussi très intimement avec le myométrium, mais sa limite est plus nette. J'ai déjà décrit l'aspect de sa *surface interne* (p. 436) et, si les colonnes principales résultent de la saillie des faisceaux musculaires sous-jacents, les plis secondaires et tertiaires de l'arbre de vie paraissent être exclusivement muqueux. Les papilles, dont parle Tyler Smith et dont Kölliker et Cornil acceptaient l'existence dans le tiers inférieur de la muqueuse intra-cervicale, manquent, lorsque celle-ci descend, avec ses caractères, jusqu'à l'orifice externe du col.

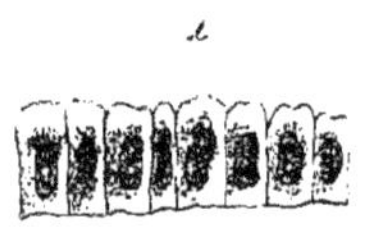

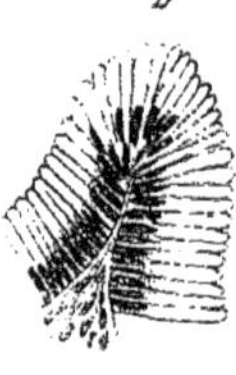

FIG. 330. — J'ai fait représenter ce schéma, emprunté à Gebhard, pour bien faire ressortir les caractères différentiels de l'épithélium de revêtement des muqueuses du corps (*a*) et du col (*b*). Ces caractères sont importants en diagnostic gynécologique.

Envisagée dans sa *structure* (fig. 329), la muqueuse du canal cervical diffère de celle du corps par les particularités suivantes :

a) Les *cellules épithéliales* cylindriques ciliées de la surface sont un peu plus hautes (30-65 μ) et moins larges; leur protoplasma, plus clair, *prend mal les réactifs colorants. Leur noyau allongé est relégué dans le segment basal de la cellule* (fig. 330, *b*). Entre elles, on trouve des éléments plus jeunes, arrondis ou polyédriques et quelques cellules caliciformes (Valentin, Winter, etc.). Au dire de Gebhard, celles-ci seraient même prépondérantes et cet auteur n'a jamais pu trouver de cils sur la muqueuse cervicale.

b) Le *tissu interglandulaire* renferme plus de fibres conjonctives et moins de cellules rondes que dans le corps.

c) Les *glandes du canal cervical* diminuent en nombre de haut en bas et il n'est pas rare (Landau et Abel) de les voir manquer dans le tiers inférieur du col. Elles plongent jusqu'au contact de la tunique musculaire, mais n'y pénètrent pas comme les glandes corporéales. A la partie supérieure, quelques-unes ressemblent à ces dernières; mais la plupart sont tubuleuses ramifiées ou composées (Cornil), portent des bourgeons latéraux et atteignent ainsi, à leur extrémité profonde, une largeur de 1/2 millimètre. Les embouchures des glandes les plus volumineuses sont cachées au fond des sillons intermédiaires aux plis palmés. Leur transformation kystique, très fréquente, surtout au voisinage de l'orifice interne, donne lieu aux œufs de Naboth (fig. 297, *O. N.*).

Ces glandes, plus serrées que celles du corps, ont, comme celles-ci, une paroi conjonctive ; leur épithélium est ici cylindrique vibratile (Lott), là caliciforme (Friedländer, de Sinéty, Renaut).

Elles sécrètent un mucus assez peu abondant, vitreux, très adhérent, qui s'accumule dans la cavité cervicale ; c'est le *bouchon muqueux*, qui souvent fait saillie à l'orifice externe du col.

Autour des glandes du col en particulier, mais aussi dans le reste du parenchyme utérin, Florenzo d'Erchia décrit de très nombreux leucocytes à granulations basophiles γ (Mastzellen), dont le nombre augmente pendant l'état puerpéral.

Ajoutons que la muqueuse intracervicale se continue insensiblement avec celle du corps ; dans la région de l'orifice interne, on trouve, en effet, sur certains points, des glandes tubuleuses simples et déjà des cellules épithéliales hautes, mais dont les noyaux occupent encore la partie moyenne (V. Franqué).

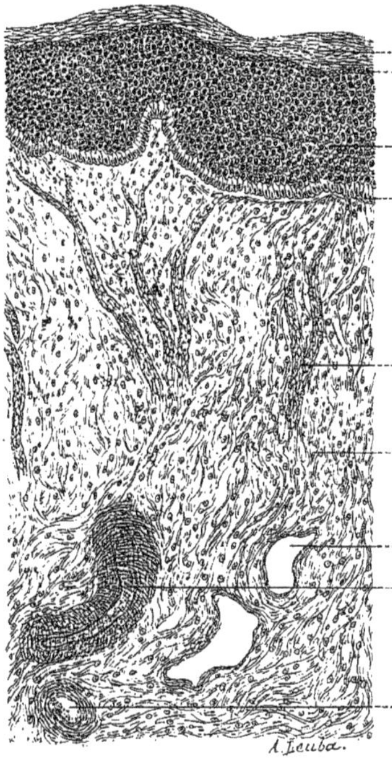

2° **Muqueuse du museau de tanche.** — Elle commence en général à l'orifice externe, où elle se continue avec la muqueuse intracervicale. Elle tapisse la surface des lèvres utérines et s'étend jusqu'au cul-de-sac circulaire du vagin, où elle devient muqueuse de ce conduit (comp. les fig. 329 et 373). C'est en effet de la muqueuse vaginale. L'*épithélium* est pavimenteux, stratifié. Il comprend, comme chez le fœtus (Hönigsberger), trois espèces de cellules : les superficielles sont lisses et aplaties ; celles de l'assise moyenne sont grosses, polygonales, creusées de vacuoles et unies entre elles par des prolongements protoplasmiques (*épines d'Overlach*) ; celles de l'assise profonde sont basses, cylindriques, également anastomosées. Il existe des *papilles*, mais elles sont peu développées, filiformes, et possèdent (Cornil) un seul vaisseau capillaire recourbé en anse. Le *chorion* est constitué par des éléments conjonctifs et élastiques, qui se continuent dans la profondeur du col avec les cloisons intermusculaires. Au dessous de l'épithélium, le stroma est très riche en cellules arrondies.

Fig. 331. — Muqueuse du museau de tanche (Abel).

Les *glandes des lèvres utérines* ont été signalées par Ch. Robin (1852) et Wagner (1856). Cornil aussi, en 1864, les décrivait en tout semblables aux glandes intracervicales. On est actuellement d'accord pour en nier l'existence dans toute l'étendue de la portion vaginale (Henle, Lindgren, Friedländer, Lott, Landau et Abel, Williams). Klotz seul les admet encore. Ce qui peut faire croire à leur existence, c'est que les glandes intracavitaires les plus inférieures ne sont pas toujours perpendiculaires à la surface, mais se recourbent et cheminent ainsi parallèlement à l'épithélium pavimenteux (Abel). Comme sur le vagin, les glandes ne se rencontrent dans le museau de tanche qu'à titre d'anomalie ou d'involution pathologique (de Sinety).

3° **Zone de transition.** — J'indiquerai ici les caractères de cette zone d'union entre la muqueuse du museau de tanche et celle de la cavité cervicale, non seulement chez la femme adulte, mais avant la puberté et après la ménopause. On ne peut rien dire de très précis sur le point où l'épithélium cylindrique cilié cède la place, tantôt brusquement, tantôt graduellement, à l'épithélium pavimenteux. Cependant voici quelques faits d'une portée assez générale.

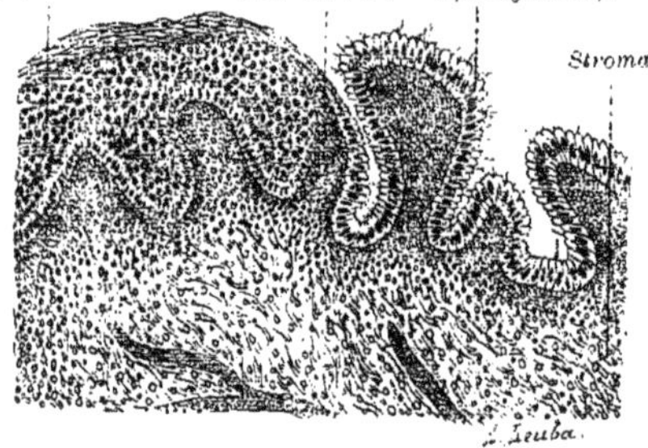

Fig. 332. — Zone de transition entre les muqueuses du canal cervical et du museau de tanche (Abel).

Chez *la vierge et la nullipare*, la limite entre les deux espèces de muqueuse se trouve à l'orifice externe du col; souvent elle est indiquée par une ligne sinueuse, circulaire, *hymen utérin* de Kuneke, qui, pour Lott, est déterminée par l'arrêt brusque des papilles.

Chez *la femme pare*, il est de règle de voir l'épithélium stratifié du museau de tanche pénétrer dans le tiers inférieur du canal cervical, à une profondeur de 3 à 4 mm., parfois même plus loin (Friedländer). Plus la femme a eu d'enfants et plus cet épithélium remonte (Lindgren, Ruge). Cet envahissement est habituel aussi après la ménopause. La transition entre les deux espèces d'épithélium se traduit par une différence de coloration et de niveau : la surface tapissee d'épithélium cylindrique est d'un rouge plus clair que celle revêtue d'épithélium pavimenteux (Abel); la première paraît en retrait sur la seconde.

Chez *l'enfant*, l'hymen utérin coïncide en général exactement avec l'orifice externe. Mais deux particularités intéressantes sont à noter. Il arrive quelquefois que l'épithélium pavimenteux gagne le canal cervical. Dans d'autres cas, qui constituent *l'érosion physiologique congénitale* (Fischel), c'est l'inverse qui a lieu et l'épithélium cylindrique, non cilié à cette époque, vient revêtir une partie des lèvres au delà de l'orifice externe. Cet état se traduit souvent à l'extérieur par l'existence d'étroites traînées et de petites dépressions.

Il va sans dire que, dans toutes les circonstances que je viens d'énumérer, ce n'est pas l'épithélium seul qui offre une étendue variable. Tous les éléments de la muqueuse se déplacent. Ainsi, dans l'érosion physiologique, par exemple, on trouve des glandules cervicales sur la partie du museau de tanche revêtue d'épithélium prismatique. D'autre part, suivant Dührssen, le réseau élastique, qui entre dans la structure du chorion de la muqueuse de la portion vaginale, s'arrête exactement à l'union variable des épithéliums pavimenteux et cylindrique.

ARTICLE TROISIÈME

VAISSEAUX ET NERFS DE L'UTÉRUS A L'ÉTAT DE VACUITÉ

§ I. ARTÈRES

Trois artères peuvent conduire le sang à l'utérus : ce sont l'artère spermatique interne, l'artère du ligament rond, enfin l'utérine. Mais la voie d'apport essentiel, c'est l'utérine; c'est elle qui constitue l'artère de l'utérus.

I. **Artère utérine** (*utérine hypogastrique*, Luschka; *artère génito-vésicale de la femme*, Farabeuf). — Bien qu'elle ait été étudiée déjà, en un autre endroit de cet ouvrage (voy. *Angéiologie*, p. 792), il est indispensable de revenir sur quelques points de son histoire.

Origine. — Elle naît ordinairement du tronc antérieur de l'hypogastrique, souvent d'une branche qui lui est commune avec l'ombilicale: cela n'a rien d'étonnant puisque, chez le fœtus, elle représente une collatérale de cette artère. Parfois elle quitte l'iliaque interne avec la honteuse interne ou la vaginale. Quelquefois je l'ai vue naître avec l'hémorroïdale moyenne.

Direction et Trajet. — Elle descend d'abord le long de la paroi pelvienne latérale, à peu près jusqu'au niveau de l'épine sciatique; puis, à 4 ou 5 centimètres (Nagel), à 6 ou 7 (Charpy) au-dessous de son origine, elle s'incurve, pénètre dans la base du ligament large et se porte presque horizontalement vers la partie sus-vaginale du col. Elle remonte ensuite le long du bord latéral de l'utérus jusqu'au fond, où elle se recourbe pour pénétrer dans le méso-salpinx.

Se basant sur ce trajet, Broeckaert lui distingue 4 portions : descendante ou pariétale, intermédiaire ou intra-ligamentaire, ascendante ou juxta-utérine, transversale ou ovarique. Ces dénominations ne sont exactes qu'en supposant l'utérus redressé dans le bassin et le ligament large étalé. Lorsqu'il est en situation primaire, la portion juxta-utérine est presque horizontale et la portion ovarique très obliquement ascendante.

Peu sinueuse à son origine, l'artère décrit, à partir de sa 2e portion, des flexuosités très remarquables. Celles-ci, à peine dessinées chez la vierge et la nullipare, sont extrêmement prononcées chez la multipare; elles le sont d'autant plus qu'on approche davantage du fond de la matrice.

Rapports. — 1° Avec l'*aponévrose pelvienne* et la *gaine hypogastrique*; ils sont indiqués plus haut (p. 466 et fig. 313 et 319).

2° Avec les *veines utérines* et les *lymphatiques*, les *troncs* et les *ganglions nerveux*. Ils seront signalés plus loin (p. 504, 506 et 509).

3° Avec les *organes voisins*. *a*) *Portion pariétale.* — Dans ce trajet, l'utérine est recouverte par l'uretère, qui est plus interne et la sépare du péritoine. Le conduit urinaire est d'abord en avant, puis en arrière du vaisseau. Tous deux contribuent à former la limite postéro-inférieure de la fosse ovarienne et sont donc recouverts par le bord libre de l'ovaire (p. 340 à 344 et fig. 242 et 243).

b) Portion sous-ligamentaire. — J'appelle cette portion sous- et non intra-ligamentaire, parce que, à dire vrai, elle n'est pas incluse dans la base du ligament large, mais chemine sous le feuillet péritonéo-musculaire qui forme sa lame postérieure. L'artère, qui descendait en avant et en dedans, se porte à présent en dedans pour gagner l'isthme utérin. L'uretère, au contraire, continue à se diriger en bas et en dedans (voy. p. 480 et fig. 243, *C. u. a.*), et, comme il était d'abord en dedans de l'utérine, il en résulte que les deux organes s'entre-croisent.

L'artère passe presque transversalement par-dessus l'uretère, « semblant quelquefois vouloir l'entourer d'une *anse* (fig. 333), ce qui explique qu'on l'ait trouvée à la fois devant et derrière le conduit urinaire » (Farabeuf). Le point de croisement de l'uretère et du vaisseau est situé en moyenne à 15-20 millimètres du bord latéral du col, un peu au-dessous de l'isthme utérin, et non point, comme le dit Frappier, à la hauteur de l'orifice externe du col ou même à 1 ou 2 centimètres au-dessous. L'artère décrit en général à ce niveau une courbe, dite *crosse de l'utérine* (Charpy), qui se trouve à 15 millimètres au-dessus et en dehors du cul-de-sac latéral du vagin (Commandeur), au fond duquel on peut parfois sentir les pulsations artérielles. Si l'on abaisse le museau de tanche, comme dans l'hystérectomie vaginale, l'uretère descend plus vite que l'artère, qui décrit alors une anse plus prononcée autour du conduit urinaire.

c) Portion juxta-utérine ou *marginale.* — Maintenant l'artère devient réellement intra-ligamentaire. Elle monte vers le segment sus-vaginal du col, dont elle est d'abord écartée de plus d'un centimètre et atteint les côtés de l'isthme. Elle se porte alors vers le fond en cheminant le long du bord latéral du corps, dont elle est, chez les femmes jeunes, éloignée par une distance de 5 millimètres. Chez la multipare, elle s'en rapproche davantage et quelques flexuosités vasculaires paraissent directement appliquées au contact des faces antérieure et postérieure, comme incrustées dans le parenchyme utérin, au milieu de gros plexus veineux et d'une gangue musculaire.

Arrivée près de la corne utérine, l'artère se courbe en dehors, pénètre dans le mésosalpinx, sous le ligament rond et, dans l'angle sous-tubaire (p. 432), se divise en ses branches terminales.

Branches collatérales. — 1° Dans sa portion pariétale, l'utérine ne donne aucune collatérale;

2° Dans sa portion horizontale jusqu'à l'union cervico-vaginale, elle fournit :

a) Des *rameaux au ligament large.* J'ai vu assez souvent une artériole (fig. 333, *Anast.*) remonter dans ce repli et s'unir à une petite branche de la spermatique interne. La raison de cette anastomose m'échappe.

b) Une *artère urétérique* (*Art. urét.*, fig. 320), qui naît au point d'entre-croisement de l'utérine et de l'uretère, se divise en T, c'est-à-dire en un rameau descendant et un autre récurrent. Elle s'unit à des artérioles analogues émanées de la vésicale inférieure, du tronc même de l'hypogastrique et de la spermatique interne.

c) L'*artère cervico-vaginale.* C'est la branche principale, parfois si forte qu'on l'a considérée comme branche de bifurcation (*Art. ut. branche inf.*, fig. 320 et 333). Elle naît, en général, immédiatement en dedans du point d'entre-croisement de l'utérine et de l'uretère, se porte sur les côtés du col et du cul-de-sac latéral du vagin et se résout plus ou moins vite en branches qui vont au col, à la paroi antérieure du vagin et au bas-fond vésical. Souvent il

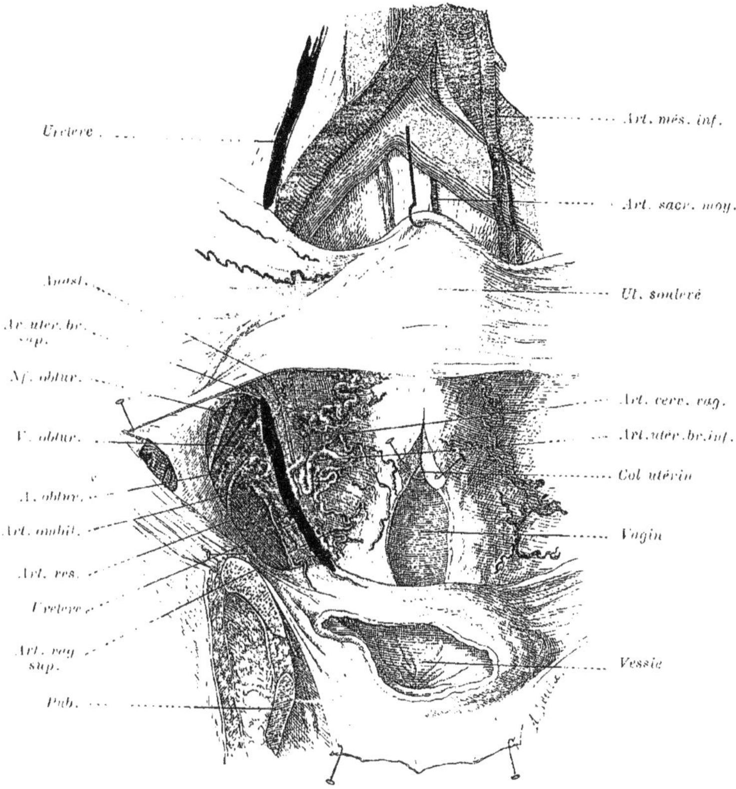

Fig. 333. — Artère utérine. Ses rapports avec l'uretère (Rieffel).

L'utérus ayant été fortement soulevé, cette figure ne renseigne nullement sur les connexions exactes de l'artère et de l'uretère avec le col. La veine obturatrice a été relevée; mais, en réalité, elle est *au-dessous* de l'artère (voy. fig. 363).

n'y a pas un, mais deux troncs cervico-vaginaux, qui se divisent rapidement pour aborder le col et le vagin.

d) Des *rameaux vésicaux*, qui partent au même point ou un peu en dehors (*Art. vésic.*, fig. 333), souvent aussi de l'artère cervico-vaginale (*Art. vag. sup.*). Ricard les nomme *rameaux vésico-vaginaux*. Quelle que soit leur origine, ils représentent un éventail de branches très grêles, dont les unes se portent à la paroi antéro-supérieure du vagin, les autres à la face postéro-inférieure de la vessie. Elles entourent le segment terminal de l'uretère sur les parties latérales du cul-de-sac antérieur.

[RIEFFEL.]

3° Dans sa portion marginale, l'utérine émet :

a) Des *rameaux pour le ligament large*.

b) Des *rameaux longs pour la partie supérieure du col*.

c) Des *rameaux courts pour le corps de l'utérus*.

d) Des *rameaux*, 12 à 18, *pour le ligament rond*, qui communiquent avec la branche de l'épigastrique (p. 462), mais par des vaisseaux insignifiants. En effet, les artérioles utérines du ligament rond sont pour ainsi dire exclusivement destinées à ses fibres lisses et à son péritoine; parfois on les voit, d'une façon bien nette, rebrousser chemin, quand elles ont atteint l'extrémité du revêtement séreux. Ainsi, elles pourront pénétrer jusque dans le trajet inguinal, lors de persistance du canal de Nück.

Branches terminales. — Poirier n'en mentionne qu'une, l'anastomose sous-ovarienne; d'autres auteurs (Nagel) en admettent deux, tubaire et ovarique. AvecBroeckaert, Davidsohn, Fredet, j'en décrirai trois : la branche utérine, la branche tubaire et la branche ovarienne; ces deux dernières naissent ordinairement par un troncule commun (branche annexielle).

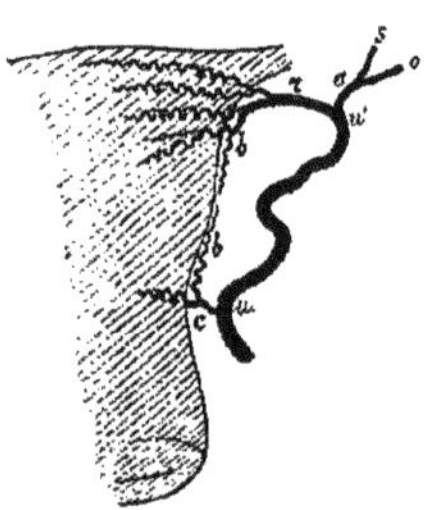

Fig. 334. — Type vasculaire de l'uterus (schema d'après Fredet).

L'utérine (*uu''*) s'éloigne du bord de l'utérus dans la dernière partie de son trajet ascendant, et se termine par deux branches divergentes : l'artère rétrograde du fond (*r*) et l'artère annexielle (*a*), celle-ci presque aussitôt subdivisée en ovarienne (*o*) et salpingienne (*s*). L'artère rétrograde du fond s'anastomose, par une de ses branches (*bb*), avec une artere du corps (*c*), au contact même du tissu utérin. (Du type normal dérivent un certain nombre de variantes par transposition de calibre de *bb*, de *uu'*, de *ou'r*.)

1° *Branche interne ou utérine*. — Spécialement destinée au fond de la matrice, elle décrit, pour l'atteindre, un trajet récurrent (*artère rétrograde du fond* de Fredet, fig. 334, *r*, et 335). Quelquefois unique et forte, elle est plus souvent double ou représentée par plusieurs artères, qui se subdivisent et s'épanouissent sur cette région, qui est la grande région vasculaire, celle de l'insertion placentaire (Charpy).

Cette branche fournit un ou quelques rameaux (*artères tubaires internes*), pour la partie juxta-utérine du corps de la trompe.

2° *Branche antérieure ou tubaire*. — C'est l'artère principale de l'oviducte; c'est la *tubaire* ou *salpingienne moyenne*, dont Richard a donné une excellente description. Elle se porte de dedans en dehors, devant le ligament de l'ovaire et chemine dans le mésosalpinx, depuis le commencement de la trompe jusqu'au pavillon. Un peu sinueuse, elle reste à un travers de doigt au-dessous de l'oviducte, passe en arrière du corps de Rosenmüller, auquel elle fournit, ainsi qu'à tout le conduit tubaire et au mésosalpinx. D'après Fredet, dont j'ai reproduit la figure (fig. 335), « elle s'effile de plus en plus et se termine vers l'ampoule, en s'anastomosant avec la terminaison de la branche tubaire de la spermatique interne. » Cependant, elle ne s'épuise pas toujours à l'ampoule de Henle. Très souvent, elle se prolonge jusqu'au pavillon, se subdivise sur les franges, même sur la frange de Richard, et s'unit par plusieurs ramifications à la branche tubo-spermatique.

3° *Branche postérieure ou ovarienne*. — Elle soulève le feuillet postérieur du ligament large, en cheminant parallèlement au ligament ovarique et au-dessous de lui. Elle reste ainsi à distance de l'ovaire et s'unit à plein canal, près du pôle tubaire de celui-ci, avec une branche de la spermatique interne. Cette *anastomose utéro-ovarienne* fournit 2 à 3 branches, destinées à la moitié interne de l'ovaire (p. 392 et fig. 335). On peut aussi, avec Fredet, décomposer la branche terminale postérieure de l'utérine en artère ovarienne et artère anastomotique.

II. **Artères accessoires de l'utérus.** — Elles sont au nombre de deux.

A. La ***spermatique interne, ovarienne, ovaro-salpingienne***, mal appelée *utéro-ovarienne*, *utérine aortique*, contenue dans le ligament suspenseur de l'ovaire

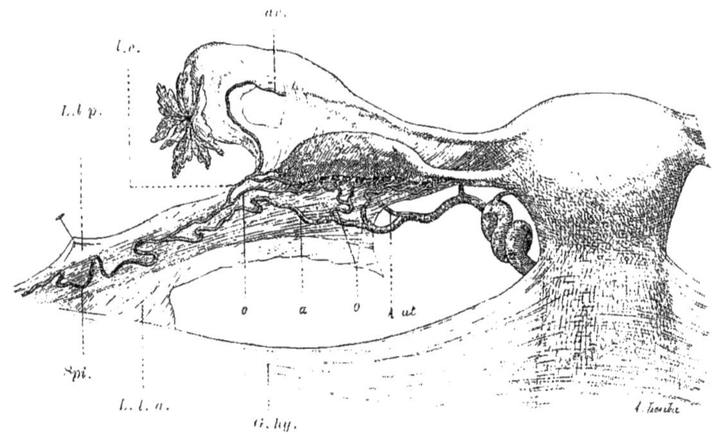

Fig. 335. — Terminaisons des artères spermatique interne et utérine.
Vue par la face postérieure; organes étalés (d'après Fredet).

G. hy., gaine hypogastrique. — *L. l. a.*, *L. l. p.*, lames antérieure et postérieure du ligament large. La spermatique interne (*Spi.*) se divise en : 1° une *artère tubaire externe* (*t. e.*), qui donne deux rameaux à l'ovaire; 2° une *artère ovarienne* (*o*); 3° une *artère anastomotique* (*a*). L'utérine, en dehors des branches pour le fond de l'utérus, émet : 1° une *artère tubaire interne* (indiquée par un pointillé); 2° une *artère tubaire moyenne* (indiquée par erreur *A. ut.*), qui s'anastomose avec la précédente et avec la tubaire externe en *ar.*; une *artère anastomotique* (*a*), unie à plein canal avec celle de la spermatique interne. C'est l'anastosmose dite *sous-* ou *préovarienne*, de laquelle partent deux artères ovariennes (*o*).

(p. 347 et *Angéiologie*, p. 777), est également flexueuse comme l'utérine, mais d'un calibre bien moindre. Elle se divise en 3 branches.

1° *Branche tubaire* ou *artère tubaire externe* : elle chemine dans le mésosalpinx, devant la frange de Richard, fournit au pavillon, en communiquant d'une façon variable avec la branche salpingienne de l'artère utérine. Quand l'anastomose est bien marquée, elle représente une arcade qui, par son côté convexe, donne à la trompe, par son côté concave au mésosalpinx et même à l'ovaire, en s'unissant avec le rameau suivant.

2° *Branche ovarique* : elle se porte le long du hile de la glande génitale et fournit à celle-ci plusieurs branches tortueuses, qui se distribuent dans sa moitié externe et communiquent avec les ovariennes utérines. Parfois (fig. 335, *o. o.*), il existe une petite arcade anastomotique, *arcade sous-ovarienne*, d'où partent toutes les branches qui pénètrent dans l'ovaire (Fredet).

3° *Branche anastomotique* : elle continue la direction de la spermatique et forme avec la branche correspondante de l'utérine *l'anastomose utéro-ovarienne* (*a*, fig. 335), qui chemine au-dessous de l'arcade sous-ovarienne et présente ce caractère d'augmenter de calibre à mesure qu'on se rapproche de la matrice.

B) L'artère *funiculaire, crémastérienne ou spermatique externe* de l'homme, devient chez la femme l'*artère du ligament rond*. Vaisseau insignifiant, elle se détache de l'épigastrique, exceptionnellement par une seconde racine de la circonflexe iliaque, descend dans le canal inguinal (p. 462), mais fournit une artériole ascendante (fig. 315, *Art. asc. L. R.*) qui, se plaçant dans l'intérieur du ligament rond, remonte très flexueuse, avec les éléments musculaires striés, dans lesquels elle s'épuise. Parfois elle atteint la corne utérine, se recourbe légèrement en dehors et s'anastomose avec la branche terminale tubaire et avec une collatérale de l'utérine.

III. **Importance des artères qui se rendent à l'utérus.** — On a discuté sur la part qui revient à l'utérine et à la spermatique interne dans la vascularisation de la matrice. Pour les uns (Waldeyer, Nagel), en raison des anastomoses à plein canal qui les unissent, il est impossible, chez l'adulte, de dire où finit l'une et où commence l'autre. D'autres fixent leurs limites respectives à la partie moyenne du corps utérin (Hyrtl), à l'angle supérieur de la matrice (Bourgery, Luschka, Krause, Wertheimer), entre l'utérus et l'ovaire (Henle, Gegenbaur), au pôle inférieur de l'ovaire (Souligoux, Poirier), à son pôle tubaire (Broeckaert) ou même au delà (Weber, Theile).

Si l'on considère qu'en général le tronc de la spermatique interne a un calibre inférieur à celui de ses ramifications (Broeckaert, Fredet), il faut bien reconnaître qu'elle n'a, *chez la femme*, qu'un rôle accessoire au point de vue de la vascularisation de la matrice et qu'elle mérite mieux ce nom ou celui d'artère ovarienne ou ovaro-salpingienne que d'artère utéro-ovarienne ou d'utérine aortique, tout au moins en dehors de la grossesse.

On peut donc dire, avec Fredet, que l'artère utérine de la femme adulte se distribue ordinairement à l'utérus tout entier, à la moitié interne de la trompe et de l'ovaire pour le moins, tandis que la spermatique interne ne donne rien à la matrice et irrigue seulement la moitié externe de la trompe et de l'ovaire.

Cette proposition, toutefois, n'a pas force de loi et il ne faudrait pas en conclure que la seule ligature des deux utérines suffise à assécher l'utérus. Le sang y est ramené par les voies anastomotiques, qui sont la spermatique interne, l'artère du ligament rond, les communications avec les artères vésicales, vaginales, urétériques, enfin les riches réseaux sous-péritonéaux. Il y a, en outre, des faits anormaux : ainsi on a vu jusqu'à trois artères, cheminant dans le ligament large (Weber). Il est des cas où l'utérine se divise en deux branches, l'une pour la face antérieure, l'autre pour la face postérieure de l'appareil utéro-ovaro-tubaire (Broeckaert) ; d'autres enfin, où la spermatique interne irrigue réellement le fond de l'utérus (fig. 12 de la thèse de Fredet). Ajoutons que, d'après Keiffer, ce dernier vaisseau aurait, en tout état de cause, un rôle physiologique important, puisque cet auteur soutient qu'il donne seul les rameaux de la muqueuse utérine.

J'ai souligné quelques lignes plus haut le mot : *chez la femme*. Il ne faut pas croire, en effet, que l'utérine soit, dans toute la série animale, l'artère nourricière capitale.

IV. Ramifications, terminaisons et anastomoses des artères dans l'utérus. — Les artères du col (fig. 333) sont longues, c'est-à-dire qu'elles parcourent un certain trajet avant de l'aborder ; celles du corps (fig. 336) sont courtes, y plongent d'emblée « jusqu'à la garde ». Au nombre de 5 à 6 pour le col, de 8 à 10 pour le corps, régulièrement espacées, diminuant de volume du fond de l'utérus vers l'orifice externe, elles se divisent en deux branches, dont la postérieure est parfois un peu plus forte que l'antérieure. Au corps, toutes deux restent juxtaposées, s'y implantent comme des vrilles, sont pelotonnées, très sinueuses, à la façon d'une tumeur cirsoïde (Luschka), à tel point qu'il est impossible de sectionner le bord latéral de l'utérus sans provoquer (abstraction faite des veines) une grande perte de sang. Au col, les deux branches sont d'abord écartées l'une de l'autre, de telle sorte qu'une déchirure latérale de celui-ci peut se faire sans hémorragie ; elles sont à peine flexueuses, restent primitivement superficielles, semblant se « donner la main d'un côté à l'autre. En un mot, le col est entouré par ses vaisseaux, le corps en est pénétré » (Farabeuf).

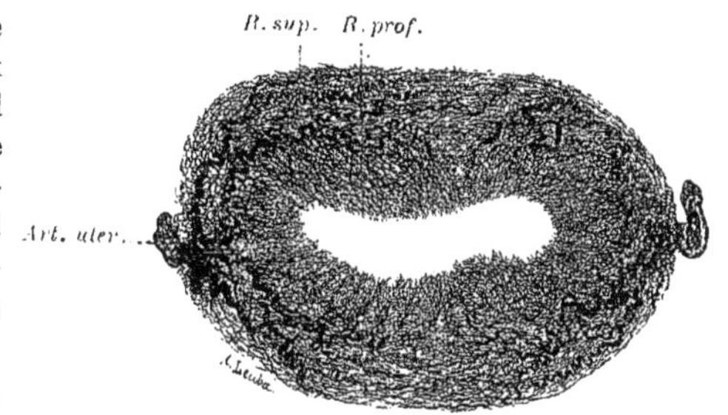

Fig. 336. — Coupe transversale du corps de l'utérus de la primipare (Fredet).

On voit : 1° l'indépendance relative des artères droite et gauche ; 2° la disposition des branches antérieures et postérieures de chaque système, en forme de pinces incluses dans l'épaisseur du tissu utérin.

Quoi qu'il en soit, ces deux branches de premier ordre se ramifient et s'anastomosent richement. Les *vaisseaux cervicaux* sont d'abord situés sous la couche musculaire externe et plongent, « en pluie d'artérioles », dans le segment sus-vaginal, les supérieurs transversalement, les inférieurs obliquement, pour atteindre le museau de tanche. Mais le col est relativement peu vasculaire. Ses rameaux, qui se distinguent par l'épaisseur de leur paroi et le développement de leur tunique interne, se distribuent dans les couches constituantes du col. Les capillaires, sous la muqueuse du canal cervical, se répartissent comme dans le corps ; sous la muqueuse du museau de tanche, les dernières divisions artérielles, souvent variqueuses (Klotz), vont directement vers la surface et s'ouvrent dans un réseau capillaire, d'où partent les anses pour les papilles.

Les *artères du corps* se placent aussitôt au sein du stratum vasculaire, s'y épanouissent, en fournissant deux ordres de rameaux : les uns superficiels, destinés au stratum supra-vasculaire, au stratum sous-séreux, au périmétrium, sont la plupart parallèles à la surface (fig. 336, *R. sup.*) ; les autres, profonds, infiniment plus multipliés (*R. prof.*), s'infléchissent presque perpendiculairement pour se diriger vers la muqueuse et cessent alors d'être flexueux (Destot, Fredet).

En décrivant la musculature du corps utérin, j'ai déjà indiqué la disposition histologique des vaisseaux, leur finesse dans les couches extérieures, leurs rapports avec les anneaux musculaires. D'après Bucura, les petites artères de l'utérus sont, comme d'ailleurs celles de l'ovaire, de la trompe, de la vulve, riches en éléments musculaires à direction longitudinale. Dans les différentes assises, elles se divisent en capillaires. Ceux-ci forment des ramifications d'autant plus riches qu'on approche davantage de la muqueuse; dans celle-ci, ils constituent deux beaux réseaux, l'un immédiatement sous-épithélial, l'autre périglandulaire.

Il est un dernier point important, c'est celui des anastomoses des artères de l'utérus. Elles sont d'une extrême richesse et se font non seulement par des ramifications microscopiques, mais par des branches d'un certain calibre. Hyrtl les a bien étudiées. On distingue :

a) Des *anastomoses transversales*, qui font communiquer les artères des deux côtés aussi bien sur le corps que sur le col[1]. Les plus fortes se trouvent, sous-péritonéales, sur la face intestinale (Broeckaert, Davidsohn) et, en général, il en est une, particulièrement développée, près du fond de l'utérus (Barkow).

Parmi ces anastomoses, un grand nombre d'auteurs en décrivent une, qui entourerait circulairement la région de l'orifice interne du col et l'appellent cercle artériel d'Huguier. C'est une double erreur : ce cercle n'existe pas ou bien rarement et Huguier n'en fait aucune mention. Fredet signale même à ce niveau une zone transversale exsangue.

b) Des *anastomoses verticales*, qui relient les branches superposées du corps et du col. Les plus remarquables sont celles qui unissent les divisions de premier ordre sur les bords du corps utérin (fig. 334, *bb*.). Elles sont parfois si développées que, notamment vers le fond de l'organe, elles se substituent au tronc principal.

c) Des *anastomoses antéro-postérieures*, qui rendent solidaires les uns des autres les divers plans vasculaires de l'utérus.

§ II. VEINES.

Les veines forment dans la muqueuse utérine des réseaux et des capillaires plus nombreux que les artériels. Elles acquièrent déjà dans la couche musculaire un calibre assez notable et constituent, en particulier dans le corps, des canaux, intimement adhérents aux anneaux contractiles (p. 485 et fig. 355), sans être cependant réduites à leur tunique interne. Moins serpentines que les ramifications artérielles, elles se disposent en réseaux très développés, qui cachent presque entièrement ces dernières. Les principaux troncs sont superficiels; ils apparaissent immédiatement sous le péritoine, sont plus forts sur la paroi postérieure et simulent parfois des cercles anastomotiques. S'il est vrai que toutes les veines de l'utérus communiquent largement les unes avec les autres, on ne peut cependant décrire de pareils cercles. Même la veine, dite *circulaire* ou *coronaire du col* (Hennig) qui, dit-on, entoure l'isthme utérin, n'existe guère. En général, elle manque tout à fait ou est réduite à des fragments de cercle.

1. Cependant on peut couper l'utérus sur la ligne médiane, sans qu'il se produise une hémorragie conséquente ; la plupart des artères de droite et de gauche conservent donc une certaine indépendance. On peut noter aussi que, dans l'utérus biloculaire gravide, l'ectasie vasculaire reste limitée au compartiment, qui renferme le produit de la conception. Ces particularités sont assez bizarres, difficiles à expliquer. Tout le monde sait, en effet, depuis Hyrtl, qu'on injecte sans peine la totalité de la matrice par une seule artère utérine.

Les grosses veines se collectent sur les bords de l'organe, constituant de chaque côté un épais **plexus utérin**, enfoui dans une gangue musculaire et conjonctive. Dans ce plexus, on peut cependant distinguer deux collectrices, quelquefois confondues, toujours anastomosées (fig. 337), affectées spécialement l'une à la paroi antérieure, l'autre à la paroi postérieure de l'organe (Farabeuf, Cerf). Comme les artères correspondantes, les veines corporéales sont rattachées de court au bord utérin, tandis que les veines antérieures et postérieures « restent distinctes jusqu'à plusieurs centimètres des bords du col et du vagin »

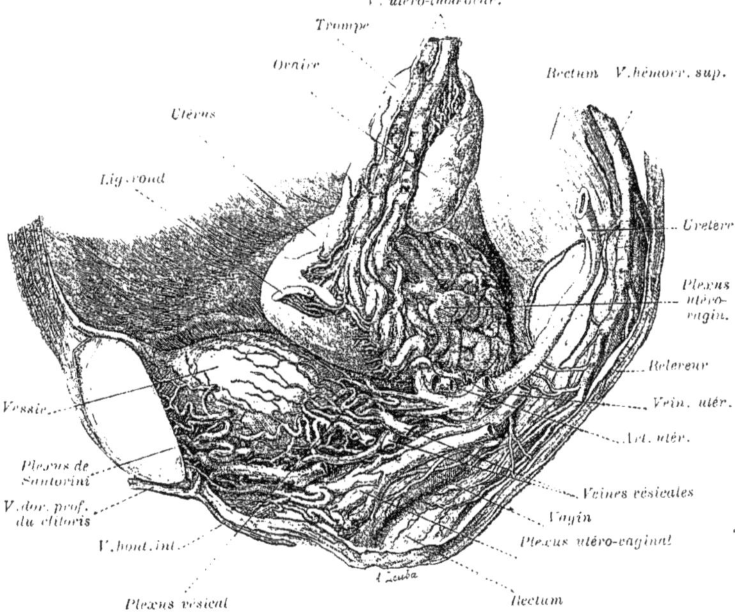

FIG. 337. — Veines des viscères pelviens de la femme, vues après ablation des plexus veineux superficiels. Le péritoine est presque entièrement enlevé (Spalteholz).

(Cerf). Ce plexus (fig. 337) a deux voies de déversement, l'une inférieure, l'autre supérieure.

En bas, il s'unit largement avec les veines de la moitié supérieure du vagin, pour donner naissance au plus volumineux plexus pelvien de la femme ou *plexus utéro-vaginal*. Celui-ci, compris dans la gaine hypogastrique et situé à l'origine en dedans de l'uretère (fig. 320, 337 et 363, sur lesquelles il faut suivre la description), se fusionne en définitive, un peu au-dessus de l'orifice externe du col, en deux grosses *veines utérines* ou *utéro-vaginales*, distinguées en antérieure et postérieure. L'antérieure passe en avant de l'uretère et de l'artère utérine; la postérieure, plus courte, mais plus volumineuse, chemine en arrière du conduit urinaire. Toutes deux, le plus souvent, se réunissent presque aussitôt en un tronc relativement peu développé, par rapport au nombre de ses affluents. Ce tronc devient postérieur à l'uretère et à l'artère utérine.

entoure souvent en fourche l'artère hypogastrique et se jette dans la veine iliaque interne, après s'être uni par des anastomoses courtes, mais fortes, avec les troncs veineux voisins, surtout avec l'hémorroïdale moyenne et l'obturatrice (voy. *Angéiologie*, figure, p. 1030).

La disposition précédente n'est pas tout à fait constante et parfois on peut distinguer, avec Nagel :

1° Une *veine utérine prérurétérale* qui, amenant le sang du corps de la matrice, se jette dans la veine obturatrice.

2° Une *veine utéro-vaginale*, qui part de la paroi postérieure du col et du segment postéro-supérieur du vagin.

3° Une *veine vésico-vaginale*, qui naît de la paroi antérieure du col et du segment antéro-supérieur du vagin.

Ces deux veines, *hypo-urétérales*, communiquent largement entre elles et débouchent parfois séparément dans la veine hypogastrique; plus souvent, elles se fusionnent en un tronc, qui chemine en arrière et au-dessus de l'uretère, s'unit à la veine obturatrice, à la veine fessière supérieure, enfin à une grosse branche qui sort du muscle obturateur interne. Toutes ensemble forment une veine courte et grosse, tributaire de l'iliaque interne (Nagel).

En haut, le plexus utérin se continue sans démarcation aucune avec les veines des ovaires et des trompes. Il monte dans le ligament large, dans le mésosalpinx et, comme déjà sur les côtés de l'utérus, il paraît se diviser en deux plans (Farabeuf), l'un antérieur ou **plexus utéro-salpingien**, l'autre postérieur ou **plexus utéro-ovarien** avec le bulbe ovarique (p. 393 et fig. 273 et 337). Les deux plexus deviennent inséparables dans le ligament suspenseur. Masquant complètement l'artère spermatique interne, ils s'unissent d'abord en un *plexus pampiniforme*, puis en deux grosses veines, vraies *veines utéro-tubo-ovariennes* qui, en dernière analyse, se confondent en un seul tronc. Celui de droite s'abouche dans la veine cave inférieure, celui de gauche dans la veine rénale (voy. *Angéiologie*, p. 995). Ajoutons que les veines utéro-ovariennes, comme les utérines, sont presque avalvulaires et souvent variqueuses (*varicocèle utéro-ovarien* de Devalz et Richet).

Les veines utérines et le plexus pampiniforme ne communiquent pas seulement par les plexus juxta-utérins, mais aussi au travers du mésométrium et du mésosalpinx. En outre, tout le système veineux de la matrice est uni, non seulement à celui des annexes, mais aussi à celui des organes voisins. Ces anastomoses s'établissent : 1° avec les veines de la vessie et du vagin, notamment avec le gros plexus vésico-vaginal et, par leur intermédiaire, avec celles du plancher pelvien et des organes génitaux externes; 2° avec celles qui suivent les ligaments ronds; il existe en particulier dans ce ligament une veine dont j'ai déjà parlé (p. 402) et sur laquelle je reviendrai (p. 542), qui peut conduire le sang de l'utérus vers la paroi abdominale; 3° avec les veines des ligaments utéro-sacrés et les veines (fig. 337) hémorroïdales supérieures (*veines porto-utérines*), fait intéressant, prouvant que, jusqu'à un certain point, la veine porte peut devenir une voie de suppléance pour les veines de l'utérus.

Bien que celles-ci soient privées de valvules ou n'en renferment que quelques-unes très incomplètes, le courant sanguin n'y suit pas une marche indifférente. Normalement il se porte vers les veines de la profondeur, et les valvules clairsemées qu'on rencontre dans les veines pelviennes sont disposées de façon à favoriser la progression du sang (Fenwick) vers la veine cave inférieure et la veine porte.

§ III. LYMPHATIQUES.

I. Origines. — Les vaisseaux blancs de la matrice prennent naissance dans ses diverses tuniques constituantes et s'anastomosent largement d'une couche à l'autre (Sappey, les Hoggan, Poirier, Bruhns), aussi bien dans le corps que dans le col.

1° Dans la *muqueuse*, leurs origines sont encore incomplètement connues; plus nombreuses, mais moins larges sur le col que dans le corps, elles se font, pour Sappey et Poirier, par des capillicules, pour Leopold, de Sinéty, Pryor, Bruhns, par des lacunes et des espaces, par des gaines périvasculaires et périglandulaires.

2° Dans la *musculeuse*, la lymphe circule, au contraire, dans de vrais ca-

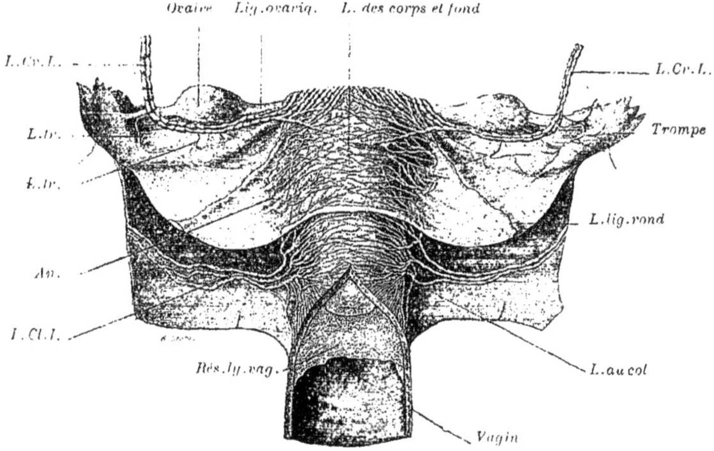

Fig. 338. — Vaisseaux lymphatiques de l'utérus (Poirier).

naux, qui forment un réseau plus élégant et plus fin dans le col que dans le corps, réseau plus richement développé que celui des vaisseaux sanguins (Bruhns). Ces canaux suivent, jusqu'à un certain point, la direction des faisceaux contractiles (Fioupe); ils sont d'autant plus volumineux et plus flexueux qu'on se rapproche davantage de la périphérie (Fioupe) et font largement communiquer les lymphatiques du corps et du col (Seelig). En dehors de ces vaisseaux, il existe, dans la tunique musculeuse, des voies périvasculaires (Leopold, Landau et Abel).

3° Les origines dans le *périmétrium* se font sans doute comme sur le reste du péritoine. On a signalé aussi l'existence de riches réseaux sous-endothéliaux (Mierzejewski, Poirier, Wallich), qui se prolongent sur les ligaments larges et les annexes.

II. Troncs efférents. — Les vaisseaux lymphatiques des diverses couches apparaissent tous à la surface, immédiatement sous le péritoine ou dans le tissu cellulaire péricervical; ils forment de gros troncs (fig. 338 et 339), dont la plupart couvrent transversalement les deux parois, surtout la postérieure, et sont d'autant plus serrés qu'on se rapproche davantage du fond de la matrice. Bien qu'ils communiquent largement entre eux, les lymphatiques du col et du corps doivent cependant être étudiés séparément.

A. **Lymphatiques du col.** — Ils se collectent en deux à trois troncs, qui émergent des bords latéraux de la portion sus-vaginale du col (fig. 338, *L. Cl. l.*), accompagnent l'artère et les veines utérines dans leur gaine, passent sur l'uretère (Peiser) et s'abouchent dans les *ganglions hypogastriques*. Ceux-ci, compris dans l'angle formé par les vaisseaux iliaques internes et externes, sont au nombre de 5 à 6 et se subdivisent en deux *groupes*, l'un *supérieur*, placé au sommet même de l'angle, près du détroit supérieur du bassin, l'autre *inférieur*, situé plus bas, sur et au-dessous du tronc antérieur de l'artère hypogastrique. C'est dans le groupe supérieur que se jettent les lymphatiques du col. Voilà un fait constant et admis d'un commun accord.

Mais voici des points plus discutés ou des dispositions plus variables :

a) L'un des troncs du col va parfois au groupe ganglionnaire inférieur (Bruhns).

b) Suivant Sappey, la plupart des vaisseaux cervicaux remontent devant le sacrum et se terminent dans les *ganglions pelviens intermédiaires au rectum et aux vaisseaux iliaques internes.* (Ces ganglions doivent être dits, à mon avis, *sacrés latéraux.*) Parfois ils ne s'arrêtent pas tous dans ces ganglions. On peut voir l'un des troncs se porter dans une glande lymphatique située devant la cinquième vertèbre lombaire, un autre passer sur les vaisseaux iliaques primitifs et se rendre à un gros ganglion placé en dehors de ceux-ci. Peiser, comme Sappey, décrit des troncs qui remontent dans les ligaments utéro-sacrés et se jettent dans un ou deux ganglions sacrés, desquels des vaisseaux afférents se portent vers les ganglions lombaires inférieurs.

c) Championnière a décrit, sur les parties postéro-latérales du col, de petits ganglions, que traverseraient les lymphatiques du col pour se rendre aux ganglions hypogastriques. Ils sont contestés par Fioupe et Poirier, qui n'ont vu là qu'un peloton de vaisseaux. Je dois cependant dire que Sappey mentionne un *ganglion utéro-vaginal*, placé à la base du ligament large, tout contre l'insertion vaginale du col. Ce ganglion est traversé par un des troncs afférents du col. Ce ganglion, constant pour Sappey, a été vu deux fois par Bruhns. Reynier admet aussi son existence.

d) D'après Cruveilhier, Alph. Guérin et Lebec, quelques absorbants cervicaux se portent transversalement en dehors, au contact de l'aponévrose pelvienne, et se jettent dans un *ganglion obturateur* ou *juxta-pubien*, consistant en une vraie glande lymphatique ou une masse ganglio-vasculaire, située à l'entrée du canal sous-pubien. Poirier ne l'a rencontré qu'une fois. Bruhns et Peiser n'y font aucune allusion. Il est nié par la plupart des auteurs. On l'a cependant trouvé pris dans le cancer utérin (Malartic et Guillot).

B. **Lymphatiques du corps.** — Ils forment plusieurs groupes :

a) La plupart se réunissent en deux à trois troncs, qui côtoient le bord supérieur du ligament large (fig. 338, *L. Cr. L.*), passent sous l'ovaire, forment un petit *plexus sous-ovarique* (Sappey), accompagnent les vaisseaux spermatiques internes et se rendent aux *ganglions lombaires moyens*, placés en avant de l'aorte et de la veine cave inférieure (fig. 339), à la hauteur de l'extrémité inférieure du rein. Tous les auteurs, en particulier Sappey, Poirier, Bruhns, sont d'accord sur ce point. Championnière a décrit le long des vaisseaux utéro-ovariens de petits ganglions lymphatiques, que Fioupe n'a retrouvés que sur la vache et la truie.

b) Quelques lymphatiques du fond de l'utérus, connus déjà de Mascagni, suivent le *ligament rond*. Ils sont très fins et peu abondants. Sappey n'en fait aucune mention. Poirier dit les avoir vus se jeter (fig. 338 et 339) dans les ganglions inguinaux supérieurs ou dans les ganglions iliaques. Pierre Delbet les admet également. Bruhns n'a pu les suivre qu'une fois jusque-là ; le plus souvent il n'a réussi à les injecter que sur les deux tiers internes du ligament.

c) Les lymphatiques de la *partie moyenne du corps utérin* se portent également, pour Poirier, vers les ganglions lombaires. Sappey et Bruhns, au contraire, ont vu, de cette région, partir deux ou plusieurs troncs, qui traversent le ligament large, pour se jeter dans le *groupe supérieur des ganglions hypogastriques*. De ce point, l'injection passe facilement dans la chaîne glandulaire, qui longe le côté externe de l'artère iliaque externe. Dans un cas, Bruhns a vu un lymphatique du corps utérin déboucher dans un petit ganglion, situé

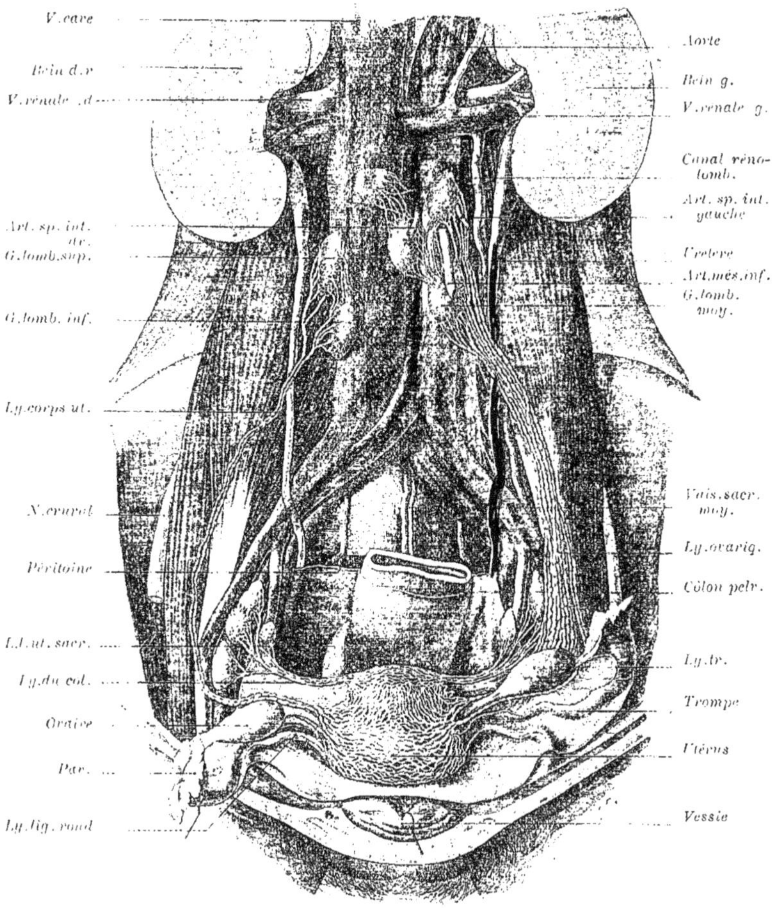

FIG. 330. — Vue d'ensemble des lymphatiques des organes génitaux internes de la femme. (Poirier.)

immédiatement en dehors et au-dessus du point de croisement de l'artère utérine avec l'uretère.

d) Enfin Sappey et Bruhns, mais non Poirier, signalent des troncules qui, du fond de l'utérus, se répandent sur la moitié externe de la trompe; toutefois ils n'ont pas réussi à les suivre plus loin.

Comme les artères, comme les veines, les lymphatiques de l'utérus sont unis par de nombreuses anastomoses entre eux et avec ceux des régions voisines. Une seule piqûre suffit pour remplir un grand territoire du parenchyme utérin. Poirier, qui a injecté les vaisseaux au mercure, décrit et figure (fig. 338, *An.*), sur les côtés de la matrice, un long tronc anastomotique entre les absorbants du fond et du col. Bruhns, opérant avec la méthode de Gerota, ne l'a pas retrouvé.

Les communications avec les vaisseaux blancs du vagin et, par leur intermédiaire, avec ceux du rectum, sont très développées. Le ligament rond constitue aussi une importante voie anastomotique entre le système lymphatique de l'utérus et celui de la paroi abdominale.

§ IV. — NERFS

A. Bien qu'ailleurs déjà (voy. *Névrologie*, p. 1213 et 1223) cette question soit traitée, il n'est pas inutile de revenir sur l'**origine et le trajet** des nerfs de l'utérus, car leur disposition est assez compliquée.

Il existe, à la hauteur du promontoire, dans la bifurcation de l'aorte, entre les deux vaisseaux iliaques primitifs, un plexus sympathique, en forme de rhombe allongé, dit *plexus intermésentérique, lombo-aortique inférieur, interiliaque, hypogastrique supérieur* ou *médian*, si important, au point de vue de l'innervation de la matrice, que Tiedemann l'avait nommé *plexus uterinus communis* et Frankenhäuser *plexus uterinus magnus*. Il se continue en haut, par des branches qui passent à la fois en avant et en arrière des vaisseaux iliaques primitifs, avec la partie moyenne du plexus lombo-aortique et avec le plexus rénal. Comme ceux-ci, à leur tour, communiquent avec le plexus solaire, formé lui-même par des branches du phrénique, du pneumogastrique et des splanchniques, on peut faire remarquer, avec Nagel, que l'innervation des organes génitaux internes est intimement liée à celles des autres viscères abdominaux. Ce fait n'est pas sans intérêt pour interpréter les sympathies morbides de l'utérus et de l'estomac (Tuszkai).

Le plexus utérin commun se bifurque et, de chaque côté, forme le *plexus hypogastrique latéral* ou *proprement dit*, qui chemine en arrière des vaisseaux iliaques internes et descend entre le péritoine et l'aponévrose pelvienne. Sur son trajet, il reçoit *des filets émanés des ganglions sacrés du sympathique et d'autres, plus forts, venus toujours des 3e et 4e nerfs sacrés et quelquefois du 2e* (Henle). On voit ainsi que les nerfs de l'utérus renferment aussi des éléments du système cérébro-spinal.

Ces nerfs se portent la plupart sur les côtés du rectum, sous le péritoine qui tapisse la paroi latérale de l'excavation recto-utérine; peu nombreux sont ceux qui suivent l'artère utérine dans ses portions pariétale et sous-ligamentaire,

Arrivant ainsi d'arrière en avant, ils forment un réseau solide dans la base du pédicule hypogastrique, *réseau* ou *plexus latéro-cervical*, ou **plexus utéro-vaginal**, situé au voisinage du cul-de-sac latéral du vagin, en arrière et au-dessous des principales divisions vasculaires, dans l'espace compris (fig. 320) entre l'uretère et le col utérin. Les deux plexus droit et gauche s'anastomosent entre eux par un réseau entremêlé aux lacis veineux.

Qu'est-ce que ce plexus utéro-vaginal? Comment est-il constitué? C'est ici que le désaccord commence. Pour les uns (Remak, Jobert de Lamballe, Kilian, Sharpey), il est formé par des nerfs de volume variable, sur le trajet desquels on ne trouve aucun ganglion. Pour d'autres (Tiedemann, Boullard, Snow Beck, Körner, Polle, etc.), ces nerfs traversent de nombreux petits ganglions. Pour les autres enfin (Lee, Frankenhäuser, Rein, recherches sur la femme, mais surtout sur les animaux. Robinson), dont l'opinion est actuellement admise d'une façon générale, le plexus utéro-vaginal n'existe pas en tant que plexus nerveux; il est constitué essentiellement par un amas de cellules et de fibres, dont l'ensemble forme le **ganglion cervical** de Robert Lee (1842), décrit plus complètement par Frankenhäuser. Ce ganglion[1] présente toutefois un aspect bien spécial; il ne ressemble pas aux ganglions sympathiques cervicaux par exemple. C'est un *ganglion plexiforme*, morcelé pour ainsi dire, traversé par du tissu cellulaire, des veines, des ramifications artérielles (fig. 340, 5). C'est, si l'on préfère, une *lame ganglionnaire* fenêtrée, de forme triangulaire, plongée dans la gangue conjonctivo-vasculaire, si développée, de la région. Elle est placée de champ, contre la partie postéro-latérale du col et du cul-de-sac correspondant du vagin, se prolonge en arrière vers le rectum, dans les replis recto-utérins, et est logée, par sa masse essentielle, au-dessous et en dedans du point d'entrecroisement de l'uretère et des vaisseaux utérins.

Cette lame mérite d'être décrite avec quelques détails. Elle est haute de 2 centimètres, large de 13 millimètres (Frankenhäuser). Etant triangulaire à angles arrondis, on peut, un peu schématiquement il est vrai, lui considérer deux faces, externe et interne, et quatre bords, supérieur, inférieur, postérieur et antérieur. (Toute la description que je vais donner doit être étudiée sur les figures 340 et 359 et suivie à l'aide des légendes explicatives qui les accompagnent).

Les **branches afférentes** du ganglion de Lee et Frankenhäuser sont : *a*, les filets du plexus hypogastrique, qui y pénètrent par son bord postérieur; *b*, des rameaux venus des 2e, 3e et 4e nerfs sacrés, qui l'abordent par sa face externe; *c*, des filets très fins, émanés des nerfs vaginaux, vésicaux et du nerf hémorroïdal; *d*, quelques rameaux accompagnant l'artère utérine.

Les **branches efférentes** sont très nombreuses et, bien qu'elles ne soient pas toutes destinées à la matrice, je les mentionnerai ici dans leur ensemble.

1° Par *sa face externe*, le ganglion émet :

a) Une branche[2], qui se porte en avant vers un ganglion situé au côté externe de l'uretère, immédiatement avant son entrée dans la vessie : c'est le

1. Il existe également (Knüpffer et Weidenbaum) chez beaucoup d'animaux : chauves-souris, oiseaux, amphibies.
2. Je dis par abréviation *branche*, mais il suffit de se reporter aux figures 340 et 359 pour voir que la plupart des branches du ganglion sont en réalité représentées par plusieurs filets nerveux.

ganglion vésical externe (fig. 359, 20), duquel émanent des filets vésicaux, urétériques, vaginaux et quelques-uns, récurrents, remontant vers l'utérus.

b) Une « masse nerveuse, épaisse, cylindrique, qui se divise en filets pour le ganglion vésical externe, pour la musculature du sommet de la vessie, et pour les plexus qui recouvrent le vagin » (Henle).

c) Un filet qui se ramifie sur l'uretère.

2° Par *sa face interne*, le ganglion de Lee donne :

a) Une ou plusieurs branches, qui vont, au travers des plexus veineux et en

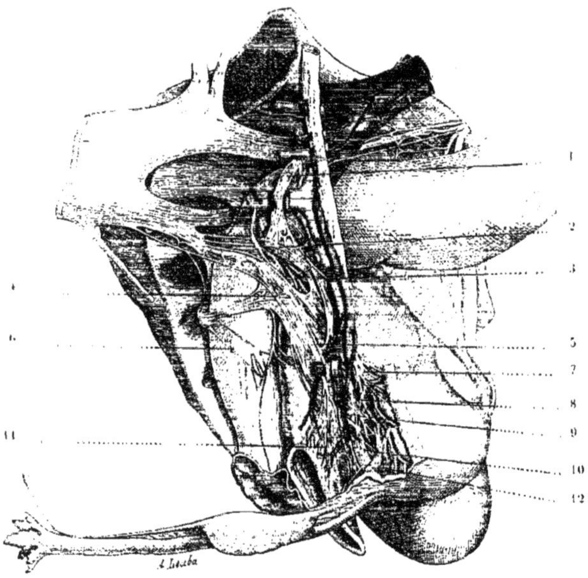

Fig. 340. — Nerfs de l'utérus à l'état de vacuité (Frankenhäuser)

1, Plexus hypogastrique droit. — 2, Branches qui, partant du 3e nerf sacré, communiquent avec le ganglion cervical et envoient des filets à la veine hypogastrique. — 3, Partie la plus interne du plexus hypogastrique droit qui ne va pas au ganglion cervical. — 4, Union, dans le ganglion cervical, des filets venus des 3e et 4e nerfs sacrés — 5, Ganglion cervical du côté droit, avec nerfs passant en partie au-dessus de lui. — 6, Une partie du plexus hémorroïdal moyen. — 7, Branche la plus interne du plexus hypogastrique entrant directement dans l'utérus. — 8, Union de la branche précédente avec le ganglion vésical externe (9). — 10, Plexus vésical. — 11, Plexus vaginal. — 12, Nerfs remontant sous le péritoine le long du bord droit de l'utérus.

passant la plupart au-dessous de l'artère utérine, se jeter dans un *ganglion* dit *vésical interne*, situé en dedans de l'uretère, mais assez loin de son embouchure. Ce ganglion, plus petit que l'externe avec lequel il s'anastomose, fournit, comme lui, des rameaux à la vessie, à l'uretère, au vagin, à l'utérus.

b) Plusieurs gros filets, qui pénètrent aussitôt dans le col utérin et dans la partie voisine du vagin.

3° Par *sa partie inférieure*, le ganglion fournit :

a) En général deux troncules, qui se terminent dans la tunique musculaire du vagin et dans le museau de tanche.

b) Plusieurs fascicules, qui forment sur les parois antérieure et latérale du vagin un plexus riche en ganglions.

4° Par *sa partie postérieure*, la lame gangliforme donne des filets, qui vont au rectum et dans la cloison recto-vaginale.

5° De *sa partie supérieure* enfin, s'échappent deux à trois rameaux. Ceux-ci, renforcés par des filets des ganglions vésicaux, constituent les nerfs du corps utérin et de la partie supérieure du col. L'un de ces nerfs, plus fort, remonte avec l'artère utérine le long de la matrice et forme, « après avoir donné une branche à la trompe, un ganglion avec l'un des nerfs de l'ovaire. Ce *ganglion*, dit *ovarique*, *placé au voisinage de l'insertion utérine du ligament propre de l'ovaire*, émet des rameaux pour la partie antérieure du fond de l'utérus, pour le ligament large, pour les fibres lisses du ligament rond et aussi pour les parties interne et moyenne de l'oviducte » (Nagel). On voit ainsi que la matrice est innervée à la fois par le plexus hypogastrique et le *plexus ovarique* (p. 395). Tuszkai prétend même que celui-ci fournit à la paroi antérieure de l'utérus la majorité de ses filets. Ajoutons que, dans le ligament large, ces deux plexus nerveux échangent des anastomoses assez abondantes.

Telle est la constitution du plexus utéro-vaginal, encore dit *plexus fondamental de l'utérus* ou *plexus latéro-cervical* (Jastreboff). Ainsi qu'on le voit, il est essentiellement représenté par le ganglion de Lee et les deux ganglions vésicaux. Il n'est donc pas très exact de décrire ceux-ci comme interposés sur le trajet des nerfs qui vont à l'utérus, au vagin, à la vessie; *il serait plus juste de considérer comme synonymes les mots ganglion cervical et plexus utéro-vaginal* d'une part, ganglions vésicaux et plexus vésical d'autre part.

Tous les nerfs de l'utérus partent-ils du ganglion cervical? Rein le pense, au moins chez les animaux (cobayes, lapine). Toutefois les recherches de Tiedemann, Snow Beck, Henle, sur la femme, montrent qu'on rencontre (fig. 340, 3) des filets qui viennent du plexus hypogastrique, sans traverser le ganglion de Lee, et qui se ramifient surtout sur la paroi postérieure et les bords de l'utérus. Cela ne veut pas dire que ces filets ne soient en rapport avec aucun ganglion; on en trouve d'ailleurs de très petits sur le trajet d'un grand nombre de nerfs *avant* leur entrée dans le parenchyme utérin (Boullard, Körner). Ces corps microscopiques se rencontrent, la plupart, sur les côtés, mais quelques-uns aussi sur la face antérieure de l'utérus (Krause).

B. **Ramifications et terminaisons des nerfs dans l'utérus.** — Les nerfs du col sont plus nombreux[1] et plus épais que ceux du corps; les premiers se laissent poursuivre assez profondément, les seconds disparaissent presque aussitôt (Kilian, Luschka). Ils sont plus rectilignes que les vaisseaux, même chez la multipare; cependant quelques-uns, dans la tunique musculaire, ont un trajet nettement hélicin (Clivio). Ils renferment à la fois des fibres myéliniques et des fibres amyéliniques.

Existe-t-il des ganglions sur *leur trajet intra-utérin?* La chose est très discutée. Remak en décrivait; Frankenhäuser, Henle les niaient; Rein les admet. Plus récemment, Herff, Gawronsky, Spampani, Keiffer, prétendent avoir vu, dans le myométrium et sous la muqueuse, non des ganglions microscopiques,

1. L'assertion contraire, basée sur la faible sensibilité du col, est inexacte.

mais des cellules ganglionnaires, dont Herlitzka et Kalischer contestent l'existence.

Quoi qu'il en soit, s'il existe, dans l'utérus comme ailleurs, des filets vasculaires, la plupart des nerfs sont indépendants des vaisseaux. Ils se distribuent, immédiatement sous le péritoine, en un plexus à larges mailles (recherches de Bordè sur la taupe et la lapine). Ils se ramifient richement (Köstlin) dans la tunique musculaire, en formant des réseaux allongés dans le sens des faisceaux contractiles et s'y terminent par des boutons et des pointes libres (Gawronsky, Clivio). Ceux qui se portent à la muqueuse s'épanouissent en buisson à sa face profonde, selon Herff; ils forment au contraire, suivant Kalischer, des réseaux surtout périglandulaires, à mailles d'autant plus étroites qu'on se rapproche davantage de l'épithélium. Ils se termineraient dans ce dernier et dans celui des glandes par de petits boutons (Gawronsky, Kalischer).

Herlitzka a essayé de préciser davantage. En dehors des plexus vasculaires, il en admet deux autres, différant par leur structure. L'un d'entre eux, formé par des fibres de Remak, est muni de nombreuses cellules ramifiées, sur la nature desquelles il ne se prononce pas; mais il spécifie que ces cellules ne doivent pas être considérées comme ganglionnaires. L'autre plexus, qui n'a rien à voir avec le précédent ni avec les filets intra-musculaires, serait constitué par des fibres à myéline qui, se distribuant d'une façon indépendante dans de larges zones de tissu utérin, se termineraient par des arborisations libres et devraient être assimilées à des fibres sensibles et à des fibres réflexes cérébro-spinales.

ARTICLE QUATRIÈME

L'UTÉRUS CHEZ LE FOETUS. — SES ANOMALIES

Dans ce paragraphe, j'étudierai d'abord le développement de l'utérus et j'exposerai rapidement ses principales anomalies congénitales. Je dirai ensuite quelques mots des ligaments wolffiens, aux dépens desquels se forment les replis musculo-séreux de la matrice, de la trompe et de l'ovaire.

§ I. — DÉVELOPPEMENT DE L'UTÉRUS.

Je suivrai l'utérus pendant les périodes embryonnaire et fœtale, en montrant d'abord comment il se constitue en tant qu'organe, puis comment naissent ses tuniques constituantes. J'indiquerai ensuite les caractères qu'il présente chez l'enfant nouveau-né.

A. ***Développement morphologique***. — Nous savons déjà que l'utérus provient des canaux de Müller. J'ai dit plus haut (voy. p. 420) qu'on pouvait leur distinguer deux segments, le proximal, qui forme la trompe, et le distal, origine du conduit utéro-vaginal. De sorte que, en définitive, chaque canal de Müller comprend trois parties, la supérieure tubaire, la moyenne utérine, l'inférieure vaginale. La partie supérieure, nous la connaissons, c'est elle qui forme l'oviducte. Il n'en sera plus question. Elle est séparée de la partie moyenne par une limite très nette, qui n'est autre que le point où le gubernaculum de Hunter ou ligament génito-inguinal sous-croise les canaux de Wolff et de Müller et se fusionne en partie avec eux (fig. 348 B, *Lig. I.* et p. 525). Toute la partie de ces conduits, intermédiaire à cet entre-croisement et au sinus uro-génital, donne naissance à l'utérus et au vagin, dont le développement est jusqu'à un certain point inséparable.

Dans ce trajet, le canal de Müller affecte des rapports très intimes avec le canal de Wolff. Tous deux, accolés de la façon que j'ai indiquée plus haut (voy. p. 420), affectant entre eux les rapports représentés fig. 287, 290 et 348, se portent d'abord obliquement en dedans, compris dans l'épaisseur du *pli uro-génital* (p. 421) et forment ensemble de chaque côté le *cordon uro-génital*. Les deux cordons se rapprochent bientôt, tendent à s'adosser sur la ligne médiane et à occuper le centre du bassin. Dans ce mouvement, ils repoussent devant eux le péritoine ou, pour mieux dire, un prolongement du mésovarium primitif; bientôt ils ne laissent plus entre eux qu'une petite fente (fig. 341 +), qui elle-même disparaît, de sorte que, déjà sur l'embryon de la 10e semaine, la cavité pelvienne est divisée en deux espaces (fig. 341, *Exc. recto-* et *vés.-ut.*), l'un prérectal (future excavation de Douglas), l'autre rétro-vésical (futur cul-de-sac vésico-utérin). En raison de ce fait, les deux cordons uro-génitaux s'unissent eux-mêmes sur la ligne médiane ou plus souvent un peu en dehors de cette ligne (Tourneux), en un tractus unique, entouré de toutes parts par du tissu mésodermique (fig. 287).

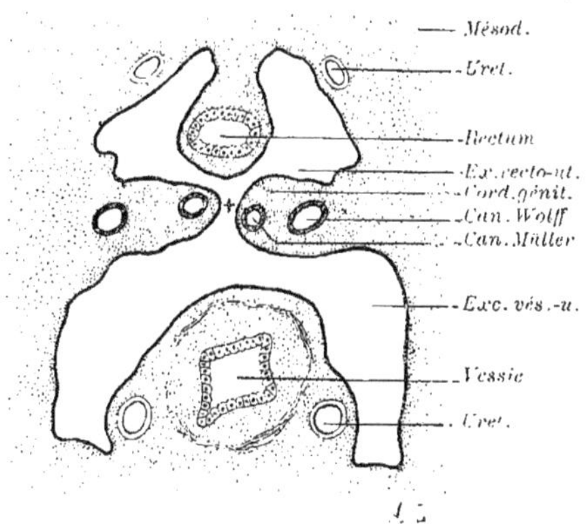

Fig. 341. — Coupe transversale du bassin d'un embryon humain de la neuvième semaine (Kollmann).

Ce tractus est dit *cordon génital* ou *cordon de Thiersch*. Dans sa constitution entrent par conséquent quatre canaux, ceux de Wolff et ceux de Müller.

A partir de ce moment, l'évolution diffère dans les deux sexes. Les conduits de Wolff seuls se développent chez l'homme, s'atrophient au contraire chez la femme (voy. p. 405). C'est l'inverse qui a lieu dans le sexe féminin, dans lequel bientôt le cordon génital semble réduit aux deux canaux de Müller.

Quoi qu'il en soit, au point de vue du développement de l'utérus et du vagin, il importe de noter que les rapports primitifs des conduits de Müller persistent. Autrement dit, ils comprennent (fig. 348 B) deux portions : la première, courte, est intermédiaire au gubernaculum de Hunter et au sommet (partie supérieure) du cordon de Thiersch ; l'autre, inférieure, qui en représente la presque totalité, est située dans l'épaisseur de ce cordon. Voyons donc les transformations successives de ces deux parties.

1° Les canaux de Müller, dans cette seconde portion, s'accolent d'une façon de plus en plus intime, se soudent enfin et se *fusionnent* en un canal unique, dit *canal utéro-vaginal* ou *canal de Leuckart*. Le processus débute en un point mal déterminé : au milieu du cordon génital (Kölliker, Hertwig), à

[RIEFFEL.

sa partie supérieure (Kollmann, Wiedersheim), à son extrémité inférieure (Langerbacher), à l'union de son tiers inférieur et de ses deux tiers supérieurs (Dohrn, Waldeyer); peut-être ce point est-il variable suivant les espèces animales (Tourneux et Legay). La fusion commence à la 8e semaine; à la 12e, elle est terminée et toute cloison intermédiaire a disparu (Nagel). Il y a donc, chez l'embryon, une période pendant laquelle existent deux conduits utéro-vaginaux, séparés soit intérieurement seulement par un septum, soit extérieurement aussi par un sillon. Pendant assez longtemps persistent des traces du septum et du sillon, vestiges de la dualité primitive.

Le canal de Leuckart, une fois constitué, se différencie en utérus et vagin, par suite d'une double modification. En effet, d'une part, une lumière se creuse dans sa partie supérieure, tandis que la presque totalité de sa partie inférieure reste obstruée par un bouchon épithélial; d'autre part, un bourrelet circulaire apparaît, au centre duquel se trouve l'orifice externe du col. Ce bourrelet donne naissance, en général, d'abord à la lèvre postérieure, puis à la lèvre antérieure du col par un processus que j'indiquerai dans un instant.

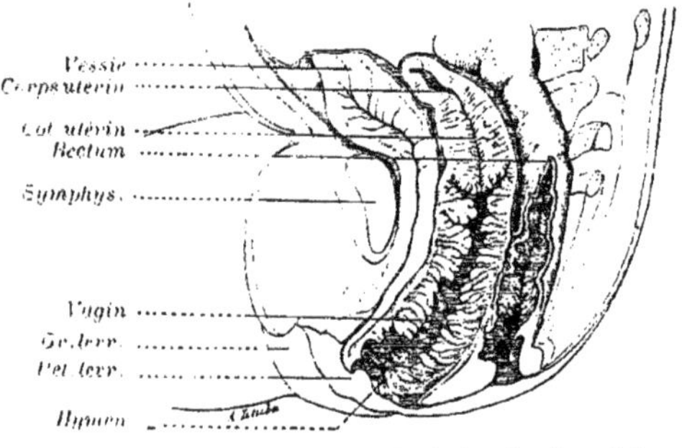

FIG. 342. — Coupe médio-sagittale du bassin d'un fœtus femelle de 7 mois (Nagel).

La séparation entre utérus et vagin est chose accomplie au 5e mois (Landau et Abel), sur des embryons dont le tronc mesure 17 centimètres (Nagel). Nous verrons plus loin (p. 575) les transformations complexes du vagin, surtout à son extrémité vestibulaire. Celles subies par l'utérus sont relativement assez simples (voy. fig. 342 et 343). Sa paroi, d'abord très mince, s'épaissit peu à peu de bas en haut; en effet, le col est primitivement bien plus développé, représente les deux tiers de l'organe et figure une masse longue, cylindroïde, résistante, tandis que le corps est petit, étroit, aplati, mince, flexible. Sur un fœtus au 9e mois, la matrice est longue de 25 millimètres, l'épaisseur des parois est de 2 millimètres sur le corps, de 5 sur le col (Tourneux et Herrmann). — Les colonnes et les plis de l'arbre de vie paraissent dès le début du 5e mois et remplissent toute la cavité utérine. On observe également des rides sur toute la face vaginale du museau de tanche — J'ai déjà signalé plus haut les inflexions (p. 443, fig. 342) subies par la matrice, son antécourbure habituelle; j'ai dit aussi (p. 479), que le péritoine descend primitivement très bas, surtout en arrière de l'utérus et du vagin.

2° C'est à dessein, en raison de leur importance dans la production des anomalies de la matrice, que j'ai séparé les transformations subies *par les parties supérieures des canaux de Müller, non comprises dans le cordon génital*. Ces parties s'élargissent et paraissent d'abord des diverticules, prolongeant le canal de Leuckart. Elles forment les cornes utérines et, en raison de leur disposition, on comprend pourquoi, jusqu'au milieu du 3e mois, l'utérus est nettement bicorne, pourquoi le fond paraît déprimé, en cœur de carte à jouer. Mais, peu à peu, il semble que la coalescence gagne aussi les parois internes de ces cornes et « déjà, vers le milieu du 4e mois lunaire, les ligaments ronds s'insèrent sur les côtés de l'utérus » (Tourneux). Ainsi le fond de cet organe acquiert progressivement son aspect définitif, conservant toutefois, pendant assez longtemps, parfois même après la naissance, une légère dépression cordiforme.

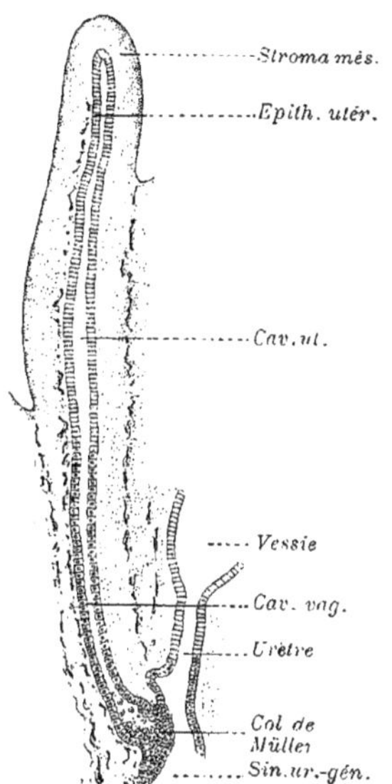

Fig. 343. — Embryon humain de 10 cm. de long. Coupe longitudinale passant par le cordon génital. (En partie d'après Tourneux et Mihalkovics).

B. ***Développement histologique.*** — Les canaux de Müller sont primitivement de simples tubes épithéliaux entourés d'éléments mésodermiques. Aux dépens de l'épithélium des canaux fusionnés se développe le revêtement épithélial de la muqueuse et des glandes utérines. Le mésoderme ambiant donne naissance à tout le reste de la paroi de la matrice (sauf à l'épithélium péritonéal provenant de l'épithélium cœlomique).

1° **L'épithélium du canal de Leuckart** est d'abord, sur toute sa longueur, polyédrique stratifié (Tourneux), cylindrique simple très élevé (Nagel). Mais il se différencie dès le 4e mois. Dans la moitié supérieure du conduit, il conserve, pour Roesger et Nagel, son caractère primitif; selon Tourneux, il devient prismatique d'abord à plusieurs, puis à une seule couche, et les éléments opposés sont séparés par une fente linéaire (fig. 343), premier rudiment de la cavité utérine. Dans la moitié inférieure du canal de Leuckart, l'épithélium devient, au contraire, pavimenteux stratifié; il se multiplie d'une façon considérable, à tel point qu'il remplit toute cette partie (futur vagin) du canal génital, et qu'il n'existe à ce niveau aucune lumière. Ainsi s'accomplit la première distinction en utérus et vagin. Presque aussitôt, dès la fin du 4e mois, les cellules pavimenteuses, ne cessant de proliférer et formant la *lame épithéliale du vagin de Tourneux* (*Lam.*, fig. 344), poussent dans le tissu mésodermique ambiant un bourgeon plein (futur cul-de-sac vaginal) qui, sur une coupe sagittale, apparaît comme une lame antérieure et une postérieure (*A. P.*), placées à inégale hauteur. Ainsi se forme la portion vaginale du col (lèvres antérieure et postérieure, fig. 106). Bientôt l'épithélium ne constitue plus une couche uniforme. A sa surface paraissent, dès le 5e mois, des replis et des sillons, qui répondent à la lyre. Puis, à une époque variable, à la fin du 4e mois pour Roesger, au 8e mois seulement d'après Tourneux, se montrent, dans les deux tiers inférieurs de l'utérus, des invaginations épithéliales qui donnent naissance aux *glandes du* *col*. L'épithélium du vagin et celui de l'utérus se continuent d'abord d'une façon insensible; mais, dès le 8e mois, la transition est brusque (Tourneux). A ce même moment, on peut déjà distinguer la muqueuse du corps et celle du col : la première est rosée, formée d'éléments cylindriques bas; la seconde est plus blanche, recouverte, criblée d'éléments pavimenteux (du vagin, bouchon muqueux du col).

Quand s'opère la fusion des canaux de Müller, il advient parfois qu'elle s'effectue d'une façon irrégulière, non seulement au point de vue anatomique, comme nous le verrons plus loin, mais encore histologiquement parlant. Des cellules épithéliales peuvent être incluses au sein des éléments mesodermiques qui formeront la tunique musculaire et être le point de départ d'adéno-myomes, de kystes, occupant le corps ou le col (Baraban et Vautrin, Claisse, etc.). C'est là une variété d'adéno-myomes, qui doit prendre place à côté de ceux que j'ai signalés plus haut (p. 402 et 404).

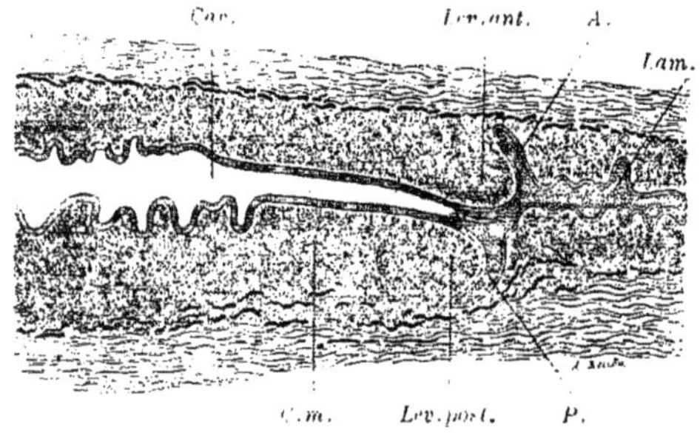

FIG. 344. — Section sagittale et axile du museau de tanche sur un fœtus humain de 16/23,5 cm. (Tourneux).

Cav., cavité du col de l'utérus montrant en coupe les sillons des arbres de vie. — *Lam.*, lame épithéliale du vagin terminée, du côté de l'utérus, par deux prolongements, *A*, *P*, qui dessinent le museau de tanche.

2° La tunique musculaire *de l'utérus*, avec les éléments conjonctifs et élastiques qu'elle renferme (ou, si l'on préfère, le tissu non épithélial de la paroi), se constitue d'une façon tardive. On dit souvent qu'elle naît aux dépens de la musculature primitive des canaux de Müller (Pilliet, Sobotta). Ainsi énoncé, le fait n'est pas exact, car les canaux de Müller, au moins dans leur segment utéro-vaginal, n'ont aucune enveloppe contractile. Celle-ci n'apparaît que sur le canal génital proprement dit et seulement à la fin du 4e ou au début du 5e mois fœtal.

On voit d'abord les éléments mésodermiques du canal de Leuckart, déjà différencié dans sa partie épithéliale, se tasser concentriquement, puis se disposer en deux couches (Werth et Grusdew), l'une *interne à cellules rondes*, l'autre *externe*, bien plus forte, à *cellules fusiformes*. Dans ces couches, surtout dans la seconde, se répandent des vaisseaux, dont le rôle est fort important. Ce sont eux, en effet, qui déterminent l'agencement des faisceaux musculaires (Pilliet, Roesger, Kleinwächter).

1. La *couche interne* n'a rien à voir avec le myométrium; d'abord assez épaisse, elle s'amincit de plus en plus vers la fin de la grossesse, prend une teinte plus claire que la couche externe; elle ne renferme que de fins vaisseaux, des fibres conjonctives délicates et de nombreuses cellules rondes; enfin elle abrite les invaginations glandulaires. *Elle devient, en définitive, uniquement le chorion de la muqueuse utérine* (*tissu décidual* de Roesger).

2. La *couche externe* seule prend part à l'édification du muscle utérin par des processus encore mal connus. Il paraît cependant certain qu'à la fin du 5e mois se constitue d'abord, autour de toute la longueur du canal utérin,

une couche de cellules lisses, disposées circulairement, *couche annulaire primordiale* (*archimyométrium* de Werth et Grusdew), qui forme la partie juxta-muqueuse du stratum vasculaire (partie dite *stratum infra-vasculaire* par quelques auteurs). Autour de cet archimyométrium, les autres cellules mésodermiques du cordon génital vont se différencier pour donner naissance au *périmyométrium*, c'est-à-dire au reste du muscle utérin.

Chez les animaux, dont l'utérus est muni de longues cornes, on observe de bonne heure un agencement en deux couches distinctes. L'une interne, circulaire, est bien développée; l'autre externe, longitudinale, reste relativement mince et s'unit aux éléments lisses qui doublent le péritoine. Ces deux couches sont, chez le rat, la taupe, séparées par une épaisse zone conjonctive, riche en vaisseaux sanguins et lymphatiques (Tourneux et Herrmann), zone qui, chez l'antilope, est traversée par de nombreux faisceaux contractiles et qui, chez le singe, devient une véritable assise musculaire plexiforme, en raison de l'abondance de ces faisceaux, la plupart satellites des vaisseaux.

Chez la femme, cette assise arrive, pour Pilliet, à un grand développement; elle constitue le stratum vasculaire, le *corps spongieux* de Rouget (fig. 351), et n'est, en somme, que la lame « celluleuse intermusculaire primitive, qui s'est trouvée envahie par des faisceaux obliques et des tractus périvasculaires, issus des deux plans musculaires qu'elle séparait à l'origine » (Tourneux et Herrmann). En dedans de ce stratum vasculaire se trouve l'archimyométrium, la couche fondamentale primordiale devenue stratum infra-vasculaire et stratum sous-muqueux; en dehors de lui apparaissent le stratum supra-vasculaire et le stratum sous-séreux.

Sobotta partage une opinion semblable à celle de Pilliet, dont je ne saurais trop mettre en relief les remarquables recherches, car elles ont servi (bien que beaucoup d'auteurs les passent sous silence) de point de départ à la plupart des investigations ultérieures. Toutefois, pour Sobotta, le stratum sous-muqueux n'existe pas encore à la naissance.

Roesger, lui aussi, insiste sur le rôle des vaisseaux. Dès que, de simples tubes endothéliaux, ils deviennent vaisseaux véritables à plusieurs tuniques, on voit tout d'abord paraître autour d'eux des cellules lisses, qui suivent leur direction, et ils paraissent autant de centres d'irradiation pour la formation du myométrium. En raison de ce fait, la disposition primitive est bouleversée. A l'origine, les fibres musculaires étaient la plupart circulairement étagées autour du canal utérin; mais, dès le 9e mois, toute indication dans la régularité a disparu; les relations intimes des fibres avec les vaisseaux seuls persistent et la tunique musculaire tout entière est devenue plexiforme, inextricable.

Ce que je viens de dire s'applique à la musculature du corps. Quant à celle du col, elle a été peu étudiée. Pour Werth et Grusdew, elle dépend du vagin et consiste d'abord en une assise circulaire moyenne, intermédiaire à deux couches longitudinales, externe et interne. D'après Fieux, le col chez le fœtus comprend, dans sa partie supérieure, des éléments musculaires diversement disposés, mais le museau de tanche est et restera essentiellement conjonctif.

C. ***Caractères de l'utérus à la naissance.*** — Jetons maintenant un coup d'œil d'ensemble sur l'utérus du fœtus à terme.

Direction. — Il est le plus souvent (p. 443) incliné en avant (Nagel, Mettenheimer), en raison de l'incurvation primitive du cordon de Thiersch et de la flexibilité du corps sur le col. Mais il est un peu plus allongé par suite de l'étroitesse du bassin.

Situation et rapports. — Il n'occupe pas, comme chez l'adulte, sa position cachée dans l'excavation pelvienne. Il est encore en partie dans le grand bassin; son fond dépasse le plan du détroit supérieur et répond à la 5e vertèbre lombaire (Ballantyne, Symington). Ses rapports principaux existent. Mais il faut noter les points suivants :

1° Étant relativement très développé, il occupe une grande partie du pelvis, se rapproche notablement des parois latérales de celui-ci et se met en contact, par le versant postérieur de son fond, avec l'extrémité encore interne et non inférieure de l'ovaire qui, à ce moment, est à cheval sur le détroit supérieur (voy. p. 362 et fig. 256).

2° En raison de ce fait, le bord supérieur ou libre du ligament large est tout entier formé par la trompe, dont le pavillon repose sur l'aile iliaque; le ligament suspenseur de l'ovaire n'existe pas encore; il n'est représenté que par un repli péritonéal lombo-iliaque, renfermant dans son épaisseur les vaisseaux spermatiques internes et des fibres musculaires lisses.

3° La vessie, de même que l'utérus, déborde notablement à cet âge le détroit supérieur; elle est fusiforme, son bas-fond manque. Il en résulte que l'orifice externe du col est un peu plus rapproché de la symphyse pubienne et se trouve exactement sur le trajet de l'axe de l'excavation pelvienne. On peut noter enfin, avec Tahakasi, que les uretères sont plus libres et n'ont pas de rapports aussi étroits que chez l'adulte, avec le cul-de-sac latéral et avec la paroi antérieure du vagin.

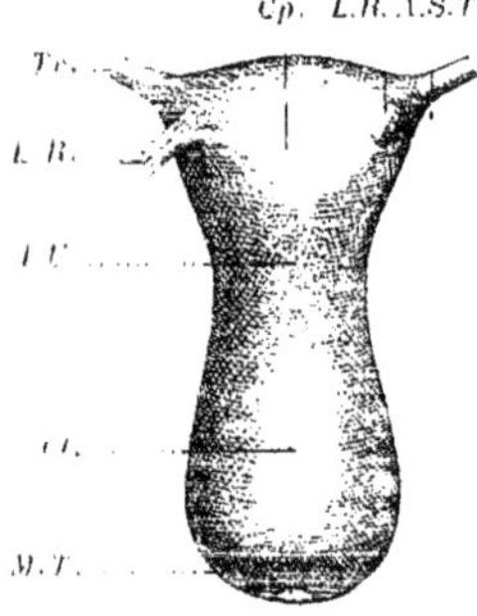

Fig. 345.
Utérus d'un fœtus à terme.
(Un peu plus grand que nature.)

Configuration extérieure. — L'utérus a une longueur de 3 cm. environ, dont une bonne moitié appartient au col; il en résulte que l'isthme siège au milieu de la hauteur de l'organe (*I. U.*, fig. 345). Celui-ci présente une forme plus élancée. Tandis que le col a, pour ainsi dire, ses caractères définitifs (aspect d'un barillet), le corps est mince, triangulaire, aplati d'avant en arrière; le fond est presque rectiligne. Le museau de tanche fait une saillie minime; il offre sur sa face externe des plis analogues à ceux que, plus tard, on ne trouve plus que sur le vagin; ces plis antéro-postérieurs convergent du fond de ce conduit vers l'orifice du col (Guyon, Nagel). Les deux lèvres sont à peine dessinées; l'orifice a une forme régulière, rappelant souvent (fig. 349) celle de l'orifice buccal (Guyon).

Configuration intérieure. — En sectionnant l'utérus, on est d'abord frappé par l'épaisseur de la paroi, graduellement décroissante de bas en haut. Les arbres de vie (fig. 346, *d*) sont très saillants et commencent au niveau même de l'orifice externe; ils occupent toute l'étendue de la cavité utérine. A une certaine hauteur cependant, on voit la saillie longitudinale et les plis latéraux diminuer de relief. « Nous entrons dans la cavité du corps, qui commence donc à la bifurcation des saillies longitudinales ou mieux au point où diminue presque abruptement leur saillie » (Guyon). On reconnaît ainsi la prédominance de la cavité du col, qui représente près des 3/5 de la longueur totale.

Les moules pris à cet âge portent nettement les marques de la dualité primitive : on note en effet, d'une part, une légère encoche vers le fond, d'autre part, deux crêtes verticales, qui se portent vers les orifices tubaires (Hagemann).

Structure. — Développement rudimentaire de la musculature, prédominance de la muqueuse : telle est, en deux mots, la structure de l'utérus à la naissance. Mais cette dernière tunique elle-même offre quelques particularités. Son épithélium cylindrique est totalement *privé de cils*; il renferme dans le canal cervical un nombre assez considérable d'éléments caliciformes (Winter, Hönigsberger), qui paraissent manquer dans le corps; il se continue en bas avec l'épithélium pavimenteux, qui déjà contient dans son assise moyenne les cellules à épines d'Overlach (Hönigsberger). J'ai indiqué plus haut le mode de transition des deux variétés d'épithélium et la fréquence, assez grande à cet âge, de l'érosion de Fischel (voy. p. 494). Les *glandes du corps manquent totalement*, au moins dans la plupart des cas (R. Meyer). Celles du col existent dans les 2/3 supérieurs, mais ne sont pas encore ramifiées, suivant Friedländer, Möricke, Maudach. Hönigsberger en conteste l'existence chez la nouveau-née et n'a vu que des plissements de la muqueuse. Kundrat et Engelmann reculent leur apparition jusque vers l'âge de 3 à 4 ans.

Vascularisation. — On sait que, au début de la vie fœtale, la circulation de l'ovaire et celle de la matrice sont indépendantes. Mais, déjà à la naissance, les systèmes de la spermatique interne et de l'utérine communiquent largement et Broeckaert signale particulièrement entre eux une large anastomose, voisine de l'angle supéro-externe de l'ovaire. L'utérine, qui paraît naître de l'ombilicale (aussi forte à ce moment que l'iliaque externe), ne décrit aucune flexuosité. Sa portion marginale reste à notable distance du bord de l'organe et émet quelques branches qui, de même que les nerfs, se portent en ligne droite vers la matrice et conservent dans son intérieur un trajet rectiligne.

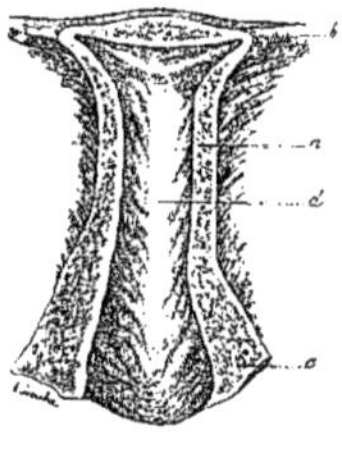

Fig. 346. — Utérus d'un fœtus à terme; la face antérieure a été complètement réséquée (Guyon).

Sur la face postérieure, on voit les plis de l'arbre de vie et l'on suit la colonne correspondante à cette face. Cette colonne, qui est normalement disposée, est *latérale gauche* (*d*); elle est très marquée, comme sur tous les utérus de cet âge; elle se bifurque en deux saillies secondaires et faisant moins de relief que dans le col; *ab*, cavité du corps; *ac*, cavité du col.

§ II. ANOMALIES DE L'UTÉRUS.

Les vices de conformation de l'utérus sont nombreux et quelques-uns d'entre eux importants au point de vue pratique. Ils se déduisent tous du développement normal. Rappelons donc qu'il existe primitivement deux utérus tout à fait séparés, qu'ils se rapprochent ensuite, ne formant plus extérieurement qu'un seul organe, encore divisé en deux chambres, que la cloison elle-même se résorbe bientôt, en général de bas en haut, enfin que la matrice est pourvue d'abord de deux cornes, se confondant vers la fin du troisième mois.

Les anomalies utérines, sur la terminologie précise desquelles règne une certaine confusion, ont été diversement classées, suivant qu'on tient compte de leur configuration ou du moment de leur production (Kussmaul, Lefort, Fürst, Nagel, Winckel, etc.). Je ne puis en donner un aperçu complet, mais il est bon de rappeler qu'elles sont souvent associées à une malformation vaginale. Je les diviserai ainsi :

I. *Anomalies par défaut.* — 1° *Absence totale, réelle* (*uterus deficiens*) : très rare (Rossignol, Dumitrescu, etc.), ne se rencontre que sur les fœtus non viables. Elle dépend d'un arrêt primitif (agénésie) dans la formation des canaux de Müller, arrêt bien souvent combiné au manque complet de tout l'appareil génital. Cet état ne doit pas être confondu avec le suivant.

2° *Absence apparente* ou *utérus rudimentaire* : celui-ci est réduit à une lame fibro-musculaire, intermédiaire à la vessie et au rectum. Il se termine parfois par deux angles d'où partent les trompes. Tantôt cette lame est une simple membrane (*uterus membranaceus*), tantôt elle est creusée d'une petite cavité.

II. *Anomalies de nombre.* — Il peut advenir que les deux utérus et les deux vagins primitifs persistent, ainsi qu'on l'observe normalement chez les marsupiaux. Chez ceux-ci, la fusion des deux cordons génitaux est empêchée par l'interposition des uretères. C'est une anomalie très precoce, dite *utérus didelphe* (*uterus duplex separatus cum vagina separata*), remontant à une époque où le cordon de Thiersch n'est pas encore formé. Les deux matrices sont séparées par la vessie, le rectum, des anses grêles.

III. ***Anomalies de forme et de cloisonnement.*** — Nombreuses, elles relèvent soit de la fusion incomplète des deux utérus primitifs, soit de la résorption imparfaite ou irrégulière de la cloison intermédiaire, soit d'un développement inégal des deux moitiés. Elles sont toutes postérieures à la formation du cordon génital (Nagel) et comprennent plusieurs espèces :

1° Utérus bicornes, caractérisés par un dédoublement portant non seulement sur la cavité utérine, mais aussi apparent à l'extérieur. Ils sont fréquents et leurs variétés multiples :

a) *Utérus bicorne double* (*uterus duplex bicornis cum vagina septa*). — Le canal utéro-vaginal est cloisonné dans toute son étendue; il y a deux orifices externes du col; le corps comprend deux cornes divergentes. Cette variété, confondue parfois avec l'utérus didelphe, s'en distingue à deux points de vue ; d'une part elle se produit, ainsi que je viens de le dire, après que les cordons génitaux se sont fusionnés; d'autre part, les deux utérus sont inséparables l'un de l'autre, intimement soudés, dans leur partie inférieure, par leur cloison mitoyenne. On a attribué la production de cette anomalie à l'existence d'une bride recto-vesicale (voy. p. 486), vestige du canal allantoïdien. Cette opinion, déjà ancienne, est actuellement combattue (Nagel, Meyer), mais elle compte encore bien des défenseurs (Pozzi, Halban, etc). Meyer fait jouer le rôle essentiel à la brièveté anormale des ligaments ronds; Winckel insiste sur les tractions, pressions, torsions, déterminées à la fois par ces ligaments, par les canaux de Wolff et de Kupffer, toutes causes qui, mécaniquement, s'opposent à la coalescence des conduits de Müller. Parfois aussi on a constaté, dans les culs-de-sac latéraux du vagin, des brides exerçant peut-être une action semblable (Pavret de la Rochefordière).

b) La bifidité peut être limitée à l'utérus, tandis que le vagin est simple: *utérus double bicorne bicervical* (*uterus bicornis bicollis*, Halban) (fig. 347 *A*).

c) *Utérus bicorne unicervical* (*uterus bicornis unicollis*). — Les deux cornes et les deux cavités du corps existent comme dans la précédente variété; mais la cloison s'est résorbée dans sa partie inférieure et le col est simple. C'est l'état normal chez la hyène, la brebis, la chienne (fig. 347 *B*).

d) *Utérus bicorne arqué* (*uterus arcuatus*). — La coalescence est presque parfaite, tant à l'intérieur qu'à l'extérieur; le dédoublement ne se manifeste que par une encoche du fond et une divergence des cornes.

e) Dans tous les cas précédents, les anomalies s'expliquent par une fusion incomplète des canaux de Müller, juxtaposés dans un plan frontal. Il arrive parfois que ceux-ci exécutent une rotation autour de leur axe longitudinal, de telle sorte qu'ils sont situés l'un derrière l'autre (Meyer, Pick, etc.). Si le développement de l'utérus n'est pas troublé, cette disposition peut uniquement se traduire par une exagération de la torsion normale; parfois elle détermine le dédoublement des colonnes de l'arbre de vie (Pick). S'il survient un arrêt dans l'évolution, les deux cavités de l'utérus bicorne seront l'une derrière l'autre, chacune portant un ligament rond et une trompe.

Il est cependant des cas qui échappent à cette pathogénie : tel celui que Höllander a décrit sous le nom d'*uterus accessorius*. Il y avait deux utérus, dont le postérieur était normal et donnait insertion aux annexes droites et gauches. L'antérieur en était dépourvu et cependant il était devenu gravide. Il y avait deux orifices externes. Höllander explique cette bizarre anomalie par une fusion incomplète des deux canaux müllériens et par la formation d'un diverticule sur leur paroi antérieure.

Il est enfin des cas où l'utérus n'est pas bicorne embryologiquement parlant, et dans lesquels il paraît cependant formé de deux loges; l'une d'entre elles est la cavité proprement dite, l'autre consiste en un diverticule développé aux dépens des parois ou d'une corne utérine. Ce diverticule est dû à un amincissement de la paroi, par défaut d'évolution de la tunique musculaire, qui a conservé, en un point limité, son caractère fœtal (Schauta).

2° Utérus biloculaires. — Ce qui les caractérise, c'est que, la fusion des canaux müllériens s'étant effectuée à la hauteur voulue, la configuration extérieure de la matrice est sensiblement normale; le dédoublement ne porte que sur la cavité utérine (fig. 347 *C*). La cloison n'est pas toujours parfaite; parfois elle est perforée ou réduite à l'état de lame fenêtrée. On ne connaît guère la pathogénie de cette malformation. Meyer invoque la torsion, l'obliquité et la convergence en arrière des canaux de Müller. Pick insiste sur l'hyperplasie cunéiforme diffuse du septum et sur la coexistence fréquente des tumeurs fœtales (myomes, adénomes, carcinomes, sarcomes) avec les anomalies de la matrice.

Suivant l'étendue de persistance de la cloison, on distingue :

a) *Utérus bipartite* ou mieux *biloculaire total* (*uterus septus duplex*), dans lequel le septum divise à la fois toute la hauteur du corps et du col; il y a donc deux museaux de tanche.

b) *Utérus biloculaire corporéal* ou mieux *cervico-corporéal* (*uterus subseptus uniforis*) : la cloison scinde la cavité du corps et du col en deux chambres; mais l'orifice externe du col est unique.

c) *Utérus biloculaire unicervical* (*uterus subseptus unicollis*) : la cavité du corps est cloisonnée, mais celle du corps est unique.

d) *Utérus biloculaire cervical* (*uterus subseptus unicorporeus*) : anomalie inverse de la précédente : la cavité du corps est simple, le canal cervical est double.

e) *Utérus avec duplicité de l'orifice externe du col* (*uterus biforis supra simplex*) : l'orifice externe seul est double; le reste de la cavité utérine a sa configuration habituelle. C'est l'état normal chez le fourmilier (Pozzi).

f) *Utérus cordiforme* (*uterus unipartitus*) : la cloison médiane n'existe que dans la partie supérieure (fait normal chez la souris).

3° Utérus unicornes. — Les utérus bicornes et biloculaires sont souvent dits doubles. Dans les utérus unicornes, l'un des canaux de Müller s'est seul développé.

a) 1re *Variété*. — L'autre conduit s'est atrophié dans toute son étendue, de sorte qu'il

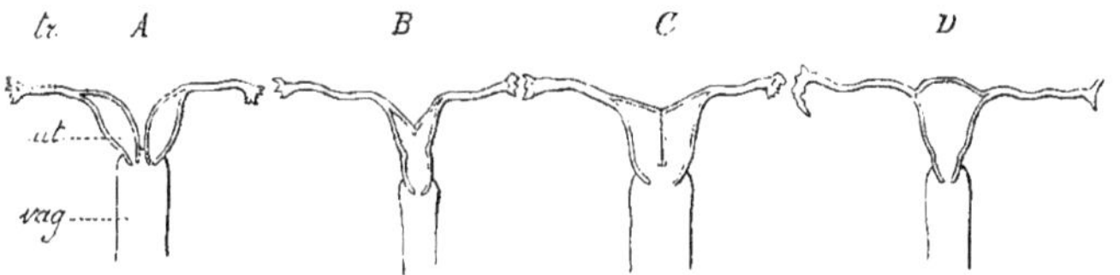

Fig. 347. — Malformations utérines[1]. (D'après Debierre.)

A. Utérus duplex (double bicorne) : forme de certains rongeurs (écureuil, lièvre, marmotte, cabiai).
B. Utérus bicorne unicervical : type des carnassiers, ruminants, solipèdes, pachydermes, insectivores, de la plupart des cheiroptères, des cétacés et des lémuriens.
C. Utérus biloculaire (bipartite de plusieurs auteurs) : type du cobaye, du rat, de l'agouti.
D. Utérus simplex : type allongé du singe, globuleux de l'homme.

n'existe qu'une trompe, en continuité avec la corne : c'est l'*utérus unicorne proprement dit* (*uterus unicornis sine ullo rudimento cornu alterius*.)

Bien que les oiseaux n'aient point d'utérus, il est permis, avec Walton, de comparer cette variété à la disposition normale chez beaucoup d'entre eux, où l'ovaire gauche (p. 310) est seul développé, où la trompe correspondante existe seule, légèrement dilatée à son extrémité, qui est pourvue d'une épaisse tunique musculaire et d'une muqueuse très vasculaire, fortement plissée.

b) 2e *Variété*. — L'atrophie du canal de Müller est incomplète. A côté d'une corne bien développée, en existe une seconde rudimentaire, qui se continue avec une trompe et peut être le siège d'une grossesse ectopique; c'est l'*utérus unicorne avec corne rudimentaire du côté opposé* (*uterus unicornis excavatus cum rudimento cornu alterius*).

IVe **Anomalies du canal utérin**. — Sous ce nom, j'entends les vices de conformation dans lesquels la cavité utérine manque ou est rétrécie sur une étendue plus ou moins considérable.

a) *Imperforation totale* (*utérus plein*) : ne s'observe que sur les utérus rudimentaires ou atrophiés; les canaux de Müller, bien que fusionnés, sont restés à l'état de cordon solide.

b) *Oblitération congénitale de la cavité du corps*, signalée par Cruveilhier.

c) *Imperforation ou sténose du canal cervical.*

d) *Imperforation ou sténose de l'orifice interne du col.*

e) *Oblitération congénitale de l'orifice externe du col.*

On attribue ces trois dernières variétés à une résorption imparfaite des canaux de Müller en un point limité. On peut en rapprocher :

f) Le *cloisonnement incomplet du col* (P. Müller), avec repli transversal faisant saillie dans sa cavité et dans celle du segment inférieur (Budin, Ferrand). On compare ce repli à

1. Les malformations, qui reproduisent chacune un type normal dans la série animale, sont bien intéressantes pour démontrer les relations de l'ontogénie et de la phylogénie. Ces relations, Mauriceau les soupçonnait déja en 1681, et il figure l'utérus de la chienne.

ceux qu'on rencontre plus souvent dans le vagin. Ils rappellent les six diaphragmes superposés dans le col de la brebis (P. Müller).

V° *Anomalies de volume.* — Elles sont de deux ordres :

1° *Atrophies utérines.* — Il faut distinguer ici l'atrophie primitive et, avec Pozzi, l'atrophie évolutive.

L'*atrophie primitive* frappe l'organe d'emblée dans son développement; elle complique souvent les précédentes variétés d'utérus bicorne, biloculaire, etc., d'où résultent des combinaisons multiples que je ne puis énumérer ici.

Les *atrophies évolutives* atteignent l'utérus à un stade déjà avancé et entravent son accroissement ultérieur. Elles comprennent :

a) L'*utérus fœtal*, dans lequel l'organe conserve le type qu'il offre à la naissance. Souvent il a un aspect triangulaire, en forme d'enclume (variété dite *uterus incudiformis*); parfois l'utérus fœtal est en même temps atrophié (*uterus planifundalis*, terme dont la signification est encore mal spécifiée).

b) L'*utérus infantile (uterus hypoplasticus)* : il diffère de l'utérus fœtal en ce que, malgré sa petitesse, il présente déjà (voy. plus loin, p. 528) ses caractères définitifs (corps prédominant, sans plis palmés, etc.), mais ses parois ont une grande minceur (Kleinwächter).

c) L'*utérus pubescent* (Puech), c'est-à-dire un peu plus avancé dans son évolution : l'utérus garde chez l'adulte son type virginal.

2° *Hypertrophies utérines.* — Exceptionnellement on a trouvé une augmentation de volume de tout l'organe (*gigantisme utérin* de Polaillon); plus souvent celle-ci est limitée à la partie inférieure (*hypertrophie sous-vaginale du col*).

VI° *Anomalies topographiques.* — Les plus connues sont les suivantes :

1° *Utérus en latéroposition* : ce fait n'est pas rare, si l'on songe que, à ses débuts, le cordon de Thiersch occupe presque toujours une position extra-médiane.

2° *Utérus oblique (uterus inequalis)* : tantôt il est réellement oblique (voy. p. 449), en raison d'une conformation particulière de l'appareil ligamenteux d'un côté; tantôt l'inclinaison résulte d'un développement inégal des deux moitiés ou même de l'atrophie complète d'une des cornes.

3° *Déviations congénitales* : les plus communes sont la rétroflexion, la rétroversion et l'antéflexion.

4° Les *hernies congénitales* de l'utérus existent, mais sont rares (Berger, Ogé, etc.). On peut admettre leur existence, quand elles frappent un sujet jeune ou qu'on constate des malformations concomitantes. Dans les cas de Roux et de Schwartz, l'hystérocèle inguinale renfermait les canaux de Müller, incomplètement développés et soudés.

§ III. DÉVELOPPEMENT DES LIGAMENTS DE L'APPAREIL UTERO-TUBO-OVARIEN.

Dans un précédent fascicule (*Splanchnolog.*, t. IV, p. 1044), auquel je renvoie le lecteur, Fredet a longuement étudié la constitution des ligaments larges primitif, secondaire et définitif. Je rappellerai seulement, en les simplifiant, les points essentiels.

Le corps de Wolff ou mésonéphros est, tout d'abord, rattaché à la paroi abdominale postérieure par un repli du péritoine[1], dit *méso du corps de Wolff*, *mésonéphron*, *mésonéphridium*. Ce méso se prolonge au-dessus et au-dessous de lui et forme deux replis, dont l'un se porte en haut vers le diaphragme, dont l'autre descend vers la région inguinale. Ces replis ne sont pas uniquement déterminés par le péritoine (épithélium cœlomique), mais aussi par les éléments mésodermiques sous-jacents (futures fibres conjonctives et musculaires lisses). Pour éviter toute confusion, il faut préciser les termes.

1. Je dis péritoine, pour plus de simplicité. Mais, en réalité, à cette époque, la séreuse n'existe pas encore; elle n'est représentée que par le feuillet du cœlome.

appeler *mésos* ou *plis* les replis péritonéaux, *ligaments* les tractus conjonctivo-musculaires, qui en forment généralement la charpente, enfin nommer *plis ligamentaires* ou *replis musculo-séreux* l'ensemble d'un méso et d'un ligament.

Ainsi le prolongement supérieur du corps de Wolff est un repli musculo-séreux, formé à la fois par le *pli phrénico-mésonéphrique* et le *ligament supérieur du corps de Wolff* ou *ligament diaphragmatique de Kölliker.*

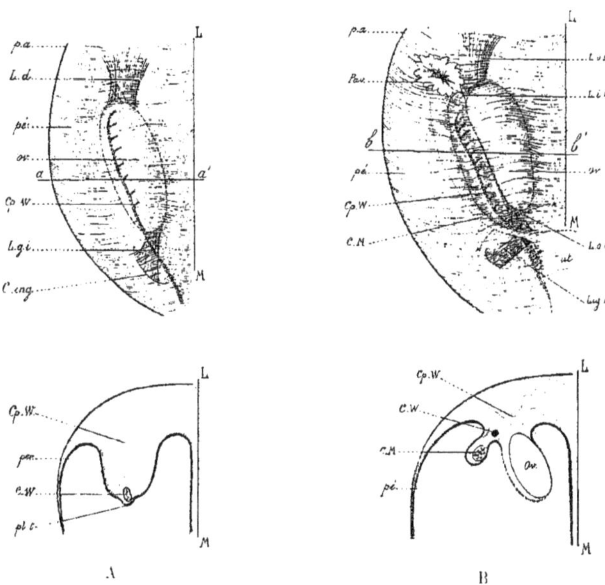

Fig. 348 A et B.

Les figures 348 A, B, C, sont des schémas, uniquement destinés à faire comprendre le développement successif des ligaments utéro-tubo-ovariens. Au-dessous de chaque schéma est la coupe transversale, qui lui correspond, suivant les lignes *aa'*, *bb'*, *cc'*. — LM. Ligne médiane. — *p. a.*, paroi abdominale. — Sur les schémas B et C (voy. page suivante), la ligne pointillée, terminée par deux croix (**), indique le contour du détroit supérieur. Le péritoine (*pé*), figuré sur les schémas par des traits irréguliers, qui recouvrent tous les organes et les ligaments (ceux-ci en bleu), est en rouge sur les coupes transversales. — Que le lecteur ne demande pas à ces schémas sans prétention autre chose que ce qu'ils doivent montrer et qu'il se reporte, pour la forme et la situation exactes des organes, aux figures 248, 250, 253, 254, 255, 279 et 289.

Celui-ci se porte, en s'étalant en éventail, vers le diaphragme, à la hauteur du 10e arc costal.

Le prolongement inférieur est de même constitué par le *pli inguino-mésonéphrique*, renfermant dans son épaisseur le *ligament inférieur du corps de Wolff*, *gubernaculum de Hunter*, *ligament directeur* de Kollmann, *ligament inguinal* de Klaatsch, *génito-inguinal* de Waldeyer. Ce dernier ligament se porte jusqu'à la paroi abdominale antérieure et plonge là dans une dépression, dite bourse inguinale (*C. ing.*, fig. 348 A et fig. 255), en passant en dehors de l'artère ombilicale. Il croise, en contractant des adhérences avec lui, le canal de Wolff qui se porte vers le sinus uro-génital.

[RIEFFEL.]

Bientôt les choses vont se modifier. Le corps de Wolff (*Cp. W.*) subit une atrophie progressive, tandis qu'en ses lieu et place se développent, comme nous l'avons vu, l'ovaire et le canal de Müller, entre lesquels se trouvent l'époophoron, le paroophoron, avec le conduit de Wolff, qui a persisté. Nous savons aussi que, au moment où ils quittent le mésonéphros, le canal de Wolff et celui de Müller contractent des rapports étroits (p. 421), se confondent en un cordon unique, dit uro-génital qui, s'écartant de la paroi abdominale postéro-latérale, se porte au centre du bassin (fig. 341). Ces nouvelles dispositions entraînent d'importants changements dans l'appareil ligamenteux musculo-séreux.

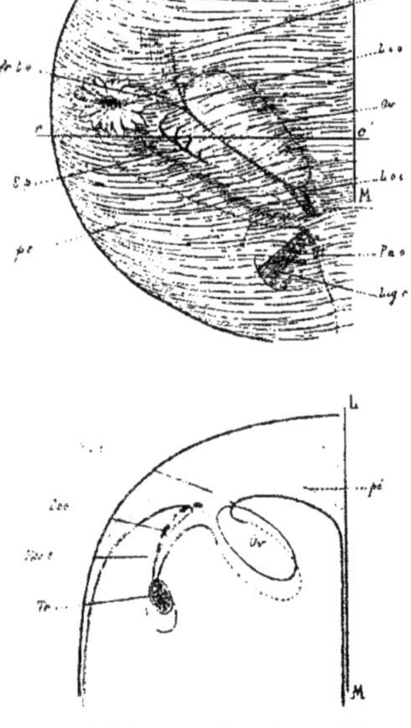

Fig. 348 C. (voy. légende, p. 523).

Soulevant le mésonéphron, l'ovaire s'en fait un repli et l'accapare d'autant plus que le corps de Wolff régresse davantage. Ainsi se constitue le *mésovarium* (*Més. o.*, fig. 348 et *M. o.*, fig. 252) d'abord repli à deux lames, l'une externe, l'autre interne[1]. La lame externe, à son tour, vient former au canal de Müller, devenu dans sa partie supérieure trompe de Fallope, un méso (*pli tubaire, pl. t.*), ayant aussi tout d'abord deux feuillets, externe et interne. Le mésovarium représente une partie du ligament large primitif; le pli tubaire est le premier rudiment du mésosalpinx. Notons encore que les ébauches ovarique et tubaire deviennent d'autant plus mobiles que le corps de Wolff disparaît d'une façon plus complète. Elles se détachent de plus en plus de la paroi abdominale postérieure. Ainsi tout se prépare pour leur migration apparente ou, pour mieux dire, pour leur permettre de subir les changements de direction tels que, d'abord à peine obliques en bas et en dedans sur les côtés de la colonne lombaire, ils se trouvent plus tard (fig. 256) transversalement placés sur l'aile iliaque.

Que devient le repli diaphragmatique musculo-séreux? Au moment de leur formation, l'ovaire et l'oviducte sont intimement unis, à leur partie supérieure, en un cône, duquel semblent partir à présent les fibres musculaires du ligament diaphragmatique (*L. d.*). Bientôt les deux organes s'écartent et les fibres lisses se dissocient. Quelques-unes se portent transversalement de l'un à l'autre organe; la plupart conservent leur direction primitive. Les premières donnent naissance au *ligament infundibulo-ovarique* (*L. i. o.*). Les secondes constituent

1. Je suppose, uniquement pour ne pas trop compliquer ma description, que l'ovaire est recouvert par le péritoine. Je rappelle qu'en réalité, dès le début, l'épithélium cœlomique qui tapisse la surface de la glande génitale a des caractères particuliers (fig. 251 et p. 355); il est cylindrique et non aplati.

d'abord le *ligament supérieur* de l'ovaire (*L. o. s.*) qui, ultérieurement, se transforme chez les animaux en ligament rond antérieur ou supérieur, et devient, chez la femme, le ligament infundibulo-pelvien ou mieux ovaro-pelvien (ligament suspenseur de l'ovaire). Le péritoine du pli diaphragmatique se modifie d'une façon parallèle : d'abord simple, il constitue ensuite : 1° un petit repli transversal infundibulo-ovarique, dont l'épithélium prend un aspect spécial, quand la frange de Richard se développe; 2° un repli dit *repli supérieur de l'ovaire.*

Le péritoine prend une part plus grande que les tractus conjonctivo-musculaires à la constitution du pli diaphragmatique musculo-séreux. Aussi Waldeyer ne décrit-il qu'une *plica ovarii superior*. Wieger dit que le ligament diaphragmatique du corps de Wolff s'atrophie secondairement d'une façon notable, qu'il se dissocie sur l'embryon de 10 centimètres de long et que ses faisceaux peuvent être suivis jusqu'au parovarium. Blumberg et Heymann écrivent aussi : « Tandis qu'au 2e mois l'extrémité abdominale du canal de Müller est intimement unie au pôle supérieur de l'ovaire et du corps de Wolff, les organes s'écartent ensuite. Ainsi la plica diaphragmatica se dissocie en deux petits ligaments : l'un va de la paroi abdominale postérieure au mésovarium et à l'extrémité abdominale de la trompe, l'autre de l'extrémité abdominale du canal de Müller au pôle supérieur de l'ovaire. Ainsi se branche sur la *plica diaphragmatica* le ligament supérieur de l'ovaire. La plica diminue maintenant rapidement. » Le dernier mot cependant n'est pas dit sur la formation du repli musculo-séreux ovaro-pelvien. Je crois, pour ma part, qu'il doit résulter de la fusion du repli supérieur de l'ovaire (péritoine et quelques fibres lisses) et du pli génito-entérique de Treitz (contenant fibres musculaires et vaisseaux).

Il en va tout autrement pour la partie inférieure; mais ici les dispositions sont infiniment plus complexes et encore imparfaitement connues. Que devient le péritoine? Que deviennent les ligaments?

Rappelons tout d'abord qu'à l'extrémité inférieure, effilée, du rein primitif, fait suite, pour ainsi dire, le cordon uro-génital, formé par l'accolement intime des canaux de Müller et de Wolff, le premier surcroisant le second.

Tous deux pénètrent dans le bassin et, se rapprochant sur la ligne médiane pour donner naissance au cordon de Thiersch, ils refoulent devant eux le péritoine, prolongement du mésonéphron, et s'en forment un *repli urogénital.*

Ces deux replis se souderont, quand les cordons génitaux eux-mêmes se sont fusionnés; ils sont ainsi l'ébauche de la portion interne du ligament large (fig. 341) et du périmétrium.

Voilà donc un premier point facile à saisir. Pour comprendre les autres replis péritonéaux, il faut tout d'abord connaître la constitution et les métamorphoses du ligament inguinal du corps de Wolff.

Ce ligament a été décrit et l'est encore de bien différentes façons. Si on le considère dans son ensemble, on voit que, du pôle inférieur du mésonéphros, il s'étend vers la bourse inguinale (voy. *Splanchnol.*, t. IV, p. 1033), en passant à la face *profonde* ou *dorsale* des deux canaux de Wolff et de Müller; *il est donc surcroisé par eux et ne les surcroise en aucune façon.* Il leur adhère intimement, au moins à partir d'un certain moment de l'évolution embryonnaire, et, en raison de cet entre-croisement, il paraît, lorsque la glande génitale s'est constituée, divisé en deux segments, tout d'abord placés dans le prolongement l'un de l'autre.

L'un de ces segments est proximal; c'est le *ligament inférieur de l'ovaire*

(*L. o. i.*), auquel le péritoine forme derrière le repli uro-génital un *pli ovarique inférieur.*

L'autre segment est distal, c'est le *ligament génito-inguinal* (*Lig. r.*) proprement dit (futur ligament rond), recouvert par le *pli séreux génito-inguinal* ou *inguinal* (*pli musculaire* de Durand).

Ce ligament, en raison de l'importance de sa disposition, a fait l'objet de nombreuses recherches. Si l'on n'admet plus qu'il donne exclusivement naissance au ligament rond, opinion qui était encore courante, il y a quelques années, si l'on est d'accord pour dire qu'il contribue aussi à la formation du ligament inférieur de l'ovaire, en revanche les divergences sont profondes, touchant le trajet précis du ligament.

Suivant Wieger, le ligament ovarique inférieur et le ligament rond ne sont qu'un seul et même tractus qui, de l'aine, remonte en arrière du canal de Müller en s'insérant solidement à sa face dorsale, se prolonge dans le hile ovarique et de là va finir à l'extrémité inférieure du corps de Rosenmüller. Klaatsch soutient, au contraire, que les deux ligaments rond et ovarique inférieur n'ont pas une origine commune et naissent indépendamment l'un de l'autre; il est d'ailleurs des animaux (porc, échidné), où le ligament ovarique existe seul, tandis que le ligament rond fait totalement défaut. L'intéressant mémoire de Blumberg et Heymann paraissait trancher définitivement la question en faveur de l'opinion de Wieger; eux aussi ont toujours constaté, sur de nombreux embryons humains et de mammifères, un tractus musculaire continu, s'étendant de la région inguinale au pôle inférieur du corps de Wolff.

Mais voici qu'une nouvelle doctrine, défendue par Wendeler, Waldeyer, Pick, Winckel, etc. tend à s'implanter dans la science. Tandis que Wieger, Durand, Blumberg et Heymann insistent sur l'adhérence du ligament à la face profonde du canal de Müller, Wendeler et Waldeyer considèrent cette adhérence comme secondaire. Ils ont, en effet, nettement vu, sur un embryon de 5 1/2 cm. déjà pourvu d'une ébauche utérine, mais sur lequel les canaux de Wolff n'étaient pas encore atrophiés (*L. r.*, fig. 253), le ligament génito-inguinal s'insérer sur ce conduit. Mihalkovics figure aussi cette particularité, qui a un grand intérêt. Elle explique « pourquoi les ligaments ronds ne se fixent pas exactement à l'union de la trompe et de l'utérus, mais un peu en dehors de cette union. Celle-ci ne figure donc pas la limite entre oviducte et matrice, mais indique le point où les canaux de Wolff pénètrent dans la paroi utérine » (Waldeyer).

Ce n'est donc que consécutivement, quand ces conduits ont disparu, que le ligament inguinal paraît s'attacher à la face postérieure du canal de Müller. La constatation de Wendeler entraîne d'intéressantes déductions pathologiques, inexplicables avec la théorie de Wieger. Elle permet de comprendre sans peine, d'une part les adénomyomes de la région inguinale, dans lesquels on a trouvé à plusieurs reprises des débris wolffiens (Pick, Cullen, Bleimer, etc.), d'autre part les variétés de malformations utérines, dans lesquelles on a vu le ligament rond s'insérer sur la trompe, à quelques millimètres de l'utérus (Winckel). Enfin on a cité des tumeurs tubaires, auxquelles sont incorporés des éléments du paroophoron; la chose n'est pas surprenante, si l'on songe à l'adhérence intime des canaux de Wolff et de Müller.

Tels sont les principaux points relatifs au premier développement des ligaments de l'utérus et des annexes. Les stades ultérieurs ont été étudiés ailleurs dans ce traité ou dans d'autres chapitres de ce fascicule (voy. surtout p. 362). On sait la rotation que paraît exécuter l'ensemble de l'appareil tubo-ovarien. On voit qu'en définitive (schéma C) le ligament diaphragmatique du corps de Wolff donne naissance aux ligaments infundibulo-ovarique et ovaro-pelvien. Mais ce dernier, nommé par Durand *pli vasculaire*, parce qu'il renferme l'artère nourricière de la glande génitale, ne se constitue qu'après la naissance, quand celle-ci plonge dans l'excavation pelvienne. Le ligament inférieur de l'ovaire devient utéro-ovarien; placé d'abord dans la continuité du ligament génito-inguinal, qui se transforme en ligament rond, il décrit ensuite avec lui un angle aigu, en raison de l'adhérence à la face postérieure du canal de

Wolff ou de Müller, de l'orientation nouvelle de l'appareil tubo-ovarien, enfin de l'agrandissement du bassin.

Le schéma (fig. 348) indique les modifications successives subies par le péritoine; le mésovarium est une transformation de la plus grande partie du mésonéphron primitif; le mésosalpinx provient du pli tubaire et de la partie interne du repli uro-génital; le mésométrium enfin dépend essentiellement de ce dernier (fig. 341). On voit sans peine la constitution des trois ailerons : l'antérieur est le funiculaire; le moyen, tubaire et tubo-parovarien par la plus grande partie de son étendue, contiendra, quand les organes ont pris leur place définitive, les fibres musculaires du ligament supérieur, qui vont vers l'anse de l'oviducte; le postérieur enfin renferme le ligament propre de l'ovaire, l'ovaire, le ligament infundibulo-ovarique. Il est bon d'ajouter que les éléments musculaires, développés aux dépens des cellules mésodermiques sous-jacentes à l'épithélium cœlomique, ne sont pas limités aux ligaments, mais apparaissent de bonne heure (Blumberg et Heymann) dans tout le domaine de la séreuse génitale, avec laquelle ils forment une lame unique (p. 457).

Il me resterait à dire comment se comporte le péritoine au niveau de la partie inférieure du ligament génito-inguinal (voy. p. 461); mais Fredet a suffisamment étudié le canal de Nück, pour que je n'aie pas besoin d'y revenir (voy. son article, p. 1052).

Un mot pour terminer : Lorsqu'on considère l'ensemble de l'appareil tubo-ovarien (fig. 348) avec ses ligaments et son péritoine, on se demande pourquoi l'ovaire ne passe pas en avant de la trompe et se dispose toujours sur la face dorsale du ligament large. Cette question n'a pas reçu, jusqu'à présent, de solution satisfaisante. Mihalkovics a essayé en vain de la résoudre et parle de « particularités dans le développement du ligament large ». C'est bien vague. J'estime plutôt, avec Blumberg et Heymann, qu'on doit faire jouer un rôle important aux rapports du ligament inguinal du corps de Wolff. Celui-ci, passant en arrière du cordon uro-génital, a sans doute pour effet de maintenir et d'attirer l'ovaire en arrière, d'autant que ce cordon est fixé d'une part à l'utérus, de l'autre à la paroi pelvienne.

ARTICLE CINQUIÈME

L'UTÉRUS DE LA NAISSANCE A LA PUBERTÉ

Dans les transformations que subit l'utérus de la naissance à la puberté, on peut assez exactement établir deux périodes.

1° Pendant la première, qui va jusque vers la 6e année, il se modifie à peine, conservant son caractère fœtal; il semble rester en retard et ne pas participer à l'évolution du reste de l'organisme. Les proportions du col et du corps ne changent pas; la configuration extérieure s'altère à peine; les plis de la portion vaginale disparaissent.

Si le mésométrium reste d'une grande minceur, en revanche la tunique muqueuse paraît s'accroître assez activement. Elle s'épaissit et forme des plis, qui, d'après R. Meyer, sont caractéristiques de l'utérus à cet âge. Sur une coupe transversale, en effet, la cavité utérine ne simule pas, comme chez l'adulte, une fente linéaire; elle est bordée par une muqueuse inégale, ondulée, dont quelques dépressions peuvent même s'isoler et former des kystes. La structure de cette tunique se modifie à peine. Exceptionnellement Friedländer a trouvé, sur le tiers inférieur de la paroi postérieure du corps, un îlot d'épithélium pavimenteux.

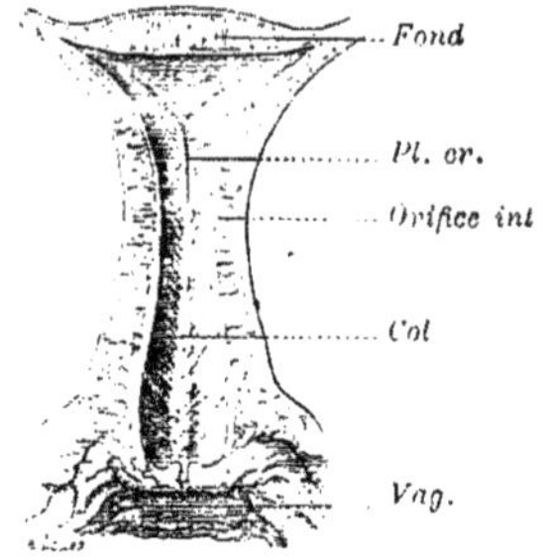

Fig. 350. — Coupe vertico-transversale de l'utérus d'une enfant de 7 ans (grand. nature) (Kussmaul).

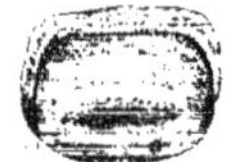
Fig. 349. — Orifice externe du col chez une petite fille de 3 ans; type normal parfait de la cavité buccale (Guyon).

2° Au cours de la seconde période, l'utérus subit une évolution qui, lente d'abord (utérus infantile), s'accélère, quand la menstruation va s'établir. Le col a acquis déjà sa forme et ses dimensions définitives et il gagne à peine quelques millimètres de la naissance à la puberté. Le corps s'allonge, ses parois s'épaississent, le fond devient convexe. Non seulement l'aspect extérieur, mais aussi la configuration intérieure changent : la cavité utérine qui, chez les

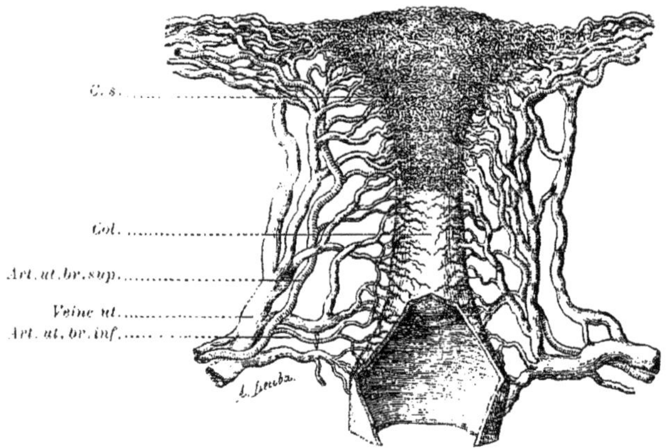

Fig. 351. — Utérus d'une petite fille de 10 ans (Rouget).
Le corps spongieux de l'utérus (*C. s.*) est nettement limité à l'union du corps et du col.

petites filles, était pour ainsi dire renversée (Guyon), a maintenant sa base supérieure; elle s'allonge (fig. 350) dans sa portion corporéale, reste presque stationnaire dans son segment cervical. Seule la partie tout inférieure de ce dernier se modifie légèrement, de façon à rendre le museau de tanche plus conique et plus saillant. Déjà les plis de l'arbre de vie ont disparu dans le corps, à l'exception d'une colonnette médiane qui persiste jusqu'à la puberté (Symington).

On sait que, à partir de la naissance, le bassin osseux s'accroît rapidement en largeur et en hauteur. En raison de ce fait, l'utérus paraît s'enfoncer dans l'excavation à tel point que, vers la 10e année, il n'atteint plus par son fond que le plan du détroit supérieur. Bien qu'il offre déjà, très marqués, un rétrécissement et une coudure à la hauteur de l'isthme, en revanche, dans son ensemble, il est plus droit et ne prend que vers la puberté sa position typique définitive (Waldeyer).

La paroi utérine tout entière s'épaissit, grâce au développement de la musculature du corps, surtout dans les couches profondes du stratum vasculaire. Le stratum sous-muqueux, contesté par quelques auteurs chez le fœtus, devient bien visible (Werth et Grusdew); mais les fibres élastiques restent très petites jusqu'à la puberté (Woltke).

La muqueuse subit des transformations nécessaires à ses nouvelles fonctions. Les cellules arrondies du chorion se multiplient. L'épithélium *devient vibratile*. On n'est pas d'accord sur le moment d'apparition des cils. Si Friedländer, Kundrat et Engelmann, Hennig, en ont vu chez la nouveau-née, il semble cependant bien établi que, en général, ils se montrent seulement vers l'âge de 8 à 10 ans (Wyder, de Sinéty, Möricke, Laudau et Abel) ou même plus tard (Waldeyer). Les glandes du col se ramifient: les premiers œufs de Naboth apparaissent. Celles *du corps se développent seulement chez l'enfant*. Möricke en a bien signalé quelques-unes chez la nouveau-née; mais elles ne se montrent guère que vers l'âge de 7 à 10 ans et sont peu abondantes, mal développées avant 12 à 13 ans (Ch. Robin, Guyon, Wyder, Friedländer, Tourneux, Trèche).

Peu de choses à dire des vaisseaux. Cependant, déjà dans l'enfance, se dessine la différence entre la vascularisation du corps et du col (fig. 351) et on voit qu'en particulier le corps spongieux utérin de Rouget, c'est-à-dire la couche plexiforme musculo-vasculaire, est déjà limité à la partie corporéale.

ARTICLE SIXIÈME

L'UTÉRUS APRÈS LA MÉNOPAUSE

Après la cessation définitive des règles, l'utérus subit lentement une involution qui l'amène à l'atrophie sénile. Cette involution n'est point un retour à la forme juvénile, mais consiste en une réduction de ses différentes parties constituantes. Son *poids* s'abaisse progressivement à 30, 20 grammes, et Cruveilhier, chez des femmes très avancées en âge, l'a vu tomber à 8 et 4 grammes. Son *volume* peut descendre à celui d'un gros marron. Sa *consistance* augmente et devient presque dure. Sa *forme* change peu à peu : le corps reste relativement gros, globuleux, se continue sans transition apparente avec le col, qui s'atrophie plus vite; parfois le museau de tanche ne fait plus aucune saillie au fond du vagin. Sa *situation* est habituellement l'antéflexion (Parvainen); souvent il est un peu abaissé chez les femmes qui ont eu plusieurs enfants. Les *moyens de fixité* perdent de leur élasticité et de leur solidité, pas

[RIEFFEL.]

tous cependant et Beurnier affirme que le ligament rond ne subit aucune atrophie pendant la vieillesse.

Les changements dans la *configuration intérieure* sont plus conséquents. La surface interne devient lisse, l'arbre de vie tend à s'effacer. Tandis que la paroi de l'utérus sénile s'amincit, la cavité s'élargit surtout à sa partie inférieure ; elle diminue de longueur, ne mesurant plus que 3 cm. ; la cavité du corps l'emporte de 10 à 12 mm. sur celle du col (Guyon). Il est un autre fait assez important et commun, c'est le *rétrécissement* et même l'*oblitération* du canal utérin, fréquents chez les vieilles femmes. Parfois l'atrésie peut occuper une grande étendue de la cavité ou des points variables ; mais, en général, elle siège à l'orifice interne sur une hauteur de 4 à 8 mm. Meyer a rencontré à ce niveau une occlusion complète 13 fois sur 20 chez des femmes de 55 à 70 ans, Sappey 2 fois seulement sur 12 femmes entre 60 et 75 ans. Dans des cas de ce genre, il est habituel que la cavité corporéale soit distendue par du mucus.

La *structure* de l'utérus se modifie, bien qu'assez lentement. La tunique musculaire devient cassante, lardacée ou, au contraire, molle et friable (Tourneux et Herrmann). Les fibres lisses cèdent la place à un tissu fibroïde, développé par hyperplasie du tissu conjonctif péri-vasculaire et inter-musculaire (Parviainen). Les fibres élastiques s'atrophient également ; elles se fragmentent, diminuent de plus en plus dans les interstices musculaires, se réduisent à des anneaux péri-vasculaires et à quelques faisceaux disséminés sous le péritoine du corps (Woltke). Dans le col, le réseau péri-vasculaire disparaît complètement dans l'âge avancé (Dührssen), après 60 ans (Woltke).

Sur la muqueuse amincie et blanchâtre à reflet nacré (Tourneux et Herrmann), les cils vibratiles commencent à tomber quelques années après la ménopause (Hofmeier) ; leur chute est plus rapide dans le corps que dans le col (Parviainen) et, dans l'extrême vieillesse, on n'en trouve plus sur aucun point (Möricke, Wyder, Wolff). Les cellules de l'épithélium de revêtement diminuent de hauteur ; parfois quelques éléments cylindriques deviennent cubiques ou pavimenteux. Les cellules rondes du stroma cèdent la place à des cellules fusiformes et à des tractus conjonctifs denses, qui montent vers la surface de la muqueuse (Gebhard). Les glandes du col et celles du corps disparaissent ; ces dernières se transforment parfois en petits kystes (Möricke) ou renferment des concrétions phosphatiques et calcaires (Ch. Robin).

Les *vaisseaux* de l'utérus sénile paraissent bien moins nombreux que chez la femme adulte ; ils sont souvent athéromateux ou même calcifiés et font saillie sur les coupes, sous forme d'orifices élargis et béants. D'autres sont oblitérés (Woltke). Cette sclérose des artères utérines, avec épaississement et dégénérescence hyaline (Schwarz) de la tunique moyenne, est importante au point de vue pratique ; souvent elle constitue la seule lésion capable d'expliquer d'abondantes métrorragies (Pichevin et Petit, Reinicke, Cholmogoroff).

ARTICLE SEPTIÈME

L'UTÉRUS PENDANT LA MENSTRUATION

Rapidement énumérées, les modifications anatomiques et histologiques, subies par l'utérus pendant la menstruation, sont les suivantes :

I. **Modifications anatomiques.** — L'organe, dès les 4 ou 5 jours qui précèdent l'écoulement sanguin, augmente de volume, à tel point qu'on l'a vu parfois, au moment même des règles, acquérir des dimensions presque doubles de celles qu'il offre dans la période intercalaire (Richet). En général cependant, l'accroissement, qui dépend avant tout d'une congestion physiologique, est modéré; il porte plutôt sur les diamètres transversal et antéro-postérieur que sur la longueur, de telle sorte que la matrice devient plus globuleuse. La consistance est plus molle, spongieuse. Parfois le canal cervical s'élargit un peu, le museau de tanche prend une teinte violacée, son orifice est légèrement entr'ouvert. Après cessation de l'hémorragie, l'utérus recouvre graduellement son aspect habituel. Mais il faut ajouter que les premières menstruations, chez la jeune fille, ont pour effet de développer rapidement l'organe et que, chez la jeune femme, elles contribuent à lui donner ses dimensions définitives puisque, d'après Aran, l'utérus s'accroît jusqu'à l'âge de 30 ans.

Ajoutons que l'hyperémie n'est pas uniquement limitée à l'utérus et, selon Richet, les plexus veineux du ligament large peuvent être distendus, au point de former « une tumeur molle et fluctuante, qui disparaît quelques jours après la cessation du flux ».

II. **Modifications histologiques.** — 1° Dans le *stade prémenstruel*, on constate une réplétion vasculaire, non seulement de la tunique muqueuse, mais aussi du myométrium. Si cette congestion existe à la fois sur le corps et le col, si quelques auteurs (Fritsch, Williams), prétendent que les glandes cervicales s'hypertrophient d'une façon passagère et donnent lieu à une sécrétion plus abondante, s'il est incontestable enfin que la muqueuse du canal cervical se tuméfie un peu, il n'en est pas moins vrai que les *modifications essentielles de l'utérus pendant la menstruation n'atteignent que la muqueuse du corps*[1]. Celle-ci acquiert une épaisseur de 5 à 7 millimètres; elle devient molle, d'abord uniformément claire (Henle), puis rougeâtre et peut, dès lors, être nettement distinguée du stratum musculaire sous-jacent. Sa surface apparaît inégale, veloutée.

Cet aspect œdematié, ce gonflement de la muqueuse résultent de plusieurs causes : *a*) de l'hyperémie, surtout intense dans le réseau veineux le plus rapproché de la cavité utérine et dans les capillaires muqueux qui, difficilement visibles sur la matrice au repos, paraissent maintenant gorgés d'hématies; *b*) de l'imbibition séreuse du stroma (Westphalen) et de la dilatation des espaces lymphatiques (Hensen); *c*) de l'augmentation en volume de l'épithélium des glandes qui s'élargissent, s'allongent, deviennent tortueuses; *d*) de la réplétion de ces glandes par une sécrétion muqueuse, à laquelle se mêlent parfois quelques gouttelettes graisseuses (Mandl); *e*) de la diapédèse des leucocytes; *f*) de la prolifération des cellules rondes du chorion, prolifération qui cependant n'aboutit pas à la formation de vraies cellules déciduales (Wyder). Malgré cela, la muqueuse, au moins dans sa moitié superficielle (juxta-épithéliale), a un aspect assez particulier pour que quelques auteurs l'aient décrite sous le nom de *membrane déciduale menstruelle* (*decidua menstrualis*, Pouchet, Bischoff) ou de *caduque cataméniale* ou *déciduale*.

2° Pendant le *stade menstruel*, le sang s'échappe des vaisseaux uniquement par diapédèse, d'après Möricke et Christ, à la fois par diapédèse et par rupture des vaisseaux capillaires, ainsi que l'admettent, après Coste et Ch. Robin, la plupart des histologistes contemporains. Il infiltre tout d'abord la couche superficielle du stroma ainsi que l'épithélium de la surface et des glandes; il forme même de petits hématomes sous-épithéliaux (Gebhard). Entre les cellules de l'épithélium de revêtement, on voit tout d'abord s'insinuer des leucocytes, qui les ébranlent pour ainsi dire (Mandl). Dès lors, tout est préparé pour permettre au sang de traverser cet épithélium, de le soulever et de le perforer, enfin de faire irruption dans la cavité utérine.

Mais qu'advient-il de la muqueuse elle-même? Ici plusieurs théories sont en présence :

1° D'après Kahlden et Williams, la muqueuse est détruite d'une façon presque complète, épithélium et glandes;

1. Je parle uniquement de la femme; en effet, chez beaucoup d'animaux pendant le rut, la muqueuse vaginale saigne et le museau de tanche se couvre de bosses sanguines.

[RIEFFEL.]

2° Pour Ruge, de Sinéty, Möricke, Gebhard, il ne se produit aucun phénomène de régression ni de rénovation dans la membrane dite à tort déciduale (c'est-à-dire dans l'épithélium et la couche superficielle du stroma); elle se réapplique après évacuation des minimes hématomes, qui l'avaient soulevée et déchirée. Cela ne veut pas dire que, pendant la menstruation, il ne se fasse pas une régénération très active de l'épithélium et des glandes.

Keiffer va même plus loin. Pour lui, il y a uniquement filtration des éléments liquides et diapédèse des éléments figurés du sang sans aucune lésion de l'endothélium capillaire ou de l'épithélium utérin. D'après cette ingénieuse conception, l'utérus est une glande et la menstruation un acte sécrétoire. « L'épithélium des glandes utérines est au réseau capillaire qui l'enveloppe comme l'endothélium rénal au glomérule. »

3° Enfin Kundrat et Engelmann, Leopold, Wyder, Mandl, Westphalen, Strassmann, Waldeyer, Abel, Pettit, défendent une opinion intermédiaire. Ils pensent que la muqueuse et en particulier l'épithélium ne dégénèrent pas tout entiers, mais qu'une partie de celui-ci et du stroma (portion superficielle) est soit étouffée par pression mécanique du sang, soit détruite par fonte « et métamorphose graisseuse, les masses désagrégées étant la plupart éliminées, quelques-unes résorbées ou anéanties par phagocytose ». Nagel est d'un avis semblable : il fait remarquer que l'épanchement sanguin qui, primitivement, infiltre la couche superficielle de la muqueuse proliférée, amène l'altération de sa nutrition, sa désagrégation et enfin sa chute. La présence, dans le sang menstruel, d'éléments épithéliaux et de quelques cellules du stroma semble plaider en faveur de cette manière de voir.

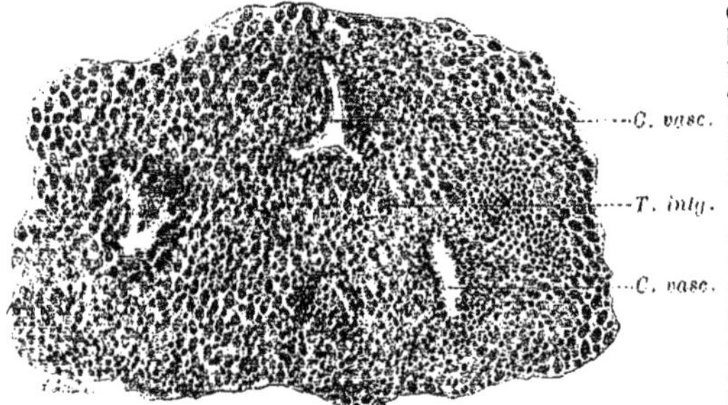

FIG. 352. — Membrane déciduale menstruelle. *C. vasc.*, coupe d'un vaisseau entouré d'une foule de cellules rondes. — *T. intg.*, tissu interglandulaire, composé de cellules normales et de cellules rondes irrégulièrement disséminées (Abel).

Il est des cas où la discussion tombe d'elle-même, où les choses se passent de tout autre façon et où la couche superficielle tout entière de la muqueuse (épithélium et stroma) forment réellement une *membrane déciduale menstruelle*, qui est expulsée en bloc, généralement au prix de vives douleurs. Cet état est connu sous le nom de *dysménorrhée membraneuse* ou *d'endométrite exfoliante*. Si j'en parle ici, c'est parce que les recherches les plus récentes (Abel) semblent indiquer qu'elle peut coexister avec un utérus de structure tout à fait normale (fig. 352). Cette membrane, véritable moule de la cavité du corps utérin, est expulsée d'une seule pièce ou par lambeaux. Elle est formée par les éléments que nous avons indiqués plus haut, vaisseaux, épithéliums, glandes et tissu intermédiaire. On voit, sur la figure 352, les grosses cellules rondes, entre lesquelles sont toutefois disséminés quelques petits éléments qu'on ne rencontre pas à l'état normal. Ces derniers éléments sont d'origine vasculaire. Mais on voit, en comparant cette figure à la figure 358, les différences entre les caduques cataméniale et gravidique. Ces différences ont certes une grande valeur diagnostique et on a pensé que les véritables cellules déciduales ne se développent qu'en cas de grossesse. C'est vrai d'une manière générale. Mais il faut savoir que, même dans les périodes intermenstruelles, on a pu trouver parfois, dans la muqueuse corporéale (Leopold, Klein, Orthmann, Nagel), des cellules semblables à celles de la caduque gravidique. Il y a longtemps d'ailleurs que Ch. Robin avait signalé, dans la muqueuse de l'utérus à l'état de vacuité, des éléments particuliers, sphériques ou polyédriques, qu'il nommait *cellules interstitielles*, « à protoplasme grisâtre, finement granuleux, avec noyau ordinairement sans nucléole ».

3° Dans le *stade postmenstruel*, qui dure 5 à 6 jours après la cessation des règles, la muqueuse du corps utérin reprend rapidement, mais graduellement, ses caractères habituels, qu'elle conserve jusqu'au prochain état premenstruel. Elle redevient pâle, mince, se confond avec le stratum musculaire sous-muqueux; les vaisseaux et les glandes diminuent de volume; le sang encore infiltré se résorbe, mais parfois d'une façon incomplète, de telle sorte qu'on peut trouver çà et là de petits amas pigmentaires, bruns ou jaunâtres.

L'épithélium et la couche superficielle du stroma se régénèrent. Ce dernier processus se fait par caryocinèse (Westphalen), aux dépens des éléments ronds du stroma, ainsi que des cellules épithéliales de la surface et des cellules glandulaires restées en place.

Cette rénovation, soit dit en passant, est absolument analogue à celle qu'on observe à la suite du curettage utérin; elle se produit (Werth) aussi par prolifération des éléments de la muqueuse et des culs-de-sac glandulaires respectés par la curette. Mais, si l'instrument a détruit toute l'épaisseur du chorion, alors on voit le tissu musculaire voisin subir la transformation conjonctive. Ce stroma lamineux lui-même, après quelques jours, se change en un tissu à cellules rondes, fusiformes et étoilées.

ARTICLE HUITIÈME

L'UTÉRUS PENDANT LA GROSSESSE

I° ANATOMIE

Je n'ai pas à exposer ici d'une façon complète les modifications de l'utérus gravide, car cette étude ressortit à l'obstétrique. Je me contente de rappeler succinctement quelques points, qui intéressent l'anatomiste autant que l'accoucheur.

Situation. Direction. — Pendant les deux premiers mois, la matrice, tout en augmentant graduellement de volume, mais d'abord surtout dans ses diamètres transverse et antéro-postérieur, reste complètement dans le petit bassin.

Elle atteint le plan du détroit supérieur à la fin du 3ᵉ mois, puis, à la fin du 4ᵉ, le dépasse, de telle façon qu'elle peut être aisément explorée par l'hypogastre. Jusqu'à ce moment, l'utérus conserve sa position en antéversion-flexion et, quand la vessie est vide, on sent la partie antérieure du fond, qui paraît reposer sur la paroi vaginale antérieure.

A la fin du 5ᵉ mois, il se trouve un peu au-dessous de l'ombilic qu'il affleure au 6ᵉ, pour le dépasser de deux travers de doigt à la fin du 7ᵉ et s'élever, à la fin du 8ᵉ, à mi-hauteur entre lui et l'appendice xiphoïde. Dans cette seconde moitié de la grossesse, la flexion disparaît, l'axe devient plus rectiligne. Mais l'utérus se maintient en légère antéversion, adossé contre la paroi abdominale antérieure qu'il refoule.

Dans la première moitié du 9ᵉ mois, le fond atteint son point culminant, qui est à deux travers de doigt au-dessous de l'appendice xiphoïde; mais, dans la seconde moitié, il redescend jusqu'à mi-hauteur de la distance xipho-ombilicale, en même temps que son axe s'incline plus fortement en avant.

Le museau de tanche ne modifie d'abord guère sa situation. Dans la seconde moitié de la grossesse, il s'élève et, dans les quinze derniers jours, il se rapproche en même temps fortement du sacrum, de telle sorte qu'il est souvent difficilement accessible.

Rapports. — Assez vaguement précisés dans quelques ouvrages classiques, ces rapports sont décrits par Waldeyer de la façon suivante :

La paroi antérieure, pendant les trois ou quatre premiers mois, repose sur la face supérieure de la vessie. Puis la partie inférieure seule du corps utérin touche le réservoir urinaire; sa partie supérieure est au contact immédiat de la paroi abdominale. Dans les derniers mois, quand la vessie est fortement refoulée en bas, elle n'a plus de relation qu'avec le col utérin; elle perd sa forme particulière, sans doute aussi en raison de l'hypertrophie de sa paroi.

Les rapports avec le rectum se modifient d'une façon semblable.

Les changements les plus importants sont ceux que subissent les connexions de la matrice et de l'intestin. Le côlon pelvien et une partie de l'anse sigmoïde restent dans la concavité sacrée, derrière la partie inférieure du corps utérin. Les anses grêles sont repoussées, aussi bien en arrière qu'en avant, et prennent la place qui leur reste sur les deux côtés de la matrice. Souvent elles sont toutes refoulées d'un seul côté, en raison de l'inclinaison para-médiane du fond.

L'utérus est au contact, non seulement de la paroi abdominale antérieure, mais de la colonne rachidienne, contre laquelle il est placé jusqu'à la hauteur de la 3ᵉ vertèbre lombaire. En ce point, il touche la partie transversale inférieure du duodénum et le pancréas. Les anses grêles reposent sur le fond de l'utérus. Le cæcum et l'appendice vermiforme sont soulevés; le point d'embouchure de l'iléon dans le cæcum se trouve au voisinage immédiat de la paroi de la matrice.

A partir du 4e mois, l'utérus gravide remplit tout le petit bassin jusqu'au bord supérieur du psoas ; il touche donc l'uretère, les vaisseaux iliaques externes et internes et leurs ganglions lymphatiques satellites (Waldeyer). Pour les uretères, il convient encore de noter qu'ils sont eux-mêmes élevés, éloignés de la paroi du bassin, et que, à la fin de la grossesse, leur direction est donnée par une ligne oblique en bas et en avant, qui part de la bifurcation de l'artère iliaque primitive et se dirige vers l'épine pubienne (Pantaloni).

Forme. — Tout d'abord la matrice paraît présenter une saillie assez limitée au point qui loge l'œuf ; puis elle devient successivement piriforme, sphéroïdale, enfin ovoïde. Les bords constituent de véritables faces et nous savons les modifications qui en résultent pour l'insertion des trompes (p. 429). Au début, l'augmentation de volume dépend surtout des deux tiers supérieurs du corps; au 2e mois, on peut encore comprimer facilement son tiers inférieur, c'est-à-dire le segment sus-cervical et produire sur la paroi antérieure de celui ci un pli (Dickinson), en explorant la matrice par le palper hypogastrique, combiné au toucher vaginal.

La cavité utérine se distend progressivement et le canal cervical, d'abord conservé, contribue d'autant plus à cet élargissement qu'on approche davantage de la parturition, si bien que les orifices externe et interne du col finissent par se confondre.

Il importe toutefois de noter que l'utérus gravide n'a pas une forme définie. Excessivement souple et élastique, il s'adapte de la façon la plus parfaite aux parties voisines. C'est ainsi que, d'une part, on voit, à sa face externe, les reliefs que font les parties fœtales et que, d'autre part, on reconnaît, à sa face interne, les soulèvements déterminés par les anses intestinales ou par les saillies osseuses.

D'après Bayer et Palm, la configuration de l'utérus gravide varie avec l'insertion du placenta. Si celui-ci est attaché en bas et en arrière, la matrice est fusiforme, symétrique ; les points de départ des trompes sont très hauts, au même niveau, assez rapprochés en avant. Ceux-ci s'écartent, au contraire, avec l'insertion antéro-inférieure du placenta. Le délivre est-il fixé en haut et en arrière, alors l'utérus est plus sphérique ; les points d'insertion des trompes et des ligaments ronds paraissent bas, assez près l'un de l'autre, sur la paroi antérieure. Mêmes caractères de l'utérus, sauf que ces points semblent écartés, siéger sur les bords latéraux, quand l'arrière-faix est fixé à la partie antéro-supérieure. Enfin, dans l'insertion se faisant dans un angle tubaire, la matrice est asymétrique ; une des cornes est saillante et plus élevée que l'autre.

Je laisse à dessein de côté tout ce qui concerne le *poids*, le *volume*, les *dimensions*, la *capacité*, la *consistance* de la matrice, les *modifications si caractéristiques du col*. Je renvoie pour ces points aux traités d'accouchement. Je ne veux ajouter que deux mots sur les :

Ligaments utérins. — Ils s'hypertrophient, mais non point d'une façon simultanée. Les ligaments larges subissent un travail d'hyperplasie; toutefois ils ne se dédoublent pas d'une manière complète pour loger l'utérus dans l'écartement (Luschka) de leurs lames, à la face profonde de chacune desquelles on distingue, sans le secours du microscope, les tractus musculaires. Tant que la matrice reste dans sa position typique, les ligaments ronds ne changent guère de volume (nouvelle preuve que, pendant la vacuité de la matrice, ils ne servent guère à sa fixation) ; ils ne commencent à s'hypertrophier que vers le 5e mois, quand l'utérus s'élève dans l'abdomen ; mais, à partir de ce moment, ils grossissent rapidement et jouent un rôle important comme agent élastique et contractile. Ils se dirigent alors obliquement en bas et en avant et, en raison du développement plus marqué de la paroi postérieure de l'utérus, ils s'insèrent à l'union des 4/5 postérieurs et du 1/5 antérieur de la face latérale de celui-ci. On dit souvent que les ligaments utéro-sacrés et l'aponévrose du ligament large sont allongés, distendus, au point que, après l'accouchement, ils permettent une plus grande mobilité de l'utérus. Cette assertion est hypothétique; leurs éléments élastiques et musculaires (Woltke, Sellheim) s'accroissent d'une façon considérable et reprennent leur état primitif après involution régulière de l'utérus.

IIo TUNIQUES CONSTITUANTES

A. Périmétrium. — La tunique séreuse ne subit pas une simple distension ; elle participe à l'hyperplasie de tout l'organe et les zones d'adhérences persistent dans les mêmes proportions que sur l'utérus à l'état de vacuité. Au-dessous de l'endothélium paraissent parfois ici, comme d'ailleurs sur d'autres points du péritoine génital, des cellules conjonctives, réunies par petits groupes et affectant le caractère des cellules déciduales (Schmorl, Josefson).

B. Tunique moyenne. — En dehors des vaisseaux, surtout veineux, qui lui donnent un aspect caverneux, la tunique moyenne, de couleur rougeâtre, comprend trois ordres d'éléments : conjonctifs, musculaires et élastiques, dont il faut envisager successivement la structure et la distribution.

I° **Les fibres conjonctives** s'accroissent et se multiplient, elles forment parfois des fascicules bien visibles (Kölliker). Un fait intéressant, c'est qu'on rencontre assez souvent, dans l'intervalle des faisceaux musculaires et notamment autour des artères, des éléments, qui ressemblent, à tous les points de vue, aux cellules déciduales de la muqueuse corporéale.

II° **Fibres musculaires.** A. ***Structure.*** — Les fibres lisses de l'utérus gravide présentent trois caractères principaux :

a) Elles augmentent de *volume* d'une façon considérable, au point d'acquérir jusqu'à 5 à 600 μ de longueur et 14 μ de largeur (Robin). On en voit aussi, qui sont bifurquées à leurs extrémités (de Sinéty). Sur une coupe transversale, elles semblent pourvues de crêtes et de prolongements irréguliers (Sedgwick Minot). Quelquefois bi- ou plurinucléaires, « elles ne renferment, en général, qu'un seul noyau entouré d'une masse finement granuleuse, qui s'étend vers chaque extrémité de la cellule ; cette masse est séparée du noyau par une zone claire » (Eimer, Nagel).

b) Leur *nombre* se multiplie par caryocinèse (Cattani). Cette hyperplasie, qui est surtout évidente dans les strates vasculaire et sous-muqueux, qu'on trouve remplis de jeunes cellules contractiles, paraît s'arrêter vers le 6e mois. D'ailleurs, il ne faut pas oublier que les parois utérines, à partir de cette époque, s'amincissent et ne subissent plus qu'une distension passive, à tel point que, parfois au 5e mois déjà, elles sont moins épaisses que sur la matrice à l'état de vacuité.

c) Enfin un grand nombre de fibres prennent un *aspect strié*, au moins dans le sens longitudinal (Lauth, Ranvier). On a même vu, sur l'utérus puerpéral, de vraies fibres striées dans les deux sens (Kasper); ces fibres éparses ont été rencontrées près de la surface interne (Girode) et sur la paroi postérieure (Nehrkorn). On comprend ainsi comment on a pu observer des rhabdomyomes utérins.

B. ***Texture.*** — Elle a été étudiée par Sue, Calza, Mme Boivin, Deville, Dubois et Pajot, mais surtout par Hélie et Chenantais, dont je reproduirai, après tous les auteurs, la description depuis longtemps classique[1]. Il faut l'envisager successivement sur le corps et le col.

I° Corps. — On y distingue trois couches musculaires dont les fibres s'entre-croisent.

1° *Couche externe.* Elle se compose de plusieurs plans longitudinaux et transversaux.

a) *Le plan le plus superficiel est longitudinal*, constitué par un faisceau médian ou *ansiforme*, dont la partie moyenne est à cheval sur le fond de l'utérus, et dont les extrémités descendent sur les faces vésicale et intestinale. Il naît en arrière, à l'union du corps et du col, par des fibres qui, de transversales, deviennent brusquement verticales ; il reçoit, en s'élevant, de nouvelles fibres qui, successivement, s'infléchissent de la même manière. Près du fond, les fibres latérales se recourbent en dehors, se dirigeant sur les trompes et les ligaments larges (*fibres transv. marginales*, fig. 353). Les fibres moyennes du faisceau ansiforme (fig. 353, *faisc. ansif.*) contournent le fond et descendent sur la face antérieure, où elles se recourbent successivement en dehors sur les ligaments ronds et larges (*part. lat. du f. a.*, fig. 353). Le faisceau ansiforme n'est presque jamais borné à un seul plan. Il se compose le plus ordinairement de deux plans, séparés par une couche de fibres transversales (*fs.*, fig. 354) ; le plan superficiel est mince, le profond plus épais (*Plan prof. du f. a.*, fig. 354).

b) Les *fibres transversales* constituent la plus grande partie de la couche musculaire externe. Elles concourent à donner naissance au faisceau ansiforme en se portant brusquement en haut ; mais la plupart, étrangères à sa formation, traversent la ligne médiane, en passant au-dessous de lui et entre ses deux plans, pour se prolonger en dehors dans les ligaments larges, mais surtout sur les oviductes, les ligaments ronds et ovariens.

c) Lorsqu'on écarte les deux lames du ligament large, on voit, sur toute la hauteur des bords de l'utérus, des *fibres circulaires*, qui vont d'une face à l'autre. C'est là leur disposition générale, mais leur trajet est très compliqué. Elles s'écartent pour donner passage aux vaisseaux ; elles ne restent pas, durant tout leur trajet, dans le plan où elles étaient primitivement.

d) Au-dessus des trompes et à leur niveau, la disposition est différente. Les fibres transversales décrivent de gros arcs sur le fond de l'utérus. Une partie d'entre elles se rend à la trompe, aux ligaments rond et ovarique ; mais la plupart descendent sur les bords de l'utérus. Dans ce trajet, elles rencontrent les vaisseaux, qui interrompent leur régularité, puis

1. J'emprunte presque textuellement au Traité d'accouchements de Tarnier, Chantreuil et Budin, le résumé qu'ils donnent des recherches d'Hélie et Chenantais.

plongent plus profondément et se recourbent en avant ou en arrière, pour devenir transversales sur l'une ou l'autre face de l'utérus.

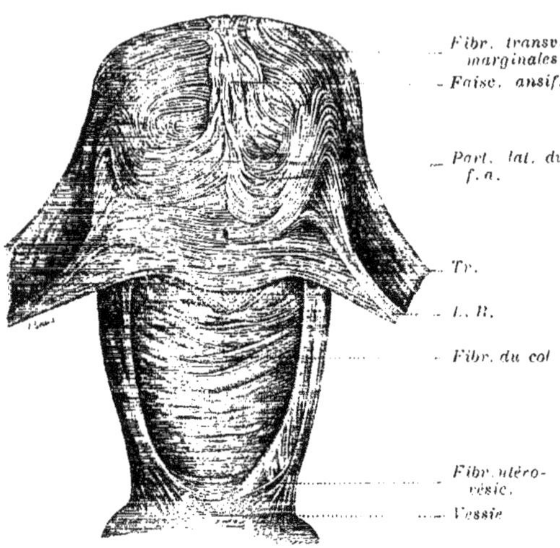

Fig. 353. — Surface antérieure de l'utérus. Fibres superficielles (Hélie et Chenantais).

2° *Couche musculaire moyenne.* Cette couche se continue sans limite précise avec la précédente, dont elle se distingue sur une coupe par les orifices béants des sinus utérins. Elle est de beaucoup la plus épaisse et acquiert un développement particulièrement fort au niveau de l'insertion du placenta. Elle se compose de bandes de largeur variable, transversales, obliques, longitudinales. Les faisceaux décrivent autour des veines utérines des *anses* (Calza); chaque anse, croisée par une autre, forme avec elle un anneau complet périveineux (fig. 355). Une série de ces anneaux constitue un canal à la veine: ce sont de vrais cercles contractiles, des ligatures vivantes. De grands anneaux semblables aux précédents entourent plusieurs veines à la fois. Il en existe aussi pour les artères, avec cette différence toutefois que celles-ci sont séparées par une gaine celluleuse, tandis que les veines adhèrent intimement aux fibres musculaires. La couche moyenne fait défaut sur le segment inférieur.

3° *Couche musculaire interne.* Elle comprend sur chaque paroi antérieure et postérieure, sous la muqueuse, un *faisceau triangulaire* (fig. 356), dont la base va d'une trompe à l'autre et dont le sommet descend jusqu'à l'orifice interne du col. Il est formé par des fibres horizontales, qui se courbent brusquement en haut, et il reçoit sans cesse des fibres de renforcement. Celles-ci, sur la paroi postérieure, s'ajoutent toujours à son bord gauche, tandis que de son bord droit émergent successivement des fibres, qui deviennent transversales pour gagner le bord droit de l'utérus (*fibres en Z*). C'est précisément l'inverse qui a lieu pour les fibres de renforce-

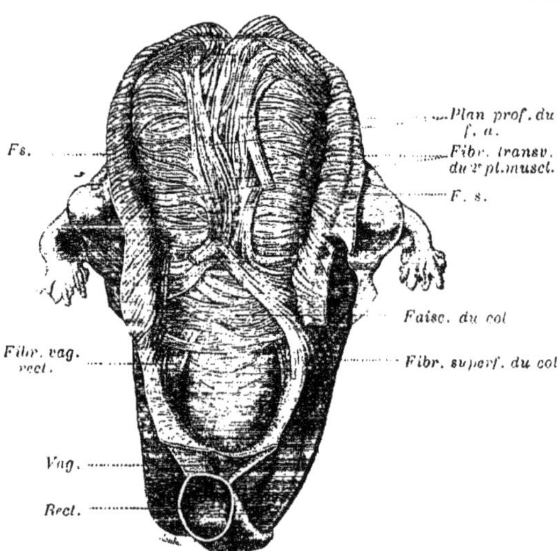

Fig. 354. — Face postérieure de l'utérus (Hélie et Chenantais).

2e plan de la couche musculaire externe. Section vertico-médiane, ayant divisé les fibres superficielles (*Fs*).

ment du faisceau triangulaire de la paroi antérieure; fibres qui, s'ajoutant à son bord droit, se rendent au bord gauche de l'utérus.

Sur les côtés des faisceaux triangulaires et dans toute la hauteur du corps de l'utérus, les fibres de la couche musculaire interne ont une direction *transversale* (fig. 356) et passent d'une face à l'autre. A l'orifice interne du col, elles forment un faisceau annulaire saillant, *sphincter du col*, qui limite nettement les cavités corporéale et cervicale. Au fond de la matrice, c'est-à-dire au-dessus des trompes, elles simulent des arceaux, dirigés d'avant en arrière et qui, descendant sur les faces antérieure et postérieure, passent sous la bande transversale du faisceau triangulaire qui les recouvre, puis s'infléchissent pour se confondre avec les fibres horizontales. Enfin, à l'orifice des trompes, les fibres sont disposées en anneaux concentriques : parmi ceux-ci, les plus petits touchent l'orifice tubaire; les plus grands, souvent incomplets, se continuent avec les arceaux de la voûte, et s'adossent, sur la ligne médiane, à ceux du côté opposé (*muscles orbiculaires des trompes*).

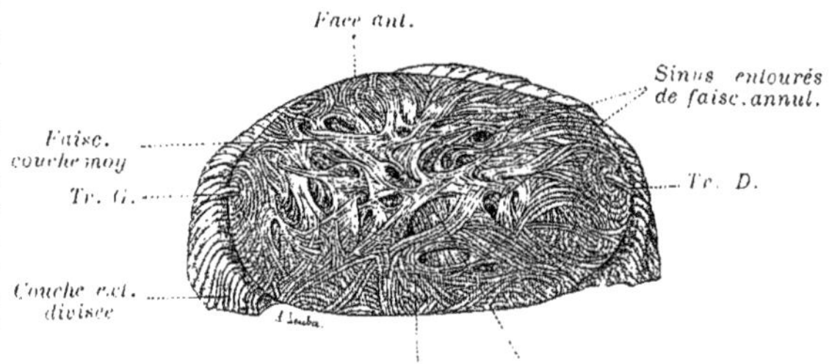

Fig. 355. — Fond de l'utérus. Couche musculaire moyenne (Hélie et Chenantais).

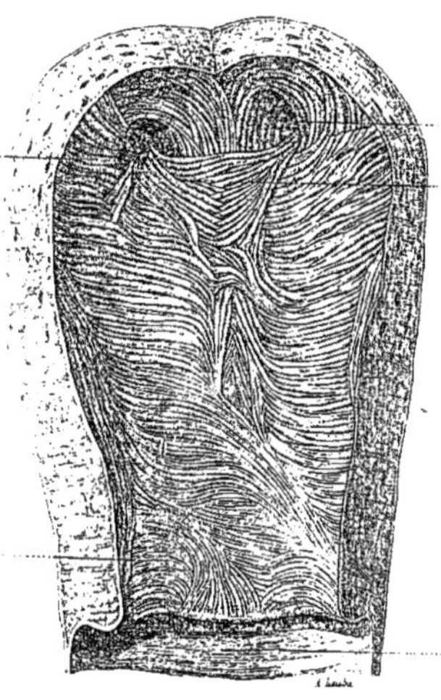

Fig. 356. — Surface interne de l'utérus (Hélie et Chenantais).

Paroi antérieure ; plan superficiel. Paroi postérieure de l'utérus divisée sur la ligne médiane.

II° Col. — Sur le col, l'hyperplasie des fibres musculaires semble faire défaut et leur hypertrophie est moins marquée que sur le corps. Hélie et Chenantais y décrivent également trois couches.

1° La *couche externe* se continue avec celle du corps. Mais il n'y a pas de faisceaux ansiformes. Les fibres se portent presque toutes obliquement en bas, des bords de l'utérus vers la ligne médiane, où elles s'entre-croisent avec celles du côté opposé (fig. 353). Sur les bords du col, elles se contournent en passant d'une face à l'autre. Les plus superficielles se continuent dans les replis vésico- et recto-utérins (fig. 353 et 354), ainsi que dans le vagin. La couche musculaire externe ne descend guère au-dessous des insertions vaginales et le museau de tanche est presque exclusivement formé par la couche interne.

2° La *couche moyenne* perd les caractères si spéciaux qu'elle présente dans le corps. Aussi beaucoup d'auteurs en contestent-ils totalement l'existence; d'autres n'y décrivent que des faisceaux circulaires.

3° La *couche interne* est à peine hypertrophiée comme l'externe. Cependant, quand on enlève la muqueuse, on voit distinctement les fibres musculaires sous-jacentes (fig. 356). On reconnait alors que l'arbre de vie est constitué par des faisceaux verticaux, dont les fibres s'écartent de chaque côté en formant des arcades superposées. Près de l'orifice externe, les fibres sont entrelacées, mais presque toujours annulaires et la même disposition se retrouve dans toute la hauteur et dans toute l'épaisseur du museau de tanche.

En comparant la précédente description à celle du muscle utérin en dehors de la grossesse, on voit que la couche moyenne répond essentiellement au stratum vasculaire, la couche externe aux strata supra-vasculaire et sous-séreux, la couche interne enfin aux strata infra-vasculaire et sous-muqueux.

Fieux n'admet pas une telle texture de l'utérus gravide. Pour lui, le corps est contractile dans toute l'épaisseur de la paroi; mais le segment inférieur ne l'est que dans le tiers externe, où prédominent les faisceaux longitudinaux. Enfin le col conserve la même structure conjonctive qu'en dehors de la grossesse.

III° **Les fibres élastiques** ont une importance plus grande que ne semblent l'admettre les classiques. Elles se multiplient d'une façon considérable, car on en trouve bien plus dans l'utérus d'une primipare que dans celui d'une vierge (Woltke). Elles sont très abondantes dans le col, mais ne font nullement défaut dans le corps.

1° Dans le col, elles se voient surtout à la périphérie, dans la portion vaginale (Dittel), dans le septum utéro-vésical et dans le tissu cellulaire péricervical. Les deux réseaux, superficiel sous-épithélial et profond péri-vasculaire, s'hypertrophient et échangent entre eux de nombreuses anastomoses. Leur force décroît à la fin de la grossesse (Woltke).

2° Dans le corps, les éléments élastiques, tout en s'hypertrophiant, respectent leurs limites physiologiques. Ainsi ils n'apparaissent pas dans les couches internes de la tunique moyenne (stratum infravasculaire); ils sont aussi faiblement développés dans la paroi des vaisseaux du stratum sous-muqueux. Par contre, ils sont très nets dans le stratum vasculaire et les couches musculaires superficielles, ainsi que dans les vaisseaux qui traversent ces assises contractiles. Mais il faut noter que, dès le 7e mois, ils paraissent diminuer en nombre et en volume (Iwanoff).

Dans le segment inférieur, les faisceaux élastiques sont très nombreux et séparent assez largement les uns des autres les travées musculaires.

C. **Muqueuse.** — I° *La muqueuse du col* s'épaissit, devient grisâtre pendant la grossesse; son épithélium, aussi bien celui du canal cervical que du museau de tanche, s'hypertrophie (Lott) et paraît former des crêtes, qui adhèrent au bouchon gélatineux (Leopold); les glandes sécrètent plus abondamment (Fritsch). En somme, ces transformations sont insignifiantes et ne rappellent en rien les changements si caractéristiques subis par la muqueuse du corps. On ne peut nier cependant qu'on y rencontre çà et là quelques cellules déciduales; mais on ne saurait, malgré Küstner, admettre l'existence d'une caduque cervicale. La muqueuse du col n'est pas expulsée au moment de la parturition et se termine, à sa partie supérieure, par un bourrelet assez saillant.

II° *Muqueuse du corps.* — On sait que l'ovule fécondé, en arrivant dans la cavité utérine, y rencontre une muqueuse turgescente, rosée, plissée, ayant perdu en un point (Waldeyer) ses cils vibratiles, en un mot toute prête à le recevoir. Cette membrane se déprime à l'endroit où l'œuf s'est fixé, puis s'élève autour de lui et finit par l'entourer d'une façon complète, en le séparant de la cavité utérine (fig. 357). On nomme *caduque ovulaire* ou *réfléchie (decidua capsularis* ou *reflexa)* la muqueuse, qui enveloppe l'œuf. Celle qui lui sert de point d'implantation est dite *sérotine, caduque placentaire* ou *inter-utéro-placentaire (decidua basalis)*, parce que, de concert avec les villosités choriales, elle formera le placenta. Enfin tout le reste de la muqueuse du corps s'appelle *caduque pariétale, utérine, directe, vraie (decidua vera)*.

Je n'ai pas à étudier ici les caduques ovulaire et placentaire (voy. ce traité, Tome I, p. 42 et suiv.). Mais il faut faire connaître d'une façon sommaire la caduque utérine, autrement dit les modifications subies spécialement pendant la grossesse par la muqueuse du corps.

Caractères macroscopiques. — Durant les deux premiers mois, la turgescence, le plissement, la vascularisation signalés il y a un instant, vont en augmentant. L'endométrium du corps et de l'isthme peut acquérir une épaisseur de 1 centimètre. Sa face interne est criblée par les orifices glandulaires et divisée par des sillons en champs assez caractéristiques.

Il vient un moment (fin du 4e mois), où la caduque vraie se met au contact immédiat de la caduque réfléchie, avec laquelle elle se soude. Alors elle s'amincit d'une façon progressive, et « cet amincissement marque le début d'un stade atrophique, qui aboutira à l'exfoliation et à l'expulsion de la caduque au moment de l'accouchement » (Tourneux et Herrmann).

Caractères histologiques. — Voyons quelles sont les transformations microscopiques, correspondant à ces stades d'hypertrophie et d'atrophie de la caduque. C'est une question qui a soulevé les plus ardentes controverses et je ne saurais entrer dans les détails, sans risquer de m'égarer dans des discussions sans fin. En résumant et en simplifiant les choses, on peut distinguer dans l'évolution de la caduque utérine deux périodes, la première antérieure, la seconde postérieure à la soudure avec la caduque ovulaire.

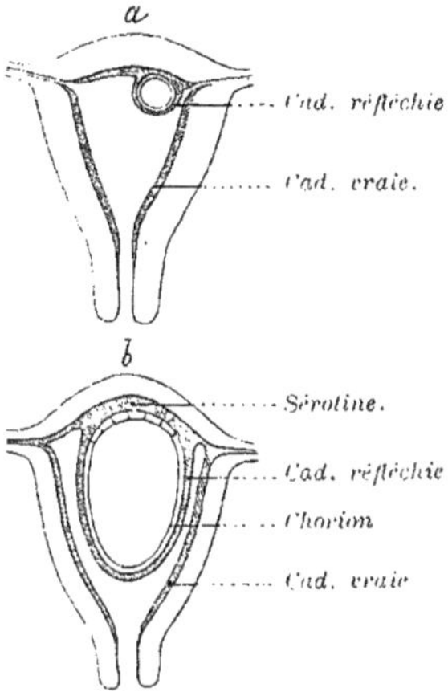

1° Dans le *premier stade*, la muqueuse présente les caractères d'une vitalité énergique, puisqu'elle devient dix fois plus épaisse qu'à l'état de vacuité de la matrice. Cette vitalité se manifeste surtout du côté des glandes et du stroma.

a) Les *glandes* croissent plus vite que le reste de la muqueuse (Friedländer, de Sinéty, etc.); elles deviennent ainsi flexueuses, se ramifient (Opitz), en même temps qu'elles s'élargissent. Toutefois ces phénomènes sont surtout marqués dans les couches profondes (juxta-musculaires) de la muqueuse où les culs-de-sac, pelotonnés sur eux-mêmes, dépriment le myométrium, peuvent ainsi être sectionnés plusieurs fois par une même coupe histologique. Vues sur une de ces coupes, les glandes n'apparaissent plus avec leur aspect circulaire; elles ne laissent plus entre elles une lumière étroite; elles prennent une forme irrégulière, souvent triangulaire (fig. 358, *Gl*) et offrent un large espace central. L'*épithélium glandulaire* cesse d'être cylindrique cilié; il devient plus bas, cubique. Au contraire, dans la couche superficielle (c'est-à-dire la plus voisine de la cavité utérine) de la muqueuse, les tubes glandulaires restent rectilignes; ils paraissent comme étirés, revêtus d'un épithélium semblable, cubique, qui ne tarde pas à s'aplatir.

a

Cad. réfléchie

Cad. vraie.

b

Sérotine.

Cad. réfléchie

Chorion

Cad. vraie

Fig. 357. — Schéma, à deux stades successifs (*a*, *b*), de la formation des membranes déciduales (d'après Gegenbaur).

b) Les modifications du *stroma* consistent en ce fait que les cellules rondes qu'il renferme s'accroissent d'une façon considérable, au point d'acquérir des dimensions cinq à six fois supérieures à celles qu'elles offrent sur l'utérus vide. Cette hypertrophie toutefois est, pour ainsi dire, nulle pour le noyau et atteint exclusivement le corps cellulaire. Ces cellules sont dites *cellules de la caduque utérine*, *cellules déciduales* (Friedländer), *cellules interstitielles* (Pouchet et Tourneux).

Elles sont d'abord ovoïdes, mais bientôt, tassées les unes contre les autres, elles deviennent polyédriques par pression réciproque et s'aplatissent comme des cellules épithéliales pavimenteuses. Entre elles n'existent çà et là que de minimes espaces, lymphatiques sans doute, et quelques petites cellules rondes (fig. 358, *Cr.*).

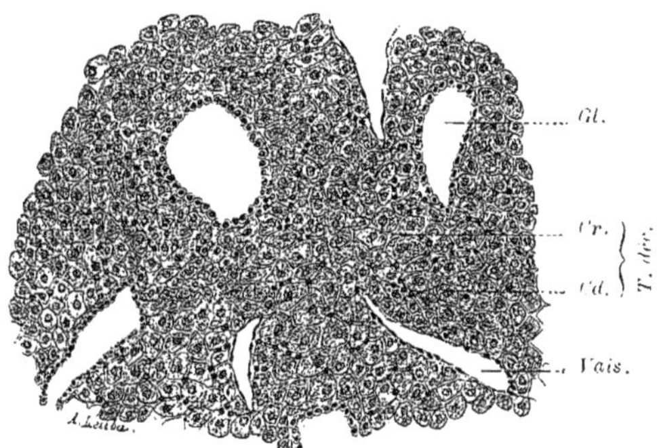

Fig. 358. — Membrane déciduale de la grossesse intra-utérine (deuxième mois) (Abel).

Gl., coupe d'une glande avec épithéliums aplatis. — *T. déc.*, tissu intermédiaire, formé des cellules déciduales (*Cd.*), entre lesquelles sont irrégulièrement éparpillées des cellules rondes (*Cr.*). — *Vais.*, coupe d'un vaisseau avec son revêtement endothélial.

Les cellules déciduales ont été considérées à tort comme caractéristiques de la grossesse; pour diagnostiquer celle-ci avec certitude, il faut avoir constaté la présence de villosités choriales (Pettit).

c) L'*épithélium de la surface* perd ses cils vibratiles; il devient pavimenteux, polymorphe, puis discontinu (Ch. Robin).

[RIEFFEL.]

d) Les *artères* et les *veines* se convertissent en capillaires, c'est-à-dire qu'elles perdent leur tunique musculaire et sont réduites à l'état de tubes endothéliaux, dilatés et remplis de sang. Elles sont surtout (exception faite pour la région utéro-placentaire) développées dans la couche profonde de la muqueuse et autour des culs-de-sac glandulaires, où elles sont accompagnées par quelques fibres lamineuses. Il n'y a pas seulement ectasie, mais aussi néoformation vasculaire.

Telles sont les métamorphoses subies dans le premier stade par les éléments de la muqueuse. Mais il est plus important de connaître leur agencement. A cet égard, il faut savoir que la muqueuse doit être divisée en deux couches, profonde et superficielle. La première, *couche spongieuse* ou *glandulaire*, comprend les réseaux vasculaires et les culs-de-sac glandulaires, à tel point pressés les uns contre les autres qu'il reste à peine de place pour les cellules déciduales; dans cette couche existent aussi quelques éléments terminés par un prolongement aigu. Ce sont les *cellules à aiguilles de Friedländer*, auxquelles on attribuait autrefois une importance qu'elles n'ont pas. La couche superficielle, *couche compacte* ou *cellulaire*, est formée par les cellules déciduales, par les tubes glandulaires et leur embouchure, enfin par l'épithélium de revêtement. Disons de suite que, de ces deux couches, la dernière seule est réellement caduque, qu'elle sera seule expulsée comme partie constituante du délivre; la profonde reste en place et devient l'agent régénérateur de la muqueuse utérine.

2° Dans *le second stade*, se font l'accolement, puis la soudure des caduques vraie et ovulaire. L'épithélium, d'abord nettement pavimenteux, « endothélioïde », disparaît totalement sur l'une et sur l'autre, permettant l'établissement des communications vasculaires. Il en est de même pour la partie des tubes glandulaires comprise dans la couche compacte. L'épithélium persiste, au contraire, dans le fond des culs-de-sac, mais en s'aplatissant de plus en plus et paraît réduit à sa partie nucléaire. Souvent les limites respectives des cellules glandulaires s'effacent totalement (transformation syncytiale). Les cellules déciduales continuent à augmenter, paraissent çà et là munies de prolongements et prennent, à partir du 4e mois, une teinte brunâtre. Souvent elles ont deux, trois noyaux, acquièrent jusqu'à 0,1 millimètre de diamètre. Brusquement, au 5e mois, d'après Leopold, on en voit qui présentent le caractère des cellules géantes multinucléées.

Pendant la seconde moitié de la grossesse, la caduque utérine s'atrophie progressivement et, au 7e mois, n'a plus que 1 millimètre d'épaisseur. Elle est d'ailleurs méconnaissable, en tant que membrane distincte, confondue qu'elle est avec la caduque ovulaire.

IIIe VAISSEAUX ET NERFS

A. Les **artères** de l'utérus gravide augmentent de volume, mais ne subissent pas d'accroissement numérique.

L'artère utérine, qui reste dans la base du ligament large, est deux fois, la spermatique interne trois fois plus forte qu'à l'ordinaire; l'artère du ligament rond elle-même s'hypertrophie. Les communications utéro-ovariennes sont très développées et il est impossible de délimiter le territoire respectif des diverses sources vasculaires. Les anastomoses de Hyrtl deviennent très fortes et on trouve dans l'utérus un grand nombre de réseaux superposés. Mais, à l'hypertrophie près, qui porte plus spécialement, d'après Berladsky, sur les fibres de la tunique externe, il n'y a rien de changé à l'agencement des artères dans l'intérieur de l'organe. Tout au plus faut-il noter leur extrême flexuosité, l'apparition de voies anastomotiques qui, surtout dans la moitié supérieure et dans la profondeur de l'organe, font communiquer les vaisseaux du côté droit et ceux du côté gauche.

B. Ce sont les **veines** qui donnent au corps de l'utérus gravide son aspect spongieux et caverneux. Elles forment des plexus, dont les mailles deviennent de plus en plus fines à mesure qu'on approche de la muqueuse. Sauf immédiatement sous le péritoine, où la couche artérielle la plus superficielle couvre la couche veineuse (Nagel), partout ailleurs ce sont les veines flexueuses, mais non spiralées, qui enlacent les artères, de telle sorte que, sur un utérus injecté, on voit à peine çà et là poindre une spire artérielle (Hyrtl). C'est leur nombre extraordinaire, leur calibre énorme, bien plus que leur structure, qui leur a valu le nom de *sinus utérins*. En effet, si elles constituent des canaux béants à la coupe, c'est parce qu'elles adhèrent étroitement aux anneaux musculaires; mais elles ne ressemblent pas aux sinus de la dure-mère par exemple. Elles renferment des fibres lisses longitudinales (Eberth) et ne sont nullement des canaux, réduits à un endothélium ou à la tunique interne (je ne parle pas de celles de la muqueuse). En certains points, elles offrent de petites incisures, traces de valvules. Ce que je viens de dire ne s'applique pas aux veines du col qui, beaucoup moins développées, ne diffèrent pas des veines habituelles et n'ont aucun caractère sinusien.

Les anastomoses veineuses sont des plus riches, mais ne présentent aucune régularité

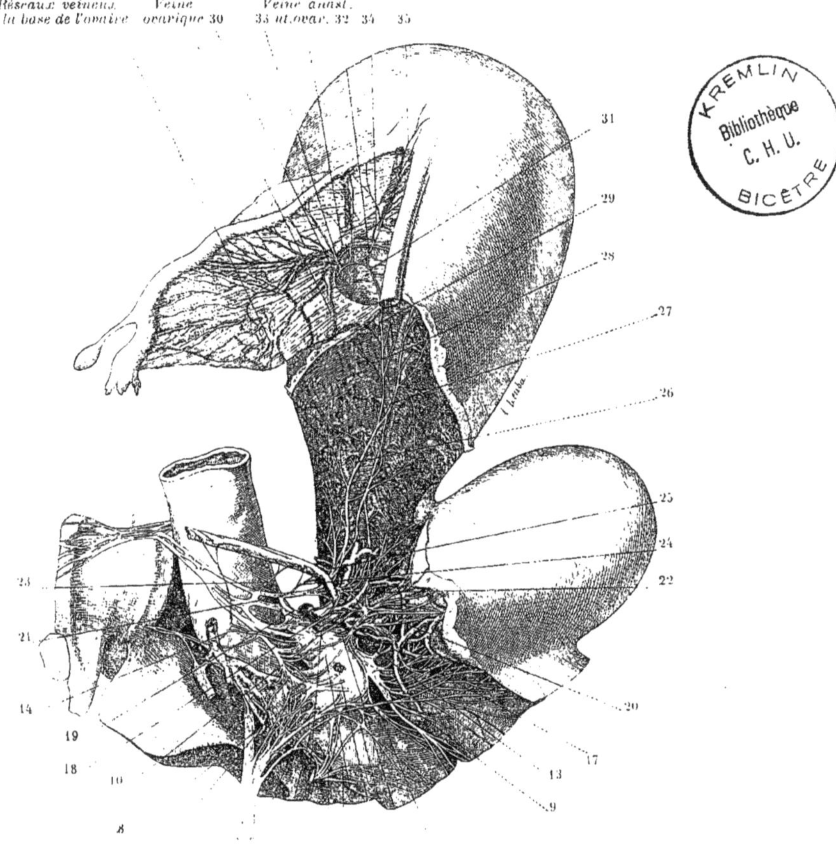

FIG. 359. — Utérus gravide.
Ganglion cervical, nerfs sacrés et nerfs utérins du côté droit (Frankenhäuser).

1. Nerf hémorroïdal. — 2. Nerf, le plus fort, allant du 4ᵉ nerf sacré au ganglion cervical. — 3. Filet du 3ᵉ nerf sacré allant par-dessus le ganglion à la vessie et au vagin. — 4. Rameau inconstant allant du 2ᵉ nerf sacré au ganglion. — 5. Rameau, le plus fort, du 3ᵉ nerf sacré allant au ganglion cervical. — 6. Nodule nerveux appendu au ganglion et duquel partent des rameaux allant au plexus hémorroïdal. — 7. Nerfs se ramifiant entre le vagin et le rectum. — 8. Petit ganglion placé sur le ganglion cervical et duquel partent des filets vésicaux directs. — 9. Nerfs du vagin. — 10. Rameau externe du plexus hypogastrique pénétrant dans le ganglion cervical. — 11. L'artère et la veine qui perforent le ganglion cervical. — 12. Ganglion cervical. — 13. Rameaux pénétrant entre la vessie et le vagin. — 14. Nerf allant du 1ᵉʳ ganglion sympathique sacré à l'uretère. — 15. 17. Rameaux communiquant avec le ganglion vésical. — 16. Masses nerveuses pénétrant dans la profondeur du col utérin. — 18. 19. Rameaux anastomotiques entre le ganglion cervical et la branche la plus interne (21) du plexus hypogastrique. — 20. Ganglion vésical externe. — 22. Rameaux hypogastriques, dont les uns pénètrent dans la profondeur du tissu utérin et dont les autres s'unissent à la branche la plus interne du plexus hypogastrique. — 23. 24. Branches urétérales du plexus hypogastrique. — 25. 26. 27. 28. Ramifications superficielles des nerfs du ganglion cervical et du plexus hypogastrique allant à l'utérus. — 29. Rameau de communication entre les nerfs utérins et ovariques. — 30. Nerfs ovariques. — 31. 32. Unions des nerfs ovariques et utérins, souvent marquées par un renflement ganglionnaire. Des rameaux s'en détachent, dont l'un (34) aborde le ligament rond, l'autre (35) va au fond de l'utérus. — 33. Nerfs de la trompe.

[RIEFFEL.]

dans leur disposition, si l'on excepte les grosses veines marginales. J'ai déjà parlé (voy. p. 302) plus haut de la *veine circulaire du col*, décrite par beaucoup d'accoucheurs et considérée par eux comme un point de repère topographique. Elle est très inconstante.

Les veines du ligament rond, si insignifiantes à l'état habituel, acquièrent une grande importance pendant la grossesse. « Alors, en effet, les veines iliaques primitives et la veine cave inférieure se trouvent comprimées par l'utérus ; le sang apporté par les veines utérines ne penètre que difficilement dans les veines iliaques internes; aussi voit-on alors les veines utéro-ovariennes se développer pour suppléer à leur insuffisance. Pour la même raison, les veines du ligament rond se développent aussi ; et, comme la veine externe n'est pas plus libre que l'interne, le sang, au lieu de pénétrer dans ce tronc, reflue vers le plexus des veines sous-cutanées, qui s'hypertrophient considérablement » (Sappey).

C. Les **lymphatiques** se développent comme le reste du système vasculaire et Cruikshank dit avoir vu les troncs, qui accompagnent l'artère utérine, acquérir le volume d'une plume d'oie. Mascagni les a représentés dans une superbe figure, qui a servi de point de départ à la plupart des descriptions modernes.

D. Jobert de Lamballe, Boullard ont nié l'hypertrophie gravidique des **nerfs** utérins, dont parlent la plupart des auteurs. Si les nerfs deviennent incontestablement plus gros, d'un gris rougeâtre, cela tient sans doute à une simple hypertrophie du tissu conjonctif périfasciculaire. C'est surtout sur l'utérus gravide qu'on peut bien étudier la disposition des nerfs qui se rendent à la mâtrice. La plupart des auteurs (Nagel, Romiti, etc.) admettent comme exacte la figure de Frankenhäuser (fig. 339) et notent l'augmentation de volume du ganglion cervical, qui acquiert presque 5 cm. 1/2 de haut sur 3 1/2 de large. Cependant Junk en conteste l'existence et attache surtout de la valeur à une grande arcade anastomotique, qui unirai. le 3e nerf sacré et les branches latérales du plexus hypogastrique. De cette arcade partiraient de nombreux filets qui s'entre-croisent, forment des nœuds, des ganglions petits et nombreux et seraient l'origine de la plupart des nerfs de la matrice.

Quoi qu'il en soit, il faut noter que le plexus utéro-vaginal (ganglion de Lee) affecte, à la fin de la grossesse, des rapports très étroits avec la partie postéro-latérale du col. Il est des physiologistes qui prétendent (Keilmann, Knüpffer) que le travail de la parturition commence dès qu'un contact immédiat s'est établi entre le col et les ganglions plexiformes de l'utérus.

ARTICLE NEUVIÈME

L'UTÉRUS APRÈS L'ACCOUCHEMENT

Quand le fœtus et le placenta sont expulsés, l'utérus tend à reprendre sa forme et sa situation primitives; mais il ne le fait jamais d'une façon complète et j'ai indiqué plus haut les différences qu'il offre chez la nullipare et la multipare, aussi bien dans ses configurations extérieure et intérieure que dans sa direction et sa position (p. 432 et suiv.).

Comment se fait l'involution puerpérale des tuniques constituantes?

1° Le ***péritoine***, aussitôt après la parturition, présente, dans les zones d'adhérence celluleuse, des plicatures dites *replis de Duncan*, qui disparaissent très rapidement et sont dues à ce que le retrait de la séreuse se fait moins vite que celui du myométrium.

2° Avant de parler de la régression de la ***tunique musculaire***, je dois expliquer un terme, dont je me suis plusieurs fois servi : celui de *segment inférieur de l'utérus*[1].

Que faut-il entendre sous ce nom? Si l'on coupe verticalement un utérus qui vient d'expulser son contenu, on peut y reconnaître deux parties très différentes, séparées par un anneau dit *anneau de contraction* ou *anneau de Bandl* : la supérieure est le corps proprement dit, à parois épaisses, réticulées; l'inférieure représente une zone mince, flasque, qui s'étend jusqu'à l'orifice externe du col. Cette zone inférieure elle-même est composée de deux régions distinctes, dont l'une n'est autre que le canal cervical, qui reste fermé jusqu'au début du travail, tandis que l'autre, immédiatement sus-jacente, est, comme le corps, distendue avant l'accouchement, mais ne se rétracte pas comme lui et a une apparence flasque. Cette dernière zone, c'est le segment inférieur qui semble, sur l'utérus gravide et parturient, appartenir au corps, et, sur l'utérus puerpéral au contraire, au col. Auquel des deux faut-il la rattacher en réalité? Mauriceau, Baudelocque, Bandl, Zweifel, Küstner, Bayer en font une dépendance du col. Schroeder, Waldeyer, Hofmeier, Veit, Pinard, Franqué, Demelin, Fieux,

1. Je renvoie les lecteurs, qu'intéresserait cette difficile question, aux travaux de Varnier, Blanc, Demelin, Chéron, Gubaroff, Monsiorski, de Seigneux, Lehmann, Dittel, Herff, Payer, v. Franqué, etc.

la considèrent comme partie intégrante du corps. Sans prétendre trancher le débat, on doit faire remarquer que, au point de vue anatomique, c'est la seconde opinion qui paraît prévaloir. En effet, d'une part, le segment inférieur reçoit ses vaisseaux de la même façon que la partie voisine du corps; d'autre part sa muqueuse devient caduque.

Quoi qu'il en soit, ce segment inférieur disparaît déjà vers le 3ᵉ jour qui suit la délivrance.

Pendant que s'accomplit la régression utérine, les fibres musculaires perdent de leur longueur et de leur largeur, sans qu'aucune d'elles, selon Luschka et Sänger, ne soit détruite. Cependant, dans un grand nombre d'entre elles, on note des phénomènes de dégénérescence hyaline et graisseuse, qui commencent déjà avant la parturition (Silwansky). Le muscle utérin, au bout de 4 à 5 semaines, a repris son aspect habituel.

Les fibres conjonctives et élastiques, elles aussi, s'atrophient ou dégénèrent. Les vaisseaux s'oblitèrent ou se rétrécissent; beaucoup d'entre eux paraissent temporairement privés de tunique moyenne (Dittrich).

3° La *muqueuse* utérine se régénère très rapidement aux dépens de l'épithélium des culs-de-sac glandulaires et du stroma intermédiaire, en somme aux dépens de la couche spongieuse restée en place. (Je parle uniquement de la surface extra-placentaire.)

Mais auparavant, s'accomplissent des processus, dont les uns amènent la résorption du sang infiltré, les autres l'élimination des détritus puerpéraux. A ces phénomènes prennent part d'une façon active les *espaces intercellulaires*, décrits par Barfurth. « Entre les cellules de l'épithélium de l'utérus puerpéral, on constate l'existence de fentes, d'espaces qui, chez beaucoup d'animaux (cobayes, lapins), sont traversés par des ponts anastomotiques tendus entre les éléments voisins. Chez certains animaux (chiens, lapins), le corps des cellules épithéliales possède aussi, après la parturition, une structure spongieuse et sa surface se condense en une zone limite (crusta de Schultze). Cette zone ectoplasmique est percée de trous, qui permettent à l'hyaloplasma d'entrer en communication avec celui des cellules voisines, réalisant ainsi des ponts d'union continus d'un élément à l'autre. »

Quoi qu'il en soit, la couche épithéliale de nouvelle formation se complète d'abord par l'arrivée de cellules émergeant du fond des glandes et peut-être aussi du chorion muqueux (Duval). Toutefois, selon Rathcke, les cellules primitives ne persistent pas telles quelles; elles meurent après avoir donné naissance, par division indirecte, aux cellules filles.

La rénovation du stroma se fait d'une façon semblable, mais avec participation du tissu cellulaire inter- et intra-musculaire (Polano), qui disparaît par dégénérescence hyaline. Quant aux cellules déciduales de la couche spongieuse, il est possible que quelques-unes redeviennent petites cellules rondes; mais la plupart sont sans doute détruites par dégénérescence graisseuse ou par nécrose de coagulation.

CHAPITRE V

VAGIN[1]

Le vagin est le conduit élastique, musculaire et muqueux qui, s'insérant sur le col utérin, traverse le plancher pelvien et débouche à la partie profonde de la vulve, dont il est séparé par l'hymen ou ses débris. Il représente l'organe de la copulation chez la femme. Il sert aussi à l'évacuation du sang menstruel et des mucosités utérines. C'est enfin le canal qui, au moment de l'accouchement, livre passage au produit de la conception.

J'étudierai seulement pour le vagin, ainsi que pour les parties génitales externes, leur anatomie, leur structure et leur développement. J'intercalerai, chemin faisant, les quelques notions relatives aux transformations subies par ces organes avec l'âge et pendant la grossesse.

1. All. : *Scheide, Mutterscheide.* — Angl. et ital. : *vagina.* — Κόλπος, ἔλυτρον.

ARTICLE PREMIER

ANATOMIE DU VAGIN

Direction. — 1° *Envisagé par rapport à l'utérus*, l'axe du vagin décrit avec celui du col un angle droit ou un peu obtus, ouvert en avant (fig. 302, 303 et 321). Cet angle varie avec les situations de la matrice; lorsque celle-ci est renversée dans la concavité sacrée, l'axe du vagin peut se trouver presque directement sur le prolongement de celui de l'utérus.

2° *Considéré par rapport à l'axe du corps*, le vagin, chez la femme dans la station debout, suit à peu près l'axe de l'excavation pelvienne. Il se porte ainsi obliquement en haut et en arrière; mais cette inclinaison est faible et il fait avec l'horizon un angle de 70 à 75°. Il est donc presque vertical (fig. 361), si l'on fait abstraction de sa terminaison inférieure qui, chez la vierge, est horizontale (voy. plus loin Portion hyménéale).

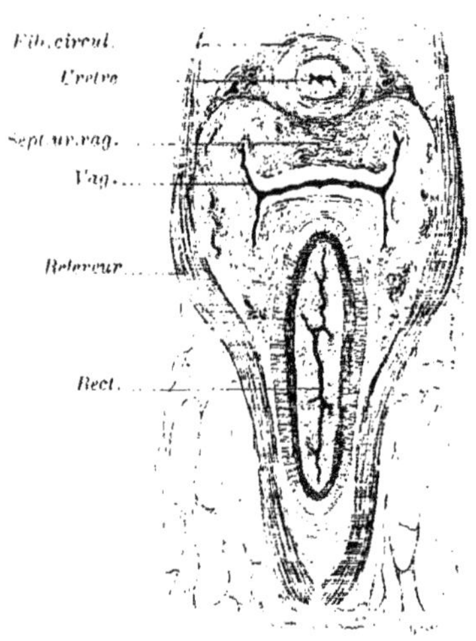

Fig. 360. — Coupe horizontale des parties molles au niveau du détroit inférieur (Henle).

Cette direction générale, qui répond à une inclinaison pubienne de 60° environ, peut cependant varier. Charpy, Ferraresi indiquent que, dans le type droit du bassin, lorsque la symphyse fait avec la verticale un angle de 45° (état infantile), le vagin s'abaisse davantage en arrière et que, dans le type incliné, dans lequel cet angle atteint 70 degrés, ce conduit se dirige, au contraire, en haut et en avant.

Parfois enfin, à sa partie supérieure, le vagin est plus ou moins dévié à droite ou à gauche, ce qui est en rapport avec la situation paramédiane de l'utérus tout entier ou de son segment cervical (p. 449).

3° *Étudié en lui-même*, le vagin, toujours en faisant abstraction du segment hyménéal, peut être, au point de vue pratique, considéré comme sensiblement rectiligne ou à peine concave en avant. Toutefois, en réalité, il l'est rarement. S'accommodant aux états de vacuité et de plénitude de la vessie et de l'ampoule rectale, il se laisse refouler en arrière et en avant, décrivant alors une courbe, plus ou moins marquée, à concavité ventrale ou dorsale. Souvent aussi, à la partie supérieure, on note, d'après Charpy, une légère inflexion concave en avant, produite par la saillie du col utérin. Enfin, quand la vessie et le rectum sont à leur état de distension extrême, le vagin devient plus perpendiculaire (fig. 308).

Forme. Largeur. Calibre. — On compare généralement le vagin à un canal cylindrique. Cela n'est relativement vrai que lorsqu'il est modérément dilaté. Vide, sa cavité est virtuelle et il figure un tube aplati dans le sens frontal. Il a *deux parois, antérieure et postérieure*, unies par des *bords latéraux* qui deviennent, quand l'organe est distendu, de véritables faces.

Les *coupes horizontales* montrent bien comment, abandonné à lui-même, le vagin est fermé. Ses deux parois se touchent de telle sorte que l'antérieure repose immédiatement sur la postérieure. La section de la cavité, à la partie moyenne, simule une fente sensiblement transversale, qui se bifurque à ses deux extrémités, de telle sorte que la lumière a la forme d'une H majuscule (fig. 360). La branche transversale de l'H mesure 25 à 30 millimètres; elle est soit rectiligne, soit concave en avant ou en arrière, suivant l'état de réplétion du rectum ou de la vessie. « Les branches verticales de l'H, bien plus courtes, sont convexes en dedans ou semblables à des lignes brisées. Ainsi le vagin s'accommode le mieux aux autres organes du bassin, en entourant

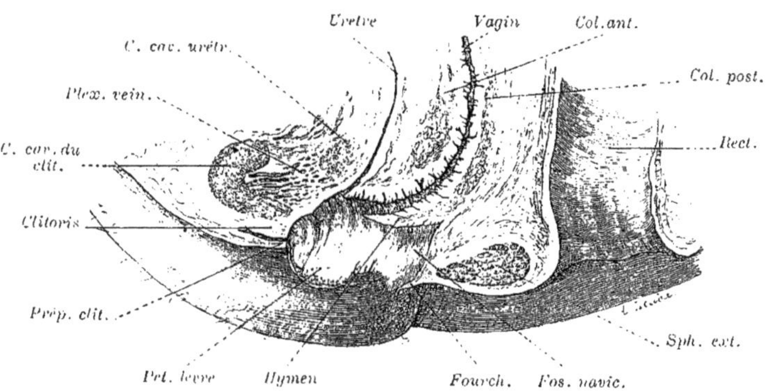

FIG. 361. — Coupe médio-sagittale de la vulve et du vagin (Henle).

l'urètre par les branches antéro-latérales, le rectum par les postéro-latérales. » (Henle).

Cet aspect disparaît aux deux extrémités; pour s'unir à l'utérus, le vagin devient circulaire; pour s'aboucher à la vulve, il prend une forme ovalaire à grand diamètre vertical. Souvent aussi, même à la partie moyenne, l'H n'est plus aussi nettement dessinée. Elle devient parfois asymétrique chez les multipares, paraissant constituée par une série de saillies et de dépressions emboîtées les unes dans les autres. Chez l'enfant, la branche transversale de l'H se rétrécit, les branches verticales semblent s'allonger et la lumière a un aspect étoilé, radié.

Sur une *coupe médio-sagittale*, on voit aussi que la paroi antérieure repose sur la postérieure. La fente, ménagée entre elles, est linéaire dans presque toute son étendue et ne devient légèrement infundibuliforme qu'à l'extrémité vestibulaire (fig. 361). Cette fente, assez régulière et lisse à sa partie supérieure, offre, dans ses deux tiers inférieurs, une apparence dentelée, due aux inégalités de la surface interne du vagin (p. 561). Dans son ensemble, on peut (fig. 321), avec Lefèvre, la comparer à une crosse, dont le crochet embrasse le museau de tanche.

Vient-on à distendre le vagin, on reconnaît alors qu'il ne constitue pas un

[RIEFFEL.]

tube cylindrique d'un calibre uniforme, mais qu'il peut être assimilé, avec plus de raison, à un cône à sommet tronqué inférieur. De son point le plus étroit (*détroit vaginal* de Cruveilhier), placé au niveau de sa continuation avec la vulve, il va s'élargissant pour atteindre son calibre maximum un peu au delà de la partie moyenne (*ampoule vaginale* de Cruveilhier); puis il se rétrécit très légèrement pour s'insérer à l'utérus (Schäfer, Rauber). On lui attribue ainsi, dans les sens transversal et antéro-postérieur, des dimensions de 3 à 4 centimètres chez la nullipare, de 6 à 7 chez la multipare.

Mais, en réalité, le *calibre* du vagin est difficile à apprécier, car il est malaisé de dire où cesse le simple déplissement des parois et où commence la mise en jeu de leur extensibilité. Le segment qui résiste le plus à la dilatation, c'est l'entrée, en raison des formations qui l'entourent (hymen ou ses débris, anneaux musculaires striés, bulbes vestibulaires, terminaisons des colonnes du vagin). La partie la plus large est dans la région profonde.

D'ailleurs, les différences dues à l'âge, aux rapports sexuels, aux accouchements, aux races peut-être (puisqu'on dit le vagin de la négresse plus spacieux, celui des femmes mongoles remarquablement étroit), ne permettent pas de donner des chiffres, même approximatifs; ils varient d'un sujet à l'autre. Tandis que, chez certaines jeunes femmes, on peut tout juste introduire un doigt un peu volumineux, trois doigts pénètrent sans difficulté chez bien des multipares. Du reste, l'extensibilité du vagin est considérable, puisque, sur le vivant, elle n'est arrêtée que par le contact avec les parois pelviennes.

Grande est aussi son élasticité, qui lui permet de revenir, à peu de chose près, à son état antérieur, quand il a livré passage au fœtus à terme.

Longueur. — Le vagin, lorsque l'utérus occupe sa situation primaire, mesure en moyenne 7 à 8 centimètres, de l'orifice externe du col à l'ouverture hyménéale. Mais les deux parois n'ont pas une égale longueur. On sait, en effet (p. 448 et fig. 309), que la paroi antérieure s'insère presque au bord inférieur de la lèvre antérieure; que la postérieure, au contraire, remonte derrière la lèvre correspondante pour se fixer à son bord supérieur. Il en résulte que la paroi postérieure dépasse l'antérieure de 13 à 20 millimètres (Henle); elle atteint 8 à 9 centimètres et demi, tandis que celle-ci n'a que 6 à 7 centimètres et demi. Cette différence d'insertion ne détermine pas seule la plus grande étendue de la paroi postérieure, qui s'allonge en outre, chez les femmes vierges, de toute la hauteur de l'hymen (fig. 361).

Ces chiffres n'ont qu'une valeur très relative et varient suivant qu'on pratique les mensurations sur un sujet congelé ou non, sur un vagin extrait ou non du bassin. D'autre part, le conduit s'allonge facilement à 14 ou 15 cm. Il existe aussi des différences imputables à l'âge et des variations individuelles. Chez la jeune fille et les vieilles femmes, il n'atteint souvent que 6 centimètres. Chez certains sujets, il est naturellement très court (4-5 cm.), chez d'autres très long (15 à 16). La brièveté congénitale, assez commune, en impose facilement pour un abaissement de l'utérus (Aran, Cruveilhier).

D'autres conditions enfin sont susceptibles de modifier la longueur du vagin; c'est ainsi qu'elle augmente dans la distension extrême de la vessie. On sait aussi que, pendant la grossesse, avant que la tête ne s'engage dans l'excavation, le vagin est étiré pour ainsi dire, afin de suivre l'élévation de l'utérus.

Situation. — Dans son parcours de l'utérus à la vulve, le vagin occupe d'abord la partie inférieure de la cavité pelvienne. Il s'enfonce ensuite dans l'entonnoir des releveurs de l'anus et pénètre dans le périnée proprement dit, dont il perfore l'aponévrose moyenne (fig. 362). Il s'insinue entre le tube digestif et les voies excrétrices de l'urine. Une ligne, menée du bord inférieur de la symphyse pubienne à la pointe du coccyx, coupe le vagin un peu au-dessus de son milieu (Frankenhäuser).

Moyens de fixité. — D'après ce que je viens de dire, on comprend que le vagin soit, sur les divers points de son trajet, maintenu dans la place qu'il occupe par des facteurs très différents. A cet égard, on peut lui reconnaître

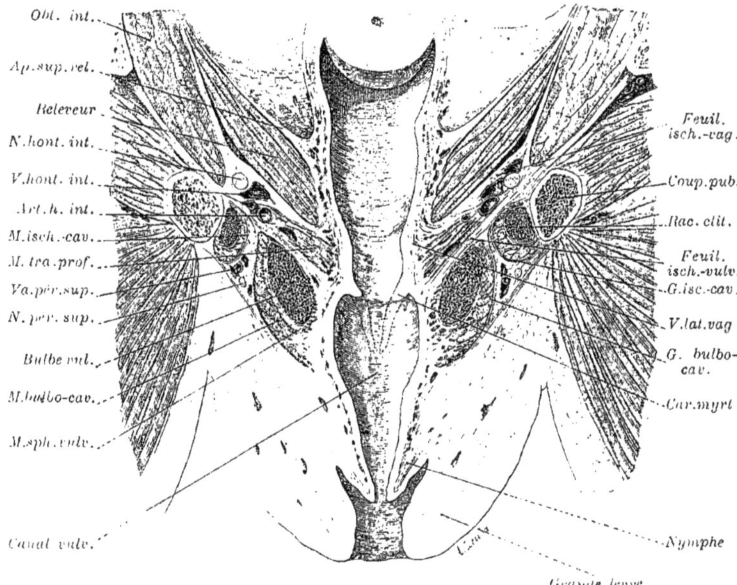

Fig. 362. — Partie inférieure d'une coupe verticale transverse du bassin de la femme montrant le plancher uro-génital, le vagin et les organes génitaux externes (d'après Farabeuf).

On voit dans le plancher le nerf et les vaisseaux honteux internes. Le feuillet supérieur ou *ischio-vaginal* du plancher remonte en partie sur le vagin : l'inférieur ou *ischio-vulvaire* descend doubler la vulve et suspendre le bulbe. L'adhérence du plancher au canal génital correspond à l'orifice vulvo-vaginal. *Tout ce qui est au-dessus du plancher est pelvien, tout ce qui est au-dessous est périnéal* (Cerf). L'hymen est figuré par des lignes pointillées.

trois segments, l'un supérieur sus-jacent, l'autre inférieur sous-jacent au releveur de l'anus, séparés par un segment intermédiaire, qui répond à ce muscle.

Le segment supérieur est en quelque sorte suspendu, de même que le col utérin, par les aponévroses du ligament large, par la gaine hypogastrique et les gaines secondaires qu'elle fournit (fig. 319). Ce serait m'exposer à des redites que de revenir sur cette question, longuement étudiée plus haut. On a vu, en effet (fig. 317), que les mêmes agents fixent tout à la fois le tube vaginal et le segment cervical de la matrice (p. 476).

Je me contente de rappeler que les lames fibreuses, dépendance de l'aponévrose pelvienne ou du tissu cellulaire sous-péritonéal, sont les unes antéro-postérieures, les autres transversales, et qu'elles convergent comme vers un point central, pour se rencontrer au col utérin et au vagin. Pour ce dernier organe en particulier, il convient de ne pas oublier :

1° Que des fibres lisses de la paroi vaginale postérieure vont se perdre dans les muscles recto-utérins et que l'aponévrose sacro-recto-génitale renferme de fortes fibres sacro-vaginales. Aux premières, on ne saurait accorder grande valeur dans la fixation du vagin, puisqu'elles n'ont aucune attache osseuse. Les secondes ont, au contraire, une réelle importance pour la suspension du dôme vaginal.

2° Que l'aponévrose antérieure du ligament large contient des fibres très puissantes, pubo-vésico-vaginales.

3° Que la gaine hypogastrique se prolonge sur les côtés du vagin, accompagnant les artères et veines qui s'y rendent ou en partent; que, par ses faisceaux, elle soutient le vagin à la façon d'une sangle tout à la fois résistante et flexible et qu'elle l'empêche de flotter dans le sens latéral (Charpy).

Le **segment inférieur** du vagin est bien mieux immobilisé que le supérieur, grâce à l'insertion que prennent sur lui les aponévroses périnéales et à la terminaison des fibres musculaires du conduit vaginal. Nous verrons, en effet, plus loin (p. 683), que le plancher uro-génital est constitué par deux feuillets, supérieur et inférieur, contenant dans leur intervalle le muscle transverse profond du périnée. Ce plancher est traversé par le canal vaginal, sur lequel prennent attache, au niveau de la base de l'hymen, le feuillet inférieur ou ischio-vulvaire de Jarjavay, un peu plus haut le feuillet supérieur ou ischio-vaginal (fig. 362). Les fibres musculaires longitudinales du vagin complètent la fixation de son orifice inférieur; elles se terminent, en effet, les unes à la partie profonde du tégument des petites lèvres, les autres dans l'épaisseur du plancher pelvien. Quelques-unes même, d'après Sappey, s'insèrent sur les branches ischio-pubiennes.

Le **segment intermédiaire** répond au releveur de l'anus. L'action de ce muscle sur la fixation du vagin, tout en étant considérable, ne doit pas être assimilée à celle des moyens précédents. Il ne prend, en effet, aucune attache au vagin, contrairement à l'opinion d'un certain nombre d'auteurs (p. 643), car il en est séparé par l'aponévrose supérieure du diaphragme pelvien. Les fibres les plus internes du releveur, parties de la face postérieure du pubis, cheminent de chaque côté du vagin, contre lequel elles sont étroitement appliquées, et se rejoignent, en arrière de lui, sur la ligne médiane. L'extrémité inférieure du vagin se trouve ainsi comprise dans une boutonnière musculaire, qui ne lui permet aucun déplacement, mais qui, en outre, peut exercer, dans certaines circonstances, une influence considérable sur le maintien des parties profondes du canal génital. Au cas de relâchement des moyens de fixité du col utérin et du segment vaginal supérieur, le releveur, par sa tonicité et sa contractilité, est susceptible d'empêcher l'engagement de ces parties à travers un orifice trop étroit. En somme, il s'oppose au prolapsus. Qu'il vienne à céder à son tour, tout sera préparé pour la colpocèle et l'abaissement de l'utérus et, si les moyens de fixité inférieurs eux-mêmes ont perdu leur résistance, la matrice apparaîtra à la vulve, puis à l'extérieur. On voit combien la connaissance précise de ces appareils de soutènement (sangle hypogastrique et aponévroses du ligament large, releveur, enfin aponévrose périnéale moyenne) éclaire la pathogénie des prolapsus génitaux.

Il est un autre élément, qui entre en ligne de compte dans le maintien du conduit vaginal : ce sont les adhérences qu'il contracte avec les organes en rapport avec ses parois antérieure et postérieure. Ici encore, le contraste est frappant à ce point de vue entre les deux segments du vagin. Celui qui est au-dessus du releveur et de l'aponévrose supérieure de ce muscle est peu fixé aux organes voisins, au rectum en particulier, dont il est séparé par le Douglas. Il y a là un point faible (B. Hart) prédisposé au prolapsus. Les adhérences au bas-fond vésical sont plus étroites et le deviennent d'autant plus qu'on descend davantage. Cependant on connaît des colpocèles sans cystocèle concomitante.

Voyez, au contraire, ce qui a lieu pour l'extrémité inférieure du vagin. En arrière, elle contracte des rapports intimes avec le canal anal par l'intermédiaire du corps périnéal. En avant surtout, elle est unie à l'urètre par des liens presque indissolubles, de telle sorte qu'il est impossible, à l'aide du scalpel et parfois même du microscope (fig. 360), de déterminer la limite des conduits ural et génital. Et si l'on ajoute que l'urètre, lui aussi, traverse le plancher uro-génital (fig. 243) et lui adhère de la façon la plus intime (p. 598), on comprendra le rôle qui appartient au septum urétro-vaginal.

En résumé, c'est surtout en bas que le vagin est immobilisé par la cloison qui le soude à l'urètre, par son union intime avec l'aponévrose moyenne et le corps du périnée. Au-dessus, le releveur lui constitue une sangle, qui, elle aussi, le contient efficacement. Mais plus haut, malgré les lames conjonctivo-musculaires, qui s'insèrent surtout à ses parties latérales et un peu à ses faces antérieure et postérieure, il n'est fixé que d'une façon relative; il suit les mouvements du col utérin, ceux du rectum et du réservoir urinaire.

D'ailleurs on doit dire que, dans son ensemble, le vagin est un organe très mobile, qu'il se déplace d'autant plus aisément que ses parois, éminemment extensibles, ne reviennent pas toujours à leur situation antérieure, une fois qu'elles ont été tiraillées.

Configuration extérieure et Rapports. — Le vagin présente à étudier deux parois, deux bords et deux extrémités. Souvent aussi on lui considère une partie moyenne ou *corps* et deux extrémités.

A. ***Paroi antérieure.*** — Elle comprend deux portions distinctes, à peu près d'égale longueur (3 cm. chacune), une vésicale décollable, une urétrale très adhérente.

1° La *portion urétéro-vésicale* est en rapport avec le trigone et le bas-fond du réservoir urinaire, ainsi qu'avec les uretères qui débouchent dans celui-ci.

Tout à fait en arrière, elle est unie, dans l'étendue de 1 cm. 1/2 environ, à la vessie par un tissu cellulaire lâche, riche en veines et permettant un certain écartement entre les deux organes. Dans des cas exceptionnels (p. 450), il arrive que le cul-de-sac pré-utérin descende sur la face antérieure du col et même sur le vagin, qu'il sépare alors complètement à ce niveau de la vessie.

Dans le reste de la portion vésicale, l'union est plus intime, assurée par un tissu conjonctif très serré, peu abondant. L'ensemble de ces deux parois vésicale et vaginale accolées constitue la *cloison vésico-vaginale*, d'une longueur et d'une largeur moyenne de 3 centimètres, d'une épaisseur de 6 à 7 millimètres, quelquefois moindre, quand le vagin et la vessie sont distendus. Cette cloison est, sur une coupe antéro-postérieure, cunéiforme à base postérieure (fig. 243). Elle peut se dédoubler par décollement des deux organes; mais la chose, moins aisée que dans la partie supérieure, devient d'autant plus difficile qu'on s'écarte davantage de la ligne médiane et qu'on se rapproche de l'urètre.

Ces rapports expliquent la possibilité des fistules vésico-vaginales, de l'exploration de la vessie, de l'extraction des calculs vésicaux par le vagin, etc.

2° La *portion urétrale* est absolument inséparable de l'urètre, auquel elle est unie par un tissu cellulaire très dense, traversé par de petites veines et des faisceaux musculaires striés (fig. 360, *Sept. ur. vag.*). C'est à peine si, en regard du col de la vessie, on réussit, sur la ligne médiane, à isoler les deux conduits dans l'étendue de 5 millimètres. C'est que, en réalité, il y a fusion entre leurs parois et formation d'une cloison commune, dite *urétro-vaginale*, d'une épaisseur de 5 à 12 millimètres (fig. 360 et 361).

B. **Paroi postérieure**. — Cette paroi est successivement péritonéale, rectale, périnéale. En outre, chez la vierge, elle offre, comme je l'indiquerai plus loin, une quatrième portion, inférieure ou hyménéale, qui se met en rapport avec le vestibule.

1° Le péritoine descend à 12 ou 15 millimètres sur la paroi vaginale postérieure et se réfléchit devant le rectum en formant le cul-de-sac de Douglas, que j'ai signalé plus haut (voy. p. 450 et 479 et fig. 243) et dont l'importance est capitale aux points de vue clinique et opératoire.

2° Au-dessous de ce cul-de-sac, le rapport devient immédiat entre le vagin et le rectum, qui ne sont plus séparés que par un tissu cellulaire, permettant un décollement facile et dans l'intérieur duquel Verneuil a vu se développer un hygroma.

Cette *cloison recto-vaginale*, épaisse de 3 à 4 millimètres (Cruveilhier), n'est pas uniquement formée par du tissu cellulaire; on y rencontre aussi de nombreuses veines, quelques lymphatiques (p. 571) et un feuillet fibreux, dépendant de l'aponévrose supérieure du releveur de l'anus (p. 689). Le rectum est surtout en rapport avec la partie moyenne du vagin, dont la paroi postérieure est parfois refoulée par des masses stercorales. Mais, si l'on tient compte de la direction du rectum, il faut ajouter que c'est à la jonction de ses portions pelvienne et périnéale qu'il entre le plus immédiatement en contact avec le conduit vaginal.

3° La paroi du vagin est en connexion avec le rectum sur une longueur de 4 centimètres (voy. *Splanchnol.*, 2e tirage, p. 368 et 370); quand celui-ci se porte en arrière (fig. 243), il se forme entre les deux organes un angle, *triangle recto-vaginal*, qui, mesurant 25 millimètres environ dans les sens vertical et antéro-postérieur, est rempli par une masse dense, fibro-musculaire (*corps périnéal*). Cette masse est constituée par l'entre-croisement des muscles sphincter externe de l'anus, transverse superficiel du périnée et constricteur de la vulve.

Dans toute cette portion, le vagin est intimement uni aux formations environnantes.

C. ***Bords latéraux***. — Assez épais pour qu'on les considère parfois comme des faces, ces bords peuvent être divisés en deux parties, l'une supérieure pelvienne, en comprenant la plus grande étendue, l'autre inférieure périnéale, séparées par le point où le releveur croise le vagin.

1° **Au-dessus du releveur**. le vagin contribue à limiter, avec l'aponévrose

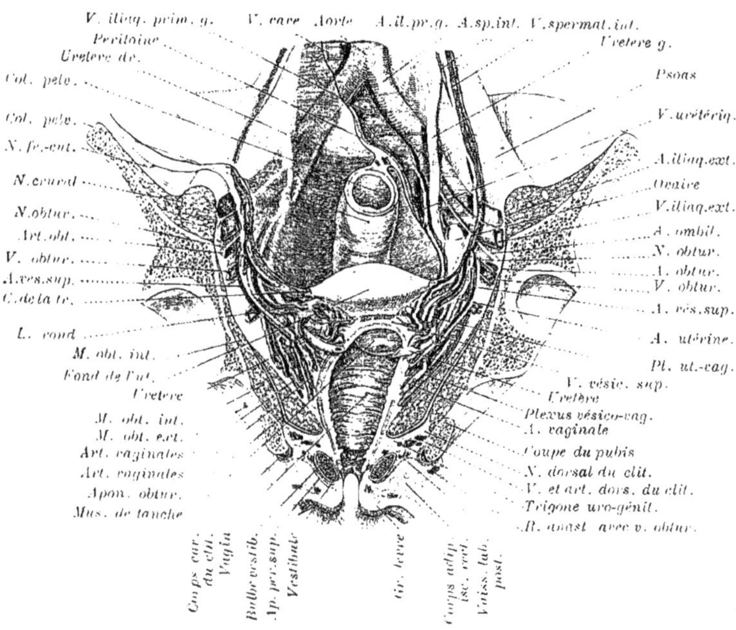

FIG. 363. — Coupe frontale du bassin. Plexus vasculaires. Ureteres. Aponévroses périnéales. Trigone uro-génital (Waldeyer).

supérieure de ce muscle, la cavité pelvienne sous-péritonéale (*C. P. S. P.*, fig. 317), remplie, comme nous le savons déjà, par du tissu cellulo-fibreux (base du ligament large) et quelques faisceaux musculaires lisses qui s'unissent au vagin. Dans ce tissu cellulaire, on trouve plusieurs organes :

a) Surtout des *plexus veineux* très abondants (fig. 320 et 363), vésico- et utéro-vaginal, dont les branches sont en contact très intime avec le vagin. Ces plexus sont si développés qu'ils remplissent presque tout l'espace triangulaire à pointe inférieure, compris entre lui et le releveur.

b) Les *artères vaginale, cervico- et vésico-vaginales*.

c) L'*artère utérine* elle-même. Celle-ci a rarement un rapport avec la face latérale du corps du vagin ; toutefois il est bon d'en parler, puisque la crosse de ce vaisseau se trouve ordinairement à 15 millimètres en dehors et au-dessus du cul-de-sac latéral et qu'elle peut, chez les multipares, s'en rapprocher davantage.

d) Les *uretères*, dont j'ai indiqué plus haut les particularités (p. 480 à 482 et fig. 320 et 363). Je me contente de rappeler que ces canaux, entourés de lacis veineux, sont, au niveau de l'insertion du vagin sur l'utérus, situés, de chaque côté, à 1 centimètre et demi des culs-de-sac latéraux. A partir de ce point, les uretères se rapprochent graduellement du vagin, atteignent sa paroi antérieure, à laquelle ils sont unis par un tissu conjonctivo-vasculaire. Enfin, au niveau de leur abouchement vésical, ils sont situés sur un plan antérieur au vagin, un peu en dedans de ses bords latéraux. Ils croisent ainsi la direction de ce conduit, non seulement de dehors en dedans, mais aussi d'arrière en avant.

2° **Rapports avec le releveur de l'anus.** Le releveur s'incline d'autant plus vers les parois latérales du vagin qu'on descend plus bas. Ses faisceaux les plus internes le croisent presque perpendiculairement, à peu près à la jonction des trois quarts supérieurs et du quart inférieur. Ainsi que je l'ai dit, le muscle ne prend aucune insertion directe sur lui, c'est-à-dire qu'aucune fibre charnue ne se termine dans la tunique musculaire du vagin. Mais il lui adhère par un tissu cellulaire, que parcourent des branches artérielles et veineuses (fig. 362). La contraction du muscle agit cependant sur le vagin, puisqu'il forme une sangle derrière lui. Il peut ainsi attirer vers la symphyse pubienne la paroi postérieure du conduit génital et le comprimer légèrement dans le sens latéral (p. 647). On a admis (Hildebrandt) que sa contracture spasmodique engendrait le vaginisme supérieur; la chose n'est pas absolument démontrée.

Au-dessus du releveur, le vagin est en connexion avec l'aponévrose supérieure de ce muscle, dont les fibres se confondent avec la tunique adventice du conduit et se portent à la rencontre de la lame pelvienne de l'aponévrose périnéale moyenne (fig. 418, *Un.*).

3° **Au-dessous du releveur,** les faces latérales du vagin sont en rapport avec cette aponévrose, qui l'embrasse d'une façon intime en s'unissant à lui. Cette aponévrose, appelée aussi trigone, plancher, diaphragme uro-génital, est en réalité une formation complexe. Elle comprend non seulement deux feuillets aponévrotiques, supérieur ou ischio-vaginal, inférieur ou ischio-vulvaire, dont j'ai déjà indiqué la disposition (p. 548), mais des faisceaux striés (transverse profond, transverse vaginal) (fig. 408), qui contractent des adhérences intimes avec la paroi vaginale. C'est au-dessous du feuillet ischio-vulvaire (fig. 362), qui marque en réalité la terminaison du vagin, que sont placés les bulbes vestibulaires (souvent appelés à tort bulbes du vagin) et les glandes de Bartholin ou vulvo-vaginales. Ces organes embrassent les parties latérales de l'orifice du vagin.

D. ***Extrémité supérieure ou utérine.*** — Elle s'insère au col utérin de la façon que j'ai précisée plus haut (voy. p. 448 et fig. 309 et 310). Le vagin paraît ainsi se réfléchir autour du col, dont il est séparé par un cul-de-sac circulaire, dit *fond du vagin, dôme vaginal, voûte vaginale* (*fornix* ou *laquear*), doublé extérieurement par le tissu cellulaire, paramétrique, paracervical et paravaginal. Il ne faudrait pas cependant s'imaginer que le vagin et le museau de tanche fussent séparés l'un de l'autre par un espace réel. Celui-ci n'existe que lorsque le conduit vaginal est distendu. Quand il est vide, ses parois sont intimement appliquées sur le col; il reste une simple rainure, à laquelle on distingue quatre parties, dites *culs-de-sac antérieur, postérieur, latéral droit* et *latéral gauche*. Ces culs-de-sac sont d'ailleurs loin d'avoir la même profondeur. En effet, en avant le vagin prolonge, pour ainsi dire, la lèvre antérieure du col et ainsi le cul-de-sac correspondant se réduit à un simple sillon, en rapport avec la base de la vessie, qui en est facile à séparer. Les culs-de-sac latéraux sont d'autant plus profonds qu'on remonte davantage en arrière. Ils ont des connexions, déjà signalées à maintes reprises, avec la crosse de l'utérine et sa gaine, avec l'uretère (p. 481), les plexus veineux, les pelotons lymphatiques, le ganglion de Lee, enfin, lorsqu'il existe, avec le canal de Gartner. Le cul-de-sac postérieur, qui est le plus profond, atteint une longueur de 15 à 20 millimètres; si on le perfore, on pénètre dans l'excavation de Douglas, qui le sépare du rectum.

Il est bon de rappeler que la disposition du cul-de-sac circulaire du vagin et notamment l'étendue du cul-de-sac postérieur sont déterminées par la situation très particulière occupée par le col. Celui-ci, dirigé vers le coccyx, quand l'utérus est en situation primaire, prend, en effet, appui sur la paroi vaginale postérieure (p. 449).

Les culs-de-sac, considérés par leurs faces internes, n'offrent rien de spécial. Leur surface est lisse et égale. Exceptionnellement le cul-de-sac antérieur, chez les nullipares dont l'utérus est rétroversé, présente, d'après Sänger, une crête médiane, qui le divise en deux facettes planes et qui prolonge celle du col utérin (voy. p. 433). Il faut noter aussi que la sclérose sénile du vagin frappe surtout sa moitié supérieure et qu'ainsi tout le dôme vaginal s'aplatit d'une façon remarquable dans l'âge avancé.

E. ***Extrémité inférieure du vagin ou orifice vulvo-vaginal. Hymen. Lobes hyménéaux. Caroncules myrtiformes.*** — Au fond du vestibule, le vagin débouche par un orifice qui diffère dans sa forme, sa situation et ses dimensions, chez la vierge, chez la femme déflorée et chez celle qui a eu des enfants.

I° Chez la vierge, le vagin est nettement séparé de la vulve (et spécialement de la région profonde de celle-ci, dite *vestibule du vagin*) par un repli ou une cloison, ordinairement incomplète : c'est l'*hymen*, dont l'étude doit être placée ici, puisque la plupart des recherches embryologiques modernes s'accordent à en faire une formation vaginale et non vulvaire, ainsi que je l'indiquerai plus loin. Étudions d'abord l'hymen en lui-même; nous verrons ensuite la configuration, chez la vierge, du segment terminal du vagin et de l'orifice qui le fait communiquer avec la vulve[1].

1° ***Hymen ou valvule vaginale.*** — L'hymen ne se présente pas avec les mêmes caractères chez l'enfant en bas âge et chez la jeune fille.

Chez la nouveau-née, il semble bien nettement que (voy. fig. 377 et 379) l'extrémité distale du vagin soit, pour ainsi dire, poussée dans le vestibule et y fasse saillie à la façon d'une collerette. Cette collerette, véritable évagination tubulaire du canal de Leuckart dans le sinus uro-génital, n'est autre que l'hymen, qui se présente alors sous trois aspects principaux (Dohrn) : *annu-*

1. Je ne saurais trop répéter, afin que le lecteur puisse facilement me suivre, que je considère toujours *le sujet en position anatomique et non dans le décubitus dorsal* (fig. 361).

laire (fig. 364) ; *denticulé* ou *godronné* (fig. 365) ; enfin *linguliforme* (fig. 366). Tous ces hymens paraissent, pour ainsi dire, ramassés sur eux-mêmes, de manière à pouvoir plus tard se tendre, s'étaler, s'amincir facilement, quand le vagin commence à s'élargir. A cet âge, ils sont bien visibles par suite du faible développement de la vulve.

Mais, un peu plus tard, l'hymen semble profondément situé ; il devient plus

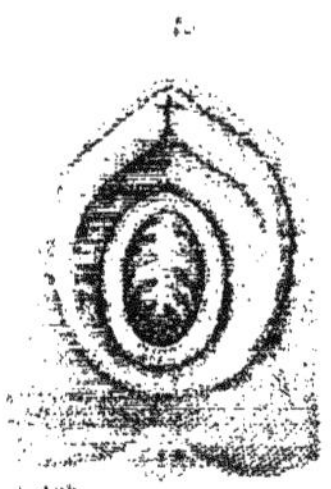

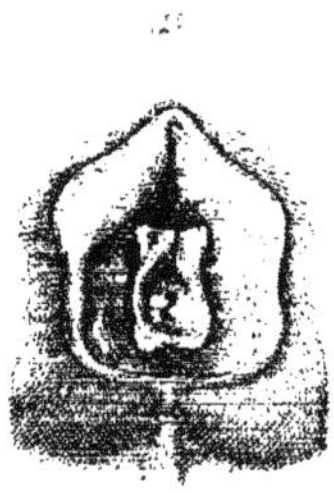

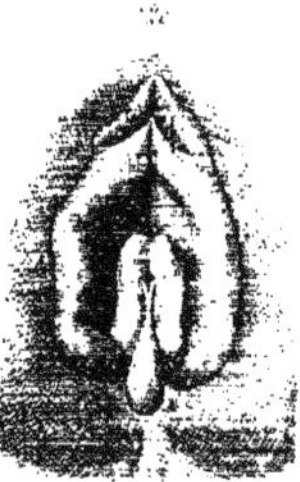

Fig. 364, 365 et 366. — Les trois formes typiques de l'hymen chez la nouveau-née (d'après Dohrn).

Fig. 364. Hymen annulaire. — Fig. 365. Hymen denticulé. — Fig. 366. Hymen linguliforme.

difficile à apercevoir chez les petites filles bien portantes, en raison, chez elles, de l'accumulation de graisse dans les grandes lèvres, qu'on ne peut écarter sans provoquer une certaine douleur (Brouardel). Alors l'hymen affecte souvent la forme en carène, avec deux faces orientées dans le sens sagittal (Tardieu, Skrzeczka).

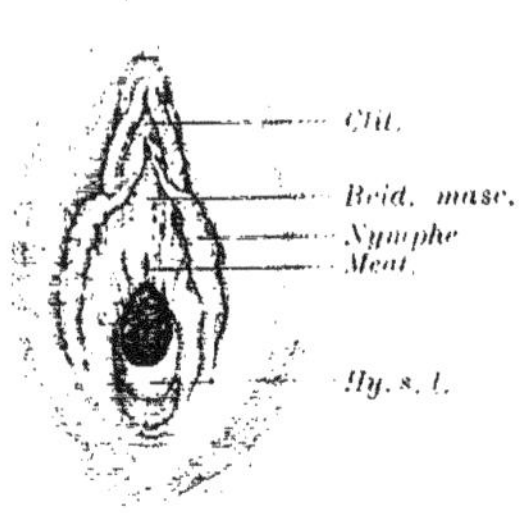

Fig. 367. — Hymen semi-lunaire (Hofmann).

Chez la vierge à l'âge de la puberté, l'examen est plus aisé ; mais la valvule vaginale se présente sous un aspect et avec des caractères un peu différents, suivant qu'on écarte fortement les lèvres ou qu'on entr'ouvre simplement la fente vulvaire. C'est pour n'avoir pas tenu compte de ces conditions que quelques auteurs décrivent, à mon avis, des types d'hymens infiniment trop multipliés. Il faut envisager successivement le bord adhérent, les deux faces et le bord libre de la valvule vaginale, puis jeter un coup d'œil sur ses caractères d'ensemble.

Bord adhérent de l'hymen. — L'hymen, considéré quand les grandes lèvres sont fortement séparées et les cuisses écartées, apparaît comme une membrane tendue, perforée, qui s'insère sur la terminaison de la paroi postérieure du vagin et sur les bords latéraux, devenus de véritables faces. De là, il remonte à un niveau variable sous forme de deux prolongements ou cornes qui, tout en restant adhérents à la paroi vaginale, se comportent de différentes façons. Tantôt, et c'est le cas le plus habituel, les deux cornes sont tournées vers l'embouchure de l'urètre, mais sans atteindre la ligne médiane ; elles s'effilent graduellement, en paraissant se continuer avec les plis latéraux du méat urinaire; l'hymen a alors la forme d'une demi-lune : *hymen semi-lunaire, falciforme* ou *en croissant* (fig. 367).

Tantôt les deux cornes se rejoignent en arrière, quelquefois même en avant du méat urinaire, par un liséré plus ou moins étroit : l'hymen est dit alors *annulaire* ou *circulaire* (fig. 368).

FACES. — Des deux faces de l'hymen, l'une est supérieure ou vaginale, l'autre inférieure ou vestibulaire. Elles ne se présentent pas toujours avec la même orientation et sous le même aspect. Quand la vulve est fermée ou à peine entr'ouverte, l'hymen est convexe en bas (fig. 362), fait saillie dans le vestibule : ses deux faces sont inféro-externe et supéro-interne; elles sont plus ou moins adossées l'une à l'autre. Alors l'hymen, surtout s'il est semi-lunaire, est comparable à un coin, une nacelle, dont la quille serait constituée par les deux moitiés du bord libre, plus ou moins juxtaposées ou même imbriquées. C'est une des formes de l'*hymen en carène, infundibuliforme, en bourse*, qu'on décrit à tort comme une variété particulière[1], puisque la même valvule vaginale, suivant son état de tension, peut se présenter sous des aspects différents. C'est surtout l'hymen semi-lunaire qui, les cuisses étant rapprochées, simule une petite nacelle, dont la quille, sagittalement orientée, proémine dans le vestibule.

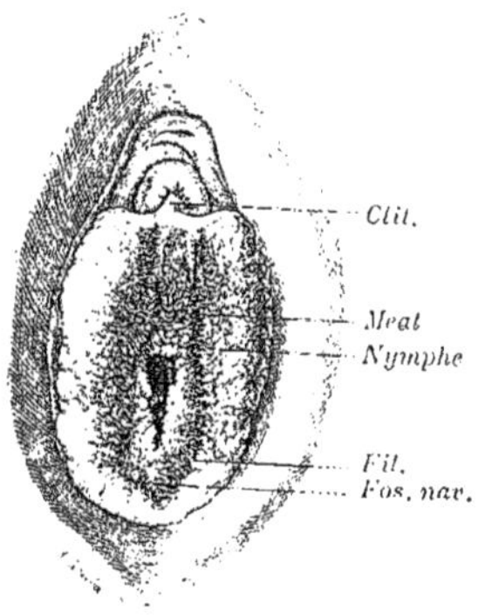

FIG. 368. — Hymen annulaire (Hofmann).

Lorsque la vulve est largement ouverte, que les lèvres sont fortement écartées, la valvule vaginale se déplisse et se tend; elle devient horizontale ou légèrement ascendante. On voit alors ses deux faces se continuer presque à angle droit en arrière, la supérieure avec la paroi postérieure du vagin, l'inférieure avec la paroi postérieure du vestibule (fig. 361). Leur configuration n'est pas toujours identique.

La *face vaginale*, un peu concave, d'un rose foncé, est ordinairement inégale, rugueuse, réticulée, recouverte d'excroissances verruqueuses ou de plis, qui se continuent avec ceux du vagin. Ce sont quelques-unes de ces travées qui, découpant le bord libre de l'hymen, lui donnent parfois une apparence festonnée. Il n'est pas rare de voir la colonne postérieure du vagin se prolonger sur toute l'étendue de la face supérieure de l'hymen et constituer un véritable pilastre (*hymen à colonnes*, Paschkis).

Dans des cas exceptionnels, elle peut même la dépasser et apparaître sous forme d'une languette, qui se relève devant l'orifice du vagin. Quelquefois c'est la colonne antérieure, qui descend au-devant de cet orifice.

Quand toutes deux à la fois s'avancent sur l'orifice vaginal et le divisent d'une façon incomplète, l'hymen est imparfaitement cloisonné (*hymen subseptus*).

La *face vestibulaire*, plane ou légèrement convexe, est séparée des petites lèvres ou nymphes par un sillon circulaire ou demi-circulaire, *nympho-hymé-*

1. Il faut faire exception pour *l'hymen en gouttière* de Budin. Ici il s'agit bien d'un type spécial : la paroi vaginale postérieure se prolonge en avant en une saillie qui, débordant totalement les petites lèvres, tombe au-devant du périnée et arrive jusqu'à l'orifice anal. Budin, dans des cas de ce genre, a dû réséquer une certaine portion de l'hymen.

néal. Elle est d'une coloration plus pâle que la face supérieure, dont elle diffère encore en ce qu'elle est généralement lisse et unie. Mais, à cet égard, de nombreuses exceptions se rencontrent, qu'il faut bien connaître, pour n'en pas faire des modifications pathologiques. Parfois elle présente soit des plis radiés, vestiges de ceux qu'on y rencontre constamment chez le fœtus, soit une minime saillie médiane, qui semble prolonger le raphé périnéal. Souvent on voit de l'hymen passer sur les nymphes des filaments très délicats (*Brid.*, fig. 369; *fil.*, fig. 368 et 370), qui interceptent entre eux de minimes *dépressions nympho-hyménéales.* Enfin, dans d'autres cas, on note une véritable tendance au développement d'excroissances papillaires, de petites végétations frangées, feuilletées, touffues qui, ne restant pas limitées à l'hymen, gagnent aussi les nymphes et le méat urinaire (*M. vég.*, fig. 369; fig. 368 et 370).

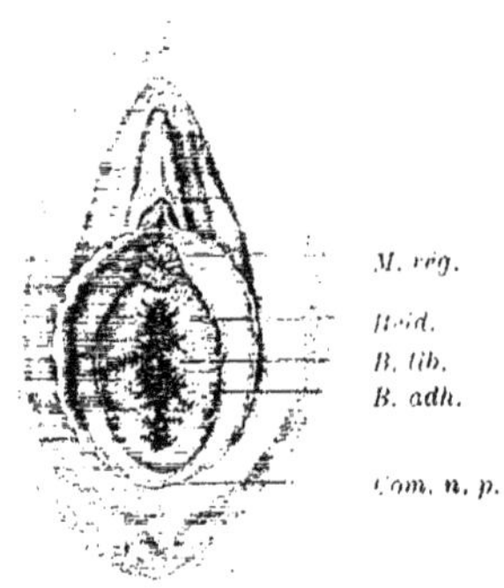

Fig. 369. — Hymen frangé (Luschka).

Bord libre de l'hymen et orifice qu'il limite — La fente médiane, circonscrite par le bord libre, devient un véritable orifice, et ce bord libre lui-même offre, suivant les cas, des aspects très divers. En général, il est régulier et lisse, semi-lunaire ou annulaire, comme l'hymen lui-même, formant, dans ce dernier cas, un cercle complet, se réunissant, au contraire, dans le premier, à l'extrémité antérieure du bord adhérent. Parfois il devient elliptique; l'orifice qu'il encadre ressemble à une fente plus ou moins étendue, pouvant même atteindre les parois vaginales antérieure et postérieure; l'hymen est alors dit *bilabié*, parce qu'il paraît formé de deux lèvres ou valves, appliquées l'une contre l'autre, parfois assez mobiles pour permettre le coït sans se rompre.

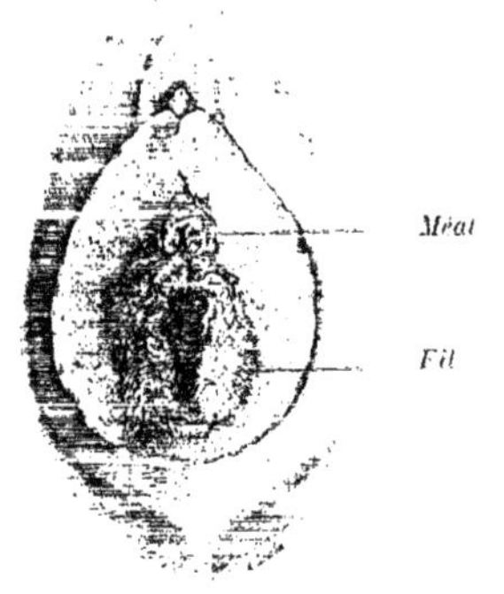

Fig. 370. — Hymen frangé (Hofmann).

Dans d'autres circonstances, le bord libre, au lieu d'être régulier, est plus ou moins déchiqueté, dentelé. Alors l'hymen, qu'il soit annulaire, circulaire ou bilabié, prend des aspects variables et porte des noms particuliers. Ainsi l'hymen est *lobé*, lorsque son bord libre est sinueux, vallonné (fig. 380). Il est dit *frangé*, quand ce bord, entaillé d'une quantité d'incisures très rapprochées, paraît constitué par une série de saillies papillaires, de filaments flottants, qui rappellent les papilles filiformes de la langue (Waldeyer) (fig. 369 et 370). L'hymen frangé est très important à connaître au point de vue médico-légal. Aussi en ai-je fait représenter les deux principales variétés.

D'autres formes d'hymen se rencontrent, mais bien plus rares. Elles ont été étudiées surtout par Budin, Dohrn, Delens, Hofmann, Strassmann, Cullingworth, etc. Je me contente d'en citer quelques-unes. Supposons, ainsi que la chose se rencontre d'ailleurs à titre d'anomalie, que la valvule vaginale soit d'abord *imperforée*. Il peut arriver que son percement s'effectue d'une façon irrégulière. Ainsi prennent naissance :

a) *l'hymen cribriforme*, qui présente plusieurs petits trous ; — *b*) *l'hymen biperforé* (*hymen septus ou bifenestratus*), avec deux orifices juxtaposés, que sépare une bride verticale ou horizontale (Delens, Demange, Rodrigues).

Une autre variété est caractérisée par l'existence de deux valvules superposées, dont l'inférieure est l'hymen normal, tandis que la supérieure résulte ordinairement d'un rétrécissement ou d'adhérences pathologiques. Cette variété peut être nommée *hymen à étages* ; elle est souvent décrite sous le nom d'hymen double, mot qui prête à confusion (p. 578).

Caractères d'ensemble de l'hymen. — L'hymen, en ne considérant que ses formes ordinaires (semi-lunaire et annulaire), apparaît, dans son état de tension, comme une membrane variable dans son épaisseur et sa résistance. Il en est de minces, qui se laissent déchirer sans peine ; il en est qui sont éminemment élastiques et extensibles ; d'autres enfin sont exceptionnellement forts et solides, fibreux, charnus, cartilagineux même. Le bistouri seul parvient à les rompre et c'est d'eux que Tollberg écrivait : *nec Hannibal quidem has portas perfringere valuisset.* Une opinion assez répandue, mais tout à fait erronée, consiste à croire que l'hymen est d'autant plus dense que le sujet est plus âgé.

En général, il est plus large en arrière qu'en avant. Sur la ligne médiane postérieure, il mesure une hauteur moyenne de 6 millimètres, qui décroît progressivement d'arrière en avant. Il peut toutefois former un voile plus étendu (ce qui est rare) ou, au contraire, se réduire à un liséré peu développé (ce qui est plus commun). Des cas de ce dernier genre peuvent en imposer pour une absence congénitale de l'hymen.

Jusqu'au mémoire de Duvernoy, lu à l'Institut en 1811, on croyait que la femme seule possédait un hymen. Duvernoy l'a signalé chez plusieurs animaux. C'est donc une formation qui semble également exister chez eux. Toutefois ce n'est pas un véritable diaphragme perforé : il se réduit soit à un simple rétrécissement au point d'union du canal de Leuckart et du sinus uro-génital (singe, jument, vache), soit à un petit ligament transverse ou frein. Enfin, chez les murides, on le trouve représenté par un bouchon épithélial.

2° *Portion hyménéale du vagin. Orifice vaginal.* — La présence de l'hymen explique pourquoi il faut, chez la vierge (fig. 361), ajouter au vagin proprement dit, vertical ou à peine oblique en arrière, une portion initiale, inférieure, sensiblement horizontale. Cette portion, longue de 5 millimètres à 1 centimètre, est limitée en bas par la face supérieure de l'hymen, qui se continue presque à angle droit avec la paroi vaginale postérieure, en haut par le tubercule vaginal (voy. plus loin p. 560).

L'orifice vaginal lui-même est caché par la saillie de la vulve. Lorsqu'on l'examine après écartement des lèvres et sur l'hymen tendu, on voit qu'il présente une forme variable avec l'aspect de cette membrane. En dehors des cas rares (hymen bilabié, frangé, lobé, etc.), il est généralement arrondi ou ovalaire, gros comme un pois ou une cerise. Il est circonscrit par le bord libre de l'hymen lui-même, lorsque celui-ci est circulaire (fig. 368) ; est-il semi-lunaire (fig. 367), alors l'ouverture est limitée en avant par le contour inférieur du méat urinaire et le tubercule vaginal.

L'orifice vulvo-vaginal offre également quelques variétés dans sa situation et son orientation. Il regarde directement en bas dans l'inclinaison habituelle du bassin ; en bas et en avant ou en bas et en arrière, suivant que celle-ci diminue ou s'exagère. Il se trouve, avec un hymen circulaire, à égale distance de l'urètre en avant, de la fosse naviculaire en arrière. Il occupe, si la valvule vaginale est en croissant, une position plus excentrique; il se rapproche du bord postérieur du méat urinaire, avec lequel il est en contact immédiat ou dont il est séparé par une bande de tissu, suivant que les cornes restent tout à fait séparées ou sont unies par un étroit liséré.

Quelle que soit d'ailleurs la forme de l'hymen, l'orifice n'est jamais au centre du détroit inférieur, mais bien plus proche du pubis que du coccyx.

II° **Chez la femme déflorée et nullipare**, l'hymen se déchire en général aux premières approches sexuelles. La rupture peut être quelconque, comme due au hasard; irrégulière, multiple ou simuler un véritable éclatement. Mais, bien plus souvent, elle offre des caractères très spéciaux, subordonnés à la disposition et à la conformation de la valvule vaginale.

Lorsque celle-ci est semi-lunaire (ce qui est la règle), on observe habituellement trois déchirures, une médiane postérieure plus grande, et deux latérales, plus petites, qui, toutes trois, n'arrivant pas jusqu'au bord adhérent, divisent l'hymen en trois ou quatre languettes. Quand celui-ci est annulaire, il se rompt le plus souvent en plusieurs (4 ou 5) endroits différents. L'hymen labié se fend ordinairement à sa commissure postérieure. Mais, dans tous les cas, il faut tenir compte aussi, pour apprécier le nombre et le siège des déchirures, « de l'inégalité primitive du bord libre, de la disposition des saillies qui, du vagin, passent sur la face supérieure de l'hymen et le renforcent » (Henle).

Ces plaies de l'hymen se cicatrisent au bout de quelques jours, en donnant lieu à de petites incisures, plus ou moins profondes, mais qui presque toujours *respectent le bord adhérent*. Ainsi la membrane virginale est transformée en une série de languettes, de lobules, qui portent le nom de *lobules hyménéaux*. Ces lobules sont bien plus développés que les caroncules myrtiformes; en outre, par leur aspect plus grossier, leurs petites travées cicatricielles, ils se distinguent des fibrilles de l'hymen frangé. Munis de bords lisses, un peu épaissis, ils sont variables dans leurs dimensions et leur forme : ils sont pointus ou arrondis, lisses ou verruqueux.

On comprend sans peine que leur siège et leur nombre diffèrent avec ceux des déchirures de l'hymen. Ils sont irréguliers ou symétriques, le plus souvent vis-à-vis l'un de l'autre, sur les parois latérales du vestibule; ils se touchent par leur base ou restent un peu écartés (Henle). Mais, quels que soient le siège et l'aspect des déchirures, on doit noter « que, dans tous les cas, on retrouve les bords de l'orifice vaginal, qui existent complètement et ne sont nullement détruits » (Budin).

Il peut advenir que les premiers rapports sexuels s'accomplissent sans douleur, sans perte de sang. Ce fait est dû à l'extensibilité, à la souplesse (Budin, Köstlin) de l'hymen, qui laisse pénétrer le pénis, sans y apporter le moindre obstacle, et consécutivement se reforme, de sorte que la femme peut, au premier abord, paraître encore vierge (Haberda). La chose n'est pas rare, puisque Budin l'a constatée 13 fois sur 75 primipares et, d'après lui, l'hymen, tendu en bride circulaire, devient alors, au moment de l'accouchement, une des principales causes d'arrêt de la tête fœtale au détroit inférieur.

Dans un autre ordre de faits, les rapports sexuels sont impossibles, à cause de la résistance de l'hymen. Ce n'est qu'à la longue que, la membrane se laissant dilater sans se rompre le coït devient possible.

III° **Chez la femme pare**, les choses se modifient encore. En effet, jusqu'au premier accouchement, le pourtour de la valvule vaginale persiste; mais, à ce moment, une nouvelle rupture a lieu, qui s'étend jusqu'à son bord adhérent. Les lobes hyménéaux eux-mêmes sont détruits sous l'influence de causes diverses (distension exagérée, déchirures, décollements et sphacèle partiels); ils sont remplacés par de petites saillies irrégulières, inégales, arrondies, lobulées ou mamelonnées, qui seules méritent de porter le nom de *caroncules hyménéales ou myrtiformes* (*Car. hym.*, fig. 371, A). La vulve se continue alors à plein canal avec le vagin; le revêtement de la première et la muqueuse du second ne se différencient plus que par leur aspect; celle-ci est pâle et inégale, celui-là est rouge et lisse.

Quoi qu'il en soit, en raison des modifications de l'hymen, on voit, chez la femme déflorée et la femme pare, survenir plusieurs transformations dans le segment terminal du vagin. La portion hyménéale disparaît. L'orifice, chez la nullipare, conserve néanmoins une certaine étroitesse, grâce aux éléments contractiles qui l'entourent, aux languettes relativement longues, que représentent les lobules hyménéaux; mais, chez la femme qui a eu un enfant, il devient une véritable *entrée* (*introitus vaginæ*), limitée en avant par le tubercule ou la *carina vaginæ*, en arrière par un bourrelet circulaire, irrégulier, en plusieurs points duquel s'élèvent les saillies caronculaires. Ainsi circonscrite, l'ouverture du vagin paraît reportée plus en arrière et regarde presque directement en bas; elle se présente sous l'aspect d'une fente ovalaire, allongée dans le sens antéro-postérieur (fig. 381), ayant, suivant les femmes, les dimensions les plus variables, de 2 à 5 centimètres de longueur. A ce niveau, la muqueuse vaginale se continue avec les téguments des nymphes et avec le revêtement cutanéo-muqueux du vestibule.

Les deux lèvres latérales de cette fente vulvo-vaginale sont loin d'être toujours accolées. Après plusieurs grossesses, il est habituel de voir l'entrée du vagin béante, infundibuliforme. Il n'est alors guère besoin d'écarter les grandes et les petites lèvres pour apercevoir la paroi antéro-inférieure de ce conduit, derrière le méat urinaire, à nu dans le vestibule. Souvent même, sans qu'il existe de prolapsus à proprement parler, on constate aussi une légère saillie de la paroi postérieure du vagin.

Configuration intérieure. — Les parois du vagin offrent des aspects différents suivant le niveau considéré.

Près de l'extrémité supérieure, elles sont en général lisses et unies chez l'adulte; il n'en est pas de même chez l'enfant, où l'on trouve encore quelques rides, vestiges de plis plus accusés qu'on rencontre constamment chez le fœtus jusque sur le col utérin (fig. 305).

A mesure qu'on approche de l'extrémité vulvaire, apparaissent des saillies et des crêtes de plus en plus accentuées, qui donnent à la surface interne du canal un aspect rugueux remarquable.

1° Ce qui frappe surtout, c'est l'existence, sur chacune des parois antérieure et postérieure, d'une saillie longitudinale, parallèle à l'axe du conduit. Ce sont **les colonnes du vagin** (*columnæ rugarum*), l'une antérieure, l'autre postérieure, bien visibles surtout chez les femmes jeunes et les nullipares. Au point de vue

[RIEFFEL.]

de leurs *caractères communs*, toutes deux font, au-dessus de la muqueuse, une saillie évaluée par Henle sur le cadavre de 7 à 15 millimètres, mais qui, ajoute-t-il, « doit être bien plus notable pendant la vie, car elles sont essentiellement constituées par un tissu caverneux à larges mailles ». Toutes deux n'occupent que le segment inférieur du vagin; elles débutent en bas par un renflement tombant à pic vers le vestibule, s'aplanissent d'une façon progressive en remontant et viennent mourir à peu près à la partie moyenne du vagin. Larges de 10 à 15 millimètres, elles s'abaissent ordinairement sur les côtés d'une manière graduelle, mais souvent aussi très brusquement, de telle sorte que, sur une coupe transversale, elles paraissent un peu rétrécies à la base (Henle).

Au point de vue de leurs *caractères différentiels*, la colonne postérieure est

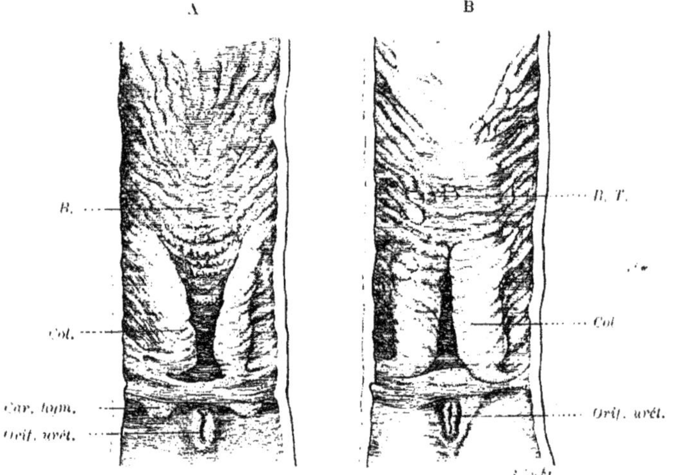

FIG. 371. — Aspect de la paroi vaginale antérieure dans ses deux tiers inférieurs (Henle). Rides de la colonne antérieure (*Col*) divergeant de bas en haut (en A) ou de haut en bas (en B).

ordinairement un peu moins développée que l'antérieure, au moins à sa partie inférieure; en revanche elle remonte plus haut que celle-ci. Elle ne naît pas à l'orifice vaginal même, mais un peu au-dessus. La colonne antérieure, au contraire, commence en bas, soit immédiatement au-dessous du méat urinaire, soit à quelques millimètres en arrière de lui, par un renflement très fort, appelé depuis Luschka *tubercule vaginal*. Ce tubercule est un guide dans le cathétérisme de l'urètre à couvert; il est adossé sur les côtés à l'hymen ou à ses lobules et paraît comme un épaississement du septum urétro-vaginal. Son hypertrophie peut simuler l'hermaphrodisme (de Sinéty). Chez les femmes pares, ce tubercule devient la *carina urethralis vaginæ* (Kohlrausch).

Envisagées dans leurs rapports réciproques, les colonnes ne se superposent pas toujours; plus souvent elles se juxtaposent comme dans le col utérin, l'une d'entre elles, l'antérieure ou la postérieure indifféremment, étant située un peu en dehors de la ligne médiane. Le tubercule vaginal est reçu dans une dépression de la paroi postérieure, située immédiatement au-dessous de l'origine de la colonne correspondante.

Les colonnes du vagin présentent d'assez nombreuses *variations*. Les unes sont imputables à l'âge et aux accouchements ; c'est ainsi que, dans la vieillesse et chez les multipares, elles s'abaissent, s'effacent ; la postérieure peut même totalement disparaître. D'autres différences dépendent de configurations individuelles, très bien étudiées par Henle. Ainsi il n'est pas rare que l'une des colonnes, l'antérieure surtout, soit divisée par une échancrure assez profonde, transversale ou plus souvent longitudinale, en deux saillies secondaires, adossées ou séparées par une étroite gouttière. Dans ce dernier cas, les colonnettes peuvent se confondre en haut (fig. 371 B) et diverger en bas ou inversement s'écarter à leur partie supérieure (fig. 371 A). Parfois on n'observe qu'une bifurcation du tubercule vaginal. Il est aussi assez fréquent de voir la colonne postérieure se loger dans le sillon intermédiaire aux deux bourrelets de la colonne antérieure dédoublée. Enfin, on peut rencontrer sur une même paroi trois saillies adossées, l'une médiane, les autres latérales, la première recouvrant les secondes ou étant débordée et en partie masquée par elles.

2° A côté des colonnes on observe, à la face interne du vagin, une série de **crêtes, de rides et de plis**. On les décrit souvent comme se détachant, à la façon des nervures d'une feuille, des colonnes qui leur donneraient naissance ou seraient constituées par leur épaississement. Rien n'est plus inexact. Il s'agit en réalité de deux formations très distinctes. En effet, d'une part, les colonnes sont dues à une modification spéciale de la tunique musculaire ; les crêtes sont essentiellement des épaississements muqueux. D'autre part, ceux-ci, tout en ayant une topographie particulière, recouvrent aussi bien la surface du vagin sur laquelle s'élèvent les colonnes que celle qui en est dépourvue.

Ces rides (*rugæ vaginales*), à peine indiquées dans la partie proximale du conduit, se multiplient (fig. 371, *R*) à mesure qu'on approche de la vulve et hérissent même la face supérieure de l'hymen. Elles sont d'autant plus accusées qu'on examine une femme plus jeune. Elles sont plus développées sur la ligne médiane et souvent sur les colonnes elles-mêmes que sur les côtés où elles disparaissent complètement, du moins dans la plus grande partie du vagin. Elles sont la plupart dirigées dans le sens transversal, mais un grand nombre d'entre elles s'élèvent par leurs extrémités, ayant une forme semi-annulaire. Quelques-unes de ces rides sont hautes et épaisses, à la façon de véritables crêtes ; d'autres sont minces comme des plis muqueux ; d'autres enfin dépassent à peine le niveau de la muqueuse et sont aplaties, étalées. Toutes d'ailleurs sont coupées par des sillons irréguliers, de telle sorte que l'ensemble des deux tiers inférieurs du vagin prend un aspect verruqueux caractéristique. Cet aspect est souvent mis en parallèle avec celui de la muqueuse linguale ; il est plus exact de le comparer, comme le faisait déjà A. Paré, à « la tunique du palais d'un chien ».

En étudiant de plus près les inégalités de la muqueuse, on reconnaît qu'elles sont constituées de plusieurs façons. Ici elles sont représentées par de véritables *crêtes*, des lamelles dures, qui s'imbriquent de haut en bas à la façon des tuiles d'un toit et dont le bord libre est lisse ou échancré ou même garni de minimes prolongements. Là au contraire, elles sont formées par des *tubercules* (Henle) plats, de 1 à 2 millimètres de diamètre, arrondis ou irréguliers par pression polyédrique. Ces tubercules (fig. 371, *R. T*) peuvent rester isolés; plus souvent quelques-uns d'entre eux se fusionnent en rangées linéaires, donnant naissance à des rides, à des saillies mousses.

Il est des vagins sur lesquels on n'observe soit que des crêtes, soit que des tubercules. Mais, en général, on rencontre à la fois les premières et les seconds. Alors, il est de règle que les crêtes transversales occupent surtout la ligne médiane ainsi que les colonnes et qu'elles paraissent, pour ainsi dire, sur leurs côtés et à leur extrémité, s'égrener en tubercules ou mamelons de plus en plus clairsemés, à mesure qu'on approche des bords et de la partie supérieure du vagin. Notons l'existence de ces mamelons, dont quelques-uns sont très petits. Ils expliquent comment certains auteurs, commettant une regrettable confusion, soutiennent qu'on distingue à l'œil nu les papilles de la muqueuse vaginale. Ces prétendues papilles ne sont en réalité que les mamelons que je viens de décrire; à l'état normal, les vraies papilles ne sont, en aucune façon, apparentes à la surface de la muqueuse.

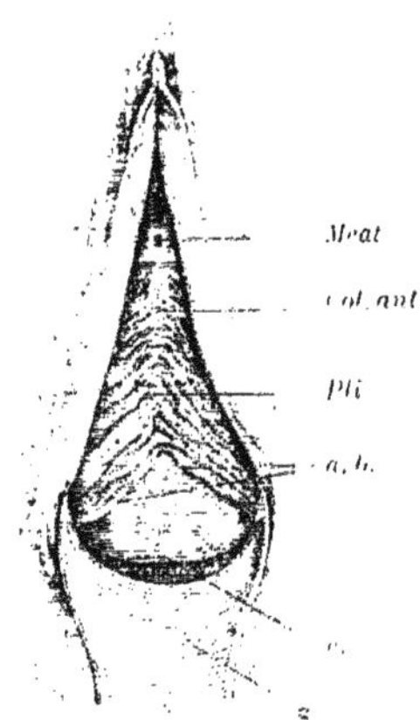

Fig. 372. — Triangle de Pawlik.

La paroi vaginale postérieure d'une multipare, fortement rétractée avec une valve de Sims (*S*), pour montrer sur la paroi antérieure le triangle de Pawlik (*a, b, c*).

On ne s'accorde pas sur la signification exacte de ces rugosités et des colonnes du vagin. Les anciens accoucheurs, dont Charpy, Ribemont et Lepage partagent en partie l'opinion, admettaient que ce sont des plis de réserve pour la dilatation en longueur et en largeur du vagin, au moment de la parturition. Mais leur constitution s'accorde difficilement avec une pareille hypothèse. Cependant Charpy ajoute : « Pendant l'expulsion fœtale, ces plis disparaissent presque complètement. Au reste, on ne peut méconnaître l'influence capitale de la grossesse sur leur gonflement et de la parturition sur leur effacement. » S'il en était ainsi, Tarnier et Chantreuil, toujours si précis dans leurs descriptions, parleraient certainement de cette modification de la surface interne du vagin chez la femme enceinte. Mais, s'il est réellement exact que les plis et les colonnes se gonflent pendant la grossesse, ils suivent uniquement le travail d'hypertrophie de tout le tube vaginal. S'ils s'effacent au moment de la parturition, c'est que les rugosités sont en quelque sorte nivelées par le passage du fœtus. Pas n'est besoin d'admettre que les soi-disant plis s'étendent; la multiplication considérable des fibres élastiques et musculaires suffit largement à la dilatation du tube vaginal pendant l'accouchement. Et d'ailleurs pourquoi le vagin des grands singes est-il lisse, pourquoi celui des femmes hottentotes est-il à peine plissé? Je ne saurais donc en aucune façon admettre qu'ils jouent un rôle particulier dans l'ampliation du vagin.

Sappey, Tarnier supposent que leur usage se rattache à l'accouplement et qu'ils le favorisent en multipliant les frottements.

Triangle de Pawlik. — A mesure que les colonnes s'approchent de l'extrémité supérieure du vagin, elles s'abaissent, tandis que les crêtes dégénèrent et disparaissent, ainsi que je l'ai dit. Sur la paroi antérieure, la disposition est un peu spéciale. A un moment donné, la colonne semble se bifurquer; les crêtes, de transversales, deviennent obliques en haut et en dehors; il en résulte une surface angulaire (*a. b. c.*, fig. 372), où la muqueuse vaginale est à peu près lisse, surface limitée en arrière par une saillie ou un pli transversal, convexe en avant, qui est à 25 ou 30 millimètres au-dessous de l'orifice externe du col utérin. Le triangle équilatéral ainsi formé, dont les côtés ont 25 à

35 millimètres, est dit *triangle vaginal* ou *de Pawlik*; il correspond assez exactement au trigone de Lieutaud, à part que le repli transversal postérieur, d'ailleurs souvent à peine dessiné, est situé un peu en arrière du bourrelet interurétérique. Pawlik a montré l'importance de ce triangle pour le cathétérisme des uretères. Il apparaît surtout nettement, quand on place le sujet en position génu-pectorale et qu'on ouvre le vagin avec une valve de Sims.

ARTICLE II

TUNIQUES CONSTITUANTES DU VAGIN

Les parois vaginales, relativement plus fortes chez la nouveau-née et l'enfant, ont à leur partie supérieure une *épaisseur* de 2 millimètres, qui s'accroît progressivement de haut en bas et devient assez notable au niveau de l'extrémité inférieure, par suite du développement des colonnes. Elle est surtout accusée pour la paroi antérieure, dans laquelle l'urètre semble, pour ainsi dire, enfoui.

Bien qu'elles soient denses et solides, ces parois possèdent cependant une grande extensibilité. Cette dernière propriété est surtout remarquable dans la moitié supérieure du conduit qui, d'ailleurs, moins bien soutenue à sa face externe et tapissée d'une muqueuse assez lisse, est plus exposée aux distensions permanentes et morbides.

Sur une coupe transversale, le vagin est composé de deux tuniques, l'une interne, blanche (*tunique muqueuse*), l'autre externe, rougeâtre (*tunique moyenne ou musculaire*), inséparables l'une de l'autre à l'aide du scalpel (Henle). Elles ont sensiblement la même épaisseur et il n'est pas exact de dire que la tunique musculaire forme les 2/3 de la paroi. Plus en dehors, mais assez facile à isoler des deux précédentes, existe une gaine celluleuse adventice qui, décrite sous le nom de *tunique externe ou cellulo-fibreuse*, appartient moins au vagin proprement dit qu'au tissu conjonctif para-vaginal (fig. 373).

1° **Tunique externe ou cellulo-fibreuse. Adventice.** — Mince, mais cependant résistante, elle est constituée par un tissu lamineux assez dense, auquel se mêlent quelques fibres lisses (Rauber), de forts faisceaux élastiques (Obermüller) et de la graisse en notable quantité. Cette gaine fibreuse renferme les principales ramifications artérielles et surtout des veines plexiformes, qui expliquent comment certains auteurs (Kobelt) ont décrit autour du vagin un corps spongieux érectile, plus développé vers la vulve. Dans le segment supérieur du vagin seulement, elle existe comme une couche distincte, qui se continue insensiblement avec le tissu cellulaire voisin et avec celui de la gaine hypogastrique. Dans la partie inférieure du vagin, elle cesse d'être isolable et s'unit aux formations voisines, surtout à l'urètre et à l'aponévrose périnéale moyenne.

2° **Tunique moyenne ou musculaire.** — Les fibres lisses qui la constituent ne paraissent pas, dans tous les cas, s'agencer d'une façon identique. Ainsi s'expliquent les opinions diverses exprimées par les histologistes. La plupart décrivent deux couches. Mais, tandis que, pour Henle et Rauber, les fibres longitudinales sont plus nombreuses en dedans, les circulaires en dehors, Luschka, Breisky, Waldeyer, Bayer, etc., admettent, au contraire, une couche longitudinale externe et une couche annulaire interne, plus forte. En certains points, il est vrai, on peut distinguer l'une ou l'autre disposition. Mais, dans son ensemble, la tunique musculaire du vagin est plexiforme, avec prédominance très nette de fibres plus ou moins parallèles au grand axe du conduit (Sappey, Gebhard, Fraenkel).

En dehors, les faisceaux lisses se dissocient et pénètrent entre les plexus veineux de la couche adventice. Quelques-uns, très constants dans leur agencement, forment un tractus longitudinal sur la région de la paroi antérieure, qui est unie à la face postérieure de la vessie. *En dedans*, on en voit qui sont nettement circulaires, mais la plupart d'entre eux s'élèvent irrégulièrement vers la muqueuse et notamment dans les papilles (de Sinéty). *En haut*, le muscle vaginal se continue avec le myométrium, non avec ses faisceaux les plus superficiels, mais avec ceux du stratum vasculaire et du col utérin (voy. p. 485 et fig. 317, *F. M. V.*). Quelques fibres du vagin passent dans les muscles vésico-utérins et recto-utérins (fig. 353 et 354). *En bas*, la tunique contractile s'épaissit et sa disposition devient plus embrouillée. On note de nombreux faisceaux longitudinaux, formant une couche externe presque ininterrompue, assez épaisse sur tout le tiers inférieur du vagin. De ces faisceaux, aucun ne pénètre dans le releveur; mais on en voit qui passent dans l'aponévrose moyenne (fig. 362) ou qui irradient dans le septum urétro-vaginal (fig. 360). Il en est aussi qui s'insèrent aux branches ischio-pubiennes (Sappey) ou qui, traversant le feuillet ischio-vaginal, tout à fait effacé à ce niveau (fig. 362), se perdent dans les petites lèvres. D'autre part, de l'aponévrose pelvienne, au point où elle est en contact avec le vagin, partent, d'après Luschka, des fibres (*levator vaginæ* de cet auteur), qui se mêlent au tissu cellulaire situé à l'union du vestibule et de l'entrée du vagin. Ces fibres peuvent dilater et soulever cette entrée.

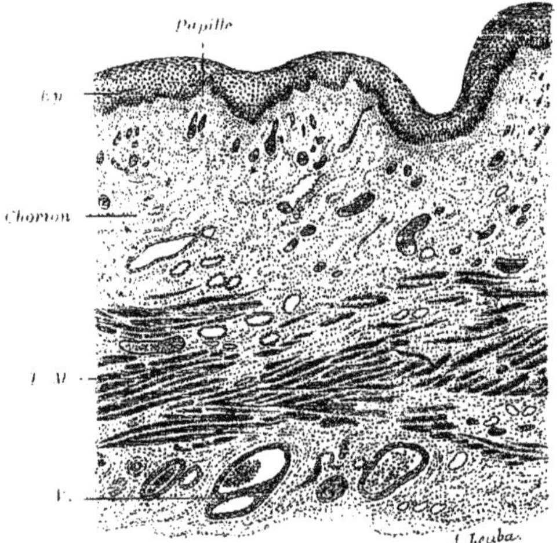

Fig. 373. — Coupe transversale de la paroi vaginale dans son tiers supérieur (Chrobak et Rosthorn).

Ep., Epithelium pavimenteux stratifié à cellules profondes cylindriques. Papilles peu élevées. Au-dessous d'elles, chorion muqueux dense, conjonctivo-vasculaire. — *T.M.* tunique musculaire. — *V.* vaisseaux de la tunique adventice, qui se confond graduellement avec le tissu cellulaire para-vaginal.

En dedans de ces faisceaux longitudinaux, on en rencontre quelques-uns, circulaires et inconstants, au voisinage de la base de l'hymen. Mais ils ne sont pas suffisants pour qu'on soit autorisé à décrire, avec Testut, un *sphincter lisse du vagin*. Il existe en revanche, comme nous le verrons (p. 664), un *sphincter strié*. Ce n'est pas le moment de le décrire, car il est tout à fait en dehors de la paroi constituante propre du vagin et appartient aux muscles du périnée. Je ne veux pas dire cependant qu'il soit absolument isolé du conduit vaginal, car quelques faisceaux de la couche longitudinale externe le traversent, s'y perdent ou vont aux veines du bulbe vulvaire.

La tunique moyenne du vagin n'est pas exclusivement musculaire. Elle renferme quantité de tissu conjonctif, interposé aux faisceaux contractiles et surtout de nombreux *éléments élastiques*, si abondants même que, selon Siebourg, ils prédominent, en certains points, sur les fibres lisses.

Pendant la grossesse, les fibres musculaires et élastiques du vagin s'hypertrophient d'une façon très appréciable et Breisky dit avoir constaté, chez des femmes en travail, des contractions énergiques de la paroi vaginale antérieure. La tunique contractile régresse au contraire après la ménopause; elle est envahie par un tissu conjonctif dense, qui transforme souvent le vagin des vieilles femmes en un canal scléreux, rigide, inextensible et rétracté sur lui-même. Des modifications analogues se produisent quand cet organe est en prolapsus.
Dans l'âge avancé, la graisse para-vaginale diminue suivant les uns (Kiwisch), augmente d'après les autres (P. Petit).

3° **Tunique interne ou muqueuse.** — Forte de 1 mm. à 1 mm. 1/2, l'emportant en épaisseur sur la tunique musculo-élastique, surtout dans la partie supérieure du vagin, elle en tapisse toute la face interne. Elle se continue en bas avec la muqueuse vulvaire, au niveau de la circonférence interne de l'hymen ou de ses débris, en haut avec la muqueuse du col utérin suivant les modes divers ci-dessus décrits (voy. p. 494, fig. 331 et 332).

Elle est blanche ou d'un rouge très pâle, sauf au niveau de la partie inférieure, où elle devient rosée. Pendant la menstruation et sous l'influence des excitations vénériennes, sa coloration tourne au rose vif. Elle est d'un rouge violacé chez la femme enceinte, devient pâle et lisse dans l'âge avancé. Sa résistance et son élasticité sont considérables chez des sujets de 20 à 40 ans. Nous connaissons déjà l'aspect de la face interne (colonnes, crêtes, tubercules). Par sa face externe, elle est intimement adhérente à la tunique musculaire, car il n'y a pas de véritable sous-muqueuse. Beaucoup de chirurgiens, au cours de la colporraphie, croient, en plissant et en décollant une grande partie de la paroi vaginale, ne détacher que la muqueuse. C'est une erreur. Ils entraînent dans le lambeau une grande partie de la tunique musculaire. A vrai dire, l'illusion est facile sur la paroi postérieure en particulier, où le décollement s'opère avec le doigt, sans le secours d'un instrument tranchant. Mais, en réalité, on détache presque toute l'épaisseur de la paroi (muqueuse et musculaire), et on pénètre au sein d'un tissu conjonctif lâche à larges mailles, dans lequel on trouve de nombreux petits vaisseaux, qui saignent en nappe. Ce tissu conjonctif devient moins vasculaire, en revanche plus dense, plus riche en faisceaux fibreux et élastiques dans la région supérieure du vagin et dans le domaine des colonnes; aussi, en ces points, le décollement est-il moins aisé à pratiquer et le bistouri chemine toujours d'une façon manifeste au sein de la tunique musculaire.

La muqueuse vaginale est constituée par deux couches : un épithélium et un derme.

1° *L'épithélium* est pavimenteux stratifié et comprend les mêmes couches que sur le museau de tanche (Preuschen, Pretti), c'est-à-dire, en allant de la surface vers la profondeur (fig. 331), une assise kératoïde en voie de desquamation, une assise de cellules aplaties stratifiées, une assise de cellules semblables, mais dentelées, épineuses sur leurs bords (fig. 374, 1 et 2), enfin une assise basale à éléments cylindriques ou prismatiques, dont quelques-uns présentent un élargissement en pied de leur base (fig. 374, 3).

L'épithélium vaginal est si épais qu'il masque, je le répète à dessein, au moins à l'état normal, les papilles sous-jacentes. Cependant, il s'amincit avec l'âge.

On ignore encore si cet épithélium subit chez la femme des modifications analogues à celles que Morau et Retterer ont notées chez la souris, le rat, le cobaye, etc. Ils ont vu que, à l'époque du rut, cet épithélium, de pavimenteux stratifié, devenait ici cylindrique, là caliciforme, au moins dans la partie supérieure du vagin. Cet état disparaît au bout de 10 jours environ, s'il n'y a pas fécondation. Dans le cas contraire, il persiste jusqu'après la parturition.

Très exceptionnellement, on a trouvé, au fond des anfractuosités de la muqueuse, des cellules cylindriques ciliées, fait attribué à un arrêt de développement (Abel). On sait, en effet, qu'au début (p. 515) tout le canal génital est tapissé d'un épithélium cylindrique.

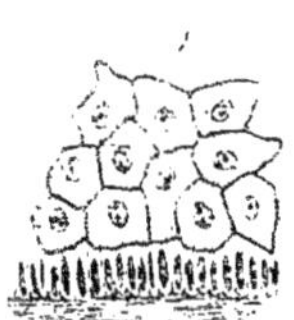
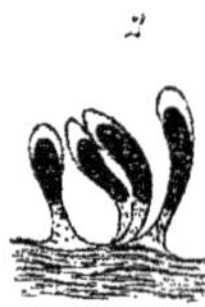
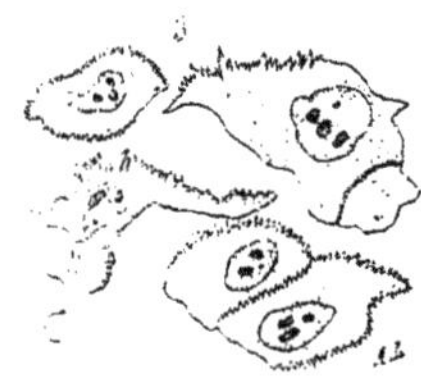

FIG. 374. — 1. Coupe transversale mince du vagin (la couche épithéliale superficielle n'est pas figurée). — 2. Cellules cylindriques à pied de la couche épithéliale profonde. — 3. Cellules à épines isolées (Preuschen).

2° Le *derme* est formé de tissu conjonctif auquel se mêlent de très nombreuses fibres élastiques, qui se continuent directement avec celles de la tunique moyenne. Ces fibres se disposent même, chez les jeunes femmes, en un beau réseau sous-épithélial (Pretti, Obermüller).

Le derme renferme, dans ses régions superficielles, de très nombreuses et longues *papilles*, les unes simples, les autres composées, avec capillaires sanguins et lymphatiques très évidents (Pretti). Ces papilles sont, d'après la plupart des observateurs, plus développées dans la partie inférieure du vagin que dans la partie supérieure, où elles diminuent aussi de hauteur, se prolongeant toutefois sur le museau de tanche (fig. 331). Elles sont plus grosses entre les crêtes que sur celles-ci. Ces papilles sont soumises à de nombreuses variations individuelles. Elles sont plus abondantes (de Sinéty) chez l'enfant nouveau-née que sur la femme adulte.

Il est, dans la muqueuse vaginale, deux formations très discutées, sur lesquelles il conviendrait d'être fixé d'une façon définitive, en raison de leur intérêt pathologique : ce sont les follicules clos et les glandes.

3° Les *follicules clos* sont contestés par Pretti et Schirschoff. Henle en a trouvé exceptionnellement, toujours solitaires, dans le tiers supérieur du vagin, tantôt épars, tantôt disposés en séries transversales. Lœwenstein admet, au contraire, la constitution adénoïde de la muqueuse, parfois sur de grandes étendues. W. Krause, Rauber, Broesike, y décrivent partout des amas de tissu lymphoïde, parfois de vrais nodules lymphatiques. Ceux-ci, vus aussi par Dobrowolski sur la partie inférieure des colonnes du vagin, augmenteraient dans la gonorrhée, dans la grossesse.

4° Les **glandes** font totalement défaut pour Ch. Robin, Cruveilhier, Sappey, Waldeyer, Gegenbaur, Nagel, Pretti, etc.; Huschke, Hennig en signalent dans la presque totalité du vagin; Luschka, Lebedeff les admettent, mais rares, dans la voûte vaginale et sur les côtés de l'orifice vestibulaire. Preuschen surtout les figure comme des glandes sébacées à culs-de-sac tapissés d'épithélium cylindrique. Henle, Charpy ne parlent que de dépressions, d'invaginations épithéliales pleines, de bourgeons épithéliaux, simples ou bifurqués. Herff, Veit ont trouvé à l'occasion une ou deux glandes. Ce dernier auteur en particulier, sur une femme de cinquante-cinq ans, en a observé une véritable agglomération à 1 centimètre au-dessus de l'entrée du vagin. Elles présentaient tous les caractères des *glandes sébacées* et Veit les regarde comme des lobules aberrants, se continuant avec les organes semblables de la vulve.

Il me paraît probable que quelques éléments lymphoïdes doivent exister à l'entrée du vagin, comme on en rencontre au voisinage des autres orifices naturels. Quant aux glandes, elles font certainement, même chez le fœtus, défaut dans la partie supérieure du vagin et manquent aussi bien que celles des lèvres utérines (p. 494). Près de l'ouverture vulvo-vaginale, on peut en trouver quelques-unes, semblables dans leur structure aux glandes des nymphes ou aux glandules vestibulaires (p. 594 et 617).

Actuellement il faut donc chercher une autre interprétation à la plupart des kystes dits glandulaires du vagin ; ils s'expliquent par l'adhérence des plis muqueux, par des lymphangiectasies, des extravasats sanguins, des résidus wolffiens, etc. D'ailleurs prolabée, la muqueuse vaginale prend très vite un caractère épidermoïde et le mucus qui la recouvre est « le produit non d'une sécrétion, mais d'une desquamation épithéliale ». Ce mucus vaginal acide renferme assez souvent des infusoires (*trichomonas vaginalis*), des leptothrix, etc. Tandis qu'on est d'accord pour admettre l'absence de germes pathogènes dans le cavité utérine (Hallé), on discute sur la flore microbienne du vagin. Döderlein y décrit des bacilles spéciaux, Winter des streptocoques; enfin Krönig et Menge admettent que la sécrétion vaginale jouit d'un puissant pouvoir bactéricide.

Structure spéciale. — Quelques points du vagin ont une structure un peu particulière.

Ainsi les *colonnes* sont formées, comme le dit Henle, par un tissu caverneux pseudo-érectile à larges mailles, qu'entourent des faisceaux musculaires plexiformes et par une muqueuse épaisse de plus de 2 mm., traversée par de larges réseaux vasculaires.

Les *rides* sont des épaississements muqueux sans tissu pseudo-érectile (Charpy). En raison de l'abondance des vaisseaux qu'elles renferment, colonnes et crêtes sont, jusqu'à un certain point, susceptibles d'une turgescence passagère.

L'*hymen* paraît constitué par l'adossement des muqueuses vaginale et vestibulaire. Mais l'épithélium qui tapisse ses deux faces est semblable à celui de la muqueuse vaginale. Sur ces faces, on constate quelques orifices, qui sont de simples lacunes, sans aucun caractère glandulaire. Les saillies et les papilles de la paroi vaginale postérieure se continuent sur la partie voisine de l'hymen.

Sa charpente, intermédiaire à deux épithéliums, est formée par des faisceaux conjonctifs assez serrés, auxquels se mêlent un très grand nombre de fibres élastiques. Ces dernières (Martinelli et Guerrini) comprennent un réseau central, émané du vagin, et des fibres intrinsèques, qui appartiennent en propre à l'hymen et sont sous-épithéliales. Gellhorn attribue aux éléments élastiques un grand rôle dans la formation des caroncules myrtiformes.

On trouve également dans l'hymen des faisceaux de fibres musculaires lisses. Celles-ci, contestées par Tourneux et Herrmann, par Debierre, sont considérées comme constantes par Ledru, Cruveilhier, Sappey, Henle, Budin, Romiti, etc. L'hymen est une membrane riche en vaisseaux artériels et veineux, qui lui donnent parfois çà et là un aspect caverneux pseudo-érectile. Il renferme aussi des lymphatiques (voy. p. 572) et des nerfs. Sur quelques-uns de ces derniers, Abel aurait trouvé des massues terminales, plongées dans le corps papillaire.

ARTICLE III

VAISSEAUX ET NERFS DU VAGIN

§ I. **Artères.** — Le vagin puise son sang à des sources assez nombreuses, qui toutes communiquent entre elles.

1° Les *artères vaginales supérieures* viennent de l'utérine et spécialement de sa *branche cervico-vaginale* (fig. 333). Celle-ci émet deux ordres de rameaux : les uns, inférieurs, irriguent directement les parois antérieure et postérieure du vagin ; les autres n'y arrivent qu'après avoir fourni au col utérin.

2° Les *artères vaginales moyennes* émanent de l'*artère vaginale proprement dite*[1] ou mieux *vésico-vaginale* (fig. 320 et 363), car elle donne tout autant, si ce n'est plus, à la vessie qu'au vagin. C'est rarement une branche plus ou moins directe de l'hypogastrique (voy. *Angéiologie*, p. 795) ; plus souvent, elle part de l'hémorroïdale moyenne, de l'utérine, de la honteuse interne, ou même de l'obturatrice. Répondant à l'artère vésicale inférieure de l'homme, elle passe derrière l'uretère (fig. 320, 363), aborde le vagin à la partie supérieure de son tiers moyen, à 3 centimètres de son insertion utérine, et irrigue une grande partie du conduit jusqu'au releveur, en fournissant aussi des rameaux pour la paroi postéro-inférieure de la vessie.

Normalement cette artère n'émet aucun rameau direct pour le tiers supérieur du vagin. Exceptionnellement on l'a vue, peu après son origine, donner un rameau transversal qui, se dirigeant en dedans, passait dans le ligament large au-dessous et en arrière de l'utérine, fournissait au cul-de-sac postéro-latéral et s'infléchissait à angle droit, pour descendre le long de la paroi postérieure du vagin. Cette branche anormale, signalée par Durand et Commandeur, n'est peut-être qu'une azygos postérieure (voir plus bas), se détachant de la vaginale et non de la cervico-vaginale.

1. Il règne une certaine confusion au sujet de l'artère vaginale que Farabeuf décrit sous le nom de *vaginale de renfort*. Il la distingue de la vésico-vaginale, dont il fait une branche constante de l'utérine. La description que je donne répond à ce que j'ai trouvé le plus souvent sur les pièces que j'ai disséquées. Mais il existe de nombreuses variantes. (Comparer p. ex. les figures 333 et 363.)

3° Les *artères vaginales inférieures* viennent surtout d'une branche de l'hémorroïdale moyenne, branche que Hyrtl nomme l'*artère vaginale inférieure*. Lorsque l'artère vésico-vaginale est petite, ce vaisseau se charge de la nutrition du segment moyen du vagin. Descendant le long de la paroi latérale de ce conduit, il fournit, comme la vaginale proprement dite, au segment inférieur, en se prolongeant sur l'hymen et jusque dans le vestibule et la grande lèvre. Ce segment reçoit aussi quelques artérioles de la honteuse interne, qui peut suppléer les vaginales inférieure et moyenne.

Toutes les artères du vagin, après s'être divisées sur ses bords latéraux, s'anastomosent largement entre elles par des canaux transversaux et longitudinaux. Elles communiquent aussi avec celles des régions voisines, avec celles de l'utérus, de la vessie, du rectum, enfin avec celles de la vulve, spécialement avec les artères vestibulaires, urétrales, bulbeuses et labiales postérieures.

Dans la gaine celluleuse du vagin elles n'affectent parfois aucune disposition spéciale. Mais souvent, ainsi que l'a montré Hyrtl, on voit, de chaque côté, l'un des rameaux de l'artère cervico-vaginale s'unir à plein canal, sur la paroi vaginale postérieure et supérieure, avec celui du côté opposé. Ainsi se constitue un troncule, qui occupe à peu près la ligne médiane et qui, renforcé successivement par des anastomoses transversales des artères vaginales moyennes et inférieures, descend tout le long de la paroi postérieure jusqu'à l'orifice vulvo-vaginal, qu'il dépasse même souvent pour se terminer, par deux rameaux divergents, dans les muscles bulbo-caverneux et la glande de Bartholin. C'est l'*artère azygos postérieure* du vagin. Nagel a rencontré dans quelques cas une *azygos antérieure* qui, se comportant de même, chemine dans la cloison vésico-vaginale et arrive jusqu'au méat urinaire.

Contrairement à celles de l'utérus, les artères du vagin sont rectilignes et n'offrent guère de flexuosités que dans la partie supérieure. Elles se distribuent à toutes les tuniques constituantes et forment des réseaux particulièrement abondants dans la muqueuse, où chaque papille est pourvue d'une anse artérielle. La vascularisation est surtout riche près de l'orifice inférieur et dans les colonnes du vagin. Elle augmente pendant la grossesse (pouls vaginal d'Osiander),

§ II. **Veines.** — Naissant des réseaux capillaires de la muqueuse et de la musculeuse, elles constituent un plexus considéré à tort par Kobelt comme spongieux ou érectile, car « ce nom de corps caverneux du vagin n'est applicable qu'aux colonnes, en tant qu'organes compressibles » (Henle). Il n'en est pas moins vrai que les veines du vagin sont des plus nombreuses, inégalement développées cependant sur les divers points de l'organe. Sur la voûte vaginale, elles sont plus espacées, mais leur calibre est plus notable (Arnold). Elles forment sur la paroi antérieure des réseaux assez serrés et, sur la paroi postérieure, plusieurs troncs, surtout transversaux, auxquels se mêle en général, en bas, une grosse veine constituée par l'union des veines bulbeuses droite et gauche (Tschaussow). Mais c'est principalement sur chacun des côtés du vagin qu'on rencontre un plexus extrêmement développé (p. 503 et fig. 337), qui se continue en haut avec le plexus utérin, en bas avec les veines bulbeuses et labiales postérieures, en avant avec les plexus vésical, urétral et clitoridien, en arrière avec les plexus hémorroïdaux. Ce plexus latéro-vaginal, en raison de ses branches afférentes, de ses troncs efférents, de ses rapports avec l'uretère (fig. 320), a été divisé, un peu arbitrairement peut-être, en un *plexus utéro-vaginal*, qui se vide dans les veines utérines et un *plexus vésico-vaginal* qui, recevant aussi du sang du bas-fond vésical, de l'uretère, du canal ano-rectal, se déverse dans la *veine vaginale* ou *vésico-vaginale*, souvent double (Gussenbauer), également tributaire de l'iliaque interne. Ces plexus appartiennent aux veines pelviennes (au-dessus du releveur), qui toutes communiquent largement entre elles. Les veines de la partie inférieure du vagin (sous le releveur) font partie du système périnéal; elles s'anastomosent avec les veines honteuses internes et notamment avec les veines du bulbe (voy. plus loin, p. 614).

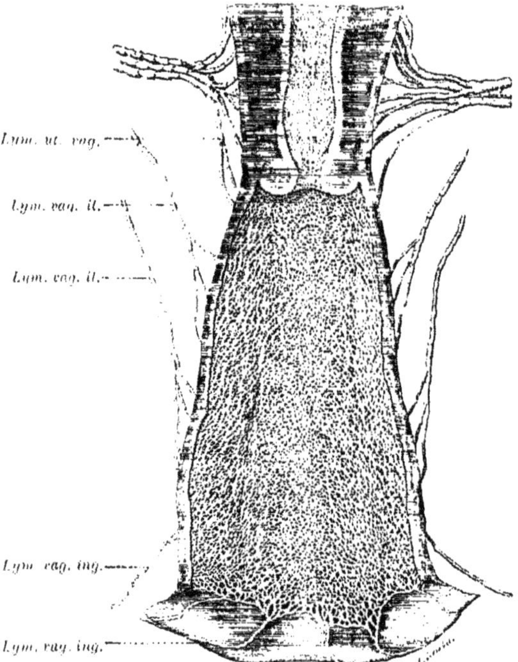

Fig. 375. — Réseau lymphatique de la muqueuse vaginale. Troncs efférents du vagin (Poirier).

Comme l'ont montré les injections de Hyrtl, les veines vaginales communiquent aussi avec les veines hémorroïdales supérieures et, partant, avec le système porte (*veines porto-vaginales*).

Toutes les veines du vagin sont dépourvues de valvules. Mais elles offrent, d'après Langer et Henle, une disposition assez particulière, spécialement dans les colonnes : elles ont des parois inégales, à structure trabéculaire, et sont unies çà et là par des filaments qui traversent leur lumière. Elles ont une tendance assez marquée à devenir variqueuses.

§ III. **Lymphatiques.** — Ils tirent leurs origines de la tunique musculaire et de la muqueuse. Dans cette dernière, ils forment (fig. 375) un réseau très serré, qui communique avec celui du col utérin et des organes génitaux externes.

Avec Poirier, on peut diviser, bien qu'un peu schématiquement (Bruhns), les troncs efférents en supérieurs, moyens et inférieurs.

Les *supérieurs* comprennent eux-mêmes : *a*) des lymphatiques, qui s'unissent a ceux du col utérin et se jettent avec eux dans les ganglions hypogastriques supérieurs (p. 506 et fig. 339); — *b*) d'autres, qui remontent isolément pour aboutir aux ganglions hypogastriques inférieurs.

Les *moyens* suivent l'artère vaginale et se jettent dans ces mêmes ganglions latéraux de l'excavation pelvienne. Bruhns insiste particulièrement sur un ou deux petits ganglions, placés immédiatement en dedans du point de départ de l'artère utérine.

En outre, sur chaque bord du vagin, sortent deux troncs, qui vont à un ou

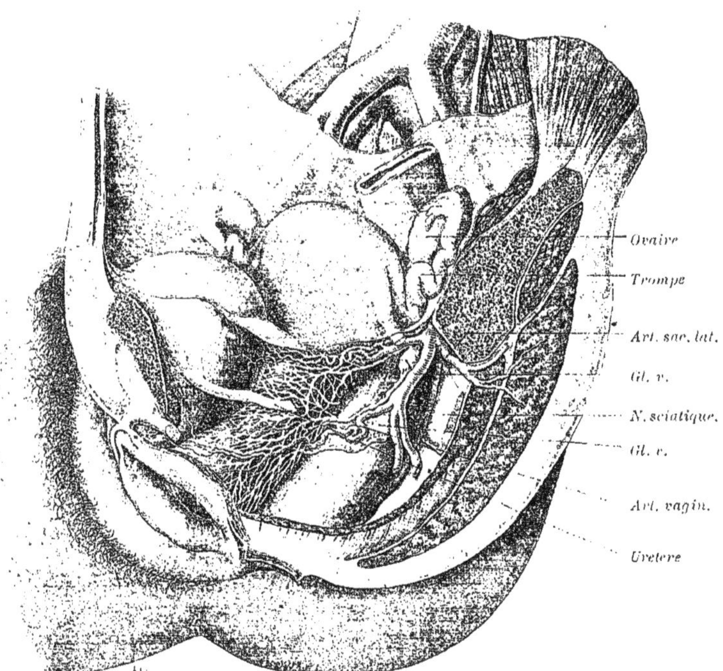

Fig. 376. — Vaisseaux lymphatiques du tiers moyen du vagin et ganglions (*Gl, v*) dans lesquels ils se rendent (d'après Bourgery et Poirier).

deux ganglions disposés de chaque côté du rectum, à peu près au point où l'artère hémorroïdale moyenne se détache de l'hypogastrique. Une fois sur quinze, il existe sur leur trajet un petit ganglion au niveau de la cloison recto-vaginale. Morau parle aussi de deux à quatre troncs, qui cheminent sur la partie latérale du vagin s'engagent plus ou moins sur les côtés de cette cloison et gagnent le ganglion inférieur du plexus iliaque, situé au niveau de l'origine de l'artère vaginale. De ce point, une infection vaginale peut se propager aux ganglions ano-rectaux et hémorroïdaux supérieurs[1].

1. Je crois que souvent les auteurs, n'employant pas une nomenclature précise, décrivent, sous des termes différents, les mêmes ganglions. A mon avis, les lymphatiques de la partie moyenne du vagin se jettent la plupart,

Les *inférieurs*, provenant des environs de l'orifice vaginal au-dessus et au-dessous de l'hymen, se portent en avant, communiquent avec ceux des petites lèvres et se jettent avec eux dans les ganglions inguinaux supéro-internes. D'après Poirier, tous les lymphatiques placés au-dessus de l'hymen sont tributaires des ganglions pelviens.

Cette limitation des territoires lymphatiques n'est pas toujours exacte au point de vue clinique et on ne peut nullement conclure avec certitude qu'une ulcération du tiers inférieur du vagin n'infecte par exemple que les ganglions de l'aine. D'autre part, il existe parfois des anomalies. Ainsi Bruhns a vu, dans un cas, un lymphatique, émané du vagin, se jeter dans un ganglion lombaire placé dans la bifurcation aortique. Assez souvent, il a rencontré, se détachant de la paroi postérieure du conduit, un tronc, qui côtoyait le rectum pour déboucher dans un ganglion situé sur le plancher pelvien, en dehors de la gaine fibreuse rectale.

Les vaisseaux absorbants du vagin s'anastomosent, ainsi que je l'ai dit, avec ceux des régions voisines. Je dois particulièrement rappeler les communications qui se font avec ceux de la vulve et mentionner celles qui existent avec les lymphatiques du rectum. Morau a bien décrit ces dernières, sous forme de troncs médians qui, de la paroi vaginale postérieure, se rendent, en perforant la gaine fibreuse du rectum, aux ganglions ano-rectaux, placés en dedans de cette gaine, ganglions dont les vaisseaux tributaires infiltrent la paroi antérieure du rectum en rapport direct avec le vagin. Ces ganglions eux-mêmes communiquent avec les ganglions hémorroïdaux supérieurs et mésentériques inférieurs (Waldeyer).

§ IV. **Nerfs.** — Les nerfs du vagin émanent, en majeure partie, du plexus hypogastrique latéral et plus spécialement des ganglions de Lee et des deux ganglions vésicaux (p. 510), auxquels s'unissent des filets des 3e, 4e et quelquefois 2e nerfs sacrés (fig. 340, 11 et fig. 359, 3 et 9). Il s'y joint quelques rameaux venant directement du plexus utérin commun sans passer par le ganglion cervical et, à la partie inférieure, quelques filets du nerf honteux interne (fig. 410).

Le vagin est un organe peu sensible dans sa partie profonde et surtout sur sa paroi antérieure, à tel point qu'on peut opérer sur elle sans anesthésie. La sensibilité est plus accusée sur la paroi postérieure et augmente à mesure qu'on approche de l'orifice vestibulaire (Calmann).

Les nerfs du vagin forment un plexus marginal, d'autant plus serré qu'on descend près de la vulve. Dans ce plexus, on rencontre de nombreuses cellules nerveuses et quelques petits ganglions, surtout abondants dans le tiers supérieur du vagin (Krause). Il s'en détache des ramifications qui couvrent une grande partie du pourtour de l'organe et forment, dans les tuniques musculaire et muqueuse, des réseaux riches, comme le plexus marginal, en cellules ganglionnaires (Kalischer) et même en petits ganglions (Lee, Körner). Je dois dire cependant que Gawronsky n'a pu trouver aucune cellule nerveuse sur le trajet des nerfs intra-vaginaux.

Les terminaisons musculaires n'ont rien de spécial. Les nerfs de la muqueuse traversent la tunique contractile, en décrivant, presque à angle droit, des coudes (Gawronsky), au niveau desquels ils émettent des ramifications latérales, principalement destinées aux fibres lisses. Ils suivent la plupart les vaisseaux, se dépouillent de leur gaine de myéline et arrivent dans le tissu sous-muqueux, où ils forment un plexus (Chrschtschonowitsch) immédiatement sous-épithélial.

non dans les ganglions hypogastriques (c'est-à-dire dans la bifurcation iliaque), mais dans les ganglions sacrés latéraux, disposés entre le rectum et les vaisseaux iliaques internes.

De ce plexus se détachent des fibrilles, qui se terminent par des pointes et des boutons dans les couches profondes (Gawronsky) et aussi superficielles (Köstlin) de l'épithélium.

A la partie inférieure du vagin, on a trouvé parfois quelques-uns des corpuscules spéciaux que je décrirai (p. 610 et fig. 391) à propos des petites lèvres et du clitoris (Krause, Polle, Kölliker).

ARTICLE IV

DÉVELOPPEMENT ET ANOMALIES DU VAGIN

§ I. — DÉVELOPPEMENT

J'ai exposé, dans un précédent chapitre (p. 513), la naissance du canal de Leuckart. J'ai montré comment il se différencie en utérus et en vagin. Je n'ai pas à revenir sur ces faits et il me suffit de prendre ce dernier conduit au moment où le museau de tanche vient de se constituer (c'est-à-dire vers la 15e semaine).

Dans cette étude, il faut envisager au vagin deux segments, l'un supérieur, qui en comprend la presque totalité, l'autre inférieur, hyménéal et sus-hyménéal. Autant le développement du premier est simple et bien connu, autant celui du second est complexe et discuté.

A. **Développement du segment supérieur.** — 1° *Développement histologique.* — Le segment supérieur ou vagin proprement dit est incontestablement müllérien. Quand le canal de Leuckart s'est formé, on peut constater, dès le 4e mois, une différence dans le revêtement épithélial de ses deux parties. Tandis que, dans la partie proximale, l'épithélium reste cylindrique et ne forme plus qu'une couche (p. 515), on le voit, au contraire, sur la partie inférieure que remplit la lame épithéliale de Tourneux (p. 516 et fig. 344), se multiplier de plus en plus et se transformer en éléments cubiques, riches en protoplasma, qui comblent toute la lumière du canal. Le vagin paraît donc primitivement un conduit solide, qui s'accroît de haut en bas pour atteindre le sinus uro-génital. Les cellules qui le remplissent, d'abord très irrégulièrement disposées, s'alignent ensuite le long des futures parois, deviennent plus petites et tendent à prendre par pression réciproque une forme aplatie, pavimenteuse, et à se ranger en plusieurs assises. En même temps, par leur prolifération incessante, elles dilatent le futur vagin. Puis les cellules centrales se désagrègent et ainsi se constitue de bas en haut, de l'hymen vers le museau de tanche, la cavité du vagin. Mais celle-ci apparaît d'une façon tardive; elle n'existe pas encore au 6e mois fœtal et, chez la nouveau-née, on la trouve encore (Nagel) obstruée par de nombreuses masses épithéliales. Çà et là persiste même une soudure épithéliale des parois, prédisposant aux rétrécissements et aux cloisonnements congénitaux.

Les cellules ainsi modifiées du canal de Leuckart donnent exclusivement naissance à l'*épithélium de la muqueuse*. Tout le reste de la paroi vaginale est, comme pour l'utérus, une dépendance des cellules mésodermiques du cordon génital (fig. 344).

Les *fibres musculaires* se montrent au 5e mois dans la zone la plus périphérique (Nagel). Pour Werth et Grusdew, les éléments ronds et fusiformes du stroma mésodermique donnent d'abord naissance à une mince couche longitudinale, en dedans de laquelle se forment successivement une assise circulaire et un mince stratum longitudinal sous-épithélial. C'est seulement au 7e mois que la musculature du vagin entre en communication avec celle du col utérin; on voit alors les fibres longitudinales du premier s'entre-croiser avec les fibres circulaires du second.

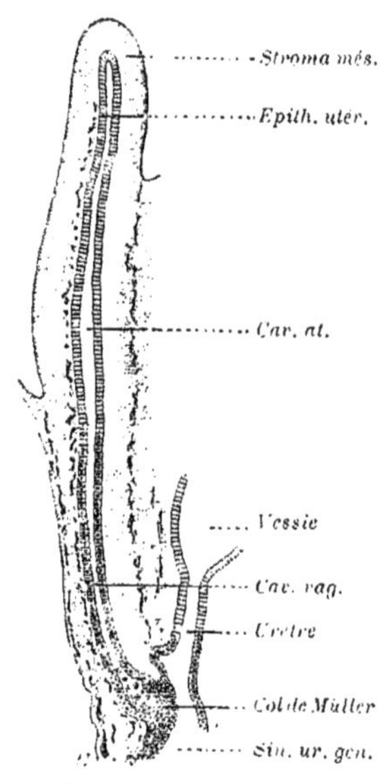

Fig. 377. — Embryon humain de 10 cm. de long. Coupe longitudinale passant par le cordon génital. (En partie d'après Tourneux et Milhalkovics.)

Quant aux *éléments élastiques*, on constate, d'après Obermüller, leur présence dès le 7e mois fœtal, mais seulement dans les parois artérielles et dans la musculeuse du vagin; elles n'apparaissent que plus tard dans la muqueuse et dans les tuniques des veines. A partir de l'âge de 10 ans, on peut mettre l'élément élastique en évidence dans toute l'étendue du vagin.

2° ***Évolution macroscopique.*** — Le cordon vaginal solide est primitivement bien plus court que le tube utérin. Il s'accroît d'abord assez lentement, mais, dans la deuxième moitié de la vie fœtale, il s'allonge et s'élargit d'une façon rapide; la cloison qui le sépare de l'urètre (fig. 397, *Sept. ur. vag.*) suit un développement parallèle, tandis que le canal uro-génital paraît rester stationnaire et se transforme, chez l'embryon femelle, en sinus, puis en vestibule du vagin. L'accroissement du vagin marche à pas si rapides que, chez les petites filles, il est relativement (Huschke, Griasnoff) plus long que chez l'adulte. Il est d'abord vertical, placé en avant de l'axe de l'excavation pelvienne, en raison de l'étroitesse du bassin et de la situation élevée de la vessie (fig. 342).

Les colonnes, qui ne sont peut-être que les vestiges de la soudure des deux canaux de Müller, paraissent vers le 5e mois. Elles sont primitivement très développées. Il en est de même des plis qu'on attribue en général au bourgeonnement de l'épithélium dans le stroma sous-jacent. On constate leur présence dès le 6e mois et ils occupent d'abord toute la hauteur du vagin, simulant des lamelles dures qui plus tard s'écartent, s'aplatissent, se fragmentent, se transforment en crêtes, rugosités, tubercules. Ces lamelles n'acquièrent leur aspect définitif qu'à l'époque de la puberté, tandis qu'elles ont déjà disparu dans le tiers supérieur du vagin à la fin de la période fœtale.

B. Développement du segment inférieur ou hyménéal. —

Pour comprendre les différentes théories qui prétendent expliquer le développement de l'hymen, rappelons que, dans le sinus uro-génital, future fente vulvaire (p. 623), débouchent successivement d'abord les canaux de Wolff, puis ceux de Müller. Le contact entre ces deux conduits est, à ce niveau, extrêmement intime. Suivant qu'on fait intervenir dans le développement l'un ou l'autre de ces organes, le segment hyménéal du vagin sera d'origine vulvaire (sinus uro-génital), vaginale, ou même vulvo-vaginale. A ne considérer que l'origine vaginale, le segment hyménéal pourrait être, selon l'expression consacrée, un vagin müllérien ou, au contraire, wolffien. Jetons un rapide coup d'œil sur ces diverses théories.

1° *L'hymen est une formation vaginale, d'origine exclusivement müllérienne.* C'est l'opinion admise par la plupart des embryologistes (Kölliker, Dohrn, Budin, Waldeyer, Mihalkovics, Debierre, Nagel, Kollmann). C'est aussi celle qui s'appuie sur les constatations les plus nombreuses.

Les canaux de Müller fusionnés, en abordant le sinus uro-génital, ne débouchent pas d'emblée dans sa paroi postérieure, ainsi qu'on le dit souvent. Ils la repoussent obliquement devant eux. Grâce à la prolifération considérable (fig. 377, *col. Mül.*) des cellules qui remplissent le tube vaginal, celui-ci constitue dans la cavité du sinus une saillie, dite *colline* ou *éminence de Müller*. C'est aux dépens de cette éminence que se forme l'hymen, par désagrégation des cellules centrales, s'il faut en croire Kölliker et Mihalkovics. Nagel et Fränkel précisent davantage. Les éléments qui comblent le tube vaginal, encore solide à son extrémité inférieure, ne le distendent pas uniformément; ils respectent une zone annulaire, qui répond au futur orifice vestibulo-vaginal, et c'est en arrière de lui que le conduit se dilate d'une façon notable, prenant de très bonne heure une forme ampullaire (Strobel). Cet anneau n'est autre que le futur hymen (fig. 378, *H*), qui naît en définitive et de l'épithélium et du stroma sous-jacent. Dès la 19e semaine (Dohrn), on peut constater son existence. Il n'est pas autre chose que l'extrémité inférieure rétrécie du vagin et représente d'abord un anneau, dont le bord libre est recourbé en dedans (fig. 378). Bientôt, nous l'avons montré, le vagin s'allongeant, son extrémité inférieure, c'est-à-dire l'hymen, est refoulée dans le vestibule (fig. 379) et se présente sous l'aspect de deux valves épaisses, juxtaposées.

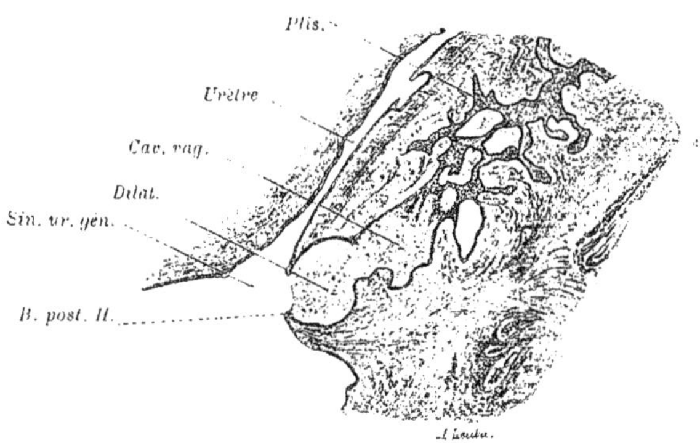

FIG. 378. — Coupe sagittale passant par l'extrémité inférieure du vagin d'un embryon humain de 14 cm. (Nagel).

Cav. vag., Vagin avec ébauche des plis et rugosités. — *B. post. H.*, Bord postérieur de l'hymen. — *Dilat.*, Dilatation placée en amont de lui.

C'est ainsi que, par son accroissement considérable, le canal génital paraît s'ouvrir à l'extérieur (Job). Il convient d'ajouter que c'est seulement vers la naissance que l'orifice devient libre et qu'il est débarrassé des éléments épithéliaux qui l'obstruent. La valvule vaginale offre alors les caractères que nous avons décrits plus haut (fig. 364, 365 et 366). La paroi postérieure du vagin s'allongeant plus rapidement que l'antérieure (Strobel), l'hymen prend ainsi l'orientation qu'on lui connaît.

2° *L'hymen est une formation vaginale, d'origine à la fois müllérienne et wolffienne.* On sait les relations intimes (p. 420 et 513) qu'affectent dans le cordon génital les canaux de Müller et de Wolff, les premiers semblant décrire une demi-spire très allongée (Born) autour des seconds, qui leur servent pour ainsi dire de tuteurs. Les parois de ces conduits sont, près du sinus uro-génital, presque confondus, les canaux de Wolff se plaçant en avant et en dedans de ceux de Müller. On comprend, dans ces conditions, que leurs transformations ultérieures ne soient pas faciles à analyser, et qu'on puisse attribuer à tous deux la naissance de l'éminence de Müller et par suite de l'hymen. Ainsi pensent en particulier Tourneux, Wertheimer, Herrmann, Hofmann. Ils estiment que les extrémités inférieures des canaux de Wolff s'unissent à ceux de Müller pour former le segment hyménéal du vagin. « On trouve, en effet, sur des fœtus de 4 mois, au milieu des cellules pavimenteuses, qui comblent l'orifice du vagin, deux traînées latérales de grains jaunâtres, comme il en existe dans les conduits de Wolff en voie de disparition. Chez la vache, les canaux de Gartner ne s'ouvrent pas dans le sinus uro-génital, mais dans le vagin lui-même. On peut admettre que les extrémités inférieures des conduits de Wolff ont disparu dans cette étendue pour prendre part à la formation de l'orifice vaginal » (Tourneux).

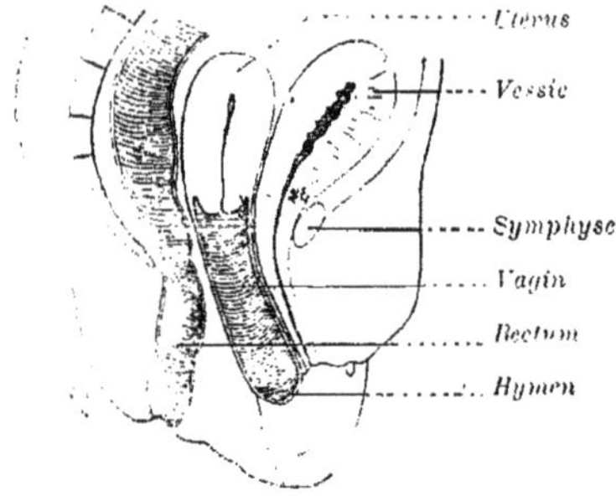

Fig. 379. — Formation de l'hymen d'après la conception de Budin.

« L'hymen n'est que l'extrémité inférieure du vagin faisant saillie sur la muqueuse vulvaire. »

3° *L'hymen est une formation d'origine exclusivement wolffienne.* Renchérissant sur l'opinion de Tourneux et Wertheimer, Hart (mais il est presque seul de son avis) soutient que le vagin müllérien se termine en cul-de-sac et que son segment hyménéal résulte uniquement d'une transformation des bulbes des canaux de Wolff.

Les notions actuelles sur le siège, l'étendue des canaux de Gartner, sur la disparition et l'atrophie des canaux de Wolff chez l'embryon femelle, ne plaident guère en faveur des théories de Tourneux et de Hart (voy. p. 405).

4° *L'hymen est une formation vagino-vulvaire.* Différents embryologistes, tout en reconnaissant que l'hymen se développe aux dépens de l'éminence de Müller et constitue une formation exclusivement vaginale, admettent cependant que le feuillet épidermoïdal qui tapisse sa face externe ou vestibulaire provient de l'épithélium du sinus uro-génital. De fait, on comprend qu'il n'y ait pas grande différence de vues entre ceux qui considèrent l'hymen comme un repli de la muqueuse vaginale (Sappey) et ceux qui le regardent comme le résultat de l'adossement des muqueuses vaginale et vulvaire (Courty, Tarnier, Budin), car il est difficile d'attribuer une origine purement ectodermique ou endodermique aux éléments épithéliaux, qui s'entremêlent au niveau de l'éminence de Müller (fig. 377).

Mais c'est surtout Schæffer qui s'est fait le défenseur de cette origine mixte, vulvo-vaginale. Si j'ai bien compris son mémoire, d'une lecture assez difficile, il fait valoir que très souvent, dans 28 pour 100 des cas, l'hymen est *bilamellaire*, se compose, au 5e mois fœtal, de deux feuillets dont chacun, sur ses deux faces, est tapissé d'un épithélium. Le feuillet interne est un produit du canal de Leuckart et porte souvent de petits plis qui, contractant des adhérences, peuvent former des cryptes, des espaces clos et donner ainsi naissance aux kystes de l'hymen. Le feuillet externe se compose de travées muqueuses, qui naissent des nymphes ainsi que du frein du clitoris et cheminent parfois circulairement autour des orifices vaginal et urétral.

Cette hypothèse de l'hymen bilamellaire est corroborée par l'examen de certaines malformations. Ainsi, dans quelques vagins cloisonnés, on a pu trouver un hymen commun devant deux orifices vaginaux. D'autres fois, le vagin manque complètement, et cependant il existe un hymen, mais réduit alors à sa lamelle externe dépendant de la vulve.

5° *L'hymen est une formation vulvaire, une dépendance du sinus uro-génital.* Cette théorie ancienne, qui remonte à Rathke, Lilienfeld, a été reprise par Pozzi, dont Gervis partage l'opinion. S'appuyant surtout sur les cas où, malgré l'absence du vagin, il existe un hymen bien développé, et sur des faits de pseudo-hermaphrodisme (hypospade avec un hymen), Pozzi pense (mais sans en donner aucune démonstration directe) que cette membrane « est un repli du pourtour du conduit vulvo-vaginal, à l'orifice antérieur du canal vaginal, qui est formé en haut par la fusion des conduits de Müller, en bas par le canal vestibulaire, vestige du sinus uro-génital. Il y a, au début, deux saillies linéaires qui s'avancent sur la ligne médiane jusqu'à ce qu'elles se rencontrent; l'hymen est à ce moment-là double et la bandelette qu'il forme de chaque côté de la fente uro-génitale se continue au delà de l'ouverture de l'urètre, jusque vers la base du clitoris. Quand les orifices vulvaire et urétral se sont constitués, elle encadre l'une et l'autre de ces ouvertures, formant à la première la collerette de l'hymen, et autour de la seconde un bourrelet annulaire, très visible chez les enfants, continu en bas avec l'hymen, en haut avec une saillie médiane », dite bride masculine du vestibule (voy. p. 581). Ainsi qu'on le voit, Pozzi admet l'existence d'un véritable appareil hyménéal, composé de l'hymen vaginal, de l'hymen urétral et de la bride masculine.

Retterer fait intervenir, comme Pozzi, le sinus uro-génital dans la formation de l'hymen, tout en donnant une interprétation très différente. Tandis que, chez le mâle, ce sinus continue à rester un canal unique, « on voit, chez le fœtus féminin, le sinus uro-génital, se cloisonner à partir du point d'abouchement des canaux de Müller ». Deux plis latéraux, nés des parois du sinus, se portent l'un vers l'autre, se fusionnent. Il en résulte deux canaux, l'un antérieur, l'urètre, l'autre postérieur, le vagin. Ainsi la portion inférieure de ces conduits résulte du cloisonnement du sinus uro-génital.

Telles sont les diverses théories qui prétendent expliquer la formation de l'hymen et du segment hyménéal du vagin. Il est actuellement impossible de se prononcer sur leur valeur. C'est cependant la première qui paraît reposer sur les bases les plus solides. C'est pourquoi j'ai étudié dans un même chapitre le vagin et l'hymen.

Il est bon de remarquer que, suivant la conception à laquelle on se rallie, les *homologies* dans les deux sexes sont différentes. Pour les auteurs qui défendent l'origine müllérienne, le segment vestibulaire du vagin répond à l'utricule prostatique et l'hymen au verumontanum. Klein va plus loin et suppose que l'hymen annulaire seul serait l'analogue de la crête urétrale elle-même, tandis que l'hymen semi-lunaire représenterait plutôt les plis du sinus de Weber.

Pour ceux qui voient dans la valvule vaginale une dépendance du sinus uro-génital, et pour Pozzi en particulier, « l'hymen est l'analogue du bulbe de l'urètre chez l'homme; c'est le bulbe resté à l'état embryonnaire, non érectile et membraniforme, à l'entrée du canal vestibulaire, vestige du canal uro-génital. La bride masculine est le vestige de la portion antérieure ou cylindroïde des corps spongieux primitifs, de même que l'hymen est le vestige de la portion postérieure ou ovoïde ». C'est peut-être pousser les rapprochements un peu loin.

§ II. — ANOMALIES

Nombreuses, les anomalies du vagin peuvent être ramenées à quatre types :

A. **Absences.** — Elle est *complète*, quand aucun canal n'existe entre la vulve et l'utérus; le vagin manque tout à fait (*agénésie*) ou n'est représenté que par un cordon fibreux (*atrésie totale*). Elle est *incomplète*, lorsque l'ébauche consiste en un cul-de-sac situé soit au-dessous de l'utérus, soit au niveau de la vulve. Un tractus plus ou moins résistant tient la place du canal absent.

Une variété de cette dernière forme consiste dans l'*imperforation* de l'hymen.

Ces anomalies se compliquent souvent d'un développement rudimentaire de l'utérus (p. 519).

B. **Cloisonnements.** *a*) ***Cloisons longitudinales.*** 1° *Cloison complète.* — Elle coïncide presque toujours avec un utérus double et résulte de la persistance de la cloison, qui sépare les canaux de Müller. Le plus souvent les deux conduits sont inégaux et, de plus, l'un d'entre eux, généralement le gauche, est situé en avant de l'autre. Quelquefois l'un de ces canaux, tout en communiquant avec l'utérus, se termine en cul-de-sac à son extrémité inférieure, d'où la formation, au moment de l'établissement des règles, d'un *hématocolpos latéral*. Les vagins doubles sont assez fréquents; ils ne s'opposent ni à la copulation, ni à la parturition, et passent souvent inaperçus. Généralement l'un d'eux est atrophié ou borgne (Runge) et le vagin est dit *unilatéral.*

2° *Cloisons incomplètes.* — Elles présentent une étendue variable.

3° *Débris de cloison*, consistant en brides verticales. L'une de celles-ci peut siéger à l'orifice vaginal; alors il y a deux hymens, deux ouvertures conduisant dans une cavité vaginale unique. L'hymen double, coexistant avec un vagin unique, est une anomalie assez commune à laquelle prédispose peut-être la divergence que présentent primitivement les canaux de Müller à leur partie inférieure.

b) ***Cloisons transversales.*** — Ces cloisons sont généralement situées à la partie moyenne ou un peu au-dessus. En général, elles sont uniques; quelquefois il y en a 2, 3 et même 4. Ces septa sont tantôt complets, tantôt incomplets, réduits à l'état de brides.

C. **Rétrécissements.** — Ils ne sont parfois qu'une variété de cloisonnement transversal incomplet, occupant une petite longueur du vagin. On l'a cependant vue s'étendre à tout le canal. Les stenoses annulaires résultent, pour Breisky, d'une inflammation fœtale, pour Woerner, d'une persistance et d'une soudure des replis épithéliaux, si marqués au début de la vie intra-utérine.

Jarjavay et Schroeder ont particulièrement insisté sur une variété de rétrécissement en diaphragme, siégeant à l'union des tiers supérieur et moyen du vagin. On l'explique souvent d'une façon semblable. Aschenauer pense, au contraire, que le vagin est alors comme étranglé par un développement trop hâtif du plancher pelvien.

D. **Communications avec les organes voisins.** — Le vagin peut s'ouvrir dans le rectum, dans la vessie ou dans l'urètre. Ces vices de conformation, notamment l'anus vaginal, sont difficiles à expliquer (Tourneux) et le problème de leur pathogénie n'a point reçu jusqu'à ce jour, de solution satisfaisante.

CHAPITRE VI

VULVE ET SES DÉPENDANCES
ORGANES GÉNITAUX EXTERNES

ARTICLE PREMIER

VUE D'ENSEMBLE

Sous le nom d'*organes génitaux externes de la femme*, on doit décrire tous ceux qui dérivent du sinus uro-génital et qui sont placés au-dessous [1] de l'aponévrose périnéale moyenne ou diaphragme uro-génital (fig. 362). On les appelle aussi *vulve* [2] (*pudendum muliebre*), terme qui n'est pas heureusement choisi et qui, d'ailleurs, pour les uns (Cruveilhier, Sappey), englobe l'ensemble des organes génitaux externes de la femme, pour d'autres (Luschka), ne sert qu'à désigner les parties visibles à l'extérieur et la fente qu'elles limitent. J'emploierai ici le mot vulve dans son acception la plus large.

Configuration générale. — Lorsque les cuisses sont au contact, la vulve se présente sous l'aspect d'une saillie arrondie, triangulaire ou cunéiforme (*cuneus, cunnus*), à sommet postérieur, longue de 7 centimètres environ, à peu près deux fois aussi large en avant (5 centimètres) qu'en arrière (2 centimètres).

La base de la saillie est occupée par le **pénil** ou **mont de Vénus** (*mons pubis*), qui paraît inférieurement se bifurquer en deux bourrelets, les **grandes lèvres**, interceptant entre elles une fente linéaire, médiane, la **fente vulvaire**. C'est tout ce qu'on aperçoit alors des organes génitaux externes, surtout quand les poils sont très développés. Parfois on peut voir, en outre, dans l'extrémité antérieure de la fente, un petit mamelon : c'est le **gland du clitoris** (*torus clitoridis*), recouvert par un prolongement cutané, dit **prépuce** ou **capuchon du clitoris** (fig. 380).

A. *En écartant fortement les grandes lèvres*, on découvre deux nouveaux replis de la peau, dits **nymphes** ou **petites lèvres** qui, à leur partie antérieure, rejoignent le clitoris, dont elles constituent le **frein**. Ces petites lèvres, par leurs

1. Je ne me lasse pas de répéter que, traitant ici de l'anatomie descriptive, *je suppose toujours le sujet en position anatomique, c'est-à-dire dans la station verticale.*
2. De *valva*, porte à deux battants. — All. : *Scham.* — Angl. et Ital. : *Vulva.*

faces internes, forment les limites latérales d'un espace, que j'appelle le **vestibule urétro-vaginal**, expression à laquelle, avec divers auteurs, je donne un sens plus large que celui qu'on lui attribue habituellement. Cet espace, ouvert à sa partie inférieure où il communique avec l'extérieur, est fermé au contraire, d'une façon plus ou moins parfaite, à sa partie supérieure par une série de formations, qui constituent le *toit du vestibule*. Celui-ci est différemment configuré en avant et en arrière (fig. 380 et 381).

1° *A sa partie antérieure*, le toit du vestibule est représenté par une surface

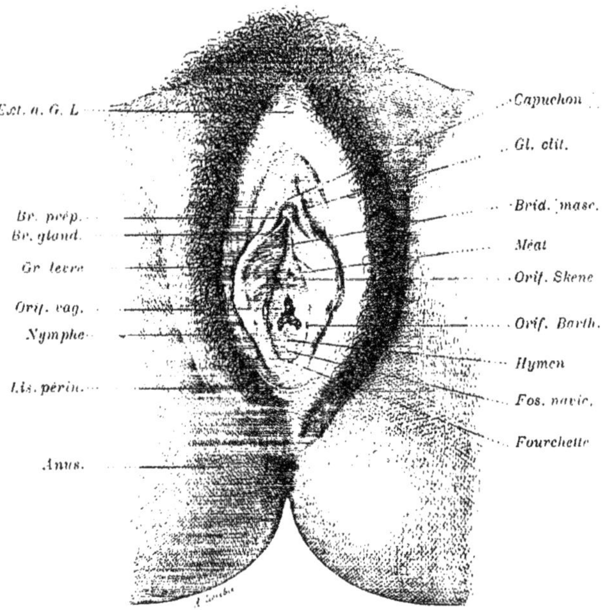

Fig. 380. — Organes genitaux externes d'une vierge, vus après écartement des grandes et des petites lèvres.

triangulaire ou ovoïde à pointe antérieure, plane d'avant en arrière, un peu concave de droite à gauche : c'est le *vestibule*[1] *du vagin*, au sens restreint du mot, ou mieux, avec Charpy, le *vestibule de l'urètre* (fig. 381). Celui-ci est limité en avant par le gland du clitoris et son frein, latéralement par la face interne des petites lèvres (fig. 382), en arrière par une ligne passant par le tubercule vaginal antérieur. Sur ce toit, on distingue surtout un orifice, dit **méat urinaire**, (fig. 380 et 381), embouchure de l'urètre féminin, situé à peu près à 25 millimètres en arrière du clitoris et flanqué, sur ses côtés postéro-latéraux, des petits pertuis des *canaux para-urétraux* (fig. 380, *Orif. Skene*). Entre le méat et le

1. Ce mot, qui remonte à une époque où l'on se faisait une idée fausse des homologies des organes génitaux externes dans les deux sexes, est assez mal choisi, puisque les auteurs lui donnent des significations différentes. Ainsi Sappey dit : « la vulve » ou « vestibule ».

clitoris, la surface est parfois unie sur la ligne médiane ; plus fréquemment, suivant Henle, on trouve entre eux une étroite rainure verticale. Pozzi a montré que cette rainure est très souvent limitée par deux bords, qui se continuent en avant avec ceux de la gouttière de la face postérieure du gland clitoridien. Ces bords s'écartent en arrière, de façon à entourer l'orifice urétral et à se perdre dans la partie antérieure de l'hymen (p. 577). Pozzi a donné à cette rainure et aux bords qui la limitent le nom de **bride masculine du vestibule** ; elle se présente, à un aspect superficiel, comme une bandelette longitudinale, large, chez

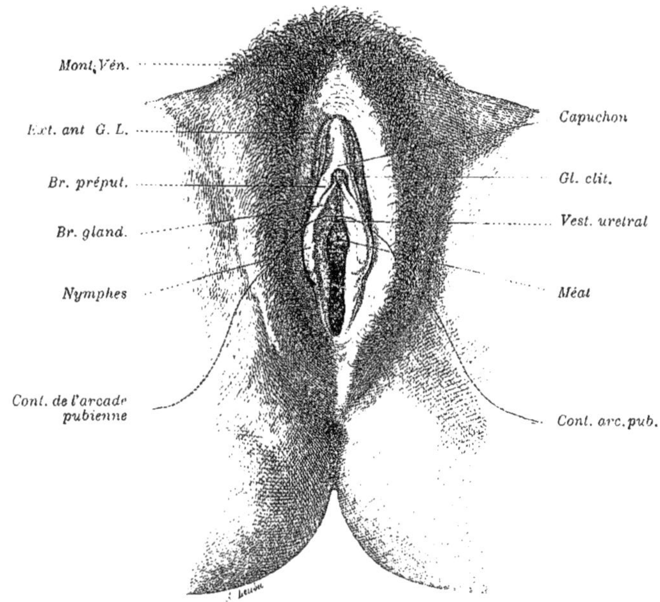

Fig. 381. — Organes génitaux externes d'une multipare, vus après écartement très modéré des lèvres (Bourgery et Rieffel).

l'adulte, d'un demi-centimètre, plus blanche que les tissus environnants. Cette bride est surtout nette chez les enfants (fig. 367) et chez les personnes jeunes (fig. 380, *Brid. masc.*) ; souvent alors elle paraît formée de petits plis étroitement accolés (*habenulæ uretrales* de Waldeyer), étendus du méat à l'insertion du frein du clitoris. J'ai déjà indiqué la signification de cette bride d'après les idées de Pozzi (p. 577).

2° Dans sa *partie postérieure* (*vrai vestibule vaginal*), le toit du vestibule est incomplet, perforé par l'orifice vaginal. A ce niveau, il est formé, chez la vierge, par la face inférieure de l'hymen, chez la femme déflorée ou multipare par les lobules hyménéaux ou les caroncules myrtiformes et, dans les deux cas, par la face interne des petites lèvres. Celles-ci, lorsqu'elles sont bien développées, s'unissent derrière l'orifice vaginal, interceptant entre elles et lui une dépression dite **fosse naviculaire** (voy. plus loin, p. 583). Cette fosse (*Fos. navic.*, fig. 368 et 380) est donc la terminaison postérieure du vestibule. A noter enfin, sur la partie postéro-latérale du vestibule vaginal proprement dit, l'ouverture des **glandes de Bartholin** (fig. 380, *Orif. Barth.*).

Ainsi se présentent les choses quand la vulve est largement ouverte.

B. Mais si, *dans son état d'occlusion*, on pratique sur elle une coupe vertico-transversale, on reconnaît alors qu'en réalité la fente n'est que l'entrée d'un *canal vulvaire*, qui s'étend jusqu'à l'orifice du vagin, canal long de 3 à 5 centimètres en moyenne (fig. 362). Les parois de ce canal, accolées les unes aux autres, sont disposées sur plusieurs plans, dont les profonds ne peuvent être aperçus qu'après avoir écarté les superficiels. Ces plans sont constitués successivement par les grandes lèvres, par les nymphes et le gland clitoridien, enfin par l'hymen ou ses débris et le triangle pré-urétral. Dans cette attitude, le plancher du vestibule, sensiblement horizontal, n'est plus une surface plane ; c'est un angle dièdre qui, commençant en avant par la rainure urétro-clitoridienne, se divise ensuite pour se continuer, de chaque côté, par les gouttières nympho-hyménéales, réunies en arrière pour former la fosse naviculaire. On voit ainsi que le vestibule représente la partie profonde de l'entonnoir vulvaire, entonnoir aplati transversalement et dont le sommet répond à l'orifice vaginal.

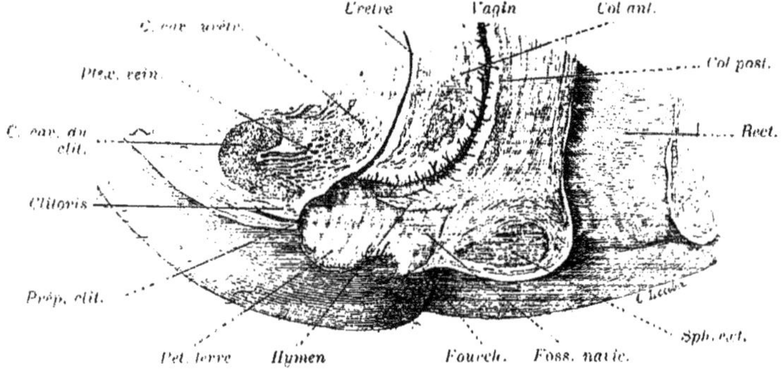

Fig. 382. — Coupe vertico-médiane de la vulve et du vagin, pour montrer les parois latérales du vestibule urétro-vaginal (Henle).

J'ai surtout, dans les lignes qui précèdent, visé dans ma description les parties génitales externes de la vierge et de la nullipare. Il n'est pas besoin de faire remarquer qu'après des grossesses répétées, la fente vulvaire est ordinairement un peu béante, les nymphes visibles en raison de la distension des grandes lèvres, qui perdent une partie de leur graisse (Henle). On sait aussi que le vestibule vaginal s'allonge et que, en général, les parois du vagin (fig. 381) apparaissent immédiatement à découvert (p. 559).

Le canal vulvaire est tapissé par une membrane qui offre, sur les grandes lèvres, sur la face externe des petites lèvres et sur le clitoris, tous les caractères de la peau. A mesure qu'on approche de l'orifice vaginal, cette membrane prend un aspect plus lisse, plus humide, de telle sorte qu'on décrit un **revête-**

ment cutané vulvaire et un revêtement muqueux vulvaire, ce dernier portant encore le nom de *muqueuse vestibulaire*.

En quel point se fait leur jonction? La chose est difficile à préciser. En effet, les téguments offrent, sur une grande étendue du vestibule urétro-vaginal, l'aspect brillant, la teinte rosée, les dépressions en cryptes ou lacunes, qui appartiennent aux muqueuses. Toutefois, ces caractères sont contingents, susceptibles de varier, suivant que telle ou telle partie (clitoris, nymphes) fait saillie à l'extérieur et cesse d'être protégée par les grandes lèvres. Ils ne sauraient donc servir de critérium. C'est l'histologie seule qui peut trancher le débat. En s'appuyant sur elle, il n'est pas permis de ranger, avec Klein et Testut, parmi les muqueuses le revêtement de la face interne des nymphes, du gland et du prépuce clitoridiens, puisqu'il renferme des glandes tégumentaires externes et qu'il est tapissé d'un épithélium, dont les cellules superficielles, purement écailleuses, sont privées de noyaux. Ne doivent être considérés comme muqueux que les territoires de la membrane vestibulaire, contenant des glandes muqueuses et garnis d'un épithélium stratifié, dont tous les éléments sont pourvus de noyaux. En partant de ce principe, il faut reconnaître que la vraie muqueuse du vestibule est fort réduite. Elle est restreinte à une zone qui, embrassant l'orifice urétral, descend vers le tubercule antérieur du vagin. Au-dessous de celui-ci, elle se bifurque, suit, sous forme d'une bande étroite, qui renferme les pertuis des glandes de Bartholin, le sillon nympho-hyménéal ou nympho-caronculaire, pour entourer l'ouverture du conduit vaginal et finir dans la fosse naviculaire, comprise comme je le dirai plus loin, p. 593. La vraie muqueuse vestibulaire est presque partout recouverte d'épithélium cylindrique stratifié (Gebhard). Selon Berry Hart, une ligne blanchâtre (que, pour ma part, je n'ai jamais vue) marque les limites des zones cutanée et muqueuse. Je montrerai, à la fin de ce chapitre (p. 626), que d'importants caractères embryologiques servent aussi à fixer le territoire respectif de ces deux zones (fig. 399).

Enfin, pour compléter cet aperçu général, il convient de dire que le sommet tronqué de l'infundibulum vulvaire, adhérent aux parties voisines, est encore renforcé par des formations particulières, qui en sont pour ainsi dire la charpente: ce sont les **organes érectiles**, dont les uns, externes, ou **corps caverneux du clitoris**, sont incorporés à la racine des grandes lèvres et dont les autres, plus internes, dits **bulbes vestibulaires** ou **vulvaires**, entourent le vestibule et l'orifice vulvo-vaginal.

Direction. Situation. — La vulve, en y faisant rentrer le mont de Vénus, s'étend, dans le sens antéro-postérieur, de la région hypogastrique au périnée et s'arrête environ à 3 centimètres en avant de l'anus. Dans son ensemble, elle est horizontale; mais, très souvent, elle devient un peu oblique en bas et en arrière, quelquefois même légèrement ascendante. En effet, appliquée contre le corps et l'arcade des pubis, contre le diaphragme uro-génital, elle suit l'inclinaison pelvienne. Comme l'orifice vaginal (voy. p. 544), elle s'élève ou s'abaisse, suivant que le bassin appartient au type droit ou au type incliné, devenant ainsi plus ou moins facilement accessible.

Il arrive parfois cependant que la vulve ne suit pas l'inclinaison pelvienne et qu'elle reste, pour ainsi dire, en place, tandis que la symphyse pubienne s'abaisse. Alors le corps périnéal est anormalement long et rigide. Il en résulte un vice de conformation, qui peut créer de sérieux obstacles à la copulation et à l'accouchement.

La vulve occupe et constitue les plans superficiels (fig. 362) de la région urogénitale, puisque l'extrémité postérieure des grandes lèvres atteint la ligne biischiatique. Elle est fixée contre l'ogive pubienne et le diaphragme urogénital par les organes qui en forment la charpente, de telle sorte que (voy. la ligne pointillée de la fig. 381) le pénil, la base des grandes lèvres et le corps du clitoris sont en rapport avec l'arcade pubienne, que le vestibule urétral répond au sommet de cette arcade, tandis que les autres formations vulvaires n'ont aucune connexion directe avec le squelette. Il faut ajouter qu'il existe, à cet égard, des variations individuelles nombreuses, subordonnées, pour une bonne part, au degré de l'inclinaison pelvienne. Ces variations seules peuvent expliquer (fig. 383) que des observateurs éminents, tels que Schrœder et Schultze, soient arrivés à représenter d'une façon aussi différente la situation des parties génitales externes par rapport au plan du détroit inférieur. On comprend enfin que les anomalies congénitales, mentionnées il y a un instant, modifient les relations de la vulve avec le squelette.

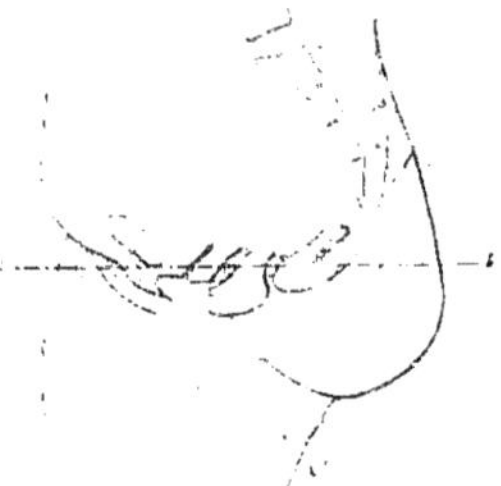

Fig. 383. — Situation des parties molles vulvo-périnéales, d'après Schultze (lignes pleines) et Schrœder (lignes pointillées), par rapport au squelette pelvien.

Ordre de description. — Je décrirai successivement les replis cutanés de la vulve (mont de Vénus, grandes et petites lèvres), les organes érectiles (le clitoris et les bulbes vestibulaires), enfin les glandes de la muqueuse vestibulaire.

Le méat urinaire rentre également dans cette étude ; j'en profiterai pour intercaler la description de l'urètre féminin. En bonne logique cependant, ce conduit mériterait une place à part : en effet, il ne répond pas exactement à la définition que j'ai donnée plus haut (p. 579), puisqu'il est situé, en grande partie, au-dessus de l'aponévrose périnéale moyenne et dans son épaisseur.

Je terminerai ce chapitre compliqué par quelques mots, touchant le développement et les anomalies des organes génitaux externes de la femme.

ARTICLE II

MONT DE VÉNUS

Le *mont de Vénus* ou *pénil*, qu'on rattache, un peu à tort, à la vulve, n'est autre que la région pubienne de la femme. C'est une saillie arrondie, plus ou moins prononcée, qu'on trouve en avant et au-dessus de la fente vulvaire.

Situation et aspect extérieur. — Placée devant la symphyse pubienne, elle est limitée de chaque côté par les plis inguinaux et se continue en bas avec les grandes lèvres. En haut, chez la femme adulte d'un embonpoint moyen, elle se confond avec la région hypogastrique. Chez les enfants et les femmes très grasses, elle en est séparée, au contraire, par un sillon (*sillon pubo-hypogastrique, ligne de Vénus*), souvent très prononcé qui, sur les côtés, va rejoindre le pli inguinal.

Le pénil recouvre la partie supérieure des pubis et empiète un peu sur la paroi abdominale.

Son degré de proéminence tient d'une part au degré de l'inclinaison pelvienne (à la saillie des pubis), d'autre part à l'abondance variable de graisse accumulée sous la peau.

Superposition des plans. — Il est, en effet, constitué par des couches, dont l'épaisseur, de 3 centimètres en moyenne, peut en atteindre 8 ou 10.

1° La *peau* du mont de Vénus est glabre jusqu'à la puberté. A ce moment, elle se recouvre de poils, qui toujours paraissent d'abord sur la ligne médiane et se dirigent en haut et en dehors. Puis ils s'allongent, se frisent, et leur teinte est souvent en rapport avec celle des cheveux. En bas, les poils se continuent avec ceux des grandes lèvres; en haut ils s'arrêtent, en général, suivant une ligne bien nette, qui marque la limite supérieure du pénil, tandis que, chez l'homme, ils montent jusqu'au voisinage de l'ombilic. Toutefois, ces caractères souffrent d'assez nombreuses exceptions pour qu'on ne puisse leur attribuer aucune valeur médico-légale.

2° *La couche graisseuse sous-cutanée*, d'une épaisseur moyenne de 35 millimètres, est traversée par de très nombreuses lamelles fibro-élastiques, dont quelques-unes viennent des expansions terminales du ligament rond (fig. 315), mais dont la plupart se continuent en bas avec des lamelles analogues des grandes lèvres (p. 588) et du ligament suspenseur du clitoris. Elles tendent toutes à converger en haut vers la ligne médiane et se fixent sur la ligne blanche. Le développement de ces tractus fibro-élastiques est assez marqué pour déterminer un écartement des lèvres des plaies transversales du mont de Vénus (Waldeyer).

Vaisseaux et nerfs. — Les *artères* viennent des terminaisons de la honteuse externe supérieure et de la spermatique externe (fig. 315). Quelques ramuscules (artères présymphysiennes) remontent sur la face antérieure de la symphyse et dépendent de l'artère dorsale du clitoris. Enfin les terminaisons de l'artère périnéale superficielle atteignent la partie inférieure du mont de Vénus. Les *veines* se rendent à la saphène interne, quelques-unes dans les veines périnéales superficielles; d'autres, dites veines pubiennes antérieures, débouchent dans la veine dorsale, médiane et profonde du clitoris (Tschaussow). Les *lymphatiques* sont tributaires des ganglions inguinaux superficiels. Les *nerfs* émanent des petit et grand abdomino-génitaux. Kobelt signale aussi un fin rameau collatéral qui, venant du nerf dorsal du clitoris, grimpe devant la symphyse pubienne.

ARTICLE III

GRANDES LÈVRES[1]

Les grandes lèvres (*labia majori pudendi*) sont les deux replis cutanés, aplatis transversalement, qui s'étendent du mont de Vénus au corps périnéal.

1 All. : *Grosse Schamlippen* ou *Schamlefzen*. — Angl. : *Labia majora*. — Ital. : *Grandi labbra*.

se réunissent plus ou moins à leurs extrémités et sont séparés à leur partie moyenne par la *fente vulvaire* (*rima pudendi*).

Dimensions. — D'avant en arrière, elles ont une longueur de 8 à 9 centimètres. Leur largeur, un peu variable suivant l'état d'embonpoint de la femme, atteint 25 millimètres en moyenne au niveau de leur bord adhérent ou base, en un point situé à l'union du tiers antérieur et des deux tiers postérieurs. De ce point, elle diminue progressivement vers les extrémités. Il en est de même pour leur diamètre vertical ou hauteur qui, mesuré le long de la face interne, s'élève à 15 ou 20 millimètres.

Aspect. — Chez l'enfant, la vierge, la jeune femme, les grandes lèvres sont fermes, épaisses, résistantes, unies. Chez la multipare, elles gardent souvent leurs caractères, mais parfois aussi, particulièrement chez les femmes amaigries, qui se nourrissent mal, elles sont flasques, ridées, flottantes.

Chez les fillettes en bas âge, par suite du peu de développement des grandes lèvres et du volume relativement notable du gland clitoridien, la vulve est entr'ouverte à la partie antérieure, fermée à la partie postérieure. Une disposition inverse s'observe chez les filles pubères, disposition encore plus appréciable après les premiers rapports sexuels : en avant, l'écartement des grandes lèvres est faible et finit par disparaître; en arrière, par contre, la fente vulvaire est entre-bâillée.

Configuration extérieure. — Les grandes lèvres, prismatiques et triangulaires sur une coupe frontale (fig. 362), offrent deux faces, un bord libre, une base, deux extrémités.

A. **Face externe ou crurale.** — Convexe, elle est au contact de la face interne des cuisses, avec laquelle elle limite un sillon profond, dit *génito- ou vulvo-crural*. Cette face, d'apparence chagrinée comme celle du scrotum, est recouverte de poils qui, en avant, se continuent avec ceux du pénil et, en arrière, s'étendent parfois jusqu'à l'anus.

B. **Face interne ou vulvaire.** — Les faces internes des grandes lèvres, par leur accolement, limitent la fente vulvaire. Profondément, elles sont séparées l'une de l'autre par les petites lèvres, avec lesquelles elles forment un sillon assez accentué à la partie moyenne, *sillon labial, interlabial, nympho-labial*, qui s'élargit à mesure qu'il devient plus superficiel aux deux extrémités, pour se perdre en arrière dans le périnée, en avant de chaque côté du gland clitoridien. Suivant les femmes, la face interne des grandes lèvres est égale à la face externe ou moins étendue qu'elle : cela dépend du point d'origine des petites lèvres, qui peuvent naître plus ou moins près du bord libre des grandes.

La peau qui tapisse cette face vulvaire présente deux parties bien distinctes : l'une, voisine du bord libre, est pigmentée, recouverte de poils assez semblables à ceux de la face externe, quoique plus petits et plus clairsemés ; l'autre, profonde, plus grande, est glabre, rosée, lisse, humide, d'apparence muqueuse.

C. **Bord inférieur ou libre.** — Arrondi, légèrement convexe d'avant en arrière, il touche le bord libre de la lèvre opposée. La peau qui le recouvre offre les mêmes caractères que celle de la face externe ; elle est ombragée de poils, surtout dans la moitié antérieure du bord libre.

D. **Bord supérieur, adhérent ou base.** — Ce bord, épais, se confond avec les parties molles voisines. En avant, il répond au pubis et aux branches ischio-pubiennes (fig. 381), recouverts par l'origine du droit interne de la cuisse et des adducteurs. Il croise ensuite de dehors en dedans le bord interne de ces branches, à peu près à la moitié de la longueur des grandes lèvres et s'applique alors sur les parties molles du triangle ischio-bulbaire.

Dans son segment antérieur, la base de la grande lèvre recouvre et loge les corps caverneux du clitoris et les bulbes du vestibule. Dans son segment postérieur, elle est en contact avec l'aponévrose moyenne du périnée (fig. 362), le muscle bulbo-caverneux, la glande de Bartholin, dont les abcès font saillie à la face interne de la grande lèvre.

E. **Extrémité antérieure.** — Au niveau de leur extrémité antérieure, qui répond environ à la partie moyenne de la symphyse (fig. 381), les grandes lèvres présentent deux dispositions variables, très bien décrites par Henle, dont j'ai, sur plusieurs sujets, contrôlé l'opinion.

1° « Tantôt elles se rejoignent immédiatement à angle aigu ou arrondi et forment ainsi, quand la fente vulvaire est ouverte, un repli transversal peu saillant, qui les sépare de la racine du prépuce du clitoris. Dans ce cas, l'extrémité antérieure de cette fente est fermée et *il existe réellement une commissure dite antérieure des grandes lèvres ou de la vulve.*

2° « Tantôt, surtout quand elles sont peu développées, elles se terminent parallèlement l'une contre l'autre sur le mont de Vénus et interceptent un bourrelet étroit, qui se continue en bas sans interruption avec le prépuce du clitoris. Les lèvres, appliquées l'une contre l'autre, peuvent alors couvrir aussi le clitoris, mais la fente vulvaire est en quelque sorte ouverte et bifurquée en avant. *Alors il n'y pas de commissure antérieure* » (Henle). Mais il est inexact de répéter, avec Cruveilhier et Charpy, qu'il en est toujours ainsi.

F. **Extrémité postérieure.** — En arrière, où elles vont en s'abaissant d'une façon progressive, les grandes lèvres se comportent aussi, suivant les cas, de façons différentes :

1° En général, perdant peu à peu leurs poils, elles viennent mourir vers la partie moyenne du périnée, en se continuant d'une part en dedans avec la peau de cette région, d'autre part en dehors avec celle de la fesse. Dans ce cas, *il n'y a pas de commissure postérieure des grandes lèvres* et on peut voir s'insinuer entre elles un prolongement médian du raphé périnéal.

2° D'autres fois, surtout quand la grande lèvre est relativement peu développée, la branche de bifurcation externe, recouverte de poils, se perd dans la fesse ; la branche interne, glabre, s'unit à angle aigu avec celle du côté opposé dans le raphé périnéal, en formant la *commissure labiale postérieure*. Mais celle-ci, comme je le dirai plus loin (p. 593), ne doit pas être identifiée avec la fourchette.

Structure. — Les grandes lèvres sont formées par un *repli cutané*, que doublent à sa face profonde des *fibres musculaires lisses* et une *couche de tissu cellulo-graisseux*. Dans l'intérieur de ce repli est logé un *corps adipeux*, entouré par une *enveloppe cellulo-élastique*. Ainsi, de la surface à la profondeur, nous trouvons les éléments suivants :

A. **Peau.** — *a*) Epaisse *à la base, à la face externe des grandes lèvres et sur* *la partie périphérique de la face interne*, remarquable, en ces points, par le développement de ses bulbes pileux et de ses glandes, elle présente, en outre, une pigmentation foncée rappelant celle du scrotum.

D'après Sappey, les follicules pileux offrent une disposition qu'on voit très rarement sur les autres parties du système tégumentaire; quelques-uns, réunis deux à deux, viendraient s'ouvrir par le même orifice cutané. Les glandes sébacées qui, contrairement à celles des nymphes, existent déjà à la naissance et ne s'atrophient pas à la ménopause, comptent parmi les plus volumineuses de l'organisme. Les glandes sudoripares sont également nombreuses et très développées.

b). *Sur la moitié profonde de la face interne des grandes lèvres*, la peau est plus mince; elle prend une coloration rosée; les follicules pileux disparaissent et les glandes sébacées, plus réduites dans leurs dimensions, s'ouvrent directement sur la surface cutanée.

B. **Fibres musculaires lisses ou dartos de la grande lèvre.** — Ces fibres forment une couche bien plus faible que celle du dartos de l'homme, dont elles sont les homologues. Elles se groupent en faisceaux pâles, peu épais, qui affectent des directions variées et s'insèrent, par leurs deux extrémités, à la face profonde du derme. Elles ne constituent jamais une enveloppe complète, doublant la face profonde du repli cutané labial. Elles sont plus abondantes sur la face externe et le bord libre, disparaissent vers la base et ne forment une membrane assez distincte que dans la moitié postérieure de la grande lèvre, où elles se continuent avec une assise de fibres lisses venues du périnée.

C. **Pannicule adipeux sous-cutané.** — Intimement adhérent aux téguments, il forme une couche peu épaisse de tissu adipeux à petits lobules (Waldeyer), traversée par de nombreuses fibres élastiques et conjonctives, qui s'enchevêtrent avec l'enveloppe du corps adipeux. Elle se continue en avant avec la graisse du mont de Vénus et de la région inguinale, diminue d'épaisseur d'avant en arrière et fait totalement défaut sur la partie postéro-interne de la grande lèvre.

D. **Enveloppe cellulo-élastique.** — Elle fait partie d'un système de suspension bien décrit par Sappey sous le nom d'*appareil élastique du pénil et des grandes lèvres*. « Il comprend un ensemble de lames et de lamelles très multipliées, dont les unes sont antérieures, les autres latérales, d'autres enfin postérieures. Les *antérieures* descendent obliquement de l'hypogastre et du bord supérieur du pubis vers les grandes lèvres. Elles se partagent en trois groupes, l'un médian et deux latéraux. Le médian se comporte comme le ligament suspenseur de la verge ; il forme le ligament suspenseur (p. 604) du clitoris et se prolonge ensuite à droite et à gauche sur le bulbe du vagin et le muscle constricteur de la vulve jusqu'au périnée, où il se confond avec la lame élastique qui en provient. Les lamelles latérales descendent au devant de l'orifice inguinal externe et s'unissent en dedans avec les lamelles médianes, en dehors avec le *système élastique latéral* qui naît des branches ischio-pubiennes : celui-ci, confondu ainsi en haut et en avant avec les lames antérieures, l'est également avec la *lame postérieure* qui vient du périnée. » (Sappey, Wertheimer.)

De cette disposition résulte la formation d'un véritable *sac fibro-élastique*[1] *de la grande lèvre*. Mais, bien qu'on ait décrit à sa face externe des bourses séreuses (Vidal de Cassis, Morpain, cités d'après Weber) ou des espaces cloisonnés susceptibles d'être injectés (Disse), ce sac n'est pas libre et adhère par des tractus fibro-élastiques à la périphérie, c'est-à-dire en bas à la peau doublée de son pannicule, en haut et en arrière à l'aponévrose celluleuse périnéale inférieure, sur les côtés d'une part à la branche ischio-pubienne, de l'autre au sillon nympho-labial. En avant, il se rétrécit, forme comme le goulot d'une bouteille, qui répond à l'anneau inguinal externe sans qu'on puisse préciser davantage, puisque les uns (Waldeyer) en font un prolongement des fascias crémastérien et sous-cutané de l'abdomen, tandis que d'autres (Gerlach) veulent y voir l'analogue de la tunique vaginale commune.

Quant aux bords du sac, ils sont fermés par la réunion des deux lames élastiques antérieure et postérieure, au niveau des branches ischio-pubiennes en dehors, de l'origine des petites lèvres en dedans. En haut, le sac offre une ouverture libre, répondant à la partie interne de la région inguinale.

C'est en ce point que le ligament rond pénètre dans la grande lèvre, éparpillant ses fibres, qui viennent se confondre avec les éléments élastiques du sac.

E. **Corps adipeux de la grande lèvre.** La grande lèvre est remplie presque entièrement par un corps adipeux, qui cependant ne saurait être comparé à la boule de Bichat par exemple. En effet, s'il forme, comme cette dernière, une masse bien limitée, s'il persiste même chez les femmes amaigries, en revanche il adhère aux couches périphériques. Il est contenu dans le sac précédent, qui ne lui fournit pas une simple enveloppe, mais y pousse de toutes parts des prolongements cellulo-élastiques. Ceux-ci le divisent en un amas de gros lobes, assez faciles à dissocier. Dans son ensemble, le corps adipeux s'étend de l'une à l'autre face des grandes lèvres. En arrière cependant, il n'atteint pas l'extrémité périnéale de celles-ci, qui est ainsi uniquement constituée par un repli cutané, doublé toutefois, à ce niveau, par le dartos et le pannicule adipeux. En avant, on voit nettement que le corps adipeux n'est pas un prolongement de la graisse sous-cutanée, mais qu'il dépend de la couche adipeuse sous-péritonéale. En effet, il remonte vers l'entrée du canal inguinal pour se continuer, parfois sans interruption, avec la graisse qui avoisine le ligament rond.

S'il existe un petit cul-de-sac péritonéal, il affleure par son fond l'extrémité antéro-supérieure du corps adipeux labial. Le diverticule de Nück persiste-t-il en entier, est-il rempli par du liquide ou de l'intestin, alors il déprime, en général, ce corps qu'il refoule devant lui.

Vaisseaux et nerfs. — Les artères des grandes lèvres sont divisées en :

1° *Labiales antérieures*, qui émanent des honteuses externes supérieure et inférieure. La première se distribue à l'union du pénil et de la grande lèvre; la seconde fournit des rameaux plus nombreux à la partie antérieure de celle-ci.

1. Ce sac a été nommé par Paul Broca *sac dartoïque*, mot défectueux, qu'il convient d'abandonner d'une façon définitive. En effet, il n'est pas constitué par des fibres lisses et on pourrait le confondre avec l'enveloppe dartoïque incomplète de la grande lèvre.

2° *Labiales postérieures*, branches de la honteuse interne et plus particulièrement de l'artère périnéale inférieure ou superficielle. Cette artère (ou artère périnéale transverse superficielle), qui apparaît derrière ou au travers des origines ischiatiques du muscle transverse superficiel, se porte en avant et en dedans dans la rainure qui sépare les muscles ischio- et bulbo-caverneux (fig. 362, *Va. pér. sup.*), atteignant, par ses ramifications terminales, le mont de Vénus et le frein du clitoris.

3° A ces deux groupes, il faut en ajouter un troisième, passé sous silence par tous les classiques, si j'en excepte Theile et Farabeuf, c'est celui des *artères labiales externes*, fournies par la branche antérieure ou interne de l'artère obturatrice.

Toutes les artères des grandes lèvres s'anastomosent largement entre elles et avec celles des régions voisines. Il faut noter aussi, et cette remarque s'applique à toutes les artères de la vulve, les communications qu'elles échangent, au travers du diaphragme uro-génital, avec les artères pelviennes (génito-vésicale, vaginale, etc.).

Les **veines**, qu'on peut diviser aussi en antérieures, postérieures et externes, sont nombreuses ; on sait le développement qu'elles prennent chez les femmes enceintes, leur tendance à devenir variqueuses. Elles sont profondes et superficielles.

1° Les *veines profondes* ou *veines du corps adipeux* entourent celui-ci et pénètrent dans son épaisseur en compagnie des cloisons fibro-élastiques. Elles se disposent en un plexus serré, facile à injecter (*plexus veineux honteux externe* de Gussenbauer).

2° Les *veines superficielles* ou *veines du repli cutané* forment un réseau, qui n'offre rien de spécial.

Toutes les veines des grandes lèvres s'anastomosent entre elles ; elles se portent avec les veines honteuses externes vers la saphène interne, avec les veines périnéales superficielles dans la honteuse interne ; mais elles échangent de si riches communications avec les veines voisines, que leur sang s'écoule aussi par le plexus vésico-vaginal, par les veines hémorroïdales externes (encore dites inférieures ou veines anales), par la veine obturatrice (fig. 389, *v. c. o. l.*), par les veines de la paroi abdominale et par les veines spermatiques externes.

Les **lymphatiques**, très nombreux, surtout dans la peau des grandes lèvres, sont tributaires des ganglions inguinaux superficiels supéro-internes. Au nombre de 5 à 8 troncs, les moyens et les inférieurs s'y portent directement, les supérieurs montent d'abord perpendiculairement vers le mont de Vénus, puis se coudent en dehors (Bruhns).

Les **nerfs** émanent : pour la moitié antérieure des grandes lèvres (*nerfs labiaux antérieurs*), des nerfs ilio-inguinal (ou petit abdomino-génital) et spermatique externe (ou branche interne du génito-crural) ; pour leur moitié postérieure (*nerfs labiaux postérieurs*), de la branche génitale du nerf petit sciatique (*nervus perineus longus*, nerf de Sœmmering ; voy. Nerf cutané postérieur de la cuisse. *Névrologie*, p. 1113) et de la branche périnéale du nerf honteux interne (fig. 410, *N. pér. sup.* et *Br. pér. p. s.*). Cette dernière se porte tellement d'arrière en avant qu'elle remonte jusqu'au mont de Vénus (Valentin). Rien n'est à noter au point de vue des terminaisons, si ce n'est qu'on trouve dans les grandes lèvres quelques corpuscules de Vater (Schweigger Seidel).

ARTICLE IV

PETITES LÈVRES OU NYMPHES[1]

Les nymphes (*labia minora pudendi, labia interna*) sont deux replis cutanés qu'on aperçoit après avoir écarté les lèvres[2]. Comme celles-ci, sur la face interne desquelles elles prennent naissance, elles affectent une direction antéro-postérieure et sont aplaties dans le sens transversal.

Dimensions. Aspect. — Leur nom l'indique, elles sont généralement de dimensions moindres que les grandes lèvres. Leur longueur moyenne est de 3 centimètres, leur largeur ou hauteur de 10 à 15 millimètres; leur épaisseur, maxima au niveau de leur base ou bord adhérent, est de 3 à 4 millimètres.

Dans ces conditions, elles sont cachées par les grandes lèvres, dont elles n'atteignent pas le bord libre (fig. 362 et 382).

Mais rien de plus variable que leurs dimensions et leur configuration. Elles diffèrent :

1° *Suivant l'âge* : Chez la nouveau-née, les nymphes débordent les lèvres, qui sont peu développées. Elles s'atrophient dans la vieillesse, tendent à devenir dures et lardacées.

2° *Suivant les climats et les races* : Elles peuvent acquérir une hauteur de 20 centimètres chez les Hottentotes et surtout chez les Boschimanes, chez lesquelles elles constituent le *tablier*, signe d'atavisme (Blanchard).

3° *Suivant les individus* : Chez quelques femmes, elles sont extrêmement petites; chez d'autres, elles dépassent les lèvres, font saillie hors de la fente vulvaire et prennent alors, comme celles-ci, un aspect nettement cutané et une coloration brune. On répète à tort que cette disposition est provoquée par la masturbation (Cénas).

4° *D'un côté à l'autre* : Il n'est pas rare que les nymphes soient asymétriques, que l'une d'elles soit plus longue et plus haute. Cela dépend soit de ce que primitivement elles ne sont pas exactement opposites, soit de ce que, en raison de l'occlusion parfaite, elles se déplacent l'une sur l'autre, les saillies de l'une étant reçues dans les dépressions de l'autre (Henle).

Configuration extérieure. — Comme les lèvres, les nymphes sont plus développées à leur partie antérieure et offrent à considérer deux faces, deux bords et deux extrémités.

A. **Face externe ou labiale.** — Elle s'applique à la face interne de la lèvre du côté correspondant, avec laquelle elle forme le *sillon labial* ou *nympho-labial*. Elle est unie, rosée, dépourvue de poils.

B. **Face interne ou vestibulaire.** — Accolée à celle du côté opposé, quand la fente vulvaire est close, elle offre les mêmes caractères généraux que la face externe. Cependant elle en diffère en ce qu'elle n'est pas lisse, mais ordinairement d'un aspect chagriné, dû à une multitude de petits mamelons (fig. 368). Elle se continue en haut avec le revêtement du vestibule et avec la face inférieure de l'hymen.

C. **Bord adhérent.** — Sensiblement rectiligne, ce bord se continue en dehors

1. All. : *Kleine Schamlippen.* — Angl. : *Labia minora.* — Ital. : *Piccole labbra.*

2. Le mot nymphes a été donné aux petites levres, parce qu'on les considérait à tort comme les directeurs du jet urinaire. Le mot a été conservé cependant. Il est commode, en effet, parce qu'il est plus court que petites lèvres et qu'il permet d'éviter plus aisément un lapsus linguæ ou calami. Je l'emploierai donc assez souvent. Lorsque *je parlerai de lèvres seulement, il s'agira toujours et exclusivement des grandes.*

avec la grande lèvre, en dedans avec le toit du vestibule. Il s'adosse au bulbe vestibulaire et répond à peu près à la partie moyenne de la hauteur des grandes lèvres.

D. **Bord libre.** — Il est convexe, mince, tranchant ou arrondi. Il est rare qu'il soit absolument régulier. Le plus souvent il est dentelé, ce qui l'a fait comparer par Boyer à une crête de coq. Quelquefois il est nettement lobé (fig. 382) ou offre une incisure assez profonde, qui divise la nymphe en deux languettes.

E. **Extrémité antérieure.** — Contrairement à la postérieure, l'extrémité antérieure présente une disposition toujours nette. Elle se bifurque à angle aigu en deux branches, qui passent en avant et en arrière du gland du clitoris.

1° La *branche antérieure, externe* ou *préputiale* (*Br. prép.*, fig. 380 et 381) se réunit à celle du côté opposé, avec laquelle elle forme au clitoris un revêtement en toit, dit *capuchon* ou *prépuce*. Celui-ci laisse en général à découvert la pointe du clitoris; il n'en est pas de même chez les négresses, les égyptiennes, où il constitue une valvule assez développée pour qu'on en fasse l'excision.

Le prépuce adhère d'abord au clitoris et ne s'en isole qu'assez tard. En effet, d'après Wertheimer, Tandler et Dömény, l'état fœtal persiste beaucoup plus longtemps chez la femme que chez l'homme. Chez le nouveau-né mâle, le prépuce est généralement libre à la naissance, tandis qu'on le trouve encore adhérent chez la petite fille de 5 ans. A cet âge, commence à se creuser un sillon de séparation, dû à la dégénérescence graisseuse des cellules centrales, sillon qui donne naissance à la cavité préputiale.

2° La *branche postérieure, interne* ou *glandaire* (*Br. gland.*, fig. 380 et 381) converge à angle aigu avec celle du côté opposé vers le bord postérieur du gland du clitoris. Toutes deux réunies forment le *frein du clitoris*, contribuant encore à agrandir la gouttière, constituée par ce bord.

F. **Extrémité postérieure.** — Comment se comportent les petites lèvres en arrière? Ce point est assez différemment exposé par les auteurs, qui ne s'entendent guère sur la signification des mots commissure postérieure, fourchette, fosse naviculaire. La question paraît cependant assez aisée à résoudre, mais à condition de spécifier s'il s'agit soit d'une vierge ou d'une nullipare qui n'a pas abusé du coït, soit d'une femme qui a eu des enfants.

1° Chez l'enfant, la vierge, la nullipare, dont les nymphes sont bien développées, c'est-à-dire entourent l'orifice vaginal (Waldeyer), on voit, ainsi que l'ont montré Luschka, Lusk, Savage, Cullingworth, etc., leurs pointes s'unir en un repli (fig. 380) parfois assez fortement pigmenté, qui est la *commissure postérieure de la petite lèvre* (*frenulum labiorum pudendi*[1]). Entre ce repli et la face supérieure de l'hymen ou ses lobules, se forme une petite dépression, dite *fosse naviculaire* qui, d'après la définition du vestibule que j'ai adoptée plus haut (p. 580), en représente la partie postérieure (*Fos. navic.*, fig. 380 et 382).

2° Si, chez l'enfant, la vierge, la nullipare, les nymphes ne dépassent pas la partie moyenne de l'orifice du vagin, alors elles se perdent insensiblement dans la face interne des grandes lèvres (voy. fig. 367) et'il *n'y a pas de commissure nymphéale postérieure*. Mais, ainsi que le fait remarquer Waldeyer, vient-on à écarter fortement les grandes lèvres, on crée artificiellement un repli cutané,

1. Ce mot est défectueux, car il semble indiquer, ce qui n'est pas, que ce *frenulum* dépend des grandes lèvres.

qui unit leur face interne et sépare la vulve du périnée. Toutefois ce repli transverse (fig. 380) ou *liséré périnéal* (Waldeyer) n'a rien à voir avec les nymphes, ni même avec la commissure des grandes lèvres quand celle-ci existe, puisque cette dernière affecte la forme d'un V, dont la pointe, tournée vers l'anus, se perd dans le raphé périnéal. Dans des cas de ce genre, la fosse naviculaire sera limitée en arrière par le liséré périnéal, en haut par l'hymen ou les caroncules, sur les côtés par la pointe effilée des nymphes.

3° On peut, chez les nullipares, rencontrer d'autres dispositions : telles la coexistence de ce liséré artificiel avec la commissure postérieure naturelle des nymphes (fig. 380), ou la présence d'un demi-frein, lorsque l'une des petites lèvres, seule bien développée, atteint la partie postérieure de l'orifice vaginal.

4° Au moment de l'accouchement, la déchirure de la commissure postérieure des nymphes est la règle. Aussi, chez la multipare, la fosse naviculaire est-elle toujours limitée en arrière par le liséré périnéal artificiel ou la commissure naturelle postérieure des grandes lèvres, quand elle existe. Il arrive, dans des cas assez rares, que le frein nymphéal soit détruit d'une façon incomplète et qu'il paraisse alors un prolongement des grandes lèvres.

On comprend ainsi les limitations différentes attribuées par les auteurs à la fosse naviculaire, que les uns (Sappey, Debierre, Charpy, Gebhard, Gerlach) disent bornée à sa partie postérieure par les grandes, les autres (Luschka, Nagel. Bergh, Waldeyer, Blacker, Gegenbaur) par les petites lèvres. On conçoit aussi la valeur différente du mot *fourchette*, si usitée par les anatomistes et les gynécologues. Les uns (Sappey, Debierre, de Sinéty, Romiti) désignent sous ce nom la terminaison postérieure des grandes lèvres s'unissant au raphé du périnée; les autres (Luschka, Schäfer et Symington, etc.) appellent ainsi le frein postérieur des nymphes ou même le liséré périnéal, artificiellement produit par écartement de la fente vulvaire.

En résumé, à mon avis, la vraie fourchette (ou le *frenulum pudendi*), telle qu'elle existe *avant toute déformation* de la vulve, est représentée uniquement par la commissure postérieure des nymphes (fig. 369); la fosse naviculaire est intermédiaire à celle-ci et au bord postérieur de l'orifice vaginal. La fourchette est un repli *naturel* et ce caractère la distingue des plis qu'on produit artificiellement en ouvrant l'angle postérieur de la fente vulvaire. Ce n'est pas à dire qu'il soit constant. Mais, lorsqu'il fait défaut (ce qui n'est pas rare), on ne doit pas appeler fourchette la commissure postérieure des grandes lèvres. Celle-ci peut d'ailleurs manquer, elle aussi, ou coexister avec un repli nymphéal naturel. D'autre part, elle n'affecte pas la forme d'une commissure, au sens propre du mot; elle représente bien plutôt un V, dont la pointe appartient au périnée et non à la vulve elle-même. Enfin le mot fosse naviculaire implique l'idée d'une dépression, d'un cul-de-sac; or une telle dépression en nacelle ne se rencontre qu'au voisinage immédiat de l'orifice vaginal et non entre l'extrémité postérieure des grandes lèvres (fig. 361, 368 et 380).

Structure. — 1° Les nymphes sont un repli cutané (et non muqueux), renfermant dans son épaisseur du tissu conjonctif, auquel se mêlent de très nombreux et puissants faisceaux élastiques, anastomosés en réseau, et aussi, pour quelques auteurs (Gussenbauer, Carrard, Waldeyer), des fibres lisses. Les petites lèvres *ne contiennent jamais de graisse.*

[RIEFF, L.]

La peau offre chez l'adulte quelques particularités. Elle est riche en pigment et tend, surtout chez les femmes brunes, à devenir noirâtre pendant la grossesse. Elle ne renferme pas de glandes sudoripares, sauf peut-être à sa partie tout antérieure (Webster). En revanche, elle est riche sur ses deux faces en glandes sébacées, la plupart multiramifiées.

Au-dessous de l'épithélium pavimenteux stratifié, dont les cellules superficielles sont privées de noyau, on trouve, sur la face externe, des papilles volumineuses (fig. 384), pour la plupart irrégulièrement disséminées; sur la face interne, elles sont plus développées encore, ordinairement rangées en séries linéaires. D'après Loewy, le réseau de Malpighi, avec ses interruptions, ses ouvertures, ses travées circulaires ou en rosette, aurait un aspect si caractéristique, qu'on pourrait à première vue reconnaître une coupe des nymphes.

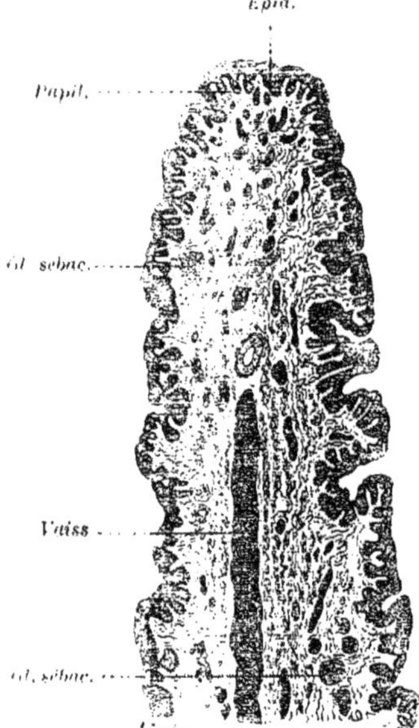

Fig. 384. — Coupe frontale passant par la petite levre (Nagel).

Le tégument des petites lèvres n'a pas toujours été compris de la même façon. Ainsi, pour Kölliker, « du vagin, la *muqueuse* s'etend sur les parties génitales externes, recouvre le gland du clitoris, ainsi que le meat urinaire et forme les replis appelés prépuce du clitoris et petites lèvres; sur les grandes lèvres, elle se continue insensiblement avec la peau ». Klein, Gerlach, Frey, Toldt admettent la même opinion. Robin et Cadiat assimilent le revêtement des nymphes aux teguments des zones cutanées lisses, qui se distinguent par l'absence de tout organe annexe. Henle, Wertheimer, Pouchet et Tourneux, Ballantyne, Carrard ont démontré qu'il fallait le rattacher à la peau, opinion qui est universellement adoptée.

Les glandes sébacées des nymphes offrent aussi quelques points à noter (Martin et Léger, Henle, Wertheimer, Schultze, Ruge). Chez l'enfant nouveau-née ainsi que chez le fœtus, elles manquent complètement, de même que les papilles, et, à cette période, les caractères des téguments des petites lèvres répondent bien à ceux des zones cutanées lisses de Robin et Cadiat. Mais, à partir du 4e mois, apparaissent des bourgeons pleins qui, partis de la couche de Malpighi, s'enfoncent dans les strates sous-jacents; ces bourgeons émettent par la suite des bourgeons secondaires, destinés à devenir les futurs culs-de-sac glandulaires. Jusqu'à la puberté, il se produit sans cesse de nouvelles glandes; mais toutes restent rudimentaires, même chez l'adulte. C'est seulement pendant la grossesse qu'elles acquièrent leur plein développement. Il semble enfin que la couche de Malpighi jouisse de la propriété de pousser pendant longtemps des invaginations nouvelles, destinées à se transformer en glandes. Mais ces glandes, qui sont surtout serrées à la face interne des petites lèvres, tendent à disparaître après la ménopause. Leur atrophie précoce serait, selon Olshausen, la cause déterminante du prurit vulvaire.

2° **Le capuchon du clitoris** présente la même structure que les petites lèvres. Les glandes sébacées sont manifestes à sa face externe. Existent-elles aussi à sa face interne? Saalfeld dit qu'on en trouve quelques-unes, mais rares et mal développées. Pour Nagel, elles manquent complètement. En tout cas, il n'est pas permis (Robin et Cadiat, Tourneux et Herrmann, Tandler et Dömény) de les comparer aux glandes de Tyson de l'homme. Le smegma clitoridien est un produit de désagrégation épidermique; il ne se rencontre d'ailleurs pas seulement dans la cavité préputiale, mais aussi dans le sillon nympho-labial.

Webster aurait vu dans le prépuce clitoridien quelques glandes sudorifères, dont l'existence est niée par la plupart des auteurs.

Vaisseaux et nerfs. — **Les artères** émanent, pour la partie postérieure des nymphes, des artères labiales postérieures, pour leur partie antérieure des honteuses externes et de l'artère dorsale du clitoris. Cette dernière va spécialement au capuchon clitoridien et à ses alentours.

Les **veines** sont si grosses et si multipliées que, jointes aux fibres lisses, elles donnent aux nymphes l'apparence d'un tissu caverneux, pseudo-érectile comme le mamelon du sein. Elles s'unissent à celles des grandes lèvres, mais

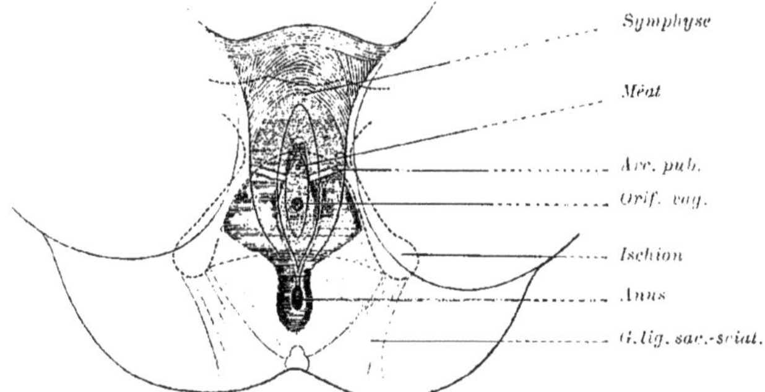

FIG. 385. — Schéma de l'innervation cutanée des régions pubienne, vulvaire et périnéale (d'après Hasse et Waldeyer).

Nerf ilio-inguinal (bleu pâle). — Nerf spermatique externe (bleu plein). — Nerf honteux (rouge pâle). — Nerf périnéal (rouge plein). — Nerf cutané postérieur de la cuisse (pointillé).

communiquent, encore plus largement que celles-ci, avec les plexus qui entourent l'urètre et le vagin. Il faut tout spécialement noter leurs anastomoses avec le réseau veineux intermédiaire de Kobelt (*v. lab.*, fig. 389).

Le prépuce et le frein du clitoris sont aussi riches en fibres élastiques, mais moins vasculaires que les nymphes (Henle).

Les **lymphatiques** forment un réseau très serré, qui ne fait, pour ainsi dire, qu'un avec ceux des grandes lèvres, de la face inférieure de l'hymen, du clitoris et de son prépuce. Ils sont également tributaires des ganglions inguinaux superficiels du groupe supéro-interne. Un point intéressant signalé par Bruhns, c'est que les lymphatiques d'un côté de la vulve peuvent se jeter dans les ganglions du côté opposé: tantôt ils y parviennent directement par la commissure antérieure; tantôt la masse à injection, ayant d'abord rempli la grande lèvre et la nymphe d'un côté, contourne leurs extrémités antérieure et postérieure et remplit les lymphatiques de la lèvre opposée.

Les **nerfs** proviennent des rameaux profond et superficiel de la branche périnéale du honteux interne (voy. *Névrologie*, p. 1154). Cette branche fournit aussi, d'après Hasse, un nerf (dit *nervus vestibuli vaginæ et uretræ*) aux

[RIEFFEL.]

téguments du vestibule, au prépuce et au frein du clitoris. Sappey attribue, au contraire, au filet dorsal du clitoris l'innervation de ces parties.

On a signalé dans les nymphes quelques terminaisons nerveuses spéciales. Mais on n'est pas d'accord à leur égard. Tandis que Schweigger-Seidel et Krause n'y mentionnent que des corpuscules de Pacini, Webster y trouve en outre des corpuscules de Krause et de Meissner. Carrard décrit surtout des corpuscules du tact bien développés et quelques massues terminales de Krause.

ARTICLE V

URÈTRE DE LA FEMME

L'urètre de la femme n'appartient, ainsi que je l'ai dit, à la vulve que par son extrémité terminale; il ne rentre d'ailleurs qu'indirectement dans les organes génitaux, puisque, contrairement à celui de l'homme, il est uniquement affecté à l'excrétion des urines.

Situation. — Il commence au col vésical, traverse le diaphragme uro-génital ou aponévrose moyenne du périnée, s'applique contre la paroi antéro-supérieure du vagin et finalement débouche à la partie supérieure de la vulve, dans le vestibule, par un orifice dit méat urinaire. Il offre donc deux segments, le *supérieur pelvien*, plus long, l'*inférieur périnéal*, séparés par le point où le canal traverse le diaphragme uro-génital.

Direction. — *Considéré par rapport à l'axe du corps* (le sujet étant dans la station droite), l'urètre féminin se dirige presque directement en bas ou à peine oblique en bas et en avant, formant avec la verticale un angle aigu de 20°, à sinus antéro-inférieur; il est donc sensiblement parallèle au vagin, dont il se rapproche toutefois à son extrémité vestibulaire, de sorte qu'il est un peu plus vertical que le conduit génital. Je n'ai pas besoin de dire qu'il subit, comme ce dernier, dans son orientation, des variations en rapport avec celles de l'inclinaison pelvienne, avec l'état de réplétion et de vacuité de la vessie et même avec le degré d'antécourbure utérine.

Considéré en lui-même, il est sensiblement rectiligne et permet aisément l'introduction des instruments droits. Toutefois, à y regarder de plus près, il décrit généralement, dans son ensemble, une légère courbe à convexité postérieure, qui s'exagère pendant la grossesse. Parfois aussi, ainsi que le figure Henle, il est incurvé en S très allongée, convexe en arrière dans sa moitié supérieure, en avant dans sa moitié inférieure.

Longueur. — Elle est en moyenne de 3 centimètres (Sappey); cependant elle ne dépasse pas quelquefois 27 millimètres (Blandin, Richet); d'autres fois, au contraire, elle s'élève à 40 ou 54 millimètres (Huschke).

En attribuant à l'urètre une longueur de 3 centimètres, la portion pelvienne mesure 20 millimètres, les portions intra et sous-diaphragmatiques chacune 5 millimètres.

Calibre. — A l'état de repos, il est évalué en général à 7 ou 8 millimètres, avec une circonférence de 20 à 22 millimètres. Toutefois l'urètre est extrêmement et rapidement dilatable, de sorte que, sans la moindre rupture de la paroi, on peut élever son diamètre à 20 ou 25 millimètres, y introduire le doigt sans provoquer d'incontinence d'urine, le distendre en quelques heures, au point de permettre l'extraction des corps étrangers de la vessie.

Le calibre n'est d'ailleurs pas uniforme; le point le plus étroit et aussi le moins extensible est le méat, à partir duquel le canal se dilate pour se rétrécir à nouveau à l'orifice vésical. Mais celui-ci, contrairement au méat, se laisse facilement traverser par le doigt ou un calcul. L'urètre n'est donc pas exactement cylindrique, mais un peu en fuseau (Richet, Hybord). Cependant, Barkow et Henle lui donnent la forme de deux cônes tronqués, adossés par leur sommet, de sorte que le point le plus étroit serait un peu au-dessus du milieu du canal, d'où il s'élargirait vers les deux extrémités, surtout vers la supérieure. Il faut bien spécifier toutefois qu'à l'exception du méat tous les autres points, étroits ou rétrécis en apparence, ne sont que des points de résistance physiologique (Guyon), et ainsi l'urètre distendu prend la forme d'un cône tronqué à petite extrémité inférieure (Pasteau).

Rapports. — On doit envisager à l'urètre trois portions, en se basant sur ses connexions avec le diaphragme uro-génital.

A. **Portion sus- ou rétrodiaphragmatique ou pelvienne.** — Elle comprend elle-même, de haut en bas, plusieurs parties :

1° L'*orifice interne, supérieur* ou *vésical*, ou *méat interne*, irrégulièrement circulaire, dirigé en haut.

2° La *portion intrapariétale* ou *intramurale*, c'est-à-dire très improprement placée dans l'épaisseur de la paroi vésicale. Elle répond encore à ce qu'on désigne sous le nom de col de la vessie. Celui-ci (Étienne) est situé plus bas que chez l'homme; il se trouve à 15 millimètres derrière la moitié inférieure ou le bord inférieur de la symphyse pubienne, sur le trajet d'une ligne qui, de ce bord, se porte vers le disque d'union des 3e et 4e vertèbres sacrées (Henle). C'est cette disposition qui avait suggéré à Lisfranc l'idée de la taille sous-pubienne ou vestibulaire.

3° La *portion vaginale libre* (Waldeyer). Ce mot libre signifie que, si cette portion est en rapport *en arrière* avec la paroi antérieure du vagin, elle en est cependant séparable et en réalité séparée par un tissu cellulaire d'autant moins lâche qu'on descend plus bas et par un muscle strié.

En avant, cette portion est en connexion avec le plexus veineux de Santorini (*plexus pudendalis* ou *pubicus impar*) et le ligament pubo-vésical médian (p. 687). *Sur les côtés*, elle est entourée, comme le vagin, par les bords inféro-internes des releveurs, qui passent tout contre le canal urétral, sans cependant y prendre d'insertion, ainsi que par l'aponévrose supérieure de ce muscle.

B. **Portion intradiaphragmatique.** — Elle est située dans l'épaisseur du diaphragme uro-génital, auquel elle adhère intimement et qu'elle traverse environ à 2 centimètres en arrière de la face postérieure de la symphyse.

Il sera question plus loin des rapports qu'affectent avec cette portion les muscles du périnée, qu'on nomme transverse et constricteur de l'urètre (voy. p. 669 et fig. 408).

C. **Portion périnéale, sous- ou prédiaphragmatique.** — Elle comprend :

1° La *portion vaginale adhérente* (Waldeyer). Ce mot adhérente signifie qu'à ce niveau l'urètre est *en arrière* uni d'une façon indissoluble à la paroi vaginale antérieure par un tissu cellulaire dense qui, mélangé à des éléments contractiles, forme le *septum urétro-vaginal*, dont il a déjà été question (p. 550). Ce septum associe les déplacements de l'urètre à ceux du vagin. Aussi, dans la cystocèle vaginale, le canal urétral prend-il une direction oblique en bas et en arrière.

En avant, cette portion répond au revêtement cutanéo-muqueux du vestibule; *sur les côtés*, à l'angle d'union des deux racines du clitoris et à l'extrémité antérieure des bulbes vestibulaires (fig. 387).

2° L'*orifice externe* ou *méat urinaire* est situé à la partie moyenne de la base du triangle vestibulaire (fig. 380), à 25 millimètres environ au-dessous du gland clitoridien, auquel il est parfois uni par la bride masculine de Pozzi (p. 581). Il est à peu près à la même distance du ligament arqué sous-pubien. Il se trouve immédiatement en avant du tubercule vaginal antérieur ou *tubercule urétral*. « A la suite de grossesses, il peut se déplacer et s'ouvre alors sur la paroi supérieure du vagin, regardant en bas et non en avant (Sappey). »

Le méat urinaire n'est pas placé au fond d'une dépression; presque toujours il est situé sur une saillie mamelonnée, dite *papille urétrale* (Bergh), dont le développement variable paraît plus marqué dans certaines races, chez les Javanaises (Wernich), etc.

Le méat lui-même occupe rarement le centre même de la papille; ordinairement il se trouve sur sa moitié supérieure, flanqué en général de deux petits orifices (fig. 380), embouchures des glandes de Skene, dont je parlerai dans un instant. Il offre une forme un peu variable : assez rarement en fente sagittale, il est plus souvent triangulaire, en Y renversé, semi-lunaire, étoilé, crucial, d'un diamètre moyen de 5 à 6 millimètres (Bergh). Parfois il est plus large, plus ouvert chez la multipare, permettant un très léger prolapsus de la muqueuse.

Le méat n'est pas toujours immédiatement visible. J'ai déjà indiqué et figuré plus haut les aspects qu'il peut présenter chez la nouveau-née et dans la première enfance (fig. 367 et 370). Chez l'adulte aussi, il est rare qu'il soit circonscrit, quelle que soit sa forme, par des bords nettement taillés. En général, ceux-ci sont un peu dentelés, lobulés ou garnis, surtout sur la moitié inférieure du méat, de saillies villeuses, de plis, qui se prolongent vers l'entrée du vagin. Assez souvent aussi, ainsi que le remarque Henle, il part, de chaque côté de l'orifice urinaire, un mince liséré horizontal, à bord lisse ou dentelé, qui se perd dans la paroi latérale du vestibule et paraît, tant que la femme est vierge, faire partie constituante de l'hymen.

Configuration intérieure. — La face interne de l'urètre offre une *coloration* blanc cendré, qui devient plus foncée aux méats externe et interne. Souvent, à partir d'un certain âge, elle devient plus rouge par injection des veines sous-muqueuses (Sappey) ou piquetée par des infiltrations sanguines partielles (Pasteau).

Vient-on à fendre le canal sur sa paroi antérieure, on lui trouve une épaisseur de 5 à 6 millimètres et on reconnaît que sa surface interne est loin d'être lisse. Elle offre au contraire une série de *plis*, les uns longitudinaux, les autres transversaux et obliques.

Parmi les premiers, les plus constants, l'un médian, dit *colonne cervicale de Barkow* ou *crête urétrale de la femme* (fig. 386, *Col. post.*), se distingue toujours sur la paroi postérieure. Il commence au niveau du trigone vésical et se prolonge jusqu'au méat. Souvent il est accompagné de deux petites fronces (Schüller), qui se confondent avec lui à leur extrémité inférieure. Les autres plis n'ont aucun intérêt. Il en est quelques-uns, voisins du méat, qui forment un feutrage irrégulier et ne s'effacent pas par la distension.

Après avoir étalé la surface interne, on reconnaît qu'elle n'est pas unie, mais creusée, en certains points, de dépressions, qui sont les *lacunes* et *sinus* de la muqueuse, confondus à tort par quelques auteurs avec des glandes. Inégalement développés suivant les sujets, acquérant parfois une profondeur de 15 à 25 millimètres (Ch. Robin), les sinus sont plus nombreux dans la partie sous-diaphragmatique du canal; ils occupent spécialement les parois inférieure et latérales, le long desquelles ils sont généralement disposés en séries linéaires. Martin et Léger en ont compté jusqu'à 18 sur le tubercule médian inférieur du méat.

Structure. — De dedans en dehors, l'urètre est formé par les tuniques suivantes :

A. **Tunique muqueuse.** — Elle comprend :

1° Un *épithélium*, sur la morphologie duquel on n'est pas tout à fait d'accord. Les uns le disent cylindrique ou prismatique stratifié (Robin et Cadiat, Debierre, Quénu, Gegenbaur), avec éléments superficiels cylindriques et éléments profonds arrondis; les autres (Cruveilhier, Schäfer, Brœsike) en font un épithélium pavimenteux stratifié; d'autres (Rauber, Tourneux et Herrmann) admettent que, comme chez l'homme, il est cylindrique dans sa partie supérieure, pavimenteux au niveau du méat; d'autres enfin le considèrent, de même que dans la vessie, comme un épithélium de transition polymorphe (Pasteau), susceptible même de présenter des variations individuelles (Oberdieck, Roncaglia).

2° Un *derme* ou *chorion*, formé de fibres élastiques et lamineuses. Les premières sont abondantes. Robin et Cadiat considéraient la muqueuse urétrale de la femme comme la muqueuse de l'économie la plus riche en éléments élastiques. Le derme contient près du méat quelques corpuscules lymphoïdes (Rauber). Il renferme surtout des *papilles* vasculaires, d'autant plus nombreuses qu'on approche davantage du vestibule. Ces papilles manquent dans l'intérieur des sinus muqueux, tandis qu'elles entourent leurs orifices comme d'une couronne (Martin et Léger, Quénu).

3° Des *glandes* qui, pour une surface égale en étendue, sont moins nombreuses que chez l'homme (Jamin). Ce sont de vraies petites glandes acineuses, dont les culs-de-sac renferment parfois dans l'âge avancé des concrétions brunes, et qui, traversant très obliquement la muqueuse, débouchent à sa surface par des orifices parfois visibles à l'œil nu sous forme de petits points blanchâtres. Elles sont d'autant plus nombreuses qu'on approche davantage du méat urinaire (Ch. Robin, Kölliker, Oberländer).

Des glandes urétrales, on doit rapprocher celles qu'on décrit sous le nom de *glandes de Skene* ou *para-urétrales*. Elles sont situées de chaque côté de la paroi inférieure du segment vulvaire de l'urètre. Leurs canaux excréteurs, déjà connus de de Graaf et de Morgagni, sont dits *canaux para-urétraux*; ils débouchent, au nombre de 2, de chaque côté du méat à 5 millimètres de lui, sur la papille urétrale (fig. 380, *Orif. Skene*). C'est seulement quand la muqueuse est éversée qu'ils deviennent immédiatement visibles sur le toit du vestibule.

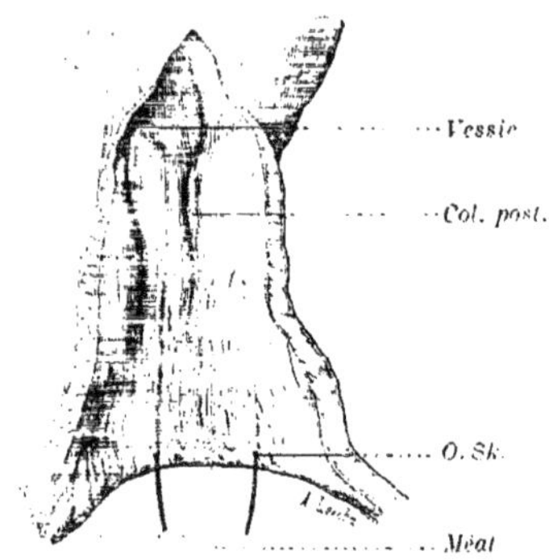

Fig. 386. — Urètre féminin fendu sur la ligne médiane antérieure. Trajet des conduits para-urétraux.

Dans quelques cas, on trouve un troisième orifice médian, presque toujours au-dessous (Schüller), très exceptionnellement (Klein) au-dessus du méat.

Abstraction faite de ce dernier, les deux embouchures principales, punctiformes, souvent un peu déprimées, mènent chacune dans un conduit (fig.386, *O. Sk.*), qui admet une sonde de 1 mm. (Schüller) et qu'on peut suivre sur une étendue variable de 5 millimètres à 3 centimètres. Ce canal para-urétral, s'élargissant un peu d'avant en arrière, chemine d'abord parallèlement à l'urètre dans l'épaisseur de la couche sous-muqueuse, à laquelle il est intimement adhérent. Puis il devient oblique et se termine par un nombre variable de culs-de-sac glandulaires, qui plongent dans la tunique musculaire ou même la traversent et sont enfouis dans l'épaisseur du septum urétro-vaginal.

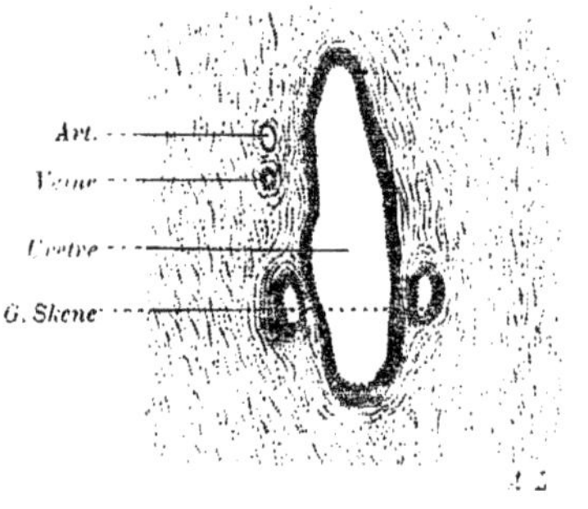

Fig. 387. — Coupe transversale de l'urètre féminin, immédiatement au-dessus du méat, pour montrer la situation des canaux excréteurs des glandes de Skene (Skene).

Les acini sont tapissés d'un épithélium cylindrique simple (Almasoff, Klein); les canaux excréteurs eux-mêmes sont revêtus d'un épithélium stratifié à cellules profondes polygonales, à cellules superficielles aplaties (Schüller). Les glandes de Skene, comme les glandules urétrales, renferment souvent des concrétions ; elles sécrètent un peu de liquide jaunâtre. Elles ont une certaine importance pour la pathogénie des kystes et des abcès para-urétraux.

Ces glandes de de Graaf, Morgagni et Skene ont beaucoup intrigué les anatomistes. Pendant longtemps, on ne connaissait que leurs canaux excréteurs et on les considérait comme les restes du canal de Gartner, c'est-à-dire comme la terminaison du canal de Wolff. Cette opinion est encore défendue par Kocks et Kossmann. Cependant il faut noter que le canal (p. 403) de Malpighi-Gartner est un organe inconstant ne descendant, que très rarement, sur les fœtus humains, jusqu'au vestibule (si tant est que la chose soit prouvée), qu'il s'ouvre dans le vagin et non sur l'urètre, enfin qu'il est revêtu d'un épithélium cylindrique simple. Les glandes de Skene sont, au contraire, des formations constantes. Elles existent déjà sur des fœtus de 65 millimètres (Klein) et ne manquent jamais chez la femme[1] (Schüller). Toutefois, elles ne sont pas toujours également développées. Bien visibles surtout chez l'adulte et pendant la grossesse, elles semblent parfois réduites à leur canal excréteur ou à un très court trajet. On ne saurait cependant les assimiler aux cryptes lacunaires de l'urètre, car ceux-ci apparaissent bien après les glandes de Skene. Leurs bords sont coupés droit et non obliquement ; ils ne sont pas, comme les embouchures des glandes para-urétrales, entourés d'un mince bourrelet muqueux (Waldeyer). On s'accorde actuellement à faire des glandes de Skene l'homologue des glandules prostatiques. (Hart.)

B. **Tunique sous-muqueuse.** — Assez épaisse, elle est formée par un tissu conjonctif lâche, mais surtout par des veinules nombreuses, plexiformes, dont la présence a fait décrire à ce niveau une couche caverneuse.

C. **Tunique musculaire lisse.** — Épaisse de 3 à 4 millimètres, elle présente également un aspect caverneux, car elle aussi est traversée par les veinules para-urétrales (corps spongieux de l'urètre féminin, Arnold). Celles-ci, jointes à des faisceaux conjonctifs et élastiques, écartent et dissocient (Luschka, Jurié) les fibres musculaires, qui paraissent ainsi disposées en deux couches :

1° Une *couche interne longitudinale*, dont les fibres se continuent avec celles de la couche plexiforme de la vessie.

2° Une *couche externe*, plus développée, *circulaire* (fig. 360). Celle-ci, passée sous silence par quelques auteurs qui n'admettent qu'une couche annulaire striée, existe d'une façon incontestable (Cruveilhier, Henle, Waldeyer). Elle paraît se continuer sans démarcation avec les fibres transversales du réservoir urinaire et forme un *sphincter urétral lisse*, dont quelques fibres s'entremêlent dans le septum urétro-vaginal avec les fibres circulaires du vagin.

D. **Tunique musculaire striée.** — Intimement fusionnée avec la précédente, elle a une constitution complexe et discutée. Elle ne forme pas une couche partout continue. Quelques faisceaux striés se disposent le long de la paroi postérieure de l'urètre sus-ligamenteux. Mais la plupart sont perpendiculaires à l'axe du conduit ; encore ne sont-ils nettement visibles qu'à la partie supérieure, au niveau du col de la vessie, formant un *sphincter urétral strié*, souvent appelé aussi *sphincter vésical externe*, dont on sent aisément, chez la femme vivante, le bord inférieur avec un explorateur à boule (Pasteau). Plus bas, on voit aussi quelques fibres embrasser complètement le canal urétral ; mais la majorité d'entre elles entourent non seulement l'urètre, mais aussi le vagin, formant le muscle que je décrirai plus tard (p. 604) et que Luschka

1. Jusqu'à présent, je crois, elles n'ont pas été signalées sur les mammifères. — Dirmoser a décrit récemment des *canaux para-vaginaux*, dont le mode de formation est inconnu. En tout cas, ils n'ont rien à voir ni avec les conduits de Gartner, ni avec les glandes de Skene. Dirmoser les a rencontrés 3 fois sur 150. Dans deux cas, il s'agissait de courts trajets ; dans le troisième, d'un canal qui, muni d'une dilatation ampullaire, s'étendait sur les côtés du vagin jusqu'à l'utérus.

avait nommé le *sphincter vaginæ atque uretræ*. Je reviendrai plus loin (p. 669) sur la musculature striée de l'urètre, qui présente en réalité une disposition extraordinairement complexe.

Vaisseaux et nerfs. — Les **artères** de l'urètre proviennent, pour le segment sus-diaphragmatique, des vaginales moyenne et inférieure (p. 569), pour son segment sous-diaphragmatique, de la honteuse interne. Celle-ci fournit particulièrement un petit vaisseau, dit *artère urétrale*, qui répond à la bulbo-urétrale de l'homme et qui, se détachant à quelques centimètres en avant de la bulbeuse, passe au-dessus de la racine du clitoris, perfore le feuillet ischio-vulvaire du diaphragme uro-génital, pour se perdre dans la papille et le méat de l'urètre. Il est cependant des cas anormaux (p. 606), où tous les vaisseaux de ce conduit émanent d'artères pelviennes.

Les **veines**, qui forment autour et dans l'épaisseur de l'urètre un plexus souvent appelé urétro-vaginal, communiquent largement en haut avec celles du vagin et de la vessie, en bas avec celles des organes érectiles de la femme. Les unes se jettent dans les plexus vésico-vaginal et rétro-pubien. Les autres, vraies veines urétrales, s'unissent aux veines bulbeuses et caverneuses (fig. 393) et se déversent avec elles dans le tronc de la honteuse, après s'être insinuées dans le plancher uro-génital.

Les **lymphatiques** sont disposés en un riche réseau muqueux, surtout développé près du méat. Ils se rendent presque tous dans les ganglions hypogastriques : quelques-uns, provenant de la partie vestibulaire, vont, avec ceux des petites lèvres, aux ganglions inguinaux (Sappey).

Les **nerfs** émanent, pour la musculature lisse, du plexus hypogastrique; pour la musculature striée et la muqueuse, du nerf honteux (fig. 410). Il faut surtout nommer d'une part les filets qui, de la paroi vésicale inférieure, descendent sur le vagin et sur l'urètre jusqu'au méat, d'autre part ceux qui, marchant à la rencontre des précédents, viennent du rameau profond ou bulbo-urétral de la branche périnéale du nerf honteux interne. Les terminaisons dans les éléments contractiles n'ont rien de particulier. Klein et Groschuff auraient vu, sur une enfant de 14 mois, des fibrilles se perdre dans les couches profondes de l'épithélium de la muqueuse.

ARTICLE VI

CLITORIS[1]

Configuration extérieure et rapports. — Le clitoris, l'un des corps érectiles de la femme, naît de chaque côté par deux *racines* ou *cuisses* qui, longeant d'arrière en avant les branches ischio-pubiennes, se réunissent au-dessous de la symphyse en un organe unique, le *corps*. Celui-ci, à son tour, se termine, à la partie supérieure du vestibule, par une *tête* ou *gland*. Tandis que le corps et les racines sont cachés, le gland est apparent à l'extérieur.

A. **Racines ou corps caverneux ou cuisses du clitoris** (*crura clitoridis*). — Longues, à partir de la puberté, de 3 à 4 centimètres dans leur état de flacci-

1. All. : *Kitzler* — Ang. : *Clitoris* — Ital. : *Clitoride*.

dité, de 4 1/2 à 5 à l'état d'érection, les racines du clitoris peuvent être dites sensiblement cylindriques, bien qu'elles se renflent un peu d'arrière en avant, ayant en arrière une épaisseur de 5 à 6, en avant de 10 millimètres. Elles naissent, par des attaches très solides, à la partie moyenne de la face interne des branches ischio-pubiennes (*c*, fig. 388), à peu près à égale distance de la tubérosité ischiatique et du sommet de l'arcade sous-pubienne (fig. 389, *Rac. clit.*). De ce point, elles se portent obliquement en avant, en dedans et un peu en haut, en longeant ces branches, sans leur être toutefois exactement parallèles. En effet, à mesure qu'elles se rapprochent de la symphyse, elles se portent de plus en plus en dedans et se réunissent devant celle-ci en un organe unique (fig. 388).

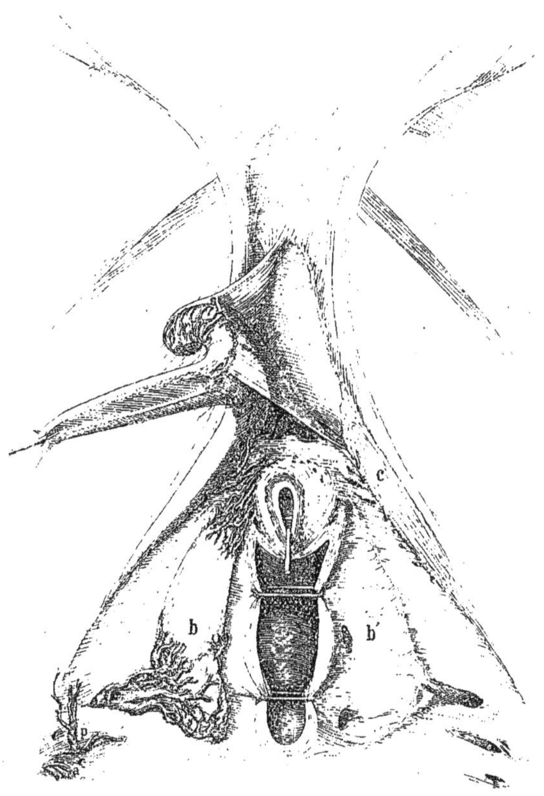

Fig. 388. — Les parties profondes de la région vulvaire : symphyse, clitoris, bulbe, feuillet inférieur du plancher uro-génital (Farabeuf).

L'urètre coupé est tiré en bas par une épingle. Le canal vulvo-vaginal, également coupé, est tenu par deux ligatures. La racine gauche du clitoris a été arrachée de l'arcade pubienne *c* et transportée à droite en l'air par un crochet. Le bulbe gauche extirpé n'est plus à sa place *b'*. Le clitoris n'a gardé que la moitié droite de son ligament suspenseur attaché en *s*. L'excision de l'autre moitié permet de voir sortir librement du bassin, par-dessous l'excavation, le feuillet celluleux, sous lequel on voit la veine dorsale profonde se bifurquer et pénétrer dans le plancher, mince en cet endroit. Du côté droit, le bulbe *b* est en place ; il en part, en haut, les veinules coupées du réseau intermédiaire qui, avec les urétrales et les caverneuses, alimentent les honteuses. En bas, la bulbaire principale gagne la honteuse en rampant dans le plancher, non loin des périnéales superficielles *p* et anales *a*. Le bulbe donne aussi plusieurs veines, ici deux, qui entrent en relation avec celles de la vulve et finissent, après avoir perforé, par s'unir avec les émissaires des colonnes antérieure et postérieure du vagin. (Farabeuf.)

Les corps caverneux clitoridiens présentent ainsi (*Rac. clit.*, fig. 362) une *face supérieure*, accolée contre le diaphragme uro-génital. Leur *face interne*, coiffée par le muscle ischio-caverneux, touche en avant le bulbe de la vulve et le muscle bulbo-caverneux, dont le

[RIEFFEL.]

tendon monte de sa face inférieure sur sa face supérieure (p. 601). Leur *face externe*, en rapport avec la branche ischio-pubienne, s'en détache en avant, de façon à ménager une étroite fissure, qui livre passage aux vaissseaux et nerfs qui abordent le dos du clitoris. Leur *face inférieure* est logée dans la base de la grande lèvre. Aussi, pour les mettre à découvert, suffit-il d'inciser le sillon génito-crural et de récliner la grande lèvre en dedans. Enfin leur angle d'union est en partie comblé par le *tendon intercrural de Holl* (p. 607).

B. **Corps du clitoris** (*clitoris proprement dit*). — En arrivant sous et devant la symphyse, les deux corps caverneux s'adossent et se contournent de telle façon que leur face dorsale devient inférieure (Henle). Par leur juxtaposition, ils constituent le corps du clitoris, qui, après un trajet ascendant de quelques millimètres à peine, change brusquement de direction et se porte obliquement en bas et en arrière. Ainsi se forme un angle aigu, ouvert en bas, dit *genou* (fig. 389 et 409) ou *crosse* du clitoris, qui, semblable à l'angle du pénis, en diffère cependant en ce qu'il ne se modifie pas, suivant que le clitoris est à l'état de flaccidité ou d'érection. Les prétendus mouvements d'abaissement ou d'élévation sont empêchés par son ligament suspenseur et son frein. La concavité de la crosse est remplie par le plexus veineux intermédiaire de Kobelt (p. 613 et fig. 389), qui unit les corps caverneux du clitoris et les bulbes vulvaires. Sur sa convexité et sur ses parties latérales, se fixent les faisceaux fibreux et élastiques du ligament suspenseur.

Ce ligament, dont j'ai dit plus haut la configuration générale (p. 588), représente en petit le suspenseur de la verge. Comme à ce dernier, on peut, avec Luschka, distinguer au suspenseur clitoridien deux parties :

1° Une *partie superficielle, élastique* ou *ligament fundiforme du clitoris*, qui se compose de fibres et de lamelles élastiques, insérées sur la ligne blanche et se continuant avec celles qui traversent le mont de Vénus. Par leur extrémité opposée, elles se divisent en deux branches, qui adhèrent aux faces latérales du clitoris et se rejoignent sur sa face inférieure.

2° Une *partie profonde, fibreuse* ou *ligament suspenseur proprement dit*, qui s'insère sur le fascia clitoridien et sur la face antéro-inférieure de la symphyse pubienne (fig. 393, *lig. susp. f. prof.*).

Vient-on à détacher le suspenseur, alors on peut rabattre le clitoris et constater qu'il reste, entre le tendon intercrural et le ligament transverse du bassin d'une part, le bord inférieur du ligament arqué sous-pubien d'autre part, une fente qui livre passage à l'importante veine dorsale profonde du clitoris (fig. 388, 392, 412 et 417).

Le corps du clitoris n'est pas exactement cylindrique, mais comprimé dans le sens transversal, de telle sorte qu'il mesure 7 à 8 millimètres de hauteur. En outre, il se rétrécit légèrement de sa racine vers sa terminaison. Il est long de 2 à 2 cm. 5 à l'état flasque, de 3 centimètres au maximum, quand il est en érection. Sa moitié inférieure est libre, c'est-à-dire recouverte seulement par le prépuce clitoridien ; sa moitié supérieure est cachée, masquée au regard par les téguments du vestibule urétral, qu'il faut enlever pour le voir.

Ajoutons que le corps du clitoris paraît entouré par une capsule conjonctivo-élastique qui lui adhère. Cette capsule s'appelle le *fascia clitoridien*. Ce fascia, plus développé à la face dorsale, se perd en arrière sur les corps caverneux; il sert à distinguer les organes vasculo-nerveux du clitoris en sus et sous-aponévrotiques (fig. 388). C'est sur lui et non sur l'albuginée que se fixe le suspenseur.

C. **Gland du clitoris.** — Le gland apparaît à 15 millimètres environ en arrière de l'extrémité antérieure des grandes lèvres, avec lesquelles il affecte des rapports un peu variables (p. 587). Visible sans dissection, c'est un tubercule médian, conique (fig. 380 et 381), terminé par une pointe mousse, qui forme le sommet du vestibule urétral. Il a de 5 à 6 millimètres en longueur et en largeur. Comme le corps, il est légèrement comprimé dans le sens transversal.

Sur son *contour antéro-latéral*, convexe, il est recouvert, comme nous le savons, par un *prépuce* ou *capuchon*, constitué par la réunion du repli antérieur, résultant de la bifurcation des nymphes (p. 592, fig. 380 et 381, *Br. préput.*). Sa *face postérieure* est excavée en une gouttière, qui donne au gland un aspect bifide. Cette gouttière est bordée par deux lèvres, sur lesquelles s'insèrent les replis nymphéaux postérieurs, qui lui forment un *frein*. Elle se continue en arrière avec un sillon, qui marque le toit du vestibule, quand la vulve est fermée, ou avec la dépression, qui divise longitudinalement la bride masculine du vestibule.

Le gland ne paraît être que la tête libre du corps du clitoris. En réalité, il en est indépendant. « Dans son intérieur, proémine la portion antérieure, conoïde, des corps caverneux, qui lui constitue un point d'appui. Chez les animaux dont les mâles ont un os dans la verge, le gland du clitoris est encore soutenu par un petit cartilage ou un osselet » (Kobelt).

Structure. — Il faut envisager séparément, à ce point de vue, d'une part, les racines et le corps, d'autre part le gland du clitoris.

1° **Les corps caverneux et le corps** *sont les seules parties réellement érectiles*, au sens histologique du mot (Tourneux). Ils sont constitués par une enveloppe et un tissu érectile.

a) L'*enveloppe* ou *albuginée*, fibro-élastique, épaisse de 1 millimètre environ, fournit une gaine à chacune des racines. Les deux gaines, sur le corps du clitoris, se fusionnent par les parois internes, de façon à former une cloison médiane, mince et incomplète d'ailleurs (*septum pectiniforme*, fig. 412), percée de trous permettant le passage du sang de l'un à l'autre côté. La plupart de ces trous avoisinent le bord supérieur de la cloison.

b) Le *tissu érectile* contenu dans l'albuginée, est une masse de tissu aréolaire, à trabécules riches en fibres musculaires, circonscrivant des cavités plus fines dans le corps que dans les racines du clitoris.

2° Le **gland** ne continue pas le corps, sur l'extrémité amincie duquel il est simplement appliqué. Pour beaucoup d'auteurs (Tourneux, Wertheimer, etc.), il n'est nullement érectile et serait constitué par une masse conjonctivo-élastique. Cette assertion est sans doute trop exclusive (Waldeyer); la vérité est que le gland contient bien du tissu caverneux, mais celui-ci est enfoui dans une abondante gangue fibro-élastique.

Ainsi que je l'ai indiqué plus haut (p. 583), le revêtement du gland n'est pas une muqueuse, mais un tégument cutané, dépendant de celui de la face interne des nymphes. C'est une peau rosée, mince, qui lui est étroitement adhérente; elle renferme bien des papilles longues et nombreuses, vasculaires et nerveuses (voy. plus loin pour les terminaisons spéciales), mais ne possède aucune espèce de glandes, d'après la plupart des auteurs.

Cependant, Wertheimer a trouvé une fois, à la partie moyenne du gland, une glande en grappe bien constituée, qu'il nomme *glande clitoridienne*, et qui s'ouvrait sur sa face postéro-inférieure. A sa place, on trouve presque constamment un crypte muqueux, dont l'épithélium diffère de celui de la surface (p. 628). Meyer signale des glandules, qui seraient situées au point de reflexion du prépuce clitoridien et dont les acini seraient tapissés d'un épithélium cylindrique.

Morphologiquement, le gland du clitoris correspond bien à celui du pénis. Mais il s'en distingue à deux points de vue. Il contient d'abord moins de tissu érectile, que quelques auteurs disent même complètement absent. En second lieu, chez l'homme, le tissu spongieux prend part à la formation du gland, tandis que les bulbes vestibulaires restent totalement étrangers à la constitution de cet organe chez la femme.

Vaisseaux et nerfs. — Les artères du clitoris émanent de la honteuse interne (fig. 410). Celle-ci, fort réduite après le départ de la bulbeuse, se porte à la face interne de l'ischion, le long de sa branche ascendante, jusqu'à la symphyse pubienne et se divise en deux branches terminales :

1° *Branche profonde.* — Elle chemine à la face interne du corps caverneux correspondant et finalement y pénètre. C'est l'*artère caverneuse* ou *clitoridienne profonde*, qui traverse, immédiatement après son origine, le feuillet ischio-vulvaire de l'aponévrose moyenne, dans l'épaisseur de laquelle elle a également pris naissance. Elle aborde le corps caverneux correspondant par sa face supéro-interne, près de l'angle d'union des deux racines du clitoris. Aussitôt qu'elle a pénétré sous l'albuginée, elle donne deux branches, dont l'une, rétrograde, récurrente, irrigue les cuisses du clitoris. L'autre, destinée au corps de cet organe, se porte en avant, se ramifie et s'unit, au travers du septum pectiniforme, à celle du côté opposé par des communications fines et nombreuses. Il faut noter, en outre, l'anastomose forte et constante qu'échangent, immédiatement en arrière de la fourche clitoridienne, les deux artères caverneuses. De cette anastomose se détachent toujours deux vaisseaux qui, paramédians, pénètrent d'arrière en avant dans le corps du clitoris.

2° *Branche dorsale.* — C'est l'*artère dorsale du clitoris*. A peine flexueuse, très petite, elle traverse les faisceaux profonds du ligament suspenseur, se place dans la fente limitée par les deux branches du ligament fundiforme et chemine, de chaque côté de la ligne médiane, sur le dos de cet organe, dans le sillon des corps caverneux, sous le fascia clitoridien. Elle donne des rameaux qui plongent dans les corps caverneux du corps du clitoris, et d'autres (artérioles circonflexes) qui les contournent pour s'anastomoser avec l'artère urétrale. Mais elle est surtout destinée au gland, sous la couronne duquel elle se divise, pour s'unir en arcade avec celle du côté opposé et se distribuer à sa trame vasculo-conjonctive et au tégument qui le recouvre.

Il faut faire remarquer que les artères du clitoris ne viennent pas toujours de la honteuse interne, qui est souvent épuisée après avoir fourni la bulbeuse ou la caverneuse. « Une anomalie, assez fréquente pour qu'on l'ait autrefois considérée comme constante, écrit Theile, consiste en ce que la honteuse interne se divise en deux branches : l'une interne, qui sort du bassin comme à l'ordinaire, donnant les hémorroïdales, la périnéale et ordinairement aussi la bulbo-urétrale; l'autre interne, qui marche le long de la partie inférieure et latérale de la vessie, se dirige sous l'arcade pubienne, fournit les deux artères de la verge (du clitoris), parfois aussi la bulbeuse, et correspond, par conséquent, assez bien à l'artère pénienne (clitoridienne) ». Une telle anomalie, fréquente, constante même chez certains animaux, où l'on décrit, à côté de la honteuse interne, une *vraie artère urétro-*

génitale (E. Zuckerkandl), une telle anomalie, dis-je, est rare, en particulier chez la femme. Il n'en est pas moins vrai qu'on doit bien la connaître et savoir que la honteuse peut être suppléée par des artères intra-pelviennes. L'ébauche de cette suppléance, toute prête à se développer, est d'ailleurs indiquée par des anastomoses constantes. Au nombre de celles-ci, citons ici, d'après Farabeuf, qui a remarquablement étudié cette question : 1° Un rameau de la honteuse qui, perforant le feuillet ischio-vaginal, s'anastomose avec l'obturatrice ; 2° un

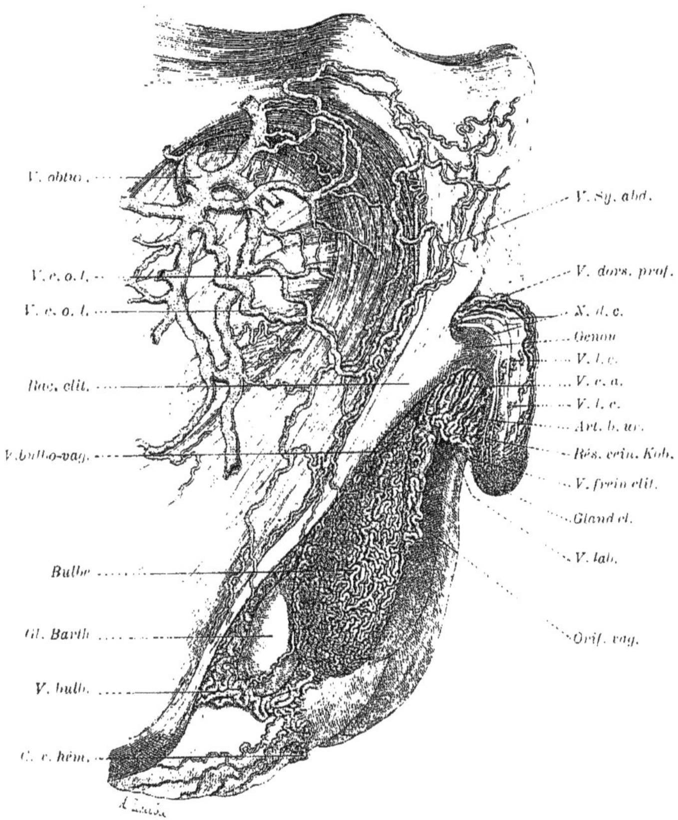

FIG. 389. — Les bulbes vulvaires et le gland du clitoris, vus par leurs faces latérales. Réseau veineux intermédiaire (figure combinée et modifiée d'après Kobelt).

autre qui s'unit aux artères vésicales antérieures ; 3° d'autres qui se joignent à des branches de l'artère génito-vésicale ou à la vaginale proprement dite ; 4° une artériole ascendante retro-symphysienne. On comprend qu'ainsi l'obturatrice, une vésicale, etc., puissent se substituer à la portion terminale de la honteuse interne.

Ces anastomoses artérielles, insignifiantes, doivent être d'autant mieux connues qu'elles sont accompagnées de veines constantes, parfois très fortes.

Les **veines**, très nombreuses, ramènent le sang des racines, du corps et du gland du clitoris.

1° Les VEINES CAVERNEUSES (ou des racines) ont des rameaux multiples qui, perforant de bas en haut le feuillet ischio-vulvaire, se réunissent, en définitive, près de la fourche du clitoris, en un ou deux gros troncs. Ceux-ci cheminent un certain temps dans le diaphragme uro-génital avant de s'ouvrir dans la honteuse interne. Toutefois, le sang n'est pas uniquement évacué par les veines caverneuses proprement dites. « Chaque racine émet, par sa face supérieure ou adhérente au plancher, deux séries longitudinales de veinules qui se jettent, séparées ou collectées, dans le tronc même de la veine honteuse, s'il est à portée, mais plus souvent dans le tronc caverneux proprement dit ». (Farabeuf, *in* thèse Cerf.)

2° Les VEINES CLITORIDIENNES (du corps et du gland) sont de deux ordres : superficielles et profondes, séparées (mais seulement d'une façon nette à la face dorsale) par le fascia clitoridien, communiquant d'ailleurs largement entre elles près du gland et près de la symphyse (fig. 388).

a) Parmi les *superficielles*, il faut surtout noter les *veines dorsales superficielles du clitoris*, une de chaque côté, qui se portent d'avant en arrière, s'anastomosent avec celles du pénil et se jettent dans la saphène interne, directement ou par l'intermédiaire des veines honteuses externes.

b) Les *veines profondes* sont, les unes supérieures ou dorsales, les autres inférieures ou ventrales, communiquant entre elles en avant, en arrière et sur les côtés.

1° Les *veines dorsales* se distinguent en :

α) *Veines dorsales profondes, satellites de l'artère.* — Très petites (fig. 412) signalées par Farabeuf, elles flanquent, au nombre de deux de chaque côté, l'artère dorsale et se jettent dans la honteuse interne, après avoir perforé les lamelles latérales du ligament suspenseur.

β) *Veine dorsale profonde, unique et médiane* (*V. dors. prof.*, fig. 389 et fig. 337). — Quelquefois dédoublée sur une certaine longueur de son trajet, elle naît par plusieurs radicules du gland clitoridien, se porte sur le bord supérieur du septum pectiniforme, puis, arrivée sous le ligament arqué, se bifurque, constituant ainsi la branche principale d'origine de chaque veine honteuse. Chacune de ces branches pénètre dans le bord antérieur du diaphragme uro-génital et accompagne plus ou moins exactement l'artère, dont elle occupe d'abord le côté interne, mais dont elle est souvent incomplètement séparée par des fascicules fibro-musculaires (fig. 408).

Chemin faisant, elle reçoit : *a*) des veinules, qui sortent de la face supérieure du clitoris ; *b*) des veines circonflexes, qui contournent ses faces latérales ; *c*) quelques veinules caverneuses, c'est-à-dire provenant de l'extrémité antérieure des cuisses clitoridiennes ; *d*) des veines émanant du réseau intermédiaire (fig. 389, *v. l. c.*) et quelques veinules présymphysiennes. Au niveau de sa bifurcation, elle s'anastomose avec les veines vésicales antérieures, avec les veinules graisseuses de la fosse prévésicale, avec des veines rétro-symphysiennes, avec la veine obturatrice interne et prend une part importante à la formation du plexus de Santorini.

2° Les *veines inférieures* ou *ventrales*, qui paraissent de prime abord inextricables, peuvent cependant être disséquées, si l'on a soin de ne pas les distendre outre mesure par la masse à injection. On reconnaît alors qu'elles ne sont pas disposées sans ordre, mais qu'elles sortent de la face inférieure du clitoris d'avant en arrière en rangée linéaire, une de chaque côté. Les unes prennent part à la formation des veines circonflexes, les autres se jettent dans le réseau intermédiaire de Kobelt (fig. 389, *Rés. vein. Kob.*) et dans les veines périurétrales.

Les **lymphatiques** sont inconnus, abstraction faite, cela va sans dire, de ceux du revêtement cutané, qui sont tributaires des ganglions inguinaux supéro-internes.

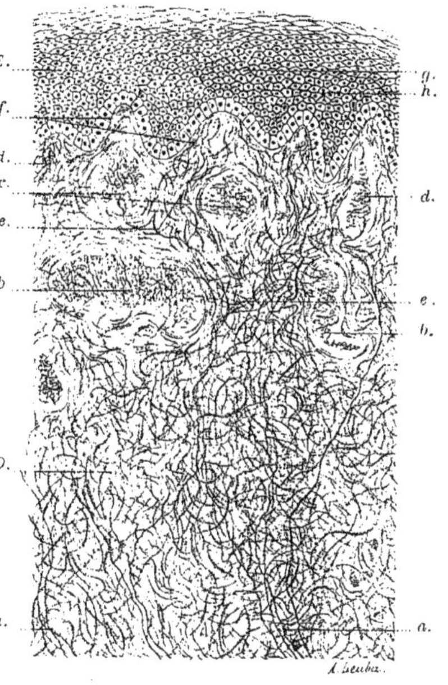

Fig. 390. — Schéma des terminaisons des nerfs sensibles dans la peau des organes génitaux externes (Dogiel).

a, fibres nerveuses. — *b*, corpuscules nerveux génitaux. — *c*, corpuscules nerveux terminaux (massues terminales de Krause). — *d*, corpuscules de Meissner. — *e*, filets unissant les appareils nerveux. — *f*, filets nerveux intra-épithéliaux. — *g*, réseau nerveux intra-épithélial. — *h*, filets nerveux se terminant par des épaississements en bouton. — *E*, épiderme. — *D*, derme.

Parmi les **nerfs**, le plus important est la branche supérieure ou clitoridienne du nerf honteux interne, dite *nerf dorsal du clitoris*, accompagné par des filets du plexus caverneux sympathique, qui se perdent dans la trame érectile (voy. *Névrologie*, p. 1155 et 1223). Ce nerf passe entre l'arcade du pubis et la racine du clitoris, en dehors de l'artère dorsale, se recourbe ensuite comme le clitoris, au corps duquel il abandonne quelques filets. Mais c'est surtout au gland qu'est destiné le nerf dorsal. On voit en effet celui-ci, sur lequel Rauber a compté jusqu'à 28 corpuscules de Pacini, se diviser, en général, en 3 branches (fig. 389, *N. d. c.*), bien plus fortes que celles du gland pénien, et qui, sans se ramifier ni s'épanouir en filaments, plongent sous le rebord du gland clitoridien.

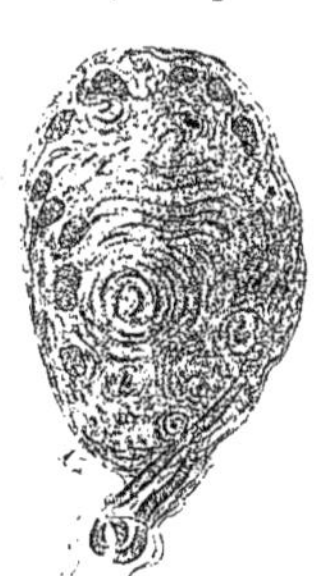

Fig. 391. — Corpuscule de la muqueuse du clitoris du lapin, pris dans une coupe faite après durcissement des tissus par l'acide osmique et conservée dans la glycérine acide (Suchard).

Parmi les filets sympathiques, je rappellerai spécialement le nerf décrit par Valentin sous le nom de *grand nerf caverneux du clitoris et de l'urètre*. Dépendant du plexus vaginal, il « arrive derrière la partie supérieure de l'urètre, dont il perce le muscle constricteur et forme un petit plexus, duquel partent des rameaux, qui s'épanouissent dans la substance spongieuse de l'urètre et le corps caverneux du clitoris ».

Le gland du clitoris est doué d'une grande sensibilité, ainsi qu'en témoignent les terminaisons nombreuses et spéciales qu'il contient.

Notons d'abord la présence de filets, souvent variqueux (Köstlin, Dogiel), et de réseaux intra-épithéliaux (fig. 390, *f*, *g*, *h*.), puis celle de corpuscules de Pacini, de Krause et de Meissner et de massues terminales de Krause (fig. 390, *d*, *e*.) (Luschka, Isquierdo, Webster, etc.). On décrit surtout, depuis Krause, à la base des papilles, des corpuscules spéciaux, qu'un de ses élèves, Finger, a nommés *corpuscules du sens génital* ou *de la volupté*. Ces *corpuscules nerveux génitaux* ont été retrouvés par Axel Key et Retzius, Suchard, Merkel, Wertheimer, Dogiel, Retzius, etc. Ils sont caractérisés par leur aspect allongé et mamelonné, leur épaisse capsule et leurs dimensions, souvent considérables (150 à 200 μ). Ils sont formés (fig. 391) par une masse granuleuse centrale, par de nombreuses fibrilles nerveuses, qui constituent, au sein du corpuscule, un réseau inextricable (Suchard).

Au point de vue fonctionnel, ces renflements terminaux seraient le point de départ des impressions spéciales à la région, et, tandis que les corpuscules de Meissner et de Krause président à la sensibilité générale, dans les corpuscules spéciaux serait le siège du sens génital.

Wertheimer tend à les considérer comme des corpuscules de Krause agglomérés. Suchard en rattache la plupart aux corpuscules de Meissner, quelques-uns aux corpuscules de Pacini. Les corpuscules génitaux ne sont pas, chez la femme, limités au clitoris. Dogiel en a vu dans la profondeur de la fosse naviculaire.

ARTICLE VII

BULBES VULVAIRES OU VESTIBULAIRES[1]

A côté des corps caverneux du clitoris, disposés sur les parties latérales de la vulve, deux autres formations érectiles entourent immédiatement l'orifice vulvo-vaginal à la façon d'un fer à cheval, ouvert en arrière : ce sont les *bulbes vestibulaires* ou *vulvaires*, ou *corps caverneux de l'urètre*, tout à fait analogues à ceux de l'homme, si ce n'est que, chez celui-ci, ils sont accolés en un organe unique et médian, le bulbe de l'urètre.

Forme. Dimensions. — Il est classique aujourd'hui, avec Kobelt, de comparer les bulbes de la femme à deux sangsues gorgées de sang. Ils commencent en arrière par une extrémité caudale, renflée, diminuent ensuite d'arrière en avant et se terminent par une extrémité céphalique assez effilée (fig. 392 et 393). Ils sont un peu aplatis de dehors en dedans et de bas en haut, de telle sorte que, elliptiques sur une coupe frontale, ils offrent (sujet en position verticale) une face inféro-externe et une face supéro-interne.

Les dimensions moyennes de l'organe injecté sont les suivantes, d'après Sappey et Luschka : longueur, 35 mm.; largeur ou hauteur, 15-20 mm.; épaisseur, 10-12 mm.

Situation. — Elle est importante à spécifier. Les bulbes sont des organes périnéaux et non pelviens; ils sont annexés à la vulve et non au vagin. Placés, il est vrai, de chaque côté, tout contre l'entrée du vagin, tout près de la paroi vaginale, ils sont cependant au-dessous (fig. 362, *Bulbe vulv.*) du feuillet inférieur de l'aponévrose périnéale moyenne (*feuillet ischio-vulvaire* de Jarjavay). Le nom de *bulbes du vagin*[2], qui leur est donné par la plupart de nos classiques (Cruveilhier, Sappey, Tillaux), ne leur convient donc en aucune

1. All. : *Vorhofszwiebeln*. — Angl. *bulbus vestibuli*. — Ital. *bulbo del vestibulo*.
2. A moins que ce terme ne soit employé par abréviation au lieu de bulbe du vestibule du vagin.

façon. Ils doivent, en raison de leur topographie, être nommés *bulbes de la vulve* ou *du vestibule*, ainsi que l'a depuis longtemps établi Kobelt. Farabeuf, dans ses cours, insistait beaucoup sur cette situation.

Placés entre l'arcade pubienne et le contour de l'orifice vaginal, ils sont, pendant l'accouchement, refoulés non seulement en dehors, mais en dehors et en avant (Luschka), de manière à échapper à toute compression entre l'os et la tête fœtale. Parfois cependant ils sont déchirés, il se fait alors un épanchement sanguin abondant, qui se collecte non sur les côtés du vagin, mais dans l'épaisseur de la grande lèvre. C'est un des meilleurs arguments à faire valoir en faveur de leur situation vulvaire.

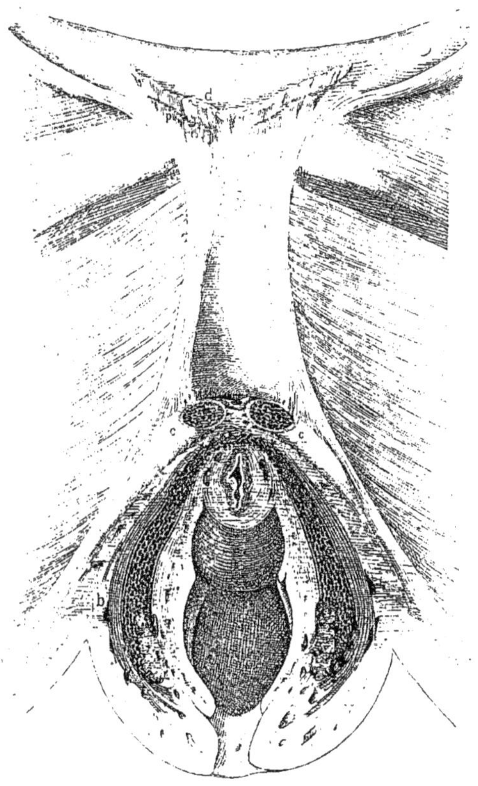

Fig. 392. — Coupe transverse des organes génitaux externes de la femme à ras de la face antéro-inférieure des pubis et de leur symphyse (Farabeuf).

La coupe n'a laissé en haut que des traces des insertions des muscles droit *d* et pyramidal *p*. Plus bas, elle a emporté le clitoris et son suspenseur, mis à nu la gouttière, ouvert la voie sous-symphysienne, tranché les veines caverneuses *b* au niveau de leur coudure et la veine dorsale du clitoris *c*, puis le réseau veinuleux, intermédiaire, des bulbes et de l'urètre, enfin les lèvres de la vulve avec leur bulbe et leur glande, pour finir devant la commissure vulvaire postérieure.

Configuration et Rapports. — La **face inféro-externe**, convexe dans la hauteur et dans la longueur, est entourée comme chez l'homme, par un muscle bulbo-caverneux (fig. 409). Plus en dehors, elle répond aux vaisseaux et nerfs labiaux postérieurs, au tissu cellulo-graisseux qui remplit le triangle ischio-bulbaire. Tout à fait en avant, cette face se met au contact du muscle ischio-caverneux et de la racine du clitoris.

La **face supéro-interne**, convexe en hauteur, mais concave dans la longueur, pour se mouler sur l'orifice vulvaire, répond (fig. 392) d'avant en arrière au segment terminal de l'urètre, aux téguments de la face interne des petites lèvres, dont elle est séparée par des fibres striées, qui forment le sphincter de la vulve (voy. fig. 411), bien distinct du bulbo-caverneux. Tout à fait en arrière, cette face est adossée à la

[RIEFFEL.]

partie antéro-externe de la glande de Bartholin (fig. 409). Pour mettre à nu cette face, il suffit d'inciser un peu au-dessous (sujet en position verticale) du sillon nympho-hyménéal : nouvelle preuve que le bulbe est bien un organe vulvaire et non vaginal.

Le **bord supérieur** (ou postérieur) répond au plancher uro-génital et, plus spécialement, au feuillet ischio-vulvaire, auquel il est rattaché par des tractus celluleux et qu'il déprime parfois (fig. 362).

Le **bord inférieur** (ou antérieur), un peu recouvert par le bulbo-caverneux, est situé dans la base des grandes lèvres et des nymphes ; à son niveau sortent de nombreuses veines, qui communiquent avec celles de ces derniers replis.

L'**extrémité postérieure** (ou inférieure), arrondie, se trouve, en général, un

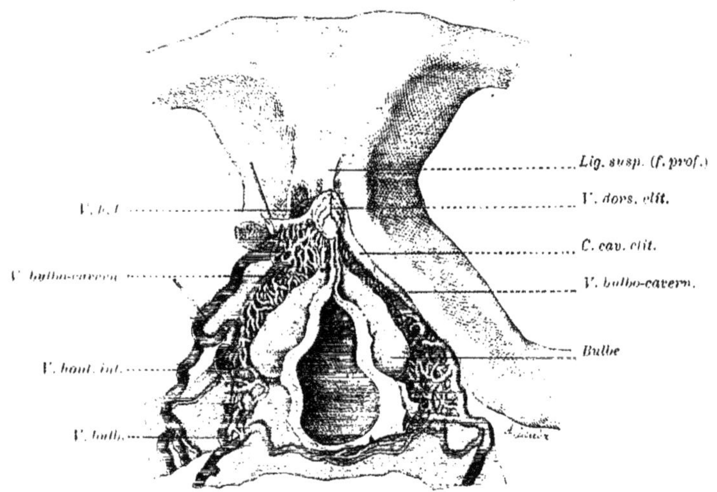

Fig. 393. — Organes érectiles de la femme, vus de face (Tschaussow).

La branche ischio-pubienne droite est réséquée ; la racine correspondante du clitoris est coupée, et érignée en haut et en dehors. La veine dorsale du clitoris est beaucoup trop petite sur la figure. — En *V. h. l.* seconde racine, latérale, de la honteuse interne.

peu en avant d'une horizontale passant par la partie postérieure de l'orifice vaginal. Toutefois elle peut ne pas dépasser le milieu de l'orifice. Elle donne issue à de grosses veines efférentes du bulbe.

L'**extrémité antérieure**, amincie, vient s'unir au-dessus de l'urètre, au-dessous du clitoris, à celle du côté opposé (fig. 392 et 393) par un réseau veineux, *réseau veineux intermédiaire de Kobelt* (*pars intermedia*), qui embrasse le contour antéro-latéral de l'orifice urétral et passe dans le gland du clitoris. Ce réseau fait communiquer les deux bulbes entre eux et avec les corps caverneux du clitoris (fig. 389, *Rés. vein. Kob.*). Exceptionnellement (Henle) on voit les deux bulbes s'unir en avant par un étroit prolongement de tissu érectile, qui se porte vers le clitoris sous la bride masculine.

Le réseau veineux intermédiaire, suivant la description très précise de Kobelt, est le moyen de communication vasculaire entre les têtes des bulbes vulvaires et le gland clitoridien. Les rameaux, branches et troncs qui la composent, figurent des deux côtés, sous le corps du clitoris, des circonvolutions veineuses, dépourvues de valvules, qui forment les anastomoses suivantes :

« 1° Quelques veines naissent du bord supérieur du réseau intermédiaire et contournent la face latérale du corps du clitoris, vers la veine dorsale dont elles constituent les racines latérales (fig. 389, *v. l. c.*).

« 2° Du réseau intermédiaire s'élève encore une double rangée symétrique de communications veineuses, qui se dirigent vers la face inférieure du corps du clitoris, où elles pénètrent (fig. 389, *v. c. a.*) ; ce sont les analogues des veines de communication entre le corps spongieux de l'urètre et les corps caverneux de la verge chez l'homme.

« 3° Enfin le réseau reçoit par sa face inférieure des veines assez nombreuses, dont les antérieures naissent du frein et des nymphes, les postérieures des grandes lèvres » (fig. 389, *v. lab.*).

Structure. — A cet égard, les bulbes de la vulve ressemblent tout à fait au bulbe urétral de l'homme.

Leur *albuginée*, d'aspect plus celluleux que fibreux, est beaucoup plus mince que celle des corps caverneux clitoridiens, de sorte que le bulbe, distendu par le sang, offre une coloration d'un bleu foncé et une consistance mollasse, réellement spongieuse.

Malgré l'opinion de Gussenbauer, qui considère cet organe comme constitué par un lacis de veines, volumineuses dans la partie superficielle, fines au contraire dans la partie profonde, on doit le regarder comme un *tissu érectile*. Les aréoles de celui-ci sont larges, à parois minces, conjonctives, très pauvres en fibres contractiles, si on le compare aux corps caverneux du clitoris.

Vaisseaux et nerfs. — Les artères qui, dans le bulbe, sont fortement serpentines, richement anastomosées, proviennent des artères bulbeuses et de la clitoridienne profonde. Les artères bulbeuses ou bulbaires sont elles-mêmes au nombre de deux : l'une principale et constante, l'autre accessoire et variable. La première, *artère bulbeuse* ou *transverse profonde du périnée* (fig. 410), naît de la honteuse interne, à 2 cm. devant la périnéale superficielle : elle chemine d'abord en dedans et un peu en avant dans l'épaisseur de l'aponévrose moyenne, puis perfore son feuillet inférieur pour pénétrer, après s'être divisée, dans l'extrémité postérieure et externe du bulbe.

La seconde, *artère bulbaire superficielle*, se détache, lorsqu'elle existe, de la périnéale inférieure et se trouve d'emblée au-dessous du feuillet ischio-vulvaire.

Enfin la clitoridienne profonde ou caverneuse fournit un rameau qui, de chaque côté, pénètre dans la partie moyenne au-dessous de la racine du clitoris (Kobelt, Gussenbauer, Nagel) et atteint le réseau intermédiaire. Sur celui-ci rampent également (fig. 389, *art. b. ur.*) des ramifications de l'artère urétrale, qui s'anastomosent avec le vaisseau précédent. Signalons aussi quelques rameaux des artères du vagin, qui arrivent jusqu'au bulbe (p. 569), après avoir perforé le diaphragme uro-génital.

Les veines sont extrêmement développées. C'est à leur rupture et non à celle des veines labiales et nymphéales qu'il faut attribuer la production des gros hématomes de la vulve. On peut les diviser en antérieures et postérieures.

Les *veines bulbaires postérieures* débouchent près de l'extrémité postérieure. Quelques-unes se portent vers l'hémorroïdale (fig. 389, *C. v. hém.*). Mais la plupart, accompagnant l'artère principale, en nombre double ou triple (fig. 388, *b*; fig. 389, *V. bulb.*), traversent le feuillet ischio-vulvaire, pour se jeter dans la honteuse interne. Souvent il existe aussi, au-dessous de ce feuillet, des veines plus superficielles qui, satellites de l'artère bulbaire sus-aponévrotique, aboutissent aux veines périnéales superficielles.

Les *veines bulbaires antérieures*, émanant de la partie antérieure et du réseau intermédiaire de Kobelt, s'anastomosent avec le système veineux du gland du clitoris et avec le réseau placé sous et dans la muqueuse du vestibule (Nagel). Recevant les veines *urétrales*, elles vont également se jeter dans la honteuse interne après un trajet plus ou moins long dans l'épaisseur de l'aponévrose moyenne (fig. 393, *V. bulbo-cavern.*).

Les veines du bulbe communiquent d'ailleurs très largement avec tous les plexus veineux du périnée, notamment avec les veines labiales, nymphéales, clitoridiennes, avec la veine dorsale profonde du clitoris, puis avec les veines des glandes de Bartholin, avec les veines musculaires de la loge périnéale inférieure et du diaphragme uro-génital, enfin avec les plexus urétro-vaginal, vésico-vaginal, hémorroïdal et avec la veine obturatrice (fig. 389). Kobelt a montré que les veines du bulbe « doivent être considérées comme des canaux de déversement pour une partie du sang du vestibule et du gland, qui est ainsi obligé de prendre son chemin par le bulbe. » En raison des multiples anastomoses, on comprend ainsi que quelques auteurs, débrouillant mal le système veineux du périnée, se contentent de décrire un plexus périnéal superficiel et un plexus périnéal profond ou bulbo-urétro-caverneux. Il n'en est pas moins vrai qu'en analysant les choses de près, les veines, quoique plexiformes, sont disposées en satellites des artères et que partout se vérifie la thèse anatomique, défendue par Farabeuf : « Telles artères, telles veines ».

Les **lymphatiques** ne sont pas connus jusqu'à présent.

Les **nerfs** vaso-moteurs, peu nombreux, proviennent des rameaux du plexus hypogastrique, qui accompagnent l'artère honteuse interne. Le bulbe reçoit aussi quelques filets de la branche profonde du nerf périnéal (nerf bulbo- ou musculo-urétral).

ARTICLE VIII

GLANDES DE LA VULVE

Abstraction faite des glandes cutanées, étudiées plus haut avec les petites et les grandes lèvres, etc., on rencontre à la vulve, et spécialement dans sa partie profonde ou vestibulaire, des glandes muqueuses, dont les unes, bien connues, constituent les glandes de Bartholin, tandis que les autres sont encore l'objet de contestations.

§ I. — GLANDES DE BARTHOLIN

Encore décrites sous le nom de *glandes de Duverney*, du nom de l'auteur qui les découvrit en 1676 chez la vache, elles furent signalées par Bartholin chez la femme quatre ans plus tard. Boerhaave les nommait *corps bulbeux*. Elles portent encore le nom de *glandes de Tiedemann*, parce que cet anatomiste les a tirées de l'oubli où elles étaient tombées, de *glandes de Cowper* de la femme, parce qu'en effet elles rappellent, par leur forme, leur situation et leurs variations de volume, la glande bulbo-urétrale de l'homme. Huguier leur a consacré un bon mémoire, dans lequel il les désigne sous le nom de *glandes vulvo-vaginales*. — A l'étranger, on les décrit généralement à l'heure actuelle, en raison de leur situation, sous le nom de *grandes glandes du vestibule* (*glandulæ vestibulares majores*).

Situation. — Il y a une glande de chaque côté. Chacune d'elles est située sur les côtés postéro-latéraux de l'orifice vulvo-vaginal, entre lui et l'ischion, au niveau du bord postérieur du diaphragme uro-génital (fig. 409). Elle se trouve à 1 centimètre au-dessous de l'hymen, à 1 ou 1 cm. 1/2 de l'ischion, à 1 centimètre du fond du pli génito-crural (Huguier), à 1 cm. 1/2 du revêtement cutanéo-muqueux du vestibule. Elle est à 2 ou 3 centimètres du bord inférieur libre de la grande lèvre, de sorte que, si on voulait découvrir la glande de Bartholin par une incision, passant par le point le plus saillant de cette lèvre, il faudrait aller à une profondeur de 3 centimètres (Zweifel). Bien qu'elle soit comprise dans la loge inférieure du périnée, ce n'est cependant que chez les femmes maigres qu'on réussit à la sentir par la palpation. A cet effet, il convient de pincer, entre le pouce et l'index, la partie postérieure de la grande lèvre.

Forme. Poids. Dimensions. — La glande de Bartholin, grosse comme un pois ou une fève, pèse 4 à 5 grammes. Ovalaire, un peu aplatie transversalement, à grand axe antéro-postérieur, elle a été comparée à une amande d'abricot (Huguier).

Elle ne présente pas toujours le même volume des deux côtés; d'autre part elle est soumise à des différences individuelles.

Chez l'adulte, sa longueur varie entre 7 et 20 mm., sa largeur entre 4 et 11 mm., son épaisseur entre 3 et 7 mm.

De couleur blanc jaunâtre ou gris rougeâtre, d'une consistance ferme et élastique, de surface granuleuse, irrégulière, parfois dissociée en plusieurs lobes, surtout chez les multipares, elle offre, d'après sa forme, à étudier deux faces, deux bords et deux extrémités.

Rapports. — A. **Glande proprement dite.** — La *face externe*, convexe, regarde en dehors et un peu en bas; elle est recouverte immédiatement par des veines, par le rameau profond de la branche périnéale du nerf honteux interne, par le muscle bulbo-caverneux. Plus superficiellement, elle est en contact avec les nerfs périnéaux superficiels et l'aponévrose périnéale inférieure, qui la sépare du tissu cellulaire et de la peau de la grande lèvre.

Dans sa partie antérieure, la face externe touche le bulbe du vestibule, qu'elle déborde en arrière (fig. 409).

La *face interne*, plane ou concave, regarde en dedans et en haut. Elle répond au vagin, dont la sépare un prolongement de l'aponévrose moyenne et le muscle sphincter de la vulve (fig. 411).

Le *bord inférieur* est recouvert par les fibres du muscle bulbo-caverneux.

Le *bord supérieur* repose sur le diaphragme uro-génital, dans l'épaisseur duquel s'insinuent souvent quelques lobules glandulaires.

L'extrémité postérieure est en rapport avec les faisceaux antérieurs du transverse superficiel du périnée.

L'extrémité antérieure est en contact avec le bulbe vestibulaire, qui souvent la recouvre; elle n'atteint pas la partie moyenne de l'orifice vaginal.

B. **Le canal excréteur** naît de la face interne de la glande. Il est long de 15 à 18 mm., large de 2 mm., et admet en général la canule d'une seringue de Pravaz (Waldeyer). Il se dirige en avant, en dedans et un peu en bas, traverse les fibres du muscle sphincter de la vulve et se trouve situé entre le bulbe et la paroi latérale du vestibule (fig. 409, *Can B*). Il s'ouvre dans le fond de la gouttière nympho-hyménéale ou nympho-caronculaire, à l'union du tiers postérieur et des deux antérieurs de l'orifice vaginal. L'embouchure (fig. 380, *Orif. Barth.*) est arrondie, un peu élargie, parfois déprimée en entonnoir, souvent entourée d'un petit cercle rougeâtre. Elle n'est pas toujours facile à apercevoir et peut être voilée par un petit pli falciforme. Il arrive aussi que les orifices des deux canaux droit et gauche ne soient pas exactement symétriques.

Structure. — La glande de Bartholin, considérée par la plupart des auteurs (Huguier, A. Guérin, Sappey, Henle, de Sinéty, Dujon) comme une glande muqueuse en grappe, est rangée, par ceux qui l'ont étudiée plus récemment, parmi les glandes tubuleuses ramifiées (Flemming, Stöhr, V. Müller).

Elle est divisée en plusieurs lobules par un stroma conjonctif, renfermant des fibres musculaires lisses et des faisceaux striés, émanation des bulbo-caverneux et sphincter vulvaire. Ces lobules eux-mêmes sont formés d'acini tantôt serrés les uns contre les autres, tantôt, surtout chez les multipares, dissociés et épars dans le tissu cellulaire. Aux culs-de-sac glandulaires font suite des canaux très courts, qui s'ouvrent dans des cavités plus larges, ovoïdes, nommées *sinus*. De chaque sinus part un canalicule excréteur. Tous les conduits aboutissent au canal commun qui, fusiforme parfois (Henle), présente plus souvent une petite dilatation à sa partie initiale et se rétrécit progressivement jusqu'à son embouchure.

L'épithélium, qui tapisse la partie sécrétante de la glande, est constitué par une seule assise de cellules les unes cylindriques, les autres caliciformes à noyau pariétal (Nagel, Gebhard). Les sinus sont revêtus par une couche de cellules cubiques, les canaux excréteurs qui en partent par une seule rangée de cellules cylindriques. Le conduit principal présente plusieurs rangées de cellules cylindriques, qui s'aplatissent près de l'embouchure vestibulaire.

La *paroi propre* ou vitrée est, dans les acini et les canalicules excréteurs, doublée, d'après Henle, par des fibres élastiques et musculaires lisses. La paroi du canal principal, mince et transparente, renferme les mêmes éléments; mais elle contient en outre des glandes muqueuses en miniature (Nagel).

Bien qu'elles se constituent de très bonne heure, comme nous le verrons plus loin (p. 629), les glandes de Bartholin restent petites chez l'enfant; elles n'acquièrent leur volume qu'à la puberté et s'atrophient à la ménopause. Ce sont donc essentiellement des organes liés à la vie génitale; elles sécrètent un liquide épais, visqueux et clair, expulsé en plus grande abondance au moment des rapports sexuels. On doit cependant remarquer qu'elles ne sont pas constantes dans la série animale, qu'elles manquent, par exemple, chez tous les cétacés et chez quelques carnivores.

Vaisseaux et nerfs. — Les artères des glandes de Bartholin viennent de la honteuse interne, ordinairement de sa branche bulbaire ou vestibulaire (Waldeyer), et aussi de l'artère périnéale superficielle.

Les **veines**, nombreuses, plexiformes, se jettent les unes directement dans la honteuse interne, les autres dans les veines du bulbe et de l'extrémité inférieure du vagin.

Les **lymphatiques** existent d'une façon incontestable. Mais où vont-ils? Beaucoup d'auteurs (Huguier, Martin et Léger, Tarnier) les disent tributaires des ganglions placés contre les parties latérales du vagin et du rectum. Si l'on tient compte de la situation topographique de la glande, il est plus rationnel d'admettre, avec Bonnet, Rille et Bruhns, que ses vaisseaux blancs se portent vers les ganglions inguinaux. Mais nous manquons sur ce point de toute donnée positive.

Les **nerfs** sont abondants (V. Müller). Quelques-uns viennent des filets sympathiques périvasculaires; d'autres dépendent de la branche périnéo-vulvaire du nerf honteux.

§ II. — DES FOLLICULES ET DES GLANDULES DU VESTIBULE

Pendant longtemps on a décrit, en copiant les travaux de Robert et de Huguier, de très nombreux follicules vulvaires, *mucipares*, et on les répartissait de la façon suivante :

1° *Follicules vestibulaires* (*valvulæ lacunæ superiores* de Haller), au nombre de 7 à 8, siégeant au niveau du triangle vestibulaire. Ils sont petits, peu profonds, simples, diversement dirigés.

2° *Follicules urétraux* (de Graaf), moins nombreux, mais plus importants, s'ouvrant très près du méat urinaire, à la surface du tubercule médian, qui limite inférieurement cette ouverture. Ils se dirigent parallèlement à l'urètre, placés sous la membrane muqueuse de ce canal, dans l'épaisseur de son tissu spongieux. Leur volume est considérable.

3° *Follicules urétro-latéraux* (Haller, Sabatier, Robert, Huguier), situés à quelque distance du méat et sur ses côtés. Ils sont petits et peu profonds. Il en est plusieurs, dont les orifices sont réunis au fond d'une dépression conique.

4° *Follicules latéraux de l'entrée du vagin* (Morgagni, Huguier). Ce sont les plus nombreux ; ils sont placés sur les côtés de l'entrée du vagin, dans le sillon formé par la réunion de l'hymen avec le cercle vulvaire.

Tous ces follicules, dit-on, sont peu développés pendant l'enfance et la vieillesse. Chez la femme enceinte, ils prennent un développement remarquable. Aussi les trouve-t-on en général plus volumineux chez les femmes, qui ont eu beaucoup d'enfants.

Quelques-uns de ces follicules deviennent, dans certaines descriptions, de véritables glandes muqueuses. Ainsi Klein note, sur toute la surface du vestibule, des culs-de-sac tapissés d'un épithélium cylindrique simple et les dit particulièrement confluents à l'orifice du vagin et au méat urinaire. Krause signale aussi quelques glandules éparses dans le vestibule (*glandulæ vestibulares minores*). Gegenbaur, Quain, Toldt, en mentionnent entre le méat et l'entrée du vagin. Henle, Sappey, Luschka, Martin et Léger, Debierre, au contraire, ne parlent que de lacunes et Waldeyer n'a trouvé aucune formation glandulaire à l'orifice du vagin.

Est-il possible de concilier des opinions aussi profondément dissemblables? Je le crois, au moins dans une certaine mesure. Ainsi que je l'ai dit (p. 581), le vestibule comprend deux parties, l'une pré-urétrale, l'autre rétro-urétrale ou péri-vaginale. La première est recouverte d'un tégument analogue à celui des petites lèvres et on ne saurait y rencontrer que des glandes cutanées. La seconde, réduite à un mince liséré qui suit la gouttière nympho-hyménéale, a plutôt les propriétés d'une muqueuse et on peut, ainsi que V. Müller l'a vu chez des nouveau-nées, y trouver des glandes muqueuses. Ce caractère muqueux est surtout accusé aux alentours de l'embouchure urétrale.

Dans toute cette région, le revêtement cutanéo-muqueux n'a pas toujours un aspect lisse; plus souvent, en particulier chez les femmes pares, il est inégal, offre çà et là des dépressions, des *lacunes* simples, dont la plupart ont sans doute été décrites sous le nom de follicules, lacunes pré-urétrales, péri-urétrales, latéro-urétrales et rétro-urétrales. Mais ces lacunes n'ont rien à voir avec des glandes proprement dites.

Ces glandes existent-elles réellement? D'après les auteurs récents, elles manquent autour du vagin et tous les follicules, décrits par Huguier comme follicules latéraux de l'entrée du vagin, ne sont certainement que des lacunes. A ce niveau il n'y a qu'un orifice glandulaire de chaque côté, celui de la glande de Bartholin. Je crois que la même remarque s'applique aux follicules vestibulaires d'Huguier, qui tous correspondent à de simples dépressions des téguments.

Il n'en est pas de même au voisinage de l'urètre et, en ce point, à côté des lacunes simples, il en est certainement qui représentent l'embouchure de canaux glandulaires. Ces follicules péri-urétraux, étudiés par Tourneux, sont analogues aux glandes de l'urètre. Ils peuvent se presenter sous forme soit d'utricules, soit de follicules, soit même de véritables glandes en grappe. Leur structure est la même dans les trois cas. Ils sont constitués par des masses épithéliales arrondies ou tubuleuses, simples ou lobulées. Les parois sont épaisses; elles sont constituées par de petites cellules sphériques ou allongées perpendiculairement à la surface, étroitement tassées les unes contre les autres et limitées du côté de la lumière centrale par des cellules pavimenteuses.

Ces *glandules péri-urétrales*, disséminées sur la papille urétrale et dans son voisinage immédiat, sont les seules vraies petites glandes du vestibule. Testut les considère comme des glandules prostatiques, analogues à celles de Skene; je crois plutôt que ce sont de simples glandes muqueuses, qu'il vaudrait mieux comparer aux glandes de Littre.

En resumé, les follicules décrits par Robert et Huguier existent réellement; mais le mot est mauvais, car ce sont de *simples dépressions* du revêtement cutanéo-muqueux du vestibule; ce ne sont en aucune façon des *glandes mucipares*. Tandis que les follicules, c'est-à-dire les cryptes, peuvent siéger en n'importe quel point du vestibule, les vraies glandules mucipares sont limitées aux zones très restreintes où ce vestibule est tapissé par un tégument ayant reellement le caractère d'une muqueuse (p. 583). Elles ne sauraient se rencontrer que dans le fond même du sillon nympho-hyménéal et au voisinage de la papille urétrale. L'embryologie corrobore encore cette manière de voir (p. 626 et fig. 399).

ARTICLE IX

DÉVELOPPEMENT ET ANOMALIES DES ORGANES GÉNITAUX EXTERNES DE LA FEMME

§ I. — DÉVELOPPEMENT[1]

Pour comprendre le mode de formation des organes génitaux externes et de l'urètre de la femme, il est indispensable de remonter à une époque reculée de la vie embryonnaire.

I. — **Le cloaque et le canal uro-génital.** — A. *Formation du cloaque*. — On sait que le segment terminal de l'intestin se présente sous l'aspect d'un cul-de-sac arrondi, complètement fermé à sa partie inférieure, si l'on fait abstraction d'une communication passagère qu'il offre, par le canal neurentérique, avec la gouttière médullaire (fig. 394).

A peine apparu, cet *intestin terminal* ou *aditus postérieur* émet deux bourgeons. L'un prolonge la direction de l'intestin terminal dans l'éminence caudale, c'est *l'intestin post-anal* qui n'a normalement qu'une existence éphémère; l'autre constitue l'*évagination allantoïdienne*, qui naît de la face ventrale de l'intestin, s'accole à la paroi abdominale antérieure et, parvenue à l'ombilic, devient extra-embryonnaire.

1. Je m'attacherai surtout a exposer les choses aussi clairement que possible en les schématisant. Je ne saurais entrer dans tous les détails de cette question compliquée. A cette étude s'attachent particulièrement les noms de Tourneux, Retterer, Reichel, Keibel, Nagel, aux memoires desquels je renvoie le lecteur qui désirerait approfondir le developpement des organes génitaux externes.

Intestin terminal et ébauche allantoïdienne ne forment, à leur partie inférieure, au-dessus de l'intestin post-anal déjà disparu, qu'une seule et même cavité. C'est à cette cavité endodermique (*Cl.*, fig. 395) que l'on donne le nom de *cloaque* (cloaque interne, supérieur ou intestinal des anciens auteurs, *allantéron* de Waldeyer). A ce moment, le cloaque est séparé de la superficie de l'embryon par un pont mésodermique que revêtent en bas l'ectoderme, en haut l'entoderme. Cependant d'après Strahl, le mésoderme ferait défaut à ce niveau, en raison de l'existence antérieure, en ce point, de la ligne primitive.

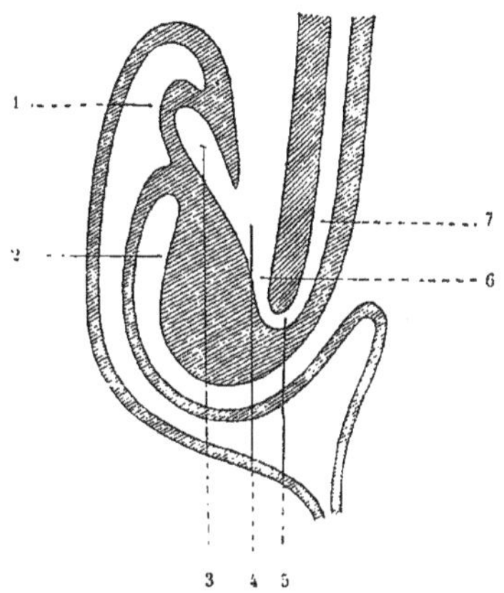

Fig. 394. — Coupe sagittale schématisée d'un embryon de mammifère supposé vertical.

1. Cœlome externe. — 2. Cul-de-sac amniotique. — 3. Évagination allantoïdienne. — 4. Cloaque. — 5. Canal neurentérique. — 6. Intestin caudal. — 7. Gouttière médullaire.

Quoi qu'il en soit, il vient bientôt un moment où la cloison, qui sépare le cloaque de l'extérieur, n'est plus formée que par les cellules ectodermiques et endodermiques accolées, mais encore reconnaissables à leurs deux assises. C'est la *membrane cloacale* (fig. 395), qui paraît située au fond d'une petite dépression, la *fossette cloacale*, et qui est repoussée en avant par le développement de l'éminence coccygienne (*E. c.*, fig. 250). Bientôt, ainsi qu'on tend à l'admettre avec Mihalkovics et Math. Duval, les cellules de l'épiblaste se

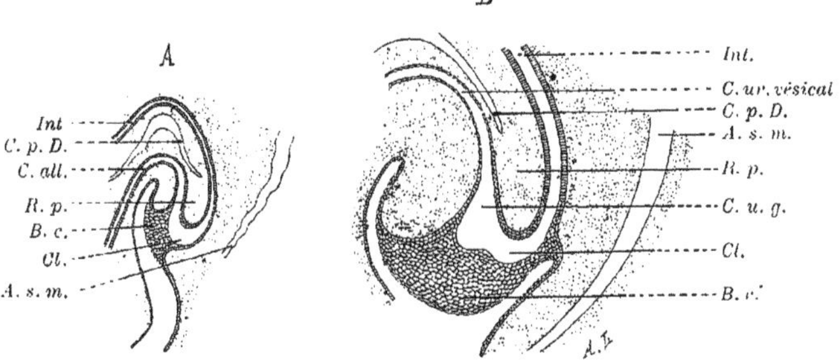

Fig. 395. — Section sagittale et axile de la région cloacale sur un embryon humain de 8 mm. (A) et sur un autre de 14 mm. (B) (d'après Tourneux).

Cl., cloaque. — *B. c.*, bouchon cloacal. — *Int.*, intestin. — *C.u.g.*, canal uro-génital. — *C. all.*, canal allantoïdien. — *R.p.*, repli périnéal. — *A.s.m.*, artère sacrée moyenne. — *C. p. D.*, cul-de-sac de Douglas.

multiplient, forment une sorte de végétation épidermique, s'entremêlant à celles de l'hypoblaste de la cavité cloacale. Les deux ordres d'éléments ne sont plus reconnaissables. La membrane cloacale est alors représentée par un amas épithélial, qui unit endoderme et ectoderme, c'est le *bouchon cloacal* de

Tourneux, le *conduit cloacal* de Retterer, la *lame cloacale* de Keibel (*B. c.*, fig. 395).

Au bout d'un certain temps (nous verrons plus loin à quel moment précis), les cellules centrales se désagrègent et le bouchon acquiert une lumière. Dès cet instant, le cloaque communique avec l'extérieur par une fente sagittale, dite *fente cloacale* (*f. cl.*, fig. 398 A). Celle-ci occupe le centre d'une saillie, l'*éminence cloacale*, séparée en arrière du bourgeon caudal par un sillon transversal, la *dépression sous-caudale*. La fente paraît située au fond de la fossette cloacale, car elle est entourée par des parties saillantes, qui sont en avant le *tubercule génital* (*T. g.*, fig. 250) ou primitivement *cloacal* (Retterer), latéralement les *replis génitaux* primitifs, en arrière le *repli post-anal*.

Comme on le voit, l'opinion ancienne, d'après laquelle un cul-de-sac, *cloaque externe* ou cutané, devrait se porter à la rencontre du cloaque supérieur ou intestinal, n'a plus cours aujourd'hui. Il n'en est pas moins vrai que, au point de vue des phénomènes ultérieurs, il faut conserver la notion de *cloaque interne* ou *endodermique* et de *cloaque externe* ou *ectodermique*. Le premier, seul vrai cloaque, reçoit l'intestin et l'allantoïde; le second n'est autre que la fossette cloacale. Celle-ci représente, si l'on veut, une petite cuvette, dont le fond est constitué par la membrane cloacale, le rebord par le tubercule et les replis génitaux.

Tels sont la formation et le mode d'ouverture du cloaque, qui persiste toute la vie chez les amphibiens, les reptiles, les oiseaux, les monotrèmes. Mais, chez les mammifères supérieurs, deux autres phénomènes importants, contemporains, ont lieu qu'il faut faire connaître : ce sont le cloisonnement du cloaque et l'abouchement des canaux de Wolff et de Müller.

B. **Cloisonnement du cloaque.** — La façon précise dont s'opère le cloisonnement est un point encore discuté. D'après Kölliker, Mihalkovics et surtout Tourneux, il se fait exclusivement par la descente de la saillie, dite *repli* ou *éperon périnéal* (*R. p.*, fig. 395), qui résulte de l'union à angle aigu de la paroi ventrale de l'intestin et de la paroi dorsale de l'allantoïde. Par contre, Retterer et Keibel, reprenant en partie la vieille théorie de Rathke, soutiennent que la séparation du cloaque en deux cavités s'opère par la jonction, sur la ligne médiane, des deux *replis latéraux du cloaque*. Ces deux replis s'unissent de haut en bas et c'est leur coalescence médiane qui, sur des coupes sagittales, donnerait l'illusion de la descente d'un éperon.

Peu importe d'ailleurs. La chose qui nous intéresse ici, c'est que le cloaque, dans le cours du 3e mois, est complètement divisé chez l'homme par une cloison frontale en deux compartiments, le postérieur ano-rectal, l'antérieur uro-génital. Ce dernier, qui doit appeler toute notre attention, porte depuis Müller le nom de *canal uro-génital* (fig. 395 et 397 A), parce qu'il reçoit l'embouchure des canaux urinaire et génital. On doit noter avec Keibel que, déjà avant leur séparation, les deux segments ventral et dorsal du cloaque se distinguent par leur épithélium, qui est bien plus élevé dans celui-ci que dans celui-là. Il faut remarquer aussi que la cloison primitive traverse à la fois le cloaque interne et le cloaque externe. En conséquence, le canal uro-génital lui-même est formé de deux parties : la supérieure, la plus considérable ou *canal uro-*

génital endodermique, et l'inférieure, moins étendue dans le sens vertical, ou *canal uro-génital ectodermique*. J'emploie à dessein le mot canal et non sinus uro-génital. Nous en verrons plus loin la raison.

Quand le cloisonnement s'est ainsi effectué, la membrane cloacale elle-même comprend deux parties. L'une est postérieure, c'est la *membrane anale*, qui reste relativement mince et se perfore bientôt ; ses modifications n'ont pas à nous occuper. L'autre partie est antérieure ; elle prend le nom de *membrane uro-génitale* et, comme elle ne tarde pas à s'épaissir, on peut aussi la nommer *lame uro-génitale* (Tourneux). Cette lame reste complète tant que la cloison périnéale n'est pas arrivée jusqu'à son contact, qu'elle n'a pas pénétré dans son épaisseur, venant même faire saillie au dehors. Alors seulement, c'est-à-dire vers la fin du 2e mois lunaire (Tourneux), elle se perfore un peu avant la membrane anale, et l'orifice sagittal qu'elle présente est la *fente* ou *fissure uro-génitale* (fig. 398, *F. cl.*).

C. ***Tubercule et plis génitaux***. — Pour comprendre les transformations ultérieures, il faut tout d'abord mieux connaître la bordure du cloaque, con-

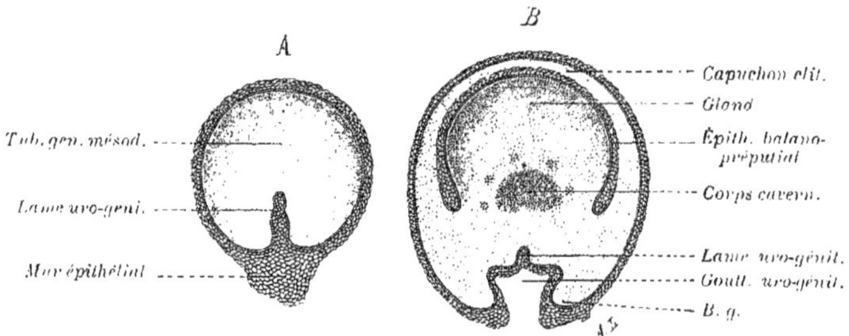

Fig. 396. — Deux sections transversales du tubercule génital sur un fœtus humain femelle de 7,5/10,5 cm., passant (A) au voisinage de l'extrémité du gland et (B) au niveau de sa racine (Tourneux).

stituée en avant par le tubercule génital ou cloacal, sur les côtés par les replis génitaux, en arrière par le repli post-anal.

Le **tubercule génital** apparaît de bonne heure, dès la fin du 1er mois, sur des embryons de 11 à 13 mm., alors que le cloaque est encore fermé (Nagel), sous forme d'une saillie mésodermique, primitivement simple pour Tourneux et Reichel, double pour Retterer et Nagel. Ce tubercule repousse devant lui la partie la plus antérieure de la membrane cloacale (qui paraît, à ce niveau, ectodermique), et s'en coiffe, spécialement sur sa face inférieure. Il croît assez rapidement, de telle sorte qu'à la fin du 2e mois, sur un embryon de 25 mm., il a une longueur et une largeur de 2 mm. Sensiblement cylindrique, il se termine par une extrémité un peu renflée, séparée dès à présent du reste du tubercule par un léger sillon circulaire.

Le tubercule génital présente à considérer deux faces, l'une supérieure, l'autre inférieure. La première est régulièrement arrondie et n'offre aucune particularité à noter. Mais, sur la seconde (fig. 396), recouverte par la membrane cloacale, devenue lame uro-génitale, on reconnaît d'intéressants détails. Déjà, avant que se forme la fissure uro-génitale par perforation de la membrane uro-génitale, on voit celle-ci, à sa partie antérieure, se déprimer sous forme d'un *sillon* ou d'une *gouttière uro-génitale* qui, dirigée d'arrière en avant, se prolonge sur toute la face inférieure du tubercule génital et devient même très profonde. Ainsi cette face inférieure prend elle-même l'aspect d'un angle dièdre ouvert en bas, d'une rainure tapissée dans toute son étendue par la lame uro-génitale. Cette lame, un peu épaissie, porte à ce niveau le nom de *plaque cloacale ectodermale* de Born, ou mieux, avec Tourneux, celui de *mur épithélial du gland* ou *rempart balanique*, car elle pénètre assez profondément dans l'épaisseur du tubercule génital et se prolonge, un peu au delà de son extrémité libre, sous forme d'une languette épithéliale, éminemment transitoire, découverte par Tourneux et dite *cornule épithéliale* par Nagel (fig. 398 B).

Primitivement simple, le mur épithélial ne tarde pas à se séparer en deux lamelles, qui recouvrent chacune l'un des versants de la gouttière angulaire de la face inférieure du tubercule génital. Cette gouttière s'unit au reste de celui-ci par deux bords saillants (fig. 396 B, *B. g.*), un de chaque côté, qui ne sont autre que la partie antérieure des plis génitaux (internes).

De chaque côté la fosse cloacale est bordée, ainsi que je l'ai dit, par les *plis génitaux primitifs*, encore nommés *plis génitaux externes* (Ecker), *replis génitaux* (Kölliker). Avec Bischoff et Hertwig, je les appellerai dorénavant, pour éviter toute confusion, les **bourrelets génitaux**. Ils tendent, en effet, à faire une saillie de plus en plus marquée et forment réellement deux bourrelets curvilignes qui, à cheval, pour ainsi dire, sur la base du tubercule génital, bordent de chaque côté la fosse cloacale, se continuent en dehors avec l'ectoderme voisin, en dedans avec la membrane ou lame uro-génitale. Primitivement, ils se portent loin en arrière jusqu'à la partie postérieure du cloaque; mais, lorsque celui-ci est cloisonné, ils s'affaissent peu à peu à ce niveau et meurent vis-à-vis du bord libre du septum périnéal (fig. 398 et 400).

Les bourrelets limitent seuls la dépression uro-génitale, tant que le canal uro-génital ne communique pas encore avec l'extérieur. Quand cette communication s'est établie, alors la fente ou fissure uro-génitale est directement bordée sur les côtés par deux lèvres légèrement épaissies, auxquelles il est bon de donner le nom spécial de **plis génitaux** (ou *plis génitaux internes*, Ecker); ils sont donc placés en dedans des bourrelets, bien moins élevés et moins étendus que ceux-ci, puisqu'ils ne dépassent guère le niveau de la fissure. Cependant, à la partie antérieure, les plis génitaux se continuent sans démarcation avec les lèvres de la gouttière uro-génitale et se prolongent ainsi sur toute la face inférieure du tubercule génital (voy. fig. 399).

Comment enfin est limitée en arrière la région uro-génitale? Primitivement, nous le savons, on ne trouve à ce niveau que le repli post-anal. Mais, lorsque l'éperon périnéal s'est abaissé jusqu'à pénétrer dans la lame uro-génitale et à faire même un peu saillie à l'extérieur, c'est lui qui sépare le territoire uro-génital du territoire rectal de la membrane cloacale primitive; c'est sans doute lui aussi qui, s'épaississant d'avant en arrière, constitue le *raphé périnéal*. Mais la chose n'est pas démontrée. D'ailleurs le *périnée définitif* a un développement complexe que je n'ai pas à étudier. Il faut bien savoir qu'il n'est pas une simple transformation de l'éperon périnéal, auquel on donne souvent le nom de **septum uro-rectal** ou **périnée primitif.**

D. ***Abouchement des conduits génitaux dans le canal uro-génital.*** — L'abouchement de ces conduits, leurs modifications topographiques sont enfin des phénomènes très importants à connaître pour comprendre la configuration définitive des organes génitaux externes. Ils sont faciles à suivre sur les schémas ci-joints, (fig. 397) empruntés à Nagel.

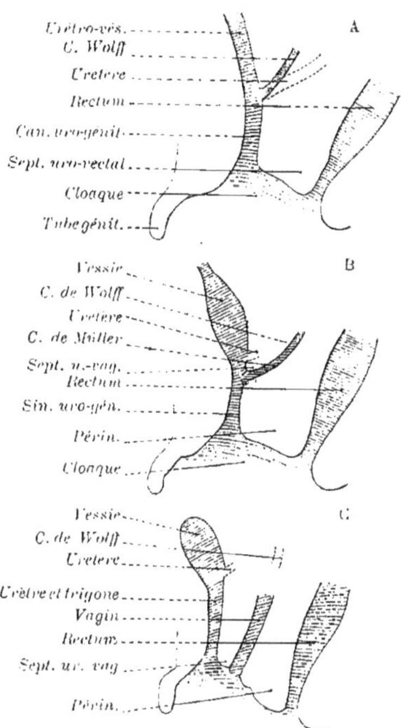

Fig. 397. — Schéma des transformations du canal uro-génital sur une coupe verticale et antéro-postérieure (d'après Nagel).

A. *Stade indifférent* : embryon de 12 à 13 mm. Uretère et canal de Wolff débouchent, bien que tout à ait séparés, à la même hauteur dans le canal uro-génital. Les conduits de Müller viennent de paraître; mais ils sont invisibles puisque, naissant très haut, dans la partie proximale du rein primitif, ils croissent de haut en bas. (p 90)

B. *Stade indifférent* : embryon de 25 mm. Uretères entièrement séparés des canaux de Wolff : formation du trigone vésical de Lieutaud; les conduits de Müller ont atteint le canal uro-génital.

C. *Embryon femelle* long de 17 cm. Le vagin est complètement descendu ; l'urètre est formé.

Tout à fait au début, alors que le cloaque est encore indivis, on voit sur ses parties latérales, mais très haut, déboucher les canaux de Wolff qui, lorsque le septum uro-rectal s'est constitué, se jettent d'une façon définitive dans la partie antérieure, devenue *canal allantoïdien* (fig. 395). En raison de cette ouverture, ce canal est lui-même divisé en deux segments (fig. 397 A), l'un sus-jacent, l'autre sous-jacent au conduit de Wolff. Le premier constitue seul le *canal allantoïdien* ou *portion intra-embryonnaire de l'allantoïde*; l'inférieur prend le nom de *canal uro-génital*. Bientôt, tandis qu'apparaît l'extrémité proximale du conduit de Müller, on voit, du canal de Wolff, près de sa terminaison, naître une évagination tubulaire; c'est le *canal rénal* ou *canal de Kupffer* qui, remontant en dehors du canal de Wolff, débouche avec lui dans le tube allantoïdien. Les conduits de Kupffer et de Wolff ne tardent pas à s'ouvrir chacun séparément dans l'allantoïde; en même temps, en vertu de phénomènes d'accroissement encore mal élucidés, ils se séparent et se jettent alors, chacun par un orifice spécial, à une hauteur différente (fig. 397 B), dans la paroi postérieure du canal allantoïdien primitif. Aussi ce canal comprendra non plus deux, mais trois segments : l'inférieur est le canal uro-génital; le moyen est intermédiaire aux conduits de Wolff et de Kupffer; le supérieur est au-dessus de ce dernier. Les deux segments, moyen et supérieur, sont souvent désignés (fig. 395 B) sous le nom de canal *urétro-vésical* (Valentin, Tourneux). Enfin, pendant ce temps, les canaux de Müller ont atteint, eux aussi, le canal uro-génital; ils s'unissent intimement aux conduits wolffiens et forment avec eux le cordon génital (p. 183), qui fait, dans la lumière du canal uro-génital, la saillie connue sous le nom d'*éminence de Müller* (fig. 377 et p. 575).

II. — **Stade d'indifférence sexuelle.** — Telles sont les transformations premières, subies par le cloaque et par le canal allantoïdien devenu, dans sa partie inférieure, canal uro-génital. Jusqu'à présent, je n'ai pas prononcé le mot homme ou femme. C'est que, jusque vers la 9e ou 10e semaine, les ébauches sont exactement semblables (fig. 398 A et B), quel que soit le sexe futur de l'embryon. A partir de cette époque seulement vont apparaître les différences. Je rappelle donc, en résumé, qu'à ce moment nous trouvons une fissure uro-génitale, limitée en arrière par le bourrelet préanal ou périnée

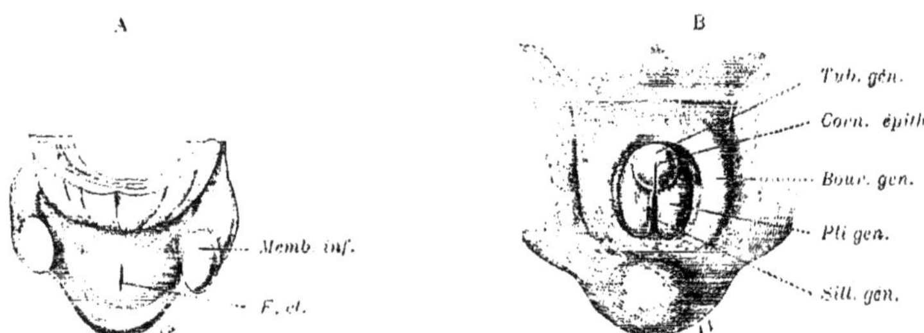

Fig. 398. — Deux stades du développement des organes génitaux externes, pendant lesquels il n'est pas encore possible de distinguer les sexes : A) Embryon très jeune, B) Embryon de 8 semaines (d'après les modèles en cire de Ecker-Ziegler).

primitif, latéralement par les bourrelets et les replis génitaux, en avant par le tubercule génital. Ce dernier est incomplètement divisé sur la ligne médiane inférieure par le sillon uro-génital, prolongement de celui qui parcourt la partie antérieure de la lame uro-génitale. Dans la partie profonde de la fente uro-génitale, derrière le tubercule, débouche le canal uro-génital qui, d'après la constitution épithéliale de ses parois, comprend deux parties, le canal uro-génital endodermique et le canal uro-génital ectodermique. Sur la paroi postérieure et profonde de ce conduit fait saillie le cordon génital.

Ces notions étant bien saisies, il est aisé de comprendre le développement de la vulve, de l'urètre et de leurs annexes. En effet, ces organes subissent des modifications assez minimes pour acquérir les caractères qu'ils présentent chez l'adulte.

III. — **Développement de la vulve.** — A. ***Sinus uro-génital, gouttière uro-génitale et vestibule du vagin.*** — Poursuivons de suite les changements du canal uro-génital. Chez la femme, ainsi que nous le savons, les canaux de Wolff s'atrophient de bonne heure (p. 405) et le cordon génital n'est plus constitué que par les conduits müllériens, qui forment le vagin. Quand celui-ci a pris naissance, il ne tarde pas à s'allonger et à s'élargir. Cet accroissement marche de pair avec celui de la ceinture pelvienne et surtout avec le développement de la cloison urétro-vaginale (fig. 397 C). Pendant que tous ces phénomènes ont lieu, le canal uro-génital semble rester stationnaire; s'accroissant très peu, il paraît même se raccourcir et, s'il continue dans le sexe masculin à former un canal, en revanche, il devient, chez la femme, un simple espace, qui prend dès lors le nom de *sinus uro-génital*, dans lequel, lorsque le septum urétro-vaginal s'est constitué, débouchent, par des orifices séparés, le canal urétro-vésical et le vagin. Les mensurations de O. Schultze montrent combien est lent l'accroissement du sinus uro-génital. Tandis que, sur l'embryon humain du 3e mois, il est long de 2 mm. 3, et reçoit le canal de Leuckart long seulement de 3 mm., il ne mesure encore, sur l'embryon de 4 mois, que 2 mm. 5, alors que l'utérus et le vagin ont déjà 6 mm. « Au 5e et au 6e mois le vagin s'élargit; dès lors le sinus uro-génital paraît un prolongement direct de celui-ci et l'urètre qui, lui aussi, s'est séparé de la vessie, semble un canal débouchant dans le vagin. Au 6e mois, le sinus uro-génital n'a que 3 mm., tandis le vagin (sans l'utérus) a déjà 11 mm. Ainsi le sinus uro-génital ne disparaît pas; il s'accroît même. Mais, comme le vagin et le segment du canal urétro-vésical, qui deviendra l'urètre, s'allongent d'une façon bien plus considérable, le sinus paraît constituer une partie tout à fait secondaire. Enfin, le vagin s'élargissant ensuite bien plus que l'urètre, le sinus uro-génital, qui primitivement était la continuation directe de la vessie, paraît être devenu la terminaison du vagin, dans lequel l'urètre viendrait s'ouvrir » (O. Schultze).

Sous ce nouvel aspect, le sinus uro-génital prend le nom de *canal vestibulaire* (Legay); il semble se confondre avec la fosse cloacale, devenue elle-même fosse vulvaire. A première vue, sinus uro-génital et fente vulvaire ne sont plus qu'une seule et même chose et beaucoup d'auteurs défendent cette opinion. On doit cependant noter que le sinus, comme le canal primitif dont il dérive, comprend deux parties, dont les limites précises sont difficiles à définir, *un sinus uro-génital endodermique* et *un sinus uro-génital ectodermique*. Ce dernier seul doit être identifié avec la fosse vulvaire. J'insiste sur ce détail, important pour fixer (p. 583) le caractère muqueux ou cutané du revêtement du canal vulvaire[1].

Quoi qu'il en soit, le sinus uro-génital, ainsi modifié dans sa configuration extérieure et aplati dans le sens transversal, s'arrête en arrière au niveau du bourrelet préanal ou périnée primitif. En avant, il se prolonge et se continue sans aucune démarcation avec la gouttière uro-génitale, creusée à la partie antérieure de la lame uro-génitale et sous le tubercule génital. Ainsi toute cette région a la forme d'une excavation ovalaire, à grand axe antéro-postérieur. Elle est limitée latéralement par les bourrelets et plis génitaux et son plancher est constitué, dans son tiers antérieur, par la lame uro-génitale et les deux lamelles du rempart balanique; dans ses deux tiers postérieurs, elle est perforée par l'urètre et le vagin (fig. 399). En raison de la non-coalescence, dans le sexe féminin, des bourrelets et plis génitaux, il est aisé de comprendre que toute cette région formera le *vestibule urétro-vaginal*. Pour préciser davantage, les

1. Cette distinction est utile dans l'espèce, mais elle n'a pas une portée générale. C'est ainsi qu'on sait, par exemple, que l'ectoderme peut, lui aussi, donner naissance, en d'autres régions, à de vraies glandes muciparcs (bouche, fosses nasales, appareil lacrymal, etc.).

[RIEFFEL.]

deux tiers postérieurs du plancher, comprenant l'urètre et l'orifice vaginal (en arrière de la ligne *LL*, fig. 399), se développent spécialement aux dépens du sinus uro-génital et donnent naissance au *vestibule vaginal proprement dit*. Il convient d'ajouter, — la chose est importante pour fixer la nature des invaginations glandulaires, — que la bordure immédiate du méat urinaire et de l'orifice du vagin (avec l'hymen) émane du sinus uro-génital endodermique (*S. U. G. en.*), tandis que la partie qui confine aux replis génitaux dérive du sinus uro-génital épiblastique (*S. U. G. ec.*). Le tiers antérieur du plancher est de provenance exclusivement ectodermique, puisqu'il naît de la lame uro-génitale (*Memb. U. G.*); il n'est autre que le triangle vestibulaire ou *vestibule urétral*, se prolongeant en avant par la gouttière de la face inférieure du tubercule génital, devenu clitoris. On comprend ainsi que le revêtement du vestibule sera en partie muqueux (sinus uro-génital endodermique), en partie cutané (sinus uro-génital ectodermique et gouttière uro-génitale). Le premier seul contiendra des glandes dites mucipares; sur le second on ne rencontrera que des glandes tégumentaires.

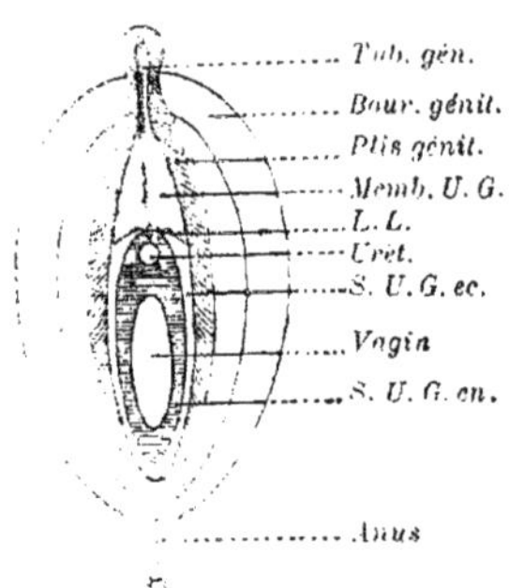

Fig. 399. — Schéma du sinus uro-génital et de la gouttière uro-génitale vus de face; le tubercule génital est fortement relevé.

Chez l'homme, au contraire, l'orifice du vagin se réduit à l'utricule prostatique, recevant les canaux de Wolff (éjaculateurs et déférents); les plis et bourrelets génitaux se réunissent sur la ligne médiane; la gouttière et le sinus uro-génitaux se ferment et se convertissent en un tube, qui constitue toute la partie du canal de l'urètre située en aval des conduits éjaculateurs. Ainsi le sinus uro-génital, spécialement sa partie endodermique, qui répond au vestibule muqueux du vagin, forme les portions prostatique antérieure, membraneuse et bulbeuse de l'urètre; la gouttière uro-génitale, ectodermique, considérablement allongée en raison du développement du tubercule génital, donne naissance aux portions spongieuse et balanique de l'urètre, qui sont ainsi l'homologue du vestibule urétral et de la gouttière infra-clitoridienne. Ce qui prouve bien cette origine distincte des deux parties du canal urétral situé au-dessous des éjaculateurs, c'est la différence d'épithélium qui les tapisse, au moins pendant la vie fœtale (voy. *Urètre masculin*).

B. ***Clitoris***. — Le clitoris (spécialement le corps et le gland) naît par une simple transformation du tubercule génital; il est essentiellement mésodermique, recouvert seulement à la périphérie de cellules ectodermiques (fig. 396). Ce renflement s'allonge d'abord de la même façon dans les deux sexes; mais, chez la femme, il reste stationnaire, s'épaissit un peu à son extrémité, qu'un sillon (couronne du gland) sépare du reste de l'organe. Il s'incurve en bas et en arrière. Chez les nouveau-nées et les petites filles, il est relativement plus saillant et plus développé; plus tard, il paraît s'enfoncer dans la fente vulvaire. Cette particularité a été attribuée par Lisfranc à la traction qu'exercent sur lui les corps caverneux qui, insérés aux branches ischio-pubiennes, suivent le mouvement de celles-ci, lorsque le bassin commence à s'accroître en largeur.

Le clitoris a, *chez l'homme*, pour homologue la portion libre du pénis; cependant on doit noter que, même aux dimensions près, la ressemblance n'est pas parfaite, puisque le gland du clitoris ne reçoit pas le canal de l'urètre.

C. ***Grandes lèvres.*** — Les grandes lèvres naissent aux dépens des bourre-

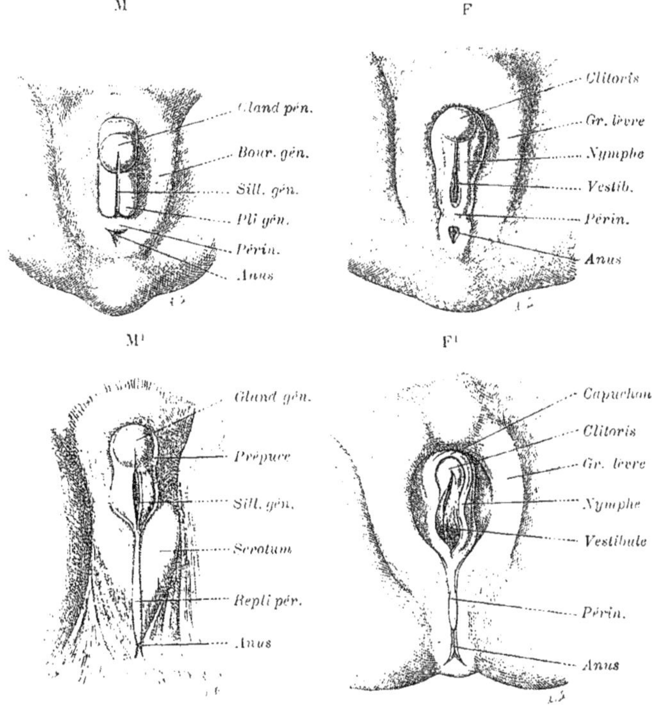

Fig. 400. — D'après les modèles en cire de Ecker-Ziegler.

Les stades M et M' montrent, chez des embryons âgés respectivement de 2 mois 1/2 et 3 mois, la transformation de l'ébauche primitive, dans le sexe masculin. Les stades F et F' montrent, chez des embryons de 3 mois 1/2 à 4 mois 1/2, la transformation de l'ébauche primitive, dans le sexe féminin.

lets génitaux qui, restant indépendants, limitent superficiellement la fente vulvaire. Ils s'allongent d'abord dans le sens antéro-postérieur, de manière à embrasser en avant, mais à distance, le tubercule génital, et à se continuer plus ou moins en arrière avec le raphé du périnée définitif. Ils sont d'abord plats, à peine saillants. Ils ne deviennent réellement proéminents que lorsqu'ils s'infiltrent de graisse, c'est-à-dire à la fin de la vie fœtale et pendant la première enfance. Alors les grandes lèvres masquent totalement les nymphes et le clitoris, qu'ils laissaient d'abord à découvert. J'ai fait connaître plus haut leurs transformations ultérieures (p. 586). Quant aux éléments glandulaires, ils se développent déjà pendant la vie intra-utérine.

[RIEFFEL.]

Chez l'homme, les bourrelets génitaux se fusionnent sur la ligne médiane au-dessous du tubercule génital et constituent le scrotum avec sa cloison.

D. **Nymphes**. — Les nymphes ne sont autres que les plis génitaux qui limitent la gouttière et la fissure uro-génitales. Toujours bien développées à leur partie antérieure, elles s'allongent plus ou moins d'avant en arrière pour encadrer le sinus uro-génital *ectodermique*. Ce mot ectodermique, que je souligne ici, a son importance et indique que les petites lèvres, de par l'embryologie, appartiennent à la peau et non aux muqueuses (fig. 399). Ainsi que je l'ai dit (p. 594), les glandes sébacées de ces replis, qui bordent immédiatement le vestibule urétro-vaginal, n'apparaissent qu'après la naissance et ont une évolution tout à fait particulière.

Chez *l'homme*, les plis génitaux ont la même destinée que les bourrelets; ils se soudent l'un à l'autre pour constituer la peau de la face inférieure du pénis.

E. **Capuchon et frein du clitoris**. — Ces formations, qui sont manifestement chez l'adulte une dépendance des nymphes, doivent naître aux dépens de l'extrémité des plis génitaux. C'est en effet ce qui a lieu, ainsi que le montrent les figures 399 et 400.

Quand le gland du clitoris s'est séparé du corps de l'organe par une rainure circulaire, on voit, au niveau de cette dernière, le mésoderme, qui forme essentiellement le tubercule génital, se soulever en un bourrelet circulaire, coiffé par l'ectoderme. Ce bourrelet n'est autre que le prépuce du clitoris. Il présente, sur une coupe sagittale, l'aspect d'un pli qui, recouvrant progressivement tout le gland à l'exception de la pointe, reste longtemps, par sa face profonde, adhérent à la surface du clitoris, de sorte que la cavité préputiale ne se constitue qu'après la naissance (p. 592). C'est par le même mécanisme que se forme le prépuce du gland pénien. Il n'y a qu'une différence, c'est que, chez la femme, le capuchon clitoridien est interrompu à sa face inférieure, par suite du défaut d'occlusion de la gouttière uro-génitale. En ce dernier point, le capuchon s'arrête; autrement dit, il reste adhérent aux lèvres de la gouttière et se continue avec le bord libre du pli génital; ainsi prend naissance le frein clitoridien.

Nous savons que le tubercule génital, dans son accroissement, soulève et entraîne la lame uro-génitale, qui prend le nom de *lame urétrale* (Tourneux), depuis le point où elle tapisse la face inférieure excavée du tubercule génital jusqu'au méat (fig. 399). Cette lame présente des éléments superficiels et des éléments profonds. Ces derniers forment, chez l'homme, le segment spongieux de l'urètre; chez la femme, où le sillon génital ne se ferme pas, ils restent à l'état de tissu erectile embryonnaire (Gilis), étalés sous le tégument du vestibule urétral et représentent sans doute la *bride masculine*.

Quant aux éléments superficiels de la lame urétrale, ils donnent naissance, vers la base du gland, « à un bourgeon plein qui rappelle par son origine, par sa situation et par sa structure, le premier rudiment de la fossette de Guérin chez le mâle. A ce bourgeon succède un petit crypte muqueux, au fond duquel viennent s'ouvrir, dans certains cas assez rares, des glandules, dont Wertheimer a désigné l'ensemble sous le nom de *glande clitoridienne* (p. 606). Cette glande, lorsqu'elle existe, devra être assimilée aux glandules qui débouchent dans le fond et sur les parois du sinus de Guerin. La lame uro-génitale donne parfois naissance à deux bourgeons, pouvant évoluer tous les deux en sinus de Guerin chez l'homme et en cryptes muqueux chez la femme » (Tourneux).

F. **Glandes vestibulaires**. — Les glandes muqueuses ne se produisent qu'aux dépens d'invaginations de l'épithélium du sinus uro-génital endodermique.

On peut en trouver dans les zones périurétrale et périvaginale. Les glandules périurétrales, homologues des glandes de Littre (Klein), n'offrent rien de spécial.

Parmi les formations muqueuses qu'on observe sur le vestibule vaginal, il faut mentionner les glandes de Bartholin. Celles-ci ont encore été nommées glandes de Cooper chez la femme; cela indique suffisamment qu'on doit les comparer aux glandes bulbo-urétrales de l'homme. Elles offrent cette particularité d'apparaître et de se parachever de très bonne heure (Tourneux, V. Müller, Strobel). Dès le début du 3e mois, on constate leur présence sous forme d'un bourgeon solide, placé un peu au-dessus de l'embouchure du canal uro-génital dans le cloaque (Nagel). Ce bourgeon se ramifie très vite; bientôt on remarque que toutes ces invaginations se sont creusées d'une lumière et qu'elles sont tapissées par un épithélium cubique à deux couches (V. Müller). Dès le 5e mois, la glande est formée au point de vue histologique; les acini sécréteurs existent et, à partir du 6e mois de la vie fœtale, on y trouve de la mucine.

G. ***Organes érectiles.*** — Les organes érectiles naissent d'une façon assez tardive. Leur trame fibro-élastico-musculaire paraît vers le 4e mois. Le tissu caverneux est, comme chez le mâle, représenté au début « par de petites cellules, sphériques ou polyédriques, tassées les unes contre les autres et réunies par un peu de matière amorphe ». (Retterer).

Il forme d'abord une gangue fibro-vasculaire, qui persiste avec ses caractères embryonnaires dans le gland clitoridien (Tourneux) et n'arrive à son plein développement que dans les racines du clitoris et dans les bulbes vulvaires. Mais ce développement n'a guère lieu que vers la puberté, et le bulbe par exemple n'est, suivant Kobelt, constitué chez l'enfant que par un réseau veineux diffus, qui ne se condense que plus tard en un corps particulier circonscrit.

D'ailleurs, s'il faut en croire Kölliker et van Ackeren, les organes érectiles sont d'abord des formations indépendantes, qui n'entrent que secondairement en relation entre eux et d'un côté à l'autre. Ainsi, dès le début, le gland a un corps caverneux spécial, appliqué sur ceux du corps du clitoris. Les racines de celui-ci paraissent se développer dans le tissu des bourrelets génitaux, les bulbes vestibulaires dans la base des plis génitaux.

On comprend, sans qu'il soit utile d'insister, que les corps caverneux du clitoris répondent à ceux du pénis; que les bulbes vulvaires ont, *chez l'homme*, comme homologues le bulbe urétral et les deux corps caverneux de l'urètre. Les deux moitiés de ceux-ci, fusionnés chez l'homme, restent indépendants chez la femme, en raison de la non-coalescence de la partie antérieure de la fosse cloacale.

IV. — **Développement de l'urètre.** — L'urètre de la femme est aussi simple dans son développement qu'est complexe celui de l'urètre masculin. On voit qu'il répond uniquement à la partie du conduit qui, chez l'homme, s'étend de la vessie au verumontanum (fig. 397). Il naît aux dépens du canal urétro-vésical qui, dans son ensemble, donne naissance à la vessie et à l'urètre. La partie du canal comprise entre les conduits de Wolff et de Kupffer s'allonge très rapidement et se différencie en une partie supérieure élargie, qui devient le trigone de Lieutaud, et une partie inférieure, cylindrique, qui est l'*urètre pri-*

mitif (Keibel). Celui-ci, pour se transformer en urètre définitif, ne fait que s'allonger, tandis que les canaux de Müller s'abaissent et que le septum urétro-vaginal se constitue. Il reste, presque sur toute son étendue, intimenent adhérent à ces canaux de Müller et ne s'en sépare guère qu'à sa partie supérieure ; ainsi se forment les deux portions, dites libre et adhérente (p. 598), de l'urètre.

L'opinion que je viens d'indiquer est celle de la plupart des auteurs. Cependant, pour Gasser et Nagel, l'urètre définitif n'est pas une simple élongation de l'urètre primitif. Il s'y joindrait, à la partie inférieure, une petite pièce complémentaire, dépendant du sinus uro-génital.

L'épithélium de l'urètre a tous ses caractères dès le 3e mois ; ses fibres striées paraissent au 4e, ses fibres lisses au 5e mois, les glandules entre le 4e et le 5e mois (Strobel, Schüller). Ce sont des glandules prostatiques. Toutefois, comparées à celles de l'homme, elles n'atteignent jamais une évolution aussi parfaite; leur structure chez l'adulte répond à celle qu'elles présentent chez le fœtus (Tourneux).

Quant aux glandes de Skene, que j'ai déjà étudiées (p. 601), je me contente de rappeler qu'elles paraissent des invaginations de l'épithélium du sinus uro-génital endodermique, plongeant dans la paroi inféro-latérale de l'urètre, « qu'elles apparaissent seulement sur des embryons de 7 à 9 cm., alors que les canaux de Wolff ont déjà disparu ou n'existent plus qu'à l'état de vestiges dans les ligaments larges » (Nagel).

§ II. — ANOMALIES

Si j'ai dû, pour faire comprendre le développement normal, envisager toute la région ano-génitale, je me bornerai ici aux seules anomalies de la sphère génitale. Encore ne donnerai-je de cette question embrouillée qu'un aperçu anatomique très incomplet. Je me bornerai à une simple énumération, sans essayer aucune nouvelle classification.

1. **Anomalies d'ensemble.** — 1° *Aplasie totale* des organes génitaux externes, pour ainsi dire toujours combinée à une absence semblable des organes génitaux internes; ne se rencontre que sur des fœtus non viables (sirènes, acéphales).

2° *Hypoplasies.* Ce sont des arrêts de développement, qui peuvent porter sur tous les éléments constituants de la vulve (*vulve infantile*). Parfois quelques-uns de ceux-ci sont hypertrophiés, d'autres au contraire atrophiés. Ainsi le développement exagéré du clitoris est souvent associé à une petitesse extrême des nymphes. Quelques-uns de ces vices de conformation ne doivent pas être confondus avec les accolements et les soudures, partiels ou totaux, des petites lèvres.

3° *Epispadias.* Voici une classe de malformations très complexes, dont la pathogénie est encore bien obscure (Voy. en particulier les mémoires de Durand, 1895, et de Tourneux, 1899). Les uns invoquent, pour les expliquer, un arrêt dans l'évolution embryonnaire de la ligne primitive (Keibel, Reichel). Les autres (Vialleton, Durand, Tourneux) admettent un développement anormal de la membrane cloacale qui, d'ailleurs, tout à fait au début, touche l'ombilic et s'en écarte seulement, quand l'extrémité pelvienne du tronc commence à s'accroître.

L'épispadias, caractérisé, d'une manière générale, par l'absence d'occlusion des parties de la vulve situées en avant de la commissure antérieure de la fente cloacale, présente plusieurs degrés, qui sont les suivants, en allant du plus simple au plus complexe :

a) L'urètre, bien formé, chemine à la face dorsale du clitoris, dont les corps caverneux sont séparés l'un de l'autre. Notons, en passant, que cette division corrobore l'opinion de ceux qui, avec Retterer (p. 621), admettent que le tubercule génital naît primitivement par deux moitiés distinctes.

b) Aux malformations précédentes s'ajoute l'absence partielle de la paroi antérieure de l'urètre. Le canal est réduit à une demi-gouttière ouverte en avant.

c) Déhiscence plus complète de la paroi antérieure du canal allantoïdien, souvent combinée à une ectopie partielle de la vessie.

d) Enfin, dans un dernier degré, les lésions se compliquent d'un défaut d'union de la symphyse pubienne (exstrophie vésicale proprement dite, fente vésico-abdominale).

4° *Hypospadias*. Cette anomalie, plus fréquente que la précédente, consiste dans la déhiscence des parties de la vulve, situées en arrière de la commissure antérieure de la fente cloacale primitive (Gebhard). Sa cause déterminante paraît résider dans un manque de développement des organes génitaux internes et notamment du vagin qui ne s'accroît pas, ne s'abaisse pas et se termine par une extrémité vestibulaire ordinairement oblitérée. Par suite, la cloison urétro-vaginale fait défaut; le canal uro-génital persiste, sous forme d'un petit cul-de-sac, qui reçoit la terminaison des conduits urinaire et génital et qui débouche en arrière du tubercule clitoridien, souvent hypertrophié.

« Cette malformation se complique parfois de la non-coalescence des bords latéraux du segment postérieur de la fente cloacale. Alors on voit, comme sur l'embryon du 1er ou du 2e mois, le rectum et le canal uro-génital s'ouvrir dans le cloaque; le périnée manque. Si les bords du cloaque se fusionnent à la surface et non dans la profondeur, il se forme une fistule persistante entre le rectum et le vestibule » (Gebhard).

Pseudo-hermaphrodismes. — Ces faits sont très complexes et je ne puis y insister. En principe, ils sont faciles à comprendre, puisque les organes génitaux externes ont primitivement la même disposition dans les deux sexes et qu'il suffit d'un trouble dans le développement normal pour engendrer des malformations, telles qu'il est parfois très difficile de déterminer le sexe d'un individu. Ces cas reconnaissent, ainsi que le dit Hertwig, une double origine. « Ils sont dus tantôt à ce que, dans le sexe féminin, le processus de développement se poursuit chez la femme, plus que normalement, de la même façon que chez l'homme; tantôt à ce que, dans le sexe masculin, ce processus subit un temps d'arrêt et conduit à une configuration semblable à celle qui existe dans l'autre sexe.

« Dans le premier cas, nous voyons parfois, chez la femme, le clitoris devenir volumineux et simuler un pénis. La ressemblance avec la disposition réalisée chez l'homme est plus frappante encore si, en même temps, les ovaires, au lieu de descendre dans le petit bassin, traversent la région inguinale et viennent se loger dans les grandes lèvres. Dans ce cas, celles-ci forment, au voisinage du clitoris volumineux, une espèce de sac scrotal.

« Les anomalies désignées sous le nom d'hermaphrodisme sont plus fréquentes dans le sexe masculin. Elles résultent d'un arrêt de développement du processus normal. C'est ainsi que le pénis peut être à peine développé et présenter, au lieu de l'urètre, un simple sillon à sa face inférieure. En même temps la descente des testicules peut ne pas s'être accomplie normalement. Les testicules restent alors dans la cavité abdominale, et le sac scrotal, peu développé, offre les plus frappantes analogies avec les grandes lèvres de la femme » (Hertwig).

II. **Anomalies de détail.** — 1° *Grandes lèvres*. Elles peuvent manquer partiellement ou, au contraire, être plus développées que de coutume. On les a vues entourer complètement l'anus (Luschka, Zweifel), au nombre de 2 à 3 du même côté. Leur hypertrophie isolée et essentielle est rare; quand elle existe, il s'agit d'éléphantiasis, de lipomes congénitaux.

Citons aussi les *hernies des grandes lèvres*. Les unes, dites *labiales antérieures*, sont des hernies inguinales, qui refoulent devant elles le corps adipeux. Les autres, *labiales postérieures* ou *périnéales*, descendent, pour atteindre la partie postérieure de la grande lèvre, au travers du releveur coccy-périnéal, en avant des ligaments larges (Stoltz), ou par le cul-de-sac recto-vaginal (Ebner).

2° *Nymphes*. Leur absence totale est rare. Elles peuvent être remplacées par de simples rubans linéaires (Geyl). Plus souvent on observe des nymphes secondaires (Bergh), c'est-à-dire un dédoublement uni- ou bilatéral des petites lèvres. Leur nombre peut s'élever à 4 (Morgagni), 6 (Neubauer). Dans des cas de ce genre, il s'agit sans doute d'incisures, de divisions des plis génitaux et non d'ébauches primitivement multiples. Citons encore le dédoublement du capuchon clitoridien (Mouchotte), les perforations des petites lèvres (Shoemaker), leur développement exagéré, tel qu'elles atteignent l'anus (Haller, Meissner).

3° *Clitoris*. On signale son hypertrophie, notamment dans les pays chauds. Mais les cas de ce genre sont rares en somme; presque toujours il s'agit alors d'hypospades masculins (Nagel).

4° *Urètre*. A noter, mais à titre très exceptionnel : les imperforations, le rétrécissement congénital et la sténose du méat. Les abouchements anormaux de l'urètre, ainsi que ceux de l'uretère, relèvent de perturbations très profondes dans le développement de la région ano-génitale.

5° *Glandes de Bartholin*. Ces glandes peuvent manquer d'un ou des deux côtés. On cite aussi des cas de canaux excréteurs doubles ou triples (Martin et Léger, Lang, Trost, etc.).

[RIEFFEL.]

CHAPITRE VII

MUSCLES ET APONÉVROSES DU PLANCHER PELVIEN ET DU PÉRINÉE CHEZ LA FEMME

Le périnée est l'ensemble des parties molles qui ferment le détroit inférieur. Si l'on faisait abstraction des couches superficielles (peau et tissu cellulo-graisseux sous-cutané), on pourrait donner du périnée une définition bien plus compréhensive : c'est l'*ensemble des parties molles qui, soit directement, soit indirectement, unissent aux parois du petit bassin l'extrémité inférieure des voies digestives, génitales et urinaires.*

Les auteurs ne s'accordent pas sur les limites du périnée. Pour les uns (Cruveilhier, Luschka, Waldeyer), il se borne aux formations interano-vulvaires. D'autres (Velpeau, Malgaigne) l'étendent à toute la région, située devant la ligne biischiatique. Le plus grand nombre enfin (Blandin, Richet, Tillaux, Dancer Thane, Godlee, etc.), lui donnent l'acception que j'ai choisie.

Me plaçant ici *au point de vue purement descriptif*, je le considère comme limité par le contour ostéo-ligamenteux du détroit inférieur. A vrai dire, le mot périnée n'est pas très exact. On doit distinguer d'une part le *plancher pelvien*, c'est-à-dire l'ensemble des plans charnus et aponévrotiques, qui réalisent l'occlusion de la cavité pelvienne, d'autre part le *périnée proprement dit*, c'est-à-dire les formations musculaires, fibreuses et élastiques qui, placées au-dessous des diaphragmes pelviens, n'ont aucun rôle dans cette occlusion et sont disposées autour des orifices anal, vaginal et rectal (muscles périnéaux proprement dits). Mais l'usage a prévalu, en France tout au moins, de confondre sous le nom de périnée tout à la fois le plancher pelvien et le périnée proprement dit.

Dans la position du spéculum, c'est-à-dire la femme étant couchée sur le dos, les cuisses en forte flexion et en abduction sur le bassin, le périnée est losangique, à grand diamètre antéro-postérieur. Sur ce grand diamètre, qui est relativement plus court que chez l'homme, sont rangés d'arrière en avant l'anus, la vulve avec les grandes et petites lèvres, le clitoris avec les formations qui en dépendent, enfin l'urètre. La séparation absolue des orifices génital et urinaire constitue un caractère différentiel de premier ordre, qui donne la clef de toutes les variations apportées par le sexe à la constitution du périnée.

Le petit diamètre du losange périnéal, proportionnellement plus long que chez l'homme, est représenté par une ligne imaginaire, joignant les deux tubérosités de l'ischion. Cette ligne biischiatique sépare deux triangles, l'un situé en avant, l'autre en arrière. Le premier porte le nom de *triangle uro-génital, périnée antérieur* ou *génital*; le second est le *périnée postérieur, anal* ou *recto-anal*.

Parmi les parties constituantes du périnée féminin, je n'ai ici à retenir que les muscles et les aponévroses; les autres éléments qui le composent sont étudiés en d'autres chapitres de cet ouvrage.

ARTICLE I

MUSCLES DU PLANCHER PELVIEN ET DU PÉRINÉE

Les traités classiques consacrent à peine quelques pages aux muscles du périnée de la femme. On se contente de renvoyer en grande partie à leur description dans le sexe masculin. Aussi l'exposé rudimentaire qu'on en donne n'est-il pas fait pour aplanir les difficultés de leur étude, difficultés qui tiennent principalement à deux causes : d'une part, ces muscles, au moins quelques-uns d'entre eux, forment des corps charnus malaisés à séparer des tissus environnants ; d'autre part, ils sont soumis à d'extrêmes variations individuelles.

Est-il besoin d'ajouter qu'il me paraît tout à fait illogique de réserver, dans les ouvrages d'anatomie, une place secondaire à la description de ces muscles, puisque c'est précisément chez la femme qu'ils acquièrent la plus grande importance physiologique et pathologique?

Tous ces motifs m'ont engagé à en présenter au lecteur un exposé complet, et à ne pas le renvoyer, ainsi qu'on le fait constamment, au périnée de l'homme[1].

Division des muscles. — A. *Division topographique*. — Avant de décrire chacun des corps charnus, il est bon de jeter un coup d'œil général sur leur topographie.

Si l'on examine le bassin par en haut, après avoir enlevé le péritoine, les anses intestinales, la vessie, l'uretère, l'utérus, le vagin et le rectum, on constate que le fond de la cavité pelvienne est fermé (fig. 316) de chaque côté par un feuillet musculaire, descendant de ses parois latérales vers la ligne médiane. Ces feuillets, convergeant et s'unissant sur la ligne médiane, forment un plancher concave en haut, que traversent l'urètre en avant, le vagin au milieu, le rectum en arrière. On donne à ce plancher le nom de **diaphragme pelvien principal** ou **rectal**. Deux muscles le constituent : le releveur de l'anus et l'ischio-coccygien.

A y regarder de près, le diaphragme pelvien principal ne ferme pas complètement le bassin. Il reste en avant, entre la face antérieure du vagin et la symphyse des pubis, un espace, que n'occupent pas les fibres de ce diaphragme rectal (*Orif.*, fig. 401). Aussi, au-dessous de lui, vient s'ajouter ici une nouvelle

1. Comme je l'ai fait jusqu'à présent, je suppose *toujours et dans tous les cas le sujet en station verticale*. J'insiste vivement sur ce détail, qui a une grande importance. Le lecteur, en effet, lorsqu'il ignore l'attitude du sujet, hésite à chaque instant sur la valeur des termes au-dessus, au-dessous, en arrière, en avant, qui prennent une signification bien différente, suivant que la femme est supposée droite ou dans le décubitus dorsal.

lame musculaire. Elle obture l'orifice qui demeurait béant. Elle en dépasse largement les contours, puisqu'elle prend appui latéralement sur la face interne des branches ischio-pubiennes, entre lesquelles elle est tendue, et que, dans le sens sagittal, elle va de la ligne biischiatique au ligament arqué du pubis. Elle est traversée par le vagin et l'urètre. Cette lame forme le ***diaphragme pelvien accessoire, diaphragme uro-génital, plancher*** ou ***trigone uro-génital***, constitué par trois muscles : le transverse profond du périnée, le transverse de l'urètre et le constricteur de l'urètre.

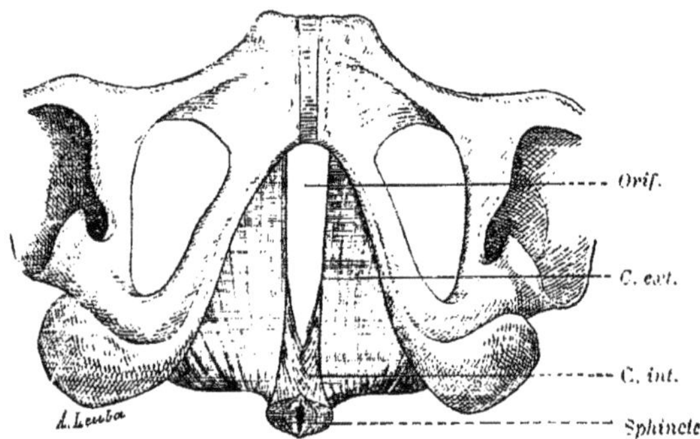

Fig. 401. — Muscle releveur de l'anus vu par devant sur un bassin renversé en arrière (Drappier).

Le périnée, l'urètre, le vagin et le rectum ont été enlevés. Cette figure montre : 1° la partie du plancher pelvien non obturée par le diaphragme principal; 2° la couche superficielle (*C. ext.*) du releveur, dont les fibres contournent la portion terminale du rectum pour finir sur le raphé postérieur; 3° la couche profonde (*C. int.*), qui se termine partie sur le raphé antérieur, partie dans le sphincter de l'anus.

Voilà donc deux groupes de muscles, qui servent directement à fermer le détroit inférieur et qui sont proprement les *muscles du plancher pelvien*. Au-dessous des deux diaphragmes principal et accessoire, entre eux et les téguments, existe un troisième groupe de muscles, qu'on peut nommer ***périnéaux superficiels***, et qui sont agencés autour des orifices rectal, vaginal et urétral.

En somme, on doit, *au point de vue topographique*, diviser les muscles que je vais décrire en trois classes :

1° Ceux qui, formant un plan supérieur ou profond, interrompu en avant, constituent le *diaphragme pelvien principal* ou *rectal* : releveur de l'anus, ischio-coccygien.

2° Ceux qui, disposés en une couche moyenne ou intermédiaire, limitée au périnée antérieur ou uro-génital, sont réunis en un *diaphragme pelvien accessoire* ou *uro-génital* : transverse de l'urètre, constricteur de l'urètre, transverse profond du périnée.

3° Enfin ceux qui constituent le plan des *muscles périnéaux superficiels* (*muscles du périnée proprement dit*). Parmi ceux-ci, un seul est postérieur à la ligne biischiatique : c'est le sphincter externe de l'anus; les autres sont antérieurs à cette ligne : ce sont les muscles pairs bulbo-caverneux, ischio-caverneux, transverse superficiel et le constricteur de la vulve.

A ces muscles constants, il faut ajouter quelques faisceaux variables dans leur existence et leur développement. Tels sont le transverse périnéal sous-cutané de Lesshaft, l'ischio-bulbaire ou chef accessoire du bulbo-caverneux. Enfin il convient de mentionner quelques faisceaux lisses, notamment le muscle recto-coccygien de Treitz.

B. **Division basée sur l'anatomie comparée**. — Hâtons-nous de dire que la précédente classification, commode au point de vue topographique, ne repose sur aucune base solide. Elle ne renseigne nullement sur la signification des différents corps charnus ; elle ne permet pas d'expliquer les anomalies musculaires si fréquentes dans cette région.

L'anatomie comparée seule donne la clef de ces problèmes. Il n'entre pas dans le cadre de cet ouvrage d'insister sur cette question. Je dois néanmoins indiquer ici, en peu de mots, les résultats essentiels des investigations faites sur ce terrain, principalement par Gegenbaur, Holl, Kollmann, Eggeling, Lartschneider, Lentschewski, Popowsky, Thompson, dont les travaux ont eu pour point de départ les recherches de Strauss-Dürckheim sur l'anatomie comparée du chat, recherches publiées à Paris en 1845. Les animaux choisis pour cette étude sont surtout les mammifères parce que, plus voisins de l'Homme, ils permettent d'observer les dernières phases de la différenciation musculaire.

Au point de vue de l'anatomie comparée, on doit, avec Eggeling, diviser les muscles du périnée en deux groupes. Le premier comprend *ceux qui dérivent des muscles de la queue des mammifères caudés* ; ce sont les muscles du diaphragme pelvien principal.

Dans le second se rangent *ceux qui proviennent du sphincter primitif du cloaque*, sphincter qu'on ne retrouve à l'état absolument primitif chez aucun des marsupiaux actuellement vivants, mais que l'on peut parfaitement reconnaître chez les femelles des Félidés, lesquelles, par la simplicité de leur organisation, sont très voisines des marsupiaux primitifs. A ce second groupe appartiennent les muscles du diaphragme uro-génital et les muscles périnéaux superficiels.

Les deux groupes sont encore différenciés par leur innervation qui se fait, pour le premier par la face interne ou pelvienne (plexus sacré), pour le second par la surface externe ou périnéale (nerf honteux).

1° **Les muscles du premier groupe** sont au nombre de quatre : *sacro-caudal, ilio-caudal, pubo-caudal* et *spinoso-caudal*, ce dernier affecté aux mouvements de la queue dans le sens latéral. Le grand facteur de la modification qui survient dans ces muscles est la disparition de la queue par réduction progressive du segment terminal de la colonne vertébrale. Ce segment arrive à être rudimentaire et fixe. En même temps s'est effectué le passage de la station horizontale à la station verticale. L'orifice inférieur du bassin aura, en vertu des pressions nouvelles qui vont s'exercer sur lui, besoin d'offrir une résistance plus forte. Les anciens muscles moteurs de la queue s'adapteront à cet usage.

Le *pubo-caudal*, traversant primitivement tout le bassin et laissant, entre son bord interne et les canaux recto-uro-génitaux, une épaisseur importante de tissu conjonctif lâche, va peu à peu se rapprocher du rectum et s'unir à son extrémité inférieure. Tout le segment du muscle, postérieur au rectum, disparaîtra, tandis que l'antérieur, étendu du pubis à l'anus, restera relativement fort.

Le *spinoso-caudal*, l'*ilio-caudal*, le *sacro-caudal* diminuent plus notablement; ce dernier s'atrophie même d'une façon à peu près complète. Ce sont donc, en dernière analyse, le pubo-caudal, l'ilio-caudal et le spinoso-caudal. qui formeront le releveur de l'anus et l'ischio-coccygien.

II° **Les muscles du second groupe** dérivent du sphincter primitif du cloaque, simple anneau charnu entourant l'extrémité inférieure, commune, des conduits génital, rectal et urétral. On peut facilement, ici aussi, en remontant l'échelle des mammifères, poursuivre les étapes par lesquelles passe ce muscle avant d'arriver à l'état qu'il présente chez l'Homme.

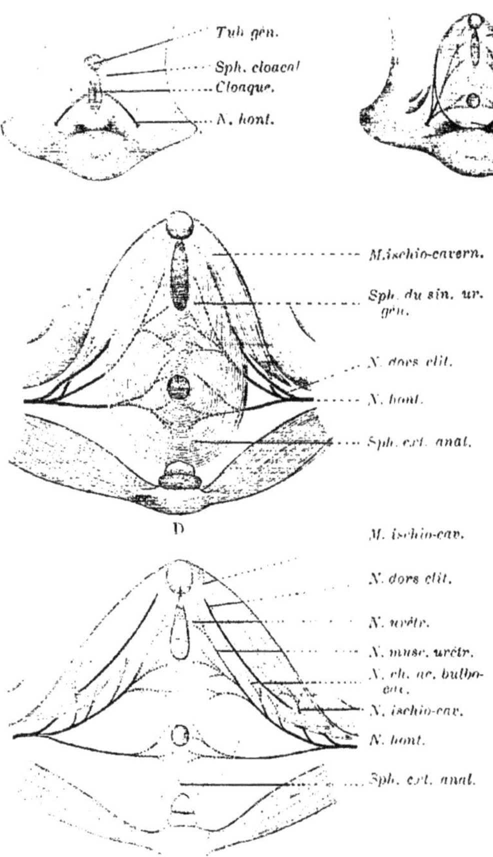

Fig. 402. — Différenciations successives du sphincter cloacal et du nerf honteux (Popowsky).

A. Embryon de 2 mois. — B. Embryon de 3 mois.
C. Embryon femelle de 4 à 5 mois. — D. Fœtus femelle du 6e mois.

Les premières modifications tiennent à la diminution du diamètre transversal du bassin et à l'augmentation du volume des glandes situées dans la paroi anale, à l'intérieur de l'anneau sphinctérien. Celui-ci se trouve donc repoussé en dehors vers les parois du petit bassin, qui se sont rapprochées de lui. Il entre en contact avec elles, des deux côtés, par un mince tractus musculaire. Ce tractus est l'ébauche de l'ischio-caverneux. En effet, les racines du clitoris, se développant à la paroi ventrale du canal uro-génital, repoussent, en la cintrant, une partie du sphincter et s'enfoncent dans l'ischio-caverneux primitif, qui leur donne dès maintenant une enveloppe musculaire à origine ischiatique. Tout l'ischio-caverneux n'est pas employé à cette formation. Il en reste un mince faisceau charnu, qui peu à peu va se modifier, devenir aponévrotique dans certaines parties en rapport avec la veine dorsale du clitoris et constituera, en dernière analyse, le muscle transverso-urétral.

Pendant que s'opèrent ces changements, le rectum et le canal uro-génital se séparent de plus en plus. Le cloaque est définitivement divisé et le sphincter se scinde parallèlement en un sphincter anal et un sphincter uro-génital, tandis que le nerf honteux, lui aussi, se divise en une branche postérieure et une branche antérieure (Popowsky, fig. 402). Ces deux muscles resteront d'ailleurs unis, même chez l'Homme, par certains faisceaux, derniers vestiges de leur commune origine (fibres anastomotiques du bulbo-caverneux et du sphincter externe).

Le sphincter uro-génital donnera autour du canal génital le bulbo-caverneux et le constricteur de la vulve, autour de l'urètre un anneau, constitué primitivement de fibres toutes circulaires. C'est l'origine du constricteur de l'urètre. L'existence, dans ce muscle, de faisceaux longitudinaux ou obliques est due à des déplacements secondaires.

Reste à interpréter la naissance des transverses. Voici comment elle est conçue par Eggeling. L'augmentation des forces, qui agissent sur le plancher périnéal, augmentation due au passage de la station horizontale à la station verticale, explique que le sphincter primitif aille prendre point d'appui par quelques faisceaux à la symphyse pubienne. Ces faisceaux vont cheminer le long des branches pubiennes : ayant une grande activité fonctionnelle, ils deviendront une formation constante; mais, en tant que formation récente, ne s'individualisant que vers le 7e mois (Popowsky), ils seront sujets à de multiples variations. Leur dépendance sera d'ailleurs souvent mise en lumière par des faisceaux anastomotiques les unissant au sphincter externe de l'anus ou au bulbo-caverneux[1].

Un dernier point doit être immédiatement noté. Quand le sphincter cloacal se divise, que le périnée se forme, il se fait, entre les sphincters anal et uro-génital, sur la ligne médiane, une fusion partielle, qui représente le *centre tendineux du périnée*. Ce centre tendineux (*central point of the perineum* des Anglais) est un véritable rendez-vous (fig. 409, *Cent. tend.* et fig. 407, *R. f. e.*) musculo-aponévrotique, où se rencontrent la partie antérieure du sphincter anal, le bulbo-caverneux, les transverses superficiel et profond, les fibres antérieures du releveur, les aponévroses périnéales inférieure et moyenne, ainsi que le fascia recto-vaginal. Ce centre est identique avec le *raphé ano-vulvaire* de Cruveilhier, avec le *septum transverse du périnée* de Henle, avec le *noyau fibreux central du périnée*. Il forme la partie principale du *corps périnéal*. Plus développé chez la femme que chez l'homme, il est constitué par un mélange inextricable de fibres conjonctives, élastiques et musculaires lisses et représente, à la coupe, un noyau pyramidal dense, adhérent aux téguments.

III° **Les muscles à fibres lisses** sont au nombre de 3 chez les mammifères primitifs : le rétracteur du cloaque, muscle pair, et le caudo-rectal ou recto-coccygien médian, muscle impair (Strauss-Dürckheim). Ce dernier est constitué par les fibres longitudinales du rectum, allant s'insérer aux vertèbres caudales les plus élevées. Quant au rétracteur du cloaque, il naît des mêmes vertèbres, s'unit à son homonyme du côté opposé jusqu'au rectum vers lequel il se

1. L'opinion que je viens d'indiquer est celle d'Eggeling et Popowsky. Il faut noter que, d'après Holl, le transverse superficiel du périnée, à l'exception de ses faisceaux transverso-anaux, serait un muscle caudal non cloacal; il appartiendrait au pubo-rectal (p. 659).

dirige. Là ses deux faisceaux se séparent, croisent le rectum, plus ou moins mélangés au sphincter externe, se réunissent à nouveau et se prolongent en avant jusqu'au pénis chez le mâle. Cette dernière partie est souvent considérée comme un muscle à part.

Il y aurait un *retractor recti* et un *retractor penis* (*clitoridis*). Quand on se rapproche de l'Homme, en étudiant les Prosimiens par exemple, la partie qui correspond au retractor penis disparaît. Restent le retractor recti et le recto-caudal. Plus près de nous, chez les Cercopithèques, les Platyrrhiniens, les Anthropoïdes, le retractor recti manque complètement (Eggeling). Or, il existe chez l'Homme des fibres répondant au retractor recti, comme au recto-caudal. Il faut donc, sous ce rapport, regarder les Prosimiens comme les ancêtres directs de l'Homme, à moins d'admettre que des conditions évolutives particulières aient fait disparaître le caudo-rectal chez les intermédiaires aux Prosimiens et à l'Homme. Quoi qu'il en soit, les trois muscles se condensent chez l'Homme en un seul, le recto-coccygien de Treitz (fig. 414).

Dans une étude complète des muscles du plancher pelvi-périnéal, il faut donc envisager successivement :

I° *Les muscles du segment caudal de la colonne vertébrale ou muscles du diaphragme pelvien principal*, c'est-à-dire :

a) le *releveur de l'anus*; *b*) l'*ischio-coccygien*.

II° *Les muscles, issus du sphincter du cloaque*, comprenant :

α) *Les muscles du diaphragme pelvien accessoire* ou *uro-génital*[1] avec :

a) le *transverse profond du périnée*; *b*) le *transverse de l'urètre*; *c*) le *constricteur de l'urètre*.

β) *Les muscles périnéaux proprement dits*, dans lesquels rentrent :

a) le *sphincter externe de l'anus*; *b*) le *bulbo-caverneux*; *c*) l'*ischio-caverneux*; *d*) le *sphincter de la vulve*; *e*) le *transverse superficiel*.

Ces muscles, dérivés du sphincter cloacal, peuvent être groupés (et c'est ainsi que je les envisagerai) de la façon suivante :

α) *muscles périrectaux* : *sphincter externe de l'anus*.

β) *muscles inter-recto-génitaux* : les *transverses du périnée*.

γ) *muscles péri-génitaux* : *bulbo-caverneux et son chef accessoire*, *ischio-caverneux*, *sphincter de la vulve*.

δ) *muscles péri-urétraux* : *sphincter strié et transverse de l'urètre*.

III° *Les muscles à fibres lisses*, parmi lesquels je mentionnerai :

a) *le recto-coccygien de Treitz*; *b*) *les fibres d'union entre releveur et rectum*.

Avant de commencer l'étude de ces muscles, rappelons encore leur extrême variabilité. Tantôt asymétriques, tantôt incomplets, quelquefois anastomosés entre eux et quelquefois entièrement confondus, ils se présentent, presque sur chaque sujet, avec un caractère spécial. Ils peuvent même disparaître et être rem-

1. A vrai dire, le diaphragme uro-génital comprend un 4° muscle, le *muscle ischio-pubien*. Mais, comme c'est un muscle inconstant, manquant plus souvent encore chez la femme que chez l'homme, je le passerai sous silence. Cependant ses *tendons des deux côtés* (Holl) *existent toujours et représentent le ligament arqué du pubis et le ligamentum transversum pelvis de Henle*. On sait, en effet, que, lorsqu'il existe, le muscle ischio-pubien (Santorini, Henle, Vlacovich) longe la lèvre interne du rebord de la branche ischio-pubienne de laquelle il naît et que, près de la symphyse, il s'unit, au-dessous de la veine dorsale du clitoris, avec celui de l'autre côté pour former le ligament transverse du bassin. (Comp. fig. 417. *Lig. sous-pubien* et *Lig. transv. b.*)

placés par des éléments fibreux. Ces considérations expliquent les divergences de description et de nomenclature des muscles du plancher pelvien et du périnée dans les différents auteurs.

Après avoir attentivement étudié la question, je ne crains pas de dire qu'il reste beaucoup à faire pour éclaircir et parachever l'histoire des muscles et des aponévroses de la région ano-génitale de la femme.

§ I. — MUSCLES DU DIAPHRAGME PELVIEN PRINCIPAL OU RECTAL

(*Muscles du segment caudal de la colonne vertébrale*).

I. — RELEVEUR DE L'ANUS

Syn. : Musculus sedem attollens (Vésale); Levator ani (All.); Levator ani muscle (Angl.).

Muscle mince, large, aplati, formant, avec son homonyme, la plus grande partie du plancher pelvien et en particulier celle qui contient l'anus. C'est une sorte de hamac tendu transversalement dans le bassin, concave en haut et percé d'une large fente médiane, qu'occupent l'urètre, le vagin, le rectum (fig. 401), et, derrière celui-ci, un raphé fibreux.

Muscle double au point de vue anatomique et physiologique, il se compose de deux ordres de fibres bien distinctes.

a) Les premières, les plus externes, croisent l'axe du rectum à angle droit et n'ont aucune action sur l'anus, puisqu'elles ne s'attachent pas à l'intestin. Elles se dirigent toutes plus ou moins obliquement en bas et en arrière. Leur caractère essentiel est donc leur *direction par rapport au rectum* et l'*absence d'insertion sur celui-ci*. Réunies, elles figurent la *couche superficielle, externe* ou *sphinctérienne* du releveur.

b) Les secondes fibres, les plus internes, sont situées en avant de l'anus, *auquel elles s'insèrent* et sur lequel elles ont par conséquent une action. Leur direction est sagittale. Elles forment la *couche profonde, interne* ou *élévatrice* du releveur.

Je considérerai séparément les deux parties :

A. — **Portion externe, superficielle ou sphinctérienne.** — Partie du muscle la plus large et la plus importante, elle entoure le segment ano-pelvien du rectum et constitue une lame tendue dans le bassin entre les branches du pubis et le bord antérieur du muscle ischio-coccygien (fig. 403).

Origines. — Elles se font au pubis, à l'aponévrose obturatrice, à l'épine sciatique.

1° **Origines pubiennes.** — Ces origines, qui sont les plus nombreuses, ont lieu à la *face postérieure du pubis* par une ligne courbe à convexité supérieure (fig. 404 et 408), s'étendant d'un point situé à un demi-centimètre au-dessus de l'ogive pubienne et à 7 ou 8 mm. en dehors de la symphyse (Drappier), jusqu'au niveau de l'arcade aponévrotique, qui limite le canal obturateur (fig. 417, *Orig. msc.*).

Cette ligne commence, oblique, sur la *branche descendante du pubis*, puis s'élève, verticale, au côté de la symphyse et se recourbe assez brusquement, à 1 centimètre 1/2 du contour du détroit supérieur, pour se diriger vers le canal obturateur. Toutefois l'attache n'est pas purement linéaire et se fait sur la surface triangulaire, encadrée par cette ligne (Lesshaft, Dieulafé).

2° **Origines aponévrotiques.** — Succédant aux précédentes, les fibres s'implantent *sur l'aponévrose obturatrice, suivant une ligne concave en haut, joignant l'extrémité postérieure de l'arcade obturatrice à l'épine sciatique* et située à l'union du tiers supérieur et des deux tiers inférieurs de l'aponévrose obturatrice. Au voisinage de ces origines, on trouve un épaississement tendineux linéaire : c'est l'*arcade tendineuse du releveur* (*arcus tendineus musculi levatoris ani*). Il ne faut pas le confondre, comme on le fait encore trop souvent, avec le véritable *arcus*, c'est-à-dire avec l'*arcus tendineus fasciæ pelvis* (fig. 417, légende). C'est de ce dernier qu'un grand nombre d'auteurs classiques font naître les fibres du releveur.

Rien n'est plus inexact. En réalité, voici comment les choses se passent. Si l'on dissèque le releveur de dedans en dehors par sa face supérieure, on voit les fibres charnues, en atteignant la paroi pelvienne, croiser un ruban fibreux, en passant au-dessous de lui. Ce ruban fibreux, toujours bien net, s'étend, presque en droite ligne, de la partie inféro-interne du pubis à l'épine sciatique. Ce ruban, c'est l'*arcade tendineuse de l'aponévrose pelvienne*. Je l'appellerai par abréviation l'*arc aponévrotique*, Or, s'il est vrai que quelques fibres du releveur prennent origine aux deux extrémités de l'arc (fig. 417, *Ext. a.* et *Ext. p.*), la plupart d'entre elles n'ont absolument rien à voir avec lui; elles passent au-dessous de lui et se prolongent au delà de lui. La dissection attentive le démontre. Exercez des tractions variées sur le muscle; vous ne verrez pas se tendre l'arc aponévrotique, et vous constaterez que les faisceaux charnus, devenus tendineux, joignent la paroi représentée par l'aponévrose obturatrice. Si quelques-uns se fixent sur elle, la plupart remontent, appliqués sur elle, et s'approchent plus ou moins de la ligne innominée. Parfois, quand le releveur est bien développé (Kollmann), il atteint effectivement cette ligne, s'attache donc sur l'ilion, d'où le nom d'*iléo-* ou *ilio-coccygien* (p. 649 et fig. 404), donné à ce faisceau du muscle. En général, cependant, le muscle s'arrête au niveau d'une ligne qui, du canal obturateur, s'étend à l'épine sciatique. Cette ligne figure une arcade oblique en bas et en arrière, qui est l'*arcus tendineus levatoris ani*, l'*arc du releveur*, bien différent de l'arc aponévrotique par sa situation, sa forme et sa direction. Les deux arcs ne se réunissent qu'à leur extrémité ischiatique. Tandis que l'arc aponévrotique appartient à l'aponévrose supérieure du diaphragme pelvien principal, qu'il renforce, l'arc musculaire, moins bien dessiné, assez souvent absent (Hein), fait plutôt partie intégrante de l'aponévrose obturatrice. J'aurai à revenir plus loin sur ces deux *arcus* (p. 686), dont la distinction est très importante.

3° **Origines ischiatiques.** — Elles se font par quelques rares faisceaux à l'*épine sciatique* sur l'étendue d'un demi-centimètre. Quelques-uns se prolongent sur la face antérieure du petit ligament sacro-sciatique ou sur la surface quadrilatère de l'ilion (Drappier).

Trajet et insertions des fibres. — Parties de ces origines, les fibres musculaires se dirigent toutes plus ou moins nettement en bas et en arrière, d'autant plus obliques qu'elles s'écartent davantage de la ligne médiane. Mais il est bon de noter que même les faisceaux les plus excentriques conser-

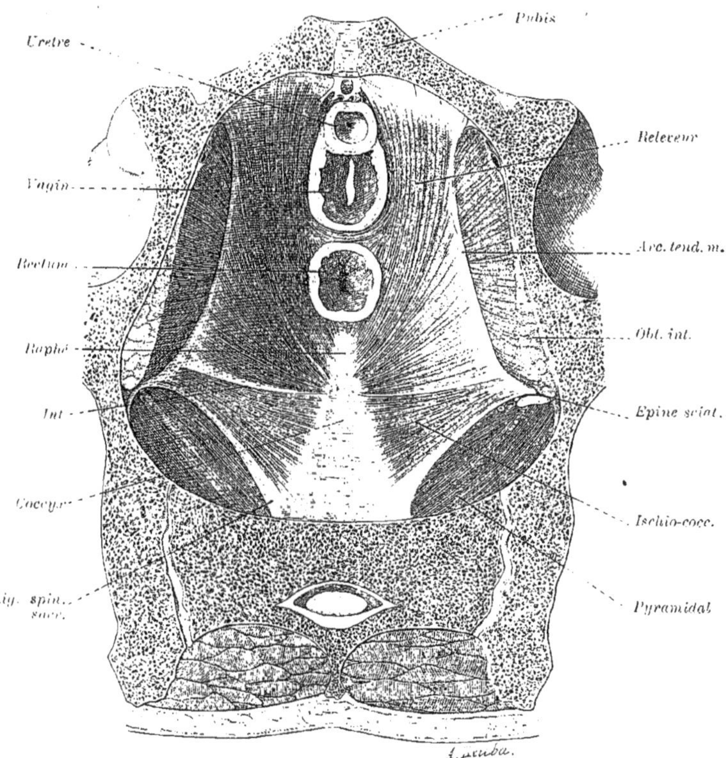

FIG. 403. — Le diaphragme pelvien principal, vu par sa face supérieure, après ablation de l'aponévrose pelvienne (Bourgery).

vent une obliquité plus voisine de la direction sagittale que de la transversale. Drappier, auquel j'emprunte une partie de cette description, a insisté, à juste titre, sur ce point.

Chemin faisant, les fibres les plus internes passent à peu près à angle droit sur les côtés de l'urètre, du vagin et du rectum. Au point où elles croisent le rectum, les fibres sphinctériennes du releveur sont tout à fait voisines du sphincter externe de l'anus; quelquefois les deux muscles sont contigus. Le plus souvent, ils sont séparés par un espace rempli de tissu cellulo-graisseux. Arrivées enfin derrière le rectum, les fibres se croisent d'un côté à l'autre, sous un angle d'autant plus aigu qu'elles sont plus postérieures. Au voisinage de

[RIEFFEL.]

l'anus par contre, l'angle est fort obtus et par suite le croisement des fibres peu visible, à moins que le rectum ne soit distendu par une injection solidifiable. Sans cette précaution, elles paraissent se continuer de gauche à droite et *vice versa*.

L'ensemble des points de croisement des fibres constitue un raphé fibreux, qui joint l'anus à la pointe du coccyx, c'est le *raphé* (fig. 403 et 404) *fibreux ano-coccygien, ligne blanche ano-coccygienne de Cruveilhier, ligament ano-coccygien de Kohlrausch*. Au niveau de ce raphé se fait aussi l'intersec-

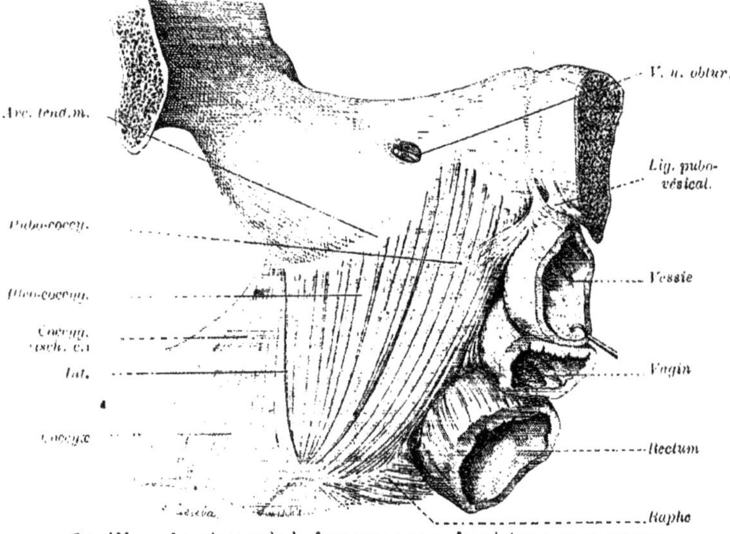

Fig. 404. — Le releveur de la femme, vu par sa face interne, pour montrer ses principales origines (Savage).

tion postérieure des fibres du sphincter externe de l'anus et il est toujours difficile, souvent impossible, de séparer les plans des deux muscles.

En arrière de l'extrémité postérieure du raphé, quelques insertions se continuent sur les bords latéraux du coccyx. Ce sont sans doute ces fibres et non, comme le dit Cruveilhier, celles qui vont aux bords latéraux du sacrum, qui ont été décrites par Sœmmering sous le nom de *curvator coccygis*.

D'une façon générale, on voit que cette première portion du releveur, portion sphinctérienne, est tendue à la manière d'une sangle, entourant la partie inféro-postéro-latérale du rectum.

Les fibres qui la composent ont, d'après Lesshaft, une longueur variant entre 7 cm. 7 et 8 cm. 6. L'épaisseur du muscle serait de 2 mm. 5 à 3 millimètres. La largeur du faisceau pubien à son origine est de 4 à 4 cm. 5; celle du faisceau ilio-obturateur de 6 à 7 cm. 3.

B. — **Portion profonde, interne ou élévatrice.** — Cette portion du releveur, bien moins considérable que l'autre, s'en distingue surtout par sa direction antéro-postérieure et ses insertions sur les faces antérieure et latérales de l'anus. Elle va de la paroi endo-pelvienne à l'anus en passant de chaque côté de l'urètre et du vagin (*C. int.*, fig. 401).

Origines. — Les faisceaux musculaires prennent naissance :

1° Au *pubis*, immédiatement en dedans et au-dessus de ceux de la portion sphinctérienne ;

2° A la *face externe du ligament pubo-vésical externe* (p. 686 et fig. 404);

3° Par quelques fibres à l'*aponévrose du diaphragme rectal*.

Trajet. — Partis de ces divers points, les faisceaux musculaires cheminent d'avant en arrière. Ils passent sur les côtés du vagin, accolés à ses parois par un tissu cellulaire dense. Cet accolement assez intime en impose parfois pour une véritable insertion. Quelques auteurs (Cruveilhier, Sappey) s'y sont trompés.

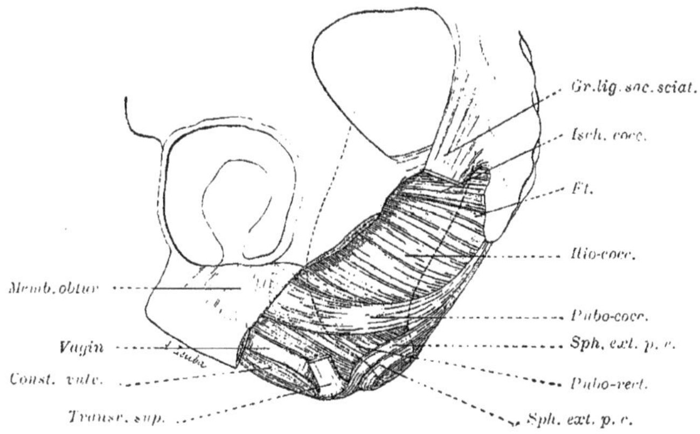

Fig. 405. — Face externe du diaphragme pelvien, après ablation de la paroi osseuse par deux traits de scie, l'un au voisinage de la cavité cotyloïde, l'autre sur la branche descendante du pubis. Le trajet du rectum est en pointillé (Dieulafé).

Mais il ne saurait y avoir d'adhérences, puisque le muscle et le vagin sont séparés par un feuillet aponévrotique (voy. p. 684) : une dissection attentive permet de constater ce fait.

Insertions. — En arrière du vagin, les fibres les plus internes des deux côtés se rejoignent sur le *raphé* ou *centre tendineux périnéal*. La plupart des faisceaux se réunissent, s'appliquent à la face antérieure du rectum et descendent vers l'anus. Ils se fixent en bas, par des tendinets élastiques, sur les *parois antérieure et latérales de l'anus*, dans le tissu conjonctif sous-cutané, après avoir passé entre les fibres des sphincters externe et interne (fig. 407, *i. c.*).

Cette seconde partie du releveur affecte une longueur de 7 à 9 cm. pour les fibres qui vont à la paroi antérieure de l'anus, de 9 à 12 pour celles qui se portent à ses parois latérales.

C. — Rapports du releveur. — Il suffit de remarquer que la portion élévatrice du releveur est située, entre pubis et rectum, au-dessus du bord interne de la portion sphinctérienne. Pour le reste, on peut étudier en bloc les rapports du muscle, auquel on distingue deux faces, supérieure et inférieure, deux bords, l'un externe, l'autre interne.

La **face supérieure** est recouverte dans toute son étendue par l'aponévrose supérieure du releveur, qui constitue en ce point l'aponévrose supérieure du diaphragme pelvien principal ou rectal. Sur celle-ci vient s'insérer le feuillet aponévrotique ombilico-vésical. En arrière de lui, on trouve sur l'aponévrose les troncs et branches hypogastriques, inclus dans leur gaine cellulo-graisseuse. En outre, la face supérieure du muscle répond aux parties inféro-latérales de la vessie, à la base des ligaments larges, et, dans tout le reste de son étendue, au péritoine, qui se déprime entre les différents organes du bassin, formant les culs-de-sac anté- et rétro-utérins.

Par sa **face inférieure**, le releveur est en rapport immédiat avec son aponévrose inférieure, mince, blanche, peu résistante, simple lame conjonctive. Le muscle s'applique en haut sur l'obturateur interne et s'en écarte en bas, puisqu'il se dirige en dedans. Il limite ainsi avec lui un espace (fig. 317 et 418), augmentant de largeur à mesure qu'on descend : C'est le *creux ischio-rectal* de Velpeau, *espace pelvi-rectal inférieur* de Richet, *creux ischio-anal* de Farabeuf, *fossa* ou *excavatio perinei* de Theile.

Tout à fait en bas et en arrière, la face externe du muscle est en rapport avec la peau et les faisceaux postérieurs du sphincter externe, auquel elle est unie par un tissu conjonctif dense.

Le rapport capital de cette face est assurément le creux ischio-anal. Sans insister sur cette région, remarquons que, triangulaire à sommet supérieur, sur une coupe frontale, c'est bien, suivant la comparaison de Farabeuf, « l'intérieur d'un appentis, dont le mur vertical est formé par la terminaison du grand ligament sacro-sciatique, par l'ischion et sa branche, d'où monte l'aponévrose qui cache l'obturateur interne. Le toit incliné en dedans, l'appentis, c'est le releveur. » Le creux existe surtout latéralement et en arrière de l'anus. Il est terminé en arrière par cette portion du ligament sacro-tubérositaire, qui est au-dessous du releveur et en arrière de l'épine sciatique. Il se prolonge en avant entre la face supérieure du transverse profond et la face inférieure du releveur. Il y a là un espace, dit *recessus pubien*, gros comme une noisette, qui complète l'espace ischio-anal en avant.

Dans cette fosse, se trouve une masse cellulo-adipeuse extrêmement abondante et de disposition tout à fait particulière. La graisse, en effet, au lieu d'être maintenue dans un cadre de tissu conjonctif, de telle sorte que chaque maille communique largement avec les autres, est ici enfermée dans des cellules conjonctives entièrement closes. Cette graisse existe même chez les sujets en état de cachexie avancée. Dans le creux ischio-anal se trouvent, outre la graisse, quelques vaisseaux et nerfs. Les plus importants, les vaisseaux et nerf honteux internes, longent la paroi externe, inclus dans un canal que forme un dédoublement de l'aponévrose obturatrice. De ce paquet vasculo-nerveux honteux interne se détachent le nerf anal et l'artère hémorroïdale inférieure (fig. 410), qui se dirigent obliquement en dedans et en avant vers l'anus. Ils sont, dans ce trajet, englobés par une gaine émanant de l'aponévrose obturatrice.

D'après Morestin, les creux ischio-rectaux regarderaient tout à fait en arrière, surtout chez la femme. Ils seraient très rarement symétriques. Le même auteur signale, à la partie postérieure du creux, une veine qui naît près du coccyx et chemine entre le releveur et le grand fessier. Elle pénètre dans l'épaisseur du grand ligament sacro-sciatique. Cette veine est intéressante, car elle représente, mais très atrophiée, la grosse veine latérale de la queue des mammifères caudés.

Le **bord externe** ou circonférentiel passe, dans sa partie antérieure, sous l'entrée du canal obturateur et se trouve en rapport avec les vaisseaux et nerfs qui y pénètrent. Dans la plus grande partie de son trajet, ce bord délimite, sur la paroi du petit bassin, ce qui appartient à la cavité pelvienne et ce qui revient au périnée. Tout ce qui est au-dessus est pelvien, tout ce qui est au-dessous est périnéal (fig. 362 et 418). Donc *toute la hauteur du petit bassin n'appartient pas à la cavité pelvienne*. Il faut en retrancher, pour l'attribuer au périnée, l'orifice de la petite échancrure sciatique, la partie de l'ischion située au-dessous de l'épine, c'est-à-dire la face interne de la tubérosité ischiatique et de la branche ischio-pubienne inférieure, garnie de l'obturateur interne et de l'aponévrose de ce muscle, dans laquelle finit le grand ligament sacro-sciatique (Cerf).

Tout à fait en arrière, le bord circonférentiel du releveur quitte le bassin, en suivant, pour atteindre le coccyx, le bord antérieur de l'ischio-coccygien. Les deux muscles sont le plus souvent juxtaposés. Quelquefois ils semblent n'en faire qu'un seul, tant ils sont mélangés : c'est le *releveur coccy-périnéal* de Farabeuf, le *diaphragma pelvis* (Meyer), le *diaphragma pelvis proprium* (Langer), le diaphragme pelvien principal ou rectal. Cependant on peut toujours, même dans ces cas, les différencier l'un de l'autre, parce que l'un est entièrement musculaire (releveur), l'autre musculo-aponévrotique (ischio-coccygien). Aux cas où les deux muscles sont fusionnés, il faut opposer ceux où ils sont écartés par une fente de largeur variable (*Ft*, fig. 405). Au niveau de l'interstice (*Int.*, fig. 403 et 404) qui sépare les deux parties du releveur coccy-périnéal, l'aponévrose qui revêt sa face supérieure se déprime, formant une rainure dans laquelle le péritoine peut être entraîné. C'est là une amorce pour les hernies périnéales et pour la migration des abcès pelviens.

Le **bord interne** doit être étudié dans ses différents segments :

1° *Du pubis à la paroi postérieure du vagin*, il limite, avec celui du côté opposé, un espace large en avant de 25 à 30 millimètres, espace dans lequel descendent l'urètre en avant, le vagin en arrière (fig. 401).

Au point où passe l'urètre, le bord interne est en rapport en haut avec le plexus de Santorini, le col de la vessie, les parties latérales de la base de celle-ci, en bas avec le muscle transverso-urétral.

Dans la partie qui correspond aux parois latérales du vagin, le bord interne est intimement accolé au canal génital qu'il croise obliquement, à 25 millimètres environ au-dessus de l'orifice vulvo-vaginal. Il est en rapport en bas avec le transverse profond du périnée ou plutôt avec ses fibres à insertion vaginale. Ce muscle sépare le releveur du bulbo-caverneux et du sphincter de la vulve.

2° *Du vagin au rectum*, les deux releveurs se continuent l'un avec l'autre. Le raphé est fort mal marqué, la grande majorité des fibres ayant une direction sagittale, car elles appartiennent à la portion élévatrice et vont s'insérer à l'anus. Au-dessous de ce point est situé le véritable centre tendineux ou raphé ano-vulvaire, créé par l'intrication des fibres du sphincter externe de l'anus, du bulbo-caverneux, du constricteur de la vulve et des transverses périnéaux. Par sa face supérieure, cette partie du releveur est très voisine du cul-de-sac de Douglas (fig. 243).

3° *Au niveau du rectum*, le bord interne du muscle perd les fibres appartenant à la portion élévatrice, puisqu'elles s'insèrent sur l'anus. Celles de la portion sphinctérienne croisent à angle droit le rectum sans s'y fixer. Cette partie du bord interne est, dans la grande majorité des cas, séparée du sphincter externe par un espace rempli de tissu cellulo-graisseux. Quelquefois les deux muscles se touchent par leurs bords. Il est alors fort difficile de les différencier

4° *Du rectum au coccyx* enfin, le bord interne du releveur contribue à former le raphé ano-coccygien, au-dessus duquel s'allonge plus ou moins le muscle recto-coccygien de Treitz (fig. 414). Au-dessous est situé l'entrecroisement postérieur des fibres du sphincter externe, lequel est d'ailleurs très intimement uni au raphé du releveur.

Innervation. — Le releveur reçoit un ou deux rameaux du plexus sacré. « L'un, constant, se détache de la face antérieure du plexus, non loin du bord antérieur de la grande échancrure sciatique. Il provient surtout du 3e nerf sacré, accessoirement des 2e et 4e. Il descend ensuite en dedans de l'ischio-coccygien et se divise en deux ou trois filets, qui rampent à la face supérieure du muscle et disparaissent dans ses interstices. Quand il y a deux nerfs pour le releveur, le second, peu important, provient du 3e ou du 4e nerf sacré » (Morestin). (Voy. aussi *Névrologie*, p. 1150.)

D. — **Action.** — Les rôles les plus variés ont été attribués au releveur. Dilatateur de l'anus pour les uns, constricteur pour les autres, élévateur pour la plupart, il a été tour à tour affecté à des actions absolument contraires. Il suffit de se reporter à la description précédente pour deviner qu'à la dualité anatomique correspond une dualité physiologique.

1° La *portion externe* ou *sphinctérienne* influence avant tout le rectum ano-pelvien, qu'elle entoure à la manière d'une sangle. Elle ne saurait agir sur l'anus, auquel ne va aucune de ses fibres. La disposition de celles-ci, perpendiculaires à l'axe du rectum, leurs origines sur le pourtour antéro-latéral de la cavité pelvienne disent assez que, pendant la contraction du muscle, la sangle doit se resserrer, rétrécir sa concavité et raccourcir ses deux branches.

La base du rectum est ainsi portée un peu en avant et en haut. De ce fait, il résulterait, d'après Luschka, que l'anus va être tourné en arrière, en même temps que la paroi rectale remonte et glisse sur la colonne fécale, dont l'expulsion serait ainsi facilitée. Mais cela est douteux. L'action principale est, au contraire, sphinctérienne. Dans ce mouvement de translation en avant, le rectum, tiré par la sangle, appliquée sur sa face postérieure, est aplati d'arrière en avant. Donc la fonction du releveur rappelle et complète celle du sphincter externe de l'anus. Elle est bien réelle (Cruveilhier, Henle, Budge, Lesshaft, Farabeuf) et peut être démontrée de différentes façons.

Ainsi l'anatomie comparée nous apprend que, chez les oiseaux, il y a un double sphincter du cloaque et Cuvier range le releveur parmi les sphincters. Chez le chien, les expériences de Budge ont prouvé que ce muscle est un constricteur du rectum.

D'autre part, chez l'homme à l'état normal, lorsqu'on pratique le toucher, on sent fort bien la première partie du canal enserrée dans un anneau musculaire, dont on considérait le bord supérieur, facile à trouver, comme répondant au bord supérieur du sphincter externe. Or, comme Morestin l'a montré, ce bord n'est autre que le bord interne de la partie sphinctérienne du releveur.

Enfin, dernière preuve à l'appui de cette thèse : lorsque le sphincter externe est sectionné ou endommagé, la contention volontaire des matières peut encore être réalisée. Or, seuls, deux muscles sont capables de la produire : le sphincter interne ou le releveur. Mais le premier est lisse, donc non soumis à la volonté, donc impuissant à remplir ce rôle, ainsi que Budge l'a fait voir. D'ailleurs, le sphincter interne est trop faible pour lutter contre les contractions intestinales. Seul le releveur peut maintenir fermée l'extrémité inférieure du canal digestif en l'absence du sphincter externe. Si on le sectionne, comme cela arrive dans les opérations sacrées, si on coupe les fibres nerveuses qui l'animent, on verra bientôt apparaître des troubles dans le fonctionnement ano-rectal. Il semble donc bien établi que le releveur a un rôle sphinctérien.

Quel est exactement le rôle de ce sphincter supplémentaire qui, d'après Morestin, l'emporterait en puissance sur le sphincter anal externe lui-même? On peut accepter à cet égard les idées de Drappier. Lorsque nous résistons au besoin de la défécation, le sphincter externe se contracte et ferme ou tout au moins rétrécit l'anus. A son action s'ajoute alors celle du releveur, qui fait refluer les matières du côté où elles ont la voie libre, c'est-à-dire vers le côlon pelvien. Si, au contraire, on obéit à ce besoin, le releveur se laisse distendre, faisant l'office de paroi élastique; mais il intervient à la fin pour aider l'intestin à expulser le reste de son contenu.

On peut donc dire qu'il existe, autour de l'extrémité inférieure du rectum, un double système de fermeture, qui ne se contracte que par intermittence. Les matières, en effet, ne cherchent à le forcer que de temps à autre, car la direction, les replis de l'intestin créent de nombreux obstacles à leur cours régulier et constant. Quand elles ont tendance à franchir l'orifice anal, elles descendent et entrent en contact avec la muqueuse rectale. De cette muqueuse, extrêmement sensible, part un réflexe, qui va éveiller le centre ano-spinal, lequel détermine la contraction des sphincters. La volonté entre alors en jeu et complète cette contraction.

A côté de ce rôle sphinctérien, la portion externe du releveur en remplit un autre, non moins capital. Unie à l'ischio-coccygien, elle forme le diaphragme musculaire, qui ferme en bas la cavité pelvienne. Il est classique de rapprocher cette cloison concave en haut, située à l'extrémité inférieure de la cavité abdominale, de l'autre cloison concave en bas, réalisée à la partie supérieure par le diaphragme. A l'état normal et au repos, le muscle suffit à sa tâche, en vertu de la seule tonicité de ses fibres ; mais, si les muscles de la paroi ventrale, si le diaphragme, en se contractant, tendent à rétrécir la cavité abdominale, des forces variables vont être mises en jeu, forces dont la résultante, suivant Sappey, est représentee par une ligne étendue de l'ombilic à l'articulation sacro-coccygienne.

Le releveur sous cette pression se laisserait déprimer, s'il ne luttait contre elle en se contractant. De plus, les faisceaux qui s'insèrent à l'aponévrose pelvienne tendent celle-ci et s'opposent ainsi à la production de hernies. Ainsi qu'on le voit, la contraction du releveur est de toute nécessité concomitante de celle des muscles des parois abdominales et du diaphragme : à ce titre, il prend part à tous les actes physiologiques ou morbides, dans lesquels intervient le phénomène de l'effort. C'est à ce seul point de vue qu'on peut accepter son rôle, très éloigné d'ailleurs, dans la miction et non, comme le supposaient Cruveilhier et Dechambre, parce qu'il offrirait un point d'appui à la vessie.

Enfin la portion externe du releveur a une dernière fonction importante, dont je parlerai en m'occupant du périnée obstétrical (p. 674).

2° La *portion interne* ou *élévatrice* a, dans la grande majorité des cas, une action plus effacée que la précédente. La direction de ses faisceaux montre bien qu'elle porte l'anus en haut et en avant. Il est possible que, dans cette traction qui s'exerce sur la paroi antérieure, le muscle tende à dilater l'anus, mais cet effet est absolument masqué par celui que produit la puissante couche externe du releveur.

Ce qui est remarquable, c'est que les fibres des deux portions internes affectent, relativement au vagin, une disposition semblable à celle qu'offrent les fibres de la portion externe par rapport au rectum. Dirigées d'avant en arrière, elles croisent, en effet, le conduit génital, accolées à sa paroi latérale ; elles constituent une boutonnière musculaire, un véritable constricteur qui, pendant le coït, fait ressentir les étreintes intermittentes, qui précipitent l'éjaculation et témoignent des sensations de la femme (Farabeuf).

Mais, en dehors de cela, il est des cas où cette partie du releveur est spécialement développée et peut créer un vaginisme supérieur intermittent, soumis à la volonté. C'est dans des cas analogues qu'on (Budin, Dickinson, Davel) a pu directement constater ce rôle constricteur, en introduisant dans le vagin des cylindres de cire molle et en faisant contracter le muscle. On obtient une empreinte circulaire avec échancrure au niveau de l'urètre et diminution du diamètre antéro-postérieur du vagin. Enfin certaines femmes présentent une contracture de la portion élévatrice du releveur et sont atteintes de vaginisme supérieur vrai. On comprend l'obstacle que cet état crée aux examens, au coït, aux manœuvres obstétricales.

J'en aurai fini avec l'action de la portion profonde du releveur, quand j'aurai fait remarquer que le vaginisme supérieur coexiste généralement avec la contracture du sphincter anal. On a expliqué ce phénomène par l'existence d'une innervation motrice commune. Il paraît plus rationnel d'invoquer les connexions anatomiques du sphincter anal et du releveur, d'autant que la dilatation extemporanée de l'anus semble faire disparaître le vaginisme supérieur (Henrichsen). La section du sphincter anal a produit parfois le même résultat.

Il importe enfin de noter que le releveur n'est pas seulement un *compressor vaginæ lateralis*. Par celles de ses fibres qui descendent devant le rectum pour s'insérer à la peau et au raphé ano-vulvaire, il attire les téguments et toute la masse du périnée, qu'il porte en avant. Il rétrécit ainsi le tube vaginal, dont il soulève et protège la paroi postérieure (Waldeyer). On voit donc que le releveur, tout en ne prenant aucune insertion sur ce conduit, constitue néanmoins pour lui, par différents mécanismes, un moyen de fixité de tout premier ordre.

E. — **Notes.** — La description du releveur, telle que je l'ai exposée, s'écarte sensiblement des conceptions classiques encore il y a quelques années. Elle répond surtout aux idées de Roux, Lesshaft, etc., reprises par Drappier.

La dualité anatomique du releveur est, en effet, assez récente. Depuis longtemps, il est vrai, on connaissait sa dualité physiologique. Quant à décider en quel sens s'exerçait cette double action, il n'y avait aucun accord entre les auteurs : les uns, tels que Sappey,

Luschka, Debierre, Tarnier, Richet, tenant pour un releveur dilatateur de l'anus, les autres, comme Cruveilhier, Budge, Beaunis, Révillout et sans doute aussi Farabeuf (*in* thèse Varnier), croyant plutôt à un releveur constricteur de l'anus. Il est permis de penser que ces divergences d'opinions tenaient à une description anatomique manquant de précision et sur laquelle il était difficile d'étayer une physiologie certaine. En effet, au double rôle du muscle doit nécessairement correspondre l'existence de deux ordres de faisceaux entièrement différents. Henle semble bien avoir admis la division du releveur en deux couches, puisqu'il le décrit en deux muscles séparés. Mais il se basait uniquement sur l'innervation.

C'est à Roux, de Berne, qu'appartiennent les premières recherches sérieuses dans ce sens. Il affirma la division du releveur « en deux couches essentiellement différentes par leur direction et leurs insertions », division qui fut acceptée par Rüdinger, Gegenbaur, Schwalbe. Lesshaft est de tous celui qui l'a poussée le plus loin. Il appelle *levator ani proprius* la portion élévatrice ou interne. Quant à la portion externe ou sphinctérienne, il la joint au sphincter externe de l'anus des classiques et considère les deux formations comme un seul muscle, composé de deux parties, une supérieure, ce sont les fibres du releveur, l'autre inférieure, c'est l'ancien sphincter externe lui même. Ici Lesshaft s'est manifestement laissé emporter par le désir de montrer que les deux actions différentes du muscle sont produites par des faisceaux tout à fait distincts. Sa conception n'est pas plus admissible que celle de Cruveilhier, qui prétendait réunir tout le releveur au sphincter. Nous avons vu, en effet, combien sont différentes et l'innervation et la valeur phylogénétique des deux muscles. Ils ne sauraient donc être confondus dans une commune description.

Il est un autre point de la conception de Lesshaft que je n'adopte pas entièrement. Cet anatomiste ajoute à son *levator ani proprius* (partie élévatrice du releveur, sans doute *faisceau prérectal* de Sappey) le muscle ano-coccygien de Treitz, et considère, à l'exemple de Holl, les deux muscles comme une sangle unique, étendue, dans un plan médio-sagittal, du coccyx au pubis, concave en haut et interrompue en partie, au point le plus déclive de sa concavité, par l'extrémité inférieure du rectum. Cette manière de voir a pour elle qu'elle permet de bien saisir l'action de la portion élévatrice qui, en se contractant, diminue la courbure de la sangle musculaire et élève l'anus. Par contre, je ne puis me résoudre à réunir dans une même description un muscle lisse et un muscle strié.

Le travail de Lesshaft (de Saint-Pétersbourg), remonte déjà à 1884. Plus récemment les auteurs qui se sont le plus occupés de la question (Kollmann, Holl, Lartschneider, Thomson, Dieulafé, etc.), semblent surtout avoir cherché à mettre en lumière les rapports du releveur avec les muscles moteurs des mammifères.

Le releveur se compose, pour eux, de deux portions : le *pubo-coccygien* et l'*iléo-coccygien*.

Le *muscle pubo-coccygien* prend origine en avant à la face postérieure des pubis, à la partie antérieure de l'aponévrose obturatrice, suivant une ligne, qui répond exactement à celle que j'ai décrite à la portion élévatrice du releveur et aux faisceaux pubiens de la portion sphinctérienne. De là il se dirige en arrière, sur les côtés du vagin, et se divise en deux ordres de fibres : les premières entourent le rectum en arrière comme une sangle, et s'insèrent, au moins certain nombre d'entre elles, à la peau de la région anale. Roux et Holl ont insisté sur ce dernier point, qui est passé sous silence par Lartschneider. L'autre partie des fibres du pubo-coccygien, plus volumineuse, va se fixer sur les côtés d'une bandelette tendineuse, dirigée presque sagittalement, le ligament sacro-coccygien antérieur, derrière lequel passe l'artère sacrée médiane pour gagner la glande de Luschka. Cette partie du pubo-coccygien constitue le *compressor recti* de Holl.

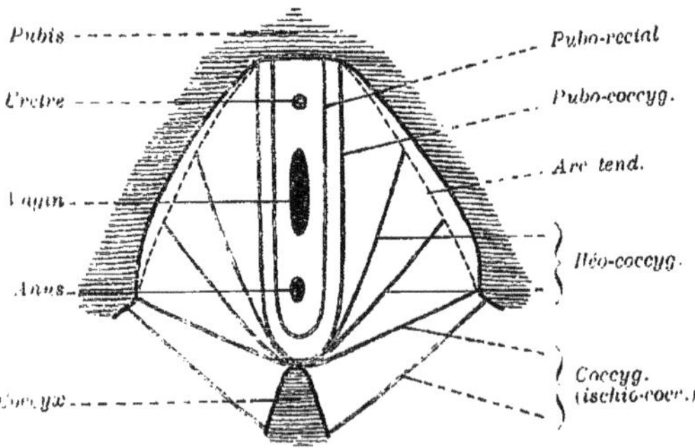

FIG. 406. — Schéma du trajet des fibres du diaphragme pelvien principal, d'après les conceptions actuelles (Rosthorn).

Ce même anatomiste dédouble le pubo-coccygien ; il admet un pubo-coccygien et un *pubo-rectal*. Le pubo-coccygien de Holl, c'est le pubo-coccygien des autres auteurs, moins le pubo-rectal (fig. 406). Quant au pubo-rectal, plus développé chez la femme, il vient de la face postérieure du pubis et de la face supérieure du diaphragme uro-génital. Il va former en arrière une couche musculaire, logée dans la concavité de la courbure périnéale du rectum. Il n'est pas visible par la face endopelvienne, car il est situé (fig. 405) en dehors et au-dessous du pubo-coccygien. Notons que le pubo-rectal, bien qu'il soit un *sphincter recti* (Holl), ne dérive pas des muscles sphinctériens du cloaque, mais des muscles de la queue atrophiée et modifiée, puisque, en dernière analyse, tout en n'ayant aucune attache au coccyx, il dépend cependant du muscle pubo-coccygien primitif. Cette distinction de Holl est justifiée : en effet, d'une part, le pubo-rectal reçoit un filet nerveux spécial; d'autre part, il manque chez la plupart des mammifères, qui n'ont qu'un vrai muscle pubo-coccygien dans le sens de Holl.

L'*iléo-coccygien* n'est autre que l'obturato-coccygien de Savage ou l'ischio-coccygien de Henle. Ce dernier anatomiste avait, en effet, déjà scindé le releveur en deux portions, l'une à laquelle il conservait l'ancien nom et qui est ce que les Allemands décrivent maintenant comme pubo-coccygien; l'autre, qu'il appelait ischio-coccygien. Cet ischio-coccygien de Henle ou iléo-coccygien des contemporains correspond, comme origines externes, à celles que j'ai décrites sur l'aponévrose obturatrice (portion iliaque), sur l'arc musculaire et sur la face interne de l'épine sciatique pour la portion sphinctérienne du releveur. Il mériterait, malgré ses origines aponévrotiques, le nom d'iléo-coccygien, parce que, chez les Anthropoïdes d'une façon normale, et chez l'Homme à titre d'anomalie, la plus grande partie de ses faisceaux naît de l'os iliaque. D'ailleurs, chez beaucoup d'animaux, l'arcus tendineus levatoris ani fait défaut. Issu de ces origines, le muscle va s'insérer aux dernières vertèbres sacrées et au ligament ano-coccygien.

D'après ces descriptions, on remarquera que seul le pubo-coccygien a des rapports avec le rectum. L'iléo-coccygien n'est qu'un muscle du plancher pelvien.

Comme on a pu le voir, il est fort difficile de se reconnaître au milieu des constantes variétés de terminologie. Pour ceux qui auraient le désir d'étudier cette question, je crois utile de réunir dans le tableau suivant la valeur comparative des différents termes :

SAPPEY	HENLE	KOLLMANN LARTSCHNEIDER	HOLL	MA DESCRIPTION
Ischio-coccygien.	Coccygien. . . .	Ischio-coccygien ou coccygien.	Ischio-coccygien ou coccygien.	Ischio-coccygien.
Releveur de l'anus.	Ischio-coccygien.	Iléo-coccygien.	Iléo-coccygien.	Partie obturatrice et ischiatique du segment sphinctérien.
	Levator ani. . .	Pubo-coccygien.	Pubo-coccygien. Pubo-rectal.	Faisceaux pubiens du segment sphinctérien et du segment élévateur.

II. — MUSCLE ISCHIO-COCCYGIEN

Syn. : Muscle coccygien (Henle). Triangularis coccygis (Santorini). Levator coccygis (Morgagni).

Muscle court et aplati, qui naît étroit de l'épine sciatique et finit large aux bords latéraux des dernières vertèbres sacrées et des premières pièces du coccyx (fig. 403, 404 et 405).

Origines. — Elles se font *à la face interne de l'épine sciatique* et même, par quelques fibres, sur les points les plus voisins du *pourtour osseux de la grande échancrure sciatique*. Quelques faisceaux naissent aussi de *l'aponévrose obturatrice* dans sa partie la plus reculée et remontent sur cette aponévrose jusqu'à l'os coxal. Enfin de nombreuses fibres semblent se détacher de la *face profonde du petit ligament sacro-sciatique*.

Trajet. — Les faisceaux issus de ces diverses origines constituent un éventail musculaire à concavité interne, auquel se mêlent des faisceaux tendineux en quantité variable. Aussi le corps musculaire lui-même présente-t-il un développement différent presque avec chaque sujet.

On y distingue parfaitement les faisceaux issus de l'aponévrose obturatrice. Ils forment le bord supérieur ou antérieur du muscle, bord terminé par une arête tranchante (Holl). Très souvent, cette partie du muscle est mélangée d'éléments fibreux; mais quelquefois elle peut être exclusivement charnue. Nous verrons qu'elle a une valeur phylogénétique très spéciale.

Insertions. — Le muscle se fixe en dedans *sur les bords latéraux des trois premières vertèbres coccygiennes et des trois dernières sacrées*, quand il atteint son développement maximum (Holl). Plus communément, l'insertion s'arrête à la deuxième ou à la première pièce du coccyx. Chez l'enfant, elle est souvent limitée à la cinquième sacrée et à la première coccygienne.

Rapports. — Par sa **face supérieure**, légèrement concave, inclinée en avant et en dedans, le muscle ischio-coccygien répond à l'aponévrose pelvienne, qui le sépare de l'aponévrose sacro-recto-génitale et du rectum. Dans des cas assez fréquents, il est croisé par un faisceau anormal (*m. ilco-sacralis*, His), qui, de la ligne innominée, se porte au bord externe du sacrum.

Par sa **face inférieure**, le muscle s'adosse au petit ligament sacro-sciatique auquel il adhère en grande partie. Il n'y a pas, de ce côté, d'enveloppe aponévrotique distincte.

Par son **bord antérieur**, le muscle, ainsi que nous l'avons vu (p. 645), se juxtapose au bord postérieur du releveur et peut même, en apparence, se confondre avec lui. Dans d'autres cas, le releveur recouvre un peu l'ischio-coccygien (Waldeyer); dans d'autres enfin, les deux corps charnus sont séparés par un hiatus. Au niveau de ce bord, l'aponévrose du muscle se continue directement sur le releveur.

Le **bord postérieur** limite par en bas la grande échancrure sciatique; il se juxtapose au bord inférieur du pyramidal. En ce point, l'aponévrose de l'ischio-coccygien, passant dans celle du pyramidal, forme une bandelette aponévrotique, la *ligne blanche spinoso-sacrée* (fig. 403, *Lig. spin. sacr.*).

Les **nerfs** de l'ischio-coccygien se composent de deux filets, qui se détachent l'un du rameau de la 4e paire, allant au plexus sacré, l'autre du rameau inférieur de la même paire. Donc c'est la 4e paire sacrée qui innerve en totalité l'ischio-coccygien (Morestin). (Voy. *Névrologie*, p. 1151.)

Celui-ci serait, en outre, traversé par une branche antérieure du 5e nerf sacré, qui s'unit au-devant de ce muscle à la 4e sacrée et va se terminer dans le releveur (Morestin).

Action. — Elle est double.

1° Le muscle sert à constituer le plancher du bassin. C'est son rôle principal. « Uni au releveur, il forme un plan curviligne à concavité supérieure, sur lequel viennent se concentrer et s'épuiser les efforts combinés du diaphragme et des muscles abdominaux, en sorte qu'il se trouve dans un état permanent d'antagonisme avec ceux-ci. » (Sappey).

2° Contracté simultanément des deux côtés, il augmente la solidité du coccyx, qui ne saurait être renversé en arrière. Il aurait, d'après Cruveilhier, dans la défécation un rôle qui semble bien douteux.

Note. — Pour me conformer à l'usage, j'ai décrit l'ischio-coccygien comme un muscle ayant son individualité propre. Mais on ne devrait pas le séparer du petit ligament sacro sciatique. En effet, ils proviennent d'une formation unique et entièrement musculaire chez l'animal (carnivores, cercopithèques, etc.).

Dérivés d'un même muscle ischio-coccygien primitif, ils se développeront en raison inverse l'un de l'autre, puisque plus l'un occupera de place dans le champ musculaire primitif, plus l'autre se trouvera restreint. Il suit de là que, pour se rendre un compte exact des états différents du muscle et du ligament, il faut les étudier parallèlement et non séparément.

Chez l'animal, l'ischio-coccygien (ischio-caudal), entièrement charnu, relie l'épine sciatique aux bords latéraux des dernières vertèbres sacrées et des premières vertèbres caudales. Préposé aux mouvements de latéralité de la queue, il doit être essentiellement contractile. Chez l'Homme, la coalescence des vertèbres sacrées leur enlève toute espèce de mobilité; les vertèbres caudales ou coccygiennes forment, par leur union, une pièce osseuse qui, pour n'être pas entièrement fixe, n'en a pas moins une mobilité extrêmement limitée. De ces modifications, il résulte que la plus grande partie du muscle s'insérant au sacrum va devenir fibreuse. Il y a là une simple question d'adaptation fonctionnelle. Le sacrum étant immobile, le muscle perd son rôle moteur ; il ne sert plus qu'à obturer le détroit inférieur dans la partie qu'il occupe. Des faisceaux tendineux remplissent ce rôle mieux que des faisceaux musculaires, désormais inutiles.

Le chef coccygien perd aussi une grande partie de son activité et sera également, mais d'une façon moins complète, transformé en un faisceau fibreux.

La métamorphose fibreuse gagne, en somme, le muscle de son bord supérieur vers l'inférieur, et de sa face dorsale vers la face ventrale. Finalement les parties tout à fait fibreuses constituent le petit ligament sacro-sciatique, les parties fibro-musculaires le muscle ischio-coccygien. Comme la métamorphose peut être plus ou moins étendue, on voit tantôt le muscle, tantôt le ligament prendre plus d'importance. A ce point de vue, chaque sujet sera différent et on conçoit ainsi pourquoi seule l'anatomie comparée explique la variabilité extrême de l'ischio-coccygien. Rien d'étonnant aussi à ce que certains auteurs n'aient signalé que le muscle, d'autres que le ligament. Il est surtout facile de comprendre pourquoi ceux qui les décrivent l'un et l'autre font naître les faisceaux charnus de la face antérieure du petit ligament sacro-sciatique. Cruveilhier a bien insisté sur ce fait et montré la très grande difficulté qu'on éprouve à isoler le premier du second.

Un fait qui confirme cette manière de voir, c'est que, chez l'enfant, le nouveau-né, il arrive quelquefois que muscle et ligament ne soient représentés que par des faisceaux charnus.

Reste un point intéressant : la provenance des faisceaux nés de l'aponévrose obturatrice. Pour Holl, dont j'ai reproduit ici les idées, ils ne sont autres qu'un reste du segment postérieur de l'iléo-coccygien et auraient, par conséquent, une origine tout à fait différente de celle des autres faisceaux de l'ischio-coccygien.

§ II. — MUSCLES DÉRIVÉS DU SPHINCTER PRIMITIF DU CLOAQUE (DIAPHRAGME PELVIEN ACCESSOIRE ET MUSCLES PÉRINÉAUX PROPREMENT DITS)

A. MUSCLES AFFECTÉS A L'ORIFICE DU TUBE DIGESTIF

Ces muscles sont au nombre de deux : le sphincter externe et le sphincter sous-cutané de l'anus.

I. — SPHINCTER EXTERNE DE L'ANUS

Définition. — Le sphincter externe est un muscle orbiculaire, une véritable boutonnière contractile, disposée autour de l'extrémité inférieure du rectum et constituant la portion médiane rétrécie de l'espèce d'infundibulum, dont les releveurs représentent la partie évasée.

Formé de deux moitiés latérales qui, dirigées d'avant en arrière, décrivent une courbe à concavité interne et s'entre-croisent plus ou moins, avant de s'attacher en avant et en arrière de l'anus, il rappelle dans son ensemble, lorsqu'il est à l'état de repos, une ellipse à grand axe sagittal. Vient-il, au contraire, à être déformé par le passage d'un cylindre fécal, par l'introduction du doigt dans l'anus, il prendra une forme à peu près circulaire.

Origines. — Le sphincter externe naît en arrière par une triple origine :

1° Ses faisceaux superficiels se fixent *à la peau et au tissu cellulaire sous-cutané de la région rétro-anale* (fig. 410).

2° Les faisceaux plus profonds se croisent et s'imbriquent le long de la ligne

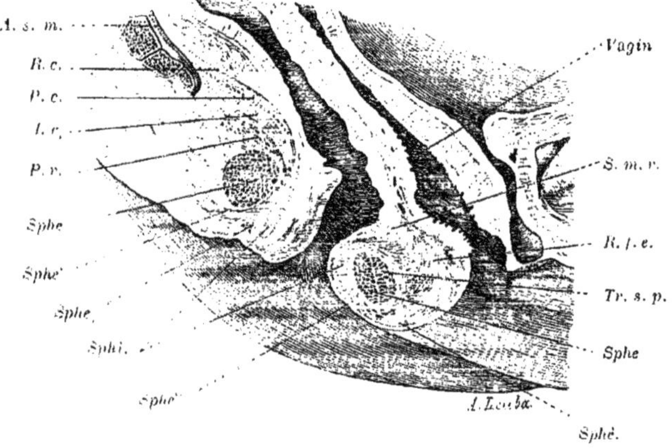

FIG. 407. — Coupe médio-sagittale d'un bassin de femme durci (Holl).

Sphe, sphe', sphe", les muscles sphincter externe profond, superficiel et sous-cutané, d'après les idées de Holl. Derrière le rectum, on voit l'artère sacrée moyenne (*A. s. m.*), les coupes des muscles recto-coccygien (*R. c.*), pubo-coccygien (*P. c.*), ilio-coccygien (*I. c.*) et pubo-rectal (*P. r.*). — Entre le sphincter interne (*Sphi.*) et le sphincter externe (*Sphe.*) est un réseau fibro-élastique, formé par les tendons de la couche longitudinale du rectum et par des fibres élastiques, qui naissent du bord inférieur des muscles du diaphragme rectal. Ce réseau va en partie à la peau périanale, en partie vers la face postérieure du coccyx (*Sphé'*) sous le nom de ligament ano-coccygien.

Devant le rectum, le muscle lisse (*S. m. r.*), *Sustentator mucosæ recti* de Rüdinger. — *R. f. é.*, réseau fibro-élastique, dont les fibres vont au centre tendineux du périnée, au vagin et à la peau périanale. — *Tr. s. p.*, transverse superficiel du périnée.

médiane avec des faisceaux conjonctifs, qui *partent de la pointe du coccyx* et qui constituent la ligne blanche ano-coccygienne de Cruveilhier.

3° Les faisceaux les plus longs émanent directement de la *pointe et des bords du coccyx*.

Trajet et Insertions. — Parties de ces origines, les fibres du sphincter se dirigent d'arrière en avant, passent des deux côtés de l'anus et s'insèrent devant lui en plusieurs points :

1° Par des faisceaux superficiels, *à la peau et au tissu cellulaire sous-cutané de la région préanale*. D'après Cruveilhier, ces fibres se croiseraient après leur origine, c'est-à-dire que celles destinées au côté droit se fixeraient à gauche de la ligne médiane et vice versa ;

2° Plus profondément, les fibres s'attachent au *septum périnéal*, c'est-à-dire à la lame conjonctive médiane du périnée, lame ano-vulvaire, centre tendineux, etc. (p. 637) ;

3° Enfin le sphincter échange des *faisceaux anastomotiques avec les mus-*

cles transverse périnéal superficiel et bulbo-caverneux (*Sp.*, fig. 409) et est relié par eux à l'ischion et au corps caverneux du clitoris.

Les fibres bulbo-caverneuses, niées par Sappey et Paulet et dont Robin et Cadiat contestent l'union intime avec le sphincter, ont une importance capitale. Leur existence a été constatée, surtout chez la femme, par la plupart des auteurs, ainsi par Cruveilhier, Henle, Roux, Lesshaft, Holl. Mais c'est Gegenbaur qui a montré leur très grande valeur phylogénétique. Ces fibres sont, en effet, les derniers restes de celles qui entourent primitivement l'orifice commun des voies digestives et génito-urinaires. Elles témoignent donc de la commune origine des sphincters externe et bulbo-caverneux. Toutefois, il faut spécifier (Gegenbaur) que les faisceaux ne se continuent pas avec d'autres du côté opposé, mais seulement avec des fibres de bulbo-caverneux du *même* côté.

Y a-t-il des fibres entièrement circulaires dans le sphincter externe? Les avis sont partagés. Admises par Cruveilhier, Henle (*Sp*[2]., fig. 409), Robin et Cadiat, Roux, Holl, Dieulafé (*Sph. ext. p. c.* fig. 405), elles sont formellement niées par Lesshaft.

Le corps musculaire du sphincter externe est long d'environ 7 cm. 5. Sa hauteur est de 5 cm. 5, sa largeur de 1 cm. 2, quelquefois de 2 à 3 cm. même, dans sa partie antérieure. Il est, d'une façon générale, plus développé chez la femme que chez l'homme (Cruveilhier).

Rapports. — Par sa **face interne**, le sphincter embrasse la partie inférieure du rectum, qu'il dépasse en bas de 2 ou 4 millimètres; autrement dit, son bord inférieur est de 2 à 4 millimètres au-dessous de celui du sphincter interne. Dans cette partie inférieure, le sphincter externe est au contact de la muqueuse ano-rectale et du plexus veineux hémorroïdal. Dans le reste de son étendue, il est appliqué directement sur le rectum. Il y a fusion partielle des fibres du sphincter et de celles de l'intestin (Cruveilhier).

Par sa **face externe**, l'anneau sphinctérien est en rapport avec la couche cellulo-adipeuse sous-cutanée et la masse graisseuse qui remplit le creux ischio-anal. Luschka mentionne une *bourse muqueuse coccygienne*, entre les attaches du sphincter externe au coccyx et la face dorsale de la 4e pièce de cet os.

La **circonférence inférieure** déborde le dernier anneau circulaire des fibres propres du rectum.

La **circonférence supérieure** est tantôt séparée du bord inférieur du releveur par un espace rempli de tissu cellulo-graisseux, tantôt directement en contact avec lui. Dans ce dernier cas, il paraît très difficile de différencier les deux muscles. C'est sans doute pour les avoir mal séparés que Cruveilhier a décrit, dans le sphincter externe de l'anus, des fibres à insertion pubienne. Ces fibres ne peuvent en aucune façon se rapporter à ce muscle. Elles font évidemment partie de la portion sphinctérienne du releveur. Holl indique un moyen simple de les différencier : ce sont les vaisseaux hémorroïdaux inférieurs qui, accompagnés d'un prolongement de l'aponévrose obturatrice, passent entre sphincter et releveur.

Innervation. — Le nerf du sphincter externe ou *nerf anal* vient du honteux (*Névrologie*, p. 1151); il se détache près de l'épine sciatique et se porte en dedans et en avant à travers le creux ischio-anal vers l'anus. Il est accompagné dans ce trajet par une artère et une veine; l'artère est en avant, la veine au milieu (fig. 410).

Quelquefois les filets de ce nerf ne suivent pas la voie du honteux. Ils se détachent dès l'entrée dans le creux ischio-anal, ayant alors un trajet plus oblique. D'autres fois, une partie emprunte la voie honteuse, l'autre ne l'emprunte pas, de telle sorte qu'il y a un petit nerf spécial, qui traverse le ligament sacro-tubérositaire et se dirige obliquement à travers le creux ischio-anal.

Il existe, en outre, un *nerf sphinctérien accessoire*, né de la quatrième sacrée. Il se dirige en bas devant le sacrum et l'articulation sacro-coccygienne, perfore le releveur en compagnie d'une artériole et d'une veinule et s'épuise dans la partie postérieure du sphincter. Ce rameau, qui vient de la quatrième paire sacrée, est très différent d'une autre branche de cette même paire, appelée *rameau coccygien cutané*. Ce rameau, plus externe, perfore le grand ligament sacro-sciatique et le grand fessier (Morestin).

Goltz et Ewald ont fait une remarque très intéressante au sujet de l'innervation sphinctérienne. Quand on a coupé la moelle thoracique et lombo-sacrée à un chien, il se rétablit après quelque temps une capacité fonctionnelle du sphincter externe. Il faudrait donc admettre que certaines des fibres nerveuses de ce muscle suivent la voie sympathique.

Action. — Le sphincter a pour fonction de fermer le rectum à son extrémité inférieure et d'empêcher ainsi l'issue des matières fécales. A l'état ordinaire, il opère cette occlusion par sa seule tonicité. Mais celle-ci ne suffit plus, lorsque les matières sont fortement poussées par les contractions intestinales. Il faut alors que le muscle entre en activité et il lutte ainsi, au moins pendant un certain temps, contre l'action combinée des fibres lisses intestinales et des fibres striées du diaphragme et des muscles abdominaux. A analyser de près sa contraction, on voit qu'elle produit l'occlusion par un double effet. Les fibres inférieures, sous-cutanées, ferment l'anus comme faisaient les cordons des anciennes bourses, quand on les tirait. La portion supérieure comprime le canal anal. Nous avons vu, en étudiant la physiologie du releveur, comment il complète et remplace quelquefois le sphincter. A l'état normal, les deux muscles agissent synergiquement. Un fait digne d'attention, c'est que le sphincter, qui a une attache immuable en arrière, n'en a pas en avant; la contraction tirerait donc l'anus vers le coccyx et perdrait une partie de sa force dans ce mouvement, si le point fixe antérieur n'était assuré par la mise en activité simultanée des transverses, releveurs et bulbo-caverneux, qui immobilisent le raphé ano-vulvaire.

Le sphincter externe est susceptible d'une contracture, qui est habituellement fort douloureuse.

Note. — Parmi les opinions émises sur le sphincter, il faut citer celle de Robin et Cadiat. Pour eux, le muscle est parfaitement limité et forme un anneau rigoureusement continu à lui-même. Ils nient toute connexion avec les releveurs, transverses et bulbo-caverneux, ainsi que toute insertion à la peau. Ils contestent aussi l'entre-croisement et l'attache des fibres en avant et en arrière de l'anus, ainsi que les relations du raphé postérieur avec le coccyx. Cette dernière erreur, qui est la plus manifeste, a été redressée par Sappey, Henle, Hyrtl, etc.

Quelques auteurs réunissent dans leur description tout ou partie du releveur au sphincter externe. Ainsi font Cruveilhier, Holl, Lesshaft. La phylogénie s'élève contre une pareille manière de voir, exception faite pour le muscle pubo-rectal (voy. page 624).

Enfin, quelques anatomistes reconnaissent plusieurs couches dans le sphincter. Ainsi Henle en admet 3 : une superficielle, allant du raphé ano-vulvaire au raphé ano-coccygien, une moyenne circulaire, une profonde inconstante, unissant le transverse profond au coccyx et à la ligne blanche ano-coccygienne. Roux signale également 3 couches, mais la couche circulaire, au lieu d'être l'intermédiaire, est la plus profonde.

Enfin Holl (fig. 407) décrit le sphincter d'une façon toute nouvelle. Pour lui, il existe, autour de la dernière partie de l'intestin, une gaine conjonctivo-élastique, directement appliquée sur la couche musculaire longitudinale du rectum. Cette gaine se diviserait en bas en 3 lamelles, visibles à l'œil nu sur une coupe transversale. L'interne passe entre rectum et sphincter. Les deux autres lamelles s'insinuent à travers le sphincter pour se fixer à la peau de la région péri-anale. Ces deux lames divisent la masse musculaire en 3 : sphincter sous-cutané superficiel, sphincter moyen se rapprochant du sphincter que j'ai décrit, enfin sphincter profond entièrement circulaire.

II. — MUSCLE SPHINCTER SOUS-CUTANÉ DE L'ANUS

Ce sphincter, que Cruveilhier nomme *sphincter superficiel*, est implicitement contenu dans les descriptions de Henle (*Sp'*, fig. 409), Paulet, Roux, Gegenbaur. Lesshaft, Eggeling, Holl le séparent du sphincter proprement dit. C'est un véritable muscle peaucier, attaché en avant aux téguments de la région ano-vulvaire, en arrière à ceux de la région ano-coccygienne ; il est directement sous-cutané dans toute sa longueur.

Il entoure l'anus comme le sphincter externe dont il n'est, d'ailleurs, pas indépendant et auquel il est relié par de multiples faisceaux. Ses fibres antérieures se continuent, quelques-unes au moins, avec celles du constricteur de la vulve. Ses connexions, action et innervation, se confondent avec celles du sphincter externe de l'anus.

J'ai décrit ce muscle dans un paragraphe spécial, parce que les auteurs actuels les plus compétents l'individualisent, en se basant sur sa double insertion cutanée. Mais j'estime que, chez l'Homme, il est inséparable du sphincter externe, avec les faisceaux superficiels duquel il se confond. Il en va tout autrement chez quelques animaux, où il représente une lame musculaire nettement différenciée.

B. MUSCLES INTER-RECTO-GENITAUX
OU MUSCLES TRANSVERSES DU PÉRINÉE

Définition. — Sous le nom de muscles transverses du périnée, on décrit un système de faisceaux striés, compris entre les branches ischio-pubiennes et la ligne médiane. Dans le sens sagittal, cette masse charnue s'étale entre le vagin et le rectum. Dans le sens vertical, elle se décompose, si l'on tient compte des feuillets aponévrotiques, en deux couches superposées, dites transverse superficiel et transverse profond du périnée. Il existe, en outre, mais seulement à titre d'anomalie, quelques faisceaux qui, par leur direction et leur situation, appartiennent aux transverses et, par leurs attaches, constituent une sorte de muscle peaucier. C'est le transverse superficiel de Lesshaft qu'on peut, afin d'éviter toute confusion, décrire sous le nom de transverse périnéal sous-cutané. Il est bon de remarquer que les transverses sont sujets à de grandes variations individuelles, qui se font, d'ailleurs, en sens inverse ; autrement dit, si l'un d'eux est très développé, l'autre le sera peu ou point.

I. — MUSCLE TRANSVERSE SUPERFICIEL DU PÉRINÉE

Syn. : Ischio-périnéal (Chaussier), Transversus medius (Gruber, Lesshaft), Transverso-anal (Cruveilhier), M. ano-transversalis (Kalischer).

Origines. — Il naît par des faisceaux tendineux *à la face interne de la branche ascendante de l'ischion*, en arrière et au-dessus de l'ischio-caverneux et à la face inférieure du feuillet inférieur de l'aponévrose périnéale moyenne suivant une ligne courbe, comprise entre bulbo- et ischio-caverneux (fig. 409, 410 et 411, *Trans. sup.*).

Trajet. — Les faisceaux se dirigent en dedans et forment un corps charnu, aplati de haut en bas. Le long de son bord antérieur, le muscle est grêle et ses fibres irradient entre l'ischio- et le bulbo-caverneux.

Insertions. — En dedans, il s'insère sur le *septum périnéal*, c'est-à-dire dans le tissu conjonctivo-élastique compris entre le bulbo-caverneux et le sphincter externe de l'anus, septum qui, plus haut, devient fascia recto-vaginal (p. 689).

D'autres faisceaux passent dans les sphincters externe de l'anus, bulbo-caverneux et constricteur de la vulve. D'autres s'imbriquent les uns dans les autres. Toutefois ils ne se continuent pas directement d'un côté à l'autre, comme l'en-

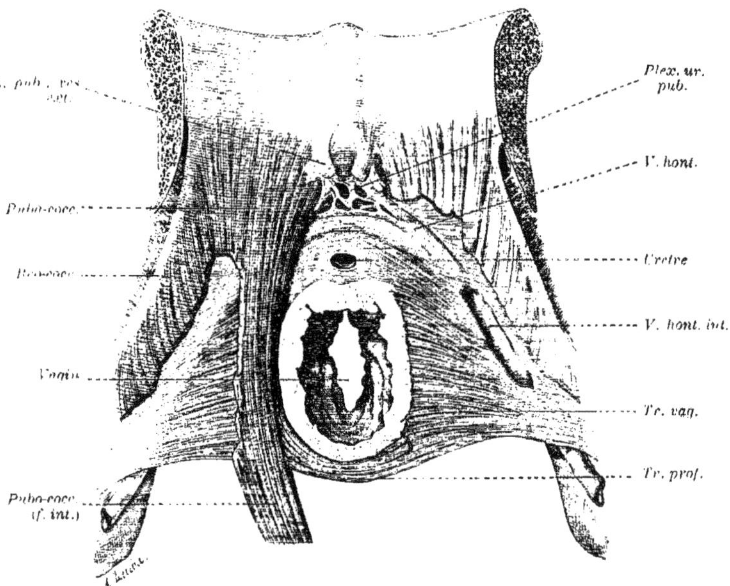

Fig. 408. — Le transverse profond du périnée vu par sa face supérieure (Savage).

seignaient Luschka pour la femme et Cruveilhier pour les deux sexes. La présence d'un raphé médian, l'existence primordiale d'une fente réunissant le rectum au vagin : tout combat cette idée.

Le muscle est long de 5 à 6 cm., large d'environ 1 cm., épais de 3-4 mm. (Lesshaft). Il n'est pas constant, puisque Lesshaft ne l'a trouvé chez la femme que dans un peu plus de 30 pour 100 des cas. Il paraît plus fréquent chez l'homme.

II. — MUSCLE TRANSVERSE PROFOND DU PÉRINÉE.

Syn. : Transverso-urétral. — Transverse du périnée et du vagin.

Situé — le sujet toujours supposé en position verticale — au-dessus du précédent, il constitue une lame musculaire, unissant la branche ischio-pubienne au septum ano-vulvaire et au vagin.

Origines. — Il naît *à la partie interne de la branche ascendante de* *l'ischion*, au point d'union de cette branche avec la branche descendante du pubis. Quelques fibres partent, en outre, de la *face supérieure du feuillet aponévrotique ischio-vulvaire.*

Trajet. — Les faisceaux se portent transversalement en dedans, derrière le vagin. Dans la partie voisine de leurs attaches osseuses, ils forment tantôt un corps arrondi, dont le calibre varie entre celui d'une plume d'oie et du petit doigt (Holl), tantôt, au contraire, une lame musculaire dont le plan est horizontal. Plus les faisceaux s'approchent du vagin, et plus ils divergent. Tout contre ce conduit, ils sont séparés les uns des autres par des fibres lisses et par un lacis très abondant de veines sagittalement dirigées. Cette disposition a pour but de faciliter la déplétion du réseau veineux.

Insertions. — La plupart des faisceaux se rencontrent derrière le vagin. Ils se terminent en *s'imbriquant les uns dans les autres*, d'un côté à l'autre et en se fixant au feuillet inférieur de l'aponévrose moyenne, surtout au niveau du bord supérieur du septum périnéal.

J'ai omis à dessein de parler des fibres les plus antérieures du transverse profond, isolées sous le nom de muscle transverse du vagin (*transversus vaginæ s. transverso-urethralis*) par Führer et Lesshaft. Rien ne justifie la création de ce nouveau muscle, si ce n'est un souci exagéré du détail anatomique. Ces fibres font bien partie du transverse profond (*Tr. vag.*, fig. 170), dont elles partagent les origines externes et dont elles continuent le plan en passant, comme elles, au-dessus de l'artère honteuse interne. Elles se dirigent vers la paroi antérieure du vagin; là, elles s'imbriquent en partie les unes dans les autres et s'insèrent, mélangées aux fibres du côté opposé, à la face supérieure du feuillet ischio-vulvaire. Ces fascicules sont, comme ceux du transverse profond, écartés les uns des autres autour du vagin par un lacis de veines et de fibres lisses.

Long d'environ 5 cm. pour les fibres allant au septum, de 2 cm. pour celles qui vont au vagin, le transverse profond présente une épaisseur de 2,5 à 3 mm. Il est moins développé chez la femme que chez l'homme. C'est de beaucoup le plus constant des muscles transverses, puisque, d'après les recherches de Lesshaft, il ne manque guère chez la femme que dans 4 pour 100 des cas. Encore est-il remplacé alors par un transverse superficiel très développé.

Quant aux fibres vaginales, elles sont également très constantes. Le même auteur, sur 70 bassins de femmes examinées, les a toujours trouvées; seulement elles étaient 17 fois très faiblement développées d'un seul côté. (Testut, commettant une erreur de traduction, écrit que le muscle transverse du vagin n'existait que 17 fois sur 70 cas.) Je dois cependant dire que Tschaussow et Holl contestent l'autonomie du muscle de Führer et qu'ils n'ont pu trouver ni fibres striées ni fibres tendineuses dans la partie inférieure du septum urétro-vaginal.

III. — MUSCLE TRANSVERSE PÉRINÉAL SOUS-CUTANÉ.

C'est un petit muscle fort inconstant. Il naît *de la lame conjonctive et du tissu cellulo-graisseux, qui couvrent la face inférieure de l'ischion* au niveau de sa partie moyenne. Il se dirige en dedans, sous forme d'une lame charnue, aplatie de haut en bas. Il gagne la ligne médiane devant le rectum et, au niveau du bord inférieur du septum périnéal, s'imbrique avec les faisceaux du muscle homonyme du côté opposé et avec ceux du sphincter sous-cutané de l'anus. Ce muscle est long de 7 à 8 cm., large de 4 à 6 mm., épais de 1 à 2 mm.

Très variable d'ailleurs dans son volume et ses attaches, difficile à découvrir parce qu'on l'enlève souvent avec la couche graisseuse sous-cutanée, ce muscle est passé sous silence par beaucoup d'auteurs. Chez la femme, il n'existe guère que sur 8 pour 100 des sujets. Il est un peu plus fréquent chez l'homme. Il représente sans doute un reste de la musculature sous-cutanée primitive (Eggeling).

[RIEFFEL.]

IV. — RAPPORTS DES MUSCLES TRANSVERSES.

En allant de bas en haut ou de la superficie vers la profondeur, on rencontre la peau, la couche graisseuse sous-cutanée avec le transverse sous-cutané. Ce muscle, quand il existe, étant enlevé, on voit qu'il est situé sous le fascia superficialis et sur l'aponévrose périnéale superficielle. Celle-ci cache à son tour le transverse superficiel.

Le **transverse superficiel** répond ainsi par sa *face inférieure* à cette aponévrose, aux vaisseaux et nerfs labiaux postérieurs; par sa *face supérieure*, au feuillet inférieur de l'aponévrose moyenne qui le sépare de l'artère et de la veine profondes du clitoris, de son nerf dorsal, enfin plus en dedans des vaisseaux du bulbe vestibulaire (fig. 410). Au niveau du *bord postérieur* du transverse superficiel, les feuillets aponévrotiques sus- et sous-musculaires s'unissent entre eux. Ce bord postérieur limite sur le périnée ce qui appartient à la région anale et à la région uro-génitale.

Par son *bord antérieur*, le muscle forme la base d'un triangle ischio-bulbaire analogue à celui de l'homme, c'est-à-dire limité par le transverse superficiel en arrière, le bulbo-caverneux en dedans, l'ischio-caverneux en dehors (fig. 409). Dans l'aire de ce triangle, l'aponévrose périnéale superficielle et le feuillet ischio-vulvaire sont tantôt adhérents l'un à l'autre, tantôt séparés par un peu de tissu cellulo-graisseux.

Le **transverse profond** est séparé du superficiel par la lame inférieure du plancher uro-génital, ainsi que par un lacis veineux, mêlé de fibres lisses, qui se trouve à la face supérieure de cette lame aponévrotique.

Nous avons vu aussi que les différents vaisseaux et nerfs passent entre les deux muscles transverses.

Au-dessus du transverse profond est la lame supérieure du plancher uro-génital, lame qui se continue en dehors avec l'aponévrose obturatrice et sépare le transverse du releveur.

Sur le même plan que le muscle, ainsi limité entre deux feuillets aponévrotiques et qui contribue avec eux à former le diaphragme ou mieux le plancher uro-génital, se trouvent, au-devant des fibres vaginales, les fibres du transverse de l'urètre, se dirigeant en avant vers l'arcade pubienne.

Par son *bord interne*, le muscle est en rapport avec une partie de la paroi vaginale et le raphé ano-vulvaire. Cette portion du muscle est, nous le savons, parcourue par un abondant lacis veineux et musculaire lisse (fig. 362, *Tra. prof.* et *V. lat. vag.*). On trouve d'ailleurs ces lacis dans tous les interstices qui séparent le transverse profond des muscles voisins.

Par son *bord externe*, le muscle est sous-jacent aux vaisseaux et au nerf honteux internes, qui le croisent (fig. 362).

Innervation. — Le transverse superficiel reçoit son nerf du rameau périnéal du nerf honteux (fig. 410). Il en est de même pour le transverse profond, qui est animé aussi par quelques filets du nerf dorsal du clitoris (*Névrologie*, p. 1155).

Action. — Les transverses ont une action absolument synergique et il me paraît impossible de les séparer physiologiquement les uns des autres.

Leur rôle principal consiste à créer un point fixe au septum périnéal pendant la contraction du sphincter externe, du bulbo-caverneux ou du constricteur de la vulve.

En second lieu, ils ne permettent pas aux différents feuillets des aponévroses périnéales de se laisser déprimer par des pressions venues d'en haut, car ces fascias, n'étant pas élastiques, ne reviennent pas sur eux-mêmes, après avoir été distendus. Perdant ainsi progressivement leur tension, ils offriraient une résistance de moins en moins grande.

Enfin les transverses semblent exercer une certaine action excrétrice sur les glandes de Bartholin, effet qui s'explique par leurs rapports avec elles.

Les fibres vaginales ont pour rôle, d'après Lesshaft, de former un point fixe entre urètre et vagin. Sans ce point fixe, les constricteurs de l'urètre, en se contractant, attireraient ce canal vers la symphyse pubienne et ne le comprimeraient pas.

Note. — J'ai présenté, dans une description presque commune, l'histoire des transverses, parce qu'en réalité la subdivision de leur masse en 2 à 3 couches est d'origine très récente et tout à fait spéciale à l'homme. On retrouve bien, en effet, chez les anthropoïdes, un muscle transverse périnéal, mais il forme une masse unique qu'on ne saurait homologuer plutôt au transverse superficiel qu'au profond (Eggeling). D'ailleurs tous les auteurs n'acceptent pas la subdivision en plusieurs couches. Ainsi Theile, Cadiat, ce dernier d'après des examens microscopiques de coupes sériées, n'admettent qu'une seule masse des transverses. La majorité des auteurs portent leur nombre à 2. Gruber, Lesshaft, Holl en décrivent 3.

Les transverses superficiel et profond de la femme ont été peu étudiés. Cependant il est bon de relever quelques opinions.

Le *transverse superficiel* est admis par la plupart des auteurs et décrit à peu près de la même façon. Seule l'opinion récente de Holl est intéressante. Il n'admet plus l'existence de ce muscle. C'est pour lui un mélange de faisceaux aberrants du pubo-rectal (partie interne ou élévatrice du releveur). Ce muscle, en effet, aurait des fibres erratiques à origine ischiatique. Celles-ci, arrivées devant l'anus, paraissent s'insérer à la face inférieure du centre tendineux du périnée; mais, en réalité, elles se continuent en dehors, croisent la ligne médiane et vont s'attacher à l'ischion. Quand elles sont intimement unies au centre tendineux, le muscle semble avoir son individualité propre. Les fibres du transverse superficiel, qui vont au sphincter externe de l'anus, ne sont de même que des faisceaux aberrants à insertion ischiatique, émanés de ce dernier muscle et gagnant leur attache osseuse le long des fibres de même destination, issues du pubo-rectal. Celles qui vont au bulbo-caverneux ne sont également que des éléments d'union entre ce muscle et l'ischion. Elles rappellent les connexions primitives du segment antérieur du cloaque avec la paroi osseuse du bassin et les corps caverneux du clitoris. Hogge considère aussi le transverse superficiel comme un faisceau aberrant du bulbo-caverneux ou du sphincter externe.

L'histoire du *transverse profond* est loin d'être aussi simple. Ici, et particulièrement en ce qui concerne la femme, il règne dans les auteurs une inexprimable confusion. Le transverse profond est un véritable protée, qui prend une signification nouvelle avec chaque anatomiste. D'autre part, l'emploi de termes tels que muscle de Guthrie, muscle de Wilson, vient encore compliquer les choses. Personne ne les entend de la même façon et, comme ils n'ont aucune signification par eux-mêmes, le champ est libre à toutes les interprétations. Qu'on réunisse tous ces éléments d'erreur et l'on aura une faible idée du désordre qui règne dans la littérature anatomique sur ce point et des difficultés que l'on rencontre, lorsqu'on cherche à comparer les diverses descriptions du transverse profond.

Un premier point me paraît définitivement jugé : *il faut faire disparaître de la nomenclature anatomique les muscles de Guthrie et de Wilson.* En second lieu, pour arriver à une description un peu précise, on doit partir d'une définition rigoureuse des transverses. C'est pourquoi j'ai adopté les idées de Gegenbaur et d'Eggeling, basées sur l'examen critique d'un grand nombre de descriptions et sur l'anatomie comparée. Les transverses ainsi limités aux fibres frontales, unissant la branche ischio-pubienne à la ligne médiane et comprises entre rectum et vagin, sont bien une individualité anatomique et le transverse profond prend ainsi une signification précise. Cette conception n'est d'ailleurs pas une simple vue de l'esprit. On a vu, au début de cette étude, que la phylogenèse des transverses est assez nette. En outre, l'anatomie comparée nous montre, chez les anthropoïdes, un transverse du périnée analogue à celui de l'homme. Mais ici, en raison de l'organisation moins parfaite, il est impossible de différencier un muscle superficiel et un profond.

Les opinions les plus diverses ont eu cours sur le transverse profond, envisagé spécialement chez la femme. Führer le premier l'a signalé chez elle; il en fait un muscle très large allant jusqu'au rectum en arrière, jusqu'à l'urètre et au col vésical en avant. C'est un *levator vaginæ.* Quant à son *transversus vaginæ*, Führer l'assimile au transverse de l'urètre. Lesshaft se refuse à accepter cette manière de voir, puisqu'il existe déjà chez la femme un transverse urétral.

Mélangé par les uns avec le constricteur de la vulve (Luschka), rattaché par les autres à la musculature péri-urétrale (Paulet, Gegenbaur), il est constitué, pour Cruveilhier, Sappey, Henle, par toutes les fibres musculaires comprises entre les deux lames de l'aponévrose périnéale moyenne. Cadiat le fait insérer non à l'ischion, mais à la couche conjonctive qui le couvre. Rauber estime que, chez la femme, le transverse profond est à peu près réduit à des fibres lisses. Quénu nie toute trace de tissu musculaire à la périphérie du plancher uro-génital : le transverse profond serait fait de fibres circulaires, formant un muscle indépendant de l'urètre, différent du sphincter urétral et surajouté à celui-ci. Paul Delbet refuse toute insertion osseuse au transverse profond. Pour Kalischer[1] et Waldeyer, celui-ci n'existe pas chez le fœtus, où l'on ne trouve que des faisceaux circulaires péri-urétraux entre les feuillets du diaphragme uro-génital; plus tard se ferait l'insertion osseuse ischiatique. Pour Krause, Tschaussow, muscle transverse profond, muscle de Guthrie, segment antérieur du constricteur de l'urètre, sont termes d'égale valeur. Lesshaft, Cros, Holl donnent du transverse profond une description qui répond à peu près à celle que j'ai présentée.

C. MUSCLES PÉRIGÉNITAUX

Ils comprennent le bulbo-caverneux et son chef accessoire, le constricteur de la vulve et l'ischio-caverneux.

I. — MUSCLE BULBO-CAVERNEUX

Syn. : Compressor bulbi; compressor cunni (Kobelt); constrictor cunni superficialis (Luschka); constrictor pudendi (Krause); compressor bulborum vestibuli; orbiculaire du vagin, constricteur du vagin (Cruveilhier).—Que le lecteur remarque toutes ces dénominations, renfermant l'idée d'un sphincter du vagin. Elles peuvent faire confondre le bulbo-caverneux, que je vais décrire, avec un véritable sphincter, le constricteur de la vulve, dont il sera parlé plus loin.

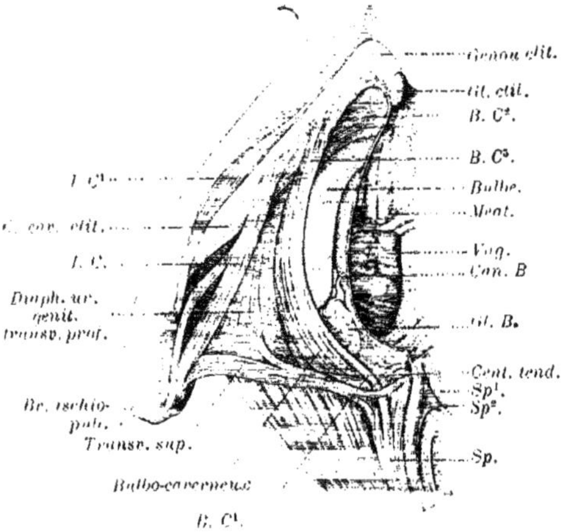

Fig. 400. — Les muscles superficiels du périnée après ablation de la peau et de la graisse. Le clitoris et la paroi du vestibule sont réclinés à gauche (Henle).

Le bulbo-caverneux de la femme est un muscle étendu d'arrière en avant, du septum périnéal au clitoris, formant, de chaque côté du vagin, un plan musculaire aplati de dehors en dedans et moulé en quelque sorte sur la face externe du bulbe vestibulaire. Insertions, situation, rapports, tout montre son homologie avec le bulbo-caverneux de l'homme. Les différences sont commandées par l'existence du conduit génital, séparé de l'urètre et occupant la place du raphé médian masculin.

1. Kalischer nomme *m. sphincter uro-genitalis* l'ensemble des muscles qui entourent urètre et vagin et *m. urethro-transversalis* le transverse profond des auteurs. Waldeyer appelle tous ces faisceaux charnus *musculus trigoni uro-genitalis*.

Origines. — Elles se font : 1° *A la face inférieure de la lame inférieure du diaphragme uro-génital* par des faisceaux tendineux.

2° Au niveau du *septum périnéal ano-vulvaire et du tissu cellulaire sous-cutané voisin*, où les faisceaux bulbo-caverneux en partie s'imbriquent, en partie se continuent avec ceux du sphincter externe de l'anus. Selon la plupart des auteurs, les fibres proviennent généralement du côté opposé du sphincter, croisent donc la ligne médiane, et leur ensemble dessine un 8, à boucle postérieure anale et boucle antérieure vaginale. Il semble plus vrai, d'après les données de l'embryologie, d'admettre avec Henle, Gegenbaur, Holl, que les fibres passent directement et sans entre-croisement (*B.C*[1], fig. 409) d'un muscle à l'autre. Ces fibres sont d'ailleurs très différemment décrites par les anatomistes. Il nous paraît également éloigné de la vérité de dire, comme Hyrtl, Hoffmann, Gegenbaur, que *toutes les fibres* bulbo-caverneuses viennent du sphincter ou, avec Sappey, de nier purement et simplement *toute continuité*. Nous avons vu, en étudiant le sphincter, l'importance phylogénétique de ces fibres d'anastomose entre sphincter et bulbo-caverneux. Ce sont les derniers restes du sphincter primitif du cloaque (p. 637 et fig. 402).

3° Quelques fibres du bulbo-caverneux naissent en outre du *transverse superficiel* (Luschka, Krause, Cruveilhier, Henle).

Trajet. — Partis de ces origines, les faisceaux musculaires se dirigent en avant, gagnent les parties latérales de l'orifice vaginal et couvrent d'une couche large et mince les glandes de Bartholin d'abord, les bulbes vestibulaires ensuite. A l'ordinaire, dans le corps charnu ainsi formé, les faisceaux émanés du septum et du sphincter suivent le bord interne, tandis que ceux issus du transverse longent le bord externe. D'ailleurs, le muscle se divise bientôt en deux groupes de faisceaux. Le premier est le groupe inférieur ou superficiel : *constrictor radicis clitoridis* (Kobelt), ou partie antérieure, superficielle (Luschka) du bulbo-caverneux. Le second est le groupe supérieur : *compressor bulbi proprius* (Kobelt), partie postérieure ou profonde (Luschka) du bulbo-caverneux.

Insertions. — *a*) Les *faisceaux inférieurs* ou *superficiels* vont plus loin que les supérieurs. Ils gagnent les faces latérales et le dos du corps caverneux du clitoris, croisant la portion correspondante de l'ischio-caverneux, et s'insèrent : 1° aux *faces latérales des racines du clitoris* (fig. 409 et 412, *BC*[3]) *et à la face inférieure de l'aponévrose*, qui couvre le dos du clitoris, au-dessus, par conséquent, des vaisseaux et nerfs dorsaux de cet organe. Cette insertion bilatérale des faisceaux à l'aponévrose clitoridienne a fait décrire celle-ci par Kobelt, Cruveilhier, Henle, comme un tendon commun aux deux parties du bulbo-caverneux, tendon passant sur le dos du clitoris. Lesshaft et Holl s'élèvent contre cette manière de voir.

2° La portion inférieure du bulbo-caverneux s'insère en outre, mais d'une *façon tout à fait anormale*, à *la base du ligament suspenseur du clitoris*, par des faisceaux remontant jusqu'au niveau du bord supérieur de la symphyse pubienne. Henle, Cruveilhier décrivent cette attache comme constante. Lesshaft ne l'a jamais trouvée. Elle existe pourtant, au moins à titre d'exception, puisque Theile a même signalé ce faisceau comme un muscle particulier, joignant la base du ligament suspenseur du clitoris à cet organe.

b) Les *faisceaux supérieurs* s'étendent jusqu'au point où les bulbes du vestibule et les corps caverneux du clitoris se superposent ; là ils s'insèrent :

1° *Au dos des bulbes*, dans la membrane fibreuse desquels ils passent (voy. légende, fig. 174). Certains faisceaux s'unissent même d'un côté à l'autre, formant une lame commune dans l'angle de ces bulbes. Certains autres

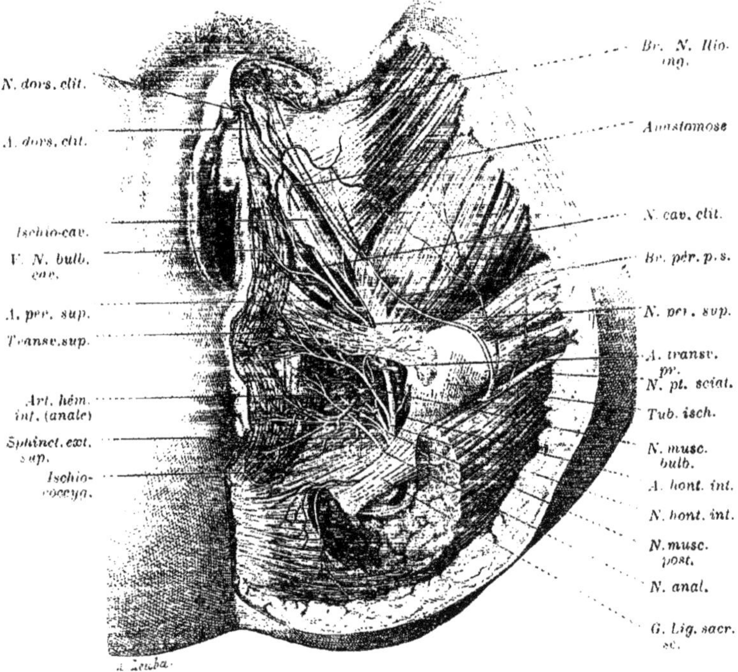

Fig. 410. — Vue d'ensemble des muscles, artères et nerfs des organes genitaux externes et du perinee de la femme (d'après Hirschfeld et Savage).

vont encore au clitoris, se joignant, dans l'angle d'union de ses racines, à ceux du côté opposé et contribuent à la formation du ligament intercrural de Holl (Waldeyer) ;

2° *A la muqueuse vulvaire, entre clitoris et orifice urétral* (fig. 409 et 412, *B C*[2]). Ces faisceaux traversent le réseau intermédiaire de Kobelt. Quelques-uns se terminent au milieu de ce lacis veineux ; d'autres semblent passer au travers pour se continuer ininterrompus d'un côté à l'autre (Lesshaft). Mais jamais les faisceaux ne forment ni la bandelette tendineuse décrite par Kobelt, ni la lame aponévrotique dont parle Luschka. S'il en était ainsi, la conception de Tschaussow serait réalisée, c'est-à-dire le clitoris pris entre deux bandelettes : une supérieure, l'aponévrose dorsale du clitoris ; l'autre inférieure, dont nous venons de parler.

Dans son ensemble, le muscle ainsi constitué a environ 7 cm. 5 de long, 1 cm. 5 de large, 2 à 2 mm. 5 d'épaisseur. Toutes ces dimensions sont un peu plus faibles pour le muscle gauche que pour celui du côté droit.

Rapports. — Le bulbo-caverneux est situé entre septum périnéal et clitoris, sur la face externe des bulbes vestibulaires. Dans son ensemble, c'est un anneau contractile, imparfaitement fermé, disposé autour de la portion inférieure des canaux uro-génitaux. Uni en arrière au sphincter anal, il est complété en avant par une lame aponévrotique, revêtant le clitoris.

En bas, il est séparé du tissu des grandes lèvres par une lame fibreuse assez nette, dépendant de l'aponévrose superficielle du périnée; il est en rapport avec les vaisseaux et nerfs périnéaux superficiels (fig. 362, *Va. pr. sup.*).

En haut, il répond à la lame inférieure du plancher uro-génital.

En dedans, il s'adosse d'arrière en avant à la glande de Bartholin, puis au bulbe du vestibule.

En dehors, il détermine, avec le bord interne de l'ischio-caverneux et le bord antérieur du transverse superficiel, un *triangle ischio-bulbaire*, dans l'aire duquel aponévroses périnéales superficielle et moyenne viennent en contact et se confondent.

Le bulbo-caverneux est traversé par les veines qui viennent du segment postérieur du bulbe.

Innervation. — Le nerf vient d'une branche du honteux (nerf périnéal, *Névrologie*, p. 1155), qu'on pourrait nommer nerf musculo-bulbaire. Il aborde le muscle par sa surface périnéale et pénètre dans son segment postérieur (fig. 410, *N. musc. bulb.*).

Action. — 1° L'action essentielle du bulbo-caverneux est celle qu'il exerce sur l'appareil érectile. Par la compression des bulbes, il chasse le sang vers leur partie antérieure, qui est en relation avec le tissu spongieux du clitoris par le réseau intermédiaire de Kobelt : d'où réplétion du gland féminin. Par la compression que produisent ses faisceaux tendineux antérieurs sur les veines dorsales, il empêche le sang de fuir par cette voie et favorise encore ainsi l'érection du clitoris. Par la constriction qu'il opère sur les veines bulbeuses postérieures qui le traversent, il s'oppose à la déplétion de celles-ci.

2° Il comprime les glandes de Bartholin, situées sur son chemin et séparées de lui par un plexus veineux (Eggeling).

3° D'après Kobelt, il abaisserait en outre le clitoris et tendrait ainsi à appliquer son extrémité libre sur le pénis pendant la copulation. Ce rôle n'est pas démontré (p. 604).

4° Enfin une dernière action est extrêmement contestée. Pour Cruveilhier, Sappey, le bulbo-caverneux est un constricteur du vagin. Testut explique même par sa contracture le vaginisme inférieur, état pathologique, dans lequel le vagin n'admet pas l'entrée du doigt explorateur et encore moins de la verge. Cette fonction est absolument niée par d'autres anatomistes et surtout par Lesshaft. D'après celui-ci, les bulbo-caverneux agissent sur les bulbes du vestibule. Or, ces organes sont surtout situés autour de la moitié antérieure du vagin et entourent l'urètre presque complètement. Ils ne sauraient donc déterminer l'occlusion de l'orifice vaginal, mais, par contre, peuvent très bien obturer l'urètre pendant le coït.

Les divergences qui existent entre les auteurs sur cette dernière action du bulbo-caverneux me paraissent faciles à expliquer. Ceux qui font du bulbo-caverneux un constricteur du vagin n'admettent pas le muscle spécial que je décrirai plus loin sous le nom de constricteur de la vulve. Ils rattachent les fibres de celui-ci au bulbo-caverneux. Rien d'étonnant par conséquent à ce qu'ils lui attribuent aussi son rôle.

[*RIEFFEL.*]

Note. — Parmi les noms donnés à ce muscle, j'ai choisi celui de bulbo-caverneux, parce que, mieux que tous les autres, il établit l'homologie du périnée féminin à la région homonyme de l'homme. Il n'existe d'ailleurs, parmi les auteurs, que des divergences de détail au sujet de ce muscle. D'autre part, sa phylogenèse est très nette. Il répond au segment antérieur du sphincter primitif du cloaque et, pour spécifier davantage, au sphincter uro-génital des animaux, chez lesquels anus et vagin sont complètement séparés (Eggeling). Il est facile à voir chez la jument, la chienne, la truie.

La seule opinion un peu spéciale qui ait été émise sur les bulbo-caverneux féminins est celle de Lentschewski. Pour lui, ils forment ensemble l'anse antérieure d'un constricteur vulvaire. L'anse postérieure est représentée par un muscle que l'auteur a trouvé 9 fois de suite dans ses recherches. Ce muscle va du bord inférieur de la branche descendante du pubis et de la face inférieure de l'aponévrose ischio-vulvaire vers le bulbo-caverneux, avec lequel il s'imbrique par une partie de ses fibres, tandis que, par l'autre, il se fixe derrière la commissure des lèvres, au-dessus du bulbo-caverneux. D'après cette description, il est facile de voir que l'anse postérieure de Lentschewski est un muscle anormal, l'ischio-bulbaire que je vais décrire, additionné de faisceaux du bulbo-caverneux, qui naissent du diaphragme uro-génital.

CHEF ACCESSOIRE DU BULBO-CAVERNEUX

Syn. : Transverse du périnée (Bourgery); muscle ischio-bulbaire (Cuvier, Jarjavay); ischio-bulbosus (Lesshaft).

C'est un petit muscle anormal que l'on retrouve chez la femme comme chez l'homme. Lesshaft l'a rencontré chez la première dans 63 pour 100 des cas.

Trajet. — Il naît de la *face interne de la branche montante de l'ischion*, plus ou moins confondu avec les transverses, et se dirige en dedans (*F. ischio-bulb.*, fig. 411). Les faisceaux les plus postérieurs sont immédiatement juxtaposés au bord antérieur du transverse superficiel. Arrivés près de la ligne médiane, la plupart de ses faisceaux se mêlent à ceux du bulbo-caverneux ou se fixent aux *faces latérales du bulbe*. Quelques-uns s'insèrent profondément au *raphé* ou passent d'un côté à l'autre de la ligne médiane.

Tel que je l'ai décrit, ce muscle ischio-bulbaire a bien une individualité propre. Il est facile de le différencier de l'ischio-caverneux par la direction de ses fibres. Il se distingue aussi du transverse superficiel, qui va presque en entier au raphé, tandis que l'ischio-bulbaire se rend surtout au bulbo-caverneux.

Rapports. — Le chef accessoire est situé au-dessous de la lame inférieure de l'aponévrose uro-génitale; il est recouvert par l'aponévrose superficielle. En réalité, il occupe l'aire du triangle ischio-bulbaire.

Note. — Ce petit muscle, dont l'action est faible, se retrouve chez l'animal (Cuvier, Eggeling). Il est figuré déjà par Santorini, décrit par Rosenmüller. Luschka semble l'admettre, mais le considère comme un faisceau aberrant de son *sphincter vaginæ*. J'ai indiqué plus haut qu'il dérive du sphincter uro-génital et qu'il reçoit même un filet nerveux particulier (fig. 402, *N. ch. ac. bulbo-cav.*).

II. — MUSCLE CONSTRICTEUR DE LA VULVE

Syn. : Sphincter vaginæ atque urethræ ou constrictor cunni profundus (Luschka); constrictor vestibuli ou sphincter vaginæ (Lesshaft); sphincter vagino-urethralis (Tschaussow).

Le constricteur de la vulve est un muscle qui s'étend des deux côtés du vagin, depuis le septum ano-vulvaire jusqu'à la partie antérieure des bulbes (fig. 411).

Origines. — Il naît, derrière le vagin, du *septum périnéal*. Quelques faisceaux semblent partir de la paroi postérieure du vagin ; Luschka, qui a découvert ce muscle, prétend, ainsi que la chose est représentée sur la fig. 411, qu'il reçoit des fibres anastomotiques du transverse profond. Lesshaft considère un tel échange de fibres comme impossible, J'en donnerai dans un instant la raison.

Trajet. — Le muscle se dirige d'arrière en avant, en embrassant la paroi externe de l'extrémité inférieure ou hyménéale (fig. 362, *m. sph. vulv.*) du vagin ; il est *en dedans* des bulbes vestibulaires et de la glande de Bartholin, dont le conduit excréteur le traverse de part en part. Il s'étend jusqu'à la paroi antérieure du vagin et aux parois latérales de l'urètre.

Insertions. — Les faisceaux charnus se terminent dans le tissu qui unit la circonférence postérieure de l'urètre avec le vagin et dans la paroi antérieure

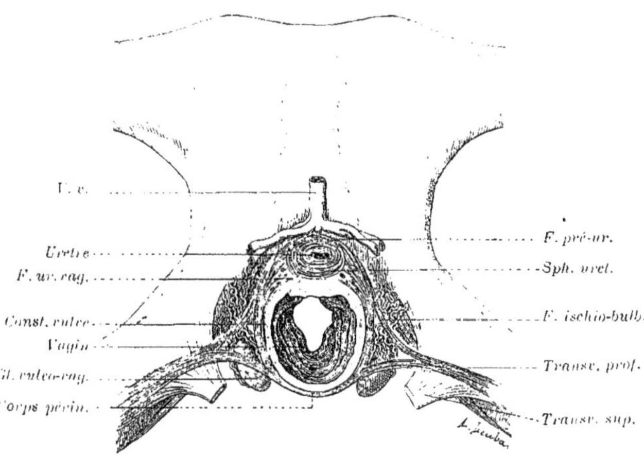

Fig. 411. — Le constricteur de la vulve (d'après Luschka), vu par la face endo-pelvienne.

de celui-ci (*F. ur. vag.*, fig. 411). Selon Luschka, ils sont en rapport avec la veine dorsale du clitoris, suivant la paroi postérieure de la symphyse (*F. pré. ur.*). Au contraire, d'après Lesshaft, il y a toujours loin de cette veine au muscle, qui d'ailleurs n'avance guère en avant du bulbe.

Le muscle est long d'environ 6 cm. 5, large (de haut en bas) de 4 à 5 millimètres, épais de 2 millimètres. Analogue comme direction au bulbo-caverneux, il s'en distingue pourtant par ce fait qu'il est en dedans des bulbes Il paraît assez constant. Lesshaft l'a toujours vu bien développé chez les nullipares. Dans certains cas, il est très pâle et faible ; il est alors difficile de le différencier du tissu voisin.

Rapports. — Le point difficile concerne la situation du constricteur de la vulve par rapport aux feuillets aponévrotiques du périnée. Deux opinions contraires sont en présence. Pour Lesshaft, il est *au-dessous* (position verticale) de l'aponévrose moyenne, au-dessus de l'aponévrose superficielle du périnée. Rien d'étonnant, par conséquent, à ce qu'il ne puisse recevoir aucun faisceau anastomotique du transverse profond. Selon Tschaussow, le muscle est *au-dessus* de la lame inférieure de l'aponévrose moyenne, compris, par conséquent, dans le plan du transverse profond, dans le plancher uro-génital, et c'est pourquoi le même auteur considère comme impossible le passage de faisceaux du muscle ischio-bulbaire dans le sphincter de la vulve. Trancher ce point litigieux est à peu près impossible, car (Holl) le feuillet ischio-vulvaire (inférieur de l'aponévrose moyenne) est si mince près du vagin qu'on ne peut guère le distinguer. Il faut donc renoncer à savoir si le constricteur de la vulve est au-dessus ou au-dessous de lui.

Action. — Par sa contraction, ce muscle réalise l'occlusion de l'orifice vulvo-vaginal. Peut-être ses faisceaux antérieurs peuvent-ils, en tendant la paroi interne des bulbes, exercer une certaine compression sur l'urètre.

C'est, en tout cas, à la contracture du sphincter de la vulve et non du bulbo-caverneux, qu'il faut rapporter les cas de vaginisme inférieur. D'après Richet, qui a certainement décrit sous le nom *d'anneau vulvaire* le sphincter de la vulve, ce muscle constitue le véritable obstacle à l'entrée du pénis dans le vagin des vierges. Ce n'est donc pas l'hymen qui a ce rôle.

Note. — Le constricteur de la vulve a échappé à un grand nombre d'anatomistes, qui rattachent ses faisceaux et son action au bulbo-caverneux. Beaucoup d'auteurs pensent, avec Eggeling, que ce muscle est le produit d'une recherche exagérée de détails.

Pourtant l'anatomie comparée justifie son individualisation. On le trouve chez la truie, la jument, la chienne, la lapine, dont il entoure le conduit vulvaire dans toute sa longueur. Chez la chatte, il est particulièrement intéressant, parce qu'elle n'a pas de bulbo-caverneux (Strauss-Dürckheim). Il est plus difficile de dire à quelle partie du périnée masculin on peut homologuer le constricteur de la vulve. D'après Holl, en admettant que le muscle soit *au-dessous* de l'aponévrose moyenne, il représente une portion du bulbo-caverneux de l'homme, qui ne s'est pas développée chez la femme. On sait, en effet, que, pour Holl, le bulbo-caverneux de l'homme comprend le *compressor bulbi proprius*, le *constrictor radicis penis* et le *compressor hemisphærum bulbi*. Les deux premiers segments correspondent aux deux portions du bulbo-caverneux décrites ci-dessus; le troisième, non représenté chez la femme, répondrait précisément au constricteur vulvaire. A supposer maintenant que le muscle soit *au-dessus* du feuillet inférieur du plancher uro-génital, il appartiendrait à la partie postérieure des muscles de ce plancher.

Santorini a décrit et figuré un muscle dépresseur de l'urètre féminin, que Luschka voulait homologuer au constricteur vulvaire. Mais cela est impossible, puisque, comme Luschka l'a dit lui-même, ce muscle siégerait entre les ischio- et bulbo-caverneux.

Tschaussow a étudié le constricteur vulvaire sur des coupes sériées de bassins d'enfants, coupes qu'il examinait au microscope. Pour lui, les faisceaux vont en avant à la périphérie de l'urètre et non sur le vagin. En arrière, les plus longs gagnent la ligne médiane, sans jamais s'unir ni avec l'ischio-bulbaire, séparé d'eux par le feuillet inférieur de l'aponévrose moyenne, ni avec le transverse profond, bien qu'il soit sur le même plan qu'eux. Il n'y a pas non plus de faisceaux, quelle que soit leur longeur, qui se continuent ininterrompus d'un côté à l'autre. Les plus courts n'atteignent pas en arrière la ligne médiane, mais s'arrêtent sur les côtés du vagin. Somme toute, le muscle figure, d'après Tschaussow, un sphincter urétro-vaginal

III. — MUSCLE ISCHIO-CAVERNEUX.

C'est un muscle tout à fait analogue à son homonyme chez l'homme. Il forme une demi-gaine contractile, disposée autour du corps caverneux du clitoris. Il se termine au niveau du genou du clitoris.

Origines. — Il naît, par des fibres aponévrotiques et charnues, de la *face interne de la tubérosité de l'ischion*, à 3 ou 4 centimètres en arrière de l'extrémité arrondie de la racine du corps caverneux (*I. C.* fig. 409 et 412), immédiatement au-dessous du transverse superficiel du périnée et de l'obturateur interne. Quelques-unes (*I. C'.*) partent plus en avant des bords externe et interne de la branche ischio-pubienne, contre la racine clitoridienne.

Trajet. — Les faisceaux les plus forts et les plus longs cheminent sur la face externe de la racine du corps caverneux. Les autres, plus courts, restent soit au-dessous, soit en dedans de cette racine et bientôt se transforment en faisceaux tendineux, appliqués sur l'albuginée.

Insertions. — La plupart des faisceaux se fixent en définitive *sur l'albuginée*. Pour beaucoup d'auteurs, cette insertion se fait au dos des corps caverneux (fig. 412, *I. C*³.), au-dessus de l'angle qu'ils forment, en entrant en contact pour constituer le clitoris. Très souvent, les insertions des faisceaux de l'ischio-caverneux déterminent la formation d'un petit *ligament intercrural* (Holl),

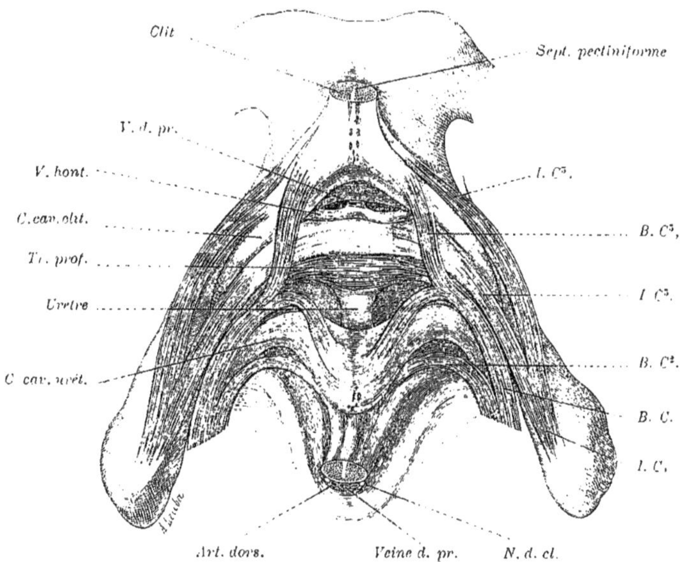

FIG. 412. — Les insertions dissociées des muscles bulbo- et ischio-caverneux (Henle).

Le clitoris est coupé transversalement au voisinage de sa pointe ; cette pointe avec les vaisseaux (*Art. dors. Nf. d. clit.*) et les téguments du vestibule sont réclinés en bas. La commissure antérieure des bulbes (*C. cav urét.*) est également relevée pour montrer leur face postérieure. — Entre le muscle transverse profond (*Tr. prof.*) et la veine profonde du clitoris (*V. d. pr.* ; *V. hont.*). on distingue une lame blanche, c'est le *ligament transversum pelvis* de Henle, lig. *pré-urétral* de Waldeyer. — Sur la figure, on voit le bulbo-caverneux (*B. C.*), avec ses faisceaux vestibulaire et clitoridien *B. C*³, *B. C*². Son faisceau qui va au bulbe n'est pas marqué par un tiret

situé dans l'angle des corps caverneux, bandelette présentant un bord inférieur appliqué contre l'urètre.

On voit aussi des faisceaux (les plus externes) qui s'unissent à ceux du côté opposé pour constituer une aponévrose couvrant le clitoris. D'autres enfin passent dans le ligament transverse du bassin (*I. C*²., fig. 412).

On n'est pas d'accord sur les insertions de l'ischio-caverneux. J'ai reproduit plus haut, après l'avoir vérifiée, l'opinion de Henle. Luschka distingue à l'ischio-caverneux 3 faisceaux : *a*, faisceau moyen, qui s'insère au dos du corps du clitoris ; *b*, faisceau interne, qui s'unit à celui du côté opposé, en formant avec lui une espèce de capsule fibreuse, qui entoure totalement l'extrémité postérieure du corps du clitoris ; *c*, faisceau externe, se terminant d'une part dans cette capsule ou aponévrose clitoridienne, s'attachant d'autre part à la lèvre antérieure de la branche descendante du pubis. En somme, dit Luschka, l'extrémité supérieure du muscle forme une aponévrose, qui se fusionne avec celle du côté opposé, pour embrasser le clitoris au point d'union de ses racines. Elle entoure non seulement la face dorsale, mais aussi la face inférieure du corps du clitoris, en arrière de son union avec les bulbes vestibulaires. Lesshaft et Holl n'ont pu voir de fibres s'unissant au ligament transverse du bassin. Ils contestent surtout l'existence de faisceaux s'unissant en une aponévrose ou bandelette sus-clitoridienne. Celle-ci est admise toutefois par Hyrtl et Gegenbaur.

L'ischio-caverneux présente très souvent, dans sa partie externe, une intersection tendineuse. Il est long de 7-8 cm. pour ses faisceaux supérieurs, de 2 cm. 4 pour ses faisceaux inférieurs. Sa largeur est de 7 à 15 mm. D'après Kobelt, le muscle serait, non plus petit, mais plus long et plus fort chez la femme que chez l'homme.

Rapports. — Il n'y a pas lieu d'y insister. L'ischio-caverneux, chez la femme comme chez l'homme, est entouré d'une gaine aponévrotique (fig. 362, *G. isc. cav.*), et logé dans l'étage inférieur du périnée. Longeant la branche ischio-pubienne, il limite, par son bord interne, l'aire du triangle ischio-bulbaire.

Son *nerf* vient du rameau profond du nerf périnéal (fig. 410).

Action. — L'action principale de l'ischio-caverneux consiste à comprimer les corps caverneux et à chasser vers le clitoris le sang qui afflue dans ces organes.

En outre, il mobiliserait le clitoris. Pour beaucoup d'auteurs, il l'abaisse et le porte au contact du penis pendant la copulation. Lesshaft pense le contraire : « les faisceaux musculaires qui se fixent au dos du clitoris doivent, pendant l'érection de celui-ci, l'élever. L'injection des corps caverneux sur le cadavre montre facilement que le gland féminin s'élève de lui-même par sa simple érection et écarte les lèvres l'une de l'autre, de façon à donner à l'entrée du vagin la forme d'un entonnoir. » Je ne crois guère, pour ma part, à cette prétendue mobilisation du clitoris (p. 604).

Note. — L'homologie et la phylogénèse de ce muscle sont d'une simplicité parfaite. Il est l'analogue du muscle des Anthropoïdes et représente la gaine musculo-tendineuse des corps caverneux du clitoris, chargée de fixer ceux-ci à l'arc pubien. Il dérive de l'ischio-caverneux des femelles des marsupiaux. On se rappelle (fig. 402) que c'est un faisceau d'union reliant le sphincter du cloaque aux branches de l'ischion, faisceau dans l'intérieur duquel se développent les corps caverneux (Eggeling).

Bourgery partage ce muscle chez la femme en un externe l'*ischio-clitoridien*, et un interne l'*ischio-caverneux*. Lesshaft n'admet pas cette division et avec raison ; car les deux faisceaux ne sont pas aussi nettement séparés dans la réalité que Bourgery le figure. En outre, il n'y a aucune différence fonctionnelle qui justifie cette distinction.

Gegenbaur signale des faisceaux anormaux, allant du sphincter anal à l'ischio-caverneux et montrant la dépendance primitive des deux muscles.

Eggeling n'a jamais rencontré sur les animaux quelque chose d'équivalent à la bandelette sus-clitoridienne.

D. MUSCLES URÈTRAUX.

Ils comprennent le transverse et le constricteur de l'urètre. Ces muscles, le transverse notamment, sont encore très mal connus et demandent de nouvelles recherches. Après avoir parcouru la plupart des travaux écrits sur la musculation striée de l'urètre féminin, j'ai adopté la description de Lesshaft, que je reproduis presque textuellement, sans me dissimuler qu'elle présente de nombreuses imperfections.

I. — TRANSVERSE DE L'URÈTRE

Petit muscle, situé au-dessus de la lame inférieure de l'aponévrose moyenne, entre la face interne de la branche descendante du pubis et la paroi antéro-supérieure de l'urètre.

Origines. — « Il commence à *la partie interne du bord inférieur de la branche descendante du pubis*, devant les fibres vaginales du transverse profond, au-dessus de la lame inférieure de l'aponévrose périnéale moyenne.

Dans quelques cas, des faisceaux naissent de cette lame elle-même.

Trajet. — « Les fibres se portent en dedans et en avant, au-dessus de l'artère dorsale du clitoris, où le muscle s'élargit; ses faisceaux divergent et gagnent la partie antérieure de l'urètre.

Insertions. — « Arrivés là, ils s'imbriquent les uns dans les autres et se perdent en partie dans les parois des plexus veineux. Quelques-uns semblent passer sur la veine dorsale profonde du clitoris, sous le ligament arqué du pubis et se perdre dans l'aponévrose clitoridienne. »

Le muscle est souvent très faiblement développé, difficile à distinguer au milieu des fibres lisses qui l'entourent en assez grande abondance.

Lesshaft, auquel j'ai emprunté cette description tout entière, donne comme dimensions : 3 mm. 5 de large, 2 à 2,5 d'épaisseur. Il ne l'a guère trouvé que 12 fois sur 70 cas, soit 17 pour 100.

Rapports. — Il est appliqué sur la lame inférieure de l'aponévrose moyenne, entre la face interne de la branche descendante du pubis et la paroi antérieure de l'urètre. Au-dessous de lui passe l'artère dorsale du clitoris; au-dessus se trouve le constricteur de l'urètre. En arrière, il se continue sans démarcation précise avec le bord antérieur du transverse profond.

Action. — Quand il se contracte, ce muscle prend point d'appui en dehors; il tend les parois du plexus urétro-vaginal et, peut-être aussi, comprime la veine dorsale du clitoris, tend le fascia clitoridien et prend ainsi part à l'érection du gland (Lesshaft).

Note. — Ce muscle a été décrit sous différents noms chez l'homme et retrouvé chez l'animal par Cuvier, Houston, Kobelt et Lesshaft. A peine développé chez la femme, il répond entièrement à son homonyme chez l'homme. C'est un reste (p. 636) de l'ischio-caverneux primitif, bande musculaire unissant le sphincter du cloaque au pubis (Eggeling).

La littérature est pauvre à son sujet. Il a été presque toujours omis ou contesté (Kalischer) par les auteurs, qui ont étudié d'une façon sérieuse les muscles urétraux de la femme. Paulet décrit sous ce nom un muscle, qui n'est autre que le transverse profond. Cadiat niait complètement l'existence de faisceaux transversaux et pourtant il en figure sur deux de ses planches (Pl. VII, fig. 6, *f.*; pl. VIII, fig. 9, *f.*). Tschaussow, Holl en font une partie de leur constricteur de l'urètre. Lesshaft, Eggeling croient qu'il n'est autre que le muscle ischio-pubien de Santorini-Vlacovich (voy. note p. 638 et fig. 417, *Transv. ur.*).

II. — CONSTRICTEUR DE L'URÈTRE.

Syn. : Constricteur de l'urètre membraneux (Müller, fig. 413). Muscle urétral (Gegenbaur), sphincter urethræ (Tschaussow). Rhabdosphincter urethræ (Kalischer), sphincter urétro-vaginal (Holl). (En réalité ces deux derniers termes ont une plus large signification. Ils comprennent toutes les fibres péri-urétrales, qu'on englobe souvent aussi, avec le transverse profond (p. 386), sous le nom de m. transverso-urétral.)

Définition. — C'est un muscle à direction sagittale, dont les fibres joignent la région rétro-urétrale aux parois du plexus de Santorini et à la face postérieure de la symphyse.

[RIEFFEL.]

Origines. — Il existe, derrière cette symphyse, un plexus veineux, dit de Santorini (*pubicus impar*), auquel sont mélangés de nombreux tractus conjonctifs, qui sont étroitement unis aux parois des veines. C'est de ces tractus et des parois veineuses elles-mêmes que naissent les fibres du constricteur urétral. On peut, sur des coupes transversales, suivre quelques-unes de ces fibres jusqu'à la face postérieure de la symphyse où elles se fixent au périchondre. Quelques-unes émanent, selon Holl, du ligament transverse du bassin et du ligament intercrural (ne pas oublier que le sphincter urétro-vaginal de Holl se compose à la fois des transverse et constricteur de Lesshaft).

Trajet. — Les faisceaux deviennent musculaires, de tendineux qu'ils étaient d'abord. Ils passent des deux côtés de l'urètre, pour se rencontrer de nouveau derrière ce conduit. Ils divergent en arrière dans un plan sagittal et se dirigent les uns directement, les autres obliquement en haut ou en bas.

Insertions. — Les faisceaux se réunissent derrière l'urètre et se terminent, en s'imbriquant, dans le tissu de la paroi antérieure du vagin, au niveau du point où s'insèrent les transverses du vagin. Les faisceaux supérieurs peuvent être suivis jusqu'aux parois latérales du vagin, où ils se perdent.

D'une façon générale, il est très difficile de préciser les rapports entre ce muscle et la paroi vaginale. Sous le microscope, on trouve, au niveau de ses insertions, des faisceaux élastiques qui, de tous côtés, se perdent sur les veines incluses dans les parois du vagin.

Dans son ensemble, le muscle est formé de faisceaux d'un rouge pâle en dehors et qui tournent au jaune pâle dans la périphérie immédiate de l'urètre. Beaucoup plus difficile à mettre en évidence que chez l'homme, il ne se voit bien que sur une préparation spéciale (p. 676). Ce qui rend surtout la dissection pénible, c'est la présence de plexus veineux et de fibres musculaires lisses, qui siègent en dehors de lui.

Il mesure sagittalement 20 à 21 mm., a. comme largeur, de haut en bas, 13 mm., comme épaisseur de 2,5 à 3 mm.

Lesshaft, auquel j'emprunte ces détails, le dit constant. Mais ses faisceaux supérieurs manquent assez souvent; il les a trouvés 20 fois sur 60 cas, soit 33 pour 100.

Rapports. — Il est situé des deux côtés de l'urètre. Sa face externe est entourée d'un plexus veineux, qui va des deux côtés du muscle aux parois latérales du vagin. Ce plexus est enclavé quelque peu dans le muscle. Muscle et plexus sont séparés du releveur, situé en dehors, par un mince feuillet aponévrotique, dépendance de l'aponévrose pelvienne.

Au-dessus du constricteur est la vessie, au-dessous le transverse de l'urètre et la partie antérieure du transverse profond du périnée. Il est isolé de ces deux derniers muscles par une mince membrane.

Les parois de l'urètre sont entourées dans leur partie supérieure, près du col de la vessie, par des fibres lisses qui forment le *sphincter vésical* de Henle. Les fibres plus inférieures de ce sphincter sont remplacées par des faisceaux circulaires striés, qui se mêlent à ceux du constricteur de l'urètre. Lesshaft a donc raison, lorsqu'il compare la musculature péri-urétrale à la musculature périanale. Autour des orifices anal et ural, sont, en effet, disposées de dehors en dedans deux ordres de fibres très différentes : *a*) des fibres lisses et entièrement circulaires (sphincter interne de l'anus, sphincter vésical de Henle); *b*) des fibres striées, formant des faisceaux arqués à concavité interne et s'insérant en avant et en arrière de l'orifice qu'ils entourent (sphincter externe de l'anus, constricteur de l'urètre).

Action. — D'après ses rapports avec l'urètre, il est facile de comprendre que ce muscle agit chez la femme comme chez l'homme. Par sa contraction, il ferme le canal. Il est de toute évidence que, dans ce but, il redresse la courbure de ses faisceaux arqués et qu'il doit nécessairement avoir un point fixe à chaque extrémité de ceux-ci. Le point fixe antérieur est facile à trouver, c'est la symphyse. Le postérieur nécessite la mise en jeu du transverse de l'urètre, qui immobilise l'insertion postérieure du constricteur. Peut-être le muscle exerce-t-il, pendant sa contraction, une certaine influence sur les parois des veines qui l'entourent; en tendant ces parois, les faisceaux qui s'y insèrent favoriseraient la réplétion des vaisseaux.

Note. — Par ses rapports avec l'urètre, par son action, le constricteur est bien, chez la femme, l'analogue de ce qu'il est chez l'homme. Il n'existe pas chez l'animal, où l'on ne trouve que des faisceaux circulaires, au-dessus desquels s'étendent quelques tractus obliques ou longitudinaux. Chez lui, le muscle n'a aucun rapport avec les os. D'ailleurs on comprend, jusqu'à un certain point, que la fixation de l'urètre est beaucoup moins utile chez l'animal, où la position verticale est constante. En tout cas, l'insertion osseuse est particulière à l'homme. Elle caractérise le constricteur urétral.

La littérature anatomique touchant le transverse de l'urètre chez la femme est aussi pauvre qu'elle est riche chez l'homme. Il a été à peine décrit et je me suis rallié aux idées de Lesshaft, l'un des auteurs qui a le mieux étudié ce corps charnu.

Luschka, ayant signalé chez l'homme un constricteur, fait de trois couches, deux externes (supérieure et inférieure) et une interne circulaire, n'a retrouvé chez la femme que la couche supérieure, formant une sorte de virole musculaire, insérée en arrière à la paroi antérieure du vagin.

Uffelmann distingue, autour de l'urètre féminin, une couche circulaire, une transversale à insertions osseuses, une longitudinale, se continuant en haut avec les fibres de même direction de la vessie et située entre la couche circulaire et l'urètre. Elle aurait, pour lui, un rôle dilatateur. Cette opinion est combattue par Tschaussow. « Les faisceaux sont épars et non ramassés en un point. Ils sont mêlés aux fibres circulaires et semblent avoir surtout pour action de leur fournir un point d'appui. Enfin cette action est physiologiquement inutile. »

Tschaussow a décrit une couche circulaire péri-urétrale avec insertion et intrication des fibres sur la ligne médiane postérieure. Elles sont surtout développées en haut, entourées de tous côtés de plexus veineux et de quelques autres fibres striées de directions différentes. Tantôt arquées, celles-ci contournent les veines; tantôt croisant la ligne médiane, elles vont se fondre avec le sphincter. Au-dessous d'elles est une couche circulaire lisse, dont le développement est inversement proportionnel à celui de la couche striée.

III. — NOTES SUR LES MUSCLES DE GUTHRIE ET DE WILSON.

On a pu remarquer que, au cours de cette étude, j'ai évité avec soin de prononcer ces noms. Déjà, en décrivant les transverses, j'ai indiqué d'un mot les désavantages que je trouve à l'emploi de ces termes.

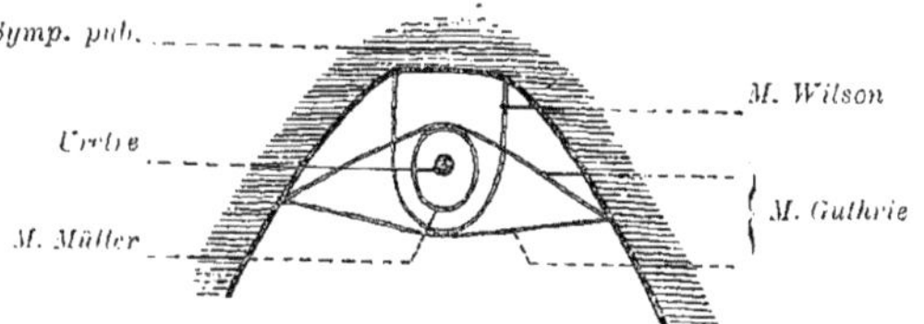

FIG. 413. — Ancienne conception des muscles de Guthrie, de Wilson et de Müller, formant ensemble le *sphincter strié de l'urètre* (d'après Ranney).

Prenons le muscle de Guthrie. D'après la description de Guthrie même, il doit être considéré comme formé de faisceaux transversaux, issus de la branche montante de l'ischion et se rendant en avant et en arrière de l'urètre, dans la périphérie duquel ils se terminent. Or, ce muscle est nié purement et simplement par Luschka, Henle, Cadiat, Ledouble, Paulet. Il est assimilé par les uns au transverse profond, par les autres au transverse de l'urètre, par quelques-uns à ces deux muscles réunis. Quelquefois il constitue une partie et quelquefois la totalité des muscles du diaphragme uro-génital. Il n'a donc aucune espèce d'unité.

[*RIEFFEL.*]

C'est pire encore pour le muscle de Wilson. D'ailleurs ici le désordre était à l'origine. En lisant, comme j'ai pris la peine de le faire, la description de Wilson, on ne comprend pas comment elle a pu être aussitôt adoptée par tout le monde et sans conteste. Le muscle y est dépeint comme naissant, par un tendon arrondi, à la face postérieure de la symphyse, au-dessous du pubo-vesical. Puis le tendon se dirige en arrière, parallèle à celui de l'autre côte, s'aplatit, gagne les côtés de l'urètre, où il devient un corps musculaire extrêmement net, se réunissant sur la face posterieure du canal à celui du côté opposé. Cette description était purement imaginaire. Aussi Luschka, Henle, Paulet se sont-ils refusés à admettre ce muscle. Ceux qui l'ont accepté en Allemagne, comme Krause, Arnold, Gunther, etc., n'ont pas, d'après Holl, donné de descriptions comparables les unes aux autres. En France, il est facile de se rendre compte que la conception de Sappey, qui en fait un muscle à part, n'est pas du tout semblable à celle de Cruveilhier, qui le considère comme une partie du transverse profond. Waldeyer a, comme moi, étudié le texte même de Wilson; il croit (et je lui donne raison) que cet auteur a pris pour un muscle spécial (qu'il nomme pubo-uretral) quelques faisceaux du releveur de l'anus.

On pourrait prolonger à l'infini les contradictions. Ce que j'ai dit suffit à montrer qu'il est temps d'*enterrer les muscles de Wilson et de Guthrie*, qui compliquent bien inutilement une région, deja naturellement assez difficile à comprendre. Ils sont d'ailleurs rayés de la Nomenclature anatomique de Bàle (B. N. A.).

§ III. MUSCLES LISSES DU PÉRINEE.

Je ne decrirai pas ici tous les faisceaux musculaires lisses que l'on trouve, de tous les côtés, au milieu des muscles striés et des aponevroses du perinée. Je ne parlerai pas davantage de ceux qui entrent dans la constitution des parois du rectum ou de l'urètre. Il ne sera question que d'une formation bien définie, le *muscle recto-coccygien*, Je dirai ensuite un mot des fibres d'union entre le rectum et la portion sphinctérienne du releveur.

Il faut faire remarquer de suite que ces formations, composées de fibres musculaires lisses, sont extrêmement variables d'un sujet à l'autre, sans doute en raison de leur état rudimentaire. Un autre point très intéressant à noter (Treitz), c'est que toutes les fibres lisses peuvent êtres remplacees par des fibres élastiques et qu'en tout cas celles-ci servent de moyen d'insertion aux fascicules musculaires.

I. — MUSCLE RECTO-COCCYGIEN.

Syn. : Muscle de Treits. *Retractor recti* (Luschka). *Tensor fasciæ pelvis* (Kohlrausch). Suspenseur du rectum (Beraud). Rétracteur de l'anus (Sappey).

Origine. Trajet. Insertion. — Le muscle de Treitz est un muscle pair, formé de fibres lisses, allant de la face antérieure du sacro-coccyx au rectum, à l'anus et à l'aponévrose pelvienne (fig. 414).

Il prend origine sur la face antérieure de la dernière vertèbre sacrée et de la première coccygienne, à droite et à gauche de l'artère sacrée moyenne (fig. 414) et, par quelques fibres, sur la face supérieure du ligament ano-coccygien.

Les faisceaux, aplatis, larges de 1/2 cm. (Holl), se portent en avant et en bas, s'unissent d'un côté à l'autre, le long de la ligne mediane, et atteignent la face postérieure du rectum, où ils subissent un sort différent.

Les uns (les plus rapprochés de la ligne médiane) se recourbent, descendent sur la face postérieure du rectum, se superposent et se mélangent à la couche musculaire longitudinale de celui-ci ou s'insèrent à la peau de l'anus par des tendinets élastiques. Les faisceaux les plus éloignés de la ligne médiane embrassent les parois latérales du rectum, le long desquelles ils s'imbriquent avec ceux de la portion élévatrice du releveur. Il en est qui se terminent à ce niveau dans la couche circulaire du rectum; les autres vont jusqu'au centre tendineux du périnée ou s'attachent à l'aponevrose supérieure du diaphragme uro-génital (Holl).

Il y a enfin des faisceaux qui remontent le long de la face postérieure du rectum et se continuent directement avec ceux de la couche longitudinale. Ils pourraient être considérés comme insertions coccygiennes de la tunique musculaire du rectum. Ces fibres ont été signalées par Beraud, Luschka, Lartschneider. Testut n'a vu qu'elles dans le recto-coccygien.

Rapports. — On trouve, en allant d'arrière en avant : l'extrémité inférieure du sacrum et du coccyx, l'artère sacrée moyenne et ses fins rameaux, qui vont à la glande de Luschka, accompagnés de quelques filets sympathiques; puis, devant celle-ci, le ligament sacro-coccygien antérieur et enfin le muscle recto-coccygien. Au-devant de celui-ci est l'aponévrose pelvienne. A sa partie tout inférieure, ce muscle repose sur le ligament ano-coccygien. Notons encore le rapport que le recto-coccygien, spécialement son faisceau dit retractor recti (fig. 414), affecte avec les muscles sacro-coccygiens antérieurs, qui sont recouverts en avant par le fascia pelvis, et sont situés devant les muscles ischio-coccygiens, mais en arrière du releveur.

Action. — Il semble bien qu'on doive regarder le muscle de Treitz comme secondant la portion élevatrice du releveur. En maintenant le rectum, il empêche que ce conduit ne soit porté trop en avant, mais il ne s'oppose pas à son élévation.

Note. — Le muscle recto-coccygien existe chez la femme comme chez l'homme. C'est un muscle variable, mais constant, qui emprunte un grand intérêt à sa phylogénie (p. 638). Nous avons vu qu'il dérive de trois formations primitives, les deux rétracteurs du rectum et le recto-caudal. Il est possible maintenant de délimiter ce qui, dans ses fibres, revient à l'un et à l'autre de ces muscles. Celles qui, se recourbant en haut, se continuent directement avec la tunique longitudinale du rectum, sont les restes du caudo-rectal (Holl, Lartschneider); toutes les autres proviennent du retractor recti. Anormalement, on trouve,

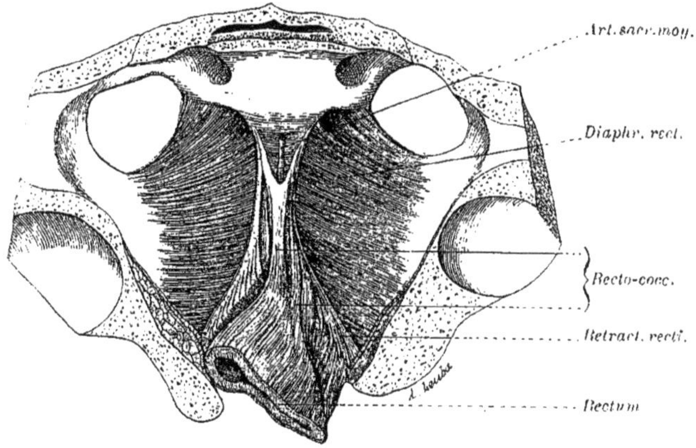

Fig. 414. — Segment postérieur du plancher pelvien (Holl).
Le rectum est récliné en bas et en avant pour montrer le muscle recto-coccygien.

dans l'espèce humaine, un muscle très développé, rappelant le caudo-rectal. Luschka en a décrit un ou deux exemples.

Découvert par Treitz, le muscle recto-coccygien a été admis par la plupart des classiques. Kohlrausch n'a décrit que la partie allant à l'aponévrose pelvienne. Holl fait rentrer dans le recto-coccygien le muscle prérectal de Henle (*Splanchnol.*, 2e tirage, p. 381). Roux accepte cette idée. En outre, il est le seul auteur qui, avec Kohlrausch, ait attribué des fibres striées au recto-coccygien. Lesshaft réunit ce muscle à la portion élévatrice du releveur et considère les deux comme le releveur propre de l'anus. Tout le reste appartiendrait au sphincter.

Lartschneider est arrivé au même résultat par des voies différentes. Le recto-coccygien ne va pas, d'après lui, jusqu'au coccyx, mais s'insère sur le raphé tendineux rétro-anal, formé par les fibres du releveur. Pour Kollmann, le recto-coccygien n'est qu'une anomalie chez l'homme.

II. — MOYENS D'UNION ENTRE LE RELEVEUR ET LE RECTUM.

Je ne parle pas ici, bien entendu, des insertions de la portion élévatrice du releveur, mais seulement des fibres qui unissent sa portion sphinctérienne aux parois du rectum. Holl étudie ces fibres avec beaucoup de détails. Il distingue :

1° Une couche musculo-élastique, étalée immédiatement sous l'aponévrose pelvienne, surtout abondante en arrière, au point le plus déclive du diaphragme principal. Une grande partie des faisceaux émane de la couche longitudinale des fibres lisses rectales, quelques-unes de la couche circulaire.

2° Sous cette première couche musculo-élastique, il existe, dit Holl, une autre couche surtout développee en avant et qui est « réticulaire, vasculaire et aponévrotique ». Ce tissu est extrêmement important comme moyen d'union. Il donne insertion à des faisceaux émanés du releveur, à d'autres venus du rectum. En arrière, il y aurait des faisceaux arqués, adhérents au rectum par leurs extrémités et au releveur par leur convexité. Enfin le rectum possede une veritable gaine élastique, dont les faisceaux s'échappent pour s'insérer, sous forme de fibres lisses, dans les espaces conjonctifs intermusculaires du releveur. Ces faisceaux ne se continuent jamais avec ceux du releveur.

On trouve encore des fibres musculaires lisses dans le plancher pelvien :

1° Au niveau des feuillets supérieur et inferieur du diaphragme uro-génital; les fibres lisses, mêlees au feuillet ischio-vaginal, émanent des faisceaux longitudinaux du rectum (muscle prerectal de Henle) et du retractor recti (Holl).

2° Au milieu des muscles du plancher uro-génital.

3° Au niveau des septa, surtout du septum ano-vulvaire (Centre tendineux, p. 637).

§ IV. MUSCLES DU PÉRINEE AU POINT DE VUE OBSTETRICAL.

Les muscles perineo-pelviens ont une importance capitale en obstétrique. Il suffit, pour s'en rendre compte, de rappeler rapidement les diverses phases de l'accouchement.

Dès que le col utérin est dilaté et qu'il livre passage au fœtus, l'expulsion commence sous la double impulsion des contractions involontaires de l'utérus et volontaires des muscles abdominaux. Ainsi, la présentation descend et peu à peu détermine, par la pression qu'elle exerce, l'ampliation du périnée et l'ouverture de l'orifice vulvaire.

Le premier obstacle que rencontre cette ampliation, c'est le diaphragme pelvien principal ou *releveur coccy-périnéal* de Farabeuf, c'est-à-dire le plancher formé par le releveur et l'ischio-coccygien. Ce plancher n'offre pas une résistance et une extensibilité égales partout. Il a été, à ce point de vue divisé en 3 segments qui sont : l'*ischio-coccygien*, épais, demi tendineux, posterieur; le moyen, *pelvi-ano-coccygien*; l'antérieur, *pubio-périnéal*. Ils s'emboitent d'ailleurs réciproquement.

L'action des forces expultrices porte d'abord sur le segment postérieur; elle tend à renverser le coccyx en arrière, en faisant jouer l'articulation sacro-coccygienne. Cela a pour but d'augmenter le diamètre antéro-posterieur du bassin. Mais le segment postérieur du diaphragme pelvien, releveur et ischio-coccygien, s'oppose à ce mouvement et, suivant Varnier, c'est à cette resistance qu'il faut attribuer le retard dans la sortie de l'enfant. Farabeuf et Varnier ont d'ailleurs montré que seuls les freins musculaires retiennent le coccyx, car l'articulation sacro-coccygienne est tout à fait souple.

L'ampliation porte ensuite sur le segment moyen du releveur coccy-périnéal : celui-ci, en cédant peu à peu, produit la projection et la surdistension de l'anus, ainsi que la saillie des veines hemorroïdales.

Mais c'est sans conteste la partie antérieure du muscle coccy-périnéal, qui subit la distension maxima. C'est d'ailleurs elle qui est le siège d'élection des déchirures.

Il faut, en effet, que la fente, limitée par les bords du releveur, atteigne une longueur d'environ 11 cm., une largeur d'au moins 9 cm., au lieu de 8 cm. 5 et 4 cm. 5 qu'elle présente à l'état normal. C'est cette boutonnière même qui constitue, au point de vue obstétrical, le detroit inférieur du bassin (Farabeuf et Varnier) et non pas l'orifice ostéo-ligamenteux, que circonscrivent coccyx, bord inférieur du grand ligament sacro-sciatique, ischion et arcade pubienne. C'est encore cette boutonnière qui constitue le détroit supérieur du canal mou, dilatable, bassin mou de Pinard, canal ou infundibulum périnéo-vulvaire, dont la vulve forme le détroit inférieur. Cette boutonnière se distend peu à peu, à mesure que la tête fœtale s'y engage. Mais ce mouvement n'est pas continu; oscillant entre les forces expultrices venant d'en haut et les forces réactionnelles qui prennent naissance dans le périnée maternel et surtout dans le releveur, la tête est soumise à un mouvement de va et vient. Néanmoins la progression l'emporte sur la rétropulsion et le canal vulvaire atteint bientôt son maximum de dilatation. C'est au moment où, le sous-occiput s'appuyant à la symphyse, les bosses frontales affleurent à la commissure. Les énergiques pressions que subit le releveur sont en quelque sorte visibles à l'extérieur, si l'on remarque que la rainure périnéale disparaît, que la région se nivelle et même bombe fortement. Cette saillie est due en partie à l'issue des paquets graisseux ischio-anaux, chassés des creux qui les contiennent par l'abaissement des releveurs.

Ce premier plan musculaire, le diaphragme rectal, est donc extrêmement important. D'ailleurs ses attaches sur la paroi pelvienne correspondent à ce qu'Auvard, à l'exemple des Allemands, définit sous le nom de *détroit moyen* : région importante qui sépare le bassin osseux et le bassin musculaire, au-dessus de laquelle ont lieu toutes les dystocies pelviennes, tandis qu'au-dessous se font les dystocies périnéo-vulvaires.

On voit donc que la boutonnière, formée par les releveurs, constitue elle aussi un obstacle sérieux à l'issue de la tête fœtale. Néanmoins Varnier a montré que cet obstacle est tout à fait insignifiant par rapport à celui que constitue le coccyx. Cela se comprend, puisque les fibres du releveur sont plus longues, entièrement musculaires et, par suite, plus extensibles dans la partie antérieure.

Mais, dans certains cas, la résistance peut devenir considérable. Il en est ainsi, quand le releveur est contracturé ou anormalement développé. On a alors le vaginisme supérieur, dont j'ai déjà parlé, mais qui prend une importance très grande en obstétrique, puisque Auvard, Budin ont rapporté des observations, où cet état avait nécessité l'emploi du cranioclaste.

Le plancher uro-génital et les muscles du triangle ischio-bulbaire ont une importance bien moindre dans l'ampliation du périnée. Néanmoins ils apportent une certaine résistance par leur tonicité et leur contractilité. Les effets de celle-ci se perçoivent quelquefois chez des femmes à musculature robuste, sous forme de trémulations rapides fronçant en divers sens, comme d'une sorte de grimace, les téguments distendus (Bonnaire).

Les ischio-caverneux jouent le rôle de coussins, destinés à prévenir un heurt trop violent des parties molles situées entre la tête fœtale et la fourche osseuse.

Le bulbo-caverneux et le constricteur de la vulve forment un second collier au-dessous du releveur et entourent, comme lui, le canal vulvaire. Ils peuvent donner lieu à du vaginisme inférieur et retarder l'expulsion fœtale. Peut-être est-ce au constricteur de la vulve qu'il faut attribuer la résistance que l'on croit généralement venir de l'anneau hyménéal chez les primipares.

Le raphé musculaire ano-vulvaire n'est pas sans prendre aussi une grande part à l'ampliation. Ses dimensions passent de 2 1/2 à 12 ou 15 cm. Au repos, cette région est, sur une coupe médio-sagittale, de forme triangulaire à base inférieure cutanée, les bords étant formés, l'antérieur par le canal vagino-vulvaire, le postérieur par le rectum. L'adossement de ces deux canaux représente le sommet du triangle. Or, les pressions subies déforment cette région, où se trouvent le transverse, la partie antérieure des sphincters, la partie postérieure du bulbo-caverneux. Elle prend l'aspect d'une gouttière curviligne, ouverte en haut et en avant, limitée par deux parois parallèles qui s'emboîtent : la lame supérieure, c'est la muqueuse vulvo-vaginale ; la lame inférieure, c'est la paroi antérieure du rectum. Entre les deux sont les muscles, aponévroses, tissu cellulaire, vaisseaux et nerfs aplatis.

Je ne veux pas pousser plus loin l'étude obstétricale des muscles du périnée. Remarquons en terminant que la régularité et la rapidité de l'ampliation sont soumises à des causes très complexes et que si, dans les conditions normales, le véritable traumatisme qu'est l'ampliation ne porte aucune atteinte à l'intégrité des tissus, il peut se faire qu'anormalement tel ou tel des plans musculaires ou aponévrotiques soit déchiré et que ce traumatisme devienne alors réellement pathologique.

Pour ne pas revenir plus loin sur ce sujet, ajoutons que le rôle des aponévroses paraît assez effacé. Néanmoins Velpeau et Farabeuf ont signalé l'aponévrose moyenne comme la cause de l'extensibilité difficile de l'orifice vulvo-vaginal chez les primipares ou chez les multipares bien reposées et restaurées.

§ V. PRÉPARATION DES MUSCLES DU PÉRINÉE DE LA FEMME

Bien qu'il ne soit pas d'usage, dans ce traité, de donner des indications de technique, je ne crois pouvoir m'en dispenser pour une région aussi difficile, dont la dissection est assez délicate. Il faut choisir un sujet bien musclé. Holl conseille de faire durcir le bassin, en le plongeant dans un mélange de formol et d'alcool absolu à 10 pour 100. Lesshaft injecte les vaisseaux et distend la vessie, le vagin, le rectum, avec une solution de chlorure de zinc dans l'alcool à 15 ou 20 pour 100. Il laisse ainsi le bassin deux jours. Quoi qu'il en soit, il faut, avant de commencer, remplir les cavités d'une injection solidifiable.

La dissection sera prudente et tiendra grand compte des feuillets aponévrotiques, qui sont comme la clef de cette région.

L'incision cutanée doit être faite suivant une ligne, qui part de la base du coccyx, passe sur le milieu de la région fessière et arrive en avant jusqu'au mont de Vénus. Une deuxième section transversale est menée de la région antérieure de l'anus jusqu'à la première incision. On disséquera tout d'abord prudemment le lambeau antérieur, en partant de la deuxième incision et en restant parallèle à sa direction. Il faut prendre garde d'entraîner, avec la couche graisseuse, le *transverse périnéal sous-cutané*. Quand on a rejeté en avant le feuillet cutané, on a sous les yeux l'aponévrose superficielle; puis, celle-ci étant enlevée, on trouve les muscles du triangle ischio-bulbaire, *transverse superficiel*, *ischio-caverneux* et *bulbo-caverneux*. On sectionne alors le bulbo-caverneux devant le bord antérieur du transverse superficiel et on le rabat en avant. On trouve le long de son bord interne une bande musculaire très mince, très étroite et très pâle, difficile à différencier. Elle ne se voit bien que chez les nullipares. Quand on a enlevé le bulbe, on reconnaît qu'elle s'étend surtout entre lui et la paroi latérale du vagin, qu'elle atteint au niveau de l'hymen et des lobules hyménéaux : c'est le *constricteur de la vulve*.

On sépare alors du squelette le muscle ischio-caverneux et la racine du corps caverneux du clitoris et on les rejette l'un et l'autre en avant. On coupe transversalement, devant le bord antérieur du transverse superficiel, le feuillet inférieur de l'aponévrose moyenne et on complète cette section par une incision sagittale suivant la direction du bulbo-caverneux; les deux lèvres sont rejetées en avant et en dehors. Les feuillets aponévrotiques ainsi relevés sont couverts d'un lacis veineux, mélange de tissu conjonctif et de fibres musculaires lisses.

Après les avoir reclinés, on a découvert le *transverse profond*. Si on le sectionnait, on tomberait sur le feuillet supérieur de l'aponévrose moyenne et sur le releveur de l'anus.

Il reste à voir les *transverse* et *constricteur de l'urètre*. Pour cela, il convient de couper sagittalement la symphyse pubienne, de rejeter les pubis sur les côtés. On partage le plexus veineux impair qui se trouve là et on tombe sur le transverse de l'urètre. Quelquefois, on ne sait pas si l'on a devant soi les faisceaux de ce muscle ou les faisceaux supérieurs de l'ischio-caverneux. Le premier siège au-dessus du feuillet inférieur de l'aponévrose moyenne. Le second est au-dessous. On pénètre jusqu'à l'urètre qu'on partage en avant suivant son axe médian longitudinal et on cherche alors de dedans en dehors les fibres du constricteur. On enlève donc d'abord la muqueuse et l'on va peu à peu plus profondément. C'est le *seul moyen* de voir ces fibres, qui, autrement, se perdent au milieu des éléments musculaires lisses et des rameaux veineux qui les entourent.

Reste maintenant la préparation du *sphincter anal*. On attaque, à cet effet, le segment postérieur du périnée, en relevant la peau en arrière. Le curage du creux ischio-rectal est assez délicat. Il faut extraire la graisse avec le manche du scalpel. Il est bon de ne pas décoller de dehors en dedans jusqu'au sphincter. On fait une incision sur le sillon cutanéo-muqueux; on détache la muqueuse et on relève, de dedans en dehors, le lambeau cutané, jusqu'à ce qu'il soit complètement libéré. On voit alors les dernières fibres du sphincter externe et, plus haut, les dernières fibres du sphincter interne entièrement circulaires. C'est seulement au niveau de ce bord inférieur que les deux muscles peuvent se distinguer. Sur toute leur surface de contact, on ne réussit pas à les séparer. Si on coupe suivant l'axe du rectum les faisceaux du sphincter et qu'on cherche à le relever en avant et en arrière, on éprouve beaucoup de difficultés. En revanche, ce procédé convient pour voir, en arrière du rectum et au-dessus du sphincter, le muscle *recto-coccygien*.

Le bassin, ayant été ainsi disséqué par sa face périnéale, se trouve presque prêt pour la recherche du *releveur*. Pour cela, il faut employer le procédé indiqué par Luschka et Lesshaft. On débarrasse de ses parties molles la paroi externe du bassin; on ne conserve que le pyramidal avec son insertion fémorale, libérée par un trait de scie. Deux autres traits de scie, passant l'un par le milieu de l'épine sciatique, horizontal, l'autre sur la branche ischio-pubienne, vertical, emportent un fragment de la paroi pelvienne (fig. 405) et l'on détache, avec lui, la partie de l'obturateur interne qui le recouvre, ainsi que l'aponévrose y attenant. On désinsère l'aponévrose moyenne du périnée. Ainsi est enlevée la portion périnéale de l'obturateur et de son aponévrose. A l'aide du ciseau, on agrandit la brèche osseuse; on supprime aussi bien que possible les fibres de l'obturateur interne, mais on garde son aponévrose, pour voir l'origine du releveur. Pour dégager la face inférieure du diaphragme pelvien principal, on enlève en arrière le grand ligament sacro-sciatique et en avant le plancher uro-génital. Pour compléter la préparation, il reste à décoller le péritoine par la face supérieure et à extraire le tissu cellulo-graisseux qui le sépare de l'aponévrose supérieure du diaphragme pelvien principal. Cette opération est assez facile.

ARTICLE II

APONÉVROSES PELVIENNES ET PÉRINÉALES CHEZ LA FEMME

Bien qu'elles diffèrent peu de celles de l'homme, les lames aponévrotiques pelvi-périnéales méritent cependant une description détaillée, en raison des travaux récents dont elles ont fait l'objet.

Elles sont de plusieurs ordres.

1° Les unes ne sont que les gaines des muscles, tantôt conservées dans leur état primitif, tantôt modifiées par des coalescences secondaires. Denonvilliers a

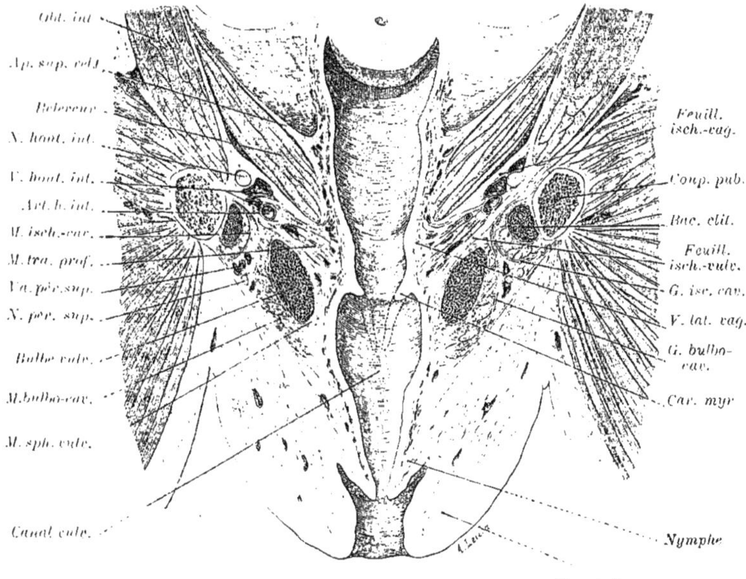

Fig. 415. — Partie inférieure d'une coupe verticale transverse du bassin de la femme, montrant le plancher uro-génital, le vagin et les organes génitaux externes (d'après Farabeuf).

On voit dans le plancher le nerf et les vaisseaux honteux internes. Le feuillet supérieur, *ischio-vaginal*, du plancher remonte en partie sur le vagin ; l'inférieur, ou *ischio-vulvaire*, descend doubler la vulve et suspendre le bulbe. L'adhérence du plancher au canal génital correspond à l'orifice vulvo-vaginal. *Tout ce qui est au-dessus du plancher est pelvien, tout ce qui est au-dessous est périnéal* (Farabeuf).

insisté sur la relation intime qui existe entre les gaines des muscles et les feuillets aponévrotiques du périnée.

2° Les autres proviennent de la fusion de feuillets du péritoine primitif. Ce sont l'aponévrose ombilico-vésicale et ce qui équivaut chez la femme à l'aponévrose prostato-péritonéale de l'homme. Je ne vois pas pourquoi on n'appellerait pas aussi ce feuillet aponévrose de Denonvilliers. Ces deux feuillets ne semblent pas, de prime abord, appartenir au périnée. Mais, par leurs insertions sur la plus élevée des aponévroses proprement dites, elles limitent avec celle-ci un certain nombre de loges viscérales, importantes à connaître. Aussi leur étude est-elle inséparable de la précédente.

3° Enfin il existe, entre l'aponévrose la plus élevée du périnée et le péritoine, un espace, dit pelvi-rectal supérieur par Richet. Ce nom n'est pas heureusement choisi, car il tend à rapprocher cet espace de l'espace pelvi-rectal inférieur ou creux ischio-anal, alors qu'il n'y a, entre les deux, guère de points communs. Cet espace, que j'ai déjà indiqué (p. 465), est actuellement nommé cavité pelvienne sous-péritonéale; c'est elle que remplit le tissu cellulaire, différencié, qui forme les aponévroses du ligament large et la gaine hypogastrique (p. 467).

J'ai à dessein, au début de cette description, rapproché les diverses aponévroses périnéales les unes des autres, afin de montrer combien sont diverses les formations auxquelles on donne ce nom d'aponévroses : les premières, véritables *aponévroses d'enveloppe musculaire*; les secondes, *feuillets de coalescence péritonéale*; les dernières enfin, *simples amas de tissus musculo-aponévrotiques et celluleux*.

Ces différentes formations mériteraient d'être étudiées successivement dans un exposé complet des aponévroses du périnée et du plancher pelvien. Je ne décrirai cependant ici que les vraies aponévroses périnéales d'origine musculaire, car j'ai déjà insisté sur les aponévroses du ligament large, aponévroses sacro-recto-génitale, etc. (p. 464 à 477). D'autre part, c'est surtout à l'article *vessie* qu'on devra chercher l'étude de l'aponévrose ombilico-vésicale. Je dirai cependant, en terminant, un mot des loges viscérales, que limitent les aponévroses du périnée et du plancher pelvien.

§ I. — APONÉVROSES PELVI-PÉRINÉALES D'ORIGINE MUSCULAIRE

A chacun des muscles étudiés plus haut correspond une gaine aponévrotique. Primitivement ces gaines sont isolées les unes des autres; mais secondairement, celles qui appartiennent à deux muscles voisins se fusionnent au niveau des faces en contact. Ainsi les feuillets aponévrotiques semblent passer directement d'un corps charnu sur l'autre et former une lame ayant une individualité propre. Il est dès lors facile de comprendre que ces feuillets vont se disposer par plans superposés comme les muscles. Voyons donc comment on peut schématiser ceux-ci. En allant de la superficie à la profondeur, on trouve un premier plan charnu, horizontal, formé par les transverses superficiels, bulbo- et ischiocaverneux. Les gaines de ces muscles se sont confondues et, sur leur face inférieure, s'étale un feuillet continu, c'est l'*aponévrose périnéale superficielle*. Sur leur face supérieure, cette même fusion a créé un autre feuillet. Mais celui-ci entre en coalescence avec le feuillet inférieur du plan musculaire sus-jacent, plan constitué par les transverse profond, constricteur et transverse de l'urètre. Les gaines de ces muscles, fusionnées entre elles et avec le feuillet supérieur du plan superficiel, créent une lame aponévrotique, dite *lame inférieure de l'aponévrose périnéale moyenne* (fig. 415, *Feuil. isch.-vulv.*). Le feuillet qui recouvre la face pelvienne des muscles du trigone uro-génital est la *lame supérieure de l'aponévrose périnéale moyenne* (fig. 415, *Feuil. isch.-vag.*). On a pris l'habitude de désigner l'ensemble formé par les muscles transverse profond, constricteur et transverse urétraux, par le feuillet aponévrotique supérieur et le feuillet aponévrotique inférieur, sous le nom d'*aponévrose périnéale moyenne*, et l'on dit que deux lames composent cette aponévrose, une supérieure et une inférieure. Il serait, en réalité, plus logique d'appeler l'inférieure aponévrose périnéale moyenne et la plus haut située aponévrose périnéale supérieure. Mais il me paraît superflu d'introduire ici une terminologie nouvelle, d'autant plus que l'aponévrose moyenne, avec ses deux feuillets et les muscles intermédiaires, forme un tout, auquel s'applique bien plus justement le terme de *plancher* ou *trigone uro-génital*.

Le diaphragme pelvien principal comprend, lui aussi, deux feuillets, supérieur et inférieur, provenant des gaines fusionnées du releveur et de l'ischio-coccygien. Le feuillet supérieur forme, à proprement parler, le fond de la cavité pelvienne et supporte les insertions de l'aponévrose ombilico-vésicale, de celle de Denonvilliers et de la recto-sacro-génitale. Le feuillet inférieur, dans sa moitié postérieure, se continue ininterrompu avec le feuillet aponévrotique du sphincter externe; dans sa moitié antérieure, il se superpose au feuillet supérieur de l'aponévrose moyenne et entre en coalescence avec lui.

J'étudierai donc :

1° L'aponévrose périnéale à laquelle on ajoute encore inutilement le qualificatif « superficielle ».

2° Le plancher uro-génital ou aponévrose périnéale moyenne.

3° L'aponévrose inférieure du diaphragme pelvien principal.

4° L'aponévrose supérieure du diaphragme pelvien principal.

Ces différentes formations sont tendues dans la cavité pelvienne suivant un plan voisin de l'horizontale. Elles se fixent à la paroi interne du cylindre creux que constitue cette cavité. Or, cette paroi porte une doublure musculaire, recouverte elle-même par des feuillets aponévrotiques. Ceux-ci, orientés verticalement, forment la paroi interne du cylindre sur lequel s'attache une partie du pourtour des aponévroses périnéales proprement dites. Ce sont les *aponévroses du pyramidal* et *de l'obturateur interne*, dont il faut, pour la clarté de la description, rappeler au moins sommairement la disposition.

I. — APONÉVROSES REVÊTANT EN DEDANS LA PAROI OSTÉO-MUSCULEUSE DU PETIT BASSIN

1° ***Aponévrose obturatrice. — Insertions.*** — Cette aponévrose partage les attaches du muscle qu'elle recouvre. Elle se fixe donc :

a) *En avant*, à la face interne de la branche périnéale de l'os coxal, à 3 cm. environ du bord supérieur du pubis et à 8 mm. de la ligne médiane. Cette insertion couvre le corps du pubis jusqu'au trou obturé.

b) *En haut*, le long de la face interne de la branche supérieure du pubis. Elle passe en pont au-dessous de l'échancrure obturatrice qu'elle transforme en canal. Derrière l'échancrure, elle remonte jusqu'à la ligne innominée, qu'elle côtoie jusqu'à la naissance de la grande échancrure sciatique.

c) *En arrière*, l'insertion suit cette échancrure jusqu'à l'épine sciatique. La partie de l'aponévrose obturatrice, qui limite en bas la grande échancrure sciatique, est épaissie en forme de croissant à concavité postérieure. C'est la *bandelette ischiatique* de Broca et Bourgery, la *plica sacro-ischiadica* de Schwalbe et Hoffmann. A partir de l'épine sciatique, l'aponévrose obturatrice se dirige vers la tubérosité de l'ischion, accolée au grand ligament sacro-sciatique, et forme avec lui le contour fibreux de l'orifice par lequel le tendon de l'obturateur interne quitte le bassin.

d) *En bas*, l'aponévrose se fixe au-dessus des insertions du bord externe du feuillet supérieur de l'aponévrose moyenne du périnée.

L'aponévrose obturatrice se continue en avant avec le fascia transversalis, latéralement avec le fascia iliaca, en arrière, au niveau du croissant épaissi qui borde l'échancrure sciatique, avec l'aponévrose très mince du pyramidal. Cette disposition spéciale du croissant épais et de la mince aponévrose du pyramidal, juxtaposés au-dessus du pyramidal et des nerfs qui plongent dans la profondeur, rappelle un peu celle du fascia cribriformis et du ligament d'Allan Burns (Rogie, Drappier).

Rapports. — Par sa *face externe*, elle recouvre l'obturateur interne.

Par sa *face interne*, elle offre des connexions très différentes, suivant qu'on la considère dans ses portions supérieure et inférieure. La limite entre les deux portions est marquée par l'insertion *apparente* du releveur sur cette aponévrose (fig. 417 et 418). J'omets à dessein de parler ici de l'*arcus tendineus fasciæ pelvis*, qui appartient bien plus à l'aponévrose supérieure du diaphragme pelvien principal qu'à l'aponévrose obturatrice.

La portion supérieure, ou *pars supra-diaphragmatica* de His (fig. 418, *A. ob. su.*), est intra-pelvienne. Elle est en rapport avec les vaisseaux et nerf obturateurs, avec le tissu cellulaire sous-péritonéal, avec le péritoine pariétal correspondant.

En avant, elle contribue à former l'orifice interne du canal obturateur. Il existerait même, entre cet orifice et l'*arcus aponévrotique*, une lacune semi-lunaire à convexité antérieure, l'*hiatus pelvicus lateralis* de Schwalbe et Hoffmann, par lequel passeraient, selon Drappier, quelques hernies périnéales de la vessie. Pour ma part, je n'ai jamais vu un pareil hiatus.

La portion inférieure, ou *pars infra-diaphragmatica* de His (fig. 418, *A. ob. so.*), forme la paroi externe du creux ischio-anal. Elle est néanmoins séparée de la graisse contenue dans ce creux par le fascia superficialis, qui s'invagine dans l'excavation.

Enfin elle forme, en se dédoublant, une véritable gaine, dite *canal d'Alcock*, aux vaisseaux honteux internes, qui se dirigent sagittalement en avant. Tout à fait en avant, au niveau de la région uro-génitale, la face interne de l'aponévrose répond dans son entier au releveur. Il n'y a plus là de creux ischio-rectal.

2° **Aponévrose du pyramidal**. D'une grande minceur, elle recouvre le muscle dont elle partage les insertions sacrées.

Insertions. — Elles se font :

a) *En arrière*, sur la face antérieure du sacrum, le long d'une ligne allant de la partie interne du premier trou sacré à la base du coccyx. Ces insertions ne sont pas partout continues. Elles ont lieu plutôt par des dentelures, interceptant entre elles des lacunes remplies par de la graisse et les ganglions du grand sympathique.

b) En avant et en dehors, à l'aponévrose obturatrice, comme je l'ai dit.

c) En haut, elle se termine par un bord libre de 35 à 45 millimètres de long, plus ou moins marqué, limitant, avec la partie inférieure de la grande échancrure sciatique, l'orifice par lequel passent les vaisseaux et nerf fessiers supérieurs et parfois des hernies ischiatiques.

d) En bas, elle donne insertion à la partie correspondante de l'aponévrose pelvienne, représentée à ce niveau par l'aponévrose de l'ischio-coccygien. Le long de cette insertion, chemine un épaississement tendineux, la *ligne blanche spinoso-sacrée* (fig. 403).

Rapports. — L'aponévrose est en rapport *en arrière* avec le muscle pyramidal, dont la séparent le plexus sacré et la partie extra-pelvienne des vaisseaux honteux internes et ischiatiques.

Sa face *interne* ou *antérieure* est en connexion avec les vaisseaux hypogastriques et la partie intra-pelvienne des vaisseaux honteux et ischiatiques. D'ailleurs, les gros troncs vasculaires ne sont pas libres là. Les espaces qu'ils limitent sont remplis de tissu conjonctif, qui leur forme une sorte de gaine, se continuant sur les branches issues des troncs.

II. — APONÉVROSE PÉRINÉALE (*superficielle*)

Syn. : Aponévrose périnéale inférieure (Richet). *Fascia perinei propria* (Zuckerkandl). *Lamina superficialis aponeurosis perinealis* (Lesshaft).

Insertions. — Occupant l'espace angulaire circonscrit par les branches ischio-pubiennes, elle a par conséquent la forme d'un triangle à sommet antérieur et à base postérieure.

Elle s'insère *en dehors* sur la face interne de ces branches, passant en avant au-dessous des corps caverneux du clitoris et s'adosse à l'aponévrose clitoridienne.

En dedans, elle se perd sur les parois de la vulve au niveau des grandes lèvres et, *en avant*, elle se continue dans le tissu du mont de Vénus.

En arrière, vis-à-vis de la ligne bi-ischiatique, elle se réfléchit en haut, s'enfonçant entre le transverse superficiel et le sphincter anal; elle rejoint le plancher uro-génital, sur lequel elle semble perpendiculairement implantée. Au point où elle se recourbe en haut, elle émet, suivant son plan primitif, une lame celluleuse, qui renferme dans son épaisseur quelques branches anales de l'artère périnéale superficielle. Cette disposition explique la soi-disant continuité d'un feuillet allant de l'anus à tout le périnée, tel que l'avait conçu Velpeau.

Lesshaft décrit cette lame rétro-ischiatique sous le nom de *pars analis fasciæ ano-perinealis*. Se continuant avec l'aponévrose fessière, elle se perd au voisinage de l'anus en se confondant avec le fascia superficialis. Elle tapisse le creux ischio-anal, sur la paroi externe duquel elle s'adosse à l'aponévrose obturatrice, tandis que, sur la paroi interne, elle revêt le sphincter anal.

Dans son ensemble, l'aponévrose périnéale superficielle est moins développée que chez l'homme. On y distingue nettement des tractus transversaux, croisant les faisceaux musculaires. Elle contient dans son épaisseur l'artère périnéale superficielle avec les veines et nerfs correspondants ; elle forme aussi une gaine aux vaisseaux et nerfs labiaux postérieurs. Elle est traversée par le vagin et l'urètre sur la ligne médiane, puis, sur les côtés, par la partie antérieure du bulbe vestibulaire, une partie de la glande de Bartholin et l'artère dorsale du clitoris.

Rapports. — Elle est recouverte *de bas en haut* (position verticale) par la peau, le pannicule adipeux sous-cutané, qui se continue en dehors avec celui de la cuisse et glisse avec lui sur la branche ischio-pubienne. Certains auteurs admettent en outre une deuxième couche adipeuse, un fascia superficialis, prolongement de celui de la fesse, qui se perd en dedans dans le sac élastique des grandes lèvres et se continue en arrière dans le creux ischio-rectal, en avant dans le mont de Vénus et jusqu'aux côtés du ligament suspenseur.

En haut, l'aponévrose répond à l'ischio-caverneux, englobant la racine des corps caverneux, au bulbo-caverneux, au bulbe et à la glande de Bartholin, au constricteur vulvaire, au transverse superficiel, enfin au raphé ano-vulvaire et, entre ces muscles, elle est unie au feuillet inférieur de l'aponévrose moyenne, à moins qu'il n'y ait un petit muscle ischio-bulbaire. Au point où les muscles sont en contact, la séparation est effectuée entre eux par des septa joignant les aponévroses superficielle et moyenne. Ces septa sont bien visibles sur des coupes de sujets congelés et forment une gaine propre à chaque muscle.

III. — PLANCHER URO-GÉNITAL

Syn. : Ligament périnéal de Carcassonne. *Diaphragma pelvis accessorium* (Langer), plancher (Farabeuf), diaphragme (Henle, Cruveilhier) uro-génital, trigone uro-génital (Waldeyer), aponévrose périnéale moyenne (Denonvilliers, Richet).

Les termes diaphragme, plancher, trigone uro-génital, sont actuellement les plus employés. On doit cependant remarquer que le mot diaphragme laisse à désirer. Il suppose l'existence d'une cloison contractile et mobile, alors que l'aponévrose moyenne est un plancher immuable dans sa situation.

Comme je l'ai dit, le plancher uro-génital qu'on désigne encore, mais bien à tort, sous le nom d'aponévrose périnéale moyenne (puisqu'il n'y a pas d'aponévrose périnéale profonde), est l'ensemble des deux feuillets fibreux, englobant les trois muscles transverse profond du périnée, transverse et constricteur de l'urètre. Il forme une lame triangulaire à sommet antérieur et à base tangente à la ligne bi-ischiatique. J'étudierai successivement ces deux feuillets. Mais remarquons de suite que la disposition quasi géométrique qu'on leur assigne pour les besoins de la description n'existe pas toujours dans la réalité. Ils ne constituent pas des aponévroses resplendissantes et nacrées ; ce sont souvent de simples feuillets conjonctifs, qui, quelquefois même, se laissent traverser par des fibres musculaires allant d'un plan à un autre, sus- ou sous-jacent. A ces fibres musculaires striées se mêlent un grand nombre de fibres lisses et des éléments élastiques, qui augmentent notablement la résistance du plancher uro-génital (fig. 415).

1° *Lame inférieure ou périnéale du plancher uro-génital ou Feuillet ischio-vulvaire* (Jarjavay, Farabeuf).

Syn. : *Lamina profunda aponeurosis perinei* (Lesshaft), *Fascia perinei propria* (Zuckerkandl). *Fascia trigoni uro-genitalis inferior* (B. N. A.).

Cette lame s'insère *latéralement* aux branches ischio-pubiennes au-dessus de la racine des corps caverneux du clitoris et de l'ischio-caverneux; elle s'étend en *avant* jusqu'au ligament arqué, dont la sépare la veine dorsale du clitoris. Immédiatement derrière cette veine, les feuillets ischio-vaginal et ischio-vulvaire entrent en contact, par suite de l'absence de fibres musculaires, et forment le *ligament transverse du bassin* de Henle, le *ligament pré-urétral* de Waldeyer (fig. 417). En *arrière*, au niveau du bord postérieur du transverse profond, les deux feuillets s'unissent encore et tous deux fusionnés reçoivent l'insertion de l'aponévrose périnéale superficielle.

En *dedans*, le feuillet inférieur se continue devant et derrière le vagin avec le feuillet semblable de l'autre côté; au niveau de l'urètre et tout contre le vagin, il est tellement mince qu'on ne peut dire qu'il soit traversé par ce canal (voy. aussi p. 666).

Dans son ensemble, ce feuillet est moins développé que chez l'homme. D'après Zuckerkandl, il laisserait transparaître les fibres du transverse profond.

2° *Lame supérieure ou pelvienne du plancher uro-génital ou Feuillet ischio-vaginal* (Jarjavay, Farabeuf).

Syn. : Aponévrose périnéale supérieure (Sappey). *Fascia perinei profunda* (Zuckerkandl). *Processus descendens fasciæ pelvis internus* (Lesshaft). *Fascia trigoni uro-genitalis superior* (B. N. A.).

Cette lame s'insère *latéralement* sur les branches ischio-pubiennes, au-dessus des transverse profond et transverse de l'urètre; *en avant*, elle dépasse ces muscles et se superpose directement au feuillet inférieur. Pour Zuckerkandl et Farabeuf, elle passerait même sous le pubis sans y adhérer et irait se fixer sur les corps caverneux du clitoris. *En arrière*, j'ai dit comment elle se comporte.

En *dedans*, elle entre en contact avec le vagin et l'urètre, entre lesquels elle se continue avec le feuillet homonyme du côté opposé.

Elle est moins développée que la lame inférieure.

Rapports. — Le plancher uro-génital, outre les muscles qu'il renferme, contient encore le nerf honteux, l'artère et la veine honteuses internes, des veines plexiformes, l'artère et la veine transverses du périnée, etc. (voy. fig. 415). Il est traversé par l'urètre en avant, par le vagin en arrière.

Par sa face supérieure, il répond en avant au plexus veineux de Santorini, à de la graisse abondante, à la base de la vessie et au cul-de-sac péritonéal vésico-utérin, qui reste à une certaine distance au-dessus d'elle, tandis que le rétro-utérin s'en approche davantage. Ces connexions n'existent toutefois que près de la ligne médiane. Latéralement, la lame supérieure est appliquée contre l'aponévrose inférieure du diaphragme pelvien principal. Quelquefois, elle est fusionnée avec ce feuillet; d'autres fois, on peut les dissocier (fig. 418, *Un.*).

Par sa face inférieure, le plancher uro-génital est en rapport avec les muscles du triangle ischio-bulbaire. Il adhère intimement à l'albuginée des bulbes vestibulaires et à la partie supérieure du gland clitoridien. Il suspend en somme le bulbe et les lèvres.

Dans une thèse intéressante, pleine de vues originales, Ombredanne assimile le trigone uro-génital à un feuillet vasculaire, compare la situation de l'artère honteuse interne à celle qu'occupe l'artère hypogastrique dans sa lame vasculaire et le considère, en définitive, comme la *lame vasculaire principale des honteuses*. Autrement dit, ce sont ces vaisseaux qui commandent l'existence et la disposition du plancher uro-génital. Je ne puis en aucune façon partager une telle opinion. Le développement, la texture, le rôle de cette puissante lame de soutènement s'opposent à une telle assimilation. D'ailleurs, chez beaucoup d'animaux à l'état normal et chez l'Homme à titre d'anomalie, la honteuse est intra-pelvienne; le plancher uro-génital n'en existe pas moins toujours avec sa situation et ses caractères habituels.

IV. — APONÉVROSE INFÉRIEURE DU DIAPHRAGME RECTAL

Elle est représentée uniquement par l'aponévrose inférieure du releveur. L'ischio-coccygien, en effet, est entièrement appliqué, par sa face postéro-inférieure, sur le ligament sacro-épineux.

Insertions. — Ce feuillet naît en dehors de l'aponévrose obturatrice, à un niveau plus ou moins élevé, suivant la hauteur à laquelle le muscle, auquel elle est immédiatement sous-jacente, prend lui-même ses origines. Les insertions se prolongent en avant jusqu'à la face interne de la surface angulaire du pubis, et en arrière jusqu'à l'épine sciatique. Quelques-unes se font sur l'arcus tendineus du releveur.

L'aponévrose inférieure descend, comme le releveur, obliquement en bas et en dedans. Dans sa partie antérieure, qui correspond à la face supérieure du diaphragme uro-génital, elle s'insère sur lui. Dans sa partie moyenne, elle est solidement unie au raphé du releveur. Dans sa partie postérieure, anale, elle vient se perdre dans la peau au niveau du bord inférieur du sphincter externe. C'est cette dernière partie qui répond à l'aponévrose ischio-rectale de Velpeau, ou *fascia du sphincter anal externe*, dont elle recouvre la face externe.

Très faible en général, réduite à une mince couche celluleuse, elle envoie néanmoins, à travers le muscle, des prolongements qui vont à la périphérie du rectum; unis au tissu réticulo-tendineux qui se trouve là, ceux-ci forment une sorte d'appareil de fixation pour le rectum.

Rapports. — Tapissant le releveur de l'anus, elle est, dans toute sa portion antérieure, intimement accolée au feuillet supérieur du plancher uro-génital ou en coalescence avec lui (fig. 418, *Un.*). — Dans sa partie postérieure, elle limite, avec la portion sous-diaphragmatique de l'aponévrose obturatrice, un angle dièdre ouvert en bas; c'est le creux ischio-anal, déjà étudié avec les rapports de la face inférieure du releveur (p. 644).

V. — APONÉVROSE SUPÉRIEURE DU DIAPHRAGME RECTAL

Elle constitue, dans son ensemble, le plancher fibreux en entonnoir qui ferme le bassin, et qui est traversé par l'urètre, le vagin et le rectum. Elle représente la partie principale de cette toile tout à fait hétérogène dite aponévrose pelvienne (p. 699). Quatre feuillets contribuent à la former, savoir l'aponévrose des releveurs et celle des ischio-coccygiens, lesquelles se continuent l'une l'autre sans interruption. On peut considérer seulement une moitié du feuillet aponévrotique, puisqu'il est symétrique par rapport à la ligne médiane.

Insertions latérales. — Par son bord circonférentiel, l'aponévrose supérieure du diaphragme rectal naît :

En avant du pubis, à quelques millimètres de la symphyse et, à partir de

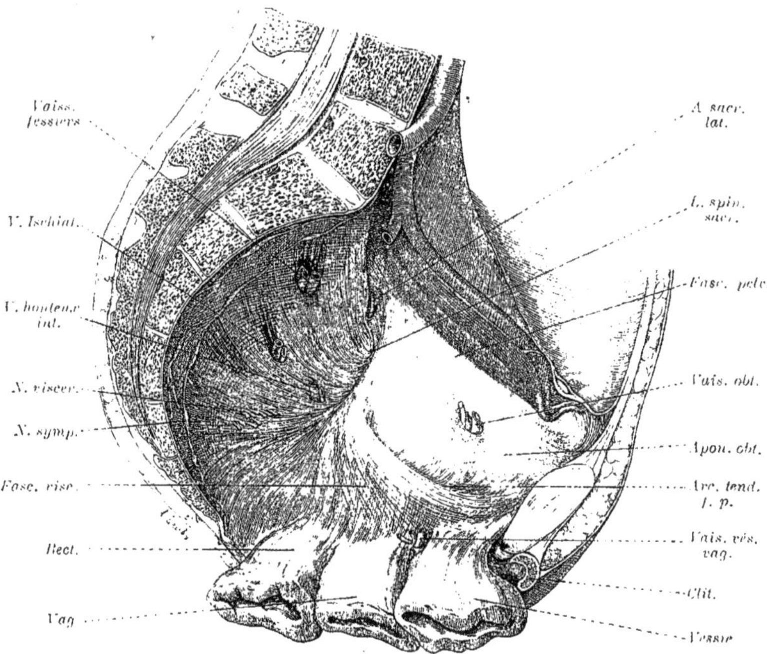

FIG. 416. — L'aponévrose supérieure du diaphragme pelvien principal (Savage).

ce point, sur une ligne qui s'élève en dehors jusqu'au bord inférieur du trou obturé. Elle atteint assez fréquemment l'arcade fibreuse qui limite ce trou (Poirier et Picqué). Cette insertion rejoint sur la ligne médiane celle de l'autre côté (fig. 417, *Ins. apon.*). J'y reviendrai.

En dehors, l'aponévrose semble partir, suivant une courbe à concavité supérieure, de l'aponévrose obturatrice. Cette ligne d'insertion se dirige vers l'épine sciatique, puis vers l'articulation sacro-iliaque, qu'elle n'atteint pas. Ces attaches me paraissent se faire d'une façon assez simple, bien qu'elles soient décrites d'une manière très embrouillée. Nous avons vu, en étudiant le releveur, (p. 640), que les fibres de ce muscle deviennent tendineuses près de la paroi pelvienne et qu'elles remontent, appliquées sur l'aponévrose obturatrice, vers la ligne innommée, dont elles approchent plus ou moins.

Or, l'aponévrose du diaphragme rectal, qui recouvre la partie du muscle dite à ce niveau iléo-coccygien, s'applique exactement sur les fibres tendineuses. Elle se fixe donc, mais tout à fait en avant seulement, sur l'aponévrose obturatrice et sur l'arcade fibreuse, qui sous-tend le canal obturateur. Mais au delà, elle remonte sur *l'arcus tendineus du releveur*, et atteint presque le contour du détroit supérieur. Elle n'a donc plus rien à voir avec l'aponévrose obturatrice, si ce n'est qu'elle lui est superposée. L'erreur et l'illusion résultent de ce fait que l'aponévrose du muscle iléo-coccygien passe facilement inaperçue dans cette portion toute supérieure, où elle est d'une grande minceur et se confond en réalité avec les fibres du périoste. Il est donc inexact de dire simplement que l'aponévrose supérieure du diaphragme pelvien principal ne s'attache qu'à l'aponévrose obturatrice : le fait n'est vrai qu'en avant et un peu en arrière.

De même, ce n'est nullement de l'aponévrose obturatrice, mais uniquement de l'aponévrose supérieure du diaphragme pelvien principal que dépend ce tractus rubané à concavité supérieure, décrit sous le nom d'*arcus tendineus fasciæ pelvis* (Rüdinger, Schwalbe et Hoffmann), de *white line* (Wilson, Quain), et de *bandelette pubo-épineuse* ou *ischio-pubienne* (Bourgery, Broca). J'en ai déjà parlé p. 640 et je l'ai représenté *isolé* sur la figure 417. Cet *arc aponévrotique*, bien distinct de l'*arc musculaire*, paraît, au premier abord, dépendre de l'aponévrose obturatrice, donner attache au releveur ou marquer la terminaison de son aponévrose supérieure. En réalité, il n'est qu'un épaississement de cette dernière, comparable, si l'on veut, aux ligaments, qui renforcent certaines capsules articulaires, sans en être indépendantes. Mais ce qui fait l'importance de l'arc aponévrotique, c'est qu'il saute toujours immédiatement aux yeux, quand on dissèque l'aponévrose pelvienne (fig. 416), dont il sépare les portions viscérale et pariétale. Il occupe le point le plus déclive de l'entonnoir pelvien et semble une bandelette appliquée contre la vessie et le vagin. Il s'étend de la partie basse du pubis à l'épine sciatique et se comporte d'une façon très simple à sa partie moyenne. Mais sa disposition est plus compliquée à ses extrémités. En arrière, où il se confond avec l'arc musculaire du releveur, « une partie de ses fibres s'attachent à l'épine sciatique. Les autres, renforcées de nouvelles fibres nées sur place, se divisent en deux groupes, pour aller, les unes en arrière se confondre avec les parties visibles de la face antérieure du ligament sacro-épineux, les autres, en haut, vers le bord postérieur de la surface quadrilatère de l'iléon, où elles se fixent, comme l'aponévrose d'enveloppe musculaire à laquelle elles donnent de la force. » (Farabeuf). En avant, les deux arcs tendineux s'insèrent, près l'un de l'autre, suivant une ligne oblique en bas et en dedans, et représentent bien là ce qu'on nomme les *ligaments pubo-vésicaux externes ou latéraux* (*L. p. v. l.*, fig. 417), et aussi des *ligaments pubo-vaginaux*, d'autant que des fibres assez multipliées s'arrêtent à la vessie et au vagin.

Mais, ainsi que je l'ai dit plus haut, l'aponévrose supérieure du diaphragme pelvien principal ne cesse pas en avant avec les arcs aponévrotiques; elle s'unit, derrière la symphyse et devant le vagin, avec celle du côté opposé et cette portion médiane, intermédiaire aux ligaments pubo-vésicaux latéraux, forme le *ligament pubo-vésical médian* (fig. 417, *L. p. v. m.*), qui se perd vers la base de la vessie. Il y a toutefois une notable différence entre les latéraux et le médian. Tandis que les premiers créent de chaque côté une saillie bien marquée, le second n'est qu'une lamelle amincie, déprimée en une fossette de 6-9 millimètres de profondeur, de 12 à 16 de diamètre transverse et sagittal. Cette fossette contient un peu de graisse et son fond est traversé par des veines (veine dorsale du clitoris), qui gagnent le labyrinthe de Santorini.

En arrière, le bord circonférentiel de l'aponévrose supérieure du diaphragme rectal, continuant sa longue insertion, quitte l'os iliaque un peu au-dessus de l'épine sciatique et, unie au bord supérieur du ligament sacro-épineux et du muscle ischio-coccygien, dont elle représente en ce point l'aponévrose, passe en

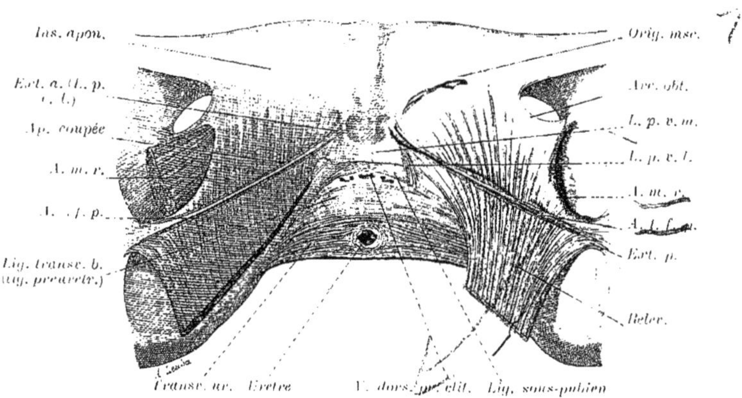

FIG. 417. (Rieffel; l'idée de cette figure appartient à His.).

Face interne de la paroi pelvienne antérieure. Les deux arcs tendineux du releveur (*A. m. r.*) et de l'aponévrose pelvienne (*A. t. f. p*). Tandis que l'*arcus tendineus fasciæ pelvis* ou *arc aponévrotique* est toujours bien marqué, l'*arcus tendineus musculi levatoris* ou *arc musculaire* varie beaucoup dans sa disposition, non seulement d'un sujet à l'autre, mais d'un côté à l'autre sur le même sujet. Il s'abaisse plus ou moins profondément ; souvent il est croisé par l'*arcus fasciæ*. En tout cas, ce dernier n'a rien à voir avec les origines du releveur ; on le voit bien à droite, où l'on peut suivre les fibres musculaires, devenues tendineuses, bien au-dessus de lui ; elles ne s'attachent guère qu'aux deux extrémités de l'*arcus fasciæ*. — Par erreur le ligament pubo-vésical est à droite en rouge. Il ne renferme en réalité que des fibres lisses. On voit bien, sur la figure (à gauche), qu'il n'y a aucune interruption entre les ligaments pubo-vésical médian et latéraux.

pont sur la grande échancrure sciatique, dont elle constitue le pourtour inférieur. Néanmoins, ce bord n'est pas libre, car il se continue avec la mince aponévrose du pyramidal, sur laquelle on pourrait dire à la rigueur qu'il s'insère. L'intersection des deux aponévroses forme ce que l'on appelle la bandelette spinoso-sacrée (*L. spin. sacr.*, fig. 416 et 403). Tout à fait en dedans enfin, le bord circonférentiel se fixe au sacrum en dedans du muscle ischio-coccygien. Elle atteint donc le sacrum au-dessous de la 2e pièce sacrée et s'attache, à partir de ce point, sur la face antérieure du sacro-coccyx. Ces insertions se font en dedans des trous sacrés et se rapprochent davantage d'un côté à l'autre à mesure qu'on descend. Au-dessus, elles se continuent avec celles de l'aponévrose du pyramidal.

Trajet. — Partie de ces origines, l'aponévrose supérieure du diaphragme pelvien, formant un feuillet partout continu à lui-même, recouvre entièrement le releveur coccy-périnéal. Elle descend donc obliquement en bas et en dedans. Je viens d'indiquer comment elle se comporte dans sa partie tout antérieure.

Dans le reste de son étendue, elle est partout couchée sur le muscle sous-jacent, offre dans son ensemble l'aspect d'un triangle curviligne à sommet antérieur, et à base postérieure, appliquée sur la grande échancrure sciatique.

Insertions médianes. — Arrivé en dedans, le feuillet aponévrotique se termine d'une façon variable, suivant le point considéré.

Entre le pubis et la face postérieure du vagin, il entre en rapport avec les parois latérales de l'urètre et du canal génital, dont le séparent de forts plexus veineux, auxquels il adhère intimement et dont il ne peut être détaché qu'avec de grandes précautions (*Ap. sup. rel.*, fig. 415). Enfin il vient s'insérer sur le feuillet supérieur du plancher uro-génital. Je ferai remarquer que, dans cette partie antérieure, l'aponévrose offre successivement deux directions différentes dans son trajet. D'abord légèrement oblique en bas et en dedans, elle prend une obliquité voisine de la verticale dans le segment qui est au contact de l'urètre et du vagin.

Du vagin au rectum, le bord inféro-interne de l'aponévrose s'unit à celui de l'autre côté et tous deux adhèrent à la face supérieure de l'aponévrose moyenne.

Au niveau du rectum, l'aponévrose descend entre les parois latérales de celui-ci et le releveur. Elle se perd entre le sphincter et le rectum, intimement uni à celui-ci et par du tissu cellulo-graisseux et par des fibres longitudinales émanées de la tunique rectale. Tout à fait en bas, quelques prolongements de cette lame passeraient, d'après Holl, à travers le sphincter externe et iraient s'insérer à la peau de l'anus (fig. 407).

Derrière le rectum, les deux feuillets droit et gauche se rejoignent au-dessus du raphé ano-coccygien, au-dessous du muscle de Treitz.

§ II. APONÉVROSES PROVENANT DE LA COALESCENCE DE FEUILLETS PÉRITONÉAUX

Au nombre de deux, ces aponévroses n'appartiennent pas en propre au périnée, mais par leurs insertions, elles en sont intimement dépendantes.

I. — APONÉVROSE OMBILICO-VÉSICALE

Elle est complètement étudiée dans les deux sexes à l'article *Vessie*. Je me contente donc de rappeler que c'est un feuillet triangulaire à *sommet* supérieur ombilical. La *base* s'insère, en formant une courbe à concavité postérieure, sur l'aponévrose supérieure du diaphragme pelvien, en avant au-dessus des ligaments pubo-vésicaux, latéralement suivant la cloison vésico-utérine, puis elle se dirige en dehors vers l'épine sciatique et va jusqu'au bord antérieur de l'échancrure. Les *bords latéraux* se fixent sur le péritoine, suivant une ligne située immédiatement en dehors des artères ombilicales et longent celles-ci jusqu'au bord antérieur de l'échancrure sciatique. La *face antérieure* de l'aponévrose limite, avec le feuillet postérieur de la gaine des droits, la cavité virtuelle de Retzius. Sa *face postérieure*, avec le péritoine sur lequel elle s'insère, forme une sorte de bonnet pointu aplati, qui contient la vessie. Tout le long de la face antérieure de la vessie, le feuillet ombilico-vésical est adhérent, ce qui donne à cette face son aspect brillant. Telle est l'aponévrose d'après Pierre Delbet. Paul Delbet, au contraire, au lieu d'admettre que le bonnet périvésical est formé en avant par le feuillet aponévrotique, en arrière par le péritoine, pense que ce feuillet existe sur toute la séreuse vésicale, mais qu'il est extrêmement mince dans tous les points en contact avec le péritoine. Il l'appelle gaine allantoïdienne. Cunéo et Veau ont essayé d'expliquer par l'embryologie la genèse de ce feuillet (voy. tome IV, p. 1021); mais leur conception ne semble pas exacte, s'il faut en croire les récentes recherches d'Ancel, de Merkel et de Budde. En somme, le dernier mot n'est pas dit sur la signification de l'aponévrose ombilico-vésicale.

II. — APONÉVROSE DE DENONVILLIERS

Elle existe bien réellement chez la femme. Lesshaft, en effet, sous le nom de *prolongement médian frontal de l'aponévrose pelvienne*, signale un feuillet transversalement orienté, qui descend en bas et en avant entre le vagin et le rectum (*fascia recto-vaginal*). Il se fixe par son bord inférieur sur l'aponévrose moyenne, par ses bords latéraux sur l'aponévrose supérieure du diaphragme pelvien. Il est vraisemblable qu'on peut attribuer à ce feuillet la même origine que Cunéo et Veau ont assignée à la prostato-péritonéale.

Primitivement, le cul-de-sac séreux descend entre vagin et rectum jusqu'à l'aponévrose moyenne. Peu à peu il diminue de profondeur par une coalescence s'effectuant de bas en haut. Le résultat de cette coalescence est un feuillet, qui semble s'insérer d'une part sur le diaphragme uro-génital et le septum périnéal, d'autre part au fond du cul-de-sac de Douglas.

Lenhossek décrit aussi un *fascia vésico-vaginal*. Mais celui-ci, de même que le recto-vaginal, n'est pas admis par tous les auteurs. Luschka, par exemple, insiste même sur l'union intime du vagin avec le rectum et la vessie, union qui s'oppose à la pénétration d'un fascia analogue au fascia recto-vésical. Waldeyer nie aussi l'existence de tout fascia pré- ou rétro-vaginal.

§ III. LOGES PÉRINÉO-PELVIENNES

Les feuillets que nous venons d'étudier ne sont pas indépendants les uns des autres. L'aponévrose supérieure du diaphragme rectal leur sert d'insertion commune et elle limite avec eux une série de *loges viscérales*, dont la connaissance est importante pour la pathologie de la région. Toute l'aponévrose supérieure n'y prend pas part. La partie externe de sa face supérieure est libre; autrement dit, elle répond, par l'intermédiaire du tissu sous-péritonéal et du péritoine, aux anses intestinales descendues dans le petit bassin. Au contraire, le segment interne de cette face supérieure a des connexions bien plus compliquées.

La disposition générale des feuillets permet de prévoir la constitution des loges viscérales de la cavité pelvienne.

Sur l'entonnoir fibreux, formé par l'aponévrose supérieure du diaphragme rectal, s'insère un feuillet transversalement orienté et concave en arrière, l'aponévrose ombilico-vésicale, qui, fixée par ses bords sur le péritoine de chaque côté de la vessie qu'elle englobe, forme ainsi avec lui une *loge vésicale*.

RIEFFEL.

Au dessous de celle-ci, l'aponévrose supérieure du diaphragme pelvien, descendant presque verticalement sur le plancher uro-génital, le long du vagin et de l'urètre, limite avec l'aponévrose de Denonvilliers et la face postérieure du pubis une *loge urétro-vaginale*, homologue de la loge prostatique de l'homme. Cette loge est sous-jacente à la précédente.

En arrière de ces deux loges, l'aponévrose supérieure du diaphragme pelvien, au niveau du rectum, descend aussi presque verticalement, s'insinuant entre rectum d'une part, releveur et sphincter d'autre part. En avant du rectum l'aponévrose de Denonvilliers, en arrière de lui la continuité directe de la moitié gauche de l'aponévrose avec la moitié droite forment une nouvelle loge, la *gaine ampullaire* du rectum.

Enfin, au-dessus de celle-ci, est une dernière loge. En effet, le tissu de la gaine hypogastrique, plus abondant et surtout plus condensé au voisinage du rectum et de l'utérus, semble former à ce niveau un véritable feuillet aponévrotique vertico-sagittal, qui enserre, avec son homonyme du côté opposé, le canal rectal sur une certaine étendue ; c'est la *loge rectale proprement dite*.

En résumé, on peut donc dire que les aponévroses pelviennes délimitent deux étages, l'un supérieur, contenant en avant la loge vésicale et en arrière la loge rectale ; l'autre

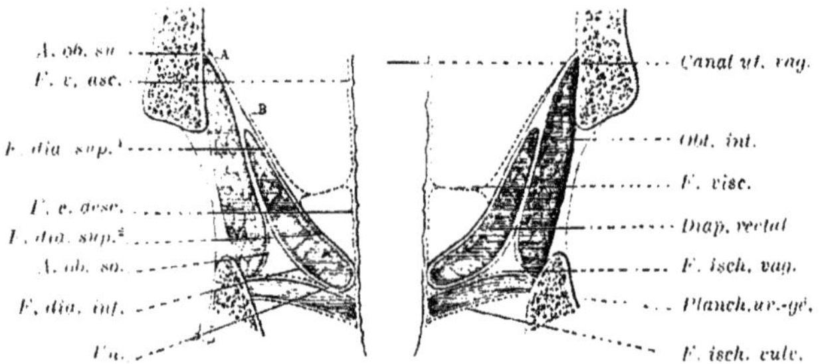

FIG. 418. — Coupe frontale schématique de la moitié antérieure du bassin, pour montrer la disposition des aponévroses pelviennes et surtout du *fascia pelvis visceralis*, d'après la conception actuellement admise par beaucoup d'auteurs étrangers (Rosthorn).

Le point A marque l'origine du releveur et de son aponévrose supérieure sur l'aponévrose obturatrice. — Le point B indique l'endroit (*arcus tend. fas. pelv.*), au niveau duquel le fascia viscéral se détache de l'aponévrose supérieure du diaphragme pelvien principal.

inférieur, avec la loge urétro-vaginale en avant, la loge ampullaire du rectum en arrière. En dehors de ces loges existe la gaine ou loge hypogastrique. D'autres encore se trouvent limitées par les feuillets que nous avons décrits : telles la loge de l'obturateur interne, la cavité virtuelle de Retzius. Je n'insiste pas davantage, car l'étude détaillée de toutes ces loges ne saurait trouver place dans un traité d'anatomie systématique.

§ IV. DE L'APONÉVROSE PELVIENNE

Arrivé au terme de cette étude, il convient d'expliquer ce mot *aponévrose pelvienne*, *fascia pelvis* (Cloquet), qui est revenu si souvent sous la plume, et qui prend, suivant les auteurs, des sens bien différents. Il faut nous demander ce qu'elle représente par rapport aux formations que nous venons d'étudier. Décrit par Richet et Hyrtl sous le nom d'*aponévrose périnéale supérieure*, *le fascia pelvis est l'aponévrose du bassin, c'est-à-dire le feuillet qui revêt les parois musculaires de cette cavité, ainsi que les organes qu'elle contient.* C'est ce feuillet dense, brillant, que Rogie nomme l'*aponévrose pelvienne chirurgicale*, telle qu'on l'aperçoit en regardant le bassin par en haut, après ablation du péritoine.

Le fascia pelvis est formé par l'ensemble de plusieurs plans fibreux, qui se coupent suivant des arètes et recouvrent des muscles particuliers. Elle comprend, en somme, la petite partie de l'aponévrose obturatrice située au-dessus des origines du releveur, l'aponévrose supérieure du releveur, celles de l'ischio-coccygien et du pyramidal. Fascia pelvis n'est donc pas synonyme d'aponévrose supérieure du diaphragme rectal, que Rogie appelle *aponévrose pelvienne anatomique*.

Ce fascia pelvis est divisé, par rapport à son arc tendineux, en deux parties, suivant qu'elles lui sont sus- ou sous-jacentes.

1° La *portion sus-jacente à l'arcus tendineus* ou *pars parietalis* a une disposition simple. C'est elle qui, partie du pourtour circonférentiel du bassin, descend en bas et en dedans, revêtant la paroi pelvienne. Elle est constituée essentiellement par le segment sus-diaphragmatique (p. 680) de l'aponévrose obturatrice et la partie de l'aponévrose du diaphragme rectal, située au-dessus de l'arcus. Elle est exclusivement formée par des lames fibreuses d'origine musculaire.

2° La *portion sous-jacente à l'arcus* est plus difficile à comprendre et a été décrite très diversement. C'est la *pars visceralis fasciæ pelvis* (Luschka), le *fascia endopelvina* (Langer), le *fascia hypogastrica* (Gegenbaur), le *fascia pubo-sacralis* (Holl), qui engaine les viscères pelviens jusqu'au point où ils traversent les diaphragmes musculaires. Quel est son trajet? Quel est son mode de constitution?

Les anatomistes classiques, il y a quelques années, partant de cette idée que l'aponévrose pelvienne est un feuillet autonome, disaient : Arrivée à son point le plus déclive, c'est-à-dire à l'arc tendineux, elle se bifurque suivant une ligne sagittale et offre deux feuillets, l'un descendant, c'est la continuation de l'aponévrose supérieure du diaphragme rectal (*F. dia. sup.*[2], fig. 418), l'autre ascendant, qui remonte en formant gaine à la vessie, au col utérin, au rectum. Mais, en réalité, le premier de ces feuillets n'a rien à voir avec le feuillet viscéral (*F. visc.*, fig. 418), qui est uniquement représenté par la lame qu'on voit entre l'arcus tendineus et les viscères, en regardant le bassin par en haut. C'est ainsi qu'on comprend actuellement le feuillet viscéral (l'ancien feuillet ascendant du fascia visceralis), qui se porte horizontalement en dedans èt se bifurque même, pour beaucoup d'auteurs actuels (fig. 418), en deux lames secondaires (*F. v. asc.* et *F. v. desc.*), lorsqu'elle arrive au contact des viscères pelviens. Ainsi, selon Rosthorn, le fascia, parvenu sur les côtés de la vessie, se divise, d'une part, en un feuillet ascendant, qui couvre le plexus de Santorini et se perd dans le revêtement celluleux de la vessie; d'autre part, en une lamelle descendante, qui se porte à la rencontre du fascia supérieur du releveur et atteint même l'aponévrose périnéale moyenne. Une disposition analogue existe autour de l'utérus et du vagin. Holl décrit, lui aussi, une partie supérieure ascendante et une partie inférieure descendante. « La *partie ascendante*, qui s'unit en avant sur la ligne médiane à celle du côté opposé, et s'insère en arrière, en dedans des quatre trous sacrés, recouvre les régions antérieure et latérales de la vessie, le contour latéral du rectum et se perd là dans des tissus cellulaires lâches. La *partie descendante* traverse, dans le segment pelvien antérieur, les plexus veineux latéro-vésico-utéro-vaginaux et descend contre la paroi du conduit ural jusqu'à son entrée dans le diaphragme uro-génital; dans le segment pelvien postérieur, elle descend en arrière et sur les côtés du rectum et se résout, à la hauteur du sphincter, en fibres, qui se terminent dans la peau péri-anale. » (Holl.)

Je suis loin de contester l'existence de tous ces feuillets; mais j'ai peine, pour ma part, à admettre une disposition aussi complexe, sans aucune portée pratique. Je me fais de l'aponévrose pelvienne une idée bien plus simple. Il existe, tapissant le diaphragme rectal, l'obturateur interne et le pyramidal, un fascia (*F. dia sup.*[1 et 2], fig. 418), qui double l'entonnoir musculaire pelvien. En dedans de ce fascia sont les vaisseaux, en dehors de lui les nerfs (p. 466 et fig. 416), disposition capitale sur laquelle j'ai déjà insisté. Entre ce fascia et le péritoine, s'étale une lame d'épaisseur et de résistance inégales, celluleuse, fibreuse, suivant les points considérés, d'aspect feuilleté, de texture complexe, à fibres la plupart sagittales, d'autres transversales, quelques-unes ascendantes. Cette lame cellulo-fibreuse, au contact des viscères, y adhère et on peut y poursuivre des tractus, dont les uns montent, dont les autres descendent le long de la vessie, de l'urètre, du vagin, du col utérin, du rectum. On en voit aussi, qui s'insinuent entre les plexus vasculaires si développés de la région. Cette lame cellulo-fibreuse ne reste pas libre à sa partie externe, mais contracte des adhérences intimes en arrière avec le sacrum, en dedans de ses trous, latéralement avec le fascia iliaca et le contour du détroit supérieur, plus en avant avec l'arcus tendineus fasciæ pelvis, de telle sorte qu'elle semble, en définitive, partir de ces points et constituer une pars visceralis fasciæ pelvis. Mais ce n'est là qu'une apparence. Cette lame cellulo-fibreuse, qu'on nomme aponévrose, en raison de ses caractères physiques, n'a rien à voir avec les vraies aponévroses musculaires; elle est formée, d'une part par la coalescence des feuillets péritonéaux, d'autre part par la condensation du tissu cellulaire sous-séreux. *Elle s'appelle successivement d'avant en arrière, ligaments pubo-vésicaux latéraux, aponévrose ombilico-vésicale, gaine hypogastrique, aponévrose recto-sacro-génitale*, et répond à ce qu'on décrit comme *portion viscérale du fascia pelvis*, comme *fascia endo-pelvien*, etc. Je n'ai pas besoin d'insister davantage, et je renvoie à ce que j'ai dit plus haut (p. 464 à 477.)

Rôle des aponévroses du périnée. — Au point de vue anatomique, ce sont des moyens de contention des muscles et organes du bassin. C'est ainsi que le feuillet ombilico-vésical fixe la vessie, en prenant point d'appui sur l'aponévrose supérieure du diaphragme pelvien. La partie de ce feuillet qui va du diaphragme pelvien à la vessie a même été appelée ligament latéral vrai de la vessie par Wilson, Quain, Ellis, Schwalbe et Hoffmann.

On sait aussi le rôle important qui revient à l'aponévrose sacro-recto-génitale dans la fixation du rectum et de l'utérus.

Au point de vue chirurgical, les aponévroses du périnée constituent une barrière qui s'offre à l'extension des foyers purulents et, si cette barrière n'est pas absolue dans tous les cas, il n'en est pas moins vrai que, très souvent, la marche des collections liquides est réglée par la présence de ces feuillets fibreux. (Consulter notamment à cet égard le *Traité des suppurations pelviennes*, de Pierre Delbet).

Préparation des aponévroses du périnée. — Les aponévroses superficielle et moyenne sont faciles à mettre en évidence et il suffit de suivre la technique indiquée page 651 pour les muscles qu'elles englobent.

Pour l'aponévrose pelvienne, il faut prendre un bassin préparé comme pour la dissection du releveur, dégager la loge du muscle obturateur interne par le moyen indiqué plus haut, mais sans toucher à l'aponévrose obturatrice et enlever ensuite par en dessous les fibres musculaires du releveur, tout en conservant l'aponévrose.

On peut constater ainsi qu'elle a une zone libre et une zone en rapport avec la loge urétro-vaginale et le rectum. Si, au niveau de ces zones inférieures, on pratique deux incisions verticales, une au niveau de chaque loge, et qu'on cherche à décoller d'avant en arrière au niveau de la loge urétro-vaginale et d'arrière en avant au niveau de la loge ampullaire, on se trouve arrêté par l'insertion de l'aponévrose de Denonvilliers.

Pour examiner les feuillets aponévrotiques par en haut, il suffit de détacher le péritoine de dehors en dedans jusqu'à la surface des organes pelviens. On le coupe au niveau de l'aponévrose de Denonvilliers.

Pour bien voir l'aponévrose ombilico-vésicale, il faut la décoller doucement en partant de l'artère ombilicale. Au préalable, on a dénudé celle-ci sur un petit point et on a glissé une sonde cannelée le long et en dehors de l'artère, puis on gagne doucement la ligne médiane (Paul Delbet).

CHAPITRE VIII

MAMELLES

Les mamelles[1] sont « des organes glanduleux, annexés à l'appareil de la génération, qui sont destinés à la sécrétion du lait et qui établissent, même après la naissance, des rapports intimes entre la mère et l'enfant ». (Cruveilhier).

C'est chez la femme seulement qu'elles méritent d'être décrites en détail. Chez l'homme, elles sont atrophiées et je ne leur consacrerai qu'une courte mention. J'indiquerai ensuite leur développement, leurs principales anomalies, et je terminerai leur étude par quelques considérations d'anatomie comparée.

Il est d'un usage presque général — et je m'y conforme — d'annexer les mamelles, en raison de leurs fonctions, à l'appareil génital de la femme. Mais il serait plus logique, dans un ouvrage d'anatomie, de les décrire, ainsi que le font quelques auteurs, avec le système tégumentaire, dont elles ne constituent, au point de vue morphologique, qu'une dépendance.

ARTICLE PREMIER

ANATOMIE DES MAMELLES CHEZ LA FEMME

Nombre, siège, dimensions. — Les mamelles, sauf exceptions dont je parlerai plus loin, sont au nombre de deux, l'une droite, l'autre gauche. Elles occupent les parties antéro-latérales de la poitrine. Une dépression, variable en largeur et en profondeur, correspondant au corps du sternum, les sépare l'une de l'autre : c'est le *sein* proprement dit (*sinus*), mot souvent employé comme synonyme de mamelle.

Bien développées, elles s'étendent, dans le sens transversal, du bord du sternum au pli antérieur de l'aisselle et, dans le sens vertical, de la 3e à la 6e ou à la 7e côte. Elles mesurent, en moyenne, de dedans en dehors, 11 à 12 cm.; de haut en bas, 10 cm.; d'avant en arrière, 5 à 6 cm. Ces dimensions, ainsi que l'extension par rapport à la paroi thoracique, correspondent en général au volume de la glande mammaire sous-jacente, ainsi que nous le verrons dans un instant; mais il n'en est pas toujours ainsi, car la mamelle, en dehors de la glande, comprend, dans sa constitution, les téguments et une quantité variable de graisse. En outre, la situation de l'organe, relativement au gril costal, peut varier « suivant le type du squelette thoracique » (Charpy).

1. Le mot, dit Cruveilhier, vient de μάστος, de μαστεύω, je cherche, parce que l'enfant y cherche le lait. — All. : *Mammæ, Brüste, Brustdrüsen.* — Angl. : *Breast, Mamma.* — Ital. : *Mammella.* — Le mamelon se nomme *Brustwarze* (all.), *nipple* (angl.), et *capezzolo* (ital.).

Forme. — Chez la jeune fille, la mamelle présente une forme hémisphérique ou plutôt semi-ovoïde, à grosse extrémité dirigée en dedans et un peu en bas. Cependant, en lui considérant deux versants, l'un supérieur, l'autre inférieur, on voit que celui-ci, dans la station debout, est toujours plus convexe, plus arrondi que celui-là. C'est que, même chez la vierge, la mamelle obéit, dans une certaine mesure, à son propre poids ; elle tend à tomber légèrement et ainsi se constitue, entre la moitié inférieure de l'organe et la paroi thoracique, un faible *pli sous-mammaire*.

Il est juste de remarquer, avec Merkel, que, dans le décubitus dorsal, la mamelle s'aplatit et se rapproche davantage de la forme hémisphérique. Dans la flexion du tronc, elle pointe en avant, semble plus grosse et plus pleine. Pendant l'abduction verticale du bras, elle paraît s'étaler dans sa moitié externe. Au contraire, quand le coude est fortement appliqué contre le corps, elle se rapproche légèrement de la ligne médiane.

La forme que je viens d'indiquer appartient plus spécialement aux races blanche et jaune ; chez les négresses, même jeunes, la mamelle est comparable à un cône très allongé, à grand axe dirigé en bas et en dehors.

Les grossesses, les allaitements répétés modifient l'aspect des mamelles. Tantôt elles deviennent presque sphériques, tantôt elles sont plutôt cylindriques. Parfois encore, elles s'élargissent à leur extrémité libre, tandis que la base paraît rétrécie. Rarement elles conservent leur relief virginal ; en général elles sont plus ou moins pendantes. Chez les vieilles femmes, elles figurent, suivant le développement du tissu adipeux, soit un repli cutané flasque, soit une masse informe, volumineuse, qui tombent sur la paroi antérieure du thorax, dont elles sont séparées par un *sillon sous-mammaire* profond, prédisposé à l'intertrigo et aux eczémas.

Volume. — Il varie avec une foule de conditions :

1° *Avec le côté considéré.* Sappey ne relève aucune différence. Pour Hennig et Puech, c'est la mamelle droite, pour Cruveilhier, Henle, Hyrtl, Gegenbaur, Tarnier, la mamelle gauche qui est la plus forte. Hyrtl donne de ce fait l'explication suivante : il prétend que la femme donne de préférence le sein gauche à son nourrisson, afin de conserver la liberté des mouvements du bras droit. La vérité, c'est que l'asymétrie des mamelles est chose très commune et que la prédominance de volume affecte indifféremment l'un ou l'autre côté.

2° *Avec les différentes périodes de la vie génitale.* Rudimentaires chez l'enfant, les mamelles ne commencent guère, dans la majorité des cas, à se développer — mais souvent alors d'une manière assez brusque — qu'aux approches de la puberté. A partir de ce moment, elles augmentent un peu, d'une façon passagère, à chaque période menstruelle, en raison de l'afflux sanguin plus considérable, dont elles sont le siège. Mais elles ne s'accroissent réellement qu'au cours de la première grossesse et cela d'une façon régulière. Cependant, pour Tarnier, « le gonflement des seins disparaît souvent vers le 4e ou le 5e mois, pour reparaître à la fin de la gestation » et atteindre son maximum quelques jours après l'accouchement. Les mamelles restent grosses tant que dure leur période d'activité. Après la ménopause, leur volume se modifie comme leur forme.

3° *Avec les conditions sociales.* — « Parmi les causes qui influent sur le développement des glandes mammaires, il faut citer d'abord l'habitude de nourrir, fait bien démontré en zootechnie, et qui est une des raisons principales, pour lesquelles les filles de la campagne héritent de seins plus aptes à l'allaitement que les femmes des villes, et ensuite l'arrêt du développement génital, caractérisé par les atrophies de l'ovaire, les utérus infantiles, les bassins étroits. Cet arrêt, à son tour, relève, pour un grand nombre de cas, de la culture intellectuelle intensive dans l'éducation actuelle des jeunes filles, le cerveau dérivant et consommant une grande quantité de matériaux nécessaires au développement pubertique. » (Spencer, cité par Charpy.)

4° *Avec les conditions climatologiques et ethniques.* — Selon Huschke, « les mamelles sont ordinairement plus grosses dans les climats chauds, dans les contrées marécageuses et dans les vallées que dans le Nord, les pays secs et montagneux. Les femmes de l'Afrique méridionale surtout se distinguent par d'énormes mamelles pendantes, en forme de longs sacs chez celles qui allaitent, et susceptibles d'être rejetés par-dessus les épaules ». Il y aurait également quelques différences suivant les pays. Abildgaard prétend que, parmi les Européennes, les Portugaises ont les mamelles les plus fortes, les Castillanes les seins les plus petits. Hyrtl fait sur ces assertions de mordantes critiques. Il prétend, en particulier, que, d'après les tableaux de Rubens, les Néerlandaises ne le cèdent en rien aux Portugaises. « J'ai été souvent choqué de voir des déesses et des génies de ce maître, qui, par l'abondance de leurs charmes, n'étaient pas loin de ressembler à des vachères flamandes et je plains les anges chargés de porter aux cieux des madones d'un pareil poids. »

5° *Avec les individus.* — Les variations individuelles sont si nombreuses, qu'il serait oiseux d'y insister. Deux points seuls méritent d'être signalés : c'est que le développement des mamelles n'est en rapport ni avec la vigueur et la constitution du sujet, ni avec l'aptitude à la lactation. En effet, il est des femmes qui sont d'excellentes nourrices et n'ont cependant que des seins relativement petits. C'est que le volume des mamelles dépend non seulement des dimensions de la glande mammaire, mais aussi de la proportion du tissu adipeux.

6° *Avec les états morbides.* — Je me contente de signaler les atrophies et hypertrophies de la mamelle. Ces anomalies acquises sont étudiées dans tous les traités de pathologie.

Consistance. — Chez la jeune fille et la femme nullipare, les mamelles sont dures, résistantes, élastiques. Pendant la gestation, elles restent assez souples, mais acquièrent, au début de la lactation, une grande fermeté et une certaine tension. Pour apprécier leur consistance, il importe de ne pas les saisir transversalement à pleine main; sinon on obtient souvent une résistance inégale, due à quelques lobules glandulaires plus gros ou plus denses. Il faut, comme l'a montré Velpeau, soutenir légèrement avec les doigts d'une main la circonférence de l'organe et, avec ceux de l'autre main, presser doucement la mamelle d'avant en arrière contre la paroi thoracique. On reconnaît alors que la consistance est égale; dès qu'elle cesse de l'être, on doit soupçonner l'existence d'un néoplasme (Tillaux). Cependant, les mamelles molles et dépressibles des femmes âgées ou fatiguées par des allaitements répétés offrent assez souvent des irrégularités, qui ne sont pas toujours l'indice d'une lésion pathologique.

Configuration extérieure et rapports. — Considérée dans son ensemble, la mamelle présente à étudier une surface antérieure, une surface postérieure et une circonférence.

A. ***Surface antérieure, convexe, cutanée.*** — Sur la surface libre, convexe et arrondie, on reconnaît successivement, de dehors en dedans, trois zones, la *zone périphérique*, la *zone moyenne* ou *auréole* et la *zone centrale* ou *mamelon* (fig. 423).

1° **Zone périphérique.** — Cette zone est la plus étendue; c'est un disque cutané, qui se continue d'une part avec l'auréole, de l'autre avec les téguments voisins. La peau qui la constitue se distingue par sa blancheur, sa souplesse et sa minceur. Elle est veloutée au toucher, recouverte de petits poils de duvet. Elle est susceptible d'une grande distension pendant la grossesse et la lactation; elle devient alors si fine qu'elle laisse transparaître les veines sous-jacentes, sous forme de lignes bleuâtres irrégulièrement disposées. Quand la glande mammaire cesse de sécréter, la peau se rétracte, mais ne reprend pas toujours son aspect souple et uni; souvent, elle est marquée de quelques vergetures, analogues à celles de la paroi abdominale.

Chez la jeune fille, la peau de cette zone circulaire est très mobile sur les parties profondes. Chez les femmes qui allaitent, elle glisse encore sur les plans sous-jacents, mais il est presque impossible de la plisser.

2° **Zone moyenne.** — Elle constitue l'*aréole* ou mieux l'*auréole* (Chaussier, J. Duval, Tillaux) et entoure complètement le mamelon.

Son diamètre est de 3 à 5 cm.; mais, pendant la grossesse, elle s'élargit notablement, peut recouvrir le tiers ou la moitié de la zone périphérique et acquérir un diamètre de 7 à 8 cm. Cependant l'étendue de l'auréole n'est pas réglée par le volume de la glande sous-jacente (Huschke). — Sa couleur varie; elle est, dans une certaine mesure, en rapport avec la pigmentation générale de la peau. Elle est plutôt rosée chez les blondes, jaunâtre ou brunâtre chez les brunes, d'un noir mat, avec reflet purpurin, chez les négresses. Elle prend en général, à partir du 2e mois de la grossesse, une teinte de plus en plus foncée qui, après la lactation, s'atténue, mais sans jamais disparaître d'une façon complète.

En dedans, l'auréole se continue directement avec le mamelon. En dehors, elle est le plus souvent assez bien limitée chez les vierges; mais, chez les femmes qui ont eu des enfants, elle se continue insensiblement avec la zone périphérique par des cercles, des taches, des anneaux moins pigmentés, qui constituent l'*auréole secondaire*, *tachetée*, *mouchetée*, *tigrée*, *pommelée*. Celle-ci se développe surtout pendant la gestation, tandis que l'auréole vraie ou *primitive* se boursoufle. Son existence « a été considérée, avec raison, comme un signe de grossesse; mais il ne faut pas lui accorder une trop grande valeur, car on la trouve quelquefois chez des nullipares et même chez des jeunes filles » (Tarnier).

Lorsqu'on regarde attentivement l'auréole, on voit que sa surface, même chez les vierges, n'est pas unie; elle offre de petites saillies, arrondies ou légèrement aplaties, décrites par Morgagni sous le nom de *glandulæ areolarum sebaceæ* et appelées depuis *tubercules de Morgagni*. Ces nodules, dont l'existence n'est pas constante, sont disposés circulairement ou irrégulièrement autour du mamelon, au nombre de 5 à 20. Pendant la grossesse, ils deviennent plus gros et forment des saillies de 3 mm. de diamètre environ. Leur nombre aussi paraît augmenter. On les décrit alors sous le nom de *tubercules de Montgomery*. Mais ces tubercules de Montgomery ne doivent pas, dans leur totalité, être considérés comme de simples tubercules de Morgagni hypertrophiés. Je dirai plus loin à quoi correspondent les uns et les autres (p. 701).

Ces petites proéminences granuleuses diminuent après la grossesse et, chez la vieille femme, elles sont généralement peu visibles.

La peau de l'auréole est moins unie que celle de la zone périphérique; elle est, au toucher, chagrinée, comme parsemée de fines rugosités. Parfois sa surface est recouverte de quelques poils de duvet. Elle ne glisse pas sur les plans sous-jacents; elle est adhérente et immobile (Tillaux).

3° **Zone centrale.** — Elle est représentée par la *papille* ou *mamelon*, qui se soulève, au-dessus du centre de l'auréole, en une saillie conoïde, longue de 1 cm. environ, large à sa base de 8 à 15 mm., susceptible d'ailleurs de nombreux changements dans sa forme et dans son volume.

Ainsi, chez les vierges, le mamelon ne fait parfois aucun relief, tandis que, chez les femmes ayant souvent allaité, il peut proéminer de 2 cm. Chez celles-ci, il est fréquemment en bouton et porte autour de sa base un rétrécissement. Parfois il est arrondi ou déprimé au centre, ombiliqué, variable de forme d'un côté à l'autre; il peut même être rentré, sans être cependant impropre à la succion; il suffit, pour qu'il puisse servir à cet usage, qu'il soit susceptible de pseudo-érection.

Du reste, l'aspect du mamelon varie non seulement suivant les sujets, mais sur le même individu. Ainsi, il paraît plus saillant et devient rigide (thélotisme) sous l'influence du froid, des attouchements, des idées voluptueuses; il s'allonge alors en attirant à lui la partie voisine de l'auréole. Pendant la gestation, il devient plus volumineux et plus sensible au toucher (Cazeaux). Par la succion, il croît en longueur, non seulement par traction mécanique (car il reste plus long après la fin de l'allaitement), mais par néoformation active des tissus qui entrent dans sa constitution (Merkel).

Le mamelon offre les mêmes variations de pigmentation que l'auréole, à l'exception du sommet, qui reste toujours incolore (Henle). Il est donc, en général, rosé chez les jeunes filles et prend, pendant la grossesse, une teinte brune plus ou moins foncée. Sa surface est un peu inégale, par suite des grosses papilles qu'il renferme et des nombreux sillons dont il est traversé. Ceux-ci, superficiels chez les vierges, s'accusent chez les multipares en raison du nombre des allaitements. Entre les sillons qui parcourent la pointe (*area cribrosa*) du mamelon, on aperçoit bien, à la loupe, des orifices, dits *pores galactophores*, au nombre de 15 à 20, orifices des conduits excréteurs de la glande mammaire. Ces orifices ne sont pas plus gros qu'une pointe d'épingle; même chez la femme en lactation, ils admettent à peine une soie de sanglier.

Il est assez difficile chez les femmes, dont la mamelle est développée et mobile, de fixer avec précision la situation des mamelons par rapport à la paroi thoracique. Ils répondent le plus souvent, chez les jeunes filles, à la 4ᵉ côte ou au 4ᵉ espace intercostal, à 10 cm. et demi de la ligne médiane. Ils ne sont pas toujours symétriquement placés des deux côtés. Pour Schadow (cité par Nagel), la distance qui les sépare est de 18 cm. et demi, chiffre trop petit d'après mes mensurations. J'ai trouvé 22 à 25 cm.

On a admis que, sur les poitrines bien conformées, l'intervalle intermamillaire était égal à la distance qui va d'un mamelon à la fourchette sternale. C'est une erreur, d'après Charpy; je suis de son avis. La ligne mamillo-sternale est plus petite que la ligne bi-mamillaire.

Le mamelon ne se dirige pas directement en avant, mais en avant et un peu en dehors; parfois, en outre, il regarde, d'après Quain, légèrement en haut. Il répond à peu près, chez la jeune fille, au centre de la mamelle; mais (Quain) il n'est pas rare de le trouver un peu au-dessous de celui-ci, et, pour Hyrtl, il est légèrement en dedans du milieu de la glande sous-jacente. Est-il besoin d'ajouter que les formes et les volumes variables de la mamelle modifient notablement la situation du mamelon?

[*RIEFFEL.*]

B. ***Surface postérieure***. — La surface postérieure de la mamelle, qu'on aperçoit après avoir détaché tout l'organe de la paroi thoracique, est sensiblement plane. Elle présente un aspect un peu variable, suivant l'état de la glande mammaire. Quand celle-ci est au repos, la face pectorale de la mamelle paraît constituée par de la graisse et une lame cellulo-fibreuse lâche; pendant la lactation, on voit, au milieu de la graisse, apparaître quelques îlots glandulaires tranchant par leur coloration et leur fermeté (voy. plus loin).

La face postérieure de la mamelle est en rapport dans sa presque totalité avec le grand pectoral; mais, lorsqu'elle est très développée, elle dépasse le bord inférieur de ce muscle et repose un peu sur les insertions entre-croisées, à la 5e et à la 6e côtes, du grand dentelé et du grand oblique. Elle est toutefois séparée de ces masses charnues par les toiles celluleuses minces qui les recouvrent. A l'état normal, elle ne leur adhère pas et ainsi la mamelle glisse parfaitement sur les plans sous jacents. Toutefois cette mobilité n'est pas égale sur sous les sujets; elle est d'autant plus marquée que la couche cellulo-graisseuse, dite rétro-mammaire, est plus développée.

Chassaignac a décrit, en arrière de la mamelle, une *bourse séreuse post-* ou *sous-mammaire*. Pour la voir, il suffit, dit-il, « avec un couteau à amputation de diviser verticalement la mamelle et la paroi costale elle-même jusqu'au squelette; alors la tranche externe, emportée par son poids du côté de l'aisselle, permet de constater, entre la face profonde de la glande et le grand pectoral, l'existence d'une véritable bourse celluleuse multiloculaire, divisée par des cloisons irrégulières ». Richet prétend que la bourse de Chassaignac existe quelquefois. Presque tous les auteurs la contestent. Je n'ai pu la trouver sur des sujets jeunes. Mais, ce qu'on rencontre parfois chez les femmes à mamelles plantureuses, c'est un tissu lamineux très lâche; on conçoit que celui-ci puisse, dans certaines conditions, se transformer en une bourse séreuse de glissement.

C. ***Circonférence***. — « Elle est, dit Sappey, amincie, encadrée par la couche cellulo-graisseuse voisine, qui constitue le principal moyen de fixité de la mamelle. » Giraldès a décrit à celle-ci un *ligament suspenseur*, constitué par des fibres jaunes, dépendant du fascia superficialis, qui, du bord antérieur de la clavicule où elles s'insèrent, iraient se perdre dans le tissu cellulaire rétro-mammaire. Ce ligament n'existe pas (p. 707).

ARTICLE II

CONFIGURATION INTÉRIEURE ET STRUCTURE DE LA MAMELLE

Pour prendre une bonne idée de la configuration intérieure de la mamelle, il faut pratiquer une coupe frontale (fig. 421), passant par le mamelon. On reconnaît alors que la mamelle est essentiellement constituée par un organe blanchâtre : c'est la *glande mammaire* ou mieux le *corps de la mamelle*, car, en dehors des éléments glandulaires, on rencontre, dans l'épaisseur de l'organe, de nombreux éléments fibreux et adipeux, qui en font partie intégrante. La glande mammaire présente une double enveloppe : l'une qui l'environne de toutes parts, sauf au niveau du mamelon et de l'auréole, c'est *l'enveloppe adipeuse*; l'autre n'en tapisse que la face antérieure, c'est *l'enveloppe cutanée*. Je décrirai tout d'abord l'enveloppe cutanée, avant d'étudier la conformation et la structure de la glande. Au lieu d'envisager séparément l'enveloppe adipeuse, il est préférable de la considérer dans ses rapports avec la glande. On saisit ainsi bien mieux ses particularités.

A. — **Enveloppe cutanée** — Dans la structure de cette enveloppe j'étudierai, comme je l'ai fait plus haut, les trois zones.

1° Dans la **zone périphérique**, rien à noter. C'est la structure de la peau en général, avec follicules pileux auxquels sont annexés des glandes sébacées rudimentaires et des faisceaux musculaires lisses.

2° **Zone auréolaire**. La peau de l'auréole présente, au contraire, quelques particularités. *L'épiderme* renferme, dans ses couches profondes, des cellules riches en granulations pigmentaires brunes. Le *derme*, exclusivement conjonctivo-élastique, contient d'abondantes papilles, disposées circulairement (Nagel). Les *follicules pileux* sont petits, ne donnent insertion à aucun élément musculaire lisse et débouchent dans les glandes sébacées. Les *glandes sudoripares* sont relativement peu nombreuses (Th. Kölliker), mais très larges et très tortueuses; les glomérules, placés immédiatement sous le derme, rappellent ceux de l'aisselle et s'hypertrophient chez la femme enceinte; les conduits excréteurs présentent, à la fin de la grossesse, suivant Sappey, des varicosités, « ce qui n'existe nulle part ailleurs ».

Les *glandes sébacées*, très grosses, la plupart multilobées, occupent les couches superficielles du derme; elles se développent également pendant la gestation, même à un plus haut degré que les glandes sudoripares, et forment alors des saillies très apparentes. Ce sont, en un mot, les tubercules de Morgagni qui, pour beaucoup d'auteurs, deviendraient tubercules de Montgomery. — Le même processus d'hypertrophie atteint les glandes sébacées de l'auréole secondaire. Celle-ci apparaît « parsemée d'un nombre considérable de petites taches blanches, qui lui donnent un aspect particulier. Ces taches, de forme arrondie, sont autant de points où le pigment ne s'est pas déposé. Chaque tache blanche présente à son centre un petit point noir qui est l'orifice d'une glande sébacée; on y trouve, en outre, un petit poil, quand on l'examine à la loupe » (Tarnier).

Deux éléments sont particuliers à la région auréolaire : ce sont les *fibres musculaires* et les *glandes mammaires accessoires*.

a). ***Fibres musculaires lisses***. — Elles adhèrent au derme, au-dessous duquel elles sont disposées et forment un véritable muscle peaucier.

Dans leur ensemble, elles constituent, sur le territoire de l'auréole, une couche aplatie, blanc grisâtre, d'une épaisseur moyenne de 2 millimètres. Sur une coupe antéro-postérieure, cette couche figure assez bien un triangle, dont la base se continue avec les fibres lisses du mamelon, et dont le sommet s'effile, pour se perdre insensiblement à la limite externe de l'auréole.

Cette couche musculaire est formée par des faisceaux qui, tous, adhèrent à la face profonde du derme, s'entrecroisent et se superposent à angles variables. On y distingue, un peu schématiquement, deux ordres de fibres :

α) Des *fibres circulaires* ou *muscle auréolaire* (Sappey) : elles s'étalent sous la base du mamelon, et délimitent, par leur entrecroisement, un réseau par les mailles duquel passent les canaux galactophores.

β) Des *fibres radiées* ou *muscle radié* (Meyerholtz, cité par Henle) : insérées par une de leurs extrémités au derme de l'auréole, elles convergent vers la base de la papille mammaire, s'anastomosent fréquemment entre elles et avec les fibres circulaires, enfin se terminent, par leur extrémité opposée, dans le tissu cellulaire ou dans le derme du mamelon, où nous les retrouverons. La plupart des fibres étant communes à l'auréole et au mamelon, quelques auteurs les décrivent dans leur ensemble sous le nom de muscle *aréolo-mamelonnaire* (Marcacci). Celui-ci est, chez les marsupiaux, les cétacés, développé au point de couvrir toute la face antérieure de la glande.

Les fibres lisses de l'auréole entrent en contraction réflexe, quand l'enfant prend le sein ou sous l'influence d'une excitation quelconque. Le muscle de Sappey raccourcit l'auréole et tend ainsi à faire saillir le mamelon : en même temps, il entraîne l'occlusion partielle des conduits galactophores. Le muscle de Meyerholtz a pour effet, dit-on, d'allonger le mamelon. Il me semble que son rôle essentiel est de le rendre plus dur et plus rigide.

b) **Glandes mammaires accessoires.** — *Tubercules papillaires* (Dubois), *glandes auréolaires* (J. Duval), *glandes lactifères aberrantes* (Luschka). Ces glandules sont en nombre très variable, 10 à 15 pour la plupart des auteurs, quatre seulement en moyenne sur chaque sein, d'après Pinard. Elles siègent dans le domaine de l'auréole, dont elles peuvent quelquefois dépasser les limites. Elles sont plus souvent disséminées d'une façon irrégulière que circulairement rangées autour du mamelon. Elles se trouvent, les unes mêlées aux glandes sébacées, les autres un peu plus profondes, dans le tissu cellulaire sous-dermique. Elles offrent la structure de la glande mammaire ; leurs conduits excréteurs ont même de petites ampoules (J. Duval), analogues à celles que je décrirai plus loin aux canaux galactophores. Ces glandules suivent les variations de volume de la glande elle-même ; c'est dire qu'elles sont à peine développées chez la vierge, qu'elles s'atrophient à la ménopause et qu'elles ne deviennent réellement apparentes que chez la femme enceinte. Aussi est-ce surtout pendant la grossesse et la lactation qu'on les a étudiées ; elles viennent alors, au moins la plupart d'entre elles, faire à la surface de l'auréole de petites saillies nodulaires, au sommet desquelles s'ouvrent leurs canaux excréteurs. Cependant quelques-unes débouchent plus près vers la base du mamelon ; elles pourraient même, exceptionnellement (*v. ab.*, fig. 423), se jeter dans un des canaux galactophores principaux (Middendorp).

Il règne encore, au sujet de ces tubercules papillaires comme les nommait Dubois, une certaine confusion. Pendant longtemps, on a pensé (et cette opinion est reproduite dans des ouvrages récents) que les tubercules de Morgagni (voy. p. 696) devenaient, pendant la grossesse, *tubercules de Montgomery* et que tous les nodules de l'auréole étaient constitués par des glandes sébacées hypertrophiées (simples ou composées). Mais déjà Montgomery (1838) a montré qu'en pressant quelques-uns de ces nodules, il en sort, à la fin de la grossesse, du colostrum, puis, après l'accouchement, du lait véritable. Ils ne sauraient donc être assimilés aux glandes sébacées ordinaires, bien qu'ils présentent avec elles une grande analogie de siège et de structure. Il faut les considérer comme des glandes mammaires accessoires (Dubois, J. Duval,

Pinard). Et, en somme, voici ce qu'il convient de dire : les tubercules auréolaires de la femme grosse ou allaitante sont dus les uns à des glandes sébacées hypertrophiées ; ce sont les tubercules de Morgagni ; les autres résultent du développement de glandes mammaires accessoires ; ce sont les seuls auxquels doit proprement s'appliquer le nom de tubercules de Montgomery.

3° **Mamelon.** — Le mamelon est une véritable évagination de l'auréole. On peut lui considérer une partie périphérique ou gaine, recevant la partie centrale.

a) **Partie périphérique.** — Elle est formée par la peau, qui présente à noter les particularités suivantes : *L'épiderme* est un peu plus épais que celui du reste de la mamelle et son corps muqueux renferme, comme celui de l'auréole, des grains pigmentaires. Les *papilles du derme* sont très développées, la plupart composées ; elles sont toutes richement vascularisées et les veines y forment de petits plexus. Beaucoup de ces papilles, spécialement à la base du mamelon (Pacinotti), sont nerveuses ; les terminaisons s'y font sous forme de corpuscules de Meissner (Krause, de Sinéty), exceptionnellement de corpuscules de Vater-Pacini (Luschka, Pacinotti).

Le derme ne renferme pas de fibres musculaires, qui ont, sous le mamelon, une distribution spéciale ; en revanche il est extrêmement riche en *fibres élastiques*, qui sont disposées, à la pointe du mamelon, en un réseau très développé. *Il n'y a ni follicules pileux, ni glandes sudoripares.*

Mais les *glandes sébacées* sont si nombreuses et si serrées qu'elles forment presque une couche continue. La plupart multilobées (3 à 5 lobes), elles s'ouvrent dans les sillons interpapillaires. Suivant von Brunn, celles qui occupent le sommet du mamelon débouchent toujours dans l'extrémité des canaux galactophores.

Ces glandes sécrètent un liquide onctueux qui préserve le mamelon du contact de la salive de l'enfant. Aussi les chirurgiens font-ils remarquer que « les gerçures du sein ne siègent pas sur le mamelon, mais sur la portion circulaire qui le sépare de l'auréole ».

Suivant Henle, on trouve, dans le mamelon et s'ouvrant à sa surface, quelques *glandules mammaires isolées*, dont les acini sont placés sous le derme, en plein tissu conjonctif.

b) **Partie centrale.** — L'axe du mamelon est constitué par les *canaux galactophores* que je décrirai plus loin, puis par des *faisceaux conjonctifs* et *élastiques* qui, de concert avec les fibres lisses, dont l'ensemble forme le *muscle mamillaire* ou *mamelonnaire*, remplissent les espaces laissés vides entre ces conduits et autour d'eux.

Il en est des fibres musculaires du mamelon comme de celles de l'auréole. Elles sont assez irrégulièrement disposées, fréquemment anastomosées, entremêlées aux éléments conjonctivo-élastiques. Néanmoins, on y distingue deux espèces de tractus, les uns antéro-postérieurs, les autres transversaux, obliques ou perpendiculaires. Parmi *les fibres parallèles à l'axe* du mamelon, les unes longent les conduits lactifères, leur formant une gaine incomplète ; les autres, plus superficielles, semblent doubler la face profonde de la peau. D'une part, elles se perdent dans le tissu cellulaire ou dans le derme du mamelon ; d'autre part, elles se continuent avec les faisceaux radiés de l'auréole (muscle auréolo-mamillaire) ou bien, s'éparpillant autour des canaux galactophores, s'enfoncent dans le tissu sous-cutané (Luschka) ou même pénètrent profondément dans l'épaisseur de la glande mammaire (Hennig). — Les *fibres perpendiculaires à l'axe* du mamelon, plus nombreuses que les précédentes (Henle, von Brunn), sauf cas exceptionnels (de Sinéty), passent autour ou dans l'interstice des conduits lactifères, forment des réseaux superposés et entrecroisés, très serrés au centre, plus larges à la périphérie du mamelon, et se continuent, au moins en partie, à la base de celui-ci, avec le muscle sous-auréolaire de Sappey.

Il est facile de comprendre que tous ces éléments contractiles n'ont point la même action, que les premiers ont plutôt pour rôle de raccourcir le mamelon, les seconds de le rétrécir et de comprimer les canaux lactifères. Mais ce sont là des effets isolés, sur lesquels il est inutile de s'arrêter. Ce qui est certain, c'est que l'ensemble des fibres lisses, renfermées dans les zones centrale et moyenne de l'enveloppe cutanée de la mamelle, a pour résultat d'allonger, d'amincir et de durcir le mamelon. Ce phénomène a été décrit autrefois, bien à tort, sous le nom d'*érection* du mamelon; celui-ci n'a aucun des caractères qui appartiennent aux organes dits érectiles, spongieux ou caverneux; ses modifications de volume ne tiennent en aucune façon à un afflux sanguin dans l'intérieur de vaisseaux capillaires.

B. — **Corps de la mamelle et glande mammaire.** — Par une série de coupes perpendiculaires à la paroi thoracique, on reconnaît que la partie essentielle de la mamelle est occupée par un organe blanchâtre, libre en arrière, adhérent en avant au mamelon. La description de cet organe ne laisse pas que de présenter d'assez sérieuses difficultés. Si j'ai allié, en tête de ce paragraphe, les termes *corps de la mamelle* (*corpus mammæ*) et *glande mammaire*, c'est afin de mieux faire comprendre de suite qu'après avoir pratiqué ces coupes (fig. 421), il ne faut pas s'attendre à trouver au sein de la mamelle, ni un organe bien isolé, entouré d'une capsule propre dont il soit facile de le séparer, ni une glande qu'on puisse, par simples dissection et dissociation, diviser en lobes analogues, par exemple, à ceux des glandes salivaires. Certes, quand la mamelle est en activité, le contour des lobes se dessine. Mais, lorsqu'elle est au repos ou qu'elle n'a jamais fonctionné, cet aspect disparaît tout entier. On a alors sous les yeux un corps solide, homogène, très pauvre en éléments glandulaires, riche surtout en graisse et en fibres conjonctives, qui porte à juste titre le nom de corps de la mamelle. En d'autres termes, suivant les cas, il y a prédominance du parenchyme sécréteur ou du stroma cellulo-adipeux. De là résultent, non seulement dans la disposition macroscopique de la glande et de ses conduits excréteurs, mais dans leur texture et leur structure histologiques, d'importantes variations, que j'indiquerai parallèlement, au cours de mon exposé, afin de mieux faire ressortir les caractères différentiels.

I. **Siège. Poids.** — Envisagé dans son ensemble, le corps de la mamelle présente, par rapport à la paroi thoracique, la même situation que la mamelle tout entière. Je n'y reviens pas (voy. p. 698). Quand l'organe augmente en volume, cet accroissement se fait dans tous les sens, mais surtout, au moins au début, dans le sens antéro-postérieur (Stiles). On reconnaît alors que son grand axe n'est pas exactement transversal, mais un peu oblique en bas et en dedans.

Chez la jeune fille, le corps mammaire pèse 150 à 200 grammes; Krause évalue son poids moyen à 133 grammes, lorsqu'il est bien développé, mais en non-activité. Au moment de la lactation, il s'élève à 300, 400, 500 grammes et parfois même 800 à 900 (Puech).

II. **Couleur. Consistance.** — *A l'état de repos, chez les jeunes filles*, le corps glandulaire représente une masse blanche, tirant un peu sur le gris; cet aspect s'accuse encore à la coupe. On éprouve d'ailleurs quelque difficulté à sectionner l'organe au bistouri ou aux ciseaux. C'est que la consistance est assez notable, telle qu'on la compare souvent à celle du fibro-cartilage. En un mot, elle est dense, fibreuse, presque cicatricielle. La surface de coupe est brillante (de Sinéty); mais, à l'œil nu et au toucher, elle est presque uniforme.

Pendant la lactation, il n'en est plus de même, La section est manifestement grenue, lobulée et la consistance est moindre; au toucher, la mamelle est plus molle, plus élastique; on sent qu'elle est gorgée de sucs. En même temps, elle présente une teinte rosée, traversée par des taches et des stries d'un blanc jaunâtre.

Après la lactation et *chez les vieilles femmes*, l'organe reprend sa consistance dure, telle qu'il crie sous le scalpel; la coloration redevient analogue à celle que nous connaissons chez la jeune fille. Cependant, si la femme a allaité, la teinte blanc grisâtre ne reparaît pas avec la même netteté; l'ensemble de l'organe présente plutôt, à la coupe, une apparence jaunâtre et se distingue d'une façon moins précise de la graisse ambiante.

Ces notions relatives à la coloration et à la consistance du corps mammaire sont de la première importance pour le chirurgien, qui pratique l'extirpation complète du sein. J'en dirai autant pour les détails de configuration extérieure, dont il va être question.

III. **Forme.** — Ce serait se faire de la forme du corps mammaire une idée bien erronée que de la croire toujours régulièrement arrondie et de la figurer avec des limites extrêmement tranchantes. Une telle apparence se rencontre quelquefois, mais elle n'est pas la règle. Bien que la forme soit assez variable, qu'elle diffère presque d'un sujet à l'autre et même, sur une femme, d'un côté à l'autre (Rieffel), il faut cependant essayer de la déterminer avec quelque précision et d'indiquer ses configurations les plus habituelles.

1° ***Chez la jeune fille***, le corps blanchâtre de la mamelle semble une masse arrondie ou discoïde, attenant par sa face profonde au mamelon (fig. 421, *Corps mam.*). Parfois sa circonférence est assez bien limitée. Mais, bien plus souvent, elle est un peu déchiquetée et se prolonge en particulier vers la cavité axillaire.

Les faits pathologiques prouvent bien que le prolongement axillaire peut exister dès la puberté. Ainsi, chez une personne de 20 ans, n'ayant eu ni enfant ni fausse couche, Dayot a extirpé un lobule mammaire, pensant avoir affaire à un angio-lipome de l'aisselle.

Dans bien des cas, la saillie du sein est déterminée par une accumulation notable de graisse au-dessous et au-dessus du corps glandulaire, qui déborde à peine le territoire de l'auréole (Merkel) ou n'occupe que la partie inférieure de la mamelle, sous forme d'une masse discoïde, qu'entame, à sa moitié supérieure, une profonde incisure (Th. Kœlliker).

2° ***Quand la glande entre en activité et notamment au début de la lactation***, elle figure, suivant Lannelongue un cône assez régulier, pour Sappey un disque irrégulièrement circulaire, nettement limité en dedans, plus vaguement en dehors, selon A. Cooper un disque triangulaire, d'après von Brunn une masse ovoïde. Henle la dit plate, elliptique, pointue en dehors. A mon avis, il faut insister sur ce fait que le corps mammaire n'est presque jamais régulièrement arrondi ; il présente, d'une façon à peu près constante, des prolongements et des incisures, qui donnent à son pourtour un aspect grossièrement déchiqueté. Parmi ces prolongements, il en est un qui est constant; les autres sont variables.

Le premier constitue le *prolongement* ou *lobe axillaire*. Il se dirige en dehors, le long du bord inférieur du grand pectoral, et atteint souvent les ganglions les plus antérieurs du creux de l'aisselle. Ce rapport explique comment certaines adénites ont pu être prises pour des tumeurs du sein et réciproquement (Cruveilhier, Kirmisson, Rieffel).

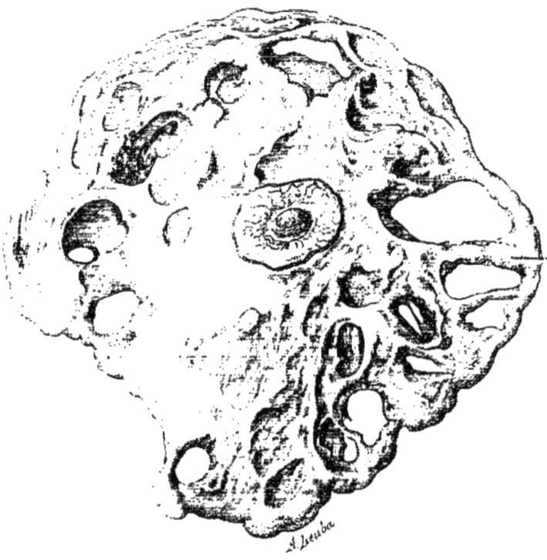

Fig. 419. — Corps mammaire d'une femme à la fin de la période d'allaitement (Merkel).

Les autres prolongements n'ont rien de fixe; ils peuvent se faire dans toutes les directions. Zocher en décrit un, qui se dirige obliquement en bas et en dehors. J'ai souvent vu un *prolongement interne ou sternal*, qui s'arrêtait à 2-4 travers de doigt de la ligne médiane et, dans un cas, se mettait en rapport avec la face antérieure du sternum à la hauteur du 4e espace intercostal. — Merkel (1896) tient compte de ces particularités, encore peu connues, puisqu'il décrit à la glande trois prolongements principaux : l'un interne, le second inféro-externe, le troisième supéro-externe (fig. 419).

Il ne faudrait pas croire que ces prolongements se présentent toujours sous le même aspect : tantôt ils sont aplatis, coniques, peu élevés, rattachés par une large base à la masse glandulaire principale; tantôt, au contraire, ils forment des languettes effilées. Les pointes de celles-ci regardent en général vers la périphérie; mais il peut advenir aussi que leur grosse extrémité ou base soit externe et que leur extrémité mince ou sommet adhère au corps mammaire. Dans ce dernier cas, ils ne sont reliés à l'organe principal que par un mince pédicule. Celui-ci peut passer inaperçu; il semble alors que le prolongement représente une glande isolée. Ce sont sans doute des faits de ce genre que Volkmann et d'autres auteurs ont décrits sous le nom de « lobules mammaires aberrants ». Selon Champneys, les prolongements pédiculés se laissent parfois énucléer avec une grande facilité.

3° *Quand la glande a cessé de fonctionner*, elle diminue de volume et se rétracte dans une certaine mesure. Elle conserve sensiblement la forme que je viens de décrire : seulement il est assez fréquent que les prolongements n'obéissent pas d'une façon aussi précise au mouvement de retrait. Il en résulte qu'ils deviennent plus nets et que le corps mammaire prend à sa périphérie une apparence plus irrégulière. Vienne une autre grossesse : l'organe se développe à nouveau et retrouve la forme générale que j'ai décrite.

4° *Après la ménopause*, le corps glandulaire s'atrophie notablement; il se réduit à une petite plaque fibreuse, dure, inégale, attenante au mamelon, munie en général de prolongements effilés (fig. 420), qui échappent aisément à une dissection superficielle. C'est surtout alors que, chez les femmes d'un certain embonpoint, le volume de la mamelle dépend, avant tout, d'une accumulation considérable de graisse dans la région mammaire. C'est aussi chez les vieilles femmes qui ont allaité, qu'on voit parfois les prolongements axillaire et sternal ne plus être rattachés au reste de l'organe que par des tractus celluleux (Hennig).

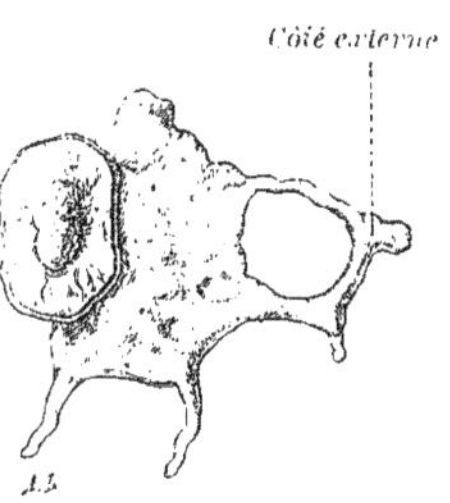

Fig. 420. — Corps mammaire d'une vieille femme (Merkel).

IV. *Configuration extérieure et Rapports.* — On considère au corps mammaire, comme à la mamelle elle-même, deux faces, antérieure et postérieure, et un pourtour. Pour en prendre une notion exacte, il ne suffit pas de l'examiner extérieurement; il faut en outre y pratiquer une série de coupes antéro-postérieures.

1° *Face antérieure.* *a*). Chez la nullipare, elle est légèrement convexe, recouverte par les trois zones cutanées, que j'ai étudiées. Mais elle n'est pas uniforme; elle présente au contraire un aspect très inégal, en raison des saillies dont elle est garnie. Celles-ci, séparées par autant de dépressions, s'élèvent de la face antérieure, sur laquelle elles s'implantent par une base de largeur variable; ordinairement aplaties, assez fines, elles figurent des espèces de crêtes, qui s'anastomosent entre elles et forment ainsi un véritable réseau (fig. 421, *Lig. Co.*) On les nomme généralement *crêtes fibreuses* du sein; le mot *crêtes fibro-glandulaires*, proposé par Duret, est préférable en raison de leur structure. Ces crêtes traversent le tissu cellulo-graisseux sous-cutané, dans lequel elles se perdent le plus souvent; mais quelques-unes sont directement unies à la face profonde de la peau par de fins tractus conjonctifs et constituent ainsi une sorte de moyen de fixation pour la glande. A. Cooper, qui, l'un des premiers, les a signalées, a appelé *ligaments suspenseurs* du sein les lamelles fibreuses minces, qui rattachent les crêtes au derme; à l'étranger plusieurs auteurs décrivent, sous le nom de *ligaments de Cooper*, tout à la fois les crêtes et les lamelles fibreuses.

Quoi qu'il en soit, ces crêtes déterminent entre elles la formation de loges dites *fosses adipeuses* par Duret, variables en nombre, en largeur et en profondeur, remplies par des pelotons graisseux, qu'on peut assez aisément en extraire. Ces pelotons (fig. 421, *Fos. adip.*) se continuent directement avec la couche cellulo-adipeuse sous-cutanée; ils sont d'autant plus considérables et les fosses adipeuses d'autant plus profondes que cette couche est plus développée. Celle-ci, véritable enveloppe protectrice de la glande, présente une épaisseur variable de 1 à 3 centimètres et a pour effet de niveler, d'arrondir la face antérieure de la mamelle.

Toutefois la graisse ne sépare pas cette face, sur toute son étendue, des téguments de la mamelle; elle devient de moins en moins abondante, à mesure qu'on approche de l'auréole et du mamelon. Sous l'auréole, les fosses adipeuses manquent complètement (fig. 421); le tissu dense, caractéristique du corps mammaire, est directement à nu, rattaché seulement au derme par quelques filaments conjonctifs. Il en est de même au niveau du mamelon, sous lequel on n'aperçoit qu'un tractus blanchâtre, formé par les canaux galactophores avec leur gaine conjonctive et musculaire. En raison de cette absence de graisse à sa base, le mamelon se laisse facilement déplacer (Henle).

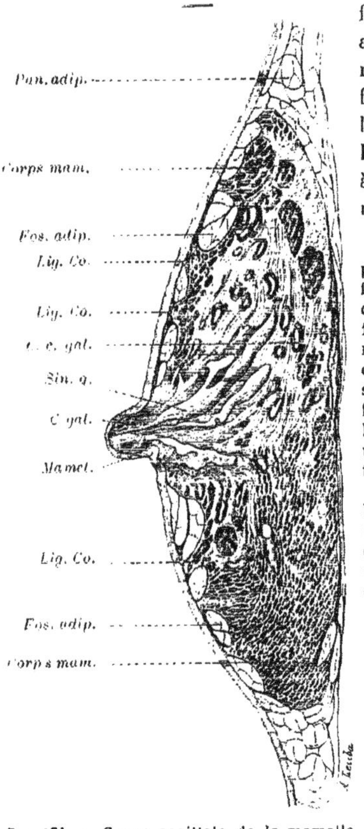

Selon Charpy, « les crêtes du sein sont disposées en 2 ou 3 rangées concentriques en forme de vague, reliées entre elles par des crêtes secondaires à direction radiée. Il y a de 10 à 30 fosses adipeuses, du volume d'une noisette environ, mais variant de la grosseur d'un pois à celle d'une amande. Les fosses secondaires communiquent entre elles. Mais les fosses principales sont indépendantes, comme le montrent les injections à la gélatine; les unes se terminent en culs de sac, les autres traversent toute la glande ».

Cette disposition des fosses adipeuses est de beaucoup la plus commune; mais elle n'est pas constante. Parfois elle est peu marquée, en raison du faible développement des crêtes fibro-glandulaires; parfois la surface convexe offre un aspect feuilleté; on voit s'imbriquer plusieurs lames du tissu mammaire, séparées par autant de nappes graisseuses aplaties.

Fig. 421. — Coupe sagittale de la mamelle d'une femme en lactation, passant par le milieu du mamelon (Henle).

b) Pendant la grossesse, la face antérieure devient moins inégale; elle prend une apparence plus régulièrement arrondie; la graisse sous-cutanée perd de son épaisseur, les fosses adipeuses de leur profondeur, si bien que le tissu mammaire peut entrer en contact direct avec les téguments. Mais les crêtes fibro-glandulaires, loin de disparaître, s'accusent davantage, s'élargissent, se multiplient et participent à l'hypertrophie générale; elles prennent l'aspect de véritables lobules. En même temps, sous l'auréole, on assiste au développement des glandes mammaires accessoires et les canaux lactifères se dilatent, au point de devenir visibles à l'œil nu.

c) Quand l'activité glandulaire a cessé, le tissu adipeux réapparaît comme dans la mamelle virginale, disposé dans les alvéoles et cupules ou étalé en nappe sous les téguments; mais, à la ménopause, il envahit une grande partie du corps mammaire, à tel point que la charpente fibreuse de la glande finit par être noyée dans une énorme masse de graisse.

2e *Face postérieure.* a) CHEZ LA NULLIPARE, elle n'offre point les inégalités de la face antérieure; elle est, au contraire, uniformément plane ou même un peu concave. Lorsqu'on la met à nu, on voit qu'elle est bien limitée et n'est pas, comme la face opposée, pénétrée par les amas graisseux. Elle paraît, au contraire, séparée des parties voisines par une lame cellulo-fibreuse, mince et cependant résistante, dont la dissection est assez délicate. Cette lame forme une véritable enveloppe à la glande et on comprend que quelques auteurs lui aient décrit une *capsule fibreuse*. Celle-ci peut être acceptée sur la face postérieure, mais non sur la face antérieure ni à la périphérie du corps mammaire, où on ne réussit pas à isoler un semblable feuillet.

D'où émane cette capsule postérieure? Libre en arrière, du côté du grand pectoral, elle adhère plus intimement en avant au parenchyme mammaire et me paraît constituer un simple épaississement en lame du tissu conjonctif, qui forme le stroma de la glande.

Peut-on dire que cette lame soit en continuité avec le fascia superficialis?

Écoutons Charpy, qui décrit à la glande une capsule sur toute sa surface libre, tant superficielle que profonde : « Le corps de la mamelle est fixé au fascia superficialis par son bord circulaire et par sa face postérieure. Le fascia superficialis, cette membrane conjonctive qui double partout le tégument, limite et maintient le pannicule adipeux, supporte les vaisseaux superficiels et sert de lame de glissement sur les aponévroses musculaires, affecte ici une disposition spéciale. En haut, il s'insère à tout le bord antérieur de la clavicule; au-dessous il est intimement fixé par de nombreux tractus à l'aponévrose dense du grand pectoral. Sur la périphérie de la mamelle, il se divise en 2 feuillets : l'un se confond avec la capsule fibreuse de la glande, dans toute sa partie circonférentielle, l'autre passe derrière la glande et constitue son fascia. Ce dernier sépare la mamelle des muscles sous-jacents. »

De son côté, Sebileau écrit que, sous le pannicule adipeux ou tissu cellulaire sous-cutané, on rencontre le fascia superficialis. « Celui-ci affecte ici une disposition toute particulière : Venu de la paroi abdominale, il remonte vers la glande mammaire et, au niveau du bord inférieur de celle-ci, se dédouble en deux feuillets : l'un passe en avant, l'autre en arrière d'elle; au bord supérieur, les deux feuillets se reconstituent en une lame unique, plus épaisse, qui se dirige vers la clavicule, s'attache à la face inférieure de cet os et forme ainsi une sorte de fascia fibreux, rempli de fibres élastiques jaunes. »

On voit combien sont précises les descriptions de ces deux auteurs. Je ne prétends pas en contester l'exactitude. Mais j'ai été moins heureux qu'eux. Je n'ai pas vu le ligament de Giraldès, dont ils admettent implicitement l'existence. Je n'ai pu apercevoir ce feuillet superficiel du fascia superficialis, dont ils parlent et je n'ai pu trouver que le feuillet profond, rétro-glandulaire; l'autre manque, au moins en tant que lame distincte. Qu'est-il devenu? Peut-être s'est-il intimement uni à la face profonde du derme, comme le fait existe en d'autres régions; peut-être (et cela me paraît plus vraisemblable) s'est-il divisé en une infinité de lamelles méconnaissables, qui entourent incomplètement les lobules adipeux, et qui, en définitive, se confondent avec le stroma fibreux de la glande mammaire. De telle sorte que, sur des coupes, je trouve : la peau, puis la couche cellulo-graisseuse sous-cutanée, renfermant la glande mammaire, enfin le fascia superficialis, réduit ici à son feuillet profond et paraissant s'identifier avec la capsule fibreuse postérieure de la glande mammaire.

Donc, en arrière de celle-ci, existe une *lame cellulo-fibreuse*, le *fascia superficialis* épaissi. Dans quelques cas, il est en contact intime avec le corps blanchâtre de la mamelle (il en est ainsi chez les personnes maigres). Plus souvent, il en est séparé par une *couche adipeuse rétro-mammaire*, de un demi à 1 centimètre d'épaisseur, qui n'atteint jamais le développement de la graisse prémammaire. Ajoutons enfin que la face postérieure du corps mammaire, recouverte de son fascia, se met en rapport avec l'aponévrose celluleuse des muscles sous-jacents (grand pectoral, quelquefois grand dentelé et grand oblique), dont elle est séparée par un tissu conjonctif lamelleux, lâche, souvent infiltré de graisse, dans l'épaisseur duquel rampent de grosses fibres élastiques (Henle) (voy. plus haut, p. 698, bourse de Chassaignac).

b) Pendant la grossesse et la lactation, la face postérieure du corps mammaire ne présente plus l'aspect uni que j'ai signalé plus haut. Elle devient granuleuse; souvent elle est traversée par des sillons superficiels, curvilignes, irrégulièrement disposés, qui semblent séparer les lobes mammaires arrivés à leur plein développement. En même temps, la couche graisseuse rétro-mammaire diminue; souvent, à l'œil nu, on ne trouve plus traces de tissu adipeux; la lame fibreuse rétro-mammaire et l'aponévrose du grand pectoral paraissent confondues en un seul feuillet. Heidenhain, Fantino prétendent qu'on voit parfois des prolongements glandulaires repousser les plans cellulo-fibreux et pénétrer dans l'épaisseur du muscle grand pectoral. Pour ma part, je n'ai jamais constaté cette particularité.

c) Après la lactation, la graisse reparaît et, a la ménopause, chez les femmes d'un certain embonpoint, elle envahit profondément le corps de la mamelle. Souvent alors, elle s'insinue dans des fosses analogues à celles de la face antérieure et parfois tellement profondes qu'elles s'unissent à ces dernières; le corps mammaire paraît transformé en un réseau irrégulier, bien visible quand on a enlevé la graisse (voy. fig. 419). Parfois aussi (mais seulement, à mon avis, chez les femmes grasses d'un certain âge), on observe cet aspect, signalé par Charpy, « d'une grande cavité centrale avec des diverticules périphériques communiquant ou non avec les loges sous-cutanées ».

3° Je ne m'attarderai pas à décrire le *pourtour* de la glande mammaire. Il en a été question à propos de la forme et des prolongements. Qu'il me suffise de dire que, pendant la grossesse, il cesse d'être tranchant pour devenir plus arrondi et qu'à son niveau, surtout en dehors, on voit des tractus cellulo-fibreux, abondants et solides, qui se portent du derme vers le fascia superficialis rétro-mammaire (Velpeau, Lannelongue).

V. ***Histologie.*** — La glande mammaire est une glande en grappe composée, qu'on rapproche d'habitude des glandes sébacées, bien que, par certains caractères de structure, d'activité, de développement et d'anatomie comparée, elle ressemble davantage aux glandes sudorifères (Gegenbaur, Benda, Renaut, Unger, Eggeling).

Elle se compose, suivant les auteurs, d'un nombre variable (8-24) de lobes principaux, subdivisés en lobes secondaires, tertiaires, et enfin en lobules et en *acini*. Les canalicules excréteurs des acini se réunissent, donnant naissance successivement à des troncs de plus en plus gros qui, en définitive, forment les *canaux galactophores* ou canaux excréteurs lobaires, en nombre égal à celui des lobes. Suivis, en sens inverse, du mamelon où ils débouchent vers le parenchyme glandulaire, ces conduits se ramifient, la plupart selon le mode dichotomique, en se portant dans toutes les directions, de telle sorte que leur faisceau forme, pour ainsi dire, le centre d'une étoile, dont les lobes représenteraient la périphérie. Tel est l'élément glandulaire, le parenchyme mammaire proprement dit, constituant l'une des parties du corps mammaire. L'autre partie, c'est l'élément conjonctif, le stroma, qui s'insinue entre les lobes, les lobules, les acini, les conduits excréteurs. Or, si l'on songe que la glande mammaire ne sécrète que d'une façon temporaire, qu'elle se développe seulement pendant la grossesse et la lactation pour régresser ensuite, on comprend que, suivant les moments où on l'envisage, il doit exister non seulement des *différences de structure*, mais aussi des variations dans l'agencement et la proportion de l'élément glandulaire et de l'élément fibreux, autrement dit des *variations de texture*. J'envisagerai d'abord la texture, dont certains points peuvent être reconnus déjà à l'œil nu et à la loupe, mais deviennent bien plus évidents sous le microscope.

A. **Texture**. — 1° La ***glande virginale*** représente une masse compacte qui n'est pas nettement séparée en lobes. Elle est essentiellement constituée par du *tissu conjonctif condensé*, presque homogène, qui se continue à la périphérie avec les lamelles, qui traversent la couche graisseuse périmammaire. Dans ce tissu conjonctif sont renfermés de *nombreux canalicules excréteurs*; mais les lobules eux-mêmes, un peu plus développés à la périphérie qu'au centre (Langer), sont, d'une façon générale, peu abondants, rudimentaires; les acini, ayant 40-60 μ (von Brunn), paraissent de simples culs-de-sac ovoïdes, appendus à l'extrémité de leurs conduits excréteurs (Curtis). Quelques auteurs, ainsi Cadiat, prétendent même que, chez la jeune fille pubère, il n'existe pas encore de vrais éléments glandulaires, mais de simples bourgeons épithéliaux pleins, comme chez le fœtus.

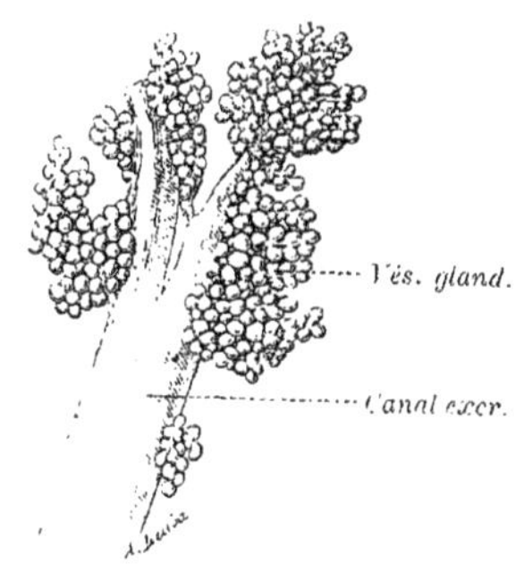

Fig. 422. — Canalicules excréteurs et vésicules glandulaires de la mamelle distendus (préparation par corrosion) (Middendorp).

2° ***Chez la femme enceinte*** et ***pendant la lactation*** (surtout au début), l'élément glandulaire se développe d'une façon surprenante, refoulant de toutes parts l'élément fibreux.

a) Le STROMA est réduit à de simples cloisons interlobaires et interlobulaires, dont il est plus difficile de reconnaître la continuation avec le tissu conjonctif périmammaire. De toutes parts, la graisse se retire. Il semble qu'alors la glande se laisse mieux séparer des parties qui l'entourent et qu'elle soit comprise dans une véritable enveloppe.

b) Les LOBES se dessinent avec la plus grande netteté; on reconnaît que chacun d'eux forme une glande *isolée, absolument indépendante*, n'ayant aucune communication avec ses voisines. Ils présentent une forme allongée, à base ou grosse extrémité externe, à pédicule ou à petite extrémité en rapport avec la base du mamelon. On distingue facilement la division en lobes secondaires et en lobules et, au bout des derniers canalicules excréteurs, ne sont plus appendus de simples culs-de-sac, mais de véritables tubes ramifiés de 80 à 100 μ et même davantage (von Brunn). Chaque acinus virginal paraît devenir le centre de formation d'un groupe d'acini. Les grains glandulaires sont tassés les uns contre les autres (fig. 422), presque juxtaposés, sans cloison intermédiaire. Ces transformations débutent à la périphérie, pour gagner progressivement le centre du parenchyme; elles occupent également les crêtes fibro-glandulaires. Il ne faudrait pas voir dans ces modifications une simple hypertrophie des acini, des lobules, des canalicules préexistants; il s'agit d'une véritable hyperplasie, avec multiplication du nombre de toutes ces parties. Par le même processus que chez le fœtus, il se développe une foule de bourgeons latéraux, qui se portent dans tous sens, émanant non seulement des culs-de-sac sécréteurs, mais aussi des canalicules excréteurs. Les gros canaux lactifères eux-mêmes poussent des diverticules (Gegenbaur). Toutefois, suivant Hyrtl, il persiste toujours, même chez les femmes qui nourrissent, quelques conduits borgnes, dépourvus d'alvéoles terminaux.

c) Le SYSTÈME DES CANAUX EXCRÉTEURS devient facile à étudier par des injections un peu pénétrantes, poussées par les pores galactophores ou sur des pièces par corrosion (fig. 423). Les conduits acineux, lobulaires, etc., ne présentent rien de particulier, en dehors de coudures assez fréquentes qu'on note sur les canalicules secondaires et tertiaires (Duret), de leur trajet extrêmement tortueux et de leurs contours un peu irréguliers.

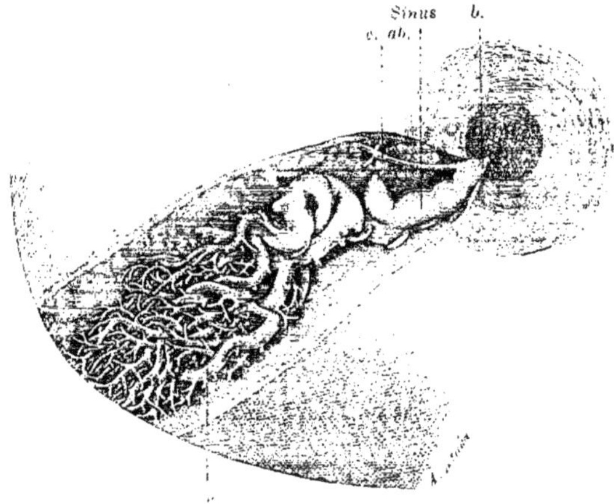

FIG. 423. — Mamelle d'une femme en lactation avec un lobe injecté en place (préparation par corrosion) (Middendorp).

Le tronc principal du lobe, formé par l'union de plusieurs canaux c, se rétrécit notablement en b, quand il monte dans la papille et reçoit un vaisseau aberrant (v. ab).

Il n'en est pas de même des tubes excréteurs des lobes, désignés sous le nom de *canaux galactophores* ou *conduits lactifères*. Ils présentent à étudier leur :

Nombre. — Il est égal à celui des lobes principaux ou, pour mieux dire, le nombre des pores galactophores est égal à celui de ces lobes. Il arrive en effet quelquefois (Hyrtl) qu'un des lobes ait deux canaux qui, près de la base du mamelon, se réunissent en un seul. J'ai dit plus haut que le nombre des lobes était diversement apprécié par les auteurs. En me basant sur la quantité des canaux galactophores, plus facile à évaluer, je crois (recherches personnelles sur 12 mamelles), que ce nombre ne doit point être inférieur à 8 ni supérieur à 15.

Trajet. — A leur sortie des lobes, les conduits lactifères suivent une direction variable, de façon à venir tous converger vers la base du mamelon et à se rassembler en un faisceau conoïde, qui forme l'axe de celui-ci. Cependant ils ne sont pas exactement rectilignes. Au niveau des points où ils reçoivent les canaux secondaires, ils décrivent des coudures assez brusques et présentent de petits renflements (Duret). Quand ils deviennent libres, ils s'enchevêtrent, se superposent d'une façon irrégulière, se croisent sous des angles variables. Enfin, ils sont droits, presque parallèles, lorsqu'ils atteignent la partie moyenne du mamelon, à la pointe duquel ils s'ouvrent chacun par un orifice spécial.

Anastomoses. — Nuck et Verheyen pensaient à tort qu'à la base du mamelon, tous les conduits lactifères étaient réunis par une branche anastomotique circulaire. Les anastomoses ont été admises plus récemment par Dubois, Luschka, Beaunis et Bouchard, sans doute induits en erreur par les entrecroisements que je viens de signaler. *Il n'y a absolument aucune anastomose entre les canaux galactophores.*

Calibre. — Il est loin d'être uniforme. A leur sortie de la glande, ils sont déjà facilement visibles à l'œil nu, d'un diamètre de 2 à 3 millimètres; arrivés au-dessous de la base du mamelon, ils se dilatent en renflements de 4 à 9 millimètres de diamètre, appelés *sinus* (fig. 423), *ampoules*, *réservoirs*, très apparents quand ils sont distendus; au delà des sinus, le calibre se rétrécit, de telle sorte qu'il ne dépasse pas 2 mm. 1/2 dans le mamelon et 1 millimètre au niveau de l'embouchure. Mais celle-ci est très dilatable.

Les sinus sont décrits par la plupart des auteurs comme des dilatations assez brusques; cependant, pour Middendorp, qui a réussi de très belles injections, ils ne sont pas toujours nettement marqués et consistent plus souvent en une ectasie allongée, circonférentielle ou latérale, du conduit.

Rapports. — A leur sortie de la glande, ils sont recouverts par de petits lobules, qui s'ouvrent dans leur intérieur. Puis ils traversent le muscle sous-auréolaire. Dans le mamelon, ils sont séparés par les fibres lisses sagittales de celui-ci et traversent les mailles du réseau que forment les fibres frontales (voy. p. 699). Enfin, les pores lactifères s'ouvrent dans les sillons interpapillaires, entre les glandes sébacées qui les entourent (Sappey).

Configuration intérieure. — Les canaux galactophores n'ont pas de valvules. Leur face interne présente des plis longitudinaux, qui s'effacent par la distension; il en résulte que, sur une coupe transversale, ils offrent un aspect étoilé (Henle).

Canaux galactophores accessoires. — Décrits par Sappey, ils seraient, pour cet auteur, de deux ordres : les uns ne sont que les canaux excréteurs des glandes auréolaires (voy. p. 700); les autres seraient formés par une simple division qui se détache d'un conduit principal. Sappey figure l'un de ces canaux, muni sur son trajet de deux dilatations fusiformes, flanqué de plusieurs petits lobules glandulaires et débouchant dans le canal excréteur d'une glande sébacée. Ces canaux de la seconde variété ne sont, ajoute Sappey, en général pas traversés par le lait, « qui trouve dans le canal principal une voie d'écoulement plus facile ».

3° ***Quand la glande cesse de fonctionner***, les canaux galactophores reviennent à l'état virginal; ils diminuent de longueur et de calibre, mais conservent, pour toujours, un léger renflement ampullaire et des coudures plus ou moins marquées; le tissu cellulo-adipeux reparaît entre les lobules et efface les limites de la substance glandulaire, d'autant mieux qu'il présente alors une coloration assez analogue à celle-ci. Néanmoins, en y regardant bien, on voit que la glande qui a travaillé ne régresse plus que d'une façon imparfaite; la lobulation reste indiquée, les canalicules excréteurs sont plus larges, les vésicules glandulaires persistent nombreuses (Merkel). S'il survient une autre grossesse, la glande parcourt à nouveau l'évolution que je viens de signaler. Mais, suivant Langer, ce ne sont plus les mêmes acini qui se développent; ceux qui ont servi une première fois ne serviront plus une deuxième. Durel fait jouer, dans ce processus, un certain rôle aux coudes des canaux galactophores. « Chacun d'entre eux, dit-il, représente un nœud de végétations qui donnera naissance à un tube secondaire, à l'extrémité duquel apparaîtront ensuite les canalicules primitifs et les acini. »

4° Dans la *glande sénile*, l'atrophie porte à la fois sur le stroma, qui prend un aspect fibroïde, et sur l'élément glandulaire, dont on ne voit persister que quelques canalicules, remplis de fines granulations graisseuses, de cristaux de cholestérine (Henle), et aussi, d'après Bruch, d'une minime quantité de lait qu'il est impossible de faire sortir par expression. — Suivant Cruveilhier, les canaux galactophores sont parfois distendus par un mucus noirâtre et gélatineux.

B. **Structure.** — J'envisagerai successivement la structure des acini, celle des canaux excréteurs et celle du stroma. J'adopterai l'ordre que j'ai suivi pour la texture. Mais ici un paragraphe nouveau doit être ouvert. Il convient, en effet, d'étudier séparément la glande pendant la grossesse et au début de la lactation, car, à ces deux périodes, l'épithélium paraît présenter d'intéressantes différences.

Je dois faire remarquer que l'histologie fine de la glande mammaire n'est pas encore fixée d'une façon définitive et que la plupart des recherches ont porté non sur la femme, mais sur la chatte, la vache, la chienne, la lapine.

1° *Glande virginale ou à l'état de repos.* — *a*) L'Acinus comprend de dehors en dedans :

α) Une *membrane basale* ou *vitrée* (Moullin), mince, amorphe, hyaline, difficile à voir, se colorant, d'après Coyne, en jaune orangé par le picrocarmin. Cette vitrée est admise par la plupart des auteurs. Sticker toutefois, dans un travail récent, conteste son existence et la dit représentée par les lamelles des cellules étoilées (*Flügelzellen* de Waldeyer), qu'on trouve dans le stroma interlobulaire.

β) Une couche de *cellules étoilées*, aplaties, fusiformes, anastomosées. Ces cellules ont beaucoup intrigué la sagacité des observateurs. Langer les considérait comme une formation de tissu réticulé, de Sinéty comme un endothélium sous-épithélial incomplet. On admet actuellement que ce sont des *cellules épithéliales contractiles*, c'est-à-dire des *cellules en panier de Boll*, constituant un réseau par leurs anastomoses (Coën, Steinhaus, Benda, Duclert). Lacroix a montré que, dans chaque cellule, la substance présente une fibrillation délicate et que le noyau, constamment situé à la surface et non dans le plein du réseau, tend à faire saillie entre le pied des cellules glandulaires. « Les paniers de Boll ont ainsi la position exacte des cellules myo-épithéliales des sudoripares, par rapport à la membrane propre et au revêtement épithélial sécréteur. Ce sont là des formations épithéliales homologues au point de vue morphologique. » (Renaut.)

On tend à faire jouer à ces cellules, dont le grand axe est parallèle à celui des canalicules excréteurs (Benda), un grand rôle dans l'expulsion du lait. Par le resserrement des mailles du vaste réseau qu'elles forment, elles peuvent d'un seul coup réduire, dans des proportions considérables, la capacité totale des cavités glandulaires (Lacroix).

γ) Une *couche épithéliale*. Presque tous les histologistes s'accordent à dire que l'épithélium est disposé sur une seule couche de cellules cylindriques un peu aplaties (Coyne, Nagel, Duclert, etc.). Leur noyau est volumineux, riche en chromatine; leur protoplasme, clair, prend difficilement les matières colorantes (fig. 424, *Cel. gland.*).

Cependant, suivant von Brunn, les petits acini de la glande virginale auraient un épithélium remplissant totalement la lumière et disposé sur deux couches, l'externe à cellules cylindriques, l'interne à éléments polyédriques. D'après le même auteur, l'épithélium serait séparé des cellules de Boll par un stratum particulier, épais de 4 μ, qui donne l'impression d'une membrane fortement imbibée » (*halo* de Langer). Cette membrane disparaîtrait pendant la lactation.

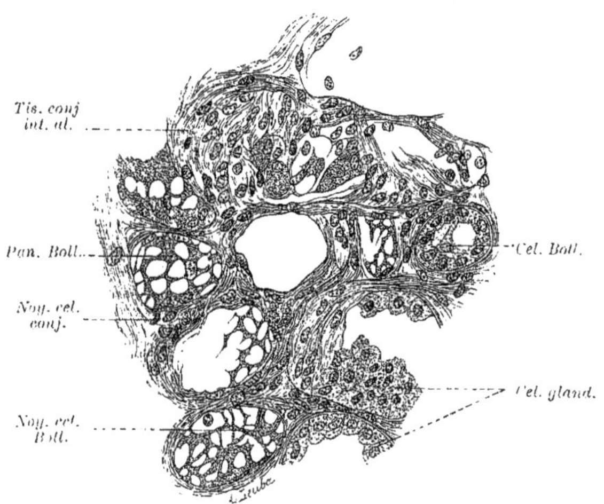

Fig. 424. — Fragment de la coupe d'un lobule de la glande mammaire de la chatte (en lactation) et une coupe transversale d'un canal excréteur interlobulaire, dont les paniers de Boll ont été dégagés (Renaut).

b). Canaux excréteurs. — Il faut ici distinguer les *canaux interlobulaires*, qui reçoivent les *canaux intralobulaires*, venus d'un même lobule et qui, à leur tour, aboutissent aux *canaux collecteurs* ou *galactophores*. On s'accorde à considérer les deux premières variétés plutôt comme des canalicules sécréteurs, mais je ne connais pas, à leur sujet, de recherches détaillées ayant porté sur des glandes mammaires en repos.

Sur les canaux galactophores, dont la paroi offre une certaine épaisseur, on distingue de dehors en dedans (fig. 426) :

α). Une *couche externe*, conjonctive, contenant dans sa partie interne de *nombreuses fibres élastiques*, disposées parallèlement au grand axe du canal et anastomosées en réseau. « Cette gaine élastique rappelle un peu celle des artères » (Renaut) et explique la grande extensibilité des conduits. Les fibres musculaires, décrites dans cette couche par Sappey, Ch. Robin, Spampani, sont niées par Kölliker, Henle, Coyne, et presque tous les histologistes actuels, Les fibres lisses, longitudinales et circulaires, qu'on trouve en dehors d'eux, appartiennent, non à la paroi du canal, mais au muscle mamillaire.

β). Une *couche interne*, formée, d'après la plupart des auteurs, par une rangée unique de cellules épithéliales cubiques. Au voisinage du pore galactophore, l'épithélium devient pavimenteux stratifié et offre, dans ses zones les plus superficielles, un commencement de stratification (Benda).

Suivant Renaut et Lacroix, l'épithélium prismatique bas ou cubique repose toujours sur une couche de cellules de Boll, elle-même appliquée à la surface interne de la membrane propre amorphe. Cette couche et cette membrane se prolongeraient ainsi sans interruption depuis le fond des culs-de-sac glandulaires jusque sur les gros canaux excréteurs, à peu de distance de leur terminaison à la pointe du mamelon (fig. 426).

c). Le STROMA, qui est très développé et très dense dans la glande virginale se compose de faisceaux conjonctifs, mêlés à des fibres élastiques, « faisceaux qui forment à la périphérie et entre les lobes un réseau à mailles larges, traversé par la graisse ». Mais, au voisinage et au contact immédiat des canalicules excréteurs et des acini, le stroma se modifie ; tout en restant dense, il devient hyalin, est formé par du tissu conjonctif jeune, qui renferme de nombreux noyaux (Billroth) et des cellules migratrices (Broesike, Renaut). D'après Billroth, cette disposition est destinée à favoriser l'ampliation des acini et le développement du système vasculaire, quand la glande entre en activité.

2° *Glande pendant la grossesse.* — *a*). Dans l'ACINUS, la membrane basale et la couche des cellules de Boll ne subissent pas de transformation. Les cellules myo-épithéliales, en particulier, persistent avec tous leurs caractères, ainsi que l'a démontré Lacroix, dans ses recherches sur des mamelles de femme aux deux derniers mois de la gestation. Mais l'*épithélium sécréteur* se multiplie par caryocinèse, de façon à tapisser les culs-de-sac néoformés ; il reste constitué, pour Renaut et Szabo, par une couche unique de cellules cylindriques, basses (Renaut), très hautes (Szabo), tandis que, d'après Kadkin et Benda, il se dispose en plusieurs couches. Quoi qu'il en soit, fait important sur lequel s'accordent tous les observateurs (Bizzozero et Vassale, Coën, Benda, Kadkin, Nagel, Steinhaus, Duclert, Szabo, Renaut, etc.), on y *rencontre de nombreuses figures de division mitotique*, indices de son état d'activité.

« Toutes sont des figures de juxtaposition, le plan de division étant perpendiculaire à la paroi propre de l'acinus. Il n'y a point, au contraire, de figures de superposition, c'est-à-dire dans lesquelles le plan de division soit parallèle à la membrane propre. Les grains glandulaires de la mamelle ne se développent donc point comme ceux des glandes sébacées, dont l'épithélium est stratifié. » (Renaut.)

En outre, au sein du protoplasma encore clair, on voit apparaître, çà et là, d'une part, des granulations graisseuses, d'autant plus abondantes qu'on approche de la parturition et, d'autre part, de petites masses sphériques, hyalines ou boules colloïdes de Duclert et Lacroix.

b). L'activité fonctionnelle ne modifie pas la structure des GROS CANAUX EXCRÉTEURS. Mais n'agit-elle pas sur la structure des CANALICULES INTRA- et INTERLOBULAIRES ? La plupart des auteurs les passent sous silence, ou laissent sous-entendre qu'ils subissent des changements analogues à ceux des acini. D'après les recherches de Renaut (faites sur une chatte primipare dans les dernières semaines de la gestation), « le conduit intra-lobulaire se distingue essentiellement du cul-de-sac sécréteur : 1° par sa membrane propre, beaucoup plus épaisse, à contour plus net ; à la face interne de cette membrane repose une couche serrée de cellules en panier, dont les noyaux, très fortement colorés par le carmin et l'hématoxyline, dessinent comme un rang de perles à la face profonde de l'épithélium. 2° L'épithélium est formé par des cellules prismatiques hautes, presque cylindriques, absolument différentes des cellules galactogènes basses des culs-de-sac sécréteurs. Les noyaux de ces cellules, très volumineux, remplissent presque toute la cellule, dont le grand axe est perpendiculaire à la paroi. En dehors du noyau, le protoplasma est absolument clair. *Il ne renferme jamais de granulations graisseuses.*

Dans les canaux intra-lobulaires dont la lumière est festonnée à la coupe, comme celle des gros conduits, on rencontre, pour Renaut, un épithélium prismatique bas, un réseau de Boll serré et régulier, enfin une membrane basale.

c). Le STROMA ne forme plus que de très fines cloisons inter-lobulaires et inter-acineuses; il est même, en beaucoup de points, tellement réduit que les acini, tassés les uns contre les autres, se touchent pour ainsi dire. Cependant (de Sinéty) au microscope, on reconnaît encore, autour de la membrane basale, l'existence de deux zones; l'une interne, formée d'un tissu conjonctif lâche, riche en éléments cellulaires et en capillaires sanguins; l'autre externe, composée de fibres conjonctives et élastiques. Winkler y décrit, chez la lapine, des fibres lisses que personne n'a retrouvées.

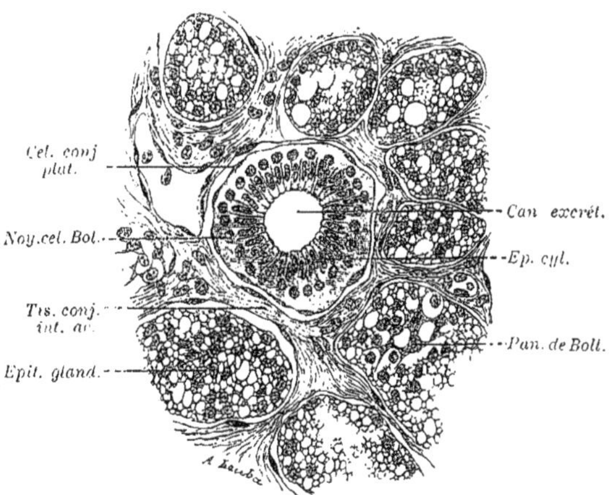

FIG. 423. — Coupe de la glande mammaire en lactation de la chatte (Renaut).

C'est à ce moment, c'est-à-dire à la fin de la grossesse, et jusqu'au 5e jour (Pfeiffer) après l'accouchement, que se fait la sécrétion d'un liquide, légèrement laxatif pour le nouveau-né, et qui constitue le *colostrum*. Sans entrer dans des détails qui ne sauraient trouver place ici, je me contente de rappeler que c'est un liquide visqueux, tachant le linge. Il diffère du lait par sa plus grande densité, par la grande quantité d'albumine coagulable, par la faible proportion de caséine et surtout de graisse qu'il renferme. On n'est pas d'accord sur le sucre et les sels minéraux; cependant les analyses les plus récentes (Munk) semblent indiquer que le colostrum contient moins de sucre et plus de sels que le lait. On y trouve quelques globules analogues à ceux du lait, mais surtout des corpuscules, qui se réunissent en amas mûriformes et en traînées, et lui donnent sa couleur jaunâtre. Ce sont les *corpuscules granuleux*, découverts par Donné, ou *corpuscules du colostrum*. Ils sont arrondis ou irréguliers, sont animés de mouvements browniens et renferment souvent un noyau. Leur contenu granuleux est en partie incolore, en partie teinté en jaune brunâtre (Truman).

Comment se forment ces corpuscules de Donné? Récemment on a voulu les assimiler à des cellules migratrices qui, traversant la paroi de l'acinus, se chargent de granulations particulières (Winkler, Rauber, Cohn) ou prennent et transforment les globules du lait (Czerny, Benda). Mais on en revient à l'opinion ancienne, à celle d'une fonte cellulaire. La sécrétion du colostrum est, comme celle du sébum, une sécrétion holocrine, et les corpuscules particuliers qu'il renferme ne seraient que des cellules épithéliales dégénérées et expulsées (Heidenhain, de Sinéty, Buchholz, etc.). Cette théorie est défendue par presque tous les physiologistes; aussi décrit-on aux corpuscules du colostrum non seulement noyau et protoplasma, mais aussi une membrane d'enveloppe homogène, hyaline, se gonflant par l'acide acétique (Munk). Je dois dire cependant que Duclert, Lacroix et Renaut ne partagent pas cette opinion. Suivant eux, les corpuscules du colostrum ne sont nullement des corps cellulaires; ils n'ont ni membrane d'enveloppe ni véritable noyau; ce ne sont que des agminations de boules colloïdes, rejetées par l'élément sécréteur, et ces boules englobent des granulations graisseuses ou subissent elles-mêmes la dégénérescence graisseuse partielle.

Ajoutons que la sécrétion du colostrum n'est pas exclusivement liée à la grossesse; on peut l'observer dans les affections des organes génitaux internes, spécialement dans certaines métrites. D'autre part, elle peut continuer à se faire longtemps encore après le sevrage. Enfin, si la femme n'allaite pas, les corpuscules de Donné peuvent être constatés aussi longtemps que dure l'activité de la glande mammaire.

3° *Glande en lactation.* — Les seules modifications qu'il importe de mentionner ici portent sur les *acini* glandulaires. La membrane basale ne change pas. Le réseau des cellules de Boll, d'après Benda et Nagel, cesse d'être continu et même, pour Steinhaus, ces éléments disparaissent d'une façon complète. Cependant Renaut et Lacroix affirment qu'ils persistent avec tous leurs caractères (fig. 186 et 187). L'épithélium cylindrique (Benda, Steinhaus), cubique (Michaelis), prismatique surbaissé (Renaut) ne forme plus qu'une seule couche. A partir du moment où la glande entre réellement en activité et commence à sécréter le lait, c'est-à-dire à partir du troisième au cinquième jour après l'accouchement, il n'y a plus, suivant Nissen, van Tussenbroek, Mori, Szabo, Unger, Sticker, Michaelis, de multiplication cellulaire et on ne trouve plus nulle part de figures de division mitotique. Pour Renaut, au contraire, on rencontre encore dans les cellules actives de ces figures: « mais jamais la division nucléaire ne s'accompagne d'une scission en travers du protoplasma. Après elle, on a simplement une cellule renfermant deux noyaux superposés ».

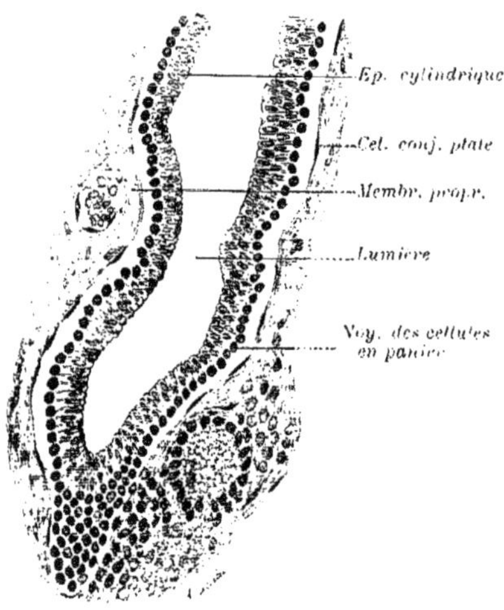

Fig. 426. — Coupe un peu oblique d'un gros canal galactophore de la chatte au voisinage du mamelon. (Renaut.)

Du reste, il ne faudrait pas croire que les cellules entrent toutes simultanément en activité. Il en est qui travaillent pendant que d'autres se reposent. Il en résulte qu'elles présentent des aspects différents. Mais, à ce point de vue, l'accord n'est pas fait entre les divers observateurs.

Ainsi Nagel, auquel j'emprunte ces lignes, écrit que, suivant Partsch, Jakowski, les cellules sont aplaties, comme comprimées, quand le lait distend le cul-de-sac; elles sont, au contraire, hautes et cylindriques dans l'acinus vide. Les noyaux, pour Benda, sont partout à l'état vésiculeux et ne présentent de phénomènes ni de désagrégation ni de multiplication (Nissen). Pour Steinhaus et Ottolenghi cependant, les noyaux se remplissent souvent de gouttelettes graisseuses et sont ainsi expulsés. Partout, dans le protoplasma, on trouve de semblables gouttelettes. Selon Steinhaus et Unger, le protoplasma se remplit de granulations fuchsinophiles, qui représentent sans doute, en partie du moins, les premiers stades de la formation des gouttelettes adipeuses. Les cellules sont toujours, du côté de la lumière de l'acinus, nettement limitées, n'offrant ni bosselures ni dentelures (Benda, Nagel).

Au contraire, d'après Renaut, « dans les alvéoles à l'état de repos relatif, toutes les cellules épithéliales, prismatiques basses, sont d'égale hauteur. La lumière glandulaire est limitée par une ligne continue. Le protoplasma des cellules est d'apparence grenue ou spongieuse, comme celui des cellules glandulaires séreuses. Au voisinage du pôle libre, il renferme de fines granulations graisseuses que l'acide osmique teinte en noir foncé. Les noyaux sont ovoïdes, aplatis parallèlement à la membrane propre. Dans d'autres alvéoles où la sécrétion du lait commence à devenir active, les cellules sont devenues hautes, turgides. Leur pôle superficiel se renfle, et la lumière glandulaire prend par suite un contour festonné. La turgescence des cellules tient à ce qu'au sein du protoplasma voisin du bord libre, le nombre des globules graisseux est devenu bien plus considérable et que leur volume s'est accru. Dans ces cellules, on trouve deux noyaux formés par division. Celui situé près de la lumière, dans la partie turgide de la cellule, subit fréquemment la dégénération par fermentation ou par stéatose; il est éliminé au moment de l'expulsion des globules graisseux. Enfin, il est des alvéoles dont la lumière ne renferme presque plus de lait. Les cellules glandulaires ont pris d'énormes proportions; elles sont turgides au maximum, bourrées dans leur portion libre, renflée en tête, de globules graisseux, nombreux et extrêmement volumineux. Ces alvéoles représentent, dans les phases de la sécrétion, le stade précédant immédiatement le phénomène de l'extraction exocellulaire : c'est-à-dire le passage des globules du lait, arrivés à maturité, de la cellule dans la lumière de l'acinus. » (Renaut.)

A partir du moment où la glande entre en pleine activité, elle produit le *lait*. Je renvoie aux traités de physiologie pour tout ce qui concerne les caractères du lait. Mais je veux m'arrêter un instant aux phénomènes anatomiques, encore très discutés, de la sécrétion lactée. Qu'il s'agisse bien réellement d'une sécrétion, la chose est incontestable; la caséine, la lactose, les graisses, sont des produits dont les uns manquent dans le sang, dont les autres n'y existent qu'en proportion infinitésimale. Le plasma du lait a également une composition différente de celle du plasma sanguin. Enfin il tient en suspension de petites sphères réfringentes, de 1 à 5 μ; ce sont les *globules du lait*, en quantité considérable, puisque Bouchut en a compté plus d'un million par millimètre cube de bon lait de femme. C'est sur l'origine de ces gouttelettes graisseuses que portent la plupart des discussions.

On ne saurait plus accepter de nos jours, malgré Kölliker, Kolessnikow, Coën, que la sécrétion soit proprement une sécrétion holocrine, que la cellule tout entière, tombée en déliquium, produise le liquide sécrété. On n'admet pas davantage, avec Rauber, que les globules du lait ne sont que des cellules lymphatiques subissant la transformation graisseuse. J'ai dit que, pendant la lactation, beaucoup d'observateurs contestaient toute caryocinèse. D'ailleurs, ainsi que le fait remarquer Nagel, il est difficile de croire que les globules du lait, dont le nombre éliminé chaque jour est énorme, puissent provenir d'une fonte cellulaire, puisque les éléments sécréteurs sont disposés sur une seule couche et ne sont point, contrairement à ce qui a lieu pour les cellules sébacées, incessamment remplacées par des éléments nouveaux.

Aussi la théorie de la sécrétion mérocrine rallie-t-elle le plus grand nombre de partisans. Mais, tandis que Schmid, Heidenhain, Langer, Frommel, Partsch, Reininghaus, prétendent que les gouttelettes graisseuses, élaborées par le protoplasma, s'accumulent, avant d'être expulsées, dans la partie centrale de la cellule qu'elles soulèvent, Steinhaus, Benda, etc., soutiennent qu'elles sont toujours uniformément réparties dans le corps cellulaire et qu'à aucun moment, on n'observe l'étranglement de celui-ci signalé par Heidenhain. Elles s'éliminent sous forme de « petites granulations protoplasmiques ».

J'ai dit en outre que, d'après Nissen, Duclert, Jakowski, Steinhaus, Renaut, Laguesse, on voit souvent deux noyaux dans la même cellule. Le plus superficiel serait parfois ou constamment éliminé et, par des transformations, serait « l'origine de la nucléine qui, se combinant avec l'albumine de la sécrétion séreuse, formerait ainsi la nucléo-albumine ou caséine du lait ». Pour Benda, au contraire, la nucléine est un produit de destruction des leucocytes. Mori admet aussi que les noyaux chromatophiles de Nissen résultent de la désagrégation des cellules migratrices. D'après Schwalbe, Béchamp, la *membrane haptogène* décrite par Ascherson, admise par Dumas et Ch. Robin, et qui entoure les globules du lait, serait une enveloppe de caséine; on s'expliquerait ainsi pourquoi ces globules restent indépendants et ne se fusionnent pas, comme les corpuscules du colostrum. Mais, d'une part, de Sinéty, Kehrer nient énergiquement l'existence d'une telle enveloppe; d'autre part, il faut sans doute ne pas généraliser et tenir compte de la variété de lait sur laquelle portent les recherches histo-chimiques : c'est ainsi, par exemple, que la caséine du lait de vache et celle du lait de femme sont deux substances chimiquement distinctes : soumises toutes deux à la digestion peptique, la première seule donne de la nucléine (Wroblewski).

On voit combien le problème est difficile. De même, on doit se demander si le lait quitte déjà à l'état d'émulsion la cellule sécrétante, si la graisse est réellement formée par elle ou ne fait que la traverser, etc. Autant de questions qui attendent leur solution.

Quoi qu'il en soit, s'appuyant d'une part sur ce fait que les cellules ne deviennent pas caduques pour passer ensuite dans la sécrétion, tenant compte d'autre part de cette particularité que « certaines d'entre elles détachent des bourgeons cellulaires destinés à subir, au sein du produit déjà sécrété, une dissolution de leurs éléments constitutifs, une sorte d'histolyse », Renaut considère que la mamelle est une glande intermédiaire, surtout mérocrine et accessoirement holocrine.

4° *Glande en voie de régression.* — L'activité de la glande mammaire dure plus ou moins longtemps, suivant que l'enfant tète ou non. Dans le second cas, elle s'éteint rapidement ; dans le premier, elle peut persister plusieurs mois, quelquefois pendant deux ans. Le lait, renfermé dans quelques alvéoles, se résorbe sur place ; il en est de même pour quelques cellules épithéliales entièrement remplies de graisse (Renaut). Puis l'acinus reprend, jusqu'à une nouvelle grossesse, l'aspect que nous avons décrit chez la nullipare. « En même temps, le tissu conjonctif reparaît dans les intervalles des acini glandulaires. On peut alors distinguer, entre ceux-ci, des cellules connectives, dont quelques-unes montrent des figures de division indirecte. Dans les espaces interlobulaires, apparaissent, en même temps, le long des vaisseaux, de nombreuses vésicules adipeuses » (Renaut).

5° *Glande après la ménopause.* — La glande sénile a été peu étudiée. On admet, en général, que l'épithélium des acini, d'abord cylindrique très bas, est envahi par la dégénérescence graisseuse et disparaît. Les galactophores, petits et rétractés vers le mamelon, sont souvent variqueux. Le stroma se réduit à un noyau fibreux, à moins qu'il ne soit envahi et dissocié par le tissu adipeux.

ARTICLE III

VAISSEAUX ET NERFS DE LA MAMELLE

Les vaisseaux de la mamelle, tant artériels et veineux que lymphatiques, se divisent en superficiels et profonds, les premiers se terminant ou naissant dans les téguments et la couche sous-cutanée, les seconds dans le corps mammaire. Ils ne forment cependant pas des systèmes indépendants, mais échangent entre eux de fréquentes anastomoses. Un autre caractère, qui leur est commun, c'est leur développement pendant la période d'activité de la glande, dont ils contribuent, pour leur part, à augmenter le volume. Non seulement les vaisseaux primitifs s'élargissent et s'hypertrophient, mais on en voit apparaître de nouveaux autour des acini néoformés. Aussi, pour en prendre une connaissance exacte, doit-on choisir de préférence la mamelle d'une femme, morte pendant la grossesse ou au cours de l'allaitement. Cette remarque est surtout utile pour l'étude du système lymphatique.

Artères. — Les artères de la mamelle ont plusieurs origines :

1° La *mammaire interne*. C'est, pour presque tous les auteurs, la source vasculaire essentielle. Cette artère fournit, ainsi qu'on sait (voy. *Angéiologie*, tome II, p. 718), une série de vaisseaux, qui traversent l'espace intercostal près du sternum et constituent les *artères perforantes antérieures*. Parmi celles-ci, les 5 premières fournissent à la mamelle, qu'elles abordent par sa partie interne. Mais ce sont les 2e et 3e artères perforantes qui sont les plus importantes. Manchot insiste sur la 3e, qui apparaît à la partie interne du 2e espace intercostal. « Elle se porte, dit-il, d'abord horizontalement en dehors. Arrivée à la partie moyenne d'une ligne intermédiaire à son point d'émergence et au sommet de l'aisselle ou un peu en dedans de cette ligne, elle se courbe à angle droit pour descendre vers le mamelon, en décrivant un trajet très sinueux ». Les 2e et 3e perforantes peuvent, pendant la lactation, atteindre un diamètre de 2 à 3 mm. On a même vu le tronc de la mammaire interne, véritable artère fonctionnelle de la glande, acquérir, à ce moment, le calibre d'une radiale (Cruveilhier, de Sinéty).

2° La *mammaire externe* ou *thoracique longue*. Elle fournit au segment inféro-externe de la mamelle une série de rameaux ascendants, qui apparaissent sous le bord inférieur du grand pectoral. Velpeau et Hyrtl sont à peu près seuls à prétendre que cette artère est le vaisseau principal de l'organe. Hyrtl décrit en particulier une grosse branche se distribuant à toute la moitié externe de la mamelle. Dans quelques cas, on voit s'échapper de la partie terminale de l'axillaire un vaisseau surnuméraire, *artère thoracique superficielle* qui, perforant l'aponévrose au-dessous du grand pectoral, se porte en bas et en dedans, pour se distribuer d'une part à la mamelle, de l'autre à la peau des parties antéro-latérales de la poitrine.

3° La *branche interne de l'artère acromio-thoracique* et l'artère (inconstante) *thoracique supérieure*[1] (voy. t. II, p. 726). Elles irriguent spécialement le segment supéro-externe de la mamelle par des vaisseaux, qui cheminent sur le grand pectoral ou traversent d'abord ce muscle.

4° Les 2e, 3e et 4e *intercostales aortiques*. Les rameaux perforants de celles-ci abordent la mamelle par sa face profonde et présentent un trajet intéressant. Plongeant dans l'épaisseur de la glande, « ils cheminent entre les lobes principaux, donnant des branches qui se rendent à des lobules différents de lobes voisins et se terminent dans le mamelon par des rameaux qui rampent entre les tubes galactophores » (Duret). L'artère du mamelon vient plus spécialement de la 4e intercostale.

Quoi qu'il en soit, les artères de la mamelle sont les unes tégumentaires, les autres glandulaires. Elles constituent sur les 2 faces, spécialement sur la face postérieure de l'organe, un plexus à larges mailles, puis cheminent dans les

1. Je ferai remarquer ici qu'on décrit souvent d'une façon peu précise les premières branches collatérales de l'artère axillaire. En dehors de l'artère acromio-thoracique, il est des auteurs qui mentionnent une artère thoracique postérieure ou du petit pectoral (Sappey), d'autres qui décrivent une artère thoracique supérieure (Henle, Quain); d'autres signalent à la fois comme collatérales de l'axillaire la thoracique postérieure et la supérieure (Poirier); d'autres enfin (Testut), prétendent d'une façon erronée que la thoracique supérieure n'est autre que la branche externe de l'acromio-thoracique. La vérité est qu'en dehors de ce dernier tronc, on en observe un autre inconstant, qu'on peut nommer *artère thoracique supérieure*, et qui naît au-dessus ou au-dessous du tronc acromio-thoracique. D'après ce que j'ai vu, l'artère thoracique supérieure, presqu'à son insertion, se divise en 2 branches : l'*antérieure* passe entre le grand et le petit pectoral et fournit quelques vaisseaux à la mamelle ; la *postérieure*, unique ou double, passe derrière le petit pectoral, et, naissant parfois isolément de l'axillaire, fournit les artères petites thoraciques ou artères du petit pectoral. Ce dernier terme n'est pas très exact, car la plupart des vaisseaux se perdent dans le grand dentelé.

cloisons interlobaires et interlobulaires, pour former, autour des acini et des canaux excréteurs, des réseaux anastomosés, peu serrés (Von Brunn). Je rappelle que les artères du mamelon et de l'auréole sont relativement petites, exception faite pour celles qui se rendent aux papilles dermiques.

Capillaires. — D'après Renaut, « ils pénètrent et se distribuent dans les intervalles des acini glandulaires, formant aux alvéoles sécréteurs un réseau enveloppant. Ils relient solidement entre eux les alvéoles, de sorte qu'il n'existe pas d'espaces interalvéolaires développables, et que tous les acini d'un même lobule forment une masse solidaire. A part cette particularité, le réseau sanguin ressemble considérablement à celui des glandes en grappe ordinaires. Sur la glande virginale, on voit les vaisseaux former autour des bourgeons d'extension de la glande des sortes de croissants. Ces vaisseaux sont embryonnaires et s'ordonnent à distance d'abord des bourgeons glandulaires en voie de développement. Ils poussent des pointes d'accroissement entre les bourgeons destinés à devenir des alvéoles sécréteurs. Ces pointes d'accroissement se rejoignent ensuite, forment des réseaux enveloppants pour chaque alvéole sécréteur et enfin se canalisent (Langer) ». Selon Sticker, les vaisseaux capillaires, très gros sur la glande en activité (chez la vache), entourent les vaisseaux lymphatiques.

Veines. — 1° Les *veines superficielles, sous-cutanées*, bien visibles pendant la gestation et l'allaitement, sous l'aspect d'un réseau bleuâtre, forment souvent, à la périphérie de l'auréole, un cercle anastomotique, dit *cercle veineux de Haller*, qui, du reste, n'est pas constant et n'entoure parfois que les deux tiers de l'auréole (Sebastian). Dans quelques cas, il en existe un second autour de la base du mamelon (Luschka).

Ces plexus superficiels ne reçoivent pas seulement les veines des téguments, mais aussi celles des lobules et des acini situés au-dessous, qui montent s'y aboucher perpendiculairement (Duret). Des cercles péri-mamillaire et péri-auréolaire partent des troncules radiés, dont la plupart, suivant Luschka, se terminent dans la veine jugulaire externe en sautant par-dessus la clavicule. Cependant, si l'on s'en rapporte aux figures de Braune et de Manchot, on voit que les veines superficielles circummammaires se portent dans toutes les directions : vers la jugulaire externe, vers la veine céphalique, vers les veines latéro-sternales, vers les veines sous-cutanées de la paroi abdominale.

2° Les *veines profondes* accompagnent, en général, au nombre de deux, les artères mammaires externe et interne. Les veines perforantes antérieures sont, presque toujours, bien plus grosses et plus nombreuses que les rameaux artériels correspondants (Braune). Les veines, qui se portent directement en arrière vers l'espace intercostal, marchent souvent d'une façon indépendante, traversant, en plusieurs endroits et isolément, le muscle grand pectoral.

L'origine des veines elles-mêmes ne présente rien de particulier. Elles constituent de petits plexus autour des acini. Il faut noter les réseaux abondants qu'on trouve dans les papilles de l'auréole et du mamelon.

Lymphatiques. — 1° Les *lymphatiques superficiels* (cutanés et sous-cutanés) naissent comme partout ailleurs; le mamelon et l'auréole, dont le système sanguin est relativement peu développé, sont recouverts d'un réseau très riche de vaisseaux absorbants. Dans l'auréole, ils sont aussi nombreux que dans la pulpe des doigts et dilatés sous forme d'ampoules pouvant atteindre plusieurs millimètres (Regaud). Ils se jettent dans les ganglions axillaires et s'entrecroisent sur la ligne médiane avec ceux du côté opposé (Rieffel). Hyrtl en mentionne quelques-uns, qui se termineraient directement dans les ganglions sous-claviculaires.

2° ***Lymphatiques glandulaires.*** — Leur étude n'a pas encore abouti à des résultats qu'on puisse considérer comme définitifs, au point de vue tant de leur origine que de leur terminaison.

a) Modes d'origine. — Il convient de les envisager successivement au niveau des vaisseaux sanguins, des canaux galactophores et des acini glandulaires.

α) Stiles mentionne des origines *périvasculaires*, sous forme de gaines et de radicules, souvent très fortes, au point de recouvrir complètement les artérioles qu'elles accompagnent.

β) Les origines *péricanaliculaires* constituent aussi, pour Stiles, de véritables gaines, qui entourent les conduits excréteurs. Regaud les décrit comme établissant une anastomose entre les lymphatiques de l'auréole et ceux du parenchyme glandulaire. Ils sont donc parallèles aux canaux galactophores, dépourvus de valvules et cheminent dans la gaine adventice, à distance de la membrane basale.

γ) Au sujet de l'origine des lymphatiques au niveau des *culs-de-sac glandulaires*, deux opinions principales sont en présence. Les uns tiennent pour l'origine périacineuse : c'est ainsi que, selon Waldeyer, Kolessnikow, Creighton, Sorgius, les culs-de-sac terminaux sont directement entourés par des espaces lymphatiques. D'autres défendent l'origine *périlobulaire*, et cette seconde opinion a prévalu. Coyne, l'un des premiers, a montré qu'on ne rencontre pas, comme dans les glandes salivaires, par exemple, les éléments glandulaires en contact direct avec les lacunes lymphatiques; celles-ci sont séparées de ceux-là par toute l'épaisseur de la paroi alvéolaire et par une zone conjonctive lâche. C'est seulement en dehors de cette zone qu'on trouve de vastes lacunes lymphatiques, plongées dans un tissu lamineux assez dense. Ces lacunes, d'après Coyne, « sont aplaties, triangulaires ou ovalaires, tapissées par un endothélium très net, dont les noyaux proéminent de distance en distance et ressemblent ainsi à une rangée de petites perles ». Langhans conteste les résultats de Coyne et n'admet qu'un réseau de canalicules interlobulaires, qui n'auraient aucune connexion avec les lacunes. Chauvin décrit un réseau périacineux intralobulaire.

La question me paraît avoir été tranchée par Regaud, en employant la méthode de Renaut de fixation et d'imprégnation simultanées. Ayant injecté, à la fois par le mamelon et par la voie interstitielle, une solution osmio-picro-argentique, il a reconnu que le système lymphatique de la glande mammaire est tout entier extra-lobulaire et que, dans les travées conjonctives interlobulaires, on trouve d'une part des espaces, d'autre part des canaux. Les *espaces* ou *sacs* lymphatiques sont très grands, parfois au point d'entourer partiellement plusieurs lobules. « Lorsqu'ils atteignent un lobule, ils s'appliquent à sa surface et recouvrent les acini superficiels comme d'un vernis; mais jamais on ne les voit pousser de prolongements intra-lobulaires. » Les *canaux*, qui

[RIEFFEL.]

communiquent avec les sacs, sont également interlobulaires, séparés des éléments glandulaires par une couche conjonctive lâche. « Ils ont la signification de grands trajets collecteurs, sans paroi propre différenciée ni valvules : c'est-à-dire de capillaires lymphatiques. » Les canaux existent également, tout aussi nombreux, mais plus grêles, sur les mamelles au repos ou atrophiées par l'âge ; les seuls éléments qui varient, ce sont les espaces lymphatiques, qui naissent et s'accroissent pendant la gestation.

Il paraît donc démontré d'une façon définitive que *le système lymphatique de la glande mammaire est tout entier extralobulaire*, que jamais il ne pénètre entre les acini et jamais n'arrive au contact de la vitrée.

b) TRAJET ET TERMINAISONS. — L'opinion généralement admise est celle de Sappey. D'après lui, aucun tronc lymphatique ne se détache de la face postérieure de la mamelle, mais tous, sans exception, se portent de cette face postérieure vers l'antérieure. « Ils convergent des divers points de la glande vers l'auréole et forment, au-dessous de celle-ci, un *gros plexus sous-auréolaire.* » Deux troncs énormes naissent de sa périphérie, l'un en dehors du mamelon, l'autre en dedans. Le premier se porte transversalement vers l'aisselle ; le second décrit une courbe demi-circulaire, pour se rendre également dans les ganglions axillaires. De la partie supérieure de la mamelle, on voit naître ordinairement un troisième tronc, et souvent aussi de sa partie inférieure un quatrième. Ces troncs, émanés de la périphérie de la glande, sont beaucoup moins considérables que les précédents et se réunissent à ceux-ci, avant d'atteindre le creux de l'aisselle. Les vaisseaux lymphatiques, s'étendant de la mamelle aux ganglions axillaires, sont donc au nombre de deux seulement, très rarement de trois. Ils se jettent en général dans les ganglions les plus rapprochés du bord antérieur de l'aisselle. » L'opinion de Sappey est intégralement adoptée par Cruveilhier, Tillaux, Richet, Langhans, Nagel, Merkel, Pierre Delbet, Sorgius, etc. Ce dernier auteur spécifie que les lymphatiques, après s'être réunis en un faisceau, aboutissent finalement dans un ou deux ganglions au maximum, placés sur la paroi interne de l'aisselle, sur la troisième digitation du grand dentelé, c'est-à-dire sur la troisième côte, ou un peu plus bas dans le troisième espace, recouverts ou non par le bord inférieur du grand pectoral, suivant que le sujet est bien ou peu musclé.

Je compléterai cette description en faisant remarquer : 1° que ces ganglions, placés à une notable distance du sommet de l'aisselle, confinent souvent au prolongement axillaire de la glande mammaire (Kirmisson) ; 2° que le cordon lymphatique principal, longeant le grand pectoral, contient, en général, un ou deux petits ganglions isolés, perdus dans le tissu de cette glande ; 3° que les vaisseaux mammaires peuvent, dans des cas rares, seulement traverser l'aisselle pour s'aboucher dans les ganglions sous-claviculaires, à la hauteur du 1er espace intercostal (Rieffel) ; 4° ou bien, immédiatement avant de pénétrer dans le ganglion de Sorgius, émettre des branches, qui vont aux ganglions satellites de la veine axillaire (Nagel).

J'ai montré, dans ma thèse, que si les ganglions axillaires sont l'aboutissant essentiel des lymphatiques mammaires, ces glandes ne constituent pas leur voie de déversement exclusive, que l'opinion de Sappey ne renfermait qu'une partie de la vérité. J'ai pu voir quelquefois, comme Mascagni, Cruikshank et Poirier, des troncules sur la face postérieure ; comme Henle, des lymphatiques profonds, à direction non postéro-antérieure, mais transversale, se réunissant sur le bord externe de la glande mammaire aux lymphatiques superficiels. Il existe enfin des vaisseaux qui perforent la paroi thoracique et se jettent dans les *ganglions mammaires internes*. Ce fait, déjà signalé en partie par Mascagni, Cruikshank, Huschke, Hollstein, Hyrtl, Henle, est admis plus récemment par Testut, Stiles, Oelsner, Schäfer et Symington. Gerota, par sa méthode d'injection, a également trouvé ces lymphatiques perforants. Dans un cas, il aurait vu quelques vaisseaux mammaires descendre entre les origines sternale et costale du grand droit de l'abdomen et accompagner les vaisseaux épigastriques. Ainsi, un cancer du sein pourrait même, selon Gerota, infecter les ganglions inguinaux.

Nerfs. — L'étude des nerfs de la mamelle, si intéressante pour les physiologistes, a été surtout faite, au point de vue anatomique, par Eckhard, dont la description est généralement reproduite. Ils se divisent en nerfs cérébro-spinaux (cutanés et glandulaires) et en nerfs sympathiques.

1° Les *nerfs cutanés* émanent des filets moyens de la *branche sus-claviculaire* du plexus cervical, des 2e, 3e, 4e, 5e, 6e *nerfs intercostaux* et, ajoutent tous les auteurs (sauf Charpy), français et étrangers, des branches thoraciques du plexus brachial. De quelles branches peut-il bien s'agir? Sans doute des nerfs thoraciques antérieurs grand et petit, ainsi que du nerf thoracique postérieur ou nerf du grand dentelé. Pour ma part, je conteste formellement l'existence de filets mammaires émanés de ces nerfs; jamais je n'en ai trouvé. — Eckhard, cependant, les décrit; mais je suis surpris qu'ils ne soient point représentés sur les figures annexées à son travail.

Les seuls nerfs cutanés de la mamelle viennent donc : *a*) de la branche sus-claviculaire du plexus cervical, dont le rôle est d'ailleurs minime, puisque ces filets ne descendent guère au-dessous de la 2e côte; — *b*) des 2e au 6e nerfs intercostaux; mais les filets de ceux-ci ne sont points isolés et se détachent des nerfs glandulaires.

2° Les *nerfs glandulaires* proviennent exclusivement des *rameaux perforants antérieur et latéral* des 4e, 5e et 6e nerfs intercostaux. Les rameaux perforants antérieurs se distribuent à la partie interne de la glande, fournissant également des filets tégumentaires. Les rameaux perforants latéraux sont bien plus importants et vont spécialement à la moitié externe de la mamelle. D'après Eckhard, dont je puis confirmer l'opinion, ils pénètrent dans la glande par sa face postérieure, près de la circonférence, abandonnent chemin faisant des filets latéraux, mais, par leurs branches principales, continuent à se porter vers la surface, en côtoyant les canaux galactophores et leurs divisions, au voisinage desquels ils émettent leurs ramifications terminales. Exception doit être faite pour le perforant latéral du 6e nerf, qui se recourbe de bas en haut, chemine dans le tissu cellulo-graisseux sous-cutané et ne pénètre dans la glande qu'au voisinage du mamelon.

Les terminaisons nerveuses sont encore mal connues. Dans l'auréole et le mamelon, elles se distribuent comme dans la peau en général. J'ai insisté déjà sur la richesse des papilles en corpuscules de Meissner. Autour des canaux galactophores, les filets forment des arborisations nombreuses. Dans la substance glandulaire, Dmitrijewsky, dont les recherches ont porté sur des mamelles de chattes en lactation, prétend les avoir suivis jusqu'aux cellules épithéliales des acini. Les fibrilles amyéliniques formeraient, sur la face externe de la membrane basale, un premier réseau, duquel partent les ramifications terminales. Celles-ci seraient disposées autour des éléments sécréteurs sous forme d'un riche plexus, présentant aux points d'entrecroisement des fibrilles des épaississements nodulaires. Ces fibrilles sont en outre garnies sur les côtés de boutons latéraux; mais ni Dmitrijewsky ni Arnstein n'ont pu constater leur pénétration dans le corps cellulaire.

3° Il est certain que la mamelle renferme des *nerfs sympathiques*. Mais leur étude appelle de nouvelles recherches. On dit qu'ils accompagnent les artères. Pour Luschka, ils sont mêlés aux nerfs intercostaux et viennent des rami communicantes du tronc du sympathique dorsal. Winkler les fait naître du plexus brachial.

Disons enfin que les nerfs semblent participer à l'hypertrophie gravidique de la mamelle. Dans ses recherches récentes sur les rates blanches en lactation, Brun a constaté l'augmentation du nombre et de l'épaisseur des fibres nerveuses.

ARTICLE IV

LES MAMELLES CHEZ L'HOMME

En général, les mamelles sont réduites chez l'homme à des proportions insignifiantes et ne débordent guère l'auréole.

Exceptionnellement, chez les hommes gras, d'un âge assez avancé, les mamelles forment une saillie appréciable, due uniquement à l'accumulation du tissu adipeux. Dans des cas pathologiques (*gynécomastie*), elles constituent, de l'un ou des deux côtés, une grosseur du volume du poing ou d'une orange; le corps glandulaire participe alors lui-même à cette hypertrophie, presque toujours liée à des altérations du testicule. On connaît aussi des exemples de véritable sécrétion lactée, en particulier chez les nègres (Brush, etc.).

L'auréole est toujours de plus petites dimensions que chez la femme et n'atteint guère 3 centimètres de diamètre. Plus souvent elliptique que circulaire (W. Gruber), elle est parfois couverte de poils assez longs. On peut y voir des tubercules de Morgagni. Elle présente d'ailleurs la même structure que chez la femme, la même richesse en fibres musculaires. J'en dirai autant du mamelon, dans lequel on a décrit des corpuscules de Vater (Rattone).

Sa situation précise peut être mieux déterminée que chez la femme, en raison de sa faible mobilité sur la paroi pectorale. En compulsant les statistiques de Luschka, Momberger, W. Gruber, on trouve qu'il est situé :

Devant la 4e côte	26 fois.
— le 4e espace intercostal	107 —
— la 5e côte	59 —
— le 5e espace	11 —

Il n'est pas rare que le mamelon droit soit plus élevé et plus éloigné de la ligne médiane que celui du côté gauche (Luschka) et, selon Gerlach, il serait sur le cadavre, dont le thorax est en expiration, un peu plus haut que sur le vivant. L'asymétrie est assez fréquente, et d'ailleurs la ligne mamillaire ne peut guère servir à fixer la limite gauche du cœur ; elle ne coïncide avec celle-ci que dans le quart des cas (examen sur des recrues, Kirchner).

Le corps mammaire est représenté par une petite masse très dense, irrégulière, ne dépassant guère 2 centimètres dans le sens transversal et 5 millimètres d'avant en arrière. Il pèse 0,06 à 8 gr. 2 (Gruber). Lorsqu'on le sectionne, on est frappé par sa résistance. C'est un noyau fibreux, à peine lobé, dans lequel on trouve des canaux galactophores très réduits, mais en nombre égal à ceux de la femme. Ces canaux, dont le diamètre ne dépasse guère 0 mm. 1, sont difficiles à isoler l'un de l'autre et du tissu ambiant. Parfois on rencontre quelques acini revêtus d'un épithélium cylindrique (Luschka). Malgré cet état rudimentaire, il est bon de remarquer que le parenchyme mammaire se compose dans les deux sexes des mêmes éléments et qu'il peut être — très exceptionnellement, il est vrai — le siège, chez l'homme, de néoplasmes épithéliaux analogues à ceux qu'on y observe si communément chez la femme. Une fois sur quatre, on réussit, d'après Gruber, à extraire, par de fortes pressions, exercées sur la mamelle d'un homme adulte, une très petite quantité de sérosité claire.

Les vaisseaux et nerfs, d'un volume moindre chez la femme, proviennent des mêmes origines.

ARTICLE V

DÉVELOPPEMENT ET ANOMALIES DE LA MAMELLE

§ I. — DEVELOPPEMENT DE LA MAMELLE

D'après les recherches de O. Schultze (sur l'embryon de porc de 1 cm. 1/2) et de Kallius (sur des embryons humains de 30 à 34 jours), confirmées, complétées ou modifiées par celles de Burckhard, Klaatsch, Schmidt, Profé, Strahl, Hennig, Hirschland, Guldberg, Henneberg, Schickele, etc., on voit paraître tout d'abord, sur les parties latérales du tronc, un peu en arrière de la ligne qui limite la *membrana reuniens inferior* et parallèlement à celle-ci, une traînée blanchâtre, fine et légèrement saillante, appelée *ligne lactée* (*Milchlinie* de Schultze), ou une *bande lactée* (*Milchstreifen*), qui, de la racine du membre thoracique, se porte, en s'effilant, vers celle du membre abdominal (voy. fig. 427 A). Sur le trajet de cette ligne, formée par épaississement de l'ectoderme, ne tardent pas à se montrer une série de petites saillies d'abord fusiformes, puis arrondies (fig. 427 B), *points lactés* (*Milchpunkte*) ou *mammaires*, *éminences lactées* (Bonnet), tandis que les parties intermédiaires

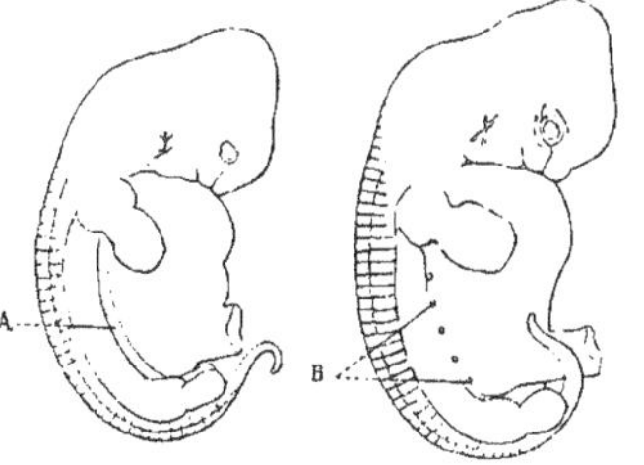

FIG. 427. — Vue latérale de deux embryons de porc, de 15 (A) et de 19 (B) millimètres de long. (Schultze.)

disparaissent. Les points qui, d'abord, sont nettement latéraux, se trouvent bientôt, en raison de l'accroissement plus rapide des téguments dorsaux, reportés sur la partie antéro-latérale du tronc[1].

Les points persistent ou s'atrophient en nombre variable, suivant les especes animales. Chez l'Homme, on en trouve toujours plusieurs, suivant Schmidt, principalement dans les régions axillaire, thoracique latérale et inguinale; mais il n'en reste normalement que deux, un de chaque côté.

Le point lacté n'est que la manifestation extérieure de la multiplication cellulaire active, qui s'accomplit dans toute l'épaisseur de l'épiderme. Son existence est éminemment transitoire. Bientôt, en effet, il disparaît ou, pour mieux dire, l'épaississement du feuillet corné qui le constitue s'étale, s'affaisse ; au point lacté succède une *dépression* ou *fossette lactée* (fig. 428 A).

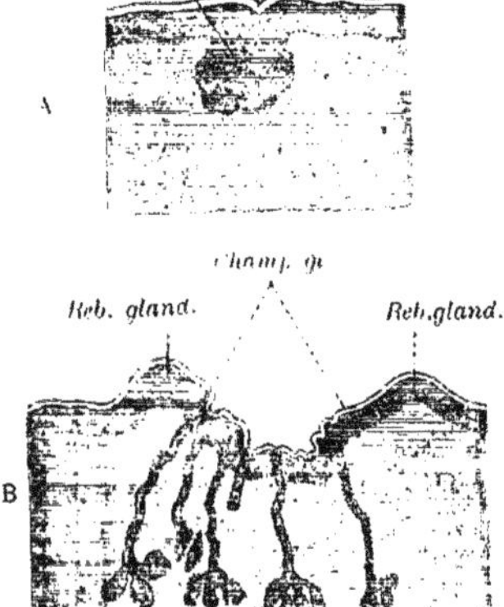

Fig. 428 (Huss).

Coupes de l'ébauche mammaire chez un embryon humain femelle de 10 cm. (A) et de 32 cm. (B) de long.

Sur une coupe, on remarque que cette fossette se continue avec un bouchon corné. Celui-ci ne fait qu'un avec un renflement lenticulaire ou *plaque de Langer* (bourgeon épithélial primitif de quelques auteurs), spécialement développé aux dépens des cellules cylindriques de la couche de Malpighi. Tout autour de ce renflement et autour de la fossette étalée, les cellules conjonctives du derme cutané se multiplient également. Ainsi se délimite une large dépression, une véritable région (fig. 428 B), dont le fond est formé par la prolifération de l'épiderme, et dont le rebord est déterminé par l'épaississement du derme cutané (Hertwig). Cette dépression, première ébauche de la mamelle, constitue le *champ glandulaire* (Huss) ou *champ aréolaire* (Tourneux).

Tel est le rudiment mammaire initial. Il apparaît plutôt que ne le pensaient Coyne et Kölliker, puisqu'il existe déjà *à la fin du 2e mois*, à peu près au moment de l'occlusion des prétendues fentes branchiales, ainsi que l'ont montré Rein et Curtis. Mais Rein s'est trompé, en affirmant qu'il représentait la première ébauche du parenchyme glandulaire. Il n'en est rien. Gegenbaur et Klaatsch ont prouvé qu'on doit y voir uniquement *l'auréole primitive*, et qu'il équivaut à la poche mammaire de quelques animaux (voy. plus loin).

C'est seulement au 3e mois que débute la formation de l'élément glandulaire. De la plaque de Langer se détachent des bourgeons pleins (Langer, Huss, Basch), que j'appelle les *bourgeons épithéliaux primitifs*. On pourrait les

1. Je ne veux pas entrer dans tous les détails de cette question, actuellement en pleine étude. Pour les uns, bande et ligne lactées sont synonymes; pour d'autres, le Milchstreifen est primitif, la Milchlinie ou Milchleiste secondaire. Les uns veulent, ainsi que je le dis dans mon exposé, que les points lactés succèdent à la ligne lactée; pour d'autres, celle-ci se forme par coalescence de ces point .

nommer aussi *bourgeons des canaux galactophores* ; en effet, ils constituent uniquement les futurs conduits excréteurs lobaires (Bowlby). Il existe autant de ces bourgeons qu'il y a chez l'adulte de canaux galactophores. Leur nombre est donc variable avec les espèces animales.

D'autres phénomènes se passent encore à ce moment. Dans la future zone auréolaire, il se produit, pour Rein, une kératinisation ou une destruction des cellules superficielles et centrales. (C'est sans doute par ce mécanisme que se forme le pore galactophore.) Dans la partie périphérique de cette zone, paraissent également quelques bourgeons primitifs, à l'extrémité desquels naîtront les glandes mammaires accessoires. Enfin, il faut remarquer que, tout autour des bourgeons et du rebord du champ glandulaire, se développent des fibres conjonctives et des éléments musculaires lisses, premiers linéaments du stroma de la glande ou des muscles auréolaires.

Nous voici arrivés à la *fin du 6e mois de la gestation*. Les bourgeons primitifs dépassent le derme et pénètrent dans le tissu sous-dermique ; ils se creusent d'une cavité et émettent chacun un certain nombre de *bourgeons secondaires*. L'ensemble des bourgeons secondaires nés d'un même bourgeon primitif devient l'origine d'un lobe. Ces bourgeons secondaires, qu'accompagne un reflet de la vitrée du derme embryonnaire (Renaut), sont d'abord pleins ; à leurs dépens prendront naissance les canalicules excréteurs et les acini. Autour de ces bourgeons, « le tissu conjonctif, vers la fin de la gestation, se densifie pour former la *plaque mammaire* de Tourneux, qui représente le corps de la mamelle à l'état rudimentaire » (Laguesse). Mais, suivant Gegenbaur, si, déjà au 7e mois fœtal, les bourgeons secondaires, par leurs ramifications successives, ont donné à l'organe l'aspect d'une glande composée ; si déjà on peut distinguer sur les canaux lactifères de petites ampoules, en revanche, les acini proprement dits, avec leurs dilatations alvéolaires, n'existent pas encore ; chaque lobe simule un ensemble de tubes ramifiés. C'est seulement un peu avant la parturition que ces dilatations se développent. Néanmoins, à cet égard, il existe de nombreuses variations individuelles (von Brunn). Peut-être l'évolution est-elle un peu plus précoce chez les femelles (Kölliker).

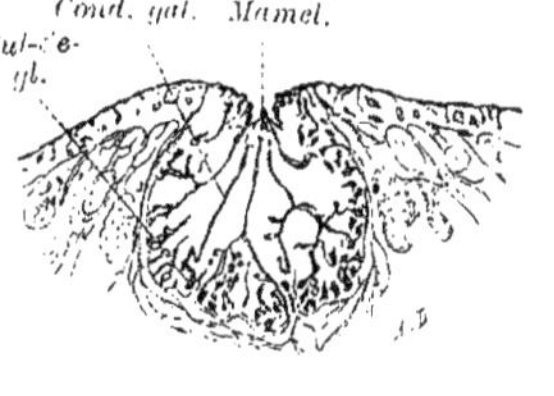

Fig. 429. — Coupe sagittale de la glande mammaire d'un garçon nouveau-né (Merkel).

A la naissance, la mamelle présente l'aspect suivant, identique dans les deux sexes : L'auréole, qui ne dépasse guère 1 centimètre de diamètre et se distingue par une coloration rougeâtre, s'est formée aux dépens du champ glandulaire, qui s'est progressivement élevé, sans doute en raison du développement de ses éléments conjonctifs et musculaires, de façon à former une saillie superficielle ou, pour mieux dire, de façon à atteindre le niveau des téguments voisins. Très souvent, cette saillie, qui représente un exhaussement circulaire de la peau (de Sinéty), offre encore (fig. 429) à son centre une dépression dans laquelle débouchent les canaux galactophores. Le mamelon n'existe que dans des cas exceptionnels (Basch). « Le corps glandulaire est sphérique, du volume d'un gros noyau de cerise et de couleur rougeâtre. Il n'est pas, comme chez l'adulte, parcouru par de la graisse, bien qu'on puisse déjà constater le début de la pénétration de celle-ci. Le tissu conjonctif, dans lequel sont enfouies les vésicules glandulaires, est fortement développé et n'est pas nettement limité vers la périphérie. Les canalicules lactifères se divisent dichotomiquement et se terminent par de petits renflements. On remarque de petites dilatations sur nombre de canalicules. » (Merkel). Enfin, suivant Coyne, les acini sont entièrement remplis par des cellules épithéliales, dont les internes sont cylindriques, les externes cubiques et pauvres en chromatine (Benda).

C'est au moment de la naissance et, plus spécialement, à partir du 2e ou 3e jour jusqu'à la fin de la première semaine (Morgagni), qu'on voit en général suinter à la surface de l'auréole de petites quantités de liquide : *lait des nouveau-nés, lait des sorcières*. Il présente (Gubler) la réaction et la composition du lait ordinaire, avec corpuscules de Donné et globules du lait. Barfurth et Schlachta croient qu'il s'agit là d'une véritable sécrétion, analogue à celle de l'adulte. Pour Kölliker, au contraire, il ne faut considérer le lait des nouveau-nés que comme un liquide tenant en suspension les cellules centrales des canaux excréteurs, qui ont subi la dégénérescence graisseuse.

C'est, en général, dans le *cours de la première année*, quelquefois plus tard seulement (Kollmann), que se forme le mamelon, par exhaussement de la partie centrale de l'auréole ; les cellules conjonctives et les fibres musculaires de cette partie seraient, à ce moment, le siège d'une active prolifération (Rein). Puis, durant toute la période infantile, nulle modification n'est à signaler, si ce n'est le dépôt de plus en plus abondant de graisse autour et dans le corps glandulaire.

A la puberté, les différences sexuelles se dessinent. La mamelle de la femme acquiert les caractères que j'ai décrits chez les vierges et les nullipares. Celle de l'homme (après avoir présenté parfois une tuméfaction fugace), n'ayant aucune fonction à remplir, reste rudimentaire ou même s'atrophie en partie. Cependant, suivant Th. Kölliker, elle continue à croître jusqu'à 20 ans, époque à laquelle on pourrait y rencontrer des acini bien formés, et elle n'entre réellement en régression qu'à partir de la trentaine.

Si j'ai insisté sur le développement de la mamelle, c'est qu'il se présente sous un aspect analogue chez la plupart des mammifères et qu'il semble, à première vue, donner la clef de beaucoup d'anomalies, observées dans l'espèce humaine.

§ II. — ANATOMIE COMPARÉE

On sait que les mamelles caractérisent toute une classe de vertébrés. Chez les mammifères inférieurs, elles paraissent se rapprocher davantage des glandes sudoripares, chez les supérieures des glandes sébacées (je dis « paraissent », car j'ai montré plus haut que celles de la femme présentent aussi des caractères, qui appartiennent plutôt aux organes sécréteurs de la sueur).

Les monotrèmes n'ont pas de mamelon ; chez eux, le lait suinte, de telle façon que les champs glandulaires sont au niveau de la peau (ornithorynque) ou au contraire (échidnés) placés dans un enfoncement cutané, sur les parois latérales d'une poche, dans laquelle le fœtus séjourne pendant un certain temps. « Cette ébauche de poche mammaire se répète ontogénétiquement chez tous les mammifères jusqu'à l'homme ; elle a une grande importance, car elle est le point de départ du développement des différentes formes de tétines de tous les mammifères à partir des monotrèmes » (Wiedersheim).

Gegenbaur a montré que les mamelons ou tétines se forment par deux processus différents : 1° tantôt le rebord qui entoure le champ glandulaire (fig. 428 B) se soulève de façon à limiter un canal (fig. 430 A) ; il en est ainsi chez les carnivores, les ruminants, les solipèdes; 2° tantôt, et c'est là une transformation secondaire (Klaatsch), le champ s'exhausse (fig. 430 B) en une papille (marsupiaux, rongeurs, singes, homme, etc.).

En général, le nombre des mamelles est double de celui des petits qui composent la portée. On en compte par exemple 2 chez l'éléphant, 4 chez les cétacés et les marsupiaux. Les carnivores en ont 2 à 5 paires, les insectivores 7 à 11, le chien 7 à 10. Mais il n'y a là rien de fixe et la variabilité est en raison directe du nombre des petits d'une portée (Cuvier).

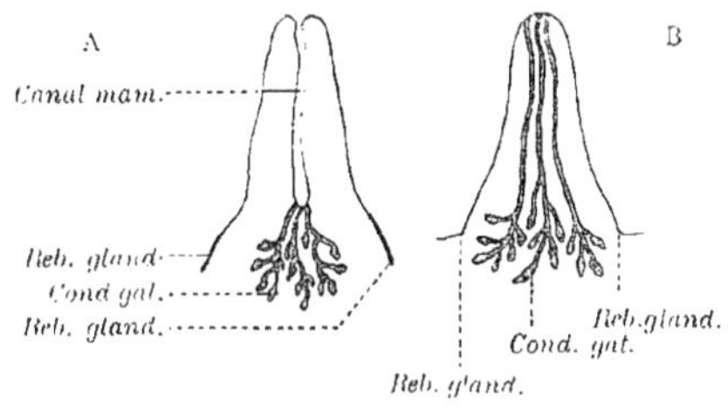

Fig. 430. (Gegenbaur).
A. Faux mamelon. — B. Mamelon vrai.

Il est plus intéressant de connaître leur siège : souvent elles forment deux rangées parallèles sur la poitrine et l'abdomen (carnivores, truies); parfois elles sont inguinales (cheval, chameau); parfois elles sont uniquement pectorales (éléphants, cheiroptères, primates, etc.). Chez quelques animaux, on les trouve à la vulve (cétacés) ou dans le dos (capromys, hippopotame); mais c'est l'exception. Abstraction faite de ce dernier cas, il faut remarquer qu'elles occupent sensiblement la ligne lactée de Schultz.

§ III. — ANOMALIES DE LA MAMELLE

Parmi les anomalies de la mamelle, on distingue : 1° les anomalies acquises (atrophie, hypertrophie); 2° les anomalies de sécrétion (agalactie, galactorrhée, lactation hétérochrone, lactation chez l'homme); 3° les anomalies congénitales portant sur le volume (micromastie), le nombre et le siège.

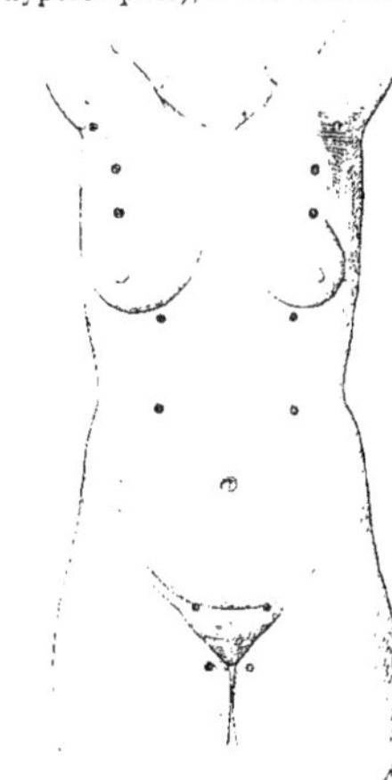

Fig. 431. — Schéma des sièges d'élection des glandes mammaires surnuméraires (axillaires, pectorales, abdominales, inguinales, vulvaires). (Merkel.)

Ces deux dernières variétés me retiendront seules quelques instants. L'*absence des mamelles* (*amazie*) est rare. Unilatérale, on en connaît quelques cas, concernant des sujets bien conformés ou compliquant un arrêt de développement de la paroi thoracique (des côtes, des muscles pectoraux, etc.). Bilatérale, elle paraît accompagner des monstruosités incompatibles avec la vie.

Il peut arriver que la glande seule soit absente (Wylie, Batchelor, Hutchinson) et qu'à sa place existe uniquement une tache pigmentée.

Il est exceptionnel que l'auréole manque avec un mamelon bien développé (Williams). Mais l'*athélie* (absence totale du mamelon), l'ombilication, l'invagination du mamelon sont assez fréquents. L'embryologie les explique sans peine.

Les *mamelles surnuméraires* ou *supplémentaires* (*polymastie*) ont fait récemment l'objet d'une foule de travaux, parmi lesquels il convient de citer ceux de Leichtenstern, Bruce, Williams, Blanchard, Bland Sutton, Bardeleben, Burckhard, Stojanov, Schmidt, Dauthuile, Leseillé, Höpfner, Amamori et Hara, etc. Elles sont ordinairement unilatérales, plus communes à gauche, et assez souvent héréditaires (Pétrequin, Marie, Gross, etc.). Leur fréquence semble être assez grande. Mais je crois que certains auteurs exagèrent, lorsqu'ils assimilent à un mamelon un nævus ou un poil.

Les mamelons surnuméraires (*polythélie* ou *hyperthélie*) paraissent plus communs chez l'homme. Parfois ils siègent sur une même glande et leur explication est alors facile (dédoublement du champ glandulaire, développement exagéré d'une glande auréolaire accessoire); mais bien plus souvent, ils se rencontrent en des points assez éloignés et sont entourés ou non d'une auréole.

Les mamelles surnuméraires sont d'une observation plus fréquente chez la femme; elles sont tantôt rudimentaires, tantôt sécrètent comme les glandes mammaires normales. On les a même vues être le siège de tumeurs (Förster, Cameron, Williams, Jacobi, etc.). Leur nombre est variable. On en a compté jusqu'à 8 (Neugebauer), mais en général, il n'y en a qu'une ou deux. On les a rencontrées dans le dos, à la face, à la cuisse, à la vulve, sur l'acromion, devant le sternum, sur le pavillon de l'oreille, etc. (Testut, Guéniot, Mac Gillicuddy, Hang, Braquehaye et Remlinger, etc., etc.). Mais ce sont des curiosités, pour lesquelles nous manquons d'explication satisfaisante.

L'immense majorité des mamelles surnuméraires occupe la partie antéro-latérale de l'abdomen et de la poitrine. Elles sont placées en dedans ou en dehors de la ligne verticale mamillaire, suivant qu'elles siègent au-dessus ou au-dessous de la mamelle normale. Les premières sont bien plus rares que les secondes. On peut toutes les considérer, lorsqu'elles occupent la ligne axillo-inguinale, comme des *anomalies réversives*, résultant de la persistance des points lactés, dont Kallius a démontré l'existence sur l'embryon humain. Gœhlinger, qui les croit plus fréquentes dans le sexe masculin, fait jouer un certain rôle à l'activité hypergénétique de l'épiderme, d'autant qu'on les voit surtout chez les hommes dont le système pileux est très développé.

Pour les glandes supérieures, sus-mamillaires, il convient cependant de ne pas toutes les assimiler aux mamelles surnuméraires (Godfrain, Maschat, etc.), et de réserver une part au prolongement axillaire de la glande normale (Notta, Pierre Delbet, Baraban, etc.).

Je ne veux pas m'étendre plus longuement sur cette question des anomalies mammaires. Pendant quelques années, elle a paru résolue d'une façon satisfaisante. Mais, les travaux récents des observateurs, que j'ai cités quelques lignes plus haut et p. 725, renferment trop de contradictions, pour qu'il soit possible de dégager des conclusions fermes. Il faut attendre, avant de se prononcer, que des recherches plus nombreuses aient été faites dans le domaine de l'embryologie et de l'anatomie comparées. L'état actuel de nos connaissances ne me paraît pas permettre, comme le font trop d'auteurs, d'attribuer, d'ores et déjà, à la ligne mammaire, aux points mammaires, au ruban mammaire, une valeur phylogénétique de tout premier ordre.

CHAPITRE IX

INDEX BIBLIOGRAPHIQUE

Cet index n'embrasse nullement la bibliographie complète de l'appareil génital de la femme et des mamelles. J'ai d'ailleurs dû, pour me conformer au désir des directeurs de ce Traité, le réduire d'une façon considérable. J'ai donc supprimé un grand nombre d'indications, et en particulier toutes celles qui concernent les anomalies, vices de conformation, hernies, etc. des organes dont j'ai donné la description.

I

BARDELEBEN. *Handb. d. Anat.* : art. de BRUNN, HOLL, NAGEL. — WALDEYER. *Das Becken*, Bonn, 1899. — CHROBAK et ROSTHORN. *Die Erkrankungen der weibl. Geschlechtsorg.* Wien, 1900. — *Deutsche Chirurgie* : art. d'OLSHAUSEN. Lief. 58 ; MÜLLER, Lief. 55 ; BANDL, Lief. 59 ; BREISKY, Lief. 60 ; ZWEIFEL, Lief. 61 ; BILLROTH, Lief. 41. — GEBHARD. *Path. Anat. der weibl. Sexualorg*, Leipzig, 1899. — MARTIN. *Krankh. d. Adnexa*. Berlin, 1895-1899 : art. de MARTIN, WENDELER, KOSSMANN. — MERKEL. *Handb. der topogr. Anat.* Tome II, 2e fasc., 1904. — RUNGE. *Gynäkologie*, 1902, 2e édit. — VEIT. *Handb. der Gynäk.*, 3 vol., Wiesbaden, 1896-1899 : art. de KLEINHANS, KÜSTNER, PFANNENSTIEL, NAGEL, ROSTHORN, VEIT.

II

ACCONCI. Contribut. à l'étude de l'anat. et de la phys. de l'utérus gravide. *Arch. de Tocolog.*, 1890, XVII, p. 794. — ACKEREN (VAN). Beitr. z. Entwickelungsgesch. der weibl. Sexualorg. des Menschen. *Inaug. Diss.*, Leipzig, 1888. — ALMASOFF. *Des glandes périurétrales chez la femme*. Tiflis, 1890 (en russe). — AMANN. Morphogenese der Müller'schen Gänge und accessorische Tubenostien. *Arch. f. Gynäk.*, 1892, XLII, p. 133 ; — Ueber Bildung von Ureiern und primarfollikelähnlicher Gebilden im senilen Ovarium. *Festsch. zum 70ten Geburstag von Kupffer*, 1900, p. 717. — AMPT. Ueber das Parovarium (Epoophoron) bei Neugeborenen und Erwachsenen. *Inaug. Diss.*, Berlin, 1895. — ARAN. Étude anatomiq. et an.-path. sur la statique de l'utérus. *Arch. gén. de Méd.*, 1858, p. 310. — ARNSTEIN. Ueber Nervenendapparate im Epithel. *C. R. du XIIe Congrès int. de Moscou*, 1897, 1re Section, p. 18. — ARX. Geometrie und Statik der weiblichen Beckenorgane. *Arch. f. Anat. u. Phys.*, An. Abt., 1896, p. 324. — ASCHOFF. Ueber die Lage des Paroophoron. *Centralbl. f. Gyn.*, 1900, n° 32, p. 861.

BALBIANI. Centrosome et Dotterkern. *Journ. de l'Anat. et de la Phys.*, 1893, XXIX, p. 145. — BALLANTYNE. The labia minora and hymen. *Edinb. Med. Journ.*, nov. 1888, p. 425. — BALLANTYNE et WILLIAMS. The histology and pathology of the Fallopian tubes. *Brit. Med. Journ.*, 1891, I, p. 107 et 168. — BALP. Etude sur la cavité de Retzius et les ligaments larges. *Thèse de Lyon*, 1890, n° 538. — BARDELEBEN. Ueber die Lage der weibl. Beckenorgane. *Anat. Anzeig.*, 1888, n° 19, p. 535. — BARFURTH. Zelllücken und Zellbrücken im Uterusepithel. *Anat. Anzeig.*, 1896, XII, Suppl. Heft, p. 23, et *Anat. Hefte*, 1897-1898, IX, p. 79. — BARNSBY. Appendicite et annexite. *Thèse de Paris*, 1898, n° 317. — BASCH. Anat. u. Phys. der Brustwarze. *Wien. kl. Woch.*, 1892, n° 10, p. 185. — BAYER. Beitr. z. Lehre vom unt. Uterinsegment. *Beitr. z. Geb. u. Gyn.*, 1898, I, p. 167. — BEIGEL. Ueber Variabilität in der Entwick. der Geschlechtsorg. beim Menschen. *Verh. d. phys. med. Gesells. z. Würzburg*, 1883, N. F., XVII, p. 143. — BELLOY. Rech. sur l'origine des corps jaunes. *C. R. Assoc. des Anat.*, 1re Sess., 1899 ; *Bibl. Anat.*, Suppl., p. 47. — BENAROIEFF. Die Lage des Ovariums. *Arch. f. Gynäk.*, 1899, XLIX, p. 644. — BENCKISER. Zur Entwickelgesch. des Corpus luteum. *Arch. f. Gynäk.*, 1884, XXIII, p. 350. — BENDA. Das Verhalten der Milchdrüse zu den Hautdrüsen. *Dermatol. Zeitsch.*, 1893, I, p. 94. — BERGH. Symbolae ad cognitionem genitalium. *Monatssch. f. prakt. Dermatologie*, 1898, XXV, p. 261. — BERLADSKY. Étude histologique sur la structure des artères. *Thèse de Paris*, 1878, n° 493. — BEUTTNER. Anat. Untersuch. über die Alexander-Adam-Kocher'sche Operation. *Monatssch. f. Geb. u. Gyn.*, 1897, V, p. 238. — BLACKER. Some observat. on the topograph. anatomy of the fourchette. *Journ. of Anat.*, 1896, XXX, p. 282. — BLANC. Ovule à deux noyaux chez un mammifère. *C. R. Soc. Biol.*, 1892, p. 563. — BLANCHARD. Étude sur la stéatopygie et le tablier des femmes boschimanes. *Bull. de la Soc. zoolog. de France*, 1883, p. 15. — BLEIMER. A case of adeno-myoma of the round ligament. *Amer. J. of Obstet.*, 1898, XXXVII, p. 37. — BLUMREICH. Die Entwickel. der Fallopischen Tube beim Menschen. *Inaug. Diss.*, Berlin, 1895. — BOINVILLE (DE). An.

investigat. into the nature of the follicle cells. *Brit. Med. Journ.*, 7 janv. 1905. — Boldt. Beitr. z. Kenntn. der normalen Uterusschleimhaut. *Deut. med. Wochensch.*, 1890, XVI, p. 803. — Bonnaire. Périnée obstétrical. *Gaz. des Hôp.*, 21 et 28 mars 1891, et Tirage à part. — Bonnet. Die Mammarorgane im Lichte der Ontogenie u. Phylogenie. *Ergebn. d. Anat. u. Entwickelungsgesch.*, 1897, VII, p. 937. — Born. Die Entwickel. der Ableitungswege des Urogenitalapparates, etc. *Ergebnisse d. Anat. u. Entwickel.*, Anat. Hefte, 1893, III, p. 490. — Bornhaupt. Unters. ueber die Entwick. des Urogenitalsystems beim Hühnchen. *Inaug. Dissert.*, Dorpat, 1867. — Borsenkow. Ueber den feinern Bau des Eierstocks. *Würzburg. naturwiss. Zeitsch.*, 1863, IV, p. 56. — Bouilly. Rapport sur le traitement des prolapsus génitaux. *Congr. franç. de Chir.*, 1896, p. 583. — Bouin (P.) et Limon. Fonct. secrétoire de l'épithél. tubaire. *C. R. Soc. Biolog.*, 1900, LII, p. 920. — Bouin (P. et M.). A propos du follic. de de Graaf des mammif. *C. R. Soc. Biolog.*, 1900, LII, n° 2, p. 17. — Bouin (P.). Atrésie des follic. de de Graaf et format. de faux corps jaunes. *Bibliogr. anat.*, 1899, VII, p. 296. — Boullard. Quelques mots sur l'utérus. *Thèse de Paris*, 1853, n° 87. — Boveri. Die Nierenkanälchen des Amphioxus, etc. *Zoologisch. Jahresb. Anat.*, 1892, V, p. 429. — Broca (Paul). Structure de la grande lèvre. *Bull. Soc. Anat.*, 1851, p. 92. — Broeckaert. Contrib. à l'étude de l'artère utérine. Extr. des *Ann. de la Soc. de médecine de Gand*, 1892, 24 pages. — Brouardel. Des causes d'erreur dans les expertises relatives aux attentats à la pudeur, etc. *Ann. de Gynécol.*, 1883, XX, p. 1 et 116. — Bruhns. Ueber die Lymphgefässe der weibl. Genitalien, etc. *Arch. f. Anat. u. Phys.*, An. Abt., 1898, p. 59. — Brun. Die Flimmerbewegung in den Uterindrüsen. *Pflüger's Arch. f. die ges. Phys.*, 1899, LXXV, p. 332. — Buchholz. Das Verhalten der Kolostrumkörper bei unterlassener Säugung. *Inaug. Dissert.*, Göttingen, 1877. — Buchstab. Das elastiche Gewebe in den Eileitern der Frauen, etc. *Centralbl. f. Gyn.*, 1897, n° 28, p. 896. — Bucura. Ueber das Vorkom. von Längsmusk. in den Arterien des weibl. Genitales. *Zentr. f. Gyn.*, 1903, n° 12, p. 353. — Budde. Ueber Lagebezieh. u. Form. der Harnblase beim menschl. Fœtus. *Inaug. Diss.*, Marburg, 1901. — Budge. Ueber die Funktion des M. levator ani. *Berl. kl. Wochensch.*, 1875, n° 27, p. 369. — Budin. Rech. sur l'hymen et l'orif. vaginal. *Progr. médic.*, 1879, p. 677, 697, 717 et 737. — Bullinger. Ueber den distalen Theil der Gartner'schen Gänge. *Inaug. Diss.*, München, 1896.

Cadiat. Etude sur l'anatomie normale et les tumeurs du sein chez la femme. *Thèse de Paris*, 1875, n° 226; — Etude sur les muscles du périnée, en partic. sur les muscles dits de Wilson. *J. de l'Anat.*, 1877, XIII, p. 39. — Call et Exner. Zur Kenntniss des Graaf'schen Follikels und des Corpus luteum beim Kaninchen. *Wien. Sitzb.*, 1874, LXXI, 3, p. 321. — Calmann. Sensibilitätsprüfungen am weiblichen Genitale. *Arch. f. Gynäk.*, 1898, LV, p. 454. — Cannieu. Situation de l'ovaire à la naissance chez la femme et les carnassiers. *Soc. d'Anat. de Bordeaux*. Séance du 10 août 1896. — Carrard. Beitr. z. Anat. u. Pathol. der kleinen Labien. *Zeitsch. f. Geb. u. Gynäk.*, 1895, X, p. 962. — Cattani. Cariocinosi nelle fibre muscolari lisce dell' utero gravido. *Gaz. degli Ospitali*. Milano, 1885, VI, p. 468. — Cerf. Les vaisseaux sanguins du périnée et des viscères pelviens. *Thèse de Paris*, 14 nov. 1895, n° 21. — Chassaignac. Sur la bourse séreuse rétro-mammaire. *Traité de la suppurat.*, 1859, II, p. 303. — Chauvin. Rech. sur l'orig. des vaiss. lymph. dans la glande mammaire. *Thèse de Bordeaux*, 1897-1888, n° 14. — Cholmogoroff. Sclerose der Uterin-arterien. *Monatssch. f. Geb. u. Gynäk.*, 1900, XI, p. 692. — Christ. Das Verhalten der Uterusschleimhaut während der Menstruation. *Inaug. Diss.*, Giessen, 1892. — Chrschtschonowitsch. Beitr. z. Kenntn. der fein. Nerven der Vaginalschleimb. *Sitzber. d. K. Akad. d. Wissensch. Wien.*, 1871, LXIII, p. 301. — Clark. Ursprung. Wachsthum u. Ende des Corpus luteum, etc. *Arch. f. Anat. u. Phys.*, An. Abt., 1898, p. 95. — Clark. Origin of the bloodvessels of the ovary. *John Hopkins Hosp. Bull.*, 1899, X, p. 40. — Claudius. Ueber die Lage des Uterus. *Zeitsch. f. rationn. Medizin*, 1865, XXIII, p. 248. — Clivio. Di alcune particolarità in ovaje infantili. *Ann. d. ostetr.*, 1903, n° 6, p. 426. — Cohn. Ueber Frauenmilch. *Berl. klin. Woch.*, 1900, n° 47, p. 1060; — Zur Histol. u. Histog. des Corpus luteum. *Inaug. Diss.*, Breslau, 1903. — Commandeur. Topographie des culs-de-sac vaginaux. *Thèse de Lyon*, 1894, n° 967. — Cornil. Note sur l'histol. des corps jaunes de la femme. *Ann. de Gynécol.*, 1899, LII, p. 373; — Rech. sur la struct. de la muq. du col utérin à l'état normal. *Journ. de l'Anat.*, 1864, I, p. 386. — Cosentino. Sulla questione dello sviluppo del follicolo di Graaf durante la gravidanza. *Arch. di Ostetric. e Gynecolog.*, 1897, IV, n° 1, p. 1. — Credé. Beitr. z. Bestimmung der norm. Lage der gesunden Gebärmutter. *Arch. f. Gyn.*, 1870, I, p. 84. — Cros. Rech. anat. sur les muscles de Guthrie et de Wilson. *Gaz. hebdom. des Sc. méd. de Montpellier*, 1887, IX, p. 169, 181 et 205. — Cullingworth. Note on the anat. of the hymen and the post. commissure of the vulva. *J. of Anat. a. Phys.*, 1893, XXVII, p. 343. — Curtis. Sur le dével. de la mamelle et du mamelon, etc. *Rev. biolog. du Nord de la France*, sept. 1889, n° 12, p. 441.

Davidsohn. Ueber die Art. uterina u. ihre Bezieh. zum unteren Uterinsegment. *Morphol. Arbeiten*, 1893, II, p. 663. — Debierre. Sur l'anat. de l'oviducte. *Assoc. franç. pour l'avanc. des Sc.*, 15e Sess., 1886, IIe part., p. 540. — Delbet (Pierre). *Des suppurations pelviennes chez la femme*, Paris, 1891, p. 9 à 32; — Quelques rech. anat. et expériment. sur la vessie et l'urètre. *Ann. des Mal. des Org. génito-urin.*, 1892, X, p. 168; — Adénite inguinale d'origine utérine. *Bull. Soc. anat.*, 1888, p. 980. — Demelin. Documents pour servir à l'histoire anat. et cliniq. du segm. inf. de l'utérus. *Th. Paris*, 1887-1888, n° 146, et *Rev. et Mém. d'Obstétrique*, Paris, 1900, p. 376. — Denonvilliers. Anatomie du périnée. *Bull. Soc. anat.*, 1836, p. 105. — Destot. Circulat. artérielle des organes génitaux de la femme. *Prov. méd.*, 1897, p. 173. — Devez. Note sur l'ovaire du *Didelphis cancrivora*. *Bull. du Muséum d'Hist. natur.*, 1897, n° 6, p. 205. — Dieulafé. Le diaphragme pelvien. *Th. Toulouse*, 1900; — Orig. et constit. du releveur. *Journ. de l'anat.*, 1901, n° 4, p. 385. — Dirmoser. Beitr. z. Pathol. des Vestibulum vaginæ (Paravaginale Gänge). *Wien. kl. Woch.*, 1899, n° 28, p. 1330. — Disse. Beitr. z. Kenntniss der Spalträume des Menschen. *Arch. f. Anat. u. Phys.*, An. Abt., Suppl. Bd., 1889, p. 229. — Dittel. Ueber die elastischen Fasern der Gebärmutter. *Wien. kl. Rundschau*, 1896, p. 447 et 465. — Dmitrijewsky. O nerwach molotschnych jeles. *Th. inaug.*, Kasan, 1894. — Dobrowolski. Die Lymphfollikel der Schleimhaut der Vagina, etc. *Beitr. z. pathol. Anat. u. allg. Pathol.*, 1894, XVI, p. 43. — Doederlein. Ueber das Verhalten pathogener Keime zur Scheide. *Deutsche med. Wochensch.*, 1895, n° 10, p. 157. — Doering. Beitr. z. Streitfrage über die Bildung des Corpus luteum. *Anat. Anzeig.*, 1899, XVI, p. 290. — Dogiel. Die Nervenend. in der Haut der äusseren Genitalorg. des Menschen. *Arch. f. mikr. Anat.*, 1893, XLI, p. 585. — Drappier. Contrib. à l'étude du plancher pelvien et de la cavité prévésicale. *Thèse Paris*, 1893, n° 190. — Duclert. Étude histol. de la sécrétion du lait. *Thèse de Montpellier*, 1893, n° 31. — Durand et Commandeur. Notes anat. Br. anormale de l'artère utérine. *Prov. méd.*, 1895, n° 19, p. 217. — Duret. Notes sommaires sur cert. particul. anat. de la gl. mammaire. *Bull. Soc. anat.*, 1882, p. 75. — Duval (J.). Du mamelon et de son auréole. *Thèse de Paris*, 1861, n° 9. — Duval (Math.). Art. « Ovaire » du *Nouv. Dict. de Méd. et Chir. pratiq.*, 1879, XXV, p. 462; — Le placenta des rongeurs. *Journ. de l'Anat. et de la Phys.*, 1891, n° 6, p. 514, et 1892, n° 1, p. 58 et n° 4, p. 333.

Eckhard. Die Nerven der weibl. Brustdrüse, etc. *Beitr. z. Anat. u. Phys.*, Giessen, 1855, I, p. 1. — Eggeling. Zur Morphol. der Dammmusculatur. *Morphol. Jahrb.*, 1896, XXIV, p. 405, 511 et 768; — Ueber die Stellung der Milchdrüsen zu den übrigen Hautdrüsen. *Jenaische Denkschr.*, 1900, VII, p. 79; — Ein wichtiges Stadium in der Entwick. der menschl. Milchdrüse. *Anat. Anzeig.*, 1904. Tome XXIV, n° 22, p. 595. — Eisler. Zur Anat. der Regio inguinalis des Weibes. *Münch. med. Woch.*, 1898, n° 16, p. 477. — Eismond. Sur l'état plurinucléaire des cellules en général et des cellules-œufs en particulier. *Bibliogr. anat.*, 1899, VI, p. 307. — Eppinger. Beitr. z. path. Anat. der menschl. Vagina. *Zeitsch. f. Heilk.*, 1882, III, p. 36, 81 et 153. — Erbstein. Ueber den Bau der Tuba Fallopiae. *Diss. inaug.* St-Petersburg, 1864, et *Arch. f. mikr. Anat.*, 1866, II, p. 530. — Erchia (Florenzo d'). Beitr. z. Stud. des Bindegewebes des Uterus währ. der puerperalen Rückbildung, etc. *Monatssch. f. Geb. u. Gynäk.*, 1897, V, p. 595. — Étienne. De l'urètre de la femme. *Thèse Nancy*, 1880, n° 108. — Exner v. Buckel. Ueber die Lymphwege des Ovariums. *Sitzb. d. Wiener Akad. d. Wissensch.*, 1874, LXX, p. 156.

Farabeuf. in *Thèses* Cerf, Varnier, et *Notes inédites* de ses Cours à la Faculté de Paris. — Farabeuf et Varnier. *Introduct. à l'étude des accouchements*. Paris, 1891; — Partie génitale du canal pelvi-génital. *Ann. de Gynécol.*, 1891, XXXV, p. 113. — Faytt. O stosunkach topograf. moczowodow do pecherza i macicy. *Denksch. der med. Gesells. in Warschau*, 1896, XCII, p. 111 et 434. — Fenwick. The venous system of the bladder and its surroundings. *J. of Anat. and Phys.*, 1885, XIX, p. 320. — Ferraresi. Canali di Gartner o di Malpighi? *Atti della Soc. italiana di Ostetria e Ginecologia*, 1897, III, p. 207; — Contrib. allo studio dell' anat. norm. e patol. delle trombe di Fallopio, etc. *Annali di Ostetr. e Ginecol.*, 1894, XVI, p. 521. — Ferrari. Istol. normale e patolog. delle trombe Fallopiane. *Ann. di Ostetr. i Ginec.*, 1892, XIV, p. 643, et 1893, XV, p. 343. — Fieux. Étude histol. de la musculat. intrinsèque de l'utérus. *Journ. de l'Anat. et de la Phys.*, 1899, XXXV, p. 114. — Finger. Ueber die Endig. der Wollustnerven. *Zeitsch. f. ration. Mediz.*, 1866, XXVIII, p. 222. — Fischel. Beitr. z. Morphol. der Portio vaginalis uteri. *Arch. f. Gynäk.*, 1880, XVI, p. 192, et 1881, XVIII, p. 433. — Fleischl. Das Ovarium masculinum. *Centralbl. f. die med. Wissensch.*, 1871, n° 4, p. 49. — Flemming. Zur Kenntniss des Ovarialeis. *Festsch. z. 70. Geburtst. v. Carl v. Kupffer*, 1900, p. 321. — Ueber die Bildung von Richtungsfiguren in Säugethiereiern, etc. *Arch. f. Anat. u. Phys.*, 1885, An. Abt., p. 221. — Follin. Rech. sur les corps de Wolff. *Thèse Paris*, 1850, n° 77. — Frankel. Vergleich. Anat. des Uterus. u. Chorionepithels. *Arch. f. Gynäk.*, 1898, LV, p. 269. — Frankl. Das runde Mutterband. *Denksch. d. Wien. Akad. Math.-naturw. Klasse*, 1904, LXXIV, p. 1. — Franqué (von). Ueber Urnierenreste im Ovarium, etc. *Münch. Med. Woch.*, 1898, n° 30, p. 988 et *Zeitsch. f. Geb. u. Gyn.*, 1899, XXXIX, p. 499. — Frappier. Vaisseaux sanguins de l'utérus. *Th. Paris*, 1896, nº 364. — FRAISER. Procédés de dilatat. artificielle du col chez les primipares. *Th. Lyon*, 1898-1899, nº 109. — FREDET. Rech. sur les art. de l'utérus. *Thèse de Paris*, 1899, nº 240. — FREUND. Die Lageentwickel. der Beckenorgane. *Monogr.* Breslau, 1864; — Das Bindegewebe im weibl. Becken. *Gynäk. Klinik.* Strasbourg, 1885, p. 203. — FREUND v. JOSEPH. Ueber die Harnleitergebarmutterfistel, nebst neuen Bemerk. über das normale Verhalten der Harnleiter im weibl. Becken. *Berl. kl. Woch.*, 1869, nº 47, p. 508. — FRIEDLÆNDER. Abnorme Epitelbildung im kindl. Uterus. *Zeitsch. f. Geb. u. Gynäk.*, 1898, XXXVIII, p. 8; — Ueber einige Wachsthumsver. des kindl. Uterus. *Arch. f. Gynäk.*, 1898, LVI, p. 635.

GAEHLINGER. Les mamelles surnuméraires chez l'homme. *Echo médic. du Nord*, 10 janv. 1904, p. 15. — GANFINI. Les termin. nerv. dans les gl. sexuelles. *Arch. ital. de biol.*, 1904, XL, p. 324. — GARTNER. Anat. Beskrivelse over et ved nogle Dyrarters Uterus undersögt glandulöst Organ. *Det Kong. Danske Videnskab. Selskabs naturvid. og mathem. Afhandlinger.* I. Deel. Kjöbenhavn, 1824, p. 302. — GASTEL. Contrib. à l'étude des fol. de de Graaf et des corps jaunes. *Thèse de Paris*, 1891, nº 106. — GAWRONSKY (VON). Ueber Verbreitung u. Endigung der Nerven in den weibl. Genital. *Arch. f. Gynäk.*, 1894, XLVII, p. 271. — GELLHORN. Anat. Pathol. u. Entwick. des Hymens. *Zentralbl. f. Gyn.*, 1905, nº 22, p. 702. — GEROTA. Nach welchen Richtungen kann sich der Brustkrebs weiter verbreiten? *Arch. f. kl. Chir.*, 1897, LIV, p. 281. — GIACOMINI. Sui corpi lutei veri, etc. *Monit. Zoolog.*, 1896, VII, p. 214. — GIRALDÈS. Consider. sur l'anat. chir. de la rég. mammaire. *Mém. de la Soc. de Chir.*, 1851, II, p. 198. — GIRODE. Fibres muscul. striées dans une paroi utérine. *C. R. Soc. Biol.*, 1892, p. 121. — GOEBEL. Beitr. z. Anat. und Ætiologie der Graviditas tubaria. *Arch. f. Gynäk.*, 1898, LV, p. 658. — GRIASNOFF. Ueber die Vagina von Kindern. *Inaug. Diss.*, St-Petersburg, 1900. — GROHE. Ueber den Bau u. das Wachsthum des menschlichen Eierstocks. *Arch. f. path. Anat.*, 1863, XXVI, p. 271. — GRUSDEW. Zur Histol. der Fallopia'schen Tuben. *Centralbl. f. Gynäk.*, 1897, nº 10, p. 257. — GRUSDEW v. WERTH. Unters. über die Entwick. u. Morphol. der menschl. Uterusmuskulatur. *Arch. f. Gynäk.*, 1898, LV, p. 325. — GUBAROFF. Ueber die Unterbindung der Uteringefässe. *Centralbl. f. Gynäk.*, 1889, p. 369; — Ueber einen Fall von Placenta praevia. *Monatssch. f. Geb. u. Gynäk.*, 1898, VII, p. 25, et VIII, p. 379. — GUÉRICOLAS. De l'hermaphrodisme vrai chez l'homme et les animaux sup. *Thèse de Lyon*, 1899-1900, nº 36. — GUERIN (A.). Sur la structure des ligaments larges. *C. R. Acad. des Sciences*, 30 juin 1878, LXXXVIII, nº 26, p. 1264. — GUERRINI et MARTINELLI. Contrib. alla conoscenza dell' anat. minuto dell' imene. *Journ. int. d'anat. et de phys.*, 1899, XVI, p. 210. — GULDBERG. Neue Unters. ü. die Rudimente von Hinterflossen und die Milchdrüsenanlage, etc. *Intern. Monatssch. f. Anat. u. Phys.*, 1899, XVI, p. 301. — GURWITSCH. Idiozom u. Centralkörper im Ovarialeie der Säugethiere. *Arch. f. mikr. Anat. u. Entwick.*, 1900, LVI, p. 377. — GUSSENBAUER. Ueber das Gefässystem der ausseren weibl. Genitalien. *Sitzber. d. Akad. der Wissensch. z. Wien*, 1869, LX, p. 517. — GUTHRIE. *On the anatomy and diseases of the neck of the bladder.* London, 1834, p. 38. — GUYON. Etude sur les cavités de l'utérus à l'état de vacuité. *Thèse de Paris*, 1858, nº 48.

HABERDA. Ueber den anat. Nachweis der erfolgten Defloration. *Monatssch. f. Geb. u. Gynäk.*, 1900, XI, p. 69. — HAGEMANN. Ueber die Form der Höhlung des Uterus. *Arch. f. Gynäk.*, 1873, V, p. 295. — HAMMERSCHLAG. Die Lage der Eierstocks. *Zeitsch. f. Geburtsh. u. Gyn.*, 1897, XXXVII, p. 462. — HANSEN. Ueber die puerperale Verkleinerung des Uterus. *Zeitsch. f. Geb. u. Gynäk.*, 1886, XIII, p. 16. — HART (Berry). Struct. anat. of the female pelvic floor. Edinburgh (d'après *Progr. médic.*, 1882, nº 7, p. 133); — Preliminary note on the development of the clitoris, vagina and hymen. *Journ. of Anat.*, 1896-1897, XXXIII, N. S., XI, p. 18; — A contribut. to the morphol. of the uro-genital tract. *Ibid.*, 1901, XXXV, p. 330. — HASSE. Beobacht. über die Lage der Eingeweide im weibl. Beckeneingange. *Arch. f. Gynäk.*, 1875, VIII, p. 402; — *Handatlas der sensiblen u. motorischen Gebiete der Hirn. u. Rückenmarksnerven.* Wiesbaden, 1895. — HEIDENHAIN. Phys. der Absonderungsvorgänge. in *Herrmann's Lehrb. der Phys.*, V, Th. I, p. 374. — HEIL. Der Fimbrienstrom, etc. *Arch. f. Gyn.*, 1893, XLIII, p. 503. — HEIN. Betr. ueber die Beckenfascie. *Intern. Monatssch. f. Anat.*, 1904, XXI, p. 354. — HÉLIE et CHENANTAIS. *Rech. sur la disposit. des fibres muscul. développées par la grossesse.* Paris, 1865. — HENNEBERG. Die erste Entwick. der Mammarorgane bei der Ratte. *Anat. Hefte*, 1900, XIII, p. 1. — HENNEGUY. Rech. sur l'atresie des follic. de de Graaf. *Journ. de l'Anat. et de la Phys.*, 1894, XXX, p. 1; — Le corps vitellin de Balbiani dans l'œuf des vertébrés. *Journ. de l'Anat. et de la Phys.*, 1893, XXIX, p. 1; *Leçons sur la cellule*, 1896, Xe Leçon, p. 158. — HENNIG. Ueber Drüsen der Vagina. *Arch. f. Gyn.*, 1877, XII, p. 488; — Ueber die Uterusvenen, etc. *Arch. f. path. Anat.*, 1893, CXXXI, p. 509; — Zur Morphol. der weibl. Brustdrüse. *Arch. f. Gyn.*, 1871, II, p. 331; — Ueber die Milchleiste. *Sitzber. der naturw. Gesellschaft zu Leipzig*, 1897, ann. 22-23, p. 193. — HENSEN. *Physiologie der Zeugung.* Leipzig, 1881. — HERFF. Ueber das anat. Verhalten der Nerven in dem Uterus u. Ovarien des Menschen. *Sitzb. d. Gesells. f. Morphol. u. Phys. in München*, 1891-1892, p. 40; — Ueber den feineren Verlauf der Nerven im Eierstock der Menschen. *Zeitsch. f. Geb. u. Gyn.*, 1892, XXIV, p. 289; — Gibt es ein sympath. Ganglion im menschl. Ovarium? *Arch. f. Gynäk.*, 1896, LI, p. 375; — Das Ovarialei des Menschen. *Zeitsch. f. Geb. u. Gyn.*, 1893, XXIV, p. 1: — Ueber Scheidendrüsen. *Allg. Wien. med. Zeit.*, 1898, XLIII, p. 225. — HERLITZKA. Beitr. z. Studium der Innervation des Uterus. *Zeitsch. f. Geb. u. Gyn.*, 1897, XXXVII, p. 83. — HEYMANN U. BLUMBERG. Ueber den Ursprung, den Verlauf u. die Bedeutung der glatten Muskulatur in den Lig. lata. *Arch. f. Anat. u. Entwick.*, 1898, p. 263. — HEYSE. Ein Beitr. z. mikr. Anat. der Ovarien Osteomalacischer. *Arch. f. Gyn.*, 1897, LIII, p. 321. — HILLER. Anat. des Parovariums. *Inaug. Diss.*, St-Petersburg, 1895. — HIRSCHLAND. Beitr. z. ersten Entwickel. der Mammarorg. beim Menschen. *Anat. Hefte*, 1898, XI, p. 223. — HIS. Beobacht. über den Bau des Säugethiereierstockes. *Arch. f. mikr. Anat.*, 1865, I, p. 151; — Ueber Präparate zum Situs Viscerum. *Arch. f. Anat.*, 1878, p. 77; — Die Lage der Eierstöcke in der weibl. Leiche. *Arch. f. Anat.*, 1880-1881, p. 398; — Die anat. Nomenclatur. *Arch. f. Anat.*, 1895, Suppl. Band. — HELZL. Ueber die Metamorphosen des Graaf'schen Follikels. *Inaug. Diss.*, München, 1893. — HÖNIGSBERGER. Ueber die Uterusschleimh. speciell deren Epithel. bei Föten u. Neugeborenen. *Inaug. Diss.*, München, 1893. — HOFMANN. In *Eulenburg Realencycl. der Heilkunde*, Art. « Beischlaf », 1894, III, p. 178, et art. « Hymen », 1896, XI, p. 178. — HOFMEIER. Zur Kenntnis der normalen Uterusschleimhaut. *Centralbl. f. Gyn.*, 1893, n° 33, p. 764. — HOGGE. Rech. sur les muscles du périnée et du diaphragme pelvien. *Ann. des mal. des org. génito-urin.*, 1904, 22ᵉ année, p. 1041. — HOLL. Zur Topogr. des weibl. Harnleiters. *Wien. Med. Wochensch.*, 1882, nᵒˢ 45, p. 1326, et 46, p. 1357; — Zur Homologie und Phylogenese der Muskeln des Beckenausganges. *Anat. Anzeiger*, 1896, XII, n° 3, p. 57. — HONORÉ. Rech. sur la form. des corps jaunes. *Arch. de Biolog.*, 1900, XVI, p. 563. — HUGUIER. Mém. sur les appar. sécréteurs des org. génit. ext. chez la femme et les animaux. *Ann. des Sc. natur.*, 3ᵉ série. Zoologie, 1849, XIII, p. 239.

IMLACH. On shortening the round ligaments of the uterus. *Edinb. med. Journ.*, 1885, XXX, 2, p. 913. — IWANOFF. Ueber das elastische Gewebe des Uterus. *Arch. f. path. Anat.*, 1904, Tome 169, p. 240. — IZQUIERDO. Ueber die Endigungsweise der sensiblen Nerven. *Arch. f. mikr. Anat.*, 1879, XVII, p. 367.

JACQUES. Distrib. et termin. des nerfs dans la trompe utérine. *Bibliogr. anat.*, 1894, p. 192. — JANOSIK. Die Atrophie der Follikel u. ein seltsames Verhalten der Eizelle. *Arch. f. mikr. Anat.*, 1896, XLVIII, p. 169. — JANOT. De l'oviducte chez la femme, etc. *Th. Lyon*, 28 décembre 1898, n° 55. — JOB. De l'hymen dans ses rapp. avec l'accouchement. *Th. Nancy*, 1897-1898, n° 4. — JONES. The minute anat. of Fallopian tubes. *Americ. Journ. of Obstetr.*, 1894, XXIX, p. 785. — JONK. Les nerfs de l'utérus. *Wratch*, 1899, p. 169. — JURIÉ, Zur Kenntn. des Baues u. der Verrichtung der Blase. *Med. Jahrb. der k. k. Gesells. der Aerzte in Wien*, 1873, p. 427.

KAHLDEN (VON). Verhalten der Uterusschleimh. währ. u. nach der Menstruation. *Beitr. z. Geb. u. Gyn.*, Stuttgart, 1889, p. 105. — KALISCHER. Ueber die Nerven der Harnblase, des Uterus u. der Vagina. *Sitzb. d. k. Preuss. Akad. d. Wissensch.*, 1894, p. 947; — *Die Urogenitalmuskulatur des Dammes* (Karg.), Berlin, 1900. — KALLIUS. Ein Fall von Milchleiste bei einem menschl. Embryo. *Anat. Hefte*, 1897, XXIV, p. 155. — KASPER. Diss. de struct. uteri fibrosa. *Diss. Inaug.*, Breslau, 1840. — KEIBEL. Die Entwickelungsvorgänge am hinteren Ende des Meerschweinchenembryos. *Arch. f. Anat. u. Phys.*, 1888, An. Ab., p. 407; — Ueber die Entwickel. von Harnblase, Harnröhre u. Damm beim Menschen. *Verh. d. Anat. Gesellsch.*, 9ᵉ Vers. Basel, 1895, p. 189; — Zur Entwickel. des menschl. Urogenitalapparats. *Arch. f. Anat. u. Phys.*, An. Abt., 1896, p. 55. — KEIFFER. La fonct. glandul. de l'utérus. *Arch. de Phys.*, 1897, IX, p. 635; — Le système nerveux intra-utérin. *C. R. Soc. Biol.*, 1900, LII, p. 505. — KEILMANN. Zur Cervixfrage. *Centralbl. f. Gyn.*, 1893, n° 40, p. 921. — KELLY. The anat. of the round ligament. *Americ. J. of Obstetrics*, 1893, XXVIII, p. 296. — KINOSHITA. Ueber die grosszelligen deciduazellenähnlichen Wucherungen auf dem Peritoneum u. den Ovarien. *Beitr. z. Geb. u. Gyn.*, 1898, I, p. 338. — KIRCHNER. Ueber die Lage der Brustwarze. *Anat. Hefte*, 1898, X, p. 345. — KIRMISSON. Note sur la topogr. des ganglions axillaires. *Bull. Soc. anat.*, 1882, p. 453. — KLAATSCH. Zur Morphol. der Säugethierzitzen. *Morphol. Jahrb.*, 1884, IX, p. 253; — Ueber Mammartaschen. *Ibid.*, 1893, XX, p. 112. — KLEBS. Die Eierstockseier der Wirbelthiere. *Arch. f. pathol. Anat.*, 1861, XXI, p. 362 et 1863, XXVIII, p. 301. — KLEIN. Entsteh. des Hymen. *Münch. med. Wochensch.*, 1893, p. 592; — Zur Anat. der weibl. Harnröhre u. der Drüsen des Scheidenvorhofes, *Verh. d. deutschen Gesells. f. Gyn.*, 1895, p. 735; — Zur normalen u. pathol. Anat. der Gartner'schen Gänge. *Verh. d. deut. Naturforschges.* 68ᵉ Vers. Frankfurt a. M., 1897, II, 2, p. 215; — Ueber die Bezieh. der Müller'schen zu den Wolff'schen Gängen beim Weibe. *Münch. med. Woch.*, 1898, n° 25, p. 688; — Wandlungsfähigkeit des Uterusepithels. *Münch. med. Woch.*, 1897, n° 23, p. 616; — Zur vergl. Anat. u. Phys. der weibl. Genitalien. *Zeitsch. f. Geb. u. Gyn.*, 1900, XLIII, p. 240. — KLEIN et GROSSER. Ueber intraepitheliale

Drüsen der Urethralschleimhaut. *Anat. Anzeig.*, 1896, XII, n° 8, p. 197. — Kleinwächter. Bemerk. z. Rösger's Arb. über Uterusmusk. *Der Frauenartz*, 1894, IX, p. 394. — Kobelt. *Der Nebeneierstock des Weibes.* Heidelberg, 1847; — *De l'appareil du sens génital dans les deux sexes*, Strasbourg, 1851. Trad. Kaula. — Kocks. *Die normale und pathol. Lage und Gestalt des Uterus, sowie deren Mechanik.* Bonn, 1880, p. 84; — Ueber den Zuzammenhang des Müller'schen Ganges mit der Vorniere. *Verh. d. Gesellsch. f. Gyn.*, Bonn, 1891-1892, p. 418. — Kœberlé in Recklinghausen. *Loc. cit.* — Kœrner. De nervis uteri. *Diss. inaug.*, Breslau, 1863.— Kölliker (Th.). Beitr. z. Kenntnis der Brustdrüse. *Verhandl d. phys. med. Gesellsch. zu Würzburg*, 1879-1880. N. F., XIV, p. 155. — Kölliker (A.). Die Lage der weiblichen Beckenorgane. *Sitzb. d. Würzburg. phys. med. Gesellsch.*, 1801. p. 1; — 1° Ueber Corpora lutea atretica bei Säugethieren; 2° Ueber die Markcanäle und Markstränge in den Eierstöcken junger Hündinnen; 3° Quergestreifte Muskelfasern des Lig. uteri rotundum des Menschen. *Anat. Anzeiger*, 1898, XIV, Supp. Heft, p. 149. (Discussion : His, Virchow, Kopsch, Benda, etc.). — Köstlin. Die Nervenendig. in den weibl. Geschlechtsorganen. *Fortsch. d. Medizin*, 1894, XII, p 411 et 451. — Kolossow. Eine neue. Untersuchungsmethode des Epithelgewebes, etc. *Arch. f. mikr. Anat.*, 1898, LII, p. 1. — Kollmann, Der Levator ani u. der Coccygeus, etc. *Verhandl. d. anat. Gesellsch. auf der 8ten Versammlung*. Strasbourg, 1894, p. 198. — Krause (W.). Ueber die Nervenendigung in der Clitoris. *Gottinger Nachrichten*, 21 April 1866, et *Zeitsch. f. rat. Medizin*, 1866, XXVIII. p. 86; — Die Nervenendigung innerhalb der terminalen Körperchen. *Arch. f. mikr. Anat.*, 1881, XIX, p. 53; — Zur Lage des Uterus. *Journ. mens. d'Anat. et de Phys.*, 1888, V, p. 433. — Kreis. Die Entwickel. u. Rückbildung des Corpus luteum beim Menschen. *Arch. f. Gyn.*, 1899, LVIII, p. 411. — Kreitzer. Anat. Unters. über die Musculatur der nicht schwangeren Gebärmutter. *Landzert's Beitr. z. Anat. u. Histol.*, 1872, I, p. 1. — Krœnig. Ueber die Natur der Scheidenkeime. *Centralbl. f. Gyn.*, 1895, n° 16, p. 409 et 433. — Kundrat u. Engelmann. Stud. über die Uterusschleimhaut. *Wien. Med. Jahrb.*, 1873, p. 135. — Kupffer. Unters. über die Entwick. des Harn. u. Geschlechtsorgans. *Arch. f. mikr. Anat.*, 1865, I, p. 233, et 1866, II, p. 473.

Lacroix. De l'exist. de cellules en panier dans l'acinus et les conduits excrét. de la gl. mammaire. *C. R. Acad. des Sc.*, 1894, CXIX, p. 748. — Laguesse. Structure de la mamelle et sécrétion du lait. *Écho méd. du Nord*, 1897, n° 35, p. 417. — Lallement. Étude sur l'anat. et la pathol. des lig. larges. *Th. Paris*, 1881, n° 405. — Landau u. Abel. Beitr. z. normalen u. path. Anat. des Gebärmutterhalses. *Arch. f. Gynäk.*, 1890, XXXVIII, p. 199. — Landsberg. Ueber Hämatosalpinx u. Tubenmenstruation. *Inaug. Diss.*, Breslau, 1896. — Lange. Bildung der Eier u. Graaf'schen Follikel. *Inaug. Diss.*, Würzburg, 1896. — Langer. Ueber Corpus-luteum Abscesse. *Arch. f. Gyn.*, 1895, XLIX, p. 87. — C. Langer. Die Milchdrüse in *Stricker's Handb. der Lehre von den Geweben*, p. 627; — Ueber den Situs der weibl. Beckenviscera. *Wien. Med. Woch.*, 1881, n° 42, p. 1459. — Langhans. Die Lymphgefässe der Brustdrüse, etc. *Arch. f. Gynäk.*, 1885, VIII, p. 181. — Lannelongue. Art. « Mamelles » du *Nouv. Dict. de Méd. et Chir. pratiq.*, 1875, XXI, p. 517. — Lartschneider. *Die Steissbeinmuskeln des Menschen*, etc. Eine vergleichend-anatom. Studie, 1895, Wien, 4°; — Zur vergl. Anat. des Diaphragma pelvis. *Sitzber. d. math. naturw. Cl. d. k. Akad. d. Wiss. zu Wien*, 1895, CIV, p. 160. — Lebedeff. Ueber die Gascysten der Scheide. *Arch. f. Gynäk.*, 1881, XVIII, p. 132. — Le Dentu. La crête médiane post. du corps de l'utérus. *Bull Soc. Chir.*, 1885, XXI, p. 214. — Ledouble. Des muscles normaux et anormaux du périnée. *Bibliogr. anat.*, 1896, IV, p. 35 et 79. — Leduc. De la membrane appelée hymen. *Th. Paris*, 1855, n° 221. — Lee. The Anatomy of the nerves of the Uterus. *Philos. Transact.*, 1841, 2° part., p. 269; 1841, 2° part., p. 173; 1846, 2° part., p. 211 et *Monogr.*, London, 1847. — Lefèvre. Une forme commune de la stérilité féminine. *Thèse de Paris*, 1898-99, n° 92. — Legay. Dével. de l'utérus jusqu'à la naissance. *Thèse de Lille*, 1884, n° 65. — Leisewitz. Reste des Wolff-Gartner'schen Ganges. *Zeitsch. f. Geburtsh.*, 1904, LIII, p. 209. — Lenischewski. Ueber den Muskelapparat, der zum Verschluss der weibl. Genitalien dient. *Inaug. Diss.*, St-Petersburg, 1874. — Leopold. Die Lymphgefässe des normalen nicht schwangeren Uterus. *Arch. f. Gyn.*, 1873, VI, p. 1; — Unters. über Menstruat. u. Ovulation. *Arch. f. Gynäk.*, 1883, XXI, p. 347. — Lesshaft. Ueber die Muskeln und Fascien der Dammgegend beim Weib. *Morphol. Jahrb.*, 1884, IX, p. 475. — Leuckart. *Morphol. u. Anatomie der Geschlechtsorgane*, Göttingen, 1847. — Levy. Anat. u. Path. der kleinen Labien., *Inaug. Diss.*, München, 1904. — Leydig. Ueber Flimmerbewegung in den Uterindrüsen des Schweines. *Müller's Arch. f. Anat. u. Phys.*, 1852, p. 375. — Liedig. Das Flimmerepithel der Uterusschleimhaut. *Inaug. Diss.*, Würzburg, 1893. — Lilienfeld. Beitr. z. Morphol. u. Entwick. der Geschlechtsorg. *Inaug. Diss.*, Marburg, 1856. — Limon. Étude de la glande interstitielle de l'ovaire, *Thèse de Nancy*, 1901; — Évolut. de la membrane propre des ovisacs au cours de leur atrésie. *Bibliogr. Anat.*, 1904, XIII, p. 231. — Lindgreen. Ueber der Vorhandensein von wirklichen Porenkanälchen in der Zona pellucida, etc. *Arch. f.*

Anat. u. Phys., 1877, An. Abt., p. 314. — Lode. Experim. Beitr. von der Wanderung des Eies. *Arch. f. Gyn.*, 1893, XLV, p. 295. — Loewenstein. Die Lymphfollikel der Schleimhaut der Vagina. *Centr. f. die med. Wissensch.*, 1871, n° 35, p. 546. — Lœwy. Ueber den Bau des Rete Malpighi der Haut der männl. u. weibl. Geschlechtsorg. *Arch. f. mikr. Anat.*, 1898, LIII, p. 403. — Lott. Zur Anat. u. Phys. der Cervix uteri. *Inaug. Diss.*, Erlangen, 1872. — Loyez. Sur la constit. du follicule ovarien des reptiles. *C. R. Acad. Sciences*, 1900, CXXX, p. 48. — Luquet. Contrib. à l'étude des corps jaunes. *Thèse de Paris*, 1887-88, n° 277. — Luschka. Die Anat. der männlichen Brustdrüse. *Müller's Arch. f. An. u. Phys.*, 1852, p. 402; — Die Fascia pelvina in ihrem Verhalten zur hinteren Beckenwand. *Sitzber. der math. nat. Cl. d. K. Akad. d. Wissench. Wien.*, 1859, XXXV, p. 105; — Topogr. des Harnleiters des Weibes. *Arch. f. Gynäk.*, 1872, III, p. 373; — Die Muskulaiur am Boden des weibl. Beckens. *Denksch. d. Kais. Akad. d. Wissens.*, 1862, XX, p. 75; — Der Hymen fimbriatus. *Zeitsch. f. ration. Mediz.*, 1866, XXVI, p. 300.

Mackenrodt. Ueb. die Ursachen der normalen u. pathol. Lagen des Uterus. *Arch. f. Gyn.*, 1895, XLVIII, p. 393. — Mac Leod. Contrib. à l'étude de la struct. de l'ovaire chez les mammif. *Arch. de Biol.*, 1880, I, p. 241 et II, p. 127. — Malartic et Guillot. Cancer utérin avec ganglion sous-pubien. *Bull. Soc. Anat.*, 1900, p. 123. — Maléeff (Mlle). Étude de la structure du col utérin. *Thèse de Lausanne*, 1904. — Mandl. Ueber Anordnung u. Endigungsweise der Nerven im Ovarium. *Arch. f. Gyn.*, 1895, XLVIII, p. 376; — Ueber den feineren Bau der Eileiter währ. u. ausserhalb der Schwangersch. *Monatssch. f. Geb. u. Gyn.*, 1897, V, Suppl. II, p. 130; — Ueber die Richtung der Flimmerbewegungmi menschl. Uterus. *Centr. f. Gyn.*, 1898, n° 13, p. 323; — Beitr. z. Frage des Verhaltens der Uterus mucosa währ. der Menstruation. *Arch. f. Gyn.*, 1896, LII, p. 556. — Marcacci. Le muscle aréolo-mamelonnaire. *Arch. ital. de Biolog.*, 1883, IV, p. 292. — Markowitin. Ueber die Nerven der Ovarien. *Med. Doktordiss.*, St-Petersburg, 1899. — Martin. Zur Topogr. der Keimdrüse. *Zeitsch. f. Gynäkol.*, 1896, XXXV, p. 398; — Lage u. Bandapparat des Eierstockes. *Festsch. f. Carl Ruge.* Berlin, 1896, p. 1. — Martin et Léger. Rech. sur l'anat. et la pathol. des appareils sécréteurs des org. génit. *Arch. gén. de Médec.*, 1862, p. 69. — Mascagni. *Vasorum lymphat. corp. hum. historia et iconogr.*, Senis, 1787. — Matschinsky. De l'atrophie des ovules dans les ovaires des mammif. *Annales de l'Institut Pasteur*, 1900, XIV, p. 113. — Maudach. Zur Anat. des Uterus von Neugeborenen u. Kindern. *Inaug. Diss.*, Bern, 1899, et *Virchow's Arch.*, 1899, CLVI, p. 94. — Menge. Ueber ein bacterienfeindliches Verhalten des Scheidensecretes, etc. *Deutsche Med. Woch.*, 1894, n° 46, p. 867; n° 47, p. 891; n° 48, p. 907. — Mertens. Rech. sur la signific. du corps vitellin de Balbiani. *Arch. de Biolog.*, 1893-1894, XIII, p. 389. — Mettenheimer. Ein Beitr. z. topogr. Anat. der Brust-, Bauch- u. Beckenhöhle des neugeb. Kindes. *Morphol. Arbeit.*, 1894, III, p. 301. — Meves. Ueber Struktur der Samenfäden von *Salamandra maculosa*. *Arch. f. mikr. Anat.*, 1897, L, p. 110. — Meyer (A.). Ueb. die Entwick. des menschl. Eierstockes. *Arch. f. Gyn.*, 1884, XXIII, p. 226. — Meyer (R.). Access. Nebennieren im Lig. latum. *Zeitsch. f. Geb. u. Gyn.*, 1898, XXXVIII, p. 316; — Ueber die fœtale Uterusschleimhaut. *Ibid.*, p. 234; — Ueber Drüsen, Cysten u. Cystoadenome im Myometrium. *Zeitsch. f. Geb. u. Gynäkol.*, 1900, XLII, p. 525, et XLIII, p. 130 et 329; — Ueber Drüsen der Vulva u. Vagina bei Föten u. Neugeb., *Ibidem*, 1901, XLVI, p. 17. — Michaelis. Beitr. z. Kenntn. der Milchsecretion. *Arch. f. mikr. Anat.*, 1898, LI, p. 711. — Middendorp. Die Injection der Mamma. *Journ. mens. internat. d'Anat. et de Phys.*, 1887, VII, p. 51. — Mihalkovics. Unters. über die Entwick. des Harn. u. Geschlechtsapp. der Amnioten. *Intern. Monatssch. f. Anat.*, 1885, II, p. 41 et seq. — Mingazzini. Corpi lutei veri i falsi dei Rittili. *Ricerche fatte nel labor. di anat. norm. della R. Univers. di Roma*, 1893, III, fasc. 2, p. 105. — Mironoff. Ueber die gegens. Bezieh. von Menstruat. u. Ovulat. *Arch. f. Gynäk.*, 1893, XLV. p. 506. — Moericke. Die Uterusschleimhaut in den verschiedenen Altersper. und z. Zeit der Menstruat. *Zeitsch. f. Geb. u. Gyn.*, 1881, VII, p. 84. — Momberger. Unters. über Sitz, Gestalt u. Färbung der Brustwarze. *Inaug. Diss.*, Giessen, 1860. — Montgomery. *An exposition on the signs a. symptoms of pregnancy*, London, 1837, p. 61. — Morau. Des transf. épithéliales, physiologiques et pathologiques. *Thèse de Paris*, 1888-1889, n° 360; — Du revêt. épithélial du péritoine tubo-ovarique, etc. *C. R. Soc. Biolog.*, 1891, p. 395; — Rem. sur les vaiss. lymphat. des org. génit. de la femme et leurs anastomoses avec ceux du rectum. *C. R. Soc. Biolog.*, 1894, p. 812. — Morestin. Des opérations qui se pratiquent par la voie sacrée. *Thèse de Paris*, 1894, n° 112. — Mori. Sulle variaz. di strutt. della mammaria. etc. *Sperimentale*, 1892, XLVI, p. 444. — Moullin (Mansel). The membr. propria of the mammary gland. *Journ. of Anat. u. Phys.*, 1881, XV, p. 346. — Müller (J.). *Bildungsgeschichte der Genitalien.* Düsseldorf, 1830. — Müller (V.). Entw. u. feinere Anat. der Bartholin'schen u. Cowper'schen Drüsen. *Arch. f. mikr. Anat.*, 1892, XXXIX, p. 33. — Munk. Art. « Milchsecretion » in *Realencyclopaedie der gesam. Heilk.*, 1897, XV, p. 335.

Nagel. Das menschliche Ei. *Arch. f. mikr. Anat.*, 1888, XXXI, p. 342; — Ueber die

[RIEFFEL.]

Gartner'schen Gänge beim Menschen. *Centralbl. f. Gyn.*, 1895, n° 2, p. 46; — Zu dem Aufsatz Kossmann's « Polemiches, etc. ». *Centralbl. f. Gyn.*, 1894, n° 42, p. 1039; — Beitr. z. Anat. der weibl. Beckenorgane. *Arch. f. Gyn.*, 1897, LIII, p. 557; — Demonstr. eines frisch entbundenen Uterus, etc. *Verh. d. anat. Gesellsch.*, 1896, 10^{e} Vers., p. 192; — Ueber die Entwick. der inn. u. äusser. Genital. beim Weibe. *Arch. f. Gyn.*, 1893, XLV, p. 453; — Ueber die Entwick. der Urethra u. des Dammes beim Menschen. *Arch. f. mikr. Anat.*, 1892, XL, p. 264. — NEHRKORN. Quergestreifte Muskelf. in der Uteruswand. *Virchow's Archiv.*, 1898, CLI, p. 52. — NICOLA. Sulla muscolat. liscia del capezzolo e dell' areola mammaria. *Giorn. d. accad. med. di Torino*, 1903, n° 11, p. 793. — NICOLAS. Note prélim. sur la constit. de l'épithél. des trompes utérines. *Journ. intern. d'Anat. et de Phys.*, 1891, VII, p. 414. — NISSEN. Ueber das Verhalten der Kerne in den Milchdrüsenzellen bei der Absonderung. *Arch. f. mikr. Anat.*, 1886, XXVI, p. 337. — NYLANDER. Ueber Flimmerbewegung in den Uterusdrüsen des Schweines. *Müller's Arch. f. Anat. u. Phys.*, 1852, p. 375.

OBERDIECK. Ueber Epithel u. Drüsen der Harnblase u. der männl. u. weibl. Urethra. *Göttinger Preisschrift*, 1884. — OBERLANDER. *Lehrb. d. Urethroskopie*, Leipzig, 1893. — OBERMULLER. Untersuchungen über das elastische Gewebe der Scheide. *Beitr. z. pathol. Anat.*, 1900, XXVII, p. 586. — OELSNER. Anat. Unters. ueber die Lympfwege der Brust. *Inaug. Diss.*, Berlin, 1901. — OLSHAUSEN. Beitr. z. Lehre von den Neurosen der weibl. Genitalorg. *Zeitsch. f. Geb. u. Gyn.*, 1891, XXII, p. 427. — OMBREDANNE. Les lames vasculaires dans l'abdomen, etc. *Th. Paris*, 1899-1900, n° 161. — OPITZ. Uterindrüsen im Beginn der Schwangerschaft. *Centralbl. f. Gyn.*, 1899, n° 23, p. 703. — ORTHMANN. Beitr. z. normalen Histologie u. Pathol. der Tuben. *Arch. f. pathol. Anat. u. Phys.*, 1887, CVIII, p. 165; — Endometrium mit Decidualzellen. *Zeitsch. f. Geb. u. Gyn.*, 1895, XXVI, p. 450. — OSTROSCKEWITSCH. Ueber die senilen Veränderungen der Eierstöcke. *Inaug. Diss.*, St-Petersburg, 1897. — OTTOLENGHI. Contrib. à l'histologie de la mamelle fonctionnante. *Arch. ital. de Biolog.*, 1899, XXXII, p. 270. — OVERLACH. Die pseudomenstruierende Mucosa uteri nach akuter Phosphorvergiftung. *Arch. f. mikr. Anat.*, 1885, XXV, p. 191.

PACINOTTI. Contrib. allo studio della pathologia chirurg. delle terminazioni nervose della mamella. *Archivio per le scienze mediche*, 1887, XII, p. 375. — PALADINO. La régénération du tissu ovarique chez la femme. *Arch. Ital. de Biolog.*, 1894, XXI, p. 15; — Sur le type de structure de l'ovaire. *Arch. Ital. de Biolog.*, 1898, XXIX, p. 143; — A propos de la question controversée relative à l'essence du corps jaune. *Arch. Ital. de Biol.*, 1900, XXXIV, p. 228. — PALM. Ueber die Diagnose des Placentarsitzes, etc. *Zeitsch. f. Geb. u. Gyn.*, XXV, p. 317. — PANTALONI. La portion pelvienne des uretères chez la femme. *Thèse de Paris*, 1888, n° 8. — PARTSCH. Ueber den feineren Bau der Milchdrüse. *Inaug. Diss.*, Breslau, 1880. — PARVIAINEN. Zur Kenntnis der senilen Veränderungen der Gebärmutter. *Mitteil. a. d. gynäkol. Klinik. d. Prof. Engström* in Helsingfors, 1897, I, p. 191. — PASTEAU. Étude sur le rétrécissement de l'urètre chez la femme. *Ann. des mal. des org. génito-urin.*, 1897, XV, p. 799. — PATENKO. Ueber die Nervenendigungen in der Uterusschleimhaut des Menschen. *Centralbl. f. Gyn.*, 1880, n° 19, p. 442. — PATON. Some points in the anatomy of the uterus with special reference to the adenoid character of the endometrium. *N. Y. med. Rec.*, 1891, XL, p. 760. — PAULET. Rech. sur l'anat. comparée du périnée. *Journ. de l'Anat.*, 1877, XIII, p. 144. — PAWLIK. Ueber die Sondirung der Ureteren der weiblichen Blase. *Arch. f. Gyn.*, 1881, XVIII, p. 491. — PEAN. Polysalpinx. *Bull. Acad. de Médec.*, 1897, XXXVII, p. 56. — PEHAM. Aus accessorischen Nebennierenanlagen enstandene Ovarialtumoren. *Monatssch. f. Geb. u. Gyn.*, 1900, X, p. 685. — PEISER. Anat. u. klin. Untersuch. über den Lymphapparat des Uterus. *Zeitsch. f. Geb. u. Gyn.*, 1898, XXXIX, p. 259. — PENROSE. The position of the uterus and the mechanism of its support. *Univers. med. Magaz.*, 1896, VIII, p. 501. — PERIER (Ch.). Anat. et Physiol. de l'ovaire. *Thèse agrég.*, Paris, 1866. — PETERS. Die Urniere in ihrer Beziehung z. Gynäk. *Samml. kl. Vorträge*, 1897, N. F., n° 195. — PETIT (P.). Les rapports pelviens des uretères chez la femme. *Gaz. méd. de Paris*, 1897, p. 332; — Le trajet du ligament rond. *Semaine gynéc.*, 1898, p. 201; — Aponévrose ombilico-pelvienne ou cache-vaisseaux. *Rev. de Gynécol. et de Chir. abdom.*, 1900, IV, p. 579; — *Éléments d'Anatomie gynécologique clinique et opératoire*. Paris, 1901. — PETTIT. Modif. de la muq. uterine pendant la menstr., la grossesse, etc. *Semaine gynéc.*, 1900, n° 23, p. 177. — PFLUGER. *Die Eierstocke der Säugethiere u. des Menschen*. Leipzig, 1863. — PICHEVIN et PETIT. Métrorragies et lésions vascul. de l'utérus. *Gaz. méd. de Paris*, 1893, p. 557. — PICHEVIN. De la musculat. intrinsèque de l'utérus. *Semaine gynéc.*, 1897, n° 45, p. 353; — Statique pelvienne et plancher pelvien. *Sem. gynéc.*, 1900, p. 105. — PICK. Die Adenomyome der Leistengegend u. des hinteren Scheidengewölbes. *Arch. f. Gyn.*, 1898, LVII, p. 461; — Ein neuer Typus des volum. paroophoralen Adenomyoms u. totale Verdoppelung des Eileiters. *Arch. f. Gyn.*, 1896, LIV, p. 117; — Ueber Adenomy. des Ep. und Paroophoron. *Virchow's Arch.*, 1899, CLVI, p. 507; — Ist das Vorhandensein der Adenome des Epoophoron erwiesen? *Centralbl. f. Gyn.*, 1900, n° 15, p. 389: — Ueber das elastische Gewebe in der Gebärmutter. *Samml. klin. Vortr.*, 1900, N. F., n° 283. — Piet. Notes anat. sur la glande mammaire et ses vaiss. sanguins. *Thèse de Paris*, 1904. — Pilliet. Les débris du corps de Wolff. *Tribune médic.*, 1889. p. 24. — Kystes du lig. large et du canal de Gartner. *Bull. Soc. anat.*, 1894, p. 415: — Text. muscul. de l'utérus des mammif. *Bull. Soc. zoologiq. de France*, 1886, p. 420. — Pilliet et Veau. Capsule surrénale aberrante du lig. large. *C. R. Soc. Biolog.*, 1897, p. 64. — Pinard. Note pour servir à l'hist. des glandes aréolaires. *Bull. Soc. anat.*, 1877, p. 459. — Pinner. Ueber den Eintritt des Eies aus dem Ovarium in die Tube. *Arch. f. Anat. u. Phys.*, Phys. Abt., 1880, p. 240. — Plato. Zur Kenntn. der Anat. u. Phys. der Geschlechtsorg. *Arch. f. mikr. Anat.*, 1897, L, p. 640. — Polano. Beitr. z. Anat. der Lympfbahnen im menschl. Eierstock. *Monats. f. Geb. u. Gyn.*, 1903, t. XVII, p. 281 et 466. — Polidor. Des canaux de Gartner. *Thèse de Bordeaux*, 1901, n° 62. — Polle. *Die Nervenverbreitung in den weibl. Genital.* Göttingen, 1865. — Popoff. Morphol. u. Histol. der Tuben u. des Parovariums, etc. *Arch. f. Gyn.*, 1894, XLIV, p. 275; — Anomal. der Entwick. der abdom. Tubenenden. *Monatss. f. Geb. u. Gyn.*. 1897, V, Suppl. II., p. 102. — Popowsky. Zur Entwick. der Dammmuskulatur beim Menschen. *Anat. Hefte*, 1899, XII, p. 13. — Pozzi. De la bride masculine du vestibule chez la femme et de l'origine de l'hymen. *Ann. de Gynécol.*, 1884, XXI, p. 268. — Prenant. Significat. de la cellule access. du testicule et Comp. morphol. des éléments du testic. et de l'ovaire. *Journ. de l'Anat. et de la Physiol.*, 1892, n° 3, p. 292, et n° 5, p. 529; — Sur la valeur morphologique, sur l'action physiol. et thérap. possible du corps jaune. *Rev. méd. de l'Est*, 1898, n° 13, p. 385. — Pretti. Beitr. z. Studium der histologischen Veränder. der Scheide. *Zeitsch. f. Geb. u. Gyn.*, 1898, XXXVIII, p. 250. — Preuschen. Die Cysten der Vagina. *Centr. f. die med. Wissensch.*, 1874, n° 49, p. 773, et *Virchow's Arch.*, 1877, LXX, p. 111. — Profé. Beitr. z. Ontogenie u. Philogenie der Mammarorgane. *Anat. Hefte*, 1898-1899, XI, p. 247. — Pryor. Anat. of the endometrium. *Amer. Gyn. a. Obstetr. Journ.*, 1896, VIII, p. 10. — Purkyné. *Symbolæ ad ovi avium historiam.* Vratislaviæ, 1825.

Quénu. Art. « Urètre » du *Dict. encyclop. des Sc. médic.*, 1886, 5e série, I, p. 194. — Quincke. Notizen über die Eierstöcke der Säugethiere. *Zeitsch. f. wissensch. Zoolog.*, 1863, XII, p. 483.

Rabl. Beitr. z. Histol. des Eierstockes, etc. *Anat. Hefte*, 1898, XI, p. 109; — Mehrkernige Eizellen und mehreiige Follikel. *Arch. f. mikr. Anat.*. 1899, LIV, p. 421. — Raciborsky. *Traité de la menstruation.* Paris, 1868. — Ragnotti. Contr. alle istol. dell' ovaja. *Ann. d. Facultà med. di Perugia*, 1904, II, p. 105. — Rainey. On the structure and use of the lig. rotundum uteri. *Philosoph. Transact.*, 1850, XXVI, p. 515. — Ranney. The topogr. relations of the female pelvic organs. *Americ. J. of Obstetrics*, 1883, XVI, p. 225, 705; — The female perineum. *N. Y. Med. Journ.*, 1882, XXXVI, p. 42. — Rathcke. Zur Regen. der Uterusschleimhaut, insbesondere der Uterindrüsen nach der Geburt. *Virchow's Arch.*, 1895, CXLII, p. 474. — Rathke. Beobacht. u. Bemerk. über die Entwickel. der Geschlechtswerkzeuge bei den Wirbelthieren. *Neue Schriften der Natursforsch. Gesellsch. in Danzig.* 1825, 4e fasc.; — Ueber die Bildung der Fallopischen Trompete, etc. *Meckel's Arch. f. Anat.* 1832, p. 379. — Rattone. Contrib. allo studio della anat. patol. dei corpusc. di Pacini. *Arch. per le scienze mediche*, 1886, IX, p. 357. — Rauber. Bemerk. über den fein. Bau der Milchdrüse. *Schmidt's Jahrb.*, 1879, CLXXXII, p. 57. — Recklinghausen. *Die Adenomyome u. Cystoadenome der Uterus u. Tubenwandung.* Ihre Abkunft von Resten des Wolff'schen Körpers (Hirschwald). Berlin, 1896. — Regaud. Études histol. sur les vaiss. lymphatiq. de la gl. mammaire. *Journ. de l'Anat. et de la Phys.*, 1894, n° 6, p. 716; — Orig. des lymphat. de la glande mammaire. *Bibliogr. anatom.*, 1900, VIII, p. 261. — Reichel. Die Entwickel. des Dammes, etc. *Zeitsch. f. Geburtsh. u. Gyn.*, 1888, XIV, p. 82. — Rein. Note sur le plexus fondamental de l'utérus. *C. R. Soc. Biolog.*, 1882, p. 161; — Unters. über die embryon. Entwickel. der Milchdrüse. *Arch. f. mikr. Anat.*, 1882, XX, p. 431. — Reinicke. Die Sclerose der Uterinarterien u. klimakt. Blutungen. *Arch. f. Gyn.*, 1897, LIII, p. 340. — Remak. Ueber Eihüllen u. Spermatozoen. *Müller's Arch. f. Anat. u. Phys.*, 1854, p. 252. — Retterer. Sur l'orig. et l'évolut. de la région ano-génit. des mammif. *Journal de l'Anat.*, 1880, p. 126; — Sur l'orig. du vagin de la femme. *C. R. Soc. Biol.*, 1891, p. 291; — Dével. comparé du vagin et du vestibule des mammif. *C. R. Soc. Biol.*, 1891, p. 312; — Morphol. et évolut. de l'épithél. du vagin des mammif. *C. R. Soc. Biol.*, 1892, p. 101 et 566; — Mode de cloisonnement du cloaque chez le cobaye. *Bibliogr. anatomiq.*, 1893-1894, p. 184. — Retzius. Ueber die Nerven der Ovarien u. Hoden. *Biolog. Unters.*, N. F., 1893, V, p. 31; — Ueber die Endigungsweise der Nerven in den Genitalnervenkörp. des Kaninchens. *Journ. intern. d'Anat.*, 1890, VII, p. 323; — Die Intercellularbrücken des Eierstockeies, etc. *Verhandl. d. Anat. Gesells.*, 1889-1890, III, p. 10. — Reynier. Note sur les lymphatiques de l'utérus. *Semaine gynéc.*, 1899, p. 217. — Ricard. De quelq. rapports anat. de l'artère utérine. *Sem. médic.*, 2 févr. 1887, p. 39. — Ricard et Doléris. Rech. anat. et opér. à propos du raccourc.

[RIEFFEL.]

des lig. ronds. *Union médic.*, 1885, XL, n° 162, p. 865. — RICHARD. Anat. des trompes de l'utérus chez la femme. *Thèse Paris*, 1851, n° 100. — RIEDER. Ueber die Gartner'schen Kanäle beim menschl. Weibe. *Virchow's Arch.*, 1884, XCVI, p. 129. — RIEFFEL. De quelq. points relatifs aux récid. et aux généralis. des cancers du sein chez la femme. *Th. Paris*, 1890. n° 123. — RIES. The anatomy of the endometrium. *The Americ. Gyn. a. Obst. Journ.*, 1895, VIII, p. 351. — RIESE. Die feinsten Nervenfasern und ihre Endigungen im Ovarium, etc. *Anat. Anzeig.*, 1891, VI, n°s 14-15, p. 400. — RILLE. Bartholinitis u. Leistendrüsen. *Arch. f. Dermatol. u. Syphilis*, 1896, XXXVI, p. 381. — ROBERT. Mém. sur l'inflamm. des follic. muq. de la vulve. *Arch. gén. de Méd.*, août 1841, p. 393. — ROBIN (Ch.). Mém. sur les phénom. qui se passent dans l'ovule avant la segmentat. du vitellus. *Journ. de la Phys.* (Brown-Séquard), 1862, V, p. 67; — Mem. divers sur la muq. utérine. *Arch. gén. de Méd.*, 4e sér., XVIII, p. 201; *Journ. de la Phys.*, 1858, I, p. 46; *Bull. Soc. Biolog.*, 1855, p. 13; *C. R. Acad. de Méd.*, 1861, XXVI, p. 750. — ROBIN et CADIAT. Struct. intime de la muq. et des glandes uretrales, etc. *Journ. de l'Anat. et de la Phys.*, 1874, X, p. 524; — Struct. et Rapports des teguments au niveau de leur jonction dans les régions anale, vulvaire et du col uterin. *Journ. de l'Anat. et de la Phys.*, 1874, n° 6, p. 589. — ROBINSON. The posit. and perit. relat. of the mammalian ovary. *Journ. of Anat. a. Phys.*, 1886-1887, XXI, p. 169; — Spirally twisted angular tubes. *Americ. Journ. of Obstetr.*, 1893, XXVIII, p. 125; — The cervical ganglion of the Uterus. *Med. Rec.*, N. Y., 1894, XLVI, p. 402. — ROESGER. *Zur fœtalen Entwickel. des menschlich. Uterus, insbesondere seiner Musculatur* (Hölder). Wien, 1894. — ROGIE. Sur les aponévroses du perinée et du bassin. *Journ. des Sc. méd. de Lille*, 1890, II, p. 241, 265, 289 et 319. — ROKITANSKY. Ueber Abnormitäten des Corpus luteum. *Allg. Wien. Med. Zeit.*, 1859, n° 34, p. 253 et n° 35, p. 261. — ROLLIN. Des hémorragies de l'ovaire. *Thèse de Paris*, 1888, n° 378 — ROMITI. Ueber den Bau und die Entwickelung des Eierstockes und des Wolff'schen Ganges. *Arch. f. mikr. Anat.*, 1874, X, p. 200 — RONCAGLIA. Delle cisti dell' uretra e dei canali uretrali della donna. *Ann. di Obstetric. e Ginecol.* Milano, 1895, XVII, p. 231. — ROSSA. Die gestielten Anhänge des Ligamentum latum. *Monogr.* Berlin, 1899; — Ueber accessorisches Nierengewebe im Lig. latum. *Arch. f. Gyn.*, 1898, LVI, p. 296. — ROTH. Ueber einige Urnierenresten beim Menschen. *Festsch. f. Feier d. 300 jähr. Bestehens d. Univ. Würzburg*, gewidmet v. d. Univ. Basel, 1882. — ROUGET. Sur les org. erectiles de la femme et sur l'app. muscul. ovario-tubaire. *Journ. de la Phys.* (Brown-Séquard), 1858, p. 320, 479 et 735. — ROUX. Aftermuskulatur des Menschen. *Arch. f. mikr. Anat.*, 1881, XIX, p. 721. — RUGE. Ueber die Erosionen an der Vaginalportion. *Zeitsch. f. Geb. u. Gyn.*, 1882, VIII, p. 405; — Die Talgdrüsen der grossen u. kleinen Labien. *Zeitsch. f. Geb. u. Gyn.*, 1900, XLI, p. 300; — Zwei Fälle von Retroflexio uteri bei Neugeborenen. *Zeitsch. f. Geburtsh. u. Gyn.*, 1878, II, p 24. — RUGE (G.). Vorgänge am Eifollikel der Wirbelthiere. *Morphol. Jahrb.*, 1889, XV, p. 491.

SAALFELD. Ueber die Tyson'schen Drüsen. *Arch. f. mikr. Anat.*, 1899, LII, p. 212. — SACHS. Untersuch. über den Processus vag. peritonei, etc. *Arch. f. kl. Chir.*, 1887, XXXV. p. 321. — SAEFFTIGEN. Struct. des gl. lactifères pend. la pér. de lactation. *Bull. Acad. St-Pétersbourg*, 1881, XXVII, p. 78. — SAENGER. Ein bestimmtes Zeichen für angeborene Rückwärtslage des Uterus. *Festschrift d. deutschen Gesellsch. f. Gynäk.*, zur Feier des 50 jähr. Jubil. der Berlin. geb. Gesells. Wien. 1894. — SAPPEY. *Anat., Phys. et Pathol. des vaiss. lymphatiques.* Paris, 1874. — SAVAGE. *The Surgery, surg. pathol. a. surg. anat. of the female pelvic organs.* London, 1882, 5th. Edit. — SCHEITER. Bildungsanomal. weibl. Geschlechtsorg. mit besond. Berücksicht. der Entwick. des Hymen. *Arch. f. Gyn.*, 1890. XXXVII, p. 199. — SCHICKELE. Beitr z. Morphol. u. Entw. d. normalen u. überz. Brustdrüsen. *Zeitsch. f. Morphol. u. Anthrop.*, 1899-1900, I, p. 507. — SCHIFF. Das Lig. uteri rotundum. *Wien. Med. Jahrb.*, 1872, p. 246. — SCHIRSCHOFF. Ueber Colpitis nodularis sive follicularis. *Zeitsch. f. Heilkunde*, 1900, XXI, p. 227. — SCHLACHTA. Beitr. z. micr. Anat. der Prostata u. Mamma des Neugeb. *Arch. f. micr. Anat.*, 1904, LXIV, p. 405. — SCHMID. Zur Lehre von der Milchsecretion. *Inaug. Diss.*, Würzburg, 1877. — SCHMIDT. Onderz b. het Ovarium der Selachii. *Inaug. Diss.*, Utrecht, 1898; — Ueber normale Hyperthelie menschl. Embryonen u. die erste Anlage der menschl Brustdrüse. *Morphol. Arbeit.*, 1896, VII, p. 157. — SCHMITT. Ueb. die Entwick. der Brustdrüse u. die Hyperthelie. *Morphol. Arbeit.*, 1898, VIII, p. 236. — SCHNAPER. Ueber die Altersveränder. der Fallopischen Tuben. *Centralbl. f. Gyn.*, 1898, n° 44, p. 1201. — SCHNELL. Bindegewebszellen des Ovariums in der Gravidität. *Zeitsch. f. Geb. u. Gyn.*, 1898, XL, p. 267. — SCHOTTLANDER. Ueber die Ensteh. des Graaf'schen Follikels, etc. *Zeitsch. f. Geb. u. Gyn.*, 1892, XXIV, p. 312, et *Arch. f. mikr. Anat.*, 1893, XLI, p. 219. — SCHRÖN. Beitr. z. Kenntniss d. Anat. u. Phys. des Säugethiereierstocks. *Zeitsch. f. wiss. Zoologie*, 1862, XII, p. 409. — SCHULLER. Ein Beitr. z. Anat. der weibl. Harnröhre. *Arch. f. path. Anat.*, 1883, XCIV, p. 405. — SCHULTZE (B.-S.). *Zur Pathol. u. Therapie der Lageveränderungen des Uterus.* Berlin, 1881; — Zur Kenntn. der Lage der

Eingeweide im weibl. Becken. *Arch. f. Gyn.*, 1875, IX, p. 265. — SCHULTZE (O.). Ueber die erste Anlage des Milchdrüsenapparates. *Anat. Anzeig.*, 1892, nos 9-10, p. 265; — Milchdrüsenentwickelung und Polymastie. *Münch. med. Woch.*, 1892, p. 432. — SCHULTZE (W.). Ueber die Talgdrüsen des Menschen und ihre Adnexe, mit bes. Berücks. der an den Labia majora u. minora vorkommenden. *Inaug. Diss.* Berlin, 1898. — SCHWARTZ. Art. « Utérus » du *Nouv. Dict. de Méd. et Chir. pratiq.*, 1885, XXXVII, p. 562. — SCHWARZ. Contrib. à la pathol. des vaisseaux de l'utérus. *C. R. Soc. Biol.*, 1900, LII, p. 259. — SCHWEIGGER-SEIDEL. Anatom. Mittheilungen. *Virchow's Arch.*, 1866, XXXVII, p. 219. — SEBILEAU. Région mammaire, in *Démonstr. d'Anat.*, 1892, p. 315. — SEELIG. Path.-anat. Unt. über die Ausbreitungswege des Gebärmutterkrebses. *Inaug. Diss.*, Strasbourg, 1894. — SEHLEN (VON). Beitr. z. Frage nach der Mikropyle des Säugethiereies. *Arch. f. Anat. u. Phys.*, An. Abt., 1882, p. 33. — SEIGNEUX (DE). Zur Frage des unt. Uterinsegments. *Inaug. Diss.*, Leipzig, 1892. — SEITZ. Die Luteinzellenwucherung. *Zentralbl. f. Gyn.*, 1905, n° 9, p. 257. — SELLHEIM. Lig. teres uteri. *Beitr. z. Geb. u. Gyn.*, 1901, IV, p. 165; — Die diagn. Bedeutung der Ligg. sacro-uterina. *Ibidem*, 1904, VIII, p. 365. — SEMON. Vorniere u. Urniere. *Anat. Anzeig.*, 1897, XIII, nos 8-9, p. 260. — SHERRINGTON. Notes on the arrangement of some Motor Fibres in the Lumbo-sacral Plexus. *Journ. of Phys.*, 1892, XIII, p. 621. — SIEBOURG. Ueber spontane Abreissung der Scheidengewölbe, etc. *Münch. med. Woch.*, 1899, n° 5, p. 143. — SIELSKI. Zur Mechanik der normal u. pathol. Lageveränderungen der Gebärmutter. *Centr. f. Gyn.*, 1897, n° 20, p. 577. — SILWANSKY. Des transformat. du muscle utérin après l'accouchement. *Th. inaug.*, Charkow, 1898 (en russe). — SINÉTY (DE). Hypertr. glandulaire utéro-vag. *Ann. de Gynécol.*, 1899, LI, p. 148; — Hypertr. du tuberc. ant. du vag. simulant l'hermaphrodisme. *Rev. de Gyn. et de Chir. abdom.*, 1899, n° 2, p. 211. — SKENE. Anat. and pathol. of two import. glands of the female urethra. *Americ J. of Obstetrics*, 1880, XIII, p. 265. — SKRZECZKA. Die Form des Hymen bei Kindern. *Vierteljahrsch. f. gericht. u. öffent. Mediz.*, 1866, V, p. 117. — SLAVIANSKI. Régression des follicules de de Graaf chez la femme. *Arch. de Phys.*, mai 1874, p. 213. — SNOW BECK. The struct. of the uterus. *Transact. of the Obstetr. Soc. of London*, 1872, XIII, p. 290. — SOBOTTA. Ueber die Bildung des Corpus luteum bei der Maus. *Anat. Anzeig.*, 1895, n° 15, X, p. 482; — Ueber die Bildung des Corpus luteum beim Kaninchen, etc. *Anat. Hefte*, 1897, VIII, n° 26, p. 449; — Ueber das Corpus luteum beim Kaninchen, etc. *Anat. Anzeiger*, 1899, XVI, Ergänzungsheft, p. 32; — Noch einmal zur Frage der Bildung des Corpus luteum. *Arch. f. mikr. Anat.*, 1899, LIII, p. 546; — Beitr. z. vergleich. Anat. u. Entwickel. der Uterusmuskulatur. *Arch. f. mikr. Anat.*, 1891, XXXVIII, p. 52. — SORGIUS. Ueber die Lymphgefässe der weiblichen Brustdrüse. *Inaug. Diss.*, Strasbourg, 1880 — SOULIÉ. Struct. du lig. rond et migrat. des ovaires chez la femme. *C. R. Soc. Biolog.*, 1895, II, n° 17, p. 382. — SPAMPANI. Sopra la distribuz. e terminaz. dei nervi nei cotiledoni dell' utero della pecora *Monitore Zoolog. italiano*, 1895, VI, p. 189; — Sopra la glandula mammaria nella segregaz. del latte. *Monit. zool. ital.*, 1899, X, p. 228. — SPIEGELBERG. Die Nerven u. die Bewegung der Gebärmutter. *Monatssch. f. Geb. u. Frauenkr.*, 1864, XXIV, p. 11; — Ueber die Bildung und die Bedeut. der gelben Körper im Eierstock. *Monatssch. f. Geb. u. Frauenkr.*, 1865, XXVI, p. 7. — STEINHAUS. Die Morphol. der Milchabsonderung. *Arch. f. Anat. u. Phys.*, 1892. Phys. Suppl. Heft., p. 54. — STICKER. Zur Histol. der Milchdrüse. *Arch. f. mikr. Anat.*, 1899, LIV, p. 1. — STILES. The surgical anatomy of the breast, etc. *Edinb. Med. Journ.*, 1892, XXXVII, p. 1099. — STONEY. The anat. of the visceral pelvic fascia. *Jour. of Anat.*, 1904, XXXVIII, p. 438. — STRAHL. Zur Bildung der Cloake, etc. *Arch. f. Anat. u. Phys.*, 1886. An. Abt., p. 156; — Die Rückbildung reifer Eierstockeier im Ovarium von *Lacerta agilis*. *Verhandl. d. anat. Gesellsch. Wien*, 6te Vers., 7 juin 1892, p. 190; — Ueber die Entwick. der Mammarorgane beim Menschen. *Verhandl. d. anat. Gesells.*, 12te Vers., Kiel, 1898, p. 236. — STRATZ. Vergl. anat. Untersuch. am Säugethierovarium. *Centralbl. f. Gyn.*, 1898, n° 2, p. 55; — *Der geschlechtsreife Säugethiereierstock*, Haag, 1898. — STRAUSS-DURCKHEIM. *Anat. descrip. comparat. du chat.* Paris, 1845, II, p. 322-330. — STRICHT (VAN DER). Contr. à l'étude du noyau vitellin de Balbiani dans l'oocyte de la femme. *Anat. Anzeig.*, 1898, XIV, Ergänzungsheft, p. 128. — STROBEL. Entwickel. u. Anat. der Vagina, Uretra u. Vulva. *Inaug. Diss.*, Würzburg, 1893. — SUCHARD. Rech. sur la struct. des corpuscules nerveux terminaux de la conjonctive et des organes génitaux. *Thèse de Paris*, 1884-1885, n° 146, et *Arch. de Phys.*, 1884, n° 8, p. 337. — SUE. *Recherches sur la matrice.* Paris, 1768. — SUTTON (BLAND). The glands of the Fallopian tubel and their function. *Brit. med. Journ.*, 1888, n° 1428, p. 1010; — On the nature of the hymen. *Brit. Gynæcol. Journ.*, 1888, XII, p. 517. — SWITALSKI. Ueber das Verhalten der Urnierenreste bei weiblichen Embryonen u. Kindern. *Anzeiger d. Acad. d. Wissensch.*, Krakau, 1898, p. 1. — SYMINGTON. A contrib. to the normal anat. of the femal pelvic floor. *Edinb. Med. Journ.*, mars 1889, XXXIV, p. 788. — SZABO. Die Milchdrüse im Ruhezustande u. währ. ihrer Thätigkeit. *Arch. f. Anat. u. Phys.*, 1896. An. Abt., p. 352 et *Pester Med. Chir. Presse*, 1896, XXXII, n° 39, p. 923.

[RIEFFEL.]

Taalman Kip (van Erb). Over de entwik. van de Müllers'che Gang. *Tijdsch. d. Nederl. Dierk. Ver.* Leiden, 1893. — Tabakasi. Beitr. z. Kenntn. der fötalen u. kindlichen Blase. *Arch. f. Anat. u. Phys.*, An. Abt., 1888, p. 35. — Tandler u. Dömény. Zur Histol. des äusseren Genitales. *Arch. f. mikr. Anat.*, 1899, LIV, p. 602. — Targett. Acces. adrenal bodies in the broad ligaments. *Obst. Transact.* London, 1898, XXXIX, p. 157. — Terrillon. Salpingite tuberculeuse. *Ann. de Gynécol.*, 1889, XXXII, p. 380; — Trois nouv. obs. d'hémato-salpingite, etc. *Bull. gén. de Thérap*, 1887, CXIII, p. 397. — Testut. Sur la posit. normale de l'utérus. *Bull. Soc. anat.*, 1894, p. 485. — Thiersch. Bildungsfehler der Harn. u. Geschlechtswerkzeuge, etc. *Illustrirt. Med. Zeitung.* 1852, I, p. 23. — Thompson. On the levator ani or ischio-anal muscle, etc. *Journ. of Anat. a. Phys*, 1899, XXXIII, p. 423; — The Myology of the pelvic floor. *Monogr.* London, 1899, p. 108. — Thomson. Ueber Veränderungen der Tuben u. Ovarien in der Schwangerschaft u. im Puerperium. *Zeitsch. f. Geb. u. Gyn.*, 1890, XVIII, p. 30; — Zur Frage der Tubenmenstruation. *Centr. f. Gyn.*, 1898, n° 45, p. 1227. — Tiedemann. *Tabulæ nervorum uteri.* Heidelberg, 1822; — *Von den Duverney'schen Drüsen.* Heidelberg u. Leipzig, 1840. — Tintrelin. Essai d'anat. comparée sur les lig. utérins. *Th. Paris*, 28 déc. 1898, n° 120. — Tourneux. Prem. dévelop. du cloaque. *Journ. de l'Anat.*, 1888, XXIV, p. 403; — Du tubercule génital chez le fœtus humain. *Journ. de l'Anat.*, 1889, XXV, p. 236; — Sur la structure des glandes urétrales (prostatiques) chez la femme. *C. R. Soc. Biol.*, 1888, p. 81; — Sur le mode de cloisonnement du cloaque, etc. *Bibliogr. anat.*, 1894, p. 99; — L'organe de Rosenmüller et le parovarium chez les mammifères. *Journ. de l'Anat.*, 1888, XXIV, p. 169; — Les malformations de la région ano-génitale. *Cinquantenaire de la Soc. de Biolog*, 1899, p. 603. — Tourneux et Legay. Mém. sur le dével. de l'utérus et du vagin. *Journ. de l'Anat.*, 1884, XX, p. 330. — Træer. Sur l'arrangement des veines de l'ovaire. *Bull. Soc. anat.*, 1857, p. 42. — Trèche. Essai sur la morphologie de l'épithélium tubo-utérin, etc. *Th. Nancy*, 1892-1893, n° 2. — Treitz. *Hernia retroperitonealis*, ein Beitr. z. Geschichte der inneren Hernien. *Monogr.* Prague, 1857; — Ueber einen neuen Muskel am Duodenum, über elastiche Sehnen, etc. *Vierteljahrsch. f. prakt. Heilk.* Prag., 1853, XXXVII, p. 113. — Truman. The colostrum corpuscle of human milk. *Lancet*, 1888, II, n° 3342, p. 413. — Tschaussow. Zur Frage von den Venengeflechten u. Muskeln im vorderen Abschnitt des weibl. Dammes, etc. *Arch. f. Anat. u. Phys*, 1885, An. Abt., p. 307; — Ueber die Lage des Uterus. *Anat. Anzeiger*, 1887, II, n° 17, p. 338. — Tussenbroeck (van). Bijt. tot de Morphol. van den melkworming. *Onderz. in het. phys. Labor de Utrecht hoogeschool.*, 1887, X, p. 260. — Tussenbroeck (v.) u. Mendes de Leon. Zur Pathol. der Uterus-Mucosa. *Arch. f. Gynäk.*, 1894, XLVII, p. 497. — Tuszkai. Ueber den Zusammenhang zwischen Uterus u. Magenleiden. *Monatssch. f. Geb. u. Gyn.*, 1900, XII, p. 145. — Tyler Smith. Memoir on the pathol. a. treatm. of leucorrhœa. *Med. Chir. Transact*, 1852, XXXV, p. 378.

Uffelmann. Zur Anat. der Harnröhre. *Henle's Zeitsch. f. ration. Medizin*, 1863, p. 254. — Unger. Beitr. z. Anat. u. Phys. der Milchdrüse. *Anat. Hefte*, 1898, X, p. 151.

Valenti. Varietà del organo di Rosenmüller. *Boll. Soc. tra i cult. d. Sc. med. in Siena*, 1883, I, p. 59. — Valentin. Ueber die Entwick. der Follikel in dem Eierstock der Säugethiere. *Müller's Arch. f. Anat. u. Phys.*, 1838, p. 526. — Vallet. Nerfs de l'ovaire et leurs terminaisons. *Thèse Paris*, 1900, n° 326. — Vallin. Situation et prolapsus des ovaires. *Thèse Paris*, 1887, n° 266. — Varnier. Le col et le segment inférieur de l'utérus, etc. *Ann. de Gynéc. et d'Obstétr.*, 1887, XXVIII, p. 40, 354 et 431; — Du détroit inférieur muscul. du bassin obstetrical. *Th. Paris*, 1887-1888, n° 167. — Vedeler. Nerver i Menneskeovariet. *Norsk. Magaz. för Lägenvidenskaben*, 1890, LI, n° 8, p. 523. — Veit. Zur normalen Anat. der Portio vaginalis uteri. *Zeitsch. f. Geb. u. Gyn.*, 1881, V, p. 232. — Verneuil. Rapport verbal sur la thèse de Boullard. *Bull. Soc. Chir.*, 1854, p. 433. — Vialleton. Essai embryol. sur le mode de formation de l'exstrophie de la vessie. *Arch. prov. de Chir.*, 1892, V, p. 233. — Virchow (H.). Durchtreten von Granulosazellen durch die Zona pellucida, etc. *Arch. f. mikr. Anat*, 1885, XXIV, p. 113. — Virchow (R.). *Gesammte Abhandl. z. wissensch. Medicin*, 1831, p. 826; — Ueber puerperale diffuse Metritis u. Parametritis. *Arch. f. path. Anat.*, 1862, XXIII, p. 415. — Vlacovich. Sopra un musculo anom. situ. sull' ambito perin. *Atti dell' istituto veneto di scienze.* 1865, X (cité d'après Henle, II, p. 539). — Voinot. Essai sur l'épithél. de la trompe de Fallope chez la femme. *Thèse de Nancy*, 1900, n° 27. — Vos (de). Étude de l'innervat. de l'ovaire. *Bull. Acad. roy. de Méd. de Belgique*, 1894, VIII, p. 552, et *Arch de Pharmacodynamie*, 1895, I, p. 259.

Wagener. Bemerk. über den Eierstock u. den gelben Körper. *Arch. f. Anat. u. Phys*, An. Abt., 1879, p. 175. — Wagner (E.). Beitr. z. normal. u. pathol. Anat. der Vaginalportion. *Arch. f. physiol. Heilkunde*, 1856, XV, p. 493. — Wagner (R.). *Prodromus Hist. generationis.* Lipsiæ, 1836. — Waldeyer. *Eierstock und Ei.* Leipzig, 1870; — Hernia retroperitonealis nebst Bemerk. z. Anat. des Peritoneums. Plica genito-enterica. *Virchow's Arch.*, 1874, LX, p. 74; — Ueber die sogenannte Ureterscheide. *Verh. d. Anat. Gesellsch.*

Vers., Wien, 1892. p. 259 : — Topogr. sketch of the lateral wall of the pelvic cavity, etc. — *Journ. of Anat. a. Phys*., 1897, XXXII, p. 1 : — Die Lage der inn. weibl. Beckenorg. bei Nulliparen. *Anat. Anzeig*., 1892, p. 42 : — *Beitr. z. Kenntniss der Lage der weibl. Beckenorg.* Bonn, 1892. — Wallich. Rech. sur les vaiss. lymph. sous-séreux de l'utérus gravide et non gravide. *Th. Paris*, 1890-1891, n° 100. — Walton. Considér. sur la muq. utérine. *Ann. de la Soc. de méd. de Gand*, 1888, n° 4, p. 55. — Watson. Some observ. on the so-called Hydatids. *Journ. of Anat. a. Phys*., 1902, Vol. 36, p. 147. — Weber. Contrib. à l'étude des kystes vulvaires (kystes wolffiens). *Thèse de Paris*, 1898, n° 280. — Webster. *Researches in female pelvic anatomy*. Edinburgh a. London, 1892, 137 p. : — The changes in the mucosa uteri during pregnancy. *Rep. Lab. Coll. Phys. Edinb*., 1898, VI, p. 13, et *Americ. Gyn. a. Obst. Journ*., 1897, X, p. 168, et XI, p. 22 et seq. ; — The nerve-endings in the labia minora and clitoris. *Edinb. Med. Journ*., 1891, XXXVII, p. 35. — Wehle. Ueber Tuben-menstruation. *Centralbl. f. Gyn*., 1899, n° 43, p. 1317. — Weldon. On the head kidney of Bdellostoma, etc. *Quarterly Journ. of microscop. Science*, 1884, XXIV, p. 171. — Wendeler. Die fœtale Entwickel. der menschl. Tuben. *Arch. f. mikr. Anat*., 1895, XLV, p. 167 ; — Kritische Bemerk. z. Entwickel. der weibl. Geschlechtsorgane beim Menschen *Centralbl. f. Gyn*., 1897, n° 20, p. 566 ; — Zur senilen Atrophie der Eileiter. *Centralbl. f. Gyn*., 1898, n° 51, p. 1386. — Wernich. Gynäkol. Mittheilung. aus Japan. *Arch. f. Gynäk*., 1876, X, p. 569. — Werth. Ueber Regenerat. der Schleimhaut nach Ausschabung der Uteruskörperhöhle. *Arch. f. Gyn*., 1895, XLIX, p. 369. — Werth et Grusdew (Voir Grusdew). — Wertheimer. Rech. sur la struct. et le dével. des org. génit. ext. de la femme. *Journ. de l'Anat*., 1883, XIX, p. 551. — Westphalen. Zur Physiol. der Menstruation. *Arch. f. Gynäk*., 1896, LII, p. 35. — Wichser. Urnierenreste in den Adnexen des menschl. Uterus. *Inaug. Diss*., Zürich, 1899. — Wider. Das Verhalten der Mucosa uteri währ. der Menstruat. *Zeitsch. f. Geb. u. Gyn*., 1883, IX, p. 1. — Wiedersheim. *Der Bau des Menschen als Zeugniss für seine Vergangenheit*. Freiburg i/B. u. Leipzig, 1893 ; — Ueber die Entwickel. des Urogenital-apparates. *Arch. f. mikr. Anat*., etc., 1890, XXXVI, p. 410. — Wieger. Ueber die Ensteh. u. Entwickel. der Bänder des weibl. Genitalapp. beim Menschen. *Arch. f. Anat*., 1885, p. 349. — Williams. Contr. to the normal and path. histol. of the Fallopian tubes. *Americ. J. of med. Sc*., 1891, CII, p. 377 ; — De l'histol. de l'utérus dans ses rapports avec ses tendances néoplasiques. *Med. Chronicle*, 1896, n° 6, p. 417. (Trad. in *Ann. de Gyn*., 1896, XLV, p. 388) ; — Calcified tumors of the ovary. *Med. Rec*., 27 mai 1893, XLIII, p. 669. — Wilson. Descript. of two muscles surrounding the membranous part of the urethra (read 13 déc. 1808). *Med. Chir. Transact*., London, 1815, 3e édit., I, p. 175. — Wilson (Gregg). The development of the Müllerian duct of amphibians. *Inaug. Diss*. z. Erlang. d. philos. Doctorwürde. Freiburg i/B. 1894 et *Transact. Roy. Soc. Edinb*., 1898, XXVIII, p. 509 ; — The develop. of the ost. abdom. tubæ in the crocodile. *Anat. Anzeig*., 1896, XII, p. 79. — Winiwarter (von). Zur Anat. des Ovariums der Säugethiere. *Wien. Acad. Sitzber. math. naturw. Classe*, 1868, LVII, p. 922. — Winiwarter (H.). Rech. sur l'ovogénèse et l'organogénèse de l'ovaire des mammifères. *Arch. de Biolog*., 1900, XVII, p. 33. — Winkler. Bau der Milchdrüse. *Jahresb. d. Gesell. f. Natur. u. Heilkunde in Dresden*, 1874, p. 70 et *Centralbl. f. mediz. Wissensch*., 1875, p. 15 ; — Beitr. z. Histol. u. Nervenvertheilung in der Mamma. *Arch. f. Gynäk*., 1877, XI, p. 297. — Winter. Die Microorganismen im Genitalkanale der gesunden Frau. *Zeitsch. f. Geb. u. Gyn*., 1888, XIV, p. 443. — Winterhalter (Elisabeth). Ein sympathisches Ganglion im menschl. Ovarium. *Arch. f. Gynäk*., 1896, LI, p. 1 et 49. — Wittich (von). Beitr. z. morphol. u. histol. Entwickel. der Harn. u. Geschlechtswerkzeuge, etc. *Zeitsch. f. wiss. Zoolog*., 1853, IV, p. 125. — Wolff. *Theoria generationis*. Halæ, 1759. — Wolff. Ueber das Flimmerepithel der Uterusschleimhaut. *Inaug. Diss*. Berlin, 1895. — Woltke. Beitr. z. Kenntniss. des elastischen Gewebes in der Gebärmutter u. im Eierstock. *Beitr. z. path Anat*., 1900, XXVII, p. 575. — Wroblewski. Beitr. z. Kenntn. des Frauencaseins und seiner Unterschiede von Kuhcasein. *Mitteil. a. Klin. u. med. Instit. der Schweiz*. Basel u. Leipzig, 1894, 2e série, fasc. 6, 49 p.

Ziegenspeck. Ueber normale und pathologische Anheftungen der Gebärmutter. *Arch. f. Gynäk*., 1887, XXXI, p. 1 : — Die Bedeutung der Douglasschen Falten für die Lage des Uterus. *Verh. d. deut. Gesellsch. f. Gyn*., 1901, p. 602. — Zocher. Ein Beitr. z. Anat. u. Path. der weibl. Brust. *Inaug. Diss*., Leipzig, 1869. — Zschokke. Beitr. z. Pathol. der Ovarien des Rindes. *Schweiz. Arch. f. Thierheilk*., 1898, VI, p. 16. — Zuckerkandl (E.). Ueber den Scheidenfortsatz des Bauchfelles. *Arch. f. kl. Chir*., 1877, XX, p. 215 ; — Ueber die Fascia perinaei propria. *Wien. Med. Jahrb*., 1875, p. 77 ; — Zur Präparation des weiblichen Dammes. *Wien. med. Jahrb*. 1883, p. 70 ; — Die Ovarial-Taschen. *Wien. Med. Blätter*, 1896, p. 759. — Zur vergleichenden Anat. der Ovarialtasche. *Anat. Hefte*, 1897, VIII, p. 705 ; — Zur Morphologie der Arteria pudenda interna. *Sitz. Ber. d. k. Akad. der Wissensch. in Wien*. M. N. Cl. 1900, CIX, p. 405. — Zuckerkandl (O.). Beitr. zur Lehre von den Brüchen im Bereich des Douglas'schen Raumes. *Deutsch. Zeitsch. f. Chir*., 1891, XXXI, p. 590.

56 390. — Imprimerie Lahure, rue de Fleurus, 9, à Paris.

TABLE DES MATIÈRES

DU FASCICULE I DU TOME V

APPAREIL URINAIRE

REINS

CONDUITS EXCRÉTEURS DU REIN

VESSIE

URÈTRE

PROSTATE

VERGE

PERINEE

APPAREIL GÉNITAL DE L'HOMME

ENVELOPPES DU TESTICULE

TESTICULE

VOIES SPERMATIQUES

APPAREIL GÉNITAL DE LA FEMME

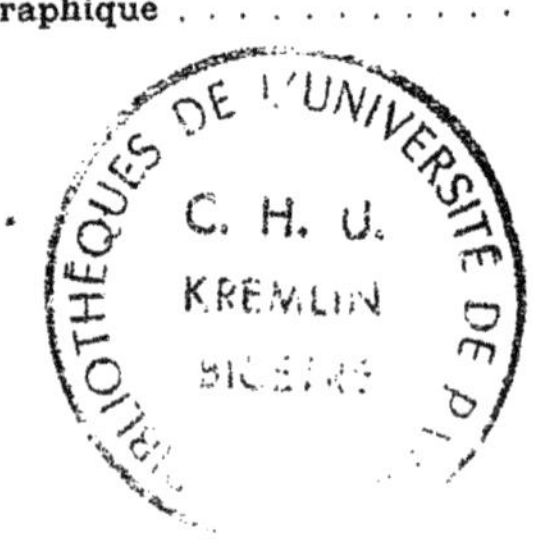

38 703. — Imprimerie LAHURE, rue de Fleurus, 9, à Paris.

www.ingramcontent.com/pod-product-compliance
Ingram Content Group UK Ltd.
Pitfield, Milton Keynes, MK11 3LW, UK
UKHW020301200726
13857UKWH00001B/46